2020年版《中国药典》中成药剂量解读

主　编　杨忠奇

副主编　蔡庆群　丘振文

编　委　（以姓氏笔画为序）

王姿媛　闫　雪　孙　旭　苏芬丽

杨丽娥　利亭婷　何嘉仑　陈晓庆

陈燕霞　饶秋红　祝　赫　姚　媛

梁芷韵　廖　娴　廖小红　熊　芬

中国健康传媒集团

中国医药科技出版社

内 容 提 要

本书由长江学者及中药行业有关专家编写而成，主要对《中国药典》（2020年版）中所载中成药处方剂量进行探讨，推算出每个口服中成药制剂所含药味的饮片日生药量，并与《中国药典》（2020年版）及各省中药材标准或中药饮片炮制规范所载饮片日用量进行对比，方便临床医生在选择中成药治疗时，了解制剂中所含药味实际对应的饮片日生药量，以更好地评估中成药的疗效，合理用药。本书供临床医生处方用药参考使用。

图书在版编目（CIP）数据

2020年版《中国药典》中成药剂量解读 / 杨忠奇主编. 一北京：中国医药科技出版社，2021.10
ISBN 978-7-5214-2712-7

Ⅰ. ①2… Ⅱ. ①杨… Ⅲ. ①国家药典-中国②中成药-处方 Ⅳ. ①R921.2②R286

中国版本图书馆CIP数据核字（2021）第204517号

美术编辑 陈君杞
版式设计 易维鑫

出版 **中国健康传媒集团｜中国医药科技出版社**
地址 北京市海淀区文慧园北路甲22号
邮编 100082
电话 发行：010-62227427 邮购：010-62236938
网址 www.cmstp.com
规格 889×1194mm 1/16
印张 41 1/4
字数 1390千字
版次 2021年10月第1版
印次 2021年10月第1次印刷
印刷 三河市万龙印装有限公司
经销 全国各地新华书店
书号 ISBN 978-7-5214-2712-7
定价 158.00元

获取新书信息、投稿、为图书纠错，请扫码联系我们。

编写说明

剂量是中药临床疗效和安全性之基础，现有上市中成药多来源于古代医籍或临床经验方，理论上中成药的剂量应与原临床经验方或医籍剂量基本一致。但目前存在制备成中成药后日服饮片量明显减少的问题，特别是丸剂类中成药，折算患者每日服用中药饮片剂量更少。本书编写以《中国药典》（2020 年版）为依据，对于其中所载中成药处方剂量进行推算，方便临床医生运用中成药时准确评估疗效。

《中国药典》（2020 年版）共收载成方制剂和单味制剂（中成药）1607 种，其中有 231 个品种因涉及保密处方、外用药、注射剂、处方为单味药或提取物未查阅到药品标准，以及因药品制法中重量、体积或规格等不明确无法推算饮片日生药量（附录一），故本书共收载中成药 1378 种。为方便读者更好地阅读，每个中成药品种项下按【处方】【制法】【功能与主治】【用法与用量】【规格】【注意】【剂量推算】的顺序介绍。除【剂量推算】外，其他内容沿用《中国药典》表述。

不同口服剂型中成药的饮片日生用量推算方法不同，部分品种制法中因涉及含水量、包衣及药材流浸膏或浸膏问题，推算过程做了相应调整，下面予以说明。

1. 水丸、水蜜丸 照水分测定法（通则 0832）测定。除另有规定外，蜜丸和浓缩蜜丸中所含水分不得过 15.0%；水蜜丸和浓缩水蜜丸不得过 12.0%。由于其加入的水如有多余最终会干燥至此范围内，故未计算入内。嫩蜜、中蜜、老蜜含水量分别为 17%～20%、14%～16%、＜10%，其中嫩蜜含水量最大，但仅比普通饮片含水量（13%）高出 4%～7%，占比很小。故在未给出具体含水量的情况下，多出的水分重量忽略不计。

2. 流浸膏、浸膏 流浸膏剂系指用适宜的溶媒浸出药材的有效成分后，蒸去部分溶媒，调整浓度至规定的标准而制成的液体浸出制剂。除另有规定外，流浸膏剂每 1ml 相当于原药材 1g 标准。浸膏剂分为稠膏和干膏两种，系指药材用适宜溶剂浸出有效成分，蒸去部分或全部溶剂，调整浓度至规定标准而制成的制剂。除另有规定外，浸膏剂的浓度每 1g 相当于 2～5g 原药材。故处方用量推算以饮片计。

3. 包衣　部分中成药采用朱砂、氧化铁、滑石粉、百草霜等包衣，但制法中未给出成品最终的重量或数量。由于包衣增重不可能是一个确定值，只能是一个范围，故计算时无确切的数值，考虑薄膜衣按照包衣增重最大值（4%）来计算，占比很小，故本书在推算用量时忽略不计。

参考标准列出了相关药品标准出处。

此外，需要说明的是，本书各中成药处方中所列饮片如《中国药典》（2020年版）未收录，则参考旧版药典标准；非药典品种，则参考各省中药材标准或中药饮片炮制规范（附录二），若同一饮片不同省份标准不一，原则上优先参考最新标准，如为某省的独家品种，则参考该省最新标准；部分无标准或有标准无用量的饮片，用“—”标注。

前　言

中成药是以中药材为原料，在中医药理论指导下，按规定处方和标准制成一定剂型的现成药物。近年来，随着中成药新制剂品种的不断增加，临床使用中成药的数量也逐渐增多，然而在临床使用过程中，很多临床医生反映给患者开具传统经方中药饮片，煎煮后服用的效果好于沿用传统经方配伍制成的相应制剂。究其原因，除了中药材及饮片的质量问题、药品存储与保管问题外，中成药生产的投料管理问题值得进一步关注。当前，我国中成药生产基本采用料对料管理，即规定药材的投入量要与制成成品相关联，该方法遵循中药处方一帖一煎的模式，从理论上应符合中医的传统中药服用方法，但沿用到工业化生产，也就是工艺放大，《中国药典》规定的制剂处方中药材投料的剂量，经推算出的饮片日生药量与《中国药典》规定的饮片日用量相差较大，可能影响到中成药的疗效。

目前已出版的众多中成药书籍均未涉及这方面的内容，而临床多种中成药合并使用，医生亦希望了解每种制剂的剂量。为此，本书对《中国药典》（2020 年版）中所载中成药处方剂量进行探讨，推算出每个口服中成药制剂所含药味的饮片日生药量，并与《中国药典》及各省中药材标准或中药饮片炮制规范所载饮片日用量进行对比，方便临床医生在选择中成药治疗时，了解制剂中所含药味实际对应的饮片日生药量，以更好地评估中成药的疗效，合理用药。

鉴于此，我们组织编撰本书，以供临床医生处方用药参考。由于水平所限，书中疏漏之处，恳请读者批评指正。

广州中医药大学第一附属医院　杨忠奇

2021 年 6 月

目录

四画

五画

六画

七画

八画

九画

十画

十一画

十二画

十三画

十四画

十五画

十六画

一捻金

Yinianjin

【处方】 大黄 100g　　炒牵牛子 200g
槟榔 100g　　人参 100g
朱砂 30g

【制法】 以上五味，朱砂水飞成极细粉；其余大黄等四味粉碎成细粉，与上述粉末配研，过筛，混匀，即得。

【功能与主治】 消食导滞，祛痰通便。用于脾胃不和、痰食阻滞所致的积滞，症见停食停乳、腹胀便秘、痰盛喘咳。

【用法与用量】 口服。周岁以内一次 0.3g，一至三岁一次 0.6g，四至六岁一次 1g，一日 1～2 次；或遵医嘱。

【注意】 不宜久服。

【规格】 每袋装 1.2g

【剂量推算】

处方	成药 日用量，g	推算饮片 日生药量，g	《药典》饮片 日用量，g
大黄	0.3～2	0.057～0.38	3～15
炒牵牛子		0.11～0.75	1.5～3
槟榔		0.057～0.38	3～10
人参		0.057～0.38	3～9
朱砂		0.017～0.11	0.1～0.5

一捻金胶囊

Yinianjin Jiaonang

【处方】 大黄 56.6g　炒牵牛子 113.2g
槟榔 56.5g　人参 56.6g
朱砂 17g

【制法】 以上五味，朱砂水飞成极细粉；其余大黄等四味粉碎成细粉，与上述粉末配研，过筛，混匀，装入胶囊，制成 1000 粒，即得。

【功能与主治】 消食导滞，祛痰通便。用于脾胃不和、痰食阻滞所致的积滞，症见停食停乳、腹胀便秘、痰盛喘咳。

【用法与用量】 口服，或倾出内容物，温水冲服。周岁以内一次 1 粒，一至三岁一次 2 粒，四至六岁一次 3 粒，一日 1～2 次，六岁以上请遵医嘱。

【注意】 不宜久用。

【规格】 每粒装 0.3g

【剂量推算】

处方	成药 日用量，粒	推算饮片 日生药量，g	《药典》饮片 日用量，g
大黄	1～6	0.057～0.34	3～15
炒牵牛子		0.11～0.68	1.5～3
槟榔		0.057～0.34	3～10
人参		0.057～0.34	3～9
朱砂		0.017～0.10	0.1～0.5

一清胶囊

Yiqing Jiaonang

【处方】 黄连 660g　　大黄 2000g
黄芩 1000g

【制法】 以上三味，分别加水煎煮两次，第一次 1.5 小时，第二次 1 小时，合并煎液，滤过，滤液分别减压浓缩，喷雾干燥，制得黄芩浸膏粉及大黄和黄连的混合浸膏粉。两种浸膏粉分别制颗粒，干燥，粉碎，加入淀粉、滑石粉和硬脂酸镁适量，混匀，装入胶囊，制成 1000 粒，即得。

【功能与主治】 清热泻火解毒，化瘀凉血止血。用于火毒血热所致的身热烦躁、目赤口疮、咽喉牙龈肿痛、大便秘结、吐血、咯血、衄血、痔血；咽炎、扁桃体炎、牙龈炎见上述证候者。

【用法与用量】 口服。一次 2 粒，一日 3 次。

【注意】 出现腹泻时，可酌情减量。

【规格】 每粒装 0.5g

【剂量推算】

处方	成药 日用量，粒	推算饮片 日生药量，g	《药典》饮片 日用量，g
黄连	6	3.96	2～5
大黄		12	3～15
黄芩		6	3～10

一清颗粒

Yiqing Keli

【处方】 黄连 165g　　大黄 500g
黄芩 250g

【制法】 以上三味，分别加水煎煮二次，第一次 1.5 小时，第二次 1 小时，合并煎液，滤过，滤液减压浓缩至相对密度约为 1.25（70℃），喷雾干燥成干浸膏粉。将上述三种浸膏粉合并，加入适量蔗糖与糊精，混匀，制成颗粒，干燥，分装成 125 袋，即得。

【功能与主治】 清热泻火解毒，化瘀凉血止血。用于火毒血热所致的身热烦躁、目赤口疮、咽喉牙龈肿痛、大便秘结、吐血、咯血、衄血、痔血；咽炎、扁桃体炎、牙龈炎见上述证候者。

【用法与用量】开水冲服。一次1袋，一日3～4 次。

【注意】 出现腹泻时，可酌情减量。

【规格】 每袋装 7.5g

【剂量推算】

处方	成药 日用量，袋	推算饮片 日生药量，g	《药典》饮片 日用量，g
黄连	3～4	3.96～5.28	2～5
大黄		12～16	3～15
黄芩		6～8	3～10

乙肝宁颗粒

Yiganning Keli

【处方】 黄芪 606g　　白花蛇舌草 408g
茵陈 606g　　金钱草 408g
党参 490g　　蒲公英 408g
制何首乌 490g　　牡丹皮 408g
丹参 490g　　茯苓 408g
白芍 408g　　白术 408g
川楝子 408g

【制法】 以上十三味，黄芪加水煎煮二次，每次 2 小时，合并煎液，滤过，滤液浓缩至适量；茵陈提取挥发油，用倍他环糊精 290g 包合，备用；药渣与其余党参等十一味加水煎煮二次，每次 2 小时，合并煎液，滤过，滤液浓缩成相对密度约为 1.25（20℃）的清膏，放冷，加乙醇使含醇量达 55%，静置 24 小时，上清液回收乙醇至无醇味，加入上述黄芪浓缩液，浓缩至适量，加入明胶 145g、甜菊素 1.2g、乳糖 162g 及上述挥发油包合物，制成颗粒，60℃以下干燥，制成 1000g（含乳糖）；或加入上述挥发油包合物及蔗糖 5270g，制成颗粒，60℃以下干燥，制成 5670g，即得。

【功能与主治】 补气健脾，活血化瘀，清热解毒。用于慢性肝炎属脾气虚弱、血瘀阻络、湿热毒蕴证，症见胁痛、腹胀、乏力、尿黄；对急性肝炎属上述证候者亦有一定疗效。

【用法与用量】 口服。一次 1 袋，一日 3 次；儿童酌减。治疗慢性肝炎者以 3 个月为一个疗程。

【注意】 服药期间忌食油腻、辛辣食物。

【规格】 （1）每袋装 17g （2）每袋装 3g（含乳糖）

【剂量推算】

处方	成药 日用量，袋	推算饮片 日生药量，g	《药典》饮片 日用量，g
黄芪	3	5.45	9～30
白花蛇舌草		3.67	15～30（～60）[1] 15～60[2] 15～30[3] 30～60[4] 9～15[5～6]
茵陈		5.45	6～15
金钱草		3.67	15～60
党参		4.41	9～30
蒲公英		3.67	10～15
制何首乌		4.41	6～12
牡丹皮		3.67	6～12
丹参		4.41	10～15
茯苓		3.67	10～15
白芍		3.67	6～15
白术		3.67	6～12
川楝子		3.67	5～10

参考标准：

[1] 江苏省中药饮片炮制规范（2019 年版）（第一册）
[2] 吉林省中药饮片炮制规范（2020 年版）
[3] 安徽省中药饮片炮制规范（第三版）（2019 年版）
[4] 宁夏中药饮片炮制规范（2017 年版）
[5] 天津市中药饮片炮制规范（2018 年版）
[6] 上海市中药饮片炮制规范（2018 年版）

乙肝养阴活血颗粒

Yigan Yangyin Huoxue Keli

【处方】 地黄 66.67g　北沙参 83.33g
麦冬 66.67g　酒女贞子 83.33g
五味子 55.56g　黄芪 111.11g
当归 66.67g　制何首乌 83.33g
白芍 83.33g　阿胶珠 83.33g
泽兰 83.33g　牡蛎 111.11g
橘红 55.56g　丹参 111.11g
川楝子 55.56g　黄精（蒸） 83.33g

【制法】 以上十六味，北沙参、白芍粉碎，过筛，取北沙参细粉 67g、白芍细粉 67g，混匀，备用；余下粗粉备用。阿胶珠粉碎成细粉。牡蛎粉碎，加水煎煮 0.5 小时后，与其余地黄等十二味及北沙参和白芍的粗粉（装袋）加水煎煮两次，第一次煎煮 1.5 小时，第二次 1 小时，合并煎液，离心，药液浓缩至相对密度为 1.18～1.22（50℃），加入适量的蔗糖粉及北沙参、白芍和阿胶珠细粉，制成颗粒，干燥，制成 1000g；或加入适量的糊精、阿司帕坦、北沙参、白芍及阿胶珠细粉，制成颗粒，干燥，制成 500g，即得。

【功能与主治】 滋补肝肾，活血化瘀。用于肝肾阴虚型慢性肝炎，症见面色晦暗、头晕耳鸣、五心烦热、腰腿酸软、齿鼻衄血、胁下痞块、赤缕红斑、舌质红少苔、脉沉弦、细涩。

【用法与用量】 开水冲服。一次 20g 或一次 10g（无蔗糖），一日 3 次。

【注意】 忌烟、酒、油腻；肝胆湿热，脾虚气滞者忌用。

【规格】 每袋装 10g

【剂量推算】

处方	成药 日用量，g	推算饮片 日生药量，g	《药典》饮片 日用量，g
地黄	60 无蔗糖：30	4	10～15
北沙参		5	5～12
麦冬		4	6～12
酒女贞子		5	6～12
五味子		3.33	2～6
黄芪		6.67	9～30
当归		4	6～12
制何首乌		5	6～12
白芍		5	6～15
阿胶珠		5	3～9
泽兰		5	6～12
牡蛎		6.67	9～30
橘红		3.33	3～10
丹参		6.67	10～15
川楝子		3.33	5～10
黄精（蒸）		5	9～15[1]

参考标准：

［1］湖南省中药饮片炮制规范（2010 年版）

乙肝益气解郁颗粒

Yigan Yiqi Jieyu Keli

【处方】 柴胡（醋炙） 62.5g　枳壳 62.5g
白芍 93.75g　橘叶 62.5g
丹参 93.75g　黄芪 125g
党参 75g　桂枝 31.25g
茯苓 93.75g　刺五加 93.75g
瓜蒌 93.75g　法半夏 75g
黄连 31.25g　决明子 93.75g
山楂 93.75g　五味子 62.5g

【制法】 以上十六味，白芍、茯苓、法半夏分别粉碎，过筛，依次取细粉 78g、78g、62g，混匀，备用；剩余的粗粉备用。五味子粉碎后用 80%乙醇回流提取两次，第一次 3 小时，第二次 2 小时，合并提取液，回收乙醇，备用。其余柴胡（醋炙）等十二味及白芍等三味的粗粉加水煎煮两次，第一次浸泡 0.5 小时，煎煮 1.5 小时，第二次煎煮 1 小时，合并煎液，静置 12 小时，取上清液，与上述五味子提取液合并，浓缩至相对密度为 1.18～1.22（50℃），加入上述细粉及适量糖粉混匀，制成颗粒，干燥，制成 1000g；或加入上述细粉及糊精、阿司帕坦适量混匀，制成颗粒，干燥，制成 500g，即得。

【功能与主治】 益气化湿，疏肝解郁。用于肝郁脾虚型慢性肝炎，症见胁痛腹胀、痞满纳呆、身倦乏力、大便溏薄、舌质淡暗、舌体肿或有齿痕、舌苔薄白或白腻、脉沉弦或沉缓。

【用法与用量】 开水冲服。一次 20g 或一次 10g

（无蔗糖），一日3次。

【注意】 忌烟，酒，油腻；肝胆湿热，邪实证者忌用。

【规格】 每袋装10g

【剂量推算】

处方	成药 日用量，g	推算饮片 日生药量，g	《药典》饮片 日用量，g
柴胡（醋炙）	60 无蔗糖：30	3.75	3～10
枳壳		3.75	3～10
白芍		5.63	6～15
橘叶		3.75	6～15[1]
丹参		5.63	10～15
黄芪		7.50	9～30
党参		4.50	9～30
桂枝		1.88	3～10
茯苓		5.63	10～15
刺五加		5.63	9～27
瓜蒌		5.63	9～15
法半夏		4.5	3～9
黄连		1.88	2～5
决明子		5.63	9～15
山楂		5.63	9～12
五味子		3.75	2～6

参考标准：

［1］江苏省中药材标准（2016年版）

二十七味定坤丸

Ershiqiwei Dingkun Wan

【处方】 西洋参 60g　白术 18g　茯苓 30g　熟地黄 30g　当归 24g　白芍 18g　川芎 18g　黄芪 24g　阿胶 18g　醋五味子 18g　鹿茸（去毛）30g　肉桂 12g　艾叶（炒炭）60g　杜仲（炒炭）24g　续断 18g　佛手 12g　陈皮 18g　姜厚朴 6g　柴胡 18g　醋香附 12g　醋延胡索 18g　牡丹皮 18g　琥珀 12g　醋龟甲 18g　地黄 30g　麦冬 18g　黄芩 18g

【制法】 以上二十七味，粉碎成细粉，过筛，混匀。每100g粉末加炼蜜100～130g制成小蜜丸或大蜜丸，即得。

【功能与主治】 补气养血，舒郁调经，用于冲任虚损，气血两亏，身体瘦弱，月经不调，经期紊乱，行经腹痛，崩漏不止，腰酸腿软。

【用法与用量】 口服。小蜜丸一次40丸，大蜜丸一次1丸，一日2次。

【注意】 孕妇忌服。

【规格】 （1）小蜜丸　每100丸重30g　（2）大蜜丸　每丸重12g

【剂量推算】

处方	成药 日用量，丸	推算饮片 日生药量，g	《药典》饮片 日用量，g
西洋参	小蜜丸：80 大蜜丸：2	1.04～1.2	3～6
白术		0.31～0.36	6～12
茯苓		0.52～0.6	10～15
熟地黄		0.52～0.6	9～15
当归		0.42～0.48	6～12
白芍		0.31～0.36	6～15
川芎		0.31～0.36	3～10
黄芪		0.42～0.48	9～30
阿胶		0.31～0.36	3～9
醋五味子		0.31～0.36	2～6
鹿茸（去毛）		0.52～0.6	1～2
肉桂		0.21～0.24	1～5
艾叶（炒炭）		1.04～1.2	3～9
杜仲（炒炭）		0.42～0.48	6～9[1]
续断		0.31～0.36	9～15
佛手		0.21～0.24	3～10
陈皮		0.31～0.36	3～10
姜厚朴		0.1～0.12	3～10
柴胡		0.31～0.36	3～10
醋香附		0.21～0.24	6～10
醋延胡索		0.31～0.36	3～10
牡丹皮		0.31～0.36	6～12
琥珀		0.21～0.24	1～3[2～3] 1.5[4]

续表

处方	成药 日用量，丸	推算饮片 日生药量，g	《药典》饮片 日用量，g
醋龟甲	小蜜丸：80 大蜜丸：2	0.31～0.36	9～24
地黄		0.52～0.6	10～15
麦冬		0.31～0.36	6～12
黄芩		0.31～0.36	3～10

参考标准：

[1] 广东省中药饮片炮制规范（2011 年版）（第一册）

[2] 辽宁省中药材标准第二册（2019 年版）

[3] 安徽省中药饮片炮制规范（第三版）（2019 年版）

[4] 新疆维吾尔自治区中药维吾尔药饮片炮制规范（2020 年版）

二十五味松石丸

Ershiwuwei Songshi Wan

本品系藏族验方。

【处方】松石 50g　珍珠 10g　珊瑚 40g　朱砂 20g　诃子肉 50g　铁屑（诃子制）100g　余甘子 50g　五灵脂膏 40g　檀香 40g　降香 40g　木香马兜铃 50g　鸭嘴花 50g　牛黄 5g　木香 60g　绿绒蒿 50g　船形乌头 40g　肉豆蔻 20g　丁香 25g　伞梗虎耳草 50g　毛诃子（去核）5g　天竺黄 35g　西红花 5g　木棉花 35g　麝香 0.25g　石灰华 35g

【制法】以上二十五味，除牛黄、西红花、麝香、五灵脂膏外，其余珍珠等二十一味共研成细粉，过筛；牛黄、西红花、麝香研细，与上述粉末配研，过筛，混匀，用五灵脂膏加适量水泛丸，阴干，即得。

【功能与主治】清热解毒，疏肝利胆，化瘀。用于肝郁气滞，血瘀，肝中毒，肝痛，肝硬化，肝腹水及各种急、慢性肝炎和胆囊炎。

【用法与用量】开水泡服。一次 1g，一日 1 次。

【规格】（1）每 4 丸重 1g　（2）每丸重 1g

【剂量推算】

处方	成药 日用量，g	推算饮片 日生药量，g	《药典》饮片 日用量，g
松石	1	0.055	3～6[1]
珍珠		0.011	0.1～0.3
珊瑚		0.044	0.3～0.6[2]
朱砂		0.022	0.1～0.5
诃子肉		0.055	3～10
铁屑（诃子制）		0.11	配方用[3]
余甘子		0.055	3～9
五灵脂膏		0.044	—
檀香		0.044	2～5
降香		0.044	9～15
木香马兜铃		0.055	3～5[3]
鸭嘴花		0.055	2～4[4]
牛黄		0.0055	0.15～0.35
木香		0.066	3～6
绿绒蒿		0.055	3～6[1,3]
船形乌头		0.044	—
肉豆蔻		0.022	3～10
丁香		0.028	1～3
伞梗虎耳草		0.055	3～9[5]
毛诃子（去核）		0.0055	3～9
天竺黄		0.039	3～9
西红花		0.0055	1～3
木棉花		0.039	6～9
麝香		0.00028	0.03～0.1
石灰华		0.039	3～9[1] 3[3]

参考标准：

[1] 中华人民共和国卫生部药品标准（藏药分册）

[2] 山东省中药材标准（2002 年版）

[3] 藏药标准（西藏、青海、四川、甘肃、云南、新疆六局合编）

[4] 中华本草（藏药卷）（国家中医药管理局《中华本草》编委会，1999）

[5] 中药大辞典（南京中医药大学编著，2006）

二十五味珊瑚丸

Ershiwuwei Shanhu Wan

本品系藏族验方。

【处方】 珊瑚 75g　珍珠 15g
青金石 20g　珍珠母 50g
诃子 100g　木香 60g
红花 80g　丁香 35g
沉香 70g　朱砂 30g
龙骨 40g　炉甘石 25g
脑石 25g　磁石 25g
禹粮土 25g　芝麻 40g
葫芦 30g　紫菀花 45g
獐牙菜 80g　藏菖蒲 50g
榜那 45g　打箭菊 75g
甘草 75g　西红花 25g
人工麝香 2g

【制法】 以上二十五味，除珊瑚、珍珠、西红花、人工麝香外，其余珍珠母等二十一味粉碎成细粉，过筛；将珊瑚、珍珠、西红花、人工麝香研细，与上述粉末配研，过筛，混匀，用水泛丸，阴干，即得。

【功能与主治】 开窍，通络，止痛。用于"白脉病"，神志不清，身体麻木，头昏目眩，脑部疼痛，血压不调，头痛，癫痫及各种神经性疼痛。

【用法与用蛋】 开水泡服。一次 1g，一日 1 次。

【规格】 （1）每 4 丸重 1g （2）每丸重 1g

【剂量推算】

处方	成药 日用量，g	推算饮片 日生药量，g	《药典》饮片 日用量，g
珊瑚	1g	0.066	0.3～0.6[1]
珍珠		0.013	0.1～0.3
青金石		0.018	1～3[2]
珍珠母		0.044	10～25
诃子		0.088	3～10
木香		0.053	3～6
红花		0.070	3～10
丁香		0.031	1～3
沉香		0.061	1～5
朱砂		0.026	0.1～0.5
龙骨		0.035	10～15[3] 15～30[4]
炉甘石	1g	0.022	外用适量
脑石		0.022	—
磁石		0.022	9～30
禹粮土		0.022	1.5～3[5]
芝麻		0.035	9～15（黑芝麻）
葫芦		0.026	10～15[5]
紫菀花		0.0394	3～5[7]
獐牙菜		0.070	10～15[6]
藏菖蒲		0.044	3～6
榜那		0.039	—
打箭菊		0.066	3～10[2] 3～15[5]
甘草		0.066	2～10
西红花		0.022	1～3
人工麝香		0.0018	0.03～0.1

参考标准：

［1］山东省中药材标准（2002 年版）
［2］中华人民共和国卫生部药品标准（维吾尔药分册）
［3］安徽省中药饮片炮制规范（第三版）（2019 年版）
［4］天津市中药饮片炮制规范（2018 年版）
［5］藏药标准（西藏、青海、四川、甘肃、云南、新疆六局合编）
［6］湖北省中药材标准（2009 年版）
［7］中华本草（蒙药卷）（国家中医药管理局《中华本草》编委会，1999）

二丁颗粒

Erding Keli

【处方】 紫花地丁 250g　半边莲 250g
蒲公英 250g　板蓝根 250g

【制法】 以上四味，加水煎煮两次，第一次 2 小时，第二次 1.5 小时，合并煎液，滤过，滤液浓缩至相对密度为 1.34～1.36（70℃），加入蔗糖 900g，混匀，制成颗粒，干燥，制成 1000g；或浓缩至相对密度为 1.20（50℃），喷雾干燥，加入糊精或乳糖 100g、甜菊素0.3g，混匀，制成颗粒，干燥，制成200g，即得。

【功能与主治】 清热解毒。用于火热毒盛所致的热疖痈毒、咽喉肿痛、风热火眼。

【用法与用量】 开水冲服。一次1袋，一日3次。

【注意】 糖尿病患者慎用（含蔗糖颗粒）。

【规格】 每袋装（1）20g （2）4g（无蔗糖）

【剂量推算】

处方	成药日用量，袋	推算饮片日生药量，g	《药典》饮片日用量，g
紫花地丁	3	15	15～30
半边莲		15	9～15
蒲公英		15	10～15
板蓝根		15	9～15

二母宁嗽丸

Ermu Ningsou Wan

【处方】 川贝母 225g　知母 225g
石膏 300g　炒栀子 180g
黄芩 180g　蜜桑白皮 150g
茯苓 150g　炒瓜蒌子 150g
陈皮 150g　麸炒枳实 150g
炙甘草 30g　五味子（蒸） 30g

【制法】 以上十二味，粉碎成细粉，过筛，混匀。每100g粉末加炼蜜40～60g及适量水制成水蜜丸，干燥；或加炼蜜115～135g制成大蜜丸，即得。

【功能与主治】 清肺润燥，化痰止咳。用于燥热蕴肺所致的咳嗽、痰黄而黏不易咳出、胸闷气促、久咳不止、声哑喉痛。

【用法与用量】 口服。大蜜丸一次1丸，水蜜丸一次6g，一日2次。

【规格】（1）大蜜丸　每丸重9g（2）水蜜丸　每100丸重10g

【剂量推算】

处方	成药日用量	推算饮片日生药量，g	《药典》饮片日用量，g
川贝母	大蜜丸：2丸 水蜜丸：12g	0.88～1.00	3～10
知母		0.88～1.00	6～12
石膏		1.17～1.34	15～60
炒栀子		0.70～0.80	6～10
黄芩		0.70～0.80	3～10
蜜桑白皮		0.59～0.67	6～12
茯苓		0.59～0.67	10～15
炒瓜蒌子		0.59～0.67	9～15
陈皮		0.59～0.67	3～10
麸炒枳实		0.59～0.67	3～10
炙甘草		0.12～0.13	2～10
五味子（蒸）		0.12～0.13	2～6

二母安嗽丸

Ermu Ansou Wan

【处方】 知母 108g　玄参 108g
罂粟壳 216g　麦冬 108g
款冬花 324g　紫菀 108g
苦杏仁 108g　百合 108g
浙贝母 54g

【制法】 以上九味，粉碎成细粉，过筛，混匀。每100g粉末加炼蜜100～120g制成大蜜丸，即得。

【功能与主治】 清肺化痰，止嗽定喘。用于虚劳久嗽，咳嗽痰喘，骨蒸潮热，音哑声重，口燥舌干，痰涎壅盛。

【用法与用量】 口服。一次1丸，一日2次。

【规格】 每丸重9g

【剂量推算】

处方	成药日用量，丸	推算饮片日生药量，g	《药典》饮片日用量，g
知母	2	0.71～0.78	6～12
玄参		0.71～0.78	9～15
罂粟壳		1.42～1.57	3～6
麦冬		0.71～0.78	6～12
款冬花		2.13～2.35	5～10
紫菀		0.71～0.78	5～10
苦杏仁		0.71～0.78	5～10
百合		0.71～0.78	6～12
浙贝母		0.36～0.39	5～10

二陈丸

Erchen Wan

【处方】 陈皮 250g　　半夏（制） 250g
茯苓 150g　　甘草 75g

【制法】 以上四味，粉碎成细粉，过筛，混匀。另取生姜50g，捣碎，加水适量，压榨取汁，与上述粉末泛丸，干燥，即得。

【功能与主治】 燥湿化痰，理气和胃。用于痰湿停滞导致的咳嗽痰多、胸脘胀闷、恶心呕吐。

【用法与用量】 口服。一次9～15g，一日2次。

【剂量推算】

处方	成药日用量，g	推算饮片日生药量，g	《药典》饮片日用量，g
陈皮	18～30	6.21～10.34	3～10
半夏（制）		6.21～10.34	3～9
茯苓		3.72～6.21	10～15
甘草		1.86～3.10	2～10

二妙丸

Ermiao Wan

【处方】 苍术（炒） 500g　黄柏（炒） 500g

【制法】 以上二味，粉碎成细粉，过筛，混匀，用水泛丸，干燥，即得。

【功能与主治】 燥湿清热。用于湿热下注，足膝红肿热痛，下肢丹毒，白带，阴囊湿痒。

【用法与用量】 口服。一次6～9g，一日2次。

【剂量推算】

处方	成药日用量，g	推算饮片日生药量，g	《药典》饮片日用量，g
苍术（炒）	12～18	6～9	3～9
黄柏（炒）		6～9	3～12[1]

参考标准：

[1] 上海市中药饮片炮制规范（2008年版）

十一味参芪片

Shiyiwei Shenqi Pian

【处方】 人参（去芦） 45g　黄芪 134g
天麻 89g　　当归 178g
熟地黄 178g　　泽泻 133g
决明子 178g　　菟丝子 133g
鹿角 44g　　枸杞子 133g
细辛 5g

【制法】 以上十一味，人参、细辛、当归及部分黄芪分别粉碎成细粉；鹿角锯成小块，加压煎煮，煎液备用；鹿角砸碎，和剩余诸药加水煎煮二次，合并煎液及鹿角煎液，滤过，滤液减压浓缩至适量，喷雾干燥，粉碎成细粉，与上述细粉混匀，制颗粒，压制成1000片，包糖衣或薄膜衣，即得。

【功能与主治】 补脾益气。用于脾气虚所致的体弱、四肢无力。

【用法与用量】 口服。一次4片，一日3次。

【规格】 （1）薄膜衣　每片重0.3g （2）糖衣片　片心重0.3g

【剂量推算】

处方	成药日用量，片	推算饮片日生药量，g	《药典》饮片日用量，g
人参（去芦）	12	0.54	3～9
黄芪		1.61	9～30
天麻		1.07	3～10
当归		2.14	6～12
熟地黄		2.14	9～15
泽泻		1.60	6～10
决明子		2.14	9～15
菟丝子		1.60	6～12
鹿角		0.53	6～15
枸杞子		1.60	6～12
细辛		0.06	1～3

十一味参芪胶囊

Shiyiwei Shenqi Jiaonang

【处方】 人参（去芦） 36g　黄芪 107g
当归 142g　　天麻 71g
熟地黄 142g　　泽泻 106g
决明子 142g　　鹿角 35g
菟丝子 106g　　细辛 4g
枸杞子 106g

【制法】 以上十一味，人参、细辛、当归和黄芪

27g 分别粉碎成细粉；鹿角锯成小块，经高压煎煮 20 小时，砸碎鹿角与煎煮液、剩余黄芪和其余天麻等七味加水煎煮二次，第一次 1.5 小时，第二次 1 小时，合并煎液，滤过，减压浓缩至相对密度 1.20～1.25（60℃），喷雾干燥，粉碎成细粉，加入人参等四味的细粉，混匀，装入胶囊，制成 1000 粒，即得。

【功能与主治】 补脾益气，用于脾气虚所致的体弱、四肢无力。

【用法与用量】 口服。一次 5 粒，一日 3 次。

【规格】 每粒装 0.33g

【剂量推算】

处方	成药日用量，粒	推算饮片日生药量，g	《药典》饮片日用量，g
人参（去芦）	15	0.54	3～9
黄芪		1.61	9～30
当归		2.13	6～12
天麻		1.07	3～10
熟地黄		2.13	9～15
泽泻		1.59	6～10
决明子		2.13	9～15
鹿角		0.53	6～15
菟丝子		1.59	6～12
细辛		0.06	1～3
枸杞子		1.59	6～12

十一味能消丸

Shiyiwei Nengxiao Wan

本品系藏族验方。

【处方】 藏木香 30g　小叶莲 50g
干姜 40g　沙棘膏 38g
诃子肉 75g　蛇肉（制） 25g
大黄 90g　方海 25g
北寒水石（制）100g　硇砂 17g
碱花（制） 125g

【制法】 以上十一味，粉碎成细粉，过筛，混匀。用水泛丸，干燥，即得。

【功能与主治】 化瘀行血，通经催产。用于经闭，月经不调，难产，胎盘不下，产后瘀血腹痛。

【用法与用量】 研碎后开水送服。一次 1～2 丸，一日 2 次。

【注意】 孕妇忌服。

【规格】 每丸重 1g

【剂量推算】

处方	成药日用量，丸	推算饮片日生药量，g	《药典》饮片日用量，g
藏木香	2～4	0.10～0.20	3～9[1]
小叶莲		0.16～0.33	3～9
干姜		0.13～0.26	3～10
沙棘膏		0.12～0.25	2～3[1]
诃子肉		0.24～0.49	3～10
蛇肉（制）		0.081～0.16	—
大黄		0.29～0.59	3～15
方海		0.081～0.16	5～15[2]
北寒水石（制）		0.33～0.65	9～15（煅寒水石）[3]
硇砂		0.055～0.11	0.3～1[4]
碱花（制）		0.41～0.81	0.6～1.8[1]

参考标准：

[1] 甘肃省中药材标准（2020 年版）
[2] 辽宁省中药材标准第一册（2009 年版）
[3] 天津市中药饮片炮制规范（2018 年版）
[4] 甘肃省中药材标准（2009 年版）

十二味翼首散

Shi'erwei Yishou San

本品系藏族验方。

【处方】 翼首草 100g　榜嘎 75g
节裂角茴香 75g　天竺黄 75g
红花 60g　檀香 50g
安息香 25g　莪大夏 50g
铁棒锤叶 40g　五灵脂膏 50g
牛黄 0.5g　麝香 0.5g

【制法】 以上十二味，除麝香、牛黄外，其余翼首草等十味粉碎成细粉，过筛；将牛黄、麝香研细，与上述粉末配研，过筛，混匀，即得。

【功能与主治】 清热解毒，防疫。用于瘟疫，流行性感冒，乙型脑炎，痢疾，热病发烧等病症。

【用法与用量】 口服。一次 1g，一日 2 次。

【注意】 孕妇忌服。

【剂量推算】

处方	成药日用量，g	推算饮片日生药量，g	《药典》饮片日用量，g
翼首草	2	0.33	1～3
榜嘎		0.25	0.6～1.2[1]
节裂角茴香		0.25	—
天竺黄		0.25	3～9
红花		0.20	3～10
檀香		0.17	2～5
安息香		0.083	0.6～1.5
莪大夏		0.17	0.3～0.45[1]
铁棒锤叶		0.13	—
五灵脂膏		0.17	—
牛黄		0.0017	0.15～0.35
麝香		0.0017	0.03～0.1

参考标准：

［1］藏药标准（西藏、青海、四川、甘肃、云南、新疆六局合编）

十三味榜嘎散

Shisanwei Bangga San

本品系藏族验方。

【处方】 榜嘎 60g　波棱瓜子 30g
秦艽花 40g　印度獐牙菜 40g
巴夏嘎 40g　苦荬菜 40g
洪连 40g　小檗皮 40g
节裂角茴香 40g　金腰草 30g
人工牛黄 3g　红花 20g
止泻木子 30g

【制法】 以上十三味，除人工牛黄外，其余榜嘎等十二味粉碎成细粉，过筛；将人工牛黄研细，与上述粉末配研，过筛，混匀，即得。

【功能与主治】 清热解毒，凉肝利胆。用于热性“赤巴”病，胆囊炎，黄疸型肝炎。

【用法与用量】 口服。一次1～1.5g，一日2次。

【剂量推算】

续表

处方	成药日用量，g	推算饮片日生药量，g	《药典》饮片日用量，g
榜嘎	2～3	0.26～0.40	0.6～1.2[1]
波棱瓜子		0.13～0.20	3～6[2]
秦艽花		0.18～0.26	5～9[2]
印度獐牙菜		0.18～0.26	6～9[2]
巴夏嘎		0.18～0.26	1～2[3]
苦荬菜		0.18～0.26	3～5[1]
洪连		0.18～0.26	1～6
小檗皮		0.18～0.26	3～5[1]
节裂角茴香		0.18～0.26	—
金腰草		0.13～0.20	12～15[2]
人工牛黄		0.01～0.02	0.15～0.35
红花		0.09～0.13	3～10
止泻木子		0.13～0.20	6～9[2]

参考标准：

［1］藏药标准（西藏、青海、四川、甘肃、云南、新疆六局合编）

［2］中华人民共和国卫生部药品标准（藏药分册）

［3］甘肃省中药材标准（2020年版）

十五味沉香丸

Shiwuwei Chenxiang Wan

本品系藏族验方。

【处方】
沉香 100g　藏木香 150g
檀香 50g　紫檀香 150g
红花 100g　肉豆蔻 25g
高山辣根菜 150g　悬钩子茎（去皮、心）200g
宽筋藤（去皮）100g　干姜 50g
石灰华 100g　广枣 50g
诃子（去核） 150g　毛诃子（去核） 80g
余甘子 100g

【制法】 以上十五味，粉碎成细粉，过筛，混匀，用水泛丸，干燥，即得。

【功能与主治】 调和气血，止咳，安神。用于气血郁滞，胸痛，干咳气短，失眠。

【用法与用量】 研碎后开水送服。一次3～4丸，一日2次。

【注意】 肾病患者慎服。

【规格】 每丸重0.5g

【剂量推算】

处方	成药日用量，丸	推算饮片日生药量，g	《药典》饮片日用量，g
沉香	6～8	0.19～0.26	1～5
藏木香		0.29～0.39	3～9[1]
檀香		0.10～0.13	2～5
紫檀香		0.29～0.39	0.5～1[1,3]
红花		0.19～0.26	3～10
肉豆蔻		0.05～0.06	3～10
高山辣根菜		0.29～0.39	3～6
悬钩子茎（去皮、心）		0.39～0.51	6～9（悬钩子木）[2]
宽筋藤（去皮）		0.19～0.26	2～6（宽筋藤）[3]
干姜		0.1～0.13	3～10
石灰华		0.19～0.26	3～9[1] 3[3]
广枣		0.10～0.13	1.5～2.5
诃子（去核）		0.29～0.39	3～10
毛诃子（去核）		0.15～0.21	3～9
余甘子		0.19～0.26	3～9

参考标准：

［1］中华人民共和国卫生部药品标准（藏药分册）

［2］中华人民共和国卫生部药品标准（蒙药分册）

［3］藏药标准（西藏、青海、四川、甘肃、云南、新疆六局合编）

十六味冬青丸

Shiliuwei Dongqing Wan

本品系蒙古族验方。

【处方】冬青叶 150g　石榴 25g
石膏 75g　肉桂 50g
豆蔻 50g　木香 50g
丁香 50g　甘草 50g
白葡萄干 125g　沉香 75g
拳参 75g　荜茇 50g
肉豆蔻 50g　红花 50g
广枣 50g　方海 50g

【制法】以上十六味，除白葡萄干外，其余冬青叶等十五味粉碎成粗粉，加白葡萄干，粉碎，烘干，再粉碎成细粉，过筛，混匀。每 100g 粉末加炼蜜 110～130g 制成大蜜丸，即得。

【功能与主治】宽胸顺气，止嗽定喘。用于胸满腹胀，头昏浮肿，寒嗽痰喘。

【用法与用量】口服。一次 1 丸，一日 1～2 次。

【规格】每丸重 6g

【剂量推算】

处方	成药日用量，丸	推算饮片日生药量，g	《药典》饮片日用量，g
冬青叶	1～2	0.38～0.84	3～5[1]
石榴		0.064～0.14	6～9[2]
石膏		0.19～0.42	15～60
肉桂		0.13～0.28	1～5
豆蔻		0.13～0.28	3～6
木香		0.13～0.28	3～6
丁香		0.13～0.28	1～3
甘草		0.13～0.28	2～10
白葡萄干		0.32～0.70	1.5～3[3]
沉香		0.19～0.42	1～5
拳参		0.19～0.42	5～10
荜茇		0.13～0.28	1～3
肉豆蔻		0.13～0.28	3～10
红花		0.13～0.28	3～10
广枣		0.13～0.28	1.5～2.5
方海		0.13～0.28	5～15[4]

参考标准：

［1］中华本草（蒙药卷）（国家中医药管理局《中华本草》编委会，1999）

［2］中华人民共和国卫生部药品标准（维吾尔药分册）

［3］中华人民共和国卫生部药品标准（蒙药分册）

［4］辽宁省中药材标准第一册（2009 年版）

十全大补丸

Shiquan Dabu Wan

【处方】党参 80g　炒白术 80g
茯苓 80g　炙甘草 40g
当归 120g　川芎 40g

酒白芍 80g　　熟地黄 120g
炙黄芪 80g　　肉桂 20g

【制法】以上十味，粉碎成细粉，过筛，混匀。每100g粉末用炼蜜35～50g加适量的水泛丸，干燥，制成水蜜丸；或加炼蜜100～120g制成小蜜丸或大蜜丸，即得。

【功能与主治】温补气血。用于气血两虚，面色苍白，气短心悸，头晕自汗，体倦乏力，四肢不温，月经量多。

【用法与用量】口服。水蜜丸一次6g，小蜜丸一次9g，大蜜丸一次1丸，一日2～3次。

【规格】（1）小蜜丸　每100粒重20g　（2）大蜜丸　每丸重9g

【剂量推算】

处方	成药日用量	推算饮片日生药量，g	《药典》饮片日用量，g
党参	水蜜丸：12～18g 小蜜丸：18～27g 大蜜丸：2～3丸	0.86～1.46	9～30
炒白术		0.86～1.46	6～12
茯苓		0.86～1.46	10～15
炙甘草		0.43～0.73	2～10
当归		1.30～2.19	6～12
川芎		0.43～0.73	3～10
酒白芍		0.86～1.46	6～15
熟地黄		1.30～2.19	9～15
炙黄芪		0.86～1.46	9～30
肉桂		0.22～0.36	1～5

十味消渴胶囊

Shiwei Xiaoke Jiaonang

【处方】天花粉 233g　　乌梅肉 233g
枇杷叶 233g　　麦冬 233g
五味子 233g　　瓜蒌 233g
人参 233g　　黄芪 233g
粉葛 233g　　檀香 117g

【制法】以上十味，取天花粉适量与人参粉碎成细粉，备用；五味子用90%乙醇加热回流提取二次，提取液回收乙醇，浓缩液备用；檀香提取挥发油，备用，蒸馏后的水溶液另器收集；将剩余天花粉与其余瓜蒌等六味加水煎煮二次，煎液滤过，滤液合并，浓缩至适量，加乙醇使含醇量达60%，搅匀，静置，滤过，滤液减压回收乙醇，与上述五味子浓缩液、檀香水溶液合并，浓缩至适量，与人参等细粉混合制成颗粒，干燥，粉碎成细粉，制成颗粒，过筛，干燥，喷入檀香挥发油，混匀，密闭放置，装入胶囊，制成1000粒，即得。

【功能与主治】益气养阴，生津止渴。用于消渴病气阴两虚证，症见口渴喜饮、自汗盗汗、倦怠乏力、五心烦热；2型糖尿病见上述证候者。

【用法与用量】口服。一次6粒，一日3次。

【规格】每粒装0.44g

【剂量推算】

处方	成药日用量，粒	推算饮片日生药量，g	《药典》饮片日用量，g
天花粉	18	4.19	10～15
乌梅肉		4.19	6～12
枇杷叶		4.19	6～10
麦冬		4.19	6～12
五味子		4.19	2～6
瓜蒌		4.19	9～15
人参		4.19	3～9
黄芪		4.19	9～30
粉葛		4.19	10～15
檀香		2.11	2～5

十香止痛丸

Shixiang Zhitong Wan

【处方】香附（醋炙）160g　　乌药 80g
檀香 40g　　延胡索（醋炙）80g
香橼 80g　　蒲黄 40g
沉香 10g　　厚朴（姜汁炙）80g
零陵香 80g　　降香 40g
丁香 10g　　五灵脂（醋炙）80g
木香 40g　　香排草 10g
砂仁 10g　　乳香（醋炙）40g
高良姜 6g　　熟大黄 80g

【制法】以上十八味，粉碎成细粉，过筛，混匀。每100g粉末加炼蜜140～160g制成大蜜丸，即得。

【功能与主治】疏气解郁，散寒止痛。用于气滞胃寒，两胁胀满，胃脘刺痛，腹部隐痛。

【用法与用量】口服。一次1丸，一日2次。

【注意】孕妇慎服。

【规格】每丸重6g

【剂量推算】

处方	成药 日用量，丸	推算饮片 日生药量，g	《药典》饮片 日用量，g
香附（醋炙）	2	0.76～0.83	6～10
乌药		0.38～0.41	6～10
檀香		0.19～0.21	2～5
延胡索（醋炙）		0.38～0.41	3～10
香橼		0.38～0.41	3～10
蒲黄		0.19～0.21	5～10
沉香		0.048～0.052	1～5
厚朴（姜汁炙）		0.38～0.41	3～10
零陵香		0.38～0.41	4.5～9[1]
降香		0.19～0.21	9～15
丁香		0.048～0.052	1～3
五灵脂（醋炙）		0.38～0.41	4.5～9[2]
木香		0.19～0.21	3～6
香排草		0.048～0.052	9～15[3]
砂仁		0.048～0.052	3～6
乳香（醋炙）		0.19～0.21	3～5
高良姜		0.029～0.031	3～6
熟大黄		0.38～0.41	3～15

参考标准：

[1] 湖北省中药材质量标准（2018年版）

[2] 陕西省药材标准（2015年版）

[3] 贵州省中药材民族药材质量标准（2003年版）

十香返生丸

Shixiang Fansheng Wan

【处方】 沉香 30g　丁香 30g
檀香 30g　土木香 30g
醋香附 30g　降香 30g
广藿香 30g　乳香（醋炙） 30g
天麻 30g　僵蚕（麸炒） 30g
郁金 30g　莲子心 30g
瓜蒌子（蜜炙） 30g　煅金礞石 30g
诃子肉 30g　甘草 60g
苏合香 30g　安息香 30g
人工麝香 15g　冰片 7.5g
朱砂 30g　琥珀 30g
牛黄 15g

【制法】 以上二十三味，朱砂水飞成极细粉；琥珀、人工麝香、冰片、牛黄分别研成细粉；苏合香炖化，滤过；其余沉香等十七味粉碎成细粉，过筛，混匀。朱砂极细粉和琥珀等四味的细粉与沉香等十七味的细粉配研，过筛，混匀。每100g粉末加炼蜜90～100g及苏合香约4.7g制成大蜜丸，即得。

【功能与主治】 开窍化痰，镇静安神。用于中风痰迷心窍引起的言语不清、神志昏迷、痰涎壅盛、牙关紧闭。

【用法与用量】 口服。一次1丸，一日2次；或遵医嘱。

【注意】 孕妇忌服。

【规格】 每丸重6g

【剂量推算】

处方	成药 日用量，丸	推算饮片 日生药量，g	《药典》饮片 日用量，g
沉香	2	0.26～0.28	1～5
丁香		0.26～0.28	1～3
檀香		0.26～0.28	2～5
土木香		0.26～0.28	3～9
醋香附		0.26～0.28	6～10
降香		0.53～0.55	9～15
广藿香		0.26～0.28	3～10
乳香（醋炙）		0.26～0.28	3～5
天麻		0.26～0.28	3～10
僵蚕（麸炒）		0.26～0.28	5～10
郁金		0.26～0.28	3～10
莲子心		0.26～0.28	2～5
瓜蒌子（蜜炙）		0.26～0.28	9～15
煅金礞石		0.26～0.28	3～6
诃子肉		0.26～0.28	3～10
甘草		0.53～0.55	2～10
苏合香		0.26～0.28	0.3～1
安息香		0.07～0.07	0.6～1.5
人工麝香		0.13～0.14	0.03～0.1
冰片		0.26～0.28	0.15～0.3
朱砂		0.26～0.28	0.1～0.5
琥珀		0.26～0.28	1～3[1～2] 1.5[3]
牛黄		0.13～0.14	0.15～0.35

参考标准：

［1］辽宁省中药材标准（第二册）（2019年版）

［2］安徽省中药饮片炮制规范（第三版）（2019年版）

［3］新疆维吾尔自治区中药维吾尔药饮片炮制规范（2020年版）

十滴水

Shidi Shui

【处方】樟脑 25g　干姜 25g
大黄 20g　小茴香 10g
肉桂 10g　辣椒 5g
桉油 12.5ml

【制法】以上七味，除樟脑和桉油外，其余干姜等五味粉碎成粗粉，混匀，用70%乙醇作溶剂，浸渍24小时后进行渗漉，收集渗漉液约750ml，加入樟脑和桉油，搅拌使完全溶解，再继续收集渗漉液至1000ml，搅匀，即得。

【功能与主治】健胃，祛暑。用于因中暑而引起的头晕、恶心、腹痛、胃肠不适。

【用法与用量】口服。一次2～5ml；儿童酌减。

【注意】孕妇忌服。驾驶员和高空作业者慎用。

【剂量推算】

处方	成药日用量，ml	推算饮片日生药量	《药典》饮片日用量，g
樟脑	2～5	0.05～0.13g	0.3～0.6[1]
干姜		0.05～0.13g	3～10
大黄		0.04～0.10g	3～15
小茴香		0.02～0.05g	3～6
肉桂		0.02～0.05g	1～5
辣椒		0.01～0.03g	0.9～2.4
桉油		0.025～0.060ml	—

参考标准：

［1］广西壮族自治区中药饮片炮制规范（2007年版）

十滴水软胶囊

Shidishui Ruanjiaonang

【处方】樟脑 62.5g　干姜 62.5g
大黄 50g　小茴香 25g
肉桂 25g　辣椒 12.5g
桉油 31.25ml

【制法】以上七味，大黄、辣椒粉碎成粗粉；干姜、小茴香、肉桂提取挥发油，备用；药渣与大黄、辣椒粗粉用80%乙醇作溶剂，浸渍24小时后，续加70%乙醇进行渗漉，收集渗漉液，回收乙醇至无醇味，药液浓缩至相对密度为1.30（50℃），减压干燥，粉碎，加入适量大豆油，与上述挥发油及樟脑、桉油混匀，制成软胶囊1000粒，即得。

【功能与主治】健胃，祛暑。用于因中暑而引起的头晕、恶心、腹痛、胃肠不适。

【用法与用量】口服。一次1～2粒；儿童酌减。

【注意】孕妇忌服。

【规格】每粒装0.425g

【剂量推算】

处方	成药日用量，粒	推算饮片日生药量	《药典》饮片日用量，g
樟脑	1～2	0.063～0.130g	0.3～0.6[1]
干姜		0.063～0.130g	3～10
大黄		0.050～0.10g	3～15
小茴香		0.025～0.050g	3～6
肉桂		0.025～0.050g	1～5
辣椒		0.013～0.030g	0.9～2.4
桉油		0.031～0.060ml	—

参考标准：

［1］广西壮族自治区中药饮片炮制规范（2007年版）

七味广枣丸

Qiwei Guangzao Wan

本品系蒙古族验方。

【处方】广枣 450g　肉豆蔻 75g
丁香 75g　木香 75g
枫香脂 75g　沉香 75g
牛心粉 75g

【制法】以上七味，粉碎成细粉，过筛，混匀。每100g粉末加炼蜜80～100g制成大蜜丸，另取朱砂粉末包衣，即得。

【功能与主治】养心益气，安神。用于胸闷疼痛，心悸气短，心神不安，失眠健忘。

【用法与用量】口服。一次1丸，一日1～2次。

【规格】 每丸重6g

【剂量推算】

处方	成药日用量，g	推算饮片日生药量，g	《药典》饮片日用量，g
广枣	6～12	1.5～3.33	1.5～2.5
肉豆蔻		0.25～0.56	3～10
丁香		0.25～0.56	1～3
木香		0.25～0.56	3～6
枫香脂		0.25～0.56	1～3
沉香		0.25～0.56	1～5
牛心粉		0.25～0.56	1.5～2（野牛心）[1]

参考标准：

［1］藏药标准（西藏、青海、四川、甘肃、云南、新疆六局合编）

七味都气丸

Qiwei Duqi Wan

【处方】 醋五味子 150g　山茱萸（制） 200g
茯苓 150g　牡丹皮 150g
熟地黄 400g　山药 200g
泽泻 150g

【制法】 以上七味，粉碎成细粉，过筛，混匀。每100g粉末用炼蜜30g加适量的水泛丸，干燥，即得。

【功能与主治】 补肾纳气，涩精止遗。用于肾不纳气所致的喘促、胸闷、久咳、气短、咽干、遗精、盗汗、小便频数。

【用法与用量】 口服。一次9g，一日2次。

【注意】 外感咳嗽、气喘者忌服。

【规格】 每40丸重3g

【剂量推算】

处方	成药日用量，g	推算饮片日生药量，g	《药典》饮片日用量，g
醋五味子	18	1.48	2～6
山茱萸（制）		1.98	6～12
茯苓		1.48	10～15
牡丹皮		1.48	6～12
熟地黄		3.96	9～15
山药		1.98	15～30
泽泻		1.48	6～10

七味铁屑丸

Qiwei Tiexie Wan

本品系蒙古族验方。

【处方】

铁屑（诃子制） 250g　北寒水石（奶制） 300g
藏木香 150g　木香 100g
甘青青蓝 150g　红花 150g
五灵脂膏 80g

【制法】 以上七味，除五灵脂膏外，其余铁屑（诃子制）等六味粉碎成细粉，过筛，混匀；取五灵脂膏与适量水泛丸，另用适量的铁屑浆（取诃子制铁屑1份，加水4份，和匀成浆）打光，干燥，即得。

【功能与主治】 行气活血，平肝清热止痛。用于肝区疼痛，肝脏肿大。

【用法与用量】 口服。一次1g，一日2次。

【规格】 （1）每丸重0.5g （2）每丸重1g

【剂量推算】

处方	成药日用量，g	推算饮片日生药量，g	《药典》饮片日用量，g
铁屑（诃子制）	2	0.42	配方用[1]
北寒水石（奶制）		0.51	9～15（北寒水石）[2]
藏木香		0.25	3～9[1]
木香		0.17	3～6
甘青青蓝		0.25	9～15[1]
红花		0.25	3～10
五灵脂膏		0.14	—

参考标准：

［1］藏药标准（西藏、青海、四川、甘肃、云南、新疆六局合编）

［2］天津市中药饮片炮制规范（2018年版）

七味葡萄散

Qiwei Putao San

本品系蒙古族验方。

【处方】 白葡萄干 180g　石膏 90g
红花 90g　甘草 90g
香附 60g　肉桂 60g
石榴 60g

【制法】 以上七味，除白葡萄干外，其余石膏等六味粉碎成粗粉，加白葡萄干，粉碎，烘干，再粉碎成细粉，过筛，混匀，即得。

【功能与主治】 清肺，止嗽，定喘。用于虚劳咳嗽，年老气喘，胸满郁闷。

【用法与用量】 口服。一次 3g，一日 1～2 次。

【规格】 每袋装 15g

【剂量推算】

处方	成药 日用量，g	推算饮片 日生药量，g	《药典》饮片 日用量，g
白葡萄干	3～6	0.86～1.71	1.5～3[1]
石膏		0.43～0.86	15～60
红花		0.43～0.86	3～10
甘草		0.43～0.86	2～10
香附		0.29～0.57	6～10
肉桂		0.29～0.57	1～5
石榴		0.29～0.57	6～9[2]

参考标准：

［1］中华人民共和国卫生部药品标准（蒙药分册）

［2］中华人民共和国卫生部药品标准（维吾尔药分册）

七味榼藤子丸

Qiwei Ketengzi Wan

【处方】

榼藤子仁（炒） 220g　毛叶巴豆茎及叶 220g

阿魏 3g　胡椒 13g

蔓荆子 66g　蔓荆子叶 154g

黑种草子 220g　墨旱莲 220g

【制法】 以上八味，除墨旱莲外，其余榼藤子仁（炒）等七味粉碎成细粉，混匀；墨旱莲加水煎煮两次，每次 1 小时，滤过，滤液合并，浓缩至适量。将上述细粉与墨旱莲提取液及适量炼蜜混匀，制丸，于 60℃干燥，制成 1000g，即得。

【功能与主治】 祛暑，和中，解痉止痛。用于吐泻腹痛，胸闷，胁痛，头痛发热。

【用法与用量】 口服。一次 3～6g，一日 3 次；外用，研末以麻油调敷患处。

【规格】 每袋装 3g

【剂量推算】

处方	成药 日用量，g	推算饮片 日生药量，g	《药典》饮片 日用量
榼藤子仁（炒）	9～18	1.98～3.96	10～15g
毛叶巴豆茎及叶		1.98～3.96	3～6g[1]
阿魏		0.027～0.054	1～1.5g
胡椒		0.12～0.23	0.6～1.5g
蔓荆子		0.59～1.19	5～10g
蔓荆子叶		1.39～2.77	1～3 钱[1]
黑种草子		1.98～3.96	2～6g
墨旱莲		1.98～3.96	6～12g

参考标准：

［1］中药大辞典（南京中医药大学编著，2006）

七宝美髯颗粒

Qibao Meiran Keli

【处方】

制何首乌 128g　当归 32g

补骨脂（黑芝麻炒） 16g　枸杞子（酒蒸） 32g

菟丝子（炒） 32g　茯苓 32g

牛膝（酒蒸） 32g

【制法】 以上七味，菟丝子（炒）粉碎成粗粉，用 60%乙醇作溶剂进行渗漉，渗漉液回收乙醇，浓缩至适量；其余制何首乌等六味加水煎煮两次，第一次 3 小时，第二次 2 小时，合并煎液，静置，取上清液，浓缩至适量，加入菟丝子提取液，充分搅匀，浓缩至适量，加入适量的糖粉及糊精，制成颗粒，干燥，制成 1000g，即得。

【功能与主治】 滋补肝肾。用于肝肾不足，须发早白，遗精早泄，头眩耳鸣，腰痠背痛。

【用法与用量】 开水冲服。一次 1 袋，一日 2 次。

【规格】 每袋装 8g

【剂量推算】

处方	成药 日用量，g	推算饮片 日生药量，g	《药典》饮片 日用量，g
制何首乌	16	2.05	6～12
当归		0.51	6～12
补骨脂（黑芝麻炒）		0.26	6～10
枸杞子（酒蒸）		0.51	6～12
菟丝子（炒）		0.51	6～12
茯苓		0.51	10～15
牛膝（酒蒸）		0.51	5～12

七珍丸

Qizhen Wan

【处方】炒僵蚕 160g　全蝎 160g
人工麝香 16g　朱砂 80g
雄黄 80g　胆南星 80g
天竺黄 80g　巴豆霜 32g
寒食曲 160g

【制法】以上九味，除人工麝香、巴豆霜外，雄黄、朱砂分别水飞成极细粉；其余炒僵蚕等五味粉碎成细粉。将人工麝香研细，与上述粉末（取出适量朱砂作包衣用）配研，过筛，混匀，用水泛丸，低温干燥，用朱砂粉末包衣，即得。

【功能与主治】定惊豁痰，消积通便。用于小儿急惊风，身热，昏睡，气粗，烦躁，痰涎壅盛，停乳停食，大便秘结。

【用法与用量】口服。小儿三至四个月，一次 3 丸；五至六个月，一次 4～5 丸；周岁一次 6～7 丸，一日 1～2 次；周岁以上及体实者酌加用量，或遵医嘱。

【规格】每 200 丸重 3g

【剂量推算】

处方	成药 日用量，丸	推算饮片 日生药量，g	《药典》饮片 日用量，g
炒僵蚕	3～14	0.0085～0.040	5～10
全蝎		0.0085～0.040	3～6
人工麝香		0.00080～0.0040	0.03～0.1
朱砂		0.0042～0.020	0.1～0.5
雄黄		0.0042～0.020	0.05～0.1
胆南星		0.0042～0.020	3～6
天竺黄		0.0042～0.020	3～9
巴豆霜		0.0017～0.0079	0.1～0.3
寒食曲		0.0085～0.040	—[1] 1.5～3（寒食）[2]

参考标准：

[1] 上海市中药饮片炮制规范（1962 年版），未载具体用量

[2] 北京市中药炮制规范（1986 年版）

七厘胶囊

Qili Jiaonang

【处方】血竭 273g　乳香（制） 41g
没药（制） 41g　红花 41g
儿茶 65g　冰片 3.27g
人工麝香 3.27g　朱砂 32.7g

【制法】以上八味，除人工麝香、冰片外，朱砂水飞成极细粉；其余血竭等五味粉碎成细粉；将人工麝香、冰片研细，与上述粉末配研，加入滑石粉 10g、微粉硅胶 5g 及硬脂酸镁适量，过筛，混匀，装入胶囊，制成 1000 粒，即得。

【功能与主治】化瘀消肿，止痛止血。用于跌扑损伤，血瘀疼痛，外伤出血。

【用法与用量】口服。一次 2～3 粒，一日 1～3 次。

【注意】孕妇禁用。

【规格】每粒装 0.5g

【剂量推算】

处方	成药 日用量，粒	推算饮片 日生药量，g	《药典》饮片 日用量，g
血竭	2～9	0.27～1.23	1～2
乳香（制）		0.041～0.18	3～5[1]
没药（制）		0.041～0.18	3～5[1]
红花		0.041～0.18	3～10
儿茶		0.065～0.29	1～3
冰片		0.0033～0.015	0.15～0.3
人工麝香		0.0033～0.015	0.03～0.1
朱砂		0.033～0.15	0.1～0.5

参考标准：

[1] 上海市中药饮片炮制规范（2018 年版）

七厘散

Qili San

【处方】血竭 500g　乳香（制） 75g
没药（制） 75g　红花 75g
儿茶 120g　冰片 6g
人工麝香 6g　朱砂 60g

【制法】以上八味，除人工麝香、冰片外，朱砂水飞成极细粉；其余血竭等五味粉碎成细粉。将人工麝香、冰片研细，与上述粉末配研，过筛，混匀，即得。

【功能与主治】化瘀消肿，止痛止血。用于跌扑损伤，血瘀疼痛，外伤出血。

【用法与用量】口服。一次 1～1.5g，一日 1～3 次；外用，调敷患处。

【注意】孕妇禁用。

【规格】 每瓶装（1）1.5g （2）3g

【剂量推算】

处方	成药日用量，g	推算饮片日生药量，g	《药典》饮片日用量，g
血竭	1～4.5	0.55～2.45	1～2
乳香（制）		0.082～0.37	3～5[1]
没药（制）		0.082～0.37	3～5[1]
红花		0.082～0.37	3～10
儿茶		0.13～0.59	1～3
冰片		0.0065～0.029	0.15～0.3
人工麝香		0.0065～0.029	0.03～0.1
朱砂		0.065～0.29	0.1～0.5

参考标准：

［1］上海市中药饮片炮制规范（2018年版）

八正合剂

Bazheng Heji

【处方】 瞿麦 118g　车前子（炒） 118g
萹蓄 118g　大黄 118g
滑石 118g　川木通 118g
栀子 118g　甘草 118g
灯心草 59g

【制法】 以上九味，车前子用25%乙醇浸渍，收集浸渍液。大黄用50%乙醇作溶剂，浸渍24小时后进行渗漉，收集渗漉液，减压回收乙醇。其余瞿麦等七味加水煎煮三次，煎液滤过，滤液合并，滤液浓缩至约1300ml，与浸渍液、渗漉液合并，静置，滤过，滤液浓缩至近1000ml，加入苯甲酸钠3g，加水至1000ml，搅匀，分装，即得。

【功能与主治】 清热，利尿，通淋。用于湿热下注，小便短赤，淋沥涩痛，口燥咽干。

【用法与用量】 口服。一次15～20ml，一日3次，用时摇匀。

【规格】 （1）每瓶装100ml （2）每瓶装120ml （3）每瓶装200ml

【剂量推算】

处方	成药日用量，ml	推算饮片日生药量，g	《药典》饮片日用量，g
瞿麦	45～60	5.31～7.08	9～15
车前子（炒）		5.31～7.08	9～15
萹蓄		5.31～7.08	9～15
大黄		5.31～7.08	3～15
滑石		5.31～7.08	10～20
川木通		5.31～7.08	3～6
栀子		5.31～7.08	6～10
甘草		5.31～7.08	2～10
灯心草		2.66～3.54	1～3

八味沉香散

Bawei Chenxiang San

本品系藏族验方。

【处方】 沉香 200g　肉豆蔻 100g
广枣 100g　石灰华 100g
乳香 100g　木香 100g
诃子（煨） 100g　木棉花 100g

【制法】 以上八味，粉碎成细粉，过筛，混匀，即得。

【功能与主治】 清心热，养心，安神，开窍。用于热病攻心，神昏谵语；冠心病，心绞痛。

【用法与用量】 口服。一次0.9～1.5g，一日2～3次。

【剂量推算】

处方	成药日用量，g	推算饮片日生药量，g	《药典》饮片日用量，g
沉香	1.8～4.5	0.4～1	1～5
肉豆蔻		0.2～0.5	3～10
广枣		0.2～0.5	1.5～2.5
石灰华		0.2～0.5	3～9[1] 3[2]
乳香		0.2～0.5	3～5
木香		0.2～0.5	3～6
诃子（煨）		0.2～0.5	3～10
木棉花		0.2～0.5	6～9

参考标准：

［1］中华人民共和国卫生部药品标准（藏药分册）
［2］藏药标准（西藏、青海、四川、甘肃、云南、新疆六局合编）

八味清心沉香散

Bawei Qingxin Chenxiang San

本品系蒙古族验方。

【处方】沉香 180g　广枣 180g
檀香 90g　紫檀香 90g
红花 90g　肉豆蔻 60g
天竺黄 60g　北沙参 60g

【制法】以上八味，粉碎成细粉，过筛，混匀，即得。

【功能与主治】清心肺，理气，镇静安神。用于心肺火盛，胸闷不舒，胸胁闷痛，心悸气短。

【用法与用量】口服。一次3g，一日1～2次。

【规格】每袋装15g

【剂量推算】

处方	成药日用量，g	推算饮片日生药量，g	《药典》饮片日用量，g
沉香	3～6	0.67～1.33	1～5
广枣		0.67～1.33	1.5～2.5
檀香		0.33～0.67	2～5
紫檀香		0.33～0.67	0.5～1[1~2]
红花		0.33～0.67	3～10
肉豆蔻		0.22～0.44	3～10
天竺黄		0.22～0.44	3～9
北沙参		0.22～0.44	5～12

参考标准：

[1]中华人民共和国卫生部药品标准（藏药分册）
[2]藏药标准（西藏、青海、四川、甘肃、云南、新疆六局合编）

八味檀香散

Bawei Tanxiang San

本品系蒙古族验方。

【处方】檀香 200g　石膏 100g
红花 100g　甘草 100g
丁香 100g　北沙参 100g
拳参 100g　白葡萄干 100g

【制法】以上八味，除檀香、丁香、白葡萄干外，其余石膏等五味粉碎成粗粉，加白葡萄干，粉碎，烘干，再加檀香、丁香，粉碎成细粉，过筛，混匀，即得。

【功能与主治】清热润肺，止咳化痰。用于肺热咳嗽，痰中带脓。

【用法与用量】口服。一次2～3g，一日1～2次。

【规格】每袋装15g

【剂量推算】

处方	成药日用量，g	推算饮片日生药量，g	《药典》饮片日用量，g
檀香	2～6	0.44～1.33	2～5
石膏		0.22～0.67	15～60
红花		0.22～0.67	3～10
甘草		0.22～0.67	2～10
丁香		0.22～0.67	1～3
北沙参		0.22～0.67	5～12
拳参		0.22～0.67	5～10
白葡萄干		0.22～0.67	1.5～3[1]

参考标准：

[1]中华人民共和国卫生部药品标准（蒙药分册）

八宝坤顺丸

Babao Kunshun Wan

【处方】熟地黄 80g　地黄 80g
白芍 80g　当归 80g
川芎 80g　人参 40g
白术 80g　茯苓 80g
甘草 40g　益母草 40g
黄芩 80g　牛膝 40g
橘红 80g　沉香 40g
木香 16g　砂仁 40g
琥珀 40g

【制法】以上十七味，粉碎成细粉，过筛，混匀。每100g粉末加炼蜜110～130g制成大蜜丸，即得。

【功能与主治】益气养血调经。用于气血两虚所致的月经不调、痛经，症见经期后错、经血量少、行经腹痛。

【用法与用量】口服。一次1丸，一日2次。

【规格】每丸重9g

【剂量推算】

处方	成药 日用量，丸	推算饮片 日生药量，g	《药典》饮片 日用量，g
熟地黄	2	0.62～0.67	9～15
地黄		0.62～0.67	10～15
白芍		0.62～0.67	6～15
当归		0.62～0.67	6～12
川芎		0.62～0.67	3～10
人参		0.31～0.34	3～9
白术		0.62～0.67	6～12
茯苓		0.62～0.67	10～15
甘草		0.31～0.34	2～10
益母草		0.31～0.34	9～30
黄芩		0.62～0.67	3～10
牛膝		0.31～0.34	5～12
橘红		0.62～0.67	3～10
沉香		0.31～0.34	1～5
木香		0.12～0.13	3～6
砂仁		0.31～0.34	3～6
琥珀		0.31～0.34	1～3[1~2] 1.5[3]

参考标准：

[1] 辽宁省中药材标准（第二册）(2019年版）

[2] 安徽省中药饮片炮制规范（第三版）(2019年版）

[3] 新疆维吾尔自治区中药维吾尔药饮片炮制规范（2020年版）

八珍丸

Bazhen Wan

【处方】 党参 100g　　炒白术 100g
茯苓 100g　　甘草 50g
当归 150g　　白芍 100g
川芎 75g　　熟地黄 150g

【制法】 以上八味，粉碎成细粉，过筛，混匀。每100g粉末用炼蜜40～50g加适量的水泛丸，干燥，制成水蜜丸；或加炼蜜110～140g制成大蜜丸，即得。

【功能与主治】 补气益血。用于气血两虚，面色萎黄，食欲不振，四肢乏力，月经过多。

【用法与用量】 口服。水蜜丸一次6g，大蜜丸一次1丸，一日2次。

【规格】 大蜜丸　每丸重9g

【剂量推算】

处方	成药 日用量	推算饮片 日生药量，g	《药典》饮片 日用量，g
党参	水蜜丸：12g 大蜜丸：2丸	0.91～1.04	9～30
炒白术		0.91～1.04	6～12
茯苓		0.91～1.04	10～15
甘草		0.45～0.52	2～10
当归		1.36～1.56	6～12
白芍		0.91～1.04	6～15
川芎		0.68～0.78	3～10
熟地黄		1.36～1.56	9～15

八珍颗粒

Bazhen Keli

【处方】 党参 60g　　炒白术 60g
茯苓 60g　　炙甘草 30g
当归 90g　　炒白芍 60g
川芎 45g　　熟地黄 90g

【制法】 以上八味，当归、川芎和炒白术先后用95%乙醇、50%乙醇分别加热回流提取2小时，滤过，滤液合并，回收乙醇，滤过，滤液备用；药渣与其余党参等五味加水煎煮二次，每次1.5小时，滤过，滤液合并，加入上述备用滤液，浓缩至适量，加入蔗糖和适量的糊精，混匀，制成颗粒，干燥，制成1000g；或加入适量的可溶性淀粉及矫味剂，混匀，制成颗粒，干燥，制成300g，即得。

【功能与主治】 补气益血。用于气血两虚，面色萎黄，食欲不振，四肢乏力，月经过多。

【用法与用量】 开水冲服。一次1袋，一日2次。

【规格】 (1) 每袋装8g　(2) 每袋装3.5g（无蔗糖）

【剂量推算】

处方	成药 日用量，袋	推算饮片 日生药量，g	《药典》饮片 日用量，g
党参	2	0.96～1.40	9～30
炒白术		0.96～1.40	6～12
茯苓		0.96～1.40	10～15
炙甘草		0.48～0.70	2～10

续表

处方	成药 日用量，袋	推算饮片 日生药量，g	《药典》饮片 日用量，g
当归		1.44～2.10	6～12
炒白芍	2	0.96～1.40	6～15
川芎		0.72～1.05	3～10
熟地黄		1.44～2.10	9～15

八珍益母丸

Bazhen Yimu Wan

【处方】 益母草 200g　党参 50g
麸炒白术 50g　茯苓 50g
甘草 25g　当归 100g
酒白芍 50g　川芎 50g
熟地黄 100g

【制法】 以上九味，粉碎成细粉，过筛，混匀。每100g粉末用炼蜜40～50g加适量的水泛丸，干燥，制成水蜜丸；或加炼蜜120～140g制成小蜜丸或大蜜丸，即得。

【功能与主治】 益气养血，活血调经。用于气血两虚兼有血瘀所致的月经不调，症见月经周期错后、行经量少、淋漓不净、精神不振、肢体乏力。

【用法与用量】 口服。水蜜丸一次6g，小蜜丸一次9g，大蜜丸一次1丸，一日2次。

【规格】（1）大蜜丸　每丸重9g（2）水蜜丸　每10丸重1g

【剂量推算】

处方	成药 日用量	推算饮片 日生药量，g	《药典》饮片 日用量，g
益母草		2.22～2.54	9～30
党参		0.56～0.63	9～30
麸炒白术		0.56～0.63	6～12
茯苓	水蜜丸：12g 小蜜丸：18g 大蜜丸：2丸	0.56～0.63	10～15
甘草		0.28～0.32	2～10
当归		1.11～1.27	6～12
酒白芍		0.56～0.63	6～15
川芎		0.56～0.63	3～10
熟地黄		1.11～1.27	9～15

八珍益母胶囊

Bazhen Yimu Jiaonang

【处方】 益母草 273g　党参 68g
炒白术 68g　茯苓 68g
甘草 34g　当归 137g
酒白芍 68g　川芎 68g
熟地黄 137g

【制法】 以上九味，茯苓22.5g与酒白芍粉碎成粗粉，备用；当归、川芎、炒白术蒸馏提取挥发油，蒸馏后的水溶液另器收集；药渣与其余党参等四味及剩余茯苓加水煎煮二次，第一次2小时，第二次1.5小时，煎液滤过，滤液合并，与蒸馏后的水溶液合并，浓缩至相对密度为1.25～1.30（60℃），加入上述粗粉，搅匀，80～90℃烘干，粉碎，加适量淀粉，过筛，混匀，用90%乙醇制颗粒，干燥，喷入上述挥发油，密封，装入胶囊，制成1000粒，即得。

【功能与主治】 益气养血，活血调经。用于气血两虚兼有血瘀所致的月经不调，症见月经周期错后、行经量少、淋漓不净、精神不振、肢体乏力。

【用法与用量】 口服。一次3粒，一日3次。

【规格】 每粒装0.28g

【剂量推算】

处方	成药 日用量，粒	推算饮片 日生药量，g	《药典》饮片 日用量，g
益母草		2.46	9～30
党参		0.61	9～30
炒白术		0.61	6～12
茯苓		0.61	10～15
甘草	9	0.31	2～10
当归		1.23	6～12
酒白芍		0.61	6～15
川芎		0.61	3～10
熟地黄		1.23	9～15

人参再造丸

Renshen Zaizao Wan

【处方】 人参 100g　酒蕲蛇 100g
广藿香 100g　檀香 50g

母丁香 50g　玄参 100g
细辛 50g　醋香附 50g
地龙 25g　熟地黄 100g
三七 25g　乳香（醋制） 50g
青皮 50g　豆蔻 50g
防风 100g　制何首乌 100g
川芎 100g　片姜黄 12.5g
黄芪 100g　甘草 100g
黄连 100g　茯苓 50g
赤芍 100g　大黄 100g
桑寄生 100g　葛根 75g
麻黄 100g　骨碎补（炒） 50g
全蝎 75g　豹骨（制） 50g
炒僵蚕 50g　附子（制） 50g
琥珀 25g　醋龟甲 50g
粉萆薢 100g　白术（麸炒） 50g
沉香 50g　天麻 100g
肉桂 100g　白芷 100g
没药（醋制）50g　当归 50g
草豆蔻 100g　威灵仙 75g
乌药 50g　羌活 100g
橘红 200g　六神曲（麸炒）200g
朱砂 20g　血竭 15g
人工麝香 5g　冰片 5g
牛黄 5g　天竺黄 50g
胆南星 50g　水牛角浓缩粉 30g

【制法】 以上五十六味，除冰片、血竭、牛黄、水牛角浓缩粉、人工麝香、天竺黄外，朱砂、琥珀分别水飞成细粉；其余人参等四十八味粉碎成细粉；将冰片、血竭、牛黄、水牛角浓缩粉、人工麝香、天竺黄研细，与上述细粉配研，过筛，混匀。每100g粉末加炼蜜100～110g制成大蜜丸，即得。

【功能与主治】 益气养血，祛风化痰，活血通络。用于气虚血瘀、风痰阻络所致的中风，症见口眼歪斜、半身不遂、手足麻木、疼痛、拘挛、言语不清。

【用法与用量】 口服。一次1丸，一日2次。

【注意】 孕妇忌服。

【规格】 每丸重3g

【剂量推算】

处方	成药日用量，丸	推算饮片日生药量，g	《药典》饮片日用量，g
人参	2	0.073～0.077	3～9
酒蕲蛇		0.073～0.077	3～9
广藿香		0.073～0.077	3～10
檀香		0.037～0.039	2～5
母丁香		0.037～0.039	1～3
玄参		0.073～0.077	9～15
细辛		0.037～0.039	1～3
醋香附		0.037～0.039	6～10
地龙		0.018～0.019	5～10
熟地黄		0.073～0.077	9～15
三七		0.018～0.019	3～9
乳香（醋制）		0.037～0.039	3～5
青皮		0.037～0.039	3～10
豆蔻		0.037～0.039	3～6
防风		0.073～0.077	5～10
制何首乌		0.073～0.077	6～12
川芎		0.073～0.077	3～10
片姜黄		0.0092～0.0096	3～9
黄芪		0.073～0.077	9～30
甘草		0.073～0.077	2～10
黄连	2	0.073～0.077	2～5
茯苓		0.037～0.039	10～15
赤芍		0.073～0.077	6～12
大黄		0.073～0.077	3～15
桑寄生		0.073～0.077	9～15
葛根		0.055～0.058	10～15
麻黄		0.073～0.077	2～10
骨碎补（炒）		0.037～0.039	3～9
全蝎		0.055～0.058	3～6
豹骨（制）		0.037～0.039	3～6[1]
炒僵蚕		0.037～0.039	5～10
附子（制）		0.037～0.039	3～15
琥珀		0.018～0.019	1～3[2～3] 1.5[4]
醋龟甲		0.037～0.039	9～24
粉萆薢		0.073～0.077	9～15
白术（麸炒）		0.037～0.039	6～12
沉香		0.037～0.039	1～5
天麻		0.073～0.077	3～10

续表

处方	成药日用量，丸	推算饮片日生药量，g	《药典》饮片日用量，g
肉桂	2	0.073～0.077	1～5
白芷		0.073～0.077	3～10
没药（醋制）		0.037～0.039	3～5
当归		0.037～0.039	6～12
草豆蔻		0.073～0.077	3～6
威灵仙		0.055～0.058	6～10
乌药		0.037～0.039	6～10
羌活		0.073～0.077	3～10
橘红		0.147～0.154	3～10
六神曲（麸炒）		0.147～0.154	6～15[5]
朱砂		0.0147～0.0154	0.1～0.5
血竭		0.011～0.012	1～2
人工麝香		0.0037～0.0039	0.03～0.1
冰片		0.0037～0.0039	0.15～0.3
牛黄		0.0037～0.0039	0.15～0.35
天竺黄		0.037～0.039	3～9
胆南星		0.037～0.039	3～6
水牛角浓缩粉		0.022～0.023	3～6[6]

参考标准：

[1] 湖南省中药材标准（1993 年版）
[2] 辽宁省中药材标准（第二册）(2019 年版)
[3] 安徽省中药饮片炮制规范（第三版）(2019 年版)
[4] 新疆维吾尔自治区中药维吾尔药饮片炮制规范（2020 年版）
[5] 山东省中药饮片炮制规范（2012 年版）
[6] 中国药典（2005 年版）一部

人参首乌胶囊

Renshen Shouwu Jiaonang

【处方】 红参 400g　　制何首乌 600g

【制法】 以上二味，粉碎成粗粉，用 30%乙醇作溶剂，浸渍 24 小时后，缓缓渗漉至渗漉液无色，收集渗漉液，静置 24 小时，滤取上清液，浓缩成稠膏，干燥，粉碎，加适量淀粉，混匀，装入胶囊，制成 1000 粒，即得。

【功能与主治】 益气养血。用于气血两虚所致的须发早白、健忘失眠、食欲不振、体疲乏力；神经衰弱见上述证候者。

【用法与用量】 口服。一次 1～2 粒，一日 3 次。饭前服用。

【规格】 每粒装 0.3g

【剂量推算】

处方	成药日用量，粒	推算饮片日生药量，g	《药典》饮片日用量，g
红参	3～6	1.2～2.4	3～9
制何首乌		1.8～3.6	6～12

人参健脾丸

Renshen Jianpi Wan

【处方】 人参 25g　　白术（麸炒） 150g
茯苓 50g　　山药 100g
陈皮 50g　　木香 12.5g
砂仁 25g　　炙黄芪 100g
当归 50g　　酸枣仁（炒） 50g
远志（制） 25g

【制法】 以上十一味，粉碎成细粉，过筛，混匀。每 100g 粉末用炼蜜 40～50g 加适量的水泛丸，干燥，制成水蜜丸；或加炼蜜 110～120g 制成大蜜丸，即得。

【功能与主治】 健脾益气，和胃止泻。用于脾胃虚弱所致的饮食不化、脘闷嘈杂、恶心呕吐、腹痛便溏、不思饮食、体弱倦怠。

【用法与用量】 口服。水蜜丸一次 8g，大蜜丸一次 2 丸，一日 2 次。

【规格】 大蜜丸　每丸重 6g

【剂量推算】

处方	成药日用量	推算饮片日生药量，g	《药典》饮片日用量，g
人参	水蜜丸：16g 大蜜丸：4 丸	0.42～0.45	3～9
白术（麸炒）		2.51～2.69	6～12
茯苓		0.84～0.90	10～15
山药		1.67～1.79	15～30
陈皮		0.84～0.90	3～10
木香		0.21～0.22	3～6
砂仁		0.42～0.45	3～6
炙黄芪		1.67～1.79	9～30

续表

处方	成药 日用量	推算饮片 日生药量，g	《药典》饮片 日用量，g
当归	水蜜丸：16g 大蜜丸：4丸	0.84～0.90	6～12
酸枣仁（炒）		0.84～0.90	10～15
远志（制）		0.42～0.45	3～10

儿宝颗粒

Erbao Keli

【处方】太子参 120g　北沙参 120g
茯苓 120g　山药 120g
炒山楂 45g　炒麦芽 45g
陈皮 45g　炒白芍 45g
炒白扁豆 120g　麦冬 45g
葛根（煨） 45g

【制法】以上十一味，加水煎煮二次，第一次 4 小时，第二次 3 小时，煎液滤过，滤液合并，静置，取上清液，浓缩至适量；另取饴糖 45g，加热煮沸，浓缩至相对密度 1.35（50℃）以上，加入枸橼酸 3g，搅匀，加入上述浓缩液中，搅匀，加入蔗糖粉 650g、糊精适量，混匀，制成颗粒，在 60℃干燥，制成 1000g；或加入蔗糖粉 270g、糊精适量，混匀，制成颗粒，在 60℃干燥，制成 900g，即得。

【功能与主治】健脾益气，生津开胃。用于脾气虚弱、胃阴不足所致的纳呆厌食、口干燥渴、大便久泻、面黄体弱、精神不振、盗汗。

【用法与用量】开水冲服。一至三岁一次 5g 或 4.5g（低蔗糖型），四至六岁一次 7.5g 或 6.8g（低蔗糖型），六岁以上一次 10g 或 9g(低蔗糖型)，一日 2～3 次。

【规格】（1）每袋装 4.5g（低蔗糖型）（2）每袋装 5g （3）每袋装 9g（低蔗糖型）（4）每袋装 10g （5）每袋装 15g

【剂量推算】

处方	成药 日用量	推算饮片 日生药量，g	《药典》饮片 日用量，g
太子参	10～30g 低蔗糖型：9～27g	1.2～3.6	9～30
北沙参		1.2～3.6	5～12
茯苓		1.2～3.6	10～15
山药		1.2～3.6	15～30
炒山楂		0.45～1.35	9～12
炒麦芽		0.45～1.35	10～15
陈皮		0.45～1.35	3～10
炒白芍		0.45～1.35	6～15
炒白扁豆		1.2～3.6	9～15
麦冬		0.45～1.35	6～12
葛根（煨）		0.45～1.35	9～15[1]

参考标准：

[1] 全国中药炮制规范（1988 年版）

儿康宁糖浆

Erkangning Tangjiang

【处方】党参 60g　黄芪 20g
白术 60g　茯苓 40g
山药 60g　薏苡仁 60g
麦冬 60g　制何首乌 60g
大枣 20g　焦山楂 20g
麦芽（炒） 20g　桑枝 40g

【制法】以上十二味，加水煎煮两次，合并煎液，滤过，滤液浓缩至适量，加入蔗糖、炼蜜适量，混匀，滤过，加枸橼酸及防腐剂适量，混匀，再加入陈皮油 0.6ml，加水至 1000ml，混匀，分装，即得。

【功能与主治】益气健脾，消食开胃。用于脾胃气虚所致的厌食，症见食欲不振、消化不良、面黄身瘦、大便稀溏。

【用法与用量】口服。一次 10ml，一日 3 次，20～30 天为一疗程。

【规格】（1）每支装 10ml （2）每瓶装 150ml

【剂量推算】

处方	成药 日用量，ml	推算饮片 日生药量，g	《药典》饮片 日用量，g
党参	30	1.8	9～30
黄芪		0.6	9～30
白术		1.8	6～12
茯苓		1.2	10～15
山药		1.8	15～30
薏苡仁		1.8	9～30
麦冬		1.8	6～12

续表

处方	成药 日用量，ml	推算饮片 日生药量，g	《药典》饮片 日用量，g
制何首乌	30	1.8	6～12
大枣		0.6	6～15
焦山楂		0.6	9～12
麦芽（炒）		0.6	10～15
桑枝		1.2	9～15

儿童清肺丸

Ertong Qingfei Wan

【处方】 麻黄 10g　炒苦杏仁 20g
石膏 40g　甘草 10g
蜜桑白皮 30g　瓜蒌皮 30g
黄芩 40g　板蓝根 40g
橘红 30g　法半夏 30g
炒紫苏子 20g　葶苈子 10g
浙贝母 40g　紫苏叶 20g
细辛 8g　薄荷 30g
蜜枇杷叶 40g　白前 30g
前胡 20g　石菖蒲 30g
天花粉 30g　煅青礞石 10g

【制法】 以上二十二味，粉碎成细粉，过筛，混匀。每100g粉末加炼蜜45～65g与适量的水，制成水蜜丸，干燥；或每100g粉末加炼蜜140～160g制成大蜜丸，即得。

【功能与主治】 清肺，解表，化痰，止嗽。用于小儿风寒外束、肺经痰热所致的面赤身热、咳嗽气促、痰多黏稠、咽痛声哑。

【用法与用量】 口服。水蜜丸一次1袋，大蜜丸一次1丸，一日2次；三岁以下一次半袋或半丸。

【规格】 （1）水蜜丸　每袋装1.7g（2）大蜜丸　每丸重3g

【剂量推算】

处方	成药 日用量	推算饮片 日生药量，g	《药典》饮片 日用量，g
麻黄	水蜜丸：2袋 大蜜丸：2丸	0.036～0.044	2～10
炒苦杏仁		0.073～0.088	5～10
石膏		0.15～0.18	15～60
甘草		0.036～0.044	2～10

续表

处方	成药 日用量	推算饮片 日生药量，g	《药典》饮片 日用量，g
蜜桑白皮	水蜜丸：2袋 大蜜丸：2丸	0.11～0.13	6～12
瓜蒌皮		0.11～0.13	6～10
黄芩		0.15～0.18	3～10
板蓝根		0.15～0.18	9～15
橘红		0.11～0.13	3～10
法半夏		0.11～0.13	3～9
炒紫苏子		0.073～0.088	3～10
葶苈子		0.036～0.044	3～10
浙贝母		0.15～0.18	5～10
紫苏叶		0.073～0.088	5～10
细辛		0.029～0.035	1～3
薄荷		0.11～0.13	3～6
蜜枇杷叶		0.15～0.18	6～10
白前		0.11～0.13	3～10
前胡		0.073～0.088	3～10
石菖蒲		0.11～0.13	3～10
天花粉		0.11～0.13	10～15
煅青礞石		0.036～0.044	3～6

儿童清热导滞丸

Ertong Qingre Daozhi Wan

【处方】 醋鸡内金 120g　醋莪术 90g
姜厚朴 90g　枳实 90g
焦山楂 60g　醋青皮 90g
法半夏 60g　六神曲（焦） 60g
焦麦芽 60g　焦槟榔 120g
榧子 90g　使君子仁 120g
胡黄连 60g　苦楝皮 90g
知母 120g　青蒿 60g
酒黄芩 120g　薄荷 60g
钩藤 90g　盐车前子 120g

【制法】 以上二十味，粉碎成细粉，过筛，混匀。每100g粉末加炼蜜115～125g制成大蜜丸，即得。

【功能与主治】 健胃导滞，消积化虫。用于食滞肠胃所致的疳症，症见不思饮食、消化不良、面黄肌瘦、烦躁口渴、胸膈满闷、积聚痞块，亦用于虫积腹痛。

【用法与用量】 口服。一次1丸，一日3次，周岁以内小儿酌减。

【规格】 每丸重3g

【剂量推算】

处方	成药日用量，丸	推算饮片日生药量，g	《药典》饮片日用量，g
醋鸡内金	3	0.27～0.28	3～10
醋莪术		0.20～0.21	6～9
姜厚朴		0.20～0.21	3～10
枳实		0.20～0.21	3～10
焦山楂		0.14～0.14	15
醋青皮		0.20～0.21	3～10
法半夏		0.14～0.14	3～9
六神曲（焦）		0.14～0.14	6～12[1]
焦麦芽		0.14～0.14	10～15
焦槟榔		0.27～0.28	3～10
榧子		0.20～0.21	9～15
使君子仁		0.27～0.28	6～9
胡黄连		0.14～0.14	3～10
苦楝皮		0.20～0.21	3～6
知母		0.27～0.28	6～12
青蒿		0.14～0.14	6～12
酒黄芩		0.27～0.28	3～10
薄荷		0.14～0.14	3～6
钩藤		0.20～0.21	3～12
盐车前子		0.27～0.28	9～15

参考标准：

[1] 甘肃省中药材标准（2009年版）

儿感退热宁口服液

Ergan Tuirening Koufuye

【处方】 青蒿 250g　板蓝根 300g
菊花 300g　苦杏仁 300g
桔梗 300g　连翘 300g
薄荷 150g　甘草 100g

【制法】 以上八味，青蒿、连翘、菊花、薄荷加水蒸馏，收集蒸馏液约500ml，冷藏备用；药渣与其余板蓝根等四味加水煎煮二次（苦杏仁在水沸后加入），煎液滤过，滤液合并，浓缩成稠膏，放冷，加入乙醇，搅拌，静置，滤过，滤液回收乙醇并浓缩至适量，加入上述蒸馏液，滤过，滤液加单糖浆250ml，以10%氢氧化钠溶液调节pH值至7.0～7.5，加水使成1000ml，搅匀，静置，滤过，灌封，灭菌，即得。

【功能与主治】 解表清热，化痰止咳，解毒利咽。用于小儿外感风热，内郁化火，发烧头痛，咳嗽，咽喉肿痛。

【用法与用量】 口服。十岁以上一次10～15ml，五至十岁一次6～10ml，三至五岁一次4～6ml，一日3次，或遵医嘱。

【规格】 每支装10ml

【剂量推算】

处方	成药日用量，ml	推算饮片日生药量，g	《药典》饮片日用量，g
青蒿	12～45	3～11.25	6～12
板蓝根		3.6～13.5	9～15
菊花		3.6～13.5	5～10
苦杏仁		3.6～13.5	5～10
桔梗		3.6～13.5	3～10
连翘		3.6～13.5	6～15
薄荷		1.80～6.75	3～6
甘草		1.2～4.5	2～10

九气拈痛丸

Jiuqi Niantong Wan

【处方】 醋香附 138g　木香 34.5g
高良姜 34.5g　陈皮 69g
郁金 69g　醋莪术 276g
醋延胡索 138g　槟榔 69g
甘草 34.5g　五灵脂（醋炒） 138g

【制法】 以上十味，粉碎成细粉，过筛，混匀，用水泛丸，干燥，即得。

【功能与主治】 理气，活血，止痛。用于气滞血瘀导致的胸胁胀满疼痛、痛经。

【用法与用量】 口服。一次6～9g，一日2次。

【注意】 孕妇禁用。

【剂量推算】

处方	成药 日用量，g	推算饮片 日生药量，g	《药典》饮片 日用量，g
醋香附	12～18	1.66～2.48	6～10
木香		0.41～0.62	3～6
高良姜		0.41～0.62	3～6
陈皮		0.83～1.24	3～10
郁金		0.83～1.24	3～10
醋莪术		3.31～4.97	6～9
醋延胡索		1.66～2.48	3～10
槟榔		0.83～1.24	3～10
甘草		0.41～0.62	2～10
五灵脂（醋炒）		1.66～2.48	4.5～9[1]

参考标准：

［1］陕西省药材标准（2015年版）

九分散

Jiufen San

【处方】马钱子粉 250g　　麻黄 250g
乳香（制） 250g　　没药（制） 250g

【制法】以上四味，麻黄、乳香（制）、没药（制）粉碎成细粉；马钱子粉与上述粉末配研，过筛，混匀，即得。

【功能与主治】活血散瘀，消肿止痛。用于跌打损伤，瘀血肿痛。

【用法与用量】口服，一次2.5g，一日1次，饭后服用；外用，创伤青肿未破者以酒调敷患处。

【注意】本品含毒性药，不可多服；孕妇禁用；小儿及体弱者遵医嘱服用；破伤出血者不可外敷。

【规格】每袋装2.5g

【剂量推算】

处方	成药 日用量，g	推算饮片 日生药量，g	《药典》饮片 日用量，g
马钱子粉	2.5	0.63	0.3～0.6
麻黄		0.63	2～10
乳香（制）		0.63	3～5[1]
没药（制）		0.63	3～5[1]

参考标准：

［1］上海市中药饮片炮制规范（2018年版）

九味石灰华散

Jiuwei Shihuihua San

本品为藏族验方。

【处方】石灰华 100g　　红花 80g
牛黄 4g　　红景天 80g
榜嘎 100g　　甘草（去皮） 80g
高山辣根菜 80g　　檀香 100g
洪连 100g

【制法】以上九味，除牛黄外，其余石灰华等八味粉碎成细粉。将牛黄研细，与上述粉末配研，过筛，混匀，即得。

【功能与主治】清热，解毒，止咳，安神。用于小儿肺炎，高热烦躁，咳嗽。

【用法与用量】口服。一次0.6～0.9g，一日2次；三岁以下小儿酌减。

【剂量推算】

处方	成药 日用量，g	推算饮片 日生药量，g	《药典》饮片 日用量，g
石灰华	1.2～1.8	0.17～0.25	3～9[1] 3[2]
红花		0.13～0.20	3～10
牛黄		0.0066～0.0099	0.15～0.35
红景天		0.13～0.20	3～6
榜嘎		0.17～0.25	0.6～1.2[2]
甘草（去皮）		0.13～0.20	2～10
高山辣根菜		0.13～0.20	3～6
檀香		0.17～0.25	2～5
洪连		0.17～0.25	1～6

参考标准：

［1］中华人民共和国卫生部药品标准（藏药分册）

［2］藏药标准（西藏、青海、四川、甘肃、云南、新疆六局合编）

九味肝泰胶囊

Jiuwei Gantai Jiaonang

【处方】三七 80g　　郁金 240g
蒺藜 240g　　姜黄 80g
酒大黄 128g　　黄芩 160g

蜈蚣 224g　　山药 720g

五味子 64g

【制法】 以上九味，三七粉碎成细粉，备用；五味子粉碎后，用 90%乙醇加热回流提取三次，每次 1 小时，合并提取液，滤过，滤液减压回收乙醇，浓缩至相对密度约为 1.15～1.25（60℃）的清膏，干燥，粉碎成细粉，备用；郁金、蒺藜、姜黄、黄芩、蜈蚣、山药加水煎煮 40 分钟，滤过，滤液备用；药渣再加水煎煮 30 分钟后，加入酒大黄再煎煮二次，每次 30 分钟，合并煎液，滤过，滤液与上述滤液合并，浓缩至相对密度约为 1.15～1.25（60℃）的清膏，干燥，粉碎，加入上述两种细粉，混匀，制成颗粒，干燥，装入胶囊，制成 1000 粒，即得。

【功能与主治】 化瘀通络，疏肝健脾。用于气滞血瘀兼肝郁脾虚所致的胁肋痛或刺痛，抑郁烦闷，食欲不振，食后腹胀脘痞，大便不调，或胁下痞块。

【用法与用量】 口服。一次 4 粒，一日 3 次；或遵医嘱。

【注意】 孕妇忌用。

【规格】 每粒装 0.35g

【剂量推算】

处方	成药日用量，粒	推算饮片日生药量，g	《药典》饮片日用量，g
三七	12	0.96	3～9
郁金		2.88	3～10
蒺藜		2.88	6～10
姜黄		0.96	3～10
酒大黄		1.54	3～15
黄芩		1.92	3～10
蜈蚣		2.69	3～5
山药		8.64	15～30
五味子		0.77	2～6

九味羌活口服液

Jiuwei Qianghuo Koufuye

【处方】 羌活 150g　　防风 150g

苍术 150g　　细辛 50g

川芎 100g　　白芷 100g

黄芩 100g　　甘草 100g

地黄 100g

【制法】 以上九味，白芷粉碎成粗粉，用 70%乙醇作溶剂，浸渍 24 小时后进行渗漉，收集渗漉液，备用；羌活、防风、苍术、细辛、川芎蒸馏提取挥发油，蒸馏后的水溶液另器收集；药渣与其余黄芩等三味加水煎煮三次，每次 1 小时，合并煎液，滤过，滤液与上述水溶液合并，浓缩至约 900ml，加等量乙醇使沉淀，取上清液与漉液合并，回收乙醇，浓缩至相对密度为 1.10～1.20（70℃），用水稀释至 800ml，备用。另取 100g 蔗糖，制成单糖浆，备用。将挥发油加入 2ml 聚山梨酯 80 中，再加入少量药液，混匀，然后加入药液、单糖浆以及山梨酸 2g，混匀，加水至 1000ml，混匀，分装，灭菌，即得。

【功能与主治】 疏风解表，散寒除湿。用于外感风寒挟湿所致的感冒，症见恶寒、发热、无汗、头重而痛、肢体痠痛。

【用法与用量】 口服。一次 20ml，一日 2～3 次。

【规格】 每支装 10ml

【剂量推算】

处方	成药日用量，ml	推算饮片日生药量，g	《药典》饮片日用量，g
羌活	40～60	6～9	3～10
防风		6～9	5～10
苍术		6～9	3～9
细辛		2～3	1～3
川芎		4～6	3～10
白芷		4～6	3～10
黄芩		4～6	3～10
甘草		4～6	2～10
地黄		4～6	10～15

九味羌活丸

Jiuwei Qianghuo Wan

【处方】 羌活 150g　　防风 150g

苍术 150g　　细辛 50g

川芎 100g　　白芷 100g

黄芩 100g　　甘草 100g

地黄 100g

【制法】 以上九味，粉碎成细粉，过筛，混匀，用水泛丸，干燥，即得。

【功能与主治】 疏风解表，散寒除湿。用于外感风寒挟湿所致的感冒，症见恶寒、发热、无汗、头重而痛、肢体痠痛。

【用法与用量】 姜葱汤或温开水送服。一次 6～9g，一日 2～3 次。

【剂量推算】

处方	成药日用量，g	推算饮片日生药量，g	《药典》饮片日用量，g
羌活	12～27	2～4.5	3～10
防风		2～4.5	5～10
苍术		2～4.5	3～9
细辛		0.67～1.5	1～3
川芎		1.33～3	3～10
白芷		1.33～3	3～10
黄芩		1.33～3	3～10
甘草		1.33～3	2～10
地黄		1.33～3	10～15

九制大黄丸

Jiuzhi Dahuang Wan

【处方】 大黄 500g

【制法】 取大黄酌予碎断，加入黄酒 250g 与水适量，加盖密闭，高压或隔水加热炖至黄酒基本蒸尽，取出，干燥，粉碎成细粉，过筛，混匀，用水泛丸，干燥，即得。

【功能与主治】 泻下导滞。用于胃肠积滞所致的便秘、湿热下痢、口渴不休、停食停水、胸热心烦、小便赤黄。

【用法与用量】 口服。一次 6g，一日 1 次。

【注意】 孕妇禁服；久病体弱者慎服；不宜久服。

【规格】 每袋装 6g

【剂量推算】

处方	成药日用量，g	推算饮片日生药量，g	《药典》饮片日用量，g
大黄	6	6	3～15

九香止痛丸

Jiuxiang Zhitong Wan

【处方】 川木香 160g　木香 20g
沉香 20g　降香 80g
小茴香（盐水炙）80g　八角茴香 80g
丁香 80g　乳香（炒）80g
广藿香 80g

【制法】 以上九味，粉碎成细粉，每 100g 粉末加淀粉 7g，过筛，混匀，用水泛丸，低温干燥，即得。

【功能与主治】 温中散寒，行气止痛。用于寒凝气滞，脘腹疼痛。

【用法与用量】 口服。一次 3～6g，一日 2 次，小儿酌减。

【规格】 每 20 丸重 1g

【剂量推算】

处方	成药日用量，g	推算饮片日生药量，g	《药典》饮片日用量，g
川木香	6～12	0.53～1.07	3～9
木香		0.07～0.13	3～6
沉香		0.07～0.13	1～5
降香		0.27～0.53	9～15
小茴香（盐水炙）		0.27～0.53	3～6
八角茴香		0.27～0.53	3～6
丁香		0.27～0.53	1～3
乳香（炒）		0.27～0.53	3～5[1]
广藿香		0.27～0.53	3～10

参考标准：

［1］湖北省中药饮片炮制规范（2018 年版）

三七片

Sanqi Pian

【处方】 三七 500g

【制法】 取三七，粉碎成细粉，加辅料适量，制成颗粒，压制成 1000 片，或包薄膜衣（大片）；或压制成 2000 片（小片），即得。

【功能与主治】 散瘀止血，消肿止痛。用于咯血，吐血，衄血，便血，崩漏，外伤出血，胸腹刺痛，跌扑肿痛。

【用法与用量】 口服。小片：一次 4～12 片，大片：一次 2～6 片，一日 3 次。

【注意】 孕妇忌服。

【规格】 每片含三七（1）0.25g（小片）（2）0.5g（大片）

【剂量推算】

处方	成药 日用量，片	推算饮片 日生药量，g	《药典》饮片 日用量，g
三七	小片：12～36 大片：6～18	3～9	3～9

三七伤药片

Sanqi Shangyao Pian

【处方】三七 52.5g　　制草乌 52.5g
雪上一枝蒿 23g　　冰片 1.05g
骨碎补 492.2g　　红花 157.5g
接骨木 787.5g　　赤芍 87.5g

【制法】以上八味，除冰片外，制草乌、三七、雪上一枝蒿粉碎成细粉；冰片研细；其余骨碎补等四味加水煎煮二次，第一次2小时，第二次1小时，合并煎液，滤过，滤液浓缩至相对密度1.05（80～90℃），静置，吸取上清液，浓缩至适量，加入制草乌、三七、雪上一枝蒿细粉，制成颗粒，干燥，加入冰片细粉，混匀，压制成1000片，包糖衣或薄膜衣，即得。

【功能与主治】舒筋活血，散瘀止痛。用于跌打损伤，风湿瘀阻，关节痹痛；急慢性扭挫伤、神经痛见上述证候者。

【用法与用量】口服。一次3片，一日3次；或遵医嘱。

【注意】本品药性强烈，应按规定量服用；孕妇忌用；有心血管疾病患者慎用。

【规格】（1）薄膜衣　每片重0.3g　（2）薄膜衣　每片重0.35g　（3）糖衣片　片心重0.3g

【剂量推算】

处方	成药 日用量，片	推算饮片 日生药量，g	《药典》饮片 日用量，g
三七	9	0.47	3～9
制草乌		0.47	1.5～3
雪上一枝蒿		0.21	0.025～0.050[1]
冰片		0.01	0.15～0.3
骨碎补		4.43	3～9
红花		1.42	3～10
接骨木		7.09	15～30[2]
赤芍		0.79	6～12

参考标准：

[1] 湖南省中药材标准（2009年版）
[2] 辽宁省中药材标准（第二册）（2019年版）

三七伤药胶囊

Sanqi Shangyao Jiaonang

【处方】三七 52.5g　　制草乌 52.5g
雪上一枝蒿 23.0g　　冰片 1.05g
骨碎补 492.2g　　红花 157.5g
接骨木 787.5g　　赤芍 87.5g

【制法】以上八味，冰片研细；制草乌、三七、雪上一枝蒿粉碎成细粉；其余骨碎补等四味加水煎煮二次，第一次2小时，第二次1小时，合并煎液，滤过，滤液浓缩至相对密度为1.05（80～90℃）的清膏，静置，取上清液，浓缩至相对密度为1.40（80～90℃）的稠膏；加入制草乌、三七、雪上一枝蒿细粉及糊精适量，混匀，减压干燥，粉碎成细粉，将冰片用无水乙醇适量溶解，加入细粉中，混匀，装入胶囊，制成1000粒，即得。

【功能与主治】舒筋活血，散瘀止痛。用于跌打损伤，风湿瘀阻，关节痹痛；急慢性扭挫伤、神经痛见上述证候者。

【用法与用量】口服。一次3粒，一日3次；或遵医嘱。

【注意】本品药性强烈，应按规定量服用；孕妇忌用；有心血管疾病患者慎用。

【规格】（1）每粒装0.25g　（2）每粒装0.3g

【剂量推算】

处方	成药 日用量，粒	推算饮片 日生药量，g	《药典》饮片 日用量，g
三七	9	0.47	3～9
制草乌		0.47	1.5～3
雪上一枝蒿		0.21	0.025～0.050[1]
冰片		0.0095	0.15～0.3
骨碎补		4.43	3～9
红花		1.42	3～10
接骨木		7.09	15～30[2]
赤芍		0.79	6～12

参考标准：

[1] 湖南省中药材标准（2009年版）

［2］辽宁省中药材标准（第二册）（2019年版）

三七伤药颗粒

Sanqi Shangyao Keli

【处方】三七 157.5g　制草乌 157.5g
雪上一枝蒿 69.0g　冰片 3.15g
骨碎补 1476.6g　红花 472.5g
接骨木 2362.5g　赤芍 262.5g

【制法】以上八味，除冰片外，制草乌、三七、雪上一枝蒿粉碎成细粉；冰片研细；其余骨碎补等四味加水煎煮二次，第一次2小时，第二次1小时，合并煎液，滤过，滤液浓缩至相对密度为1.05（80～90℃）的清膏，静置，吸取上清液，浓缩至相对密度为1.40（80～90℃）的稠膏；加入制草乌、三七、雪上一枝蒿细粉及糊精适量，混匀，减压干燥，粉碎成细粉，制颗粒，干燥，加入冰片细粉，混匀，制成1000g，即得。

【功能与主治】舒筋活血，散瘀止痛。用于跌打损伤，风湿瘀阻，关节痹痛；急慢性扭挫伤、神经痛见上述证候者。

【用法与用量】口服。一次1袋，一日3次；或遵医嘱。

【规格】每袋装1g

【注意】本品药性强烈，应按规定量服用；孕妇忌用；有心血管疾病患者慎用。

【剂量推算】

处方	成药日用量，粒	推算饮片日生药量，g	《药典》饮片日用量，g
三七	9	0.47	3～9
制草乌		0.47	1.5～3
雪上一枝蒿		0.21	0.025～0.050[1]
冰片		0.0095	0.15～0.3
骨碎补		4.43	3～9
红花		1.42	3～10
接骨木		7.09	15～30[2]
赤芍		0.79	6～12

参考标准：

［1］湖南省中药材标准（2009年版）
［2］辽宁省中药材标准（第二册）（2019年版）

三七血伤宁胶囊

Sanqi Xueshangning Jiaonang

【处方】三七 56g　重楼 168g
制草乌 76g　大叶紫珠 200g
山药 26g　黑紫藜芦 12g
冰片 2g

【制法】以上七味，冰片研细；部分大叶紫珠粉碎成细粉，剩余大叶紫珠加水煎煮三次，滤过，滤液合并，浓缩至适量，加入大叶紫珠细粉，拌匀，干燥，粉碎成细粉；取8g黑紫藜芦及其余三七等四味粉碎成细粉，与上述大叶紫珠细粉及适量的滑石粉混匀，制颗粒，加入冰片细粉，混匀，装入胶囊，制成1000粒，即得。

保险子：取剩余的黑紫藜芦，粉碎成细粉，用水泛丸，制成100丸，包薄膜衣，即得。

【功能与主治】止血镇痛，祛瘀生新。用于瘀血阻滞、血不归经之各种血证及瘀血肿痛，如胃、十二指肠溃疡出血，支气管扩张出血，肺结核咯血，功能性子宫出血，外伤及痔疮出血，妇女月经不调，痛经，经闭及月经血量过多，产后瘀血，胃痛，肋间神经痛等。

【用法与用量】用温开水送服。一次1粒（重症者2粒），一日3次，每隔4小时服一次，初服者若无副作用，可如法连服多次；小儿二岁至五岁一次1/10粒，五岁以上一次1/5粒。跌打损伤较重者，可先用酒送服1丸保险子。瘀血肿痛者，用酒调和药粉，外擦患处；如外伤皮肤破损或外伤出血，只需内服。

【注意】轻伤及其他病症患者忌服保险子；服药期间忌食蚕豆、鱼类和酸冷食物；孕妇禁用。

【规格】每粒装0.4g。每100丸保险子重4g。每10粒胶囊配装1丸保险子。

【剂量推算】

处方	成药日用量	推算饮片日生药量，g	《药典》饮片日用量，g
三七	0.3～6粒	0.017～0.34	3～9
重楼		0.050～1.01	3～9
制草乌		0.023～0.46	1.5～3
大叶紫珠		0.060～1.20	15～30
山药		0.0078～0.156	15～30
黑紫藜芦		0.0024～0.048	—
冰片		0.0006～0.012	0.15～0.3
黑紫藜芦（保险子）	1丸	0.04	—

三九胃泰胶囊

Sanjiu Weitai Jiaonang

【处方】三叉苦 1923g　九里香 1923g
两面针 1923g　木香 1154g
黄芩 769g　茯苓 769g
地黄 769g　白芍 769g

【制法】以上八味，加水煎煮二次，滤过，合并滤液，滤液静置，取上清液浓缩成稠膏，制粒，装入胶囊，制成1000粒，即得。

【功能与主治】清热燥湿，行气活血，柔肝止痛。用于湿热内蕴、气滞血瘀所致的胃痛，症见脘腹隐痛、饱胀反酸、恶心呕吐、嘈杂纳减；浅表性胃炎、糜烂性胃炎、萎缩性胃炎见上述证候者。

【用法与用量】口服。一次2～4粒，一日2次。

【注意】胃寒患者慎用；忌油腻、生冷、难消化食物。

【规格】每粒装0.5g

【剂量推算】

处方	成药日用量，粒	推算饮片日生药量，g	《药典》饮片日用量，g
三叉苦	4～8	7.69～15.38	15～30[1]
九里香		7.69～15.38	6～12
两面针		7.69～15.38	5～10
木香		4.62～9.23	3～6
黄芩		3.08～6.15	3～10
茯苓		3.08～6.15	10～15
地黄		3.08～6.15	10～15
白芍		3.08～6.15	6～15

参考标准：

[1] 广东省中药材标准（第三册）(2019年版)

三九胃泰颗粒

Sanjiu Weitai Keli

【处方】三叉苦 384.6g　九里香 384.6g
两面针 384.6g　木香 230.8g
黄芩 153.85g　茯苓 153.85g
地黄 153.85g　白芍 153.85g

【制法】以上八味，加水煎煮二次，煎液滤过，滤液合并，静置，取上清液，浓缩至适量，加蔗糖约900g，制成颗粒，干燥，制成1000g〔规格（1）〕；或加蔗糖约400g，制成颗粒，干燥，制成500g〔规格（2）〕；或加乳糖适量，制成颗粒，干燥，制成125g〔规格（3）〕，即得。

【功能与主治】清热燥湿，行气活血，柔肝止痛。用于湿热内蕴、气滞血瘀所致的胃痛，症见脘腹隐痛、饱胀反酸、恶心呕吐、嘈杂纳减；浅表性胃炎、糜烂性胃炎、萎缩性胃炎见上述证候者。

【用法与用量】开水冲服。一次1袋，一日2次。

【注意】胃寒患者慎用；忌油腻、生冷、难消化食物。

【规格】（1）每袋装20g　（2）每袋装10g　（3）每袋装2.5g（无蔗糖）

【剂量推算】

处方	成药日用量，袋	推算饮片日生药量，g	《药典》饮片日用量，g
三叉苦	2	15.38	15～30[1]
九里香		15.38	6～12
两面针		15.38	5～10
木香		9.23	3～6
黄芩		6.15	3～10
茯苓		6.15	10～15
地黄		6.15	10～15
白芍		6.15	6～15

参考标准：

[1] 广东省中药材标准第三册（2019年版）

三子散

Sanzi San

本品系蒙古族验方。

【处方】诃子 200g　川楝子 200g
栀子 200g

【制法】以上三味，粉碎成粗粉，过筛，混匀，即得。

【功能与主治】清热凉血，解毒。用于温热，血热，新久热。

【用法与用量】水煎服。一次3～4.5g，一日2～3次。

【剂量推算】

处方	成药 日用量，g	推算饮片 日生药量，g	《药典》饮片 日用量，g
诃子	6～13.5	2～4.5	3～10
川楝子		2～4.5	5～10
栀子		2～4.5	6～10

三妙丸

Sanmiao Wan

【处方】 苍术（炒） 600g　黄柏（炒） 400g
牛膝 200g

【制法】 以上三味，粉碎成细粉，过筛，混匀，用水泛丸，干燥，即得。

【功能与主治】 清热燥湿。用于湿热下注所致的痹病，症见足膝红肿热痛、下肢沉重、小便黄少。

【用法与用量】 口服。一次6～9g，一日2～3次。

【注意】 孕妇慎用。

【剂量推算】

处方	成药 日用量，g	推算饮片 日生药量，g	《药典》饮片 日用量，g
苍术（炒）	12～27	6～13.5	3～9
黄柏（炒）		4～9	3～12[1]
牛膝		2～4.5	5～12

参考标准：

[1] 上海市中药饮片炮制规范（2008年版）

三拗片

San'ao Pian

【处方】 麻黄 833g　苦杏仁 833g
甘草 833g　生姜 500g

【制法】 以上四味，取麻黄、生姜用水蒸气蒸馏，提取挥发油2小时，收集挥发油，备用；称取6倍挥发油量的倍他环糊精制成60℃的饱和水溶液，边搅拌边加入挥发油，并在60℃保温条件下连续搅拌2小时，冷藏24小时，抽滤，室温干燥，备用。麻黄、生姜药渣与甘草加水煎煮二次，第一次加水煮沸后加入苦杏仁，煎煮1.5小时，第二次煎煮1小时，合并煎液，滤过，滤液减压浓缩至相对密度为1.08～1.10（60℃）的清膏，喷雾干燥，得干膏粉；取干膏粉加入挥发油的倍他环糊精包合物及适量的微晶纤维素和羧甲基淀粉钠，混匀，压制成1000片，包薄膜衣，即得。

【功能与主治】 宣肺解表。用于风寒袭肺证，症见咳嗽声重，咳嗽痰多，痰白清稀；急性支气管炎见上述证候者。

【用法与用量】 口服。一次2片，一日3次。

【规格】 每片重0.5g

【剂量推算】

处方	成药 日用量，片	推算饮片 日生药量，g	《药典》饮片 日用量，g
麻黄	6	5	2～10
苦杏仁		5	5～10
甘草		5	2～10
生姜		3	3～10

三味蒺藜散

Sanwei Jili San

本品系蒙古族验方。

【处方】 蒺藜 250g　冬葵果 150g
方海 150g

【制法】 以上三味，粉碎成粗粉，过筛，混匀，即得。

【功能与主治】 清湿热，利尿。用于湿热下注，小便热痛。

【用法与用量】 水煎服。一次3～4.5g，一日2～3次。

【规格】 每袋装（1）3g （2）15g

【剂量推算】

处方	成药 日用量，g	推算饮片 日生药量，g	《药典》饮片 日用量，g
蒺藜	6～13.5	3.75～8.44	6～10
冬葵果		2.25～5.06	3～9
方海		2.25～5.06	5～15[1]

参考标准：

[1] 辽宁省中药材标准第一册（2009年版）

三金片

Sanjin Pian

【处方】 金樱根 808g　菝葜 404g

羊开口 404g　金沙藤 242.4g
积雪草 242.4g

【制法】 以上五味，加水煎煮二次，第一次2小时，第二次1小时，煎液滤过，滤液合并，浓缩至适量，喷雾干燥，加入辅料适量，混匀，制成颗粒，干燥，压制成1000片（小片）或600片（大片），包糖衣或薄膜衣，即得。

【功能与主治】 清热解毒，利湿通淋，益肾。用于下焦湿热所致的热淋、小便短赤、淋沥涩痛、尿急频数；急慢性肾盂肾炎、膀胱炎、尿路感染见上述证候者；慢性非细菌性前列腺炎肾虚湿热下注证。

【用法与用量】 口服。（1）慢性非细菌性前列腺炎：大片一次3片，一日3次。疗程为4周。（2）其他适应证：小片一次5片，大片一次3片，一日3～4次。

【注意】（1）偶见血清丙氨酸氨基转移酶（ALT）、血清门冬氨酸氨基转移酶（AST）轻度升高，血尿素氮（BUN）轻度升高，血白细胞（WBC）轻度降低。（2）用药期间请注意肝、肾功能的监测。

【规格】 （1）薄膜衣小片　每片重0.18g（相当于饮片2.1g）（2）薄膜衣大片　每片重0.29g（相当于饮片3.5g）（3）糖衣小片　片心重0.17g（相当于饮片2.1g）（4）糖衣大片　片心重0.28g（相当于饮片3.5g）

【剂量推算】

处方	成药 日用量，片	推算饮片 日生药量，g	《药典》饮片 日用量，g
金樱根	大片：9～12 小片：15～20	12.12～16.16	5～15[1]
菝葜		6.06～8.08	10～15
羊开口		6.06～8.08	9～15[1]
金沙藤		3.64～4.85	15～30[2]
积雪草		3.64～4.85	15～30

参考标准：

[1] 湖南省中药材标准（2009年版）

[2] 广东省中药材标准（第二册）（2011年版）

三宝胶囊

Sanbao Jiaonang

【处方】 人参 20g　鹿茸 20g
当归 40g　山药 60g
醋龟甲 20g　砂仁（炒） 10g
山茱萸 20g　灵芝 20g
熟地黄 60g　丹参 100g
五味子 20g　菟丝子（炒） 30g
肉苁蓉 30g　何首乌 40g
菊花 20g　牡丹皮 20g
赤芍 20g　杜仲 40g
麦冬 10g　泽泻 20g
玄参 20g

【制法】 以上二十一味，人参、鹿茸、山药、醋龟甲、当归、砂仁（炒）和山茱萸粉碎成细粉，过筛，混匀；其余灵芝等十四味加水煎煮二次，每次1.5小时，合并煎液，滤过，滤液浓缩至相对密度为1.20～1.25（85℃），加入上述细粉，混匀，在60℃以下干燥，粉碎成细粉，装入胶囊，制成1000粒，即得。

【功能与主治】 益肾填精，养心安神。用于肾精亏虚、心血不足所致的腰痠腿软、阳痿遗精、头晕眼花、耳鸣耳聋、心悸失眠、食欲不振。

【用法与用量】 口服。一次3～5粒，一日2次。

【规格】 每粒装0.3g

【剂量推算】

处方	成药 日用量，粒	推算饮片 日生药量，g	《药典》饮片 日用量，g
人参	6～10	0.12～0.2	3～9
鹿茸		0.12～0.2	1～2
当归		0.24～0.4	6～12
山药		0.36～0.6	15～30
醋龟甲		0.12～0.2	9～24
砂仁（炒）		0.06～0.1	3～6
山茱萸		0.12～0.2	6～12
灵芝		0.12～0.2	6～12
熟地黄		0.36～0.6	9～15
丹参		0.6～1.0	10～15
五味子		0.12～0.2	2～6
菟丝子（炒）		0.18～0.3	6～12
肉苁蓉		0.18～0.3	6～10
何首乌		0.24～0.4	3～6
菊花		0.12～0.2	5～10
牡丹皮		0.12～0.2	6～12
赤芍		0.12～0.2	6～12.
杜仲		0.24～0.4	6～10
麦冬		0.06～0.1	6～12
泽泻		0.12～0.2	6～10
玄参		0.12～0.2	9～15

三黄片

Sanhuang Pian

【处方】 大黄 300g　　盐酸小檗碱 5g
黄芩浸膏 21g

【制法】 以上三味，黄芩浸膏系取黄芩，加水煎煮三次，第一次1.5小时，第二次1小时，第三次40分钟，合并煎液，滤过，滤液用盐酸调节pH值至1～2，静置1小时，取沉淀，用水洗涤使pH值至5～7，烘干，粉碎成细粉。取大黄150g，粉碎成细粉；剩余大黄粉碎成粗粉，用30%乙醇回流提取三次，滤过，合并滤液，回收乙醇并减压浓缩成稠膏，加入大黄细粉、盐酸小檗碱细粉、黄芩浸膏细粉及适量辅料，混匀，制成颗粒，干燥，压制成1000片，包糖衣或薄膜衣；或压制成500片，包薄膜衣，即得。

【功能与主治】 清热解毒，泻火通便。用于三焦热盛所致的目赤肿痛、口鼻生疮、咽喉肿痛、牙龈肿痛、心烦口渴、尿黄、便秘；亦用于急性胃肠炎，痢疾。

【用法与用量】 口服。小片一次4片，大片一次2片，一日2次；小儿酌减。

【注意】 孕妇慎用。

【规格】 （1）薄膜衣小片　每片重0.26g　（2）薄膜衣大片　每片重0.52g

【剂量推算】

处方	成药日用量，片	推算饮片日生药量，g	《药典》饮片日用量，g
大黄	大片：4 小片：8	2.40	3～15
盐酸小檗碱		0.04	0.3～0.9[1]
黄芩		0.34～0.85	3～10[2]

参考标准：

［1］中国药典·临床用药须知（2015年版）

［2］根据药典制法，1g黄芩浸膏相当于2～5g原药材，故处方用量推算以饮片计。

大七厘散

Daqili San

【处方】 煅自然铜 96.6g　　土鳖虫(炒) 96.6g
酒大黄 96.6g　　骨碎补 96.6g
当归尾(酒制) 96.6g　　乳香(制) 96.6g
没药(制) 96.6g　　硼砂(煅) 96.6g
血竭 96.6g　　三七 87.0g
冰片 43.5g

【制法】 以上十一味，除三七、冰片外，其余煅自然铜等九味，粉碎成最细粉；另取三七、冰片，分别研成最细粉，与上述细粉配研，混匀，制成1000g，即得。

【功能与主治】 化瘀消肿，止痛止血。用于跌打损伤，瘀血疼痛，外伤止血。

【用法与用量】用黄酒或温开水冲服 。一次0.6～1.5g，一日2～3次；外用以白酒调敷患处。

【注意】 孕妇忌服，但可外用。

【规格】 每袋装1.5g

【剂量推算】

处方	成药日用量，g	推算饮片日生药量，g	《药典》饮片日用量，g
煅自然铜	1.2～4.5	0.12～0.43	3～9
土鳖虫（炒）		0.12～0.43	3～10[1]
酒大黄		0.12～0.43	3～15
骨碎补		0.12～0.43	3～9
当归尾（酒制）		0.12～0.43	6～12
乳香（制）		0.12～0.43	3～5[2]
没药（制）		0.12～0.43	3～5[2]
硼砂（煅）		0.12～0.43	1.5～3[3]
血竭		0.12～0.43	1～2
三七		0.10～0.39	3～9
冰片		0.05～0.20	0.15～0.3

参考标准：

［1］吉林省中药饮片炮制规范（2020年版）

［2］上海市中药饮片炮制规范（2018年版）

［3］吉林省中药饮片炮制规范（2020年版）

大川芎口服液

Dachuanxiong Koufuye

【处方】 川芎 1250g　　天麻 500g

【制法】 以上二味，加水煎煮二次，煎液滤过，滤液合并，浓缩，加入三倍量90%乙醇，搅匀，静置，取上清液，回收乙醇至无醇味，加入苯甲酸钠2g，混匀，加水至1000ml，搅匀，滤过，分装，即得。

【功能与主治】 活血化瘀、平肝熄风。用于瘀血阻络，肝阳化风所致的头痛、头胀、眩晕、颈项紧张不舒、上下肢或偏身麻木、舌部瘀斑。

【用法与用量】 口服。一次10ml，一日3次，15天为一个疗程；或遵医嘱。

【注意】 外感头痛、孕妇、出血性脑血管病急性期患者忌用；重症患者请遵医嘱服用。

【规格】 每支装10ml

【剂量推算】

处方	成药日用量，ml	推算饮片日生药量，g	《药典》饮片日用量，g
川芎	30	37.5	3～10
天麻		15	3～10

大补阴丸

Dabuyin Wan

【处方】 熟地黄 120g　盐知母 80g
盐黄柏 80g　醋龟甲 120g
猪脊髓 160g

【制法】 以上五味，熟地黄、盐黄柏、醋龟甲、盐知母粉碎成粗粉，猪脊髓置沸水中略煮，除去外皮，与上述粗粉拌匀，干燥，粉碎成细粉，过筛，混匀。每100g粉末加炼蜜10～15g与适量的水制成水蜜丸，干燥；或每100g粉末加炼蜜80～100g制成大蜜丸，即得。

【功能与主治】 滋阴降火。用于阴虚火旺，潮热盗汗，咳嗽咯血，耳鸣遗精。

【用法与用蛋】 口服。水蜜丸一次6g，一日2～3次；大蜜丸一次1丸，一日2次。

【规格】 大蜜丸　每丸重9g

【剂量推算】

处方	成药日用量	推算饮片日生药量，g	《药典》饮片日用量，g
熟地黄	水蜜丸：12～18g 大蜜丸：2丸	1.93～3.51	9～15
盐知母		1.29～2.34	6～12
盐黄柏		1.29～4.68	3～12
醋龟甲		1.93～2.34	9～24
猪脊髓		2.57～3.51	10～30[1]

参考标准：

[1] 山东省中药材标准（2012年版）

大黄利胆胶囊

Dahuang Lidan Jiaonang

【处方】 大黄 100g　手参 100g
余甘子 100g

【制法】 以上三味，手参粉碎成细粉，备用；大黄、余甘子粉碎成粗粉，用60%乙醇加热回流提取三次，第一次2小时，第二次1小时，第三次0.5小时，滤过，合并提取液，减压回收乙醇，浓缩至适量，加入上述细粉，干燥，粉碎，加入淀粉适量，混匀，装入胶囊，制成1000粒，即得。

【功能与主治】 清热利湿，解毒退黄。用于肝胆湿热所致的胁痛，口苦，食欲不振；胆囊炎，脂肪肝见上述证候者。

【用法与用量】 口服。一次2粒，一日2～3次。

【禁忌】 孕妇忌用。

【规格】 每粒装0.3g

【剂量推算】

处方	成药日用量，粒	推算饮片日生药量，g	《药典》饮片日用量，g
大黄	4～6	0.4～0.6	3～15
手参		0.4～0.6	3～9[1] 9～15[2]
余甘子		0.4～0.6	3～9

参考标准：

[1] 天津市中药饮片炮制规范（2018年版）
[2] 湖北省中药材质量标准（2018年版）

大黄清胃丸

Dahuang Qingwei Wan

【处方】 大黄 504g　木通 63g
槟榔 63g　黄芩 96g
胆南星 42g　羌活 42g
滑石粉 168g　白芷 42g
炒牵牛子 42g　芒硝 63g

【制法】 以上十味，粉碎成细粉，过筛，混匀。每100g粉末加炼蜜120～150g制成大蜜丸，即得。

【功能与主治】 清热通便。用于胃火炽盛所致的口燥舌干、头痛目眩、大便燥结。

【用法与用量】 口服。一次1丸，一日2次。

【注意】 孕妇忌服。

【规格】 每丸重 9g

【剂量推算】

处方	成药 日用量，丸	推算饮片 日生药量，g	《药典》饮片 日用量，g
大黄	2	3.23～3.67	3～15
木通		0.40～0.46	3～6
槟榔		0.40～0.46	3～10
黄芩		0.61～0.70	3～10
胆南星		0.27～0.31	3～6
羌活		0.27～0.31	3～10
滑石粉		1.08～1.22	10～20
白芷		0.27～0.31	3～10
炒牵牛子		0.27～0.31	3～6
芒硝		0.40～0.46	6～12

大黄䗪虫丸

Dahuang Zhechong Wan

【处方】 熟大黄 300g　土鳖虫（炒） 30g
水蛭（制） 60g　虻虫（去翅足，炒）45g
蛴螬（炒） 45g　干漆（煅） 30g
桃仁 120g　炒苦杏仁 120g
黄芩 60g　地黄 300g
白芍 120g　甘草 90g

【制法】 以上十二味，粉碎成细粉，过筛，混匀。每 100g 粉末用炼蜜 30～45g 加适量的水泛丸，干燥，制成水蜜丸；或加炼蜜 80～100g 制成小蜜丸或大蜜丸，即得。

【功能与主治】 活血破瘀，通经消癥。用于瘀血内停所致的癥瘕、闭经，症见腹部肿块、肌肤甲错、面色黯黑、潮热羸瘦、经闭不行。

【用法与用量】 口服。水蜜丸一次 3g，小蜜丸一次 3～6 丸，大蜜丸一次 1～2 丸，一日 1～2 次。

【注意】 孕妇禁用；皮肤过敏者停服。

【规格】 大蜜丸　每丸重 3g

【剂量推算】

处方	成药 日用量	推算饮片 日生药量，g	《药典》饮片 日用量，g
熟大黄	水蜜丸：3～6g 小蜜丸：3～12 丸 大蜜丸：1～4 丸	0.34～1.52	3～15
土鳖虫（炒）		0.034～0.15	3～10[1]
水蛭（制）		0.068～0.30	1～3
虻虫（去翅足，炒）		0.051～0.23	1～1.5[2]
蛴螬（炒）		0.051～0.23	2～5[3]
干漆（煅）		0.034～0.15	2.4～24.5[4]
桃仁		0.14～0.61	5～10
炒苦杏仁		0.14～0.61	5～10
黄芩		0.068～0.30	3～10
地黄		0.34～1.52	10～15
白芍		0.14～0.61	6～15
甘草		0.10～0.45	2～10

参考标准：

［1］吉林省中药饮片炮制规范（2020 年版）
［2］中华人民共和国卫生部药品标准中药材（第一册）（1992 年版）
［3］湖南省中药材标准（2009 年版）
［4］北京市中药饮片炮制规范（2008 年版）

万氏牛黄清心丸

Wanshi Niuhuang Qingxin Wan

【处方】 牛黄 10g　朱砂 60g
黄连 200g　栀子 120g
郁金 80g　黄芩 120g

【制法】 以上六味，除牛黄外，朱砂水飞成极细粉；其余黄连等四味粉碎成细粉；将牛黄研细，与上述粉末配研，过筛，混匀。每 100g 粉末加炼蜜 100～120g 制成大蜜丸，即得。

【功能与主治】 清热解毒，镇惊安神。用于热入心包、热盛动风证，症见高热烦躁、神昏谵语及小儿高热惊厥。

【用法与用量】 口服。一次 2 丸〔规格（1）〕或一次 1 丸〔规格（2）〕，一日 2～3 次。

【注意】 孕妇慎用。

【规格】 （1）每丸重 1.5g （2）每丸重 3g

【剂量推算】

处方	成药 日用量，丸	推算饮片 日生药量，g	《药典》饮片 日用量，g
牛黄	规格（1）：4～6 规格（2）：2～3	0.046～0.076	0.15～0.35
朱砂		0.28～0.46	0.1～0.5

续表

处方	成药 日用量，丸	推算饮片 日生药量，g	《药典》饮片 日用量，g
黄连	规格（1）：4～6 规格（2）：2～3	0.92～1.53	2～5
栀子		0.55～0.92	6～10
郁金		0.37～0.61	3－10
黄芩		0.55～0.92	3～10

万应胶囊

Wanying Jiaonang

【处方】 胡黄连 54g　黄连 54g
儿茶 54g　冰片 3.3g
香墨 108g　熊胆粉 10.8g
人工麝香 2.7g　牛黄 2.7g
牛胆汁 87g

【制法】 以上九味，胡黄连、黄连、儿茶、香墨粉碎成细粉；将牛黄与上述细粉混匀。熊胆粉用适量沸水溶化，牛胆汁浓缩至适量，滤过，与熊胆粉液混合，加入上述粉末中，混匀，制成颗粒。将冰片、人工麝香研细，与上述颗粒混匀，装入胶囊，制成1000粒〔规格（1）〕或2000粒〔规格（2）〕，即得。

【功能与主治】 清热，解毒，镇惊。用于邪毒内蕴所致的口舌生疮、牙龈咽喉肿痛、小儿高热、烦躁易惊。

【用法与用量】 口服。一次1～2粒〔规格（1）〕或2～4粒〔规格（2）〕，一日2次；三岁以内小儿酌减。

【注意】 孕妇慎用。

【规格】 （1）每粒装0.3g　（2）每粒装0.15g

【剂量推算】

处方	成药 日用量，粒	推算饮片 日生药量，g	《药典》饮片 日用量，g
胡黄连	规格（1）：2～4 规格（2）：4～8	0.11～0.22	3～10
黄连		0.11～0.22	2～5
儿茶		0.11～0.22	1～3
冰片		0.01～0.01	0.15～0.3
香墨		0.22～0.43	3～9[1]
熊胆粉		0.02～0.04	0.6～0.9[2] 1～2.5[3]
人工麝香		0.0054～0.011	0.03～0.1
牛黄		0.01～0.01	0.15～0.35
牛胆汁		0.17～0.35	0.3～0.9[4]

参考标准：

［1］天津市中药饮片炮制规范（2018年版）
［2］云南省中药材标准补充
［3］湖南省中药饮片炮制规范（2010年版）
［4］辽宁省中药材标准（第二册）（2019年版）

万应锭

Wanying Ding

【处方】 胡黄连 100g　黄连 100g
儿茶 100g　冰片 6g
香墨 200g　熊胆粉 20g
人工麝香 5g　牛黄 5g
牛胆汁 160g

【制法】 以上九味，胡黄连、黄连、儿茶、香墨粉碎成细粉；将牛黄、冰片、人工麝香研细，与上述粉末配研，过筛，混匀。取熊胆粉加温水适量溶化，牛胆汁浓缩至适量，滤过，与熊胆液混合，泛制成锭，低温干燥，即得。

【功能与主治】 清热，解毒，镇惊。用于邪毒内蕴所致的口舌生疮、牙龈咽喉肿痛、小儿高热、烦躁易惊。

【用法与用量】 口服。一次2～4锭，一日2次；三岁以内小儿酌减。

【注意】 孕妇慎用。

【规格】 每10锭重1.5g

【剂量推算】

处方	成药 日用量，锭	推算饮片 日生药量，g	《药典》饮片 日用量，g
胡黄连	4～8	0.086～0.17	3～10
黄连		0.086～0.17	2～5
儿茶		0.086～0.17	1～3
冰片		0.0052～0.0103	0.15～0.3
香墨		0.17～0.34	3～9[1]
熊胆粉		0.017～0.034	0.6～0.9[2] 1～2.5[3]
人工麝香		0.0043～0.0086	0.03～0.1
牛黄		0.0043～0.0086	0.15～0.35
牛胆汁		0.14～0.28	0.3～0.9[4]

参考标准：

［1］天津市中药饮片炮制规范（2018年版）
［2］云南省中药材标准补充

［3］湖南省中药饮片炮制规范（2010年版）
［4］辽宁省中药材标准（第二册）（2019年版）

万通炎康片

Wantong Yankang Pian

【处方】 苦玄参 1500g　　肿节风 1500g

【制法】 以上二味，加水煎煮二次，每次2小时，合并煎液，滤过，滤液浓缩至相对密度为1.10～1.15（75℃），放冷，加入三倍量乙醇，搅匀，静置24小时，取上清液回收乙醇，浓缩至相对密度为1.10～1.20（70℃），加入辅料适量，制成颗粒，干燥，压制成1000片（大片）或1500片（小片），包薄膜衣；或压制成3000片，包糖衣，即得。

【功能与主治】 疏风清热，解毒消肿。用于外感风热所致的咽部红肿、牙龈红肿、疮疡肿痛；急慢性咽炎、扁桃体炎、牙龈炎、疮疖见上述证候者。

【用法与用量】 口服。薄膜衣片：小片一次3片，重症一次4片，一日3次；大片一次2片，重症一次3片，一日3次。糖衣片：一次6片，重症一次9片，一日3次；小儿酌减。

【规格】 （1）薄膜衣片　每片重0.35g（大片）（2）薄膜衣片　每片重0.24g（小片）

【剂量推算】

处方	成药日用量，片	推算饮片日生药量，g	《药典》饮片日用量，g
苦玄参	小片：9～12 大片：6～9 糖衣片：18～27	9～13.5	9～15
肿节风		9～13.5	9～30

口炎清颗粒

Kouyanqing Keli

【处方】 天冬 250g　　麦冬 250g
玄参 250g　　山银花 300g
甘草 125g

【制法】 以上五味，加水煎煮二次，第一次2小时，第二次1.5小时，合并煎液，滤过，滤液浓缩至相对密度为1.26～1.29（80℃），加入乙醇使含醇量达50%，充分搅拌，静置12小时以上，取上清液，滤过，滤液回收乙醇并浓缩成稠膏，加入适量的蔗糖、糊精，制成颗粒，干燥，制成1000g；或加入适量的可溶性淀粉、糊精及蛋白糖，制成颗粒，干燥，制成300g（无蔗糖），即得。

【功能与主治】 滋阴清热，解毒消肿。用于阴虚火旺所致的口腔炎症。

【用法与用量】 口服。一次2袋，一日1～2次。

【规格】 （1）每袋装10g （2）每袋装3g（无蔗糖）

【剂量推算】

处方	成药日用量，袋	推算饮片日生药量，g	《药典》饮片日用量，g
天冬	2～4	5～10	6～12
麦冬		5～10	6～12
玄参		5～10	9～15
山银花		6～12	6～15
甘草		2.5～5	2～10

口咽清丸

Kouyanqing Wan

【处方】 儿茶 606g　　马槟榔 61g
薄荷 121g　　乌梅肉 30g
硼砂 61g　　诃子 30g
山豆根 30g　　冰片 30.3g
甘草 30g

【制法】 以上九味，冰片、硼砂分别研细，其余儿茶等七味粉碎成细粉，加入硼砂、冰片细粉，混匀，用适量乙醇泛丸，干燥，制成水丸1000g，上衣，打光，即得。

【功能与主治】 清热降火，生津止渴。用于火热伤津所致的咽部肿痛、口舌生疮、牙龈红肿、口干舌燥。

【用法与用量】 吞服或含服。一次0.5g，一日2～4次。

【规格】 每瓶装8g

【剂量推算】

处方	成药日用量，g	推算饮片日生药量，g	《药典》饮片日用量，g
儿茶	1～2	0.60～1.21	1～3
马槟榔		0.06～0.12	3～9[1]
薄荷		0.12～0.22	3～6
乌梅肉		0.03～0.06	6～12
硼砂		0.06～0.12	1.5～3[2]
诃子		0.03～0.06	3～10
山豆根		0.03～0.06	3～6

续表

处方	成药 日用量，g	推算饮片 日生药量，g	《药典》饮片 日用量，g
冰片	1～2	0.03～0.06	0.15～0.3
甘草		0.03～0.06	2～10

参考标准：

[1] 贵州省中药材民族药材质量标准（2003年版）
[2] 甘肃省中药材标准（2020年版）

山东阿胶膏

Shandong Ejiao Gao

【处方】 阿胶 100g　党参 80g
白术 40g　黄芪 80g
枸杞子 40g　白芍 20g
甘草 40g

【制法】 以上七味，除阿胶外，其余黄芪等六味切碎，加水煎煮二次，合并煎液，滤过，滤液浓缩至适量，备用；取阿胶，加红糖 400g，加水适量，加热使溶化，滤过，滤液与上述浓缩液混合，浓缩至适量，加入山梨酸钾 2g，混匀，制成1000g，即得。

【功能与主治】 补益气血，润燥。用于气血两虚所致的虚劳咳嗽、吐血、妇女崩漏、胎动不安。

【用法与用量】 开水冲服，一次 20～25g，一日 3 次。

【规格】 每瓶装（1）80g （2）200g （3）300g （4）400g

【剂量推算】

处方	成药 日用量，g	推算饮片 日生药量，g	《药典》饮片 日用量，g
阿胶	60～75	6～7.5	3～9
党参		4.8～6	9～30
白术		2.4～3	6～12
黄芪		4.8～6	9～30
枸杞子		2.4～3	6～12
白芍		1.2～1.5	6～15
甘草		2.4～3	2～10

山玫胶囊

Shanmei Jiaonang

【处方】 山楂叶 825g　刺玫果 620g

【制法】 以上二味，山楂叶加 50%乙醇，回流提取二次，合并提取液，滤过，滤液回收乙醇，减压干燥成干膏。刺玫果加 70%乙醇，回流提取二次，合并提取液，滤过，滤液回收乙醇，减压干燥成干膏。将上述干膏合并，粉碎，混匀，过筛，装入胶囊，制成1000粒，即得。

【功能与主治】 益气化瘀。用于冠心病、脑动脉硬化气滞血瘀证，症见胸痛、痛有定处、胸闷憋气，或眩晕、心悸、气短、乏力、舌质紫暗。

【用法与用量】 口服。一次 3 粒，一日 3 次；或遵医嘱。

【注意】 孕妇慎用。

【规格】 每粒装 0.25g

【剂量推算】

处方	成药 日用量，粒	推算饮片 日生药量，g	《药典》饮片 日用量，g
山楂叶	9	7.43	3～10
刺玫果		5.58	9～15[1]

参考标准：

[1] 广东省中药材标准（第一册）（2004年版）

山香圆片

Shanxiangyuan Pian

【处方】 山香圆叶 3000g

【制法】 取山香圆叶 100g，粉碎成细粉；剩余的山香圆叶加水煎煮二次，每次 1.5 小时，煎液滤过，滤液合并，浓缩至相对密度为 1.20～1.25（55～60℃），放冷，加乙醇使含醇量达 50%，搅匀，静置 24 小时，滤过，滤液回收乙醇并浓缩成稠膏状，加入上述细粉及适量的糊精，混匀，制成颗粒，干燥，加硬脂酸镁适量，压制成 1000 片，包糖衣或薄膜衣，即得。

【功能与主治】 清热解毒，利咽消肿。用于喉痹，乳蛾，咽喉肿痛等症。

【用法与用量】 口服。一次 2～3 片，一日 3～4 次；小儿酌减。

【注意】忌食辛辣、油腻、厚味食物。

【规格】薄膜衣片　每片重 0.5g

【剂量推算】

处方	成药日用量	推算饮片日生药量，g	《药典》饮片日用量，g
山香圆叶	6～12 片	18～36	15～30

山菊降压片

Shanju Jiangya Pian

【处方】山楂 500g　菊花 83.3g
盐泽泻 62.5g　夏枯草 62.5g
小蓟 83.3g　炒决明子 83.3g

【制法】以上六味，盐泽泻粉碎成细粉，其余山楂等五味加水煎煮二次，第一次 3 小时，每二次 2 小时，合并煎液，滤过，滤液减压浓缩至相对密度为 1.30～1.40（50℃）的稠膏，加入泽泻细粉，混匀，真空干燥，粉碎，过筛，加入适量淀粉或淀粉、羟甲淀粉钠、微晶纤维素、二十烷基硫酸钠、欧巴代适量，混匀，制成颗粒，干燥，压制成 1000 片或 600 片，包薄膜衣，即得。

【功能与主治】平肝潜阳。用于阴虚阳亢所致的头痛眩晕、耳鸣健忘、腰膝痠软、五心烦热、心悸失眠；高血压病见上述证候者。

【用法与用量】口服。一次 5 片〔规格（1）〕，一次 3 片〔规格（2）〕，一日 2 次；或遵医嘱。

【注意】偶见胃脘部不适，一般可自行缓解。

【规格】（1）每片重 0.3g（2）每片重 0.5g

【剂量推算】

处方	成药日用量，片	推算饮片日生药量，g	《药典》饮片日用量，g
山楂	规格（1）：10 规格（2）：6	5.00	9～12
菊花		0.83	5～10
盐泽泻		0.63	6～10
夏枯草		0.63	9～15
小蓟		0.83	5～12
炒决明子		0.83	9～15

山绿茶降压片

Shanlücha Jiangya Pian

【处方】山绿茶 1800g

【制法】将山绿茶粉碎成粗粉，过筛，取适量细粉备用；剩余的粗粉用 70%乙醇为溶剂，浸渍后进行渗漉，收集渗漉液，渗漉液回收乙醇并浓缩至稠膏状，加入上述细粉及适量的淀粉，混匀，制成颗粒，干燥，压制成 1000 片，包糖衣或薄膜衣，即得。

【功能与主治】清热泻火，平肝潜阳。用于眩晕耳鸣，头痛头胀，心烦易怒，少寐多梦；高血压、高脂血症见上述证候者。

【用法与用量】口服。一次 2～4 片，一日 3 次。

【规格】（1）薄膜衣片　每片重 0.2g（2）糖衣片　片心重 0.2g

【剂量推算】

处方	成药日用量，片	推算饮片日生药量，g	《药典》饮片日用量，g
山绿茶	6～12	10.8～21.6	6～9[1]

参考标准：

［1］广西中药材标准（1990 年版）

山楂化滞丸

Shanzha Huazhi Wan

【处方】山楂 500g　麦芽 100g
六神曲 100g　槟榔 50g
莱菔子 50g　牵牛子 50g

【制法】以上六味，粉碎成细粉，过筛，混匀。每 100g 粉末加红糖 25g 及炼蜜 90～100g 制成大蜜丸，即得。

【功能与主治】消食导滞。用于饮食不节所致的食积，症见脘腹胀满、纳少饱胀、大便秘结。

【用法与用量】口服。一次 2 丸，一日 1～2 次。

【注意】孕妇忌服。

【规格】每丸重 9g

【剂量推算】

处方	成药日用量，丸	推算饮片日生药量，g	《药典》饮片日用量，g
山楂	2～4	4.71～9.85	9～12
麦芽		0.94～1.97	10～15

续表

处方	成药 日用量，丸	推算饮片 日生药量，g	《药典》饮片 日用量，g
六神曲	2～4	0.94～1.97	6～12[1]
槟榔		0.47～0.98	3～10
莱菔子		0.47～0.98	5～12
牵牛子		0.47～0.98	3～6

参考标准：

［1］甘肃省中药材标准（2020年版）

千金止带丸（大蜜丸）

Qianjin Zhidai Wan

【处方】 同千金止带丸（水丸）。

【制法】 以上十七味，粉碎成细粉，过筛，混匀。每100g粉末加炼蜜140～160g制成大蜜丸，即得。

【功能与主治】 健脾补肾，调经止带。用于脾肾两虚所致的月经不调、带下病，症见月经先后不定期、量多或淋漓不净、色淡无块，或带下量多、色白清稀、神疲乏力、腰膝痠软。

【用法与用量】 口服。一次1丸，一日2次。

【规格】 每丸重9g

【剂量推算】

处方	成药 日用量，丸	推算饮片 日生药量，g	《药典》饮片 日用量，g
党参	2	0.25～0.27	9～30
炒白术		0.25～0.27	6～12
当归		0.49～0.54	6～12
白芍		0.25～0.27	6～15
川芎		0.49～0.54	3～10
醋香附		0.99～1.07	6～10
木香		0.25～0.27	3～6
砂仁		0.25～0.27	3～6
小茴香（盐炒）		0.25～0.27	3～6
醋延胡索		0.25～0.27	3～10
盐杜仲		0.25～0.27	6～10
续断		0.25～0.27	9～15
盐补骨脂		0.25～0.27	6～10

续表

处方	成药 日用量，丸	推算饮片 日生药量，g	《药典》饮片 日用量，g
鸡冠花	2	0.99～1.07	6～12
青黛		0.25～0.27	1～3
椿皮（炒）		0.99～1.07	6～9[1]
煅牡蛎		0.25～0.27	9～30

参考标准：

［1］陕西省中药饮片标准（第一册）

千金止带丸（水丸）

Qianjin Zhidai Wan

【处方】 党参 50g　炒白术 50g
当归 100g　白芍 50g
川芎 100g　醋香附 200g
木香 50g　砂仁 50g
小茴香（盐炒）50g　醋延胡索 50g
盐杜仲 50g　续断 50g
盐补骨脂 50g　鸡冠花 200g
青黛 50g　椿皮（炒）200g
煅牡蛎 50g

【制法】 以上十七味，粉碎成细粉，过筛，混匀，用水泛丸，干燥，即得。

【功能与主治】 健脾补肾，调经止带。用于脾肾两虚所致的月经不调、带下病，症见月经先后不定期、量多或淋漓不净、色淡无块，或带下量多、色白清稀、神疲乏力、腰膝痠软。

【用法与用量】 口服。一次6～9g，一日2～3次。

【剂量推算】

处方	成药 日用量，g	推算饮片 日生药量，g	《药典》饮片 日用量，g
党参	12～27	0.43～0.96	9～30
炒白术		0.43～0.96	6～12
当归		0.86～1.93	6～12
白芍		0.43～0.96	6～15
川芎		0.86～1.93	3～10
醋香附		1.71～3.86	6～10
木香		0.43～0.96	3～6
砂仁		0.43～0.96	3～6

续表

处方	成药 日用量，g	推算饮片 日生药量，g	《药典》饮片 日用量，g
小茴香（盐炒）	12～27	0.43～0.96	3～6
醋延胡索		0.43～0.96	3～10
盐杜仲		0.43～0.96	6～10
续断		0.43～0.96	9～15
盐补骨脂		0.43～0.96	6～10
鸡冠花		1.71～3.86	6～12
青黛		0.43～0.96	1～3
椿皮（炒）		1.71～3.86	6～9[1]
煅牡蛎		0.43～0.96	9～30

参考标准：

[1] 陕西省中药饮片标准（第一册）

千柏鼻炎片

Qianbai Biyan Pian

【处方】 千里光 2424g　卷柏 404g
羌活 16g　决明子 242g
麻黄 81g　川芎 8g
白芷 8g

【制法】 以上七味，羌活、川芎、白芷粉碎成细粉；其余千里光等四味加水煎煮二次，合并煎液，滤过，滤液浓缩成稠膏，加入羌活等三味的细粉，混匀，干燥，粉碎，制成颗粒；或滤液浓缩至适量，干燥，加入羌活等三味的细粉，混匀，加入辅料适量混匀，制成颗粒，加入辅料适量，压制成 1000 片，包糖衣或薄膜衣，即得。

【功能与主治】 清热解毒，活血祛风，宣肺通窍。用于风热犯肺、内郁化火、凝滞气血所致的鼻塞、鼻痒气热、流涕黄稠，或持续鼻塞、嗅觉迟钝；急慢性鼻炎、急慢性鼻窦炎见上述证候者。

【用法与用量】 口服。一次 3～4 片，一日 3 次。

【规格】 薄膜衣片　每片重 0.44g

【剂量推算】

处方	成药 日用量，片	推算饮片 日生药量，g	《药典》饮片 日用量，g
千里光	9～12	21.82～29.09	15～30
卷柏		3.64～4.85	5～10
羌活		0.14～0.19	3～10
决明子		2.18～2.90	9～15
麻黄		0.73～0.97	2～10
川芎		0.072～0.096	3～10
白芷		0.072～0.096	3～10

千柏鼻炎胶囊

Qianbai Biyan Jiaonang

【处方】 千里光 4848g　卷柏 808g
羌活 32g　决明子 484g
麻黄 162g　川芎 16g
白芷 16g

【制法】 以上七味，羌活、川芎、白芷粉碎成细粉；其余千里光等四味加水煎煮二次，合并煎液，滤过，滤液浓缩至适量或干燥成干膏，与上述羌活等细粉混匀，制成颗粒，干燥，加辅料适量，混匀，装入胶囊，制成 1000 粒，即得。

【功能与主治】 清热解毒，活血祛风，宣肺通窍。用于风热犯肺、内郁化火、凝滞气血所致的鼻塞、鼻痒气热、流涕黄稠，或持续鼻塞、嗅觉迟钝；急慢性鼻炎、急慢性鼻窦炎见上述证候者。

【用法与用量】 口服。一次 2 粒，一日 3 次，15 天为一个疗程。症状减轻后，减量维持或遵医嘱。

【规格】 每粒装 0.5g

【剂量推算】

处方	成药 日用量，粒	推算饮片 日生药量，g	《药典》饮片 日用量，g
千里光	6	29.09	15～30
卷柏		4.85	5～10
羌活		0.19	3～10
决明子		2.90	9～15
麻黄		0.97	2～10
川芎		0.096	3～10
白芷		0.096	3～10

千喜片

Qianxi Pian

【处方】 穿心莲 2000g　　千里光 2000g

【制法】 以上二味，取穿心莲40g粉碎成细粉，过筛；剩余的穿心莲与千里光粉碎成粗粉，用1%～1.5%的氢氧化钠溶液适量浸渍过夜，加水渗漉，收集渗漉液约10000ml，加1/7量的饱和食盐水，再用盐酸调节pH值至2～3，搅匀，静置12小时，弃去上清液，收集沉淀，甩干，加入上述穿心莲细粉、淀粉、明胶适量，混匀，制成颗粒，干燥，加入低取代羟丙基纤维素适量，混匀，压制成1000片，包糖衣或薄膜衣，即得。

【功能与主治】 清热解毒，消炎止痛，止泻止痢。用于热毒蕴结所致肠炎、结肠炎、细菌性痢疾和鼻窦炎。

【用法与用量】 口服。一次2～3片，一日3～4次，重症患者首次可服4～6片。

【规格】 （1）薄膜衣片　每片重0.31g　（2）糖衣片　片心重0.3g

【剂量推算】

处方	成药 日用量，片	推算饮片 日生药量，g	《药典》饮片 日用量，g
穿心莲	6～12	12～24	6～9
千里光		12～24	15～30

千喜胶囊

Qianxi Jiaonang

【处方】 穿心莲 2000g　　千里光 2000g

【制法】 以上两味，取穿心莲40g粉碎成细粉，过筛；剩余的穿心莲与千里光粉碎成粗粉，用1%～1.5%的氢氧化钠溶液适量浸渍过夜，加水渗漉，收集渗漉液约10000ml，加1/7量的饱和食盐水，再用盐酸调节pH值至2～3，搅匀，静置12小时，弃去上清液，收集沉淀，滤干，加入上述穿心莲细粉、淀粉45g（其中11.25g煮浆用）、明胶7.5g（煮浆用），混匀，制成颗粒，干燥，装入胶囊，制成1000粒，即得。

【功能与主治】 清热解毒，消炎止痛，止泻止痢。用于热毒蕴结所致肠炎、结肠炎、细菌性痢疾和鼻窦炎。

【用法与用量】 口服。一次2～3粒，一日3～4次，重症患者首次可服4～6粒。

【规格】 每粒装0.3g

【剂量推算】

处方	成药 日用量，粒	推算饮片 日生药量，g	《药典》饮片 日用量，g
穿心莲	6～12	12～24	6～9
千里光		12～24	15～30

川贝止咳露

Chuanbei Zhike Lu

【处方】 川贝母 5g　　枇杷叶 130.9g
百部 23.4g　　前胡 14.1g
桔梗 9.1g　　桑白皮 9.4g
薄荷脑 0.16g

【制法】 以上七味，除薄荷脑外，其余川贝母等六味加水煎煮二次，第一次2.5小时，第二次2小时，合并煎液，滤过，滤液浓缩至适量，加入蔗糖300g及防腐剂适量，煮沸使溶解，滤过，滤液加入薄荷脑、杏仁香精的乙醇溶液适量，加水至1000ml，搅匀，即得。

【功能与主治】 止嗽祛痰。用于风热咳嗽，痰多上气或燥咳。

【用法与用量】 口服。一次15ml，一日3次；小儿减半。

【规格】 （1）每瓶装100ml　（2）每瓶装120ml　（3）每瓶装150ml

【剂量推算】

处方	成药 日用量，ml	推算饮片 日生药量，g	《药典》饮片 日用量，g
川贝母	45	0.23	3～10
枇杷叶		5.89	6～10
百部		1.05	3～9
前胡		0.63	3～10
桔梗		0.41	3～10
桑白皮		0.42	6～12
薄荷脑		0.0072	0.02～0.1[1]

参考标准：

［1］中国药典（2005年版）一部

川贝枇杷糖浆

Chuanbei Pipa Tangjiang

【处方】川贝母流浸膏 45ml　桔梗 45g
枇杷叶 300g　薄荷脑 0.34g

【制法】以上四味，川贝母流浸膏系取川贝母45g，粉碎成粗粉，用 70%乙醇作溶剂，浸渍 5 天后，缓缓渗漉，收集初渗漉液 38ml，另器保存，继续渗漉，俟可溶性成分完全漉出，续渗漉液浓缩至适量，与初渗漉液混合，继续浓缩至 45ml，滤过。桔梗和枇杷叶加水煎煮二次，第一次 2.5 小时，第二次 2 小时，合并煎液，滤过，滤液浓缩至适量，加入蔗糖 400g 及防腐剂适量，煮沸使溶解，滤过，滤液与川贝母流浸膏混合，放冷，加入薄荷脑和含适量杏仁香精的乙醇溶液，加水至 1000ml，搅匀，即得。

【功能与主治】清热宣肺，化痰止咳。用于风热犯肺、痰热内阻所致的咳嗽痰黄或咯痰不爽、咽喉肿痛、胸闷胀痛；感冒、支气管炎见上述证候者。

【用法与用量】口服。一次 10ml，一日 3 次。

【剂量推算】

处方	成药日用量，ml	推算饮片日生药量，g	《药典》饮片日用量，g
川贝母	30	1.35	3～10[1]
桔梗		1.35	3～10
枇杷叶		9.00	6～10
薄荷脑		0.01	0.02～0.1[2]

参考标准：

［1］根据药典制法，1ml 川贝母流浸膏相当于原药材 1g，故处方用量推算以饮片计。

［2］中国药典（2005 年版）一部

川芎茶调丸

Chuanxiong Chatiao Wan

【处方】川芎 120g　白芷 60g
羌活 60g　细辛 30g
防风 45g　荆芥 120g
薄荷 240g　甘草 60g

【制法】以上八味，粉碎成细粉，过筛，混匀，用水泛丸，低温干燥，即得。

【功能与主治】疏风止痛。用于外感风邪所致的头痛，或有恶寒、发热、鼻塞。

【用法与用量】饭后清茶送服。一次 3～6g，一日 2 次。

【注意】孕妇慎服。

【剂量推算】

处方	成药日用量，g	推算饮片日生药量，g	《药典》饮片日用量，g
川芎	6～12	0.98～1.96	3～10
白芷		0.49～0.98	3～10
羌活		0.49～0.98	3～10
细辛		0.24～0.49	1～3
防风		0.37～0.73	5～10
荆芥		0.98～1.96	5～10
薄荷		1.96～3.92	3～6
甘草		0.49～0.98	2～10

川芎茶调丸（浓缩丸）

Chuanxiong Chatiao Wan

【处方】川芎 61.2g　白芷 30.6g
羌活 30.6g　细辛 15.3g
防风 23g　荆芥 61.2g
薄荷 122.4g　甘草 30.6g

【制法】以上八味，取川芎 35.7g，甘草 15.3g 及白芷、细辛混合粉碎成细粉；剩余川芎及羌活、防风粉碎成粗粉，以 70%乙醇作溶剂，进行渗漉，收集渗漉液，回收乙醇，浓缩成稠膏；薄荷、荆芥提取挥发油，备用，药渣和剩余甘草加水煎煮二次，每次 1.5 小时，煎液滤过，滤液浓缩成稠膏；将以上各稠膏、药材细粉和挥发油加适量蜂蜜或饴糖混匀，制成 1000 丸，烘干，打光，即得。

【功能与主治】疏风止痛。用于外感风邪所致的头痛，或有恶寒、发热、鼻塞。

【用法与用量】饭后清茶送服。一次 8 丸，一日 3 次。

【注意】孕妇慎服。

【规格】每 8 丸相当于原药材 3g

【剂量推算】

处方	成药日用量，丸	推算饮片日生药量，g	《药典》饮片日用量，g
川芎	24	1.47	3～10
白芷		0.73	3～10
羌活		0.73	3～10
细辛		0.37	1～3
防风		0.55	5～10
荆芥		1.47	5～10
薄荷		2.94	3～6
甘草		0.73	2～10

川芎茶调片

Chuanxiong Chatiao Pian

【处方】 川芎 240g　白芷 120g
羌活 120g　细辛 60g
防风 90g　荆芥 240g
薄荷 480g　甘草 120g

【制法】 以上八味，白芷和甘草粉碎成细粉，过筛，取180g细粉，备用；剩余粉末另存。其余川芎等六味蒸馏提取挥发油，收集挥发油；蒸馏后的水溶液另器收集；药渣与白芷和甘草剩余的粉末加水煎煮二次，每次1小时，煎液滤过，滤液合并，加入上述水溶液，浓缩成稠膏，加入备用的白芷和甘草细粉，混匀，干燥，粉碎成细粉，过筛，制颗粒，干燥，加入上述挥发油，混匀，压制成1000片，即得。

【功能与主治】 疏风止痛。用于外感风邪所致的头痛，或有恶寒、发热、鼻塞。

【用法与用量】 饭后清茶送服。一次4～6片，一日3次。

【注意】 孕妇慎服。

【规格】 每片重0.48g

【剂量推算】

处方	成药日用量，片	推算饮片日生药量，g	《药典》饮片日用量，g
川芎	12～18	2.88～4.32	3～10
白芷		1.44～2.16	3～10
羌活		1.44～2.16	3～10
细辛		0.72～1.08	1～3
防风		1.08～1.62	5～10
荆芥		2.88～4.32	5～10
薄荷		5.76～8.64	3～6
甘草		1.44～2.16	2～10

川芎茶调袋泡茶

Chuanxiong Chatiao Daipaocha

【处方】 川芎 241.5g　白芷 120.8g
羌活 120.8g　细辛 60.4g
防风 90.6g　荆芥 241.5g
薄荷 483g　甘草 120.8g

【制法】 以上八味，与茶叶120.8g粉碎成粗粉，过筛，混匀，用水制成颗粒，80℃干燥，制成1000袋，即得。

【功能与主治】 疏风止痛。用于外感风邪所致的头痛、或有恶寒、发热、鼻塞。

【用法与用量】 开水泡服。一次2袋，一日2～3次。

【注意】 孕妇慎服。

【规格】 每袋装1.6g

【剂量推算】

处方	成药日用量，袋	推算饮片日生药量，g	《药典》饮片日用量，g
川芎	4～6	0.97～1.45	3～10
白芷		0.48～0.72	3～10
羌活		0.48～0.72	3～10
细辛		0.24～0.36	1～3
防风		0.36～0.54	5～10
荆芥		0.97～1.45	5～10
薄荷		1.93～2.90	3～6
甘草		0.48～0.72	2～10

川芎茶调散

Chuanxiong Chatiao San

【处方】 川芎 120g　白芷 60g

羌活 60g　细辛 30g
防风 45g　荆芥 120g
薄荷 240g　甘草 60g

【制法】以上八味，粉碎成细粉，过筛，混匀，即得。

【功能与主治】疏风止痛。用于外感风邪所致的头痛，或有恶寒、发热、鼻塞。

【用法与用量】饭后清茶冲服。一次 3～6g，一日 2 次。

【注意】孕妇慎服。

【剂量推算】

处方	成药日用量，g	推算饮片日生药量，g	《药典》饮片日用量，g
川芎	6～12	0.98～1.96	3～10
白芷		0.49～0.98	3～10
羌活		0.49～0.98	3～10
细辛		0.24～0.49	1～3
防风		0.37～0.73	5～10
荆芥		0.98～1.96	5～10
薄荷		1.96～3.92	3～6
甘草		0.49～0.98	2～10

川芎茶调颗粒

Chuanxiong Chatiao Keli

【处方】川芎 153.8g　白芷 76.9g
羌活 76.9g　细辛 38.5g
防风 57.7g　荆芥 153.8g
薄荷 307.7g　甘草 76.9g

【制法】以上八味，薄荷、荆芥蒸馏提取挥发油，挥发油备用，或挥发油加 8 倍量倍他环糊精包合，干燥，制得挥发油包合物，备用；蒸馏后的水溶液滤过，滤液备用；其余川芎等六味加水煎煮二次，第一次 1.5 小时，第二次 1 小时，煎液滤过，滤液合并；与上述水溶液合并，浓缩至适量，浓缩液喷雾干燥，制成浸膏粉，加入蔗糖、糊精适量，混匀，制颗粒，干燥，喷入薄荷和荆芥的挥发油，混匀，制成 1000g〔规格（1）〕；或浓缩液喷雾干燥，与适量乳糖、糊精制成颗粒，干燥，喷入薄荷和荆芥的挥发油，混匀，制成 513g〔规格（2）〕；或浓缩液喷雾干燥，制得浸膏粉，加入糊精、可溶性淀粉、甜菊素适量，混匀，制颗粒，干燥，加入挥发油包合物，混匀，制成 513g〔规格（3）〕，即得。

【功能与主治】疏风止痛。用于外感风邪所致的头痛，或有恶寒、发热、鼻塞。

【用法与用量】饭后用温开水或浓茶冲服。一次 1 袋，一日 2 次；儿童酌减。

【注意】孕妇慎服。

【规格】（1）每袋装 7.8g　（2）每袋装 4g（无蔗糖）　（3）每袋装 4g

【剂量推算】

处方	成药日用量，袋	推算饮片日生药量，g	《药典》饮片日用量，g
川芎	2	2.40	3～10
白芷		1.20	3～10
羌活		1.20	3～10
细辛		0.60	1～3
防风		0.90	5～10
荆芥		2.40	5～10
薄荷		4.80	3～6
甘草		1.20	2～10

女金丸

Nüjin Wan

【处方】当归 140g　白芍 70g
川芎 70g　熟地黄 70g
党参 55g　炒白术 70g
茯苓 70g　甘草 70g
肉桂 70g　益母草 200g
牡丹皮 70g　没药（制）70g
醋延胡索 70g　藁本 70g
白芷 70g　黄芩 70g
白薇 70g　醋香附 150g
砂仁 50g　陈皮 140g
煅赤石脂 70g　鹿角霜 150g
阿胶 70g

【制法】以上二十三味，粉碎成细粉，过筛，混匀。每 100g 粉末用炼蜜 35～50g 加适量的水制丸，干燥，制成水蜜丸；或加炼蜜 120～150g 制成小蜜丸或大蜜丸，即得。

【功能与主治】益气养血，理气活血，止痛。用于气血两虚、气滞血瘀所致的月经不调，症见月经提前、月经错后、月经量多、神疲乏力、经水淋漓不净、行经腹痛。

【用法与用量】 口服。水蜜丸一次 5g，小蜜丸一次 9g（45 丸），大蜜丸一次 1 丸，一日 2 次。

【注意】 （1）对本品过敏者禁用，过敏体质者慎用。（2）孕妇慎用。（3）湿热蕴结者不宜使用。（4）忌食辛辣、生冷食物。（5）感冒时不宜服用。（6）平素月经正常突然出现月经过少或经期错后，或阴道不规则出血者应去医院就诊；治疗痛经，宜在经前 3～5 天开始服药，连服一周；服药后痛经不减轻或重度痛经者，应到医院诊治。

【规格】 （1）水蜜丸　每 10 丸重 2g　（2）小蜜丸　每 100 丸重 20g　（3）大蜜丸　每丸重 9g

【剂量推算】

处方	成药日用量	推算饮片日生药量，g	《药典》饮片日用量，g
当归	水蜜丸：10g 小蜜丸：18g 大蜜丸：2 丸	0.47～0.57	6～12
白芍		0.23～0.29	6～15
川芎		0.23～0.29	3～10
熟地黄		0.23～0.29	9～15
党参		0.18～0.22	9～30
炒白术		0.23～0.29	6～12
茯苓		0.23～0.29	10～15
甘草		0.23～0.29	2～10
肉桂		0.23～0.29	1～5
益母草		0.67～0.82	9～30
牡丹皮		0.23～0.29	6～12
没药（制）		0.23～0.29	3～5[1]
醋延胡索		0.23～0.29	3～10
藁本		0.23～0.29	3～10
白芷		0.23～0.29	3～10
黄芩		0.23～0.29	3～10
白薇		0.23～0.29	5～10
醋香附		0.50～0.61	6～10
砂仁		0.17～0.20	3～6
陈皮		0.47～0.57	3～10
煅赤石脂		0.23～0.29	9～12
鹿角霜		0.50～0.61	9～15
阿胶		0.23～0.29	3～9

参考标准：

[1] 上海市中药饮片炮制规范（2018 年版）

女金胶囊

Nüjin Jiaonang

【处方】 当归 89.6g　白芍 44.8g
川芎 44.8g　熟地黄 44.8g
党参 35.2g　麸炒白术 44.8g
茯苓 44.8g　甘草 44.8g
肉桂 44.8g　益母草 128g
牡丹皮 44.8g　醋没药 44.8g
醋延胡索 44.8g　藁本 44.8g
白芷 44.8g　黄芩 44.8g
白薇 44.8g　醋香附 96g
砂仁 32g　陈皮 89.6g
煅赤石脂 44.8g　鹿角霜 96g
阿胶 44.8g

【制法】 以上二十三味，砂仁、牡丹皮、肉桂、麸炒白术粉碎，过 100 目筛；陈皮、当归、白芷、川芎、藁本提取挥发油，蒸馏后的水溶液另器收集；药渣与白芍、醋延胡索、黄芩、醋香附、醋没药用 60% 乙醇回流提取二次，第一次 2 小时，第二次 1.5 小时，滤过，滤液合并，减压回收乙醇，浓缩至相对密度为 1.30（60℃）以上的稠膏；药渣再与白薇、熟地黄、甘草、益母草、茯苓、鹿角霜、煅赤石脂、党参加水煎煮二次，第一次 2 小时，第二次 1.5 小时，滤过，合并滤液及上述蒸馏液，阿胶溶化后加入药液中，减压浓缩至相对密度为 1.30（60℃）以上的稠膏。合并上述两种稠膏，与上述细粉混匀，制成颗粒，干燥，喷加挥发油，混匀，密闭，装入胶囊，制成 1000 粒，即得。

【功能与主治】 益气养血，理气活血，止痛。用于气血两虚、气滞血瘀所致的月经不调，症见月经提前、月经错后、月经量多、神疲乏力、经水淋漓不净、行经腹痛。

【用法与用量】 口服。一次 3 粒，一日 2 次。30 天为一疗程。

【注意】 （1）对本品过敏者禁用，过敏体质者慎用。（2）孕妇慎用。（3）湿热蕴结者不宜使用；忌食辛辣、生冷食物。（4）感冒时不宜服用。（5）平素月经正常，突然出现月经过少，或经期错后，或阴道不规则出血者应去医院就诊；治疗痛经，宜在经前 3～5

天开始服药，连服1周；服药后痛经不减轻，或重度痛经者，应到医院诊治。

【规格】 每粒装0.38g

【剂量推算】

处方	成药日用量，粒	推算饮片日生药量，g	《药典》饮片日用量，g
当归	6	0.54	6～12
白芍		0.27	6～15
川芎		0.27	3～10
熟地黄		0.27	9～15
党参		0.21	9～30
麸炒白术		0.27	6～12
茯苓		0.27	10～15
甘草		0.27	2～10
肉桂		0.27	1～5
益母草		0.77	9～30
牡丹皮		0.27	6～12
醋没药		0.27	3～5
醋延胡索		0.27	3～10
藁本		0.27	3～10
白芷		0.27	3～10
黄芩		0.27	3～10
白薇		0.27	5～10
醋香附		0.58	6～10
砂仁		0.19	3～6
陈皮		0.54	3～10
煅赤石脂		0.27	9～12
鹿角霜		0.58	9～15
阿胶		0.27	3～9

女珍颗粒

Nüzhen Keli

【处方】 女贞子 200g　墨旱莲 200g
地黄 200g　紫草 200g
炒酸枣仁 200g　柏子仁 166.7g
钩藤 200g　珍珠粉 16.7g
茯苓 200g　莲子心 50g

【制法】 以上十味，除珍珠粉外，女贞子、炒酸枣仁、钩藤粉碎成最粗粉，与其余墨旱莲等六味加水煎煮二次，每次1.5小时，合并煎液，滤过，滤液浓缩至相对密度约1.15（80℃），加乙醇使含醇量达50%，静置24小时，回收乙醇并浓缩至相对密度1.33～1.35（50℃），60℃减压干燥成干浸膏，粉碎，加入甜菊素5g及糊精适量，与上述珍珠粉混匀，制成颗粒，干燥，加橙子香精1g，混匀，制成1000g，即得。

【功能与主治】 滋肾，宁心。用于更年期综合征属肝肾阴虚、心肝火旺证者，可改善烘热汗出，五心烦热，心悸，失眠。

【用法与用量】 开水冲服。一次1袋，一日3次。

【注意】 个别病例服药后出现ALT轻度升高，是否与受试药物有关尚无法判定；过敏体质或对本药过敏者慎用。

【规格】 每袋装6g

【剂量推算】

处方	成药日用量，袋	推算饮片日生药量，g	《药典》饮片日用量，g
女贞子	3	3.6	6～12
墨旱莲		3.6	6～12
地黄		3.6	10～15
紫草		3.6	5～10
炒酸枣仁		3.6	10～15
柏子仁		3.0	3～10
钩藤		3.6	3～12
珍珠粉		0.3	0.1～0.3
茯苓		3.6	10～15
莲子心		0.9	2～5

小儿七星茶口服液

Xiao'er Qixingcha Koufuye

【处方】 薏苡仁 417g　稻芽 417g
山楂 208g　淡竹叶 313g
钩藤 156g　蝉蜕 52g
甘草 52g

【制法】 以上七味，稻芽用70～80℃的热水浸泡二次，每次0.5小时，滤过，滤液合并，备用。其余薏苡仁等六味加水煎煮二次，每次2小时，煎液滤过，滤液合并，与稻芽药液合并，混匀，浓缩至相对密度为1.08～1.12（55℃）的清膏，加入乙醇使含醇量达

50%，静置24小时，滤过，滤液回收乙醇至无醇味，加水至500ml，用8%的氢氧化钠溶液调节pH值至5.5～6.5，静置，滤过，滤液加入单糖浆155g、山梨酸钾2g，加水至1000ml，搅匀，滤过，灌装，灭菌，即得。

【功能与主治】 开胃消滞，清热定惊。用于小儿积滞化热，消化不良，不思饮食，烦躁易惊，夜寐不安，大便不畅，小便短赤。

【用法与用量】 口服。一次10～20ml，一日2次，婴儿酌减。

【规格】 每支装10ml

【剂量推算】

处方	成药 日用量，ml	推算饮片 日生药量，g	《药典》饮片 日用量，g
薏苡仁	20～40	8.34～16.68	9～30
稻芽		8.34～16.68	9～15
山楂		4.16～8.32	9～12
淡竹叶		6.26～12.52	6～10
钩藤		3.12～6.24	3～12
蝉蜕		1.04～2.08	3～6
甘草		1.04～2.08	2～10

小儿七星茶颗粒

Xiao'er Qixingcha Keli

【处方】 薏苡仁 893g　稻芽 893g
山楂 446g　淡竹叶 670g
钩藤 335g　蝉蜕 112g
甘草 112g

【制法】 以上七味，薏苡仁、稻芽加水煎煮二次，每次2小时，煎液滤过，滤液合并，浓缩至相对密度为1.08～1.12（55℃），加入乙醇使含醇量达45%，静置，滤过，滤液回收乙醇并浓缩成稠膏；其余山楂等五味加水煎煮二次，每次2小时，煎液滤过，滤液合并，滤液浓缩至适量，与上述稠膏合并，加入适量蔗糖粉，制成颗粒，干燥，制成1000g，即得。

【功能与主治】 开胃消滞，清热定惊。用于小儿积滞化热，消化不良，不思饮食，烦躁易惊，夜寐不安，大便不畅，小便短赤。

【用法与用量】 开水冲服。一次3.5～7g，一日3次。

【规格】 （1）每袋装3.5g　（2）每袋装7g

【剂量推算】

处方	成药 日用量，g	推算饮片 日生药量，g	《药典》饮片 日用量，g
薏苡仁	10.5～21	9.38～18.75	9～30
稻芽		9.38～18.75	9～15
山楂		4.68～9.37	9～12
淡竹叶		7.04～14.07	6～10
钩藤		3.52～7.04	3～12
蝉蜕		1.18～2.35	3～6
甘草		1.18～2.35	2～10

小儿止咳糖浆

Xiao'er Zhike Tangjiang

【处方】 甘草流浸膏 150ml　桔梗流浸膏 30ml
氯化铵 10g　橙皮酊 20ml

【制法】 以上四味，氯化铵用适量水溶解，备用；另取蔗糖650g，加水煮沸，放冷，加入其余甘草流浸膏等三味，加苯甲酸钠2g，混匀，静置，取上清液，煮沸，滤过，滤液冷却至40℃以下，缓缓加入上述氯化铵溶液与香兰素25mg，加水至1000ml，混匀，即得。

【功能与主治】 祛痰，镇咳。用于小儿感冒引起的咳嗽。

【用法与用量】 口服。二至五岁一次5ml，五岁以上一次5～10ml，二岁以下酌减，一日3～4次。

【规格】 （1）每瓶装60ml　（2）每瓶装100ml　（3）每瓶装120ml

【剂量推算】

处方	成药 日用量，ml	推算饮片 日生药量	《药典》饮片 日用量
甘草	15～40	2.25～6g	2～10g[1]
桔梗		0.45～1.2g	3～10g[1]
氯化铵		0.15～0.4g	0.9～1.8g（成人） 40～60mg/kg（儿童）[2]
橙皮酊		0.3～0.8ml	6～15ml[3]

参考标准：

[1]根据甘草流浸膏、桔梗流浸膏药典制法，1ml相当于原药材1g，故处方用量推算以饮片计。

[2]中国药典·临床用药须知（2015年版）。

[3]中华人民共和国卫生部药品标准（中药成方

制剂第十一册）

小儿止嗽糖浆

Xiao'er Zhisou Tangjiang

【处方】玄参 14g　麦冬 14g
胆南星 14g　杏仁水 12ml
焦槟榔 10g　桔梗 10g
竹茹 10g　桑白皮 10g
天花粉 10g　川贝母 10g
瓜蒌子 10g　甘草 10g
炒紫苏子 7g　知母 7g
紫苏叶油 0.02ml

【制法】以上十五味，除杏仁水、紫苏叶油外，桔梗、川贝母、炒紫苏子、知母粉碎成粗粉，用 60% 乙醇作溶剂，浸渍 28 小时后进行渗漉，收集渗漉液 187ml；其余玄参等九味加水煎煮二次，每次 2 小时，煎液滤过，滤液合并，浓缩至适量，与上述渗漉液合并，混匀，静置，取上清液；沉淀加 60% 乙醇，混匀，静置，取上清液，余液滤除沉淀，与上清液合并，回收乙醇并浓缩至适量，加入用乙醇溶解的紫苏叶油及杏仁水、单糖浆 750ml、苯甲酸钠 3g，混匀，静置，滤过，加水至 1000ml，搅匀，灌装，即得。

【功能与主治】润肺清热，止嗽化痰。用于小儿痰热内蕴所致的发热、咳嗽、黄痰、咳吐不爽、口干舌燥、腹满便秘、久嗽痰盛。

【用法与用量】口服。一次 10ml，一日 2 次；周岁以内酌减。

【规格】（1）每瓶装 10ml　（2）每瓶装 120ml

【剂量推算】

处方	成药日用量，ml	推算饮片日生药量，g	《药典》饮片日用量，g
玄参	20	0.28	9～15
麦冬		0.28	6～12
胆南星		0.28	3～6
苦杏仁		0.24	5～10[1]
焦槟榔		0.20	3～10
桔梗		0.20	3～10
竹茹		0.20	5～10
桑白皮		0.20	6～12
天花粉		0.20	10～15
川贝母		0.20	3～10
瓜蒌子		0.20	9～15
甘草		0.20	2～10
炒紫苏子		0.14	3～10
知母		0.14	6～12
紫苏叶油		0.0004	—

参考标准：

［1］根据药典制法，1ml 杏仁水相当于原药材 1g，故处方用量推算以饮片计。

小儿化毒散

Xiao'er Huadu San

【处方】人工牛黄 8g　珍珠 16g
雄黄 40g　大黄 80g
黄连 40g　甘草 30g
天花粉 80g　川贝母 40g
赤芍 80g　乳香（制）40g
没药（制）40g　冰片 10g

【制法】以上十二味，除人工牛黄、冰片外，雄黄水飞成极细粉，珍珠水飞或粉碎成极细粉；其余乳香（制）等八味粉碎成细粉；将冰片研细，与人工牛黄及上述粉末配研，过筛，混匀，即得。

【功能与主治】清热解毒，活血消肿。用于热毒内蕴、毒邪未尽所致的口疮肿痛、疮疡溃烂、烦躁口渴、大便秘结。

【用法与用量】口服。一次 0.6g，一日 1～2 次；三岁以内小儿酌减。外用，敷于患处。

【剂量推算】

处方	成药日用量，g	推算饮片日生药量，g	《药典》饮片日用量，g
人工牛黄	0.6～1.2	0.0095～0.019	0.15～0.35
珍珠		0.019～0.038	0.1～0.3
雄黄		0.048～0.095	0.05～0.1
大黄		0.095～0.190	3～15
黄连		0.048～0.095	2～5
甘草		0.036～0.071	2～10
天花粉		0.095～0.190	10～15

续表

处方	成药 日用量，g	推算饮片 日生药量，g	《药典》饮片 日用量，g
川贝母	0.6～1.2	0.048～0.095	3～10
赤芍		0.095～0.190	6～12
乳香（制）		0.048～0.095	3～5[1]
没药（制）		0.048～0.095	3～5[1]
冰片		0.012～0.024	0.15～0.3

参考标准：

［1］上海市中药饮片炮制规范（2018年版）

小儿化食口服液

Xiao'er Huashi Koufuye

【处方】 六神曲（炒焦）10g　焦山楂 10g
焦麦芽 10g　焦槟榔 10g
醋莪术 5g　三棱（麸炒）5g
大黄 10g　炒牵牛子 20g

【制法】 以上八味，加水煎煮三次，第一次2小时，第二、三次各1小时，合并煎液，滤过，滤液浓缩至相对密度为1.01～1.05（60℃），放冷，加水至约700ml，静置24小时，离心，加炼蜜300g及苯甲酸钠0.8g，搅匀，静置24小时，滤过，加水制成1000ml，灌封，灭菌，即得。

【功能与主治】 消食化滞，泻火通便。用于食滞化热所致的积滞，症见厌食、烦躁、恶心呕吐、口渴、脘腹胀满、大便干燥。

【用法与用量】 口服。三岁以上每次10ml，一日2次。

【注意】 忌食辛辣油腻。

【规格】 每支装10ml

【剂量推算】

处方	成药 日用量，ml	推算饮片 日生药量，g	《药典》饮片 日用量，g
六神曲（炒焦）	20	0.2	6～12[1]
焦山楂		0.2	9～12
焦麦芽		0.2	10～15
焦槟榔		0.2	3～10
醋莪术		0.1	6～9
三棱（麸炒）		0.1	5～10
大黄		0.2	3～15
炒牵牛子		0.4	3～6

参考标准：

［1］甘肃省中药材标准（2009年版）

小儿化食丸

Xiao'er Huashi Wan

【处方】 六神曲（炒焦）100g　焦山楂 100g
焦麦芽 100g　焦槟榔 100g
醋莪术 50g　三棱（制）50g
牵牛子（炒焦）200g　大黄 100g

【制法】 以上八味，粉碎成细粉，过筛，混匀。每100g粉末加炼蜜90～110g制成大蜜丸，即得。

【功能与主治】 消食化滞，泻火通便。用于食滞化热所致的积滞，症见厌食、烦躁、恶心呕吐、口渴、脘腹胀满、大便干燥。

【用法与用量】 口服。周岁以内一次1丸，周岁以上一次2丸，一日2次。

【注意】 忌食辛辣油腻。

【规格】 每丸重1.5g

【剂量推算】

处方	成药 日用量，丸	推算饮片 日生药量，g	《药典》饮片 日用量，g
六神曲（炒焦）	2～4	0.18～0.40	6～12[1]
焦山楂		0.18～0.40	9～12
焦麦芽		0.18～0.40	10～15
焦槟榔		0.18～0.40	3～10
醋莪术		0.09～0.20	6～9
三棱（制）		0.09～0.20	5～10
牵牛子（炒焦）		0.36～0.79	3～6
大黄		0.18～0.40	3～15

参考标准：

［1］甘肃省中药材标准（2009年版）

小儿百寿丸

Xiao'er Baishou Wan

【处方】 钩藤 45g　炒僵蚕 45g
胆南星（酒炙）75g　天竺黄 75g
桔梗 30g　木香 75g
砂仁 45g　陈皮 75g

麸炒苍术 75g	茯苓 30g
炒山楂 150g	六神曲（麸炒）45g
炒麦芽 45g	薄荷 45g
滑石 150g	甘草 30g
朱砂 10g	牛黄 10g

【制法】 以上十八味，除牛黄外，朱砂水飞成极细粉；其余钩藤等十六味粉碎成细粉；将牛黄研细，与上述粉末配研，过筛，混匀。每 100g 粉末加炼蜜 100～120g 制成大蜜丸，即得。

【功能与主治】 清热散风，消食化滞。用于小儿风热感冒、积滞，症见发热头痛、脘腹胀满、停食停乳、不思饮食、呕吐酸腐、咳嗽痰多、惊风抽搐。

【用法与用量】 口服。一次 1 丸，一日 2 次；周岁以内小儿酌减。

【规格】 每丸重 3g

【剂量推算】

处方	成药日用量，丸	推算饮片日生药量，g	《药典》饮片日用量，g
钩藤	2	0.12～0.13	3～12
炒僵蚕		0.12～0.13	5～10
胆南星（酒炙）		0.19～0.21	3～6
天竺黄		0.19～0.21	3～9
桔梗		0.078～0.090	3～10
木香		0.19～0.21	3～6
砂仁		0.12～0.13	3～6
陈皮		0.19～0.21	3～10
麸炒苍术		0.19～0.21	3～9
茯苓		0.078～0.085	10～15
炒山楂		0.39～0.43	9～12
六神曲（麸炒）		0.12～0.13	6～15[1]
炒麦芽		0.12～0.13	10～15
薄荷		0.12～0.13	3～6
滑石		0.39～0.43	10～20
甘草		0.078～0.085	2～10
朱砂		0.026～0.028	0.1～0.5
牛黄		0.026～0.028	0.15～0.35

参考标准：

［1］山东省中药饮片炮制规范（2012 年版）

小儿百部止咳糖浆

Xiao'er Baibu Zhike Tangjiang

【处方】

蜜百部 100g	苦杏仁 50g
桔梗 50g	桑白皮 50g
麦冬 25g	知母 25g
黄芩 100g	陈皮 100g
甘草 25g	制天南星 25g
枳壳（炒） 50g	

【制法】 以上十一味，加水煎煮二次，第一次 3 小时，第二次 2 小时，合并煎液，滤过，滤液静置 6 小时以上，取上清液，浓缩至适量。另取蔗糖 650g 加水煮沸制成糖浆，与上述浓缩液混匀，煮沸，放冷，加入苯甲酸钠 2.5g 与香精适量，加水至 1000ml，搅匀，静置，滤过，即得。

【功能与主治】 清肺，止咳、化痰。用于小儿痰热蕴肺所致的咳嗽、顿咳，症见咳嗽、痰多、痰黄黏稠、咯吐不爽，或痰咳不已、痰稠难出；百日咳见上述证候者。

【用法与用量】 口服。二岁以上一次 10ml，二岁以内一次 5ml，一日 3 次。

【规格】 （1）每瓶装 10ml　（2）每瓶装 100ml

【剂量推算】

处方	成药日用量，ml	推算饮片日生药量，g	《药典》饮片日用量，g
蜜百部	15～30	1.5～3	3～9
苦杏仁		0.75～1.5	5～10
桔梗		0.75～1.5	3～10
桑白皮		0.75～1.5	6～12
麦冬		0.375～0.75	6～12
知母		0.375～0.75	6～12
黄芩		1.5～3	3～10
陈皮		1.5～3	3～10
甘草		0.375～0.75	2～10
制天南星		0.375～0.75	3～9
枳壳（炒）		0.75～1.5	3～9[1]

参考标准：

［1］福建省中药饮片炮制规范（2012 年版）

小儿至宝丸

Xiao'er Zhibao Wan

【处方】 紫苏叶 50g　广藿香 50g
薄荷 50g　羌活 50g
陈皮 50g　制白附子 50g
胆南星 50g　炒芥子 30g
川贝母 50g　槟榔 50g
炒山楂 50g　茯苓 200g
六神曲（炒）200g　炒麦芽 50g
琥珀 30g　冰片 4g
天麻 50g　钩藤 50g
僵蚕（炒） 50g　蝉蜕 50g
全蝎 50g　人工牛黄 6g
雄黄 50g　滑石 50g
朱砂 10g

【制法】 以上二十五味，除人工牛黄、冰片外，雄黄、朱砂分别水飞成极细粉；其余紫苏叶等二十一味粉碎成细粉；将冰片研细，与人工牛黄及上述粉末配研，过筛，混匀。每100g粉末加炼蜜110～140g制成大蜜丸，即得。

【功能与主治】 疏风镇惊，化痰导滞。用于小儿风寒感冒，停食停乳，发热鼻塞，咳嗽痰多，呕吐泄泻。

【用法与用量】 口服。一次1丸，一日2～3次。

【规格】 每丸重1.5g

【剂量推算】

处方	成药 日用量，丸	推算饮片 日生药量，g	《药典》饮片 日用量，g
紫苏叶	2～3	0.045～0.078	5～10
广藿香		0.045～0.078	3～10
薄荷		0.045～0.078	3～6
羌活		0.045～0.078	3～10
陈皮		0.045～0.078	3～10
制白附子		0.045～0.078	3～6
胆南星		0.045～0.078	3～6
炒芥子		0.027～0.047	3～9
川贝母		0.045～0.078	3～10
槟榔		0.045～0.078	3～10
炒山楂		0.045～0.078	9～12
茯苓		0.18～0.31	10～15
六神曲（炒）		0.18～0.31	6～12[1]
炒麦芽		0.045～0.078	10～15
琥珀		0.027～0.047	1～3[2～3] 1.5[4]
冰片		0.0036～0.0060	0.15～0.3
天麻		0.045～0.078	3～10
钩藤		0.045～0.078	3～12
僵蚕（炒）		0.045～0.078	5～10
蝉蜕		0.045～0.078	3～6
全蝎		0.045～0.078	3～6
人工牛黄		0.0054～0.0090	0.15～0.35
雄黄		0.045～0.078	0.05～0.1
滑石		0.045～0.078	10～20
朱砂		0.0091～0.016	0.1～0.5

参考标准：

［1］甘肃省中药材标准（2009年版）
［2］辽宁省中药材标准（第二册）（2019年版）
［3］安徽省中药饮片炮制规范（第三版）（2019年版）
［4］新疆维吾尔自治区中药维吾尔药饮片炮制规范（2020年版）

小儿扶脾颗粒

Xiao'er Fupi Keli

【处方】 白术 48g　陈皮 24g
山楂 48g　党参 48g
莲子 48g　茯苓 38g

【制法】 以上六味，加水煎煮二次，第一次1.5小时，第二次2小时，合并煎液，滤过，滤液浓缩至相对密度为1.10～1.20（60℃）的清膏，加炼蜜48g，混匀，再加蔗糖适量，制成颗粒，干燥，制成1000g，即得。

【功能与主治】 健脾胃，助消化。用于小儿脾胃气虚，消化不良，体质消瘦。

【用法与用量】 开水冲服。一次5～10g，一日2～3次；或遵医嘱。

【规格】 （1）每袋装5g （2）每袋装10g

【剂量推算】

处方	成药日用量，g	推算饮片日生药量，g	《药典》饮片日用量，g
白术	10～30	0.48～1.44	6～12
陈皮		0.24～0.72	3～10
山楂		0.48～1.44	9～12
党参		0.48～1.44	9～30
莲子		0.48～1.44	6～15
茯苓		0.38～1.14	10～15

小儿抗痫胶囊

Xiao'er Kangxian Jiaonang

【处方】 胆南星 80g　天麻 48g
太子参 80g　茯苓 80g
水半夏（制）80g　橘红 48g
九节菖蒲 120g　青果 120g
琥珀 24g　沉香 24g
六神曲（麸炒）80g　麸炒枳壳 48g
川芎 48g　羌活 48g

【制法】 以上十四味，胆南星、九节菖蒲、琥珀、沉香、六神曲（麸炒）、天麻、川芎、羌活粉碎成细粉，过筛，备用；其余太子参等六味加水煎煮三次，滤过，滤液合并，浓缩至适量，与上述细粉混匀，制成颗粒，干燥，粉碎，装入胶囊，制成1000粒，即得。

【功能与主治】 豁痰熄风，健脾理气。用于原发性全身性强直－阵挛发作型儿童癫痫病风痰闭阻证，发作时症见四肢抽搐、口吐涎沫、二目上窜、甚至昏仆。

【用法与用量】 口服。三至六岁一次5粒，七至十三岁一次8粒，一日3次。本品胶囊较大，患儿不习惯或吞服有困难者，可从胶囊中取出药粉冲服。

【注意】 忌食牛羊肉、无鳞鱼及辛辣刺激食物；少数患儿服药后出现食欲不振、恶心呕吐、腹痛腹泻等消化道症状，饭后服用或继续服药1～3周一般可自行消失；停药、减量需在医生指导下进行。

【规格】 每粒装0.5g

【剂量推算】

处方	成药日用量，粒	推算饮片日生药量，g	《药典》饮片日用量，g
胆南星	15～24	1.20～1.92	3～6
天麻		0.72～1.15	3～10
太子参		1.20～1.92	9～30
茯苓		1.20～1.92	10～15
水半夏（制）		1.20～1.92	6～15[1]
橘红		0.72～1.15	3～10
九节菖蒲		1.80～2.88	2～6[2]
青果		1.80～2.88	5～10
琥珀		0.36～0.58	1～3[2～3] 1.5[4]
沉香		0.36～0.58	1～5
六神曲（麸炒）		1.20～1.92	6～15[5]
麸炒枳壳		0.72～1.15	3～10
川芎		0.72～1.15	3～10
羌活		0.72～1.15	3～10

参考标准：

［1］广西壮族自治区壮药质量标准（第二卷）
［2］安徽省中药饮片炮制规范（第三版）（2019年版）
［3］辽宁省中药材标准（第二册）（2019年版）
［4］新疆维吾尔自治区中药维吾尔药饮片炮制规范（2020年版）
［5］山东省中药饮片炮制规范（2012年版）

小儿肺咳颗粒

Xiao'er Feike Keli

【处方】 人参 20g　茯苓 20g
白术 8g　陈皮 20g
鸡内金 20g　酒大黄 12g
鳖甲 20g　地骨皮 23g
北沙参 39g　炙甘草 12g
青蒿 29g　麦冬 39g
桂枝 8g　干姜 8g
淡附片 8g　瓜蒌 29g
款冬花 20g　紫菀 20g
桑白皮 23g　胆南星 8g
黄芪 20g　枸杞子 20g

【制法】 以上二十二味，黄芪、地骨皮、北沙参、麦冬、炙甘草、青蒿、桂枝、瓜蒌、紫菀、桑白皮加水煎煮二次，每次2小时，合并煎液，滤过，滤液浓缩成相对密度为1.26～1.30（80℃）的清膏；其余人参等十二味粉碎成细粉，与上述清膏、蔗糖适量混匀，制成颗粒，干燥，制成1000g，即得。

【功能与主治】 健脾益肺，止咳平喘。用于肺脾不足，痰湿内蕴所致咳嗽或痰多稠黄，咳吐不爽，气短，喘促，动辄汗出，食少纳呆，周身乏力，舌红苔厚；小儿支气管炎见以上证候者。

【用法与用量】 开水冲服。周岁以内一次2g，一至四岁一次3g，五至八岁一次6g，一日3次。

【注意】 高热咳嗽慎用。

【规格】 每袋装（1）2g （2）3g （3）6g

【剂量推算】

处方	成药日用量，g	推算饮片日生药量，g	《药典》饮片日用量，g
人参	6～18	0.12～0.36	3～9
茯苓		0.12～0.36	10～15
白术		0.048～0.14	6～12
陈皮		0.12～0.36	3～10
鸡内金		0.12～0.36	3～10
酒大黄		0.072～0.22	3～15
鳖甲		0.12～0.36	9～24
地骨皮		0.14～0.41	9～15
北沙参		0.23～0.70	5～12
炙甘草		0.072～0.22	2～10
青蒿		0.17～0.52	6～12
麦冬		0.23～0.70	6～12
桂枝		0.048～0.14	3～10
干姜		0.048～0.14	3～10
淡附片		0.048～0.14	3～15
瓜蒌		0.17～0.52	9～15
款冬花		0.12～0.36	5～10
紫菀		0.12～0.36	5～10
桑白皮		0.14～0.41	6～12
胆南星		0.048～0.14	3～6
黄芪		0.12～0.36	9～30
枸杞子		0.12～0.36	6～12

小儿肺热平胶囊

Xiao'er Feireping Jiaonang

【处方】 人工牛黄 3.3g　地龙 55g
珍珠 3.3g　拳参 44g
牛胆粉 11g　甘草 11g
平贝母 66g　人工麝香 0.22g
射干 55g　朱砂 0.44g
黄连 44g　黄芩 88g
羚羊角 0.44g　北寒水石 55g
冰片 0.44g　新疆紫草 33g
柴胡 66g

【制法】 以上十七味，黄连、平贝母、北寒水石粉碎成粗粉；射干、拳参、新疆紫草、黄芩、地龙、柴胡、甘草加水煎煮二次，第一次2小时，第二次1小时，煎液滤过，滤液合并，浓缩至相对密度为1.25～1.30（80℃），与上述粗粉混匀，在40～60℃减压干燥，粉碎成细粉；朱砂、珍珠分别水飞成极细粉；羚羊角锉研成细粉；人工牛黄、人工麝香、冰片分别研细，与上述配研，混匀，过筛，装入胶囊，制成1000粒，即得。

【功能与主治】 清热化痰，止咳平喘，镇惊开窍。用于小儿痰热壅肺所致喘嗽，症见喘咳、吐痰黄稠、壮热烦渴、神昏抽搐、舌红苔黄腻。

【用法与用量】 口服。六个月以内小儿一次服0.125g，七至十二个月一次服0.25g，一至二岁一次服0.375g，二至三岁一次服0.5g，三岁以上一次服0.75～1.0g，一日3～4次。

【注意】 本品不宜久服；肝肾功能不全者慎用。

【规格】 每粒装0.25g

【剂量推算】

处方	成药日用量，g	推算饮片日生药量，g	《药典》饮片日用量，g
人工牛黄	0.375～4	0.0050～0.053	0.15～0.35
地龙		0.083～0.88	5～10
珍珠		0.0050～0.053	0.1～0.3
拳参		0.066～0.70	5～10
牛胆粉		0.017～0.18	0.3～0.9[1]
甘草		0.017～0.18	2～10
平贝母		0.099～1.06	3～9
人工麝香		0.00033～0.0035	0.03～0.1

续表

处方	成药 日用量，g	推算饮片 日生药量，g	《药典》饮片 日用量，g
射干	0.375～4	0.083～0.88	3～10
朱砂		0.00066～0.0070	0.1～0.5
黄连		0.066～0.70	2～5
黄芩		0.13～1.41	3～10
羚羊角		0.00066～0.0070	1～3
北寒水石		0.083～0.88	9～15[2]
冰片		0.00066～0.0070	0.15～0.3
新疆紫草		0.050～0.53	5～10
柴胡		0.099～1.06	3～10

参考标准：

［1］山东省中药材标准（2002 年版）
［2］天津市中药饮片炮制规范（2018 年版）

小儿肺热咳喘口服液

Xiao'er Feire Kechuan Koufuye

【处方】 麻黄 50g　苦杏仁 100g
石膏 400g　甘草 50g
金银花 167g　连翘 167g
知母 167g　黄芩 167g
板蓝根 167g　麦冬 167g
鱼腥草 167g

【制法】 以上十一味，石膏加水煎煮 0.5 小时，加入其余麻黄等十味，加水煎煮二次，每次 1 小时，合并煎液，滤过，滤液浓缩至相对密度为 1.10～1.15（80℃），放冷，加乙醇使含醇量达 75%，搅匀，静置 24 小时，滤过，滤液回收乙醇并浓缩至相对密度为 1.20～1.25（80℃）的清膏，加水约至 1000ml，搅匀，冷藏（4～7℃）36～48 小时，滤过，滤液加入苯甲酸钠 3g 和甜蜜素 5g，加水至 1000ml，搅匀，灌装，灭菌，即得。

【功能与主治】 清热解毒，宣肺化痰。用于热邪犯于肺卫所致发热、汗出、微恶风寒、咳嗽、痰黄，或兼喘息、口干而渴。

【用法与用量】 口服。一至三岁一次 10ml，一日 3 次；四至七岁一次 10ml，一日 4 次；八至十二岁一次 20ml，一日 3 次，或遵医嘱。

【注意】 大剂量服用，可能有轻度胃肠不适反应。

【规格】 每支装 10ml

【剂量推算】

处方	成药 日用量，ml	推算饮片 日生药量，g	《药典》饮片 日用量，g
麻黄	30～60	1.5～3	2～10
苦杏仁		3～6	5～10
石膏		12～24	15～60
甘草		1.5～3	2～10
金银花		5.01～10.02	6～15
连翘		5.01～10.02	6～15
知母		5.01～10.02	6～12
黄芩		5.01～10.02	3～10
板蓝根		5.01～10.02	9～15
麦冬		5.01～10.02	6～12
鱼腥草		5.01～10.02	15～25

小儿泻速停颗粒

Xiao'er Xiesuting Keli

【处方】 地锦草 360g　儿茶 54g
乌梅 60g　焦山楂 90g
茯苓 180g　白芍 90g
甘草 360g

【制法】 以上七味，乌梅、焦山楂、白芍加水煎煮 1 小时，滤过，药渣加入地锦草，再加水煎煮二次，滤过，滤液合并，滤液浓缩至适量，加乙醇使含醇量达 60%，静置，取上清液，回收乙醇至无醇味。儿茶加水煎煮二次，煎液滤过，滤液合并，或浓缩至适量，冷藏，滤过；茯苓、甘草加水煎煮二次，煎液滤过，滤液合并，浓缩至适量，冷藏，滤过，滤液与上述药液合并，浓缩至适量，加蔗糖 500g 与适量糊精、甜菊素，制颗粒；或合并药液经喷雾干燥制得浸膏粉，加蔗糖 500g 与适量糊精及阿司帕坦，混匀，制成颗粒，干燥，制成 1000g，即得。

【功能与主治】 清热利湿，健脾止泻，缓急止痛，用于小儿湿热壅遏大肠所致的泄泻，症见大便稀薄如水样、腹痛、纳差；小儿秋季腹泻及迁延性、慢性腹泻见上述证候者。

【用法与用量】 口服。六个月以下，一次 1.5～3g，六个月至一岁以内，一次 3～6g，一至三岁，一次 6～

9g，三至七岁，一次10～15g，七至十二岁，一次15～20g，一日3～4次；或遵医嘱。

【注意】 忌食生冷油腻；腹泻严重，有较明显脱水表现者应及时就医。

【规格】 每袋装（1）3g （2）5g （3）10g

【剂量推算】

处方	成药 日用量，g	推算饮片 日生药量，g	《药典》饮片 日用量，g
地锦草	4.5～80g	1.62～28.80	9～20
儿茶		0.24～4.32	1～3
乌梅		0.27～4.80	6～12
焦山楂		0.41～7.20	9～12
茯苓		0.81～14.40	10～15
白芍		0.41～7.20	6～15
甘草		1.62～28.80	2～10

小儿泻痢片

Xiao'er Xieli Pian

【处方】 葛根 37.5g　黄芩 62.5g
黄连 31.3g　厚朴 62.5g
白芍 62.5g　茯苓 62.5g
焦山楂 62.5g　乌梅 31.3g
甘草 12.5g　滑石粉 75g

【制法】 以上十味，黄连粉碎成细粉；其余葛根等九味加水煎煮二次，第一次3小时，第二次2小时，煎液滤过，滤液合并，浓缩成稠膏，加入黄连细粉，混匀，干燥，粉碎成细粉，制颗粒，压制成1000片，包糖衣或薄膜衣；或滤液浓缩至相对密度为1.15～1.20（60℃），喷雾干燥，与上述黄连细粉混匀，制颗粒，干燥，压制成1000片，包糖衣或薄膜衣，即得。

【功能与主治】 清热利湿，止泻。用于小儿湿热下注所致的痢疾、泄泻，症见大便次数增多或里急后重、下利赤白。

【用法与用量】 口服。一岁以下一次1片，二至三岁一次2～3片，四岁以上一次4～6片，一日4次。

【规格】 （1）薄膜衣片　每片重0.18g （2）糖衣片　片心重0.17g

【剂量推算】

处方	成药 日用量，片	推算饮片 日生药量，g	《药典》饮片 日用量，g
葛根	4～24	0.15～0.90	10～15
黄芩		0.25～1.50	3～10
黄连		0.13～0.75	2～5
厚朴		0.25～1.50	3～10
白芍		0.25～1.50	6～15
茯苓		0.25～1.50	10～15
焦山楂		0.25～1.50	9～12
乌梅		0.13～0.75	6～12
甘草		0.05～0.30	2～10
滑石粉		0.30～1.80	10～20

小儿宝泰康颗粒

Xiao'er Baotaikang Keli

【处方】 连翘 416g　地黄 416g
滇柴胡 416g　玄参 208g
桑叶 208g　浙贝母 208g
蒲公英 208g　南板蓝根 416g
滇紫草 208g　桔梗 416g
莱菔子 416g　甘草 208g

【制法】 以上十二味，浙贝母、滇紫草分别用70%乙醇回流提取二次，滤过，滤液合并，回收乙醇并浓缩至适量，备用。其余连翘等十味，加水煎煮二次，滤过，滤液合并，浓缩至适量，放冷，加乙醇使含醇量达70%，搅匀，静置，取上清液，回收乙醇并浓缩至适量，加入适量糊精和蔗糖400～500g及浙贝母和滇紫草的醇提浓缩液，制成颗粒，干燥，制成1000g，即得。

【功能与主治】 解表清热，止咳化痰。用于小儿风热外感，症见发热、流涕、咳嗽、脉浮。

【用法与用量】 温开水冲服。周岁以内一次2.6g，一至三岁一次4g，三至十二岁一次8g，一日3次。

【规格】 每袋装（1）2.6g （2）4g （3）8g

【剂量推算】

处方	成药 日用量，g	推算饮片 日生药量，g	《药典》饮片 日用量，g
连翘	7.8～24	3.24～9.98	6～15
地黄		3.24～9.98	10～15

续表

处方	成药 日用量，g	推算饮片 日生药量，g	《药典》饮片 日用量，g
滇柴胡	7.8～24	3.24～9.98	6～12[1]
玄参		1.62～4.99	9～15
桑叶		1.62～4.99	5～10
浙贝母		1.62～4.99	5～10
蒲公英		1.62～4.99	10～15
南板蓝根		3.24～9.98	9～15
滇紫草		1.62～4.99	3～9[1]
桔梗		3.24～9.98	3～10
莱菔子		3.24～9.98	5～12
甘草		1.62～4.99	2～10

参考标准：

［1］云南省中药饮片标准（2005年版）（第一册）

小儿咽扁颗粒

Xiao'er Yanbian Keli

【处方】 金银花 109.4g　射干 62.5g
金果榄 78.1g　桔梗 78.1g
玄参 78.1g　麦冬 78.1g
人工牛黄 0.31g　冰片 0.16g

【制法】 以上八味，除人工牛黄、冰片外，其余金银花等六味加水煎煮二次，第一次2.5小时，第二次1.5小时，滤过，滤液合并，减压浓缩至相对密度为1.32～1.35（50℃），加入蔗糖700～800g、适量糊精及人工牛黄，混匀，制成颗粒，干燥，加入冰片，混匀，制成1000g；或加入甜菊素约9g、适量糊精及人工牛黄，混匀，制成颗粒，干燥，加入冰片，混匀，制成500g，即得。

【功能与主治】 清热利咽，解毒止痛。用于小儿肺卫热盛所致的喉痹、乳蛾，症见咽喉肿痛、咳嗽痰盛、口舌糜烂；急性咽炎、急性扁桃腺炎见上述证候者。

【用法与用量】 开水冲服。一至二岁一次4g或2g（无蔗糖），一日2次；三至五岁一次4g或2g（无蔗糖），一日3次；六至十四岁一次8g或4g（无蔗糖），一日2～3次。

【规格】 （1）每袋装8g　（2）每袋装4g（无蔗糖）

【剂量推算】

处方	成药 日用量，g	推算饮片 日生药量，g	《药典》饮片 日用量，g
金银花	（1）含蔗糖：8～24 （2）无蔗糖：4～12	0.88～2.63	6～15
射干		0.50～1.50	3～10
金果榄		0.62～1.87	3～9
桔梗		0.62～1.87	3～10
玄参		0.62～1.87	9～15
麦冬		0.62～1.87	6～12
人工牛黄		0.0025～0.0074	0.15～0.35
冰片		0.0013～0.0038	0.15～0.3

小儿咳喘灵口服液

Xiao'er Kechuanling Koufuye

【处方】 麻黄 12.5g　金银花 125g
苦杏仁 62.5g　板蓝根 125g
石膏 187.5g　甘草 62.5g
瓜蒌 62.5g

【制法】 以上七味，苦杏仁、石膏、板蓝根、甘草、瓜蒌加水煎煮1小时，滤过，滤液备用；药渣与麻黄、金银花加水煎煮1小时，滤过，合并滤液，静置，取上清液，浓缩至流浸膏，加入乙醇使含醇量为65%，搅匀，静置冷藏；取上清液，滤过，滤液回收乙醇，浓缩至适量，加入甜菊素及防腐剂适量，搅拌均匀，滤过，滤液加水至1000ml规格〔(1)〕；或加入甜菊素1g及苯甲酸钠1.5g，搅拌均匀，滤过，滤液加水至500ml〔规格（2）〕，即得。

【功能与主治】 〔规格（1）〕宣肺清热，止咳、祛痰、平喘。用于上呼吸道感染，气管炎，肺炎，咳嗽。

〔规格（2）〕宣肺、清热，止咳、祛痰。用于上呼吸道感染引起的咳嗽。

【用法与用量】 口服。〔规格（1）〕二岁以内一次5ml，三至四岁一次7.5ml，五至七岁一次10ml，一日3～4次；〔规格（2）〕二岁以内一次2.5ml，三至四岁一次3.75ml，五至七岁一次5ml，一日3～4次。

【规格】 （1）每支装10ml　（2）每支装5ml（浓缩型）　每支装1.25ml（浓缩型）　每支装2.5ml（浓缩型）

【剂量推算】

处方	成药 日用量，ml	推算饮片 日生药量，g	《药典》饮片 日用量，g
麻黄	规格（1）：15～40 规格（2）：7.5～20	0.19～0.50	2～10
金银花		1.88～5.00	6～15
苦杏仁		0.94～2.50	5～10
板蓝根		1.88～5.00	9～15
石膏		2.81～7.50	15～60
甘草		0.94～2.50	2～10
瓜蒌		0.94～2.50	9～15

小儿咳喘颗粒

Xiao'er Kechuan Keli

【处方】

麻黄 90g　　川贝母 90g

苦杏仁（炒） 150g　　黄芩 150g

天竺黄 150g　　紫苏子（炒） 180g

僵蚕（炒） 180g　　山楂（炒） 180g

莱菔子（炒） 180g　　石膏 300g

鱼腥草 360g　　细辛 15g

茶叶 15g　　甘草 90g

桔梗 150g

【制法】 以上十五味，川贝母粉碎成细粉；细辛、鱼腥草蒸馏提取挥发油，蒸馏后的水溶液另器收集；药渣与其余麻黄等十二味加水煎煮二次，每次 1.5 小时，合并煎液，滤过，滤液与上述水溶液合并，浓缩至适量，加入适量的蔗糖和糊精及川贝母细粉，混匀，制成颗粒，干燥，喷加细辛和鱼腥草的挥发油，混匀，制成 1000g，即得。

【功能与主治】 清热宣肺，化痰止咳，降逆平喘。用于小儿痰热壅肺所致的咳嗽、发热、痰多、气喘。

【用法与用量】 温开水冲服。周岁以内一次 2～3g，一至五岁，一次 3～6g，六岁以上，一次 9～12g，一日 3 次。

【规格】 每袋装 6g

【剂量推算】

续表

处方	成药 日用量，g	推算饮片 日生药量，g	《药典》饮片 日用量，g
麻黄	6～36	0.54～3.24	2～10
川贝母		0.54～3.24	3～10
苦杏仁（炒）		0.90～5.40	5～10
黄芩		0.90～5.40	3～10
天竺黄		0.90～5.40	3～9
紫苏子（炒）		1.08～6.48	3～10
僵蚕（炒）		1.08～6.48	5～10
山楂（炒）		1.08～6.48	9～12
莱菔子（炒）		1.08～6.48	5～12
石膏		1.80～10.80	15～60
鱼腥草		2.16～12.96	15～25
细辛		0.09～0.54	1～3
茶叶		0.09～0.54	3～10[1]
甘草		0.54～3.24	2～10
桔梗		0.90～5.40	3～10

参考标准：

［1］江苏省中药材标准（2016 年版）

小儿香橘丸

Xiao'er Xiangju Wan

【处方】 木香 9g　　陈皮 54g

苍术（米泔炒）54g　　炒白术 54g

茯苓 54g　　甘草 18g

白扁豆（去皮）36g　　麸炒山药 36g

莲子 36g　　麸炒薏苡仁 36g

炒山楂 36g　　炒麦芽 36g

六神曲（麸炒）36g　　姜厚朴 36g

麸炒枳实 36g　　醋香附 54g

砂仁 18g　　法半夏 36g

泽泻 18g

【制法】 以上十九味，粉碎成细粉，过筛，混匀；每 100g 粉末加炼蜜 140～160g 制成大蜜丸，即得。

【功能与主治】 健脾和胃，消食止泻。用于脾虚食滞所致的呕吐便泻、脾胃不和、身热腹胀、面黄肌瘦、不思饮食。

【用法与用量】 口服。一次 1 丸，一日 3 次；周岁以内小儿酌减。

【规格】 每丸重 3g

【剂量推算】

处方	成药日用量，丸	推算饮片日生药量，g	《药典》饮片日用量，g
木香	3	0.045～0.049	3～6
陈皮		0.27～0.29	3～10
苍术（米泔炒）		0.27～0.29	5～10[1] 3～9[2]
炒白术		0.27～0.29	6～12
茯苓		0.27～0.29	10～15
甘草		0.09～0.10	2～10
白扁豆（去皮）		0.18～0.19	9～15
麸炒山药		0.18～0.19	15～30
莲子		0.18～0.19	6～15
麸炒薏苡仁		0.18～0.19	9～30
炒山楂		0.18～0.19	9～12
炒麦芽		0.18～0.19	10～15
六神曲（麸炒）		0.18～0.19	6～15[3]
姜厚朴		0.18～0.19	3～10
麸炒枳实		0.18～0.19	3～10
醋香附		0.27～0.29	6～10
砂仁		0.090～0.097	3～6
法半夏		0.18～0.19	3～9
泽泻		0.090～0.097	6～10

参考标准：

［1］吉林省中药饮片炮制规范（2020 年版）公示

［2］江苏省中药饮片炮制规范（2020 年版）（第二册）（第一批征求意见稿）

［3］山东省中药饮片炮制规范（2012 年版）

小儿退热合剂（小儿退热口服液）

Xiao'er Tuire Heji

【处方】大青叶 150g　板蓝根 90g
金银花 90g　连翘 90g
栀子 90g　牡丹皮 90g
黄芩 90g　淡竹叶 60g
地龙 60g　重楼 45g
柴胡 90g　白薇 60g

【制法】以上十二味，牡丹皮、柴胡、连翘用水蒸气蒸馏，收集蒸馏液，药渣与其余大青叶等九味加水煎煮二次，每次 1 小时，合并煎液，滤过，滤液浓缩至相对密度为 1.15～1.20（80℃）的清膏，加乙醇使含醇量达 70%，静置，取上清液滤过，回收乙醇，浓缩至相对密度为 1.20～1.25（80℃），加水搅匀，静置，取上清液，滤过。另取蔗糖 400g 制成糖浆，与上述药液及蒸馏液合并，加入甜菊素 2g、苯甲酸钠或山梨酸钾 2g，加水至 1000ml，搅匀，滤过，灌装，灭菌，即得。

【功能与主治】疏风解表，解毒利咽。用于小儿外感风热所致的感冒，症见发热恶风、头痛目赤、咽喉肿痛；上呼吸道感染见上述证候者。

【用法与用量】口服。五岁以下一次 10ml，五至十岁一次 20～30ml，一日 3 次；或遵医嘱。

【规格】（1）每支装 10ml　（2）每瓶装 100ml

【剂量推算】

处方	成药日用量，ml	推算饮片日生药量，g	《药典》饮片日用量，g
大青叶	30～90	4.50～13.50	9～15
板蓝根		2.70～8.10	9～15
金银花		2.70～8.10	6～15
连翘		2.70～8.10	6～15
栀子		2.70～8.10	6～10
牡丹皮		2.70～8.10	6～12
黄芩		2.70～8.10	3～10
淡竹叶		1.80～5.40	6～10
地龙		1.80～5.40	5～10
重楼		1.35～4.05	3～9
柴胡		2.70～8.10	3～10
白薇		1.80～5.40	5～10

小儿退热颗粒

Xiao'er Tuire Keli

【处方】大青叶 300g　板蓝根 180g
金银花 180g　连翘 180g
栀子 180g　牡丹皮 180g
黄芩 180g　淡竹叶 120g
地龙 120g　重楼 90g
柴胡 180g　白薇 120g

【制法】以上十二味，牡丹皮用水蒸气蒸馏提取挥发性成分，备用；柴胡、连翘提取挥发油，收集挥发油备用；上述三种药渣与其余大青叶等九味加水煎煮二次，合并煎液，滤过，滤液浓缩至相对密度为1.06～1.08（80℃），加乙醇使含醇量达 55%～60%，放置 48 小时，取上清液，浓缩成稠膏，加蔗糖粉、糊精（4:1）适量，混匀，制成颗粒，干燥，喷入上述挥发油、挥发性成分及 2%薄荷脑乙醇液 10ml，混匀，制成 1000g，即得。

【功能与主治】 疏风解表，解毒利咽。用于小儿外感风热所致的感冒，症见发热恶风、头痛目赤、咽喉肿痛；上呼吸道感染见上述证候者。

【用法与用量】 开水冲服。五岁以下小儿一次 5g，五至十岁一次 10～15g，一日 3 次；或遵医嘱。

【规格】 （1）每袋装 5g （2）每袋装 15g

【剂量推算】

处方	成药 日用量，g	推算饮片 日生药量，g	《药典》饮片 日用量，g
大青叶	15～45	4.50～13.50	9～15
板蓝根		2.70～8.10	9～15
金银花		2.70～8.10	6～15
连翘		2.70～8.10	6～15
栀子		2.70～8.10	6～10
牡丹皮		2.70～8.10	6～12
黄芩		2.70～8.10	3～10
淡竹叶		1.80～5.40	6～10
地龙		1.80～5.40	5～10
重楼		1.35～4.05	3～9
柴胡		2.70～8.10	3～10
白薇		1.80～5.40	5～10

小儿柴桂退热口服液

Xiao'er Chaigui Tuire Koufuye

【处方】 柴胡 130g　　桂枝 45g
葛根 130g　　浮萍 45g
黄芩 60g　　白芍 45g
蝉蜕 45g

【制法】 以上七味，桂枝、柴胡用水蒸馏 4 小时，收集蒸馏液，备用；蒸馏后的水溶液滤过，药渣再加水煎煮 30 分钟，煎液滤过，滤液与上述滤液合并，滤液备用；葛根用 50%乙醇加热回流提取 3 次，第一、二次各 2 小时，第三次 1 小时，提取液滤过，滤液合并，回收乙醇并浓缩至相对密度为 1.12～1.16（50℃）的清膏，加乙醇使含醇量达 70%～75%，静置，取上清液，滤过，滤液回收乙醇，备用；黄芩加水煎煮三次，第一次 1 小时，第二、三次各 30 分钟，煎液滤过，滤液合并，在 80～85℃用 10%盐酸调节 pH 值 1.5～2.0，保温 1 小时，静置 24 小时，滤过，沉淀物加 6 倍量水，用 40%氢氧化钠溶液调节 pH 值 7.0～7.5，加入等量乙醇，搅匀，滤过，滤液用 10%盐酸溶液调节 pH 值至 2.0，60℃保温 30 分钟，静置 24 小时，滤过，沉淀用水洗至中性，备用；白芍、浮萍、蝉蜕加水煎煮二次，第一次 1 小时，第二次 0.5 小时，煎液滤过，滤液合并，再与桂枝、柴胡水溶液合并，浓缩至相对密度为 1.12～1.16（50℃）清膏，加乙醇使含醇量达 60%～70%，静置 48 小时，取上清液，滤过，滤液回收乙醇，加入黄芩粗提物、葛根提取液、蔗糖 100g 及山梨酸钾 1.5g，用 10%氢氧化钠溶液调节 pH 值至 5.5～6.0，加入桂枝和柴胡的蒸馏液，混匀，滤过，加水至 1000ml，混匀，灭菌，灌封，即得。

【功能与主治】 发汗解表，清里退热。用于小儿外感发热。症见：发热，头身痛，流涕，口渴，咽红，溲黄，便干。

【用法与用量】 口服。周岁以内，一次 5ml；一至三岁，一次 10ml；四至六岁，一次 15ml；七至十四岁，一次 20ml；一日 4 次，3 天为一个疗程。

【规格】 每支装 10ml

【剂量推算】

处方	成药 日用量，ml	推算饮片 日生药量，g	《药典》饮片 日用量，g
柴胡	20～80	2.6～10.4	3～10
桂枝		0.9～3.6	3～10
葛根		2.6～10.4	10～15
浮萍		0.9～3.6	3～9
黄芩		1.2～4.8	3～10
白芍		0.9～3.6	6～15
蝉蜕		0.9～3.6	3～6

小儿柴桂退热颗粒

Xiao'er Chaigui Tuire Keli

【处方】 柴胡 260g　　桂枝 90g
葛根 260g　　浮萍 90g

黄芩 120g　　白芍 90g
蝉蜕 90g

【制法】 以上七味，桂枝、柴胡粉碎，80℃加水温浸 1 小时，再蒸馏 4 小时，馏出液加 10%氯化钠，冷藏 12 小时，分取上层油液，用倍他环糊精包合，包合物 50℃干燥，粉碎，过筛，备用；蒸馏后的水溶液滤过，滤液备用，药渣再加水煎煮 0.5 小时，滤过，滤液与蒸馏后的水溶液合并，备用。葛根粉碎成最粗粉，备用。用 50%乙醇作溶剂，浸渍 24 小时后进行渗漉，收集 8 倍量渗漉液，减压回收乙醇，并浓缩至相对密度 1.25（60℃）的清膏。黄芩粉碎成最粗粉，布袋包煎，加水煎煮三次，第一次 1 小时，第二、三次各 0.5 小时，合并煎液，滤过，滤液在 80～85℃加 10%盐酸调节 pH 值 1.5～2.0，保温 1 小时，静置 24 小时，滤过，沉淀物加 6 倍量水，搅匀，用 40%氢氧化钠溶液调节 pH 值 7.0～7.5，加等量乙醇，搅匀，滤过，滤液用 10%盐酸溶液调节 pH 值至 2.0，60℃保温 30 分钟，静置 24 小时，滤过，沉淀用水洗至中性，得黄芩粗提物。其余白芍等三味加水煎煮二次，第一次 1 小时，第二次 0.5 小时，合并煎液，滤过，滤液与桂枝、柴胡水提液合并，浓缩至相对密度为 1.07～1.10（50℃），加乙醇使含醇量达 60%，冷藏 24 小时，滤过，减压回收乙醇，并浓缩至相对密度 1.25（60℃）的清膏。与葛根提取浓缩液合并，加入黄芩粗提物，混匀，加入 3 倍量蔗糖，倍他环糊精包合物及糊精适量，制粒，60℃干燥，喷入甜橙香精 1.1g，混匀，制成 800g〔规格（1）〕或 60℃干燥，制成 1000g〔规格（2）〕，即得。

【功能与主治】 发汗解表，清里退热。用于小儿外感发热。症见发热，头身痛，流涕，口渴，咽红，溲黄，便干。

【用法与用量】 开水冲服。周岁以内，一次 0.5 袋；一至三岁，一次 1 袋；四至六岁，一次 1.5 袋；七至十四岁，一次 2 袋；一日 4 次，3 天为一个疗程。

【规格】 （1）每袋装 4g　（2）每袋装 5g

【剂量推算】

处方	成药日用量，袋	推算饮片日生药量，g	《药典》饮片日用量，g
柴胡	2～8	2.6～10.4	3～10
桂枝		0.9～3.6	3～10
葛根		2.6～10.4	10～15
浮萍		0.9～3.6	3～9
黄芩		1.2～4.8	3～10
白芍		0.9～3.6	6～15
蝉蜕		0.9～3.6	3～6

小儿热速清口服液

Xiao'er Resuqing Koufuye

【处方】 柴胡 250g　　黄芩 125g
板蓝根 250g　　葛根 125g
金银花 137.5g　　水牛角 62.5g
连翘 150g　　大黄 62.5g

【制法】 以上八味，柴胡、金银花、连翘蒸馏提取挥发油，蒸馏后的水溶液另器收集；水牛角加水煎煮 3 小时后，再与柴胡等三味的药渣及其余黄芩等四味加水煎煮二次，每次 1 小时，合并煎液，滤过，滤液与上述水溶液合并，浓缩至相对密度为 1.20～1.25（85℃），放冷，加乙醇使含醇量达 65%，搅匀，静置，取上清液，回收乙醇，浓缩至适量，与挥发油合并，加入矫味剂，调节 pH 值至规定范围，加水至 1000ml，混匀，静置，滤过，灌装，灭菌，即得。

【功能与主治】 清热解毒，泻火利咽。用于小儿外感风热所致的感冒，症见高热、头痛、咽喉肿痛、鼻塞流涕、咳嗽、大便干结。

【用法与用量】 口服。周岁以内一次 2.5～5ml，一至三岁一次 5～10ml，三至七岁一次 10～15ml，七至十二岁一次 15～20ml，一日 3～4 次。

【注意】 如病情较重或服药 24 小时后疗效不明显者，可酌情增加剂量。

【规格】 每支装 10ml

【剂量推算】

处方	成药日用量，ml	推算饮片日生药量，g	《药典》饮片日用量，g
柴胡	7.5～80	1.88～20	3～10
黄芩		0.94～10	3～10
板蓝根		1.88～20	9～15
葛根		0.94～10	10～15
金银花		1.03～11	6～15
水牛角		0.47～5	15～30

续表

处方	成药 日用量，ml	推算饮片 日生药量，g	《药典》饮片 日用量，g
连翘	7.5～80	1.13～12	6～15
大黄		0.47～5	3～15

小儿热速清颗粒

Xiao'er Resuqing Keli

【处方】 柴胡 1250g　黄芩 625g
板蓝根 1250g　葛根 625g
金银花 687.5g　水牛角 312.5g
连翘 750g　大黄 312.5g

【制法】 以上八味，柴胡、金银花、连翘蒸馏提取挥发油，蒸馏后的水溶液另器收集；水牛角加水先煎煮3小时后，再与柴胡等三味的药渣及黄芩等四味加水煎煮二次，每次1小时，合并煎液，滤过，滤液与上述水溶液合并，浓缩至相对密度为1.10～1.25（60℃）稠膏，冷至室温，加乙醇使含醇量达65%，搅匀，静置24小时，取上清液回收乙醇并浓缩至相对密度为1.20～1.35（80℃）的清膏，干燥、粉碎，加蔗糖、糊精适量，混匀，制成颗粒，干燥，喷入上述挥发油，混匀，制成3000g〔规格（1）〕；或制成1000g〔规格（2）〕，即得。

【功能与主治】 清热解毒，泻火利咽。用于小儿外感风热所致的感冒，症见高热、头痛、咽喉肿痛、鼻塞流涕、咳嗽、大便干结。

【用法与用量】 口服。周岁以内，一次1.5～3g〔规格（1）〕或0.5～1g〔规格（2）〕；一至三岁，一次3～6g〔规格（1）〕或1～2g〔规格（2）〕；三至七岁，一次6～9g〔规格（1）〕或2～3g〔规格（2）〕；七至十二岁，一次9～12g〔规格（1）〕或3～4g〔规格（2）〕；一日3～4次。

【注意】 如病情较重或服药24小时后疗效不明显者，可酌情增加剂量。

【规格】 每袋装（1）6g　（2）2g

【剂量推算】

处方	成药 日用量，g	推算饮片 日生药量，g	《药典》饮片 日用量，g
柴胡	规格（1）：4.5～48 规格（2）：1.5～16	1.88～20	3～10
黄芩		0.94～10	3～10
板蓝根		1.88～20	9～15

续表

处方	成药 日用量，g	推算饮片 日生药量，g	《药典》饮片 日用量，g
葛根	规格（1）：4.5～48 规格（2）：1.5～16	0.94～10	10～15
金银花		1.03～11	6～15
水牛角		0.47～5	15～30
连翘		1.13～12	6～15
大黄		0.47～5	3～15

小儿热速清糖浆

Xiao'er Resuqing Tangjiang

【处方】 柴胡 250g　黄芩 125g
葛根 125g　水牛角 62.5g
金银花 187.5g　板蓝根 250g
连翘 150g　大黄 62.5g

【制法】 以上八味，柴胡、金银花、连翘提取挥发油，蒸馏后的水溶液另器收集；水牛角加水先煎煮3小时后，再加入蒸馏后的药渣与黄芩等四味煎煮二次，每次1小时，合并煎液，滤过，滤液与上述水溶液合并，减压浓缩至相对密度为1.12～1.17（60℃）的清膏，加乙醇使含醇量达65%，搅匀，静置48小时，取上清液回收乙醇，浓缩液加水适量，蔗糖600g，苯甲酸钠3g，煮沸使溶解，滤过，放冷，加入上述挥发油，搅匀，调整总量至1000ml，搅匀，即得。

【功能与主治】 清热解毒，泻火利咽。用于小儿外感风热所致的感冒，症见高热、头痛、咽喉肿痛、鼻塞流涕、咳嗽、大便干结。

【用法与用量】 口服。周岁以内，一次2.5～5ml；一至三岁，一次5～10ml；三至七岁，一次10～15ml；七至十二岁，一次15～20ml；一日3～4次。

【注意】 如病情较重或服药24小时后疗效不明显者，可酌情增加剂量。

【规格】 每支装10ml；每瓶装120ml

【剂量推算】

处方	成药 日用量，ml	推算饮片 日生药量，g	《药典》饮片 日用量，g
柴胡	7.5～80	1.88～20	3～10
黄芩		0.94～10	3～10
葛根		0.47～5	15～30
水牛角		1.88～20	9～15

续表

处方	成药 日用量，ml	推算饮片 日生药量，g	《药典》饮片 日用量，g
金银花	7.5～80	1.41～15	6～15
板蓝根		0.99～10	10～15
连翘		1.13～12	6～15
大黄		0.47～5	3～15

小儿消食片

Xiao'er Xiaoshi Pian

【处方】 炒鸡内金 4.7g　山楂 93.3g　六神曲（炒）85.5g　炒麦芽 85.5g　槟榔 23.3g　陈皮 7.8g

【制法】 以上六味，山楂粉碎成细粉；槟榔、陈皮加水煎煮二次，每次2小时，合并煎液，滤过；炒鸡内金、六神曲（炒）、炒麦芽加水温浸提取二次，每次2小时，合并提取液，滤过，滤液与上述滤液合并，减压浓缩成稠膏，加入上述细粉及适量糖粉，制成颗粒，干燥，压制成1000片；或压制成750片，包薄膜衣，即得。

【功能与主治】 消食化滞，健脾和胃。用于食滞肠胃所致积滞，症见食少、便秘、脘腹胀满、面黄肌瘦。

【用法与用量】 口服或咀嚼。一至三岁一次2～4片，三至七岁一次4～6片，成人一次6～8片〔规格（1）〕或一至三岁一次2～3片，三至七岁一次3～5片，成人一次5～6片〔规格（2）〕；一日3次。

【规格】 （1）每片重0.3g （2）薄膜衣片　每片重0.4g

【剂量推算】

处方	成药 日用量，片	推算饮片 日生药量，g	《药典》饮片 日用量，g
炒鸡内金	规格（1）：6～24 规格（2）：6～18	0.030～0.11	3～10
山楂		0.56～2.24	9～12
六神曲（炒）		0.51～2.05	6～12[1]
炒麦芽		0.51～2.05	10～15
槟榔		0.14～0.56	3～10
陈皮		0.047～0.19	3～10

参考标准：

［1］湖北省中药饮片炮制规范（2018年版）

小儿消积止咳口服液

Xiao'er Xiaoji Zhike Koufuye

【处方】 炒山楂 100g　槟榔 100g　枳实 100g　蜜枇杷叶 100g　瓜蒌 134g　炒莱菔子 100g　炒葶苈子 100g　桔梗 100g　连翘 100g　蝉蜕 66g

【制法】 以上十味，加水煎煮二次，合并煎液，滤过，滤液减压浓缩至适量，加乙醇使含醇量达60%，静置，滤过，滤液回收乙醇并浓缩适量，加水适量，搅拌，冷藏，滤过，滤液加入倍他环糊精，搅拌包合，再加入蔗糖，搅匀，加水至1000ml，滤过，灌装，灭菌，即得。

【功能与主治】 清热肃肺，消积止咳。用于小儿饮食积滞、痰热蕴肺所致的咳嗽、夜间加重、喉间痰鸣、腹胀、口臭。

【用法与用量】 口服。周岁以内一次5ml，一至二岁一次10ml，三至四岁一次15ml，五岁以上一次20ml，一日3次；5天为一疗程。

【规格】 每支装10ml

【剂量推算】

处方	成药 日用量，ml	推算饮片 日生药量，g	《药典》饮片 日用量，g
炒山楂	15～60	1.50～6.00	9～12
槟榔		1.50～6.00	3～10
枳实		1.50～6.00	3～10
蜜枇杷叶		1.50～6.00	6～10
瓜蒌		2.01～8.04	9～15
炒莱菔子		1.50～6.00	5～12
炒葶苈子		1.50～6.00	3～10
桔梗		1.50～6.00	3～10
连翘		1.50～6.00	6～15
蝉蜕		0.99～3.96	3～6

小儿豉翘清热颗粒

Xiao'er Chiqiao Qingre Keli

【处方】 连翘 444g　淡豆豉 333g

薄荷 222g　　荆芥 222g
炒栀子 189g　　大黄 189g
青蒿 333g　　赤芍 222g
槟榔 167g　　厚朴 333g
黄芩 333g　　半夏 333g
柴胡 222g　　甘草 189g

【制法】以上十四味，连翘、薄荷、荆芥、柴胡提取挥发油，挥发油用倍他环糊精包结，蒸馏后的水溶液备用。其余淡豆豉等十味与上述药渣加水煎煮二次，第一次 1.5 小时，第二次 1 小时，合并煎液，滤过，滤液与上述水溶液合并，浓缩至相对密度为 1.05～1.10（55℃）的清膏，加乙醇使含醇量达 65%，搅拌，静置过夜，滤过，滤液回收乙醇，浓缩至相对密度为 1.30～1.35（55℃）的稠膏（含蔗糖）或浓缩至 1.10～1.20（55℃）的清膏（无蔗糖）。取稠膏加入蔗糖、糊精、甜菊素适量，真空干燥，粉碎后与挥发油包结物混匀，制成颗粒，60℃以下真空干燥得颗粒 1000g（含蔗糖）；或取清膏加入甜菊素和枸橼酸适量混匀，加糊精适量和挥发油包结物，制粒，加入香精适量混匀，制成 1000g（无蔗糖），即得。

【功能与主治】疏风解表，清热导滞。用于小儿风热感冒夹滞证，症见发热咳嗽，鼻塞流涕，咽红肿痛，纳呆口渴，脘腹胀满，便秘或大便酸臭，溲黄。

【用法与用量】开水冲服。六个月至一岁，一次 1～2g；一至三岁，一次 2～3g；四至六岁，一次 3～4g；七至九岁，一次 4～5g；十岁以上，一次 6g；一日 3 次。

【规格】（1）每袋装 2g （2）每袋装 4g （3）每袋装 2g（无蔗糖）（4）每袋装 4g（无蔗糖）

【剂量推算】

处方	成药日用量，g	推算饮片日生药量，g	《药典》饮片日用量，g
连翘	3～18	1.33～7.99	6～15
淡豆豉		1.00～5.99	6～12
薄荷		0.67～4.00	3～6
荆芥		0.67～4.00	5～10
炒栀子		0.57～3.40	6～10
大黄		0.57～3.40	3～15
青蒿		1.00～5.99	6～12
赤芍		0.67～4.00	6～12
槟榔		0.50～3.01	3～10
厚朴		1.00～5.99	3～10
黄芩		1.00～5.99	3～10
半夏		1.00～5.99	3～9
柴胡		0.67～4.00	3～10
甘草		0.57～3.40	2～10

小儿惊风散

Xiao'er Jingfeng San

【处方】全蝎 130g　　炒僵蚕 224g
雄黄 40g　　朱砂 60g
甘草 60g

【制法】以上五味，雄黄、朱砂分别水飞成极细粉；其余全蝎等三味粉碎成细粉，与上述粉末配研，过筛，混匀，即得。

【功能与主治】镇惊熄风。用于小儿惊风，抽搐神昏。

【用法与用量】口服。周岁小儿一次 1.5g，一日 2 次；周岁以内小儿酌减。

【规格】每袋装 1.5g

【剂量推算】

处方	成药日用量，g	推算饮片日生药量，g	《药典》饮片日用量，g
全蝎	3	0.76	3～6
炒僵蚕		1.31	5～10
雄黄		0.23	0.05～0.1
朱砂		0.35	0.1～0.5
甘草		0.35	2～10

小儿清肺止咳片

Xiao'er Qingfei Zhike Pian

【处方】紫苏叶 15g　　菊花 30g
葛根 45g　　川贝母 45g
炒苦杏仁 45g　　枇杷叶 60g
炒紫苏子 15g　　蜜桑白皮 45g
前胡 45g　　射干 30g
栀子（姜炙） 45g　　黄芩 45g

知母 45g　　板蓝根 45g

人工牛黄 15g　　冰片 8g

【制法】 以上十六味，川贝母、射干、黄芩粉碎成细粉；人工牛黄与冰片分别研细；蜜桑白皮、葛根、板蓝根、栀子（姜炙）、炒紫苏子、知母、前胡、枇杷叶加水煎煮三次，第一次3小时，第二次1小时，第三次30分钟，煎液滤过；紫苏叶、菊花加水热浸三次，第一次2小时，第二次1小时，第三次30分钟，浸出液滤过；炒苦杏仁用80%乙醇加热回流提取二次，或压榨去油后用80%乙醇加热回流提取二次；第一次3小时，第二次2小时，提取液滤过，滤液回收乙醇并浓缩至相对密度为1.15～1.20（50℃）。将上述三种药液合并，减压浓缩至适量，加入川贝母等三味的细粉，混匀，干燥，粉碎，加入人工牛黄细粉及适量淀粉，制颗粒，干燥，加入冰片细粉及适量辅料，压制成1000片，或包薄膜衣，即得。

【功能与主治】 清热解表，止咳化痰。用于小儿外感风热、内闭肺火所致的身热咳嗽、气促痰多、烦躁口渴、大便干燥。

【用法与用量】 口服。周岁以内一次1～2片，一至三岁一次2～3片，三岁以上一次3～5片，一日2次。

【规格】 （1）素片　每片重0.15g （2）素片　每片重0.2g （3）薄膜衣片　每片重0.26g （4）薄膜衣片　每片重0.21g

【剂量推算】

处方	成药日用量，片	推算饮片日生药量，g	《药典》饮片日用量，g
紫苏叶	2～10	0.03～0.15	5～10
菊花		0.06～0.30	5～10
葛根		0.09～0.45	10～15
川贝母		0.09～0.45	3～10
炒苦杏仁		0.09～0.45	5～10
枇杷叶		0.12～0.60	6～10
炒紫苏子		0.03～0.15	3～10
蜜桑白皮		0.09～0.45	6～12
前胡		0.09～0.45	3～10
射干		0.06～0.30	3～10
栀子（姜炙）		0.09～0.45	6～9[1]
黄芩		0.09～0.45	3～10
知母		0.09～0.45	6～12
板蓝根		0.09～0.45	9～15
人工牛黄		0.03～0.15	0.15～0.35
冰片		0.016～0.08	0.15～0.3

参考标准：

［1］福建省中药饮片炮制规范（2012年版）

小儿清肺化痰口服液

Xiao’er Qingfei Huatan Koufuye

【处方】 麻黄 90g　　前胡 225g

黄芩 225g　　炒紫苏子 225g

石膏 675g　　炒苦杏仁 225g

葶苈子 279g　　竹茹 225g

【制法】 以上八味，石膏加水煎煮1小时后，加入麻黄等七味（葶苈子包煎），煎煮二次，每次1小时，滤过，滤液合并，浓缩至相对密度为1.18～1.22（50℃），加乙醇使含醇量达70%，搅匀，静置，滤过，滤液回收乙醇至无醇味，加入蔗糖100g、蜂蜜200g、山梨酸2g，加水至1000ml，搅匀，滤过，灌封，灭菌，即得。

【功能与主治】 清热化痰，止咳平喘。用于小儿风热犯肺所致的咳嗽，症见呼吸气促、咳嗽痰喘、喉中作响。

【用法与用量】 口服。周岁以内一次3ml，一至五岁一次10ml，五岁以上一次15～20ml，一日2～3次，用时摇匀。

【注意】 脾虚泄泻者慎用。

【规格】 每支装10ml

【剂量推算】

处方	成药日用量，ml	推算饮片日生药量，g	《药典》饮片日用量，g
麻黄	6～60	0.54～5.40	2～10
前胡		1.35～13.50	3～10
黄芩		1.35～13.50	3～10
炒紫苏子		1.35～13.50	3～10
石膏		4.05～40.50	15～60
炒苦杏仁		1.35～13.50	5～10
葶苈子		1.67～16.74	3～10
竹茹		1.35～13.50	5～10

小儿清热止咳合剂（小儿清热止咳口服液）

Xiao’er Qingre Zhike Heji

【处方】 麻黄 90g　　炒苦杏仁 120g

石膏 270g　　甘草 90g
黄芩 180g　　板蓝根 180g
北豆根 90g

【制法】以上七味，麻黄、石膏加水煎煮30分钟，再加入其余炒苦杏仁等五味，煎煮二次，第一次2小时，第二次1小时，合并煎液，滤过，滤液减压浓缩至适量，静置，滤过，滤液加蜂蜜200g、蔗糖100g及苯甲酸钠3g，煮沸使溶解，加水使成1000ml，搅匀，冷藏24～48小时，滤过，灌封，灭菌，即得；或滤液加热煮沸后100℃保温30分钟，放冷，灌封，即得。

【功能与主治】清热宣肺，平喘，利咽。用于小儿外感风热所致的感冒，症见发热恶寒、咳嗽痰黄、气促喘息、口干音哑、咽喉肿痛。

【用法与用量】口服。一至二岁一次3～5ml，三至五岁一次5～10ml，六至十四岁一次10～15ml，一日3次。用时摇匀。

【规格】（1）每支装10ml （2）每瓶装100ml （3）每瓶装120ml

【剂量推算】

处方	成药日用量，ml	推算饮片日生药量，g	《药典》饮片日用量，g
麻黄	9～45	0.81～4.05	2～10
炒苦杏仁		1.08～5.40	5～10
石膏		2.43～12.15	15～60
甘草		0.81～4.05	2～10
黄芩		1.62～8.10	3～10
板蓝根		1.62～8.10	9～15
北豆根		0.81～4.05	3～9

小儿清热片

Xiao'er Qingre Pian

【处方】黄柏 117.6g　　灯心草 23.5g
栀子 117.6g　　钩藤 47g
雄黄 47g　　黄连 70.6g
朱砂 23.5g　　龙胆 47g
黄芩 117.6g　　大黄 47g
薄荷素油 0.47g

【制法】以上十一味，除薄荷素油外，朱砂、雄黄分别水飞成极细粉；黄连、大黄粉碎成细粉；黄柏、龙胆用70%乙醇渗漉，收集渗漉液，回收乙醇，浓缩成稠膏；其余灯心草等四味加水煎煮二次，每次2小时，合并煎液，滤过，滤液浓缩成稠膏，与上述稠膏及粉末混匀，干燥，粉碎，制成颗粒，干燥，加入薄荷素油，压制成1000片，包糖衣，即得。

【功能与主治】清热解毒，祛风镇惊。用于小儿风热，烦躁抽搐，发热口疮，小便短赤，大便不利。

【用法与用量】口服。一次2～3片，一日1～2次；周岁以内小儿酌减。

【剂量推算】

处方	成药日用量，片	推算饮片日生药量，g	《药典》饮片日用量
黄柏	2～6	0.24～0.71	3～12g
灯心草		0.047～0.14	1～3g
栀子		0.24～0.71	6～10g
钩藤		0.094～0.28	3～12g
雄黄		0.094～0.28	0.05～0.1g
黄连		0.14～0.42	2～5g
朱砂		0.047～0.14	0.1～0.5g
龙胆		0.094～0.28	3～6g
黄芩		0.24～0.71	3～10g
大黄		0.094～0.28	3～15g
薄荷素油		0.00094～0.0028	0.06～0.6ml

小儿感冒口服液

Xiao'er Ganmao Koufuye

【处方】广藿香 85g　　菊花 85g
连翘 85g　　大青叶 141g
板蓝根 85g　　地黄 85g
地骨皮 85g　　白薇 85g
薄荷 56g　　石膏 141g

【制法】以上十味，广藿香、薄荷、菊花蒸馏提取挥发油，蒸馏后的水溶液另器收集；药渣与其余连翘等七味加水煎煮二次（石膏先煎1小时），合并煎液，滤过，滤液与上述水溶液合并，浓缩至适量，加乙醇使含醇量为65%，冷藏48小时，滤过，滤液回收乙醇，浓缩至适量，加入单糖浆、山梨酸钾，加热使溶解，冷藏，滤过，滤液加入上述挥发油及聚山梨酯80，加水至1000ml，搅匀，灌封，灭菌，即得。

【功能与主治】清热解表。用于小儿外感风热所致发热重、微恶风寒、头痛、有汗或少汗、咽红肿痛、口渴、舌尖红、苔薄黄而干、脉浮数。

【用法与用量】 口服。周岁以内一次 5ml，一至三岁一次 5～10ml，四至七岁一次 10～15ml，八至十二岁一次 20ml，一日 2 次，摇匀服用。

【规格】 每支装 10ml

【剂量推算】

处方	成药日用量，ml	推算饮片日生药量，g	《药典》饮片日用量，g
广藿香	10～40	0.85～3.40	3～10
菊花		0.85～3.40	5～10
连翘		0.85～3.40	6～15
大青叶		1.41～5.64	9～15
板蓝根		0.85～3.40	9～15
地黄		0.85～3.40	10～15
地骨皮		0.85～3.40	9～15
白薇		0.85～3.40	5～10
薄荷		0.56～2.24	3～6
石膏		1.41～5.64	15～60

小儿感冒茶

Xiao'er Ganmao Cha

【处方】 广藿香 750g　菊花 750g
连翘 750g　大青叶 1250g
板蓝根 750g　地黄 750g
地骨皮 750g　白薇 750g
薄荷 500g　石膏 1250g

【制法】 以上十味，石膏 250g、板蓝根粉碎成细粉；地黄、白薇、地骨皮、石膏 1000g 加水煎煮二次，第一次 3 小时，第二次 1 小时，煎液滤过，滤液合并；菊花、大青叶加水热浸二次，第一次 2 小时，第二次 1 小时，合并浸出液，滤过；广藿香、薄荷、连翘提取挥发油，其水溶液滤过，滤液与上述滤液合并，浓缩至适量，加入上述细粉及蔗糖粉约 4100g、糊精适量，混匀，制成颗粒，干燥，加入上述挥发油，混匀，压制成 1000 块，即得。

【功能与主治】 疏风解表，清热解毒。用于小儿风热感冒，症见发热重、头胀痛、咳嗽痰黏、咽喉肿痛；流感见上述证候者。

【用法与用量】 开水冲服。一岁以内一次 6g，一至三岁一次 6～12g，四至七岁一次 12～18g，八至十二岁一次 24g，一日 2 次。

【规格】 每块重 6g

【剂量推算】

处方	成药日用量，g	推算饮片日生药量，g	《药典》饮片日用量，g
广藿香	12～48	1.5～6	3～10
菊花		1.5～6	5～10
连翘		1.5～6	6～15
大青叶		2.5～10	9～15
板蓝根		1.5～6	9～15
地黄		1.5～6	10～15
地骨皮		1.5～6	9～15
白薇		1.5～6	5～10
薄荷		1～4	3～6
石膏		2.5～10	15～60

小儿感冒宁糖浆

Xiao'er Ganmaoning Tangjiang

【处方】 薄荷 80g　荆芥穗 67g
苦杏仁 80g　牛蒡子 80g
黄芩 80g　桔梗 67g
前胡 80g　白芷 27g
炒栀子 40g　焦山楂 27g
六神曲（焦）27g　焦麦芽 27g
芦根 120g　金银花 120g
连翘 80g

【制法】 以上十五味，薄荷、荆芥穗提取挥发油，苦杏仁压榨去油，加五倍水，37℃浸渍 3 小时，浸渍液水蒸气蒸馏，用 90%乙醇液 20ml 收集蒸馏液至 60ml，过滤，密封储存。其余牛蒡子等十二味加水煎煮二次，第一次 2 小时，第二次 1 小时，煎液滤过，滤液合并，静置 48 小时，取上清液浓缩至适量，加入蔗糖 450g 及羟苯乙酯 0.25g、苯甲酸钠 3g，煮沸使溶解，加入杏仁水混匀，静置，取上清液，加入挥发油及柠檬香精、香蕉香精适量，加水至 1000ml，搅匀，滤过，分装，即得。

【功能与主治】 疏散风热，清热止咳。用于小儿外感风热所致的感冒，症见发热、汗出不爽、鼻塞流涕、咳嗽咽痛。

【用法与用量】 口服。初生儿至一岁，一次 5ml，二至三岁，一次5～10ml，四至六岁，一次10～15ml，七至十二岁，一次15～20ml，一日3～4次，或遵医嘱。

【规格】（1）每瓶装100ml （2）每瓶装120ml

【剂量推算】

处方	成药日用量，ml	推算饮片日生药量，g	《药典》饮片日用量，g
薄荷	15～80	1.20～6.40	3～6
荆芥穗		1.01～5.36	5～10
苦杏仁		1.20～6.40	5～10
牛蒡子		1.20～6.40	6～12
黄芩		1.20～6.40	3～10
桔梗		1.01～5.36	3～10
前胡		1.20～6.40	3～10
白芷		0.41～2.16	3～10
炒栀子		0.60～3.20	6～10
焦山楂		0.41～2.16	9～12
六神曲（焦）		0.41～2.16	6～12[1]
焦麦芽		0.41～2.16	10～15
芦根		1.80～9.60	15～30
金银花		1.80～9.60	6～15
连翘		1.20～6.40	6～15

参考标准：

［1］甘肃省中药材标准（2009年版）

小儿腹泻宁糖浆

Xiao'er Fuxiening Tangjiang

【处方】党参 150g　白术 200g
茯苓 200g　葛根 250g
甘草 50g　广藿香 50g
木香 50g

【制法】以上七味，白术、广藿香、木香加水蒸馏，收集蒸馏液；药渣与其余党参等四味加水煎煮二次，每次2小时，合并煎液，滤过，滤液浓缩至相对密度为1.15～1.20（50℃），放冷，加入乙醇使含醇量达50%，静置，滤过，滤液回收乙醇，加蔗糖610g及山梨酸3g，煮沸使溶解，滤过，滤液加入上述蒸馏液，搅匀，制成1000ml，即得。

【功能与主治】健脾和胃，生津止泻，用于脾胃气虚所致的泄泻，症见大便泄泻、腹胀腹痛、纳减、呕吐、口干、倦怠乏力、舌淡苔白。

【用法与用量】口服。十岁以上儿童一次10ml，一日2次；十岁以下儿童酌减。

【注意】呕吐、腹泻后舌红口渴，小便短赤者慎用。

【规格】每瓶装10ml

【剂量推算】

处方	成药日用量，ml	推算饮片日生药量，g	《药典》饮片日用量，g
党参	20ml	3	9～30
白术		4	6～12
茯苓		4	10～15
葛根		5	10～15
甘草		1	2～10
广藿香		1	3～10
木香		1	3～6

小儿解热丸

Xiao'er Jiere Wan

【处方】全蝎 80g　胆南星 70g
防风 70g　羌活 70g
天麻 60g　麻黄 50g
钩藤 50g　薄荷 50g
猪牙皂 50g　煅青礞石 50g
天竺黄 40g　陈皮 40g
茯苓 40g　甘草 40g
琥珀 40g　炒僵蚕 20g
蜈蚣 5g　珍珠 40g
朱砂 10g　人工牛黄 10g
人工麝香 10g　冰片 5g

【制法】以上二十二味，珍珠、朱砂分别水飞成极细粉；人工牛黄、人工麝香、冰片分别研细；其余全蝎等十七味粉碎成细粉。将朱砂和珍珠的极细粉、人工牛黄等三味的粉末与其他药味的粉末配研，过筛，混匀。每100g粉末加炼蜜110～130g制成大蜜丸，即得。

【功能与主治】清热化痰，镇惊，息风。用于小儿感冒发热，痰涎壅盛，高热惊风，项背强直，手足抽搐，神志昏蒙，呕吐咳嗽。

【用法与用量】口服。一次1丸，一日2次；周岁以内酌减。

【规格】 每丸重1g

【剂量推算】

处方	成药 日用量，丸	推算饮片 日生药量，g	《药典》饮片 日用量，g
全蝎	2	0.077～0.082	3～6
胆南星		0.068～0.072	3～6
防风		0.068～0.072	5～10
羌活		0.068～0.072	3～10
天麻		0.058～0.062	3～10
麻黄		0.048～0.051	2～10
钩藤		0.048～0.051	3～12
薄荷		0.048～0.051	3～6
猪牙皂		0.048～0.051	1～1.5
煅青礞石		0.048～0.051	10～15
天竺黄		0.039～0.041	3～9
陈皮		0.039～0.041	3～10
茯苓		0.039～0.041	10～15
甘草		0.039～0.041	2～10
琥珀		0.039～0.041	1～3[1～2] 1.5[3]
炒僵蚕		0.019～0.021	5～10
蜈蚣		0.0048～0.0051	3～5
珍珠		0.039～0.041	0.1～0.3
朱砂		0.0097～0.010	0.1～0.5
人工牛黄		0.0097～0.010	0.15～0.35
人工麝香		0.0097～0.010	0.03～0.1
冰片		0.0048～0.0051	0.15～0.3

参考标准：

[1] 辽宁省中药材标准（第二册）（2019年版）

[2] 安徽省中药饮片炮制规范（第三版）（2019年版）

[3] 新疆维吾尔自治区中药维吾尔药饮片炮制规范（2020年版）

小儿解感片

Xiao'er Jiegan Pian

【处方】 大青叶 830g　柴胡 415g
黄芩 415g　荆芥 415g
桔梗 250g　甘草 165g

【制法】 以上六味，取桔梗125g粉碎成细粉；柴胡蒸馏提取挥发油，蒸馏后的挥发油与水溶液另器收集；药渣与大青叶、黄芩、荆芥、甘草及剩余桔梗，加水煎煮二次，第一次3小时，第二次2小时，合并煎液及蒸馏后的水溶液，滤过，滤液浓缩至相对密度为1.20～1.25（70℃）的清膏，加乙醇使含醇量为70%，充分搅拌，静置24小时，取上清液回收乙醇，并浓缩至相对密度为1.30～1.35（80℃）的稠膏，加入桔梗细粉，混匀，制粒，干燥，过筛，加入挥发油及硬脂酸镁适量，混匀，压制成1000片，包糖衣，即得。

【功能与主治】 清热解表，利咽止咳。用于感冒发烧，头痛鼻塞，咳嗽喷嚏，咽喉肿痛。

【用法与用量】 口服。一至三岁一次1片，四至六岁一次2片，九至十四岁，一次3片，一日3次，或遵医嘱。

【规格】 糖衣片　片心重0.3g

【剂量推算】

处方	成药 日用量，片	推算饮片 日生药量，g	《药典》饮片 日用量，g
大青叶	3～9	2.49～7.47	9～15
柴胡		1.25～3.74	3～10
黄芩		1.25～3.74	3～10
荆芥		1.25～3.74	5～10
桔梗		0.75～2.25	3～10
甘草		0.50～1.49	2～10

小青龙合剂

Xiaoqinglong Heji

【处方】 麻黄 125g　桂枝 125g
白芍 125g　干姜 125g
细辛 62g　炙甘草 125g
法半夏 188g　五味子 125g

【制法】 以上八味，细辛、桂枝蒸馏提取挥发油，蒸馏后的水溶液另器收集；药渣与白芍、麻黄、五味子、炙甘草加水煎煮二次，第一次2小时，第二次1.5小时，合并煎液，滤过，滤液和蒸馏后的水溶液合并，浓缩至约1000ml。法半夏、干姜用70%乙醇作溶剂，浸渍24小时后进行渗漉，收集渗漉液回收乙醇并浓缩至适量，与上述药液合并，静置，滤过，滤液浓缩至

1000ml，加入苯甲酸钠3g与细辛和桂枝的挥发油，搅匀，即得。

【功能与主治】 解表化饮，止咳平喘。用于风寒水饮，恶寒发热，无汗，喘咳痰稀。

【用法与用量】 口服。一次10～20ml，一日3次。用时摇匀。

【规格】 （1）每支装10ml （2）每瓶装100ml （3）每瓶装120ml

【剂量推算】

处方	成药 日用量，ml	推算饮片 日生药量，g	《药典》饮片 日用量，g
麻黄	30～60	3.75～7.50	2～10
桂枝		3.75～7.50	3～10
白芍		3.75～7.50	6～15
干姜		3.75～7.50	3～10
细辛		1.86～3.72	1～3
炙甘草		3.75～7.50	2～10
法半夏		5.64～11.28	3～9
五味子		3.75～7.50	2～6

小青龙颗粒

Xiaoqinglong Keli

【处方】 麻黄 154g　桂枝 154g
白芍 154g　干姜 154g
细辛 77g　炙甘草 154g
法半夏 231g　五味子 154g

【制法】 以上八味，细辛、桂枝提取挥发油，蒸馏后的水溶液另器收集；药渣与白芍、麻黄、五味子、炙甘草加水煎煮二次，第一次2小时，第二次1.5小时，合并煎液，滤过，滤液与蒸馏后的水溶液合并，浓缩至约1000ml；法半夏、干姜粉碎成粗粉，用70%乙醇作溶剂，浸渍24小时后进行渗漉，收集渗漉液，回收乙醇，与上述药液合并，静置，滤过，滤液浓缩至适量，喷雾干燥，加乳糖适量，混匀，喷加细辛和桂枝的挥发油，混匀，制成颗粒461.5g；或滤液浓缩至适量，加入蔗糖粉适量，混匀，制成颗粒，干燥，喷加细辛和桂枝的挥发油，混匀，制成1000g，即得。

【功能与主治】 解表化饮，止咳平喘。用于风寒水饮，恶寒发热，无汗，喘咳痰稀。

【用法与用量】 开水冲服。一次1袋，一日3次。

【规格】 （1）每袋装6g（无蔗糖） （2）每袋装13g

【剂量推算】

处方	成药 日用量，袋	推算饮片 日生药量，g	《药典》饮片 日用量，g
麻黄	3	6	2～10
桂枝		6	3～10
白芍		6	6～15
干姜		6	3～10
细辛		3	1～3
炙甘草		6	2～10
法半夏		9	3～9
五味子		6	2～6

小金丸

Xiaojin Wan

【处方】
麝香或人工麝香 30g　木鳖子（去壳去油）150g
制草乌 150g　枫香脂 150g
醋乳香 75g　醋没药 75g
醋五灵脂 150g　酒当归 75g
地龙 150g　香墨 12g

【制法】 以上十味，除麝香或人工麝香外，其余木鳖子（去壳去油）等九味粉碎成细粉，将麝香或人工麝香研细，与上述粉末配研，过筛。每100g粉末加淀粉25g，混匀，另用淀粉5g制稀糊，泛丸，低温干燥，即得。

【功能与主治】 散结消肿，化瘀止痛。用于痰气凝滞所致的瘰疬、瘿瘤、乳岩、乳癖，症见肌肤或肌肤下肿块一处或数处，推之能动，或骨及骨关节肿大，皮色不变，肿硬作痛。

【用法与用量】 打碎后口服。一次1.2～3g，一日2次，小儿酌减。

【注意】 孕妇禁用。

【规格】 （1）每100丸重3g （2）每100丸重6g （3）每10丸重6g （4）每瓶（袋）装0.6g

【剂量推算】

处方	成药 日用量，g	推算饮片 日生药量，g	《药典》饮片 日用量，g
麝香或人工麝香	2.4～6	0.055～0.14	0.03～0.1

续表

处方	成药日用量，g	推算饮片日生药量，g	《药典》饮片日用量，g
木鳖子（去壳去油）	2.4～6	0.27～0.68	0.9～1.2
制草乌		0.27～0.68	1.5～3
枫香脂		0.27～0.68	1～3
醋乳香		0.14～0.34	3～5
醋没药		0.14～0.34	3～5
醋五灵脂		0.27～0.68	4.5～9[1]
酒当归		0.14～0.34	6～12
地龙		0.27～0.68	5～10
香墨		0.022～0.055	3～9[2]

参考标准：

［1］陕西省药材标准（2015年版）
［2］天津市中药饮片炮制规范（2018年版）

小金片

Xiaojin Pian

【处方】 人工麝香 15g　木鳖子（去壳去油）75g
制草乌 75g　枫香脂 75g
醋乳香 37.5g　醋没药 37.5g
醋五灵脂 75g　酒当归 37.5g
地龙 75g　香墨 6g

【制法】 以上十味，除人工麝香、木鳖子（去壳去油）和醋五灵脂外，其余制草乌等七味粉碎成细粉。木鳖子（去壳去油）粉碎成粗粉，用70%乙醇作溶剂，浸渍48小时后缓缓渗漉，漉液回收乙醇，浓缩成相对密度为1.06～1.10（50℃）的清膏。醋五灵脂加水煎煮三次，每次1小时，滤过，合并滤液，浓缩成相对密度为1.06～1.10（50℃）的清膏。合并上述两种清膏，浓缩成相对密度为1.20～1.25（50℃）的清膏，与上述细粉混匀，低温干燥，粉碎，过筛，用淀粉适量制糊，制成颗粒，干燥，加入研细的人工麝香，混匀，加入辅料适量，混匀，压制成1000片，即得。

【功能与主治】 散结消肿，化瘀止痛。用于阴疽初起，皮色不变，肿硬作痛，多发性脓肿，瘿瘤，瘰疬，乳岩，乳癖。

【用法与用量】 口服。一次2～3片，一日2次，小儿酌减。

【注意】 孕妇禁用。

【规格】 每片重0.36g

【剂量推算】

处方	成药日用量，片	推算饮片日生药量，g	《药典》饮片日用量，g
人工麝香	4～6	0.06～0.09	0.03～0.1
木鳖子（去壳去油）		0.30～0.45	0.9～1.2
制草乌		0.30～0.45	1.5～3
枫香脂		0.30～0.45	1～3
醋乳香		0.15～0.23	3～5
醋没药		0.15～0.23	3～5
醋五灵脂		0.30～0.45	4.5～9[1]
酒当归		0.15～0.23	6～12
地龙		0.30～0.45	5～10
香墨		0.024～0.036	3～9[2]

参考标准：

［1］陕西省药材标准（2015年版）
［2］天津市中药饮片炮制规范（2018年版）

小金胶囊

Xiaojin Jiaonang

【处方】 人工麝香 10g　木鳖子（去壳去油）50g
制草乌 50g　枫香脂 50g
醋乳香 25g　醋没药 25g
醋五灵脂 50g　酒当归 25g
地龙 50g　香墨 4g

【制法】 以上十味，除人工麝香外，其余木鳖子（去壳去油）等九味粉碎成细粉，过筛，混匀，加淀粉适量，制成颗粒，加入人工麝香混匀，装入胶囊，制成1000粒〔规格（1）〕。或将木鳖子（去壳去油）等九味分别初碎，加入微晶纤维素61g，混匀后粉碎成细粉，加入研细的人工麝香，配研混匀，装入胶囊，制成1333粒〔规格（2）〕，即得。

【功能与主治】 散结消肿，化瘀止痛。用于阴疽初起，皮色不变，肿硬作痛，多发性脓肿，瘿瘤，瘰疬，乳岩，乳癖。

【用法与用量】 口服。一次3～7粒〔规格（1）〕，一次4～10粒〔规格（2）〕，一日2次；小儿酌减。

【注意】 孕妇禁用。

【规格】 （1）每粒装0.35g （2）每粒装0.30g

【剂量推算】

处方	成药 日用量，粒	推算饮片 日生药量，g	《药典》饮片 日用量，g
人工麝香	规格（1）：6～14 规格（2）：8～20	0.06～0.14	0.03～0.1
木鳖子 （去壳去油）		0.30～0.70	0.9～1.2
制草乌		0.30～0.70	1.5～3
枫香脂		0.30～0.70	1～3
醋乳香		0.15～0.35	3～5
醋没药		0.15～0.35	3～5
醋五灵脂		0.30～0.70	4.5～9[1]
酒当归		0.15～0.35	6～12
地龙		0.30～0.70	5～10
香墨		0.024～0.056	3～9[2]

参考标准：

［1］陕西省药材标准（2015年版）

［3］天津市中药饮片炮制规范（2018年版）

小建中片

Xiaojianzhong Pian

【处方】桂枝 1110g　白芍 2220g

炙甘草 740g　生姜 1110g

大枣 1110g

【制法】以上五味，桂枝蒸馏提取挥发油，蒸馏后的水溶液另器收集；药渣与炙甘草、大枣水煎煮二次，每次2小时，合并煎液，滤过，滤液与蒸馏后的水溶液合并，浓缩至相对密度为1.02～1.04（65℃）；白芍、生姜用50%乙醇作溶剂，浸渍24小时后进行渗漉，收集渗漉液10倍量，回收乙醇后与上述药液合并，浓缩至相对密度为1.08～1.10（65℃），静置，滤过，喷雾干燥，制粒，加入桂枝挥发油，混匀，密闭2小时，压片，包薄膜衣，制成1000片，即得。

【功能与主治】温中补虚，缓急止痛。用于脾胃虚寒，脘腹疼痛，喜温喜按，嘈杂吞酸，食少；胃及十二指肠溃疡上述证候者。

【用法与用量】口服。一次2～3片，一日3次。

【规格】薄膜衣片　每片重0.6g

【剂量推算】

处方	成药 日用量，片	推算饮片 日生药量，g	《药典》饮片 日用量，g
桂枝	6～9	6.66～9.99	3～10
白芍		13.32～19.98	6～15
炙甘草		4.44～6.66	2～10
生姜		6.66～9.99	3～10
大枣		6.66～9.99	6～15

小建中合剂

Xiaojianzhong Heji

【处方】桂枝 111g　白芍 222g

炙甘草 74g　生姜 111g

大枣 111g

【制法】以上五味，桂枝蒸馏提取挥发油，蒸馏后的水溶液另器收集；药渣与炙甘草、大枣加水煎煮二次，每次2小时，合并煎液，滤过，滤液与蒸馏后的水溶液合并，浓缩至约560ml；白芍、生姜用50%乙醇作溶剂，浸渍24小时后进行渗漉，收集渗漉液，回收乙醇后与上述药液合并，静置，滤过，另加麦芽糖370g，再浓缩至近1000ml，加入苯甲酸钠3g与桂枝挥发油，加水至1000ml，搅匀，即得。

【功能与主治】温中补虚，缓急止痛。用于脾胃虚寒，脘腹疼痛，喜温喜按，嘈杂吞酸，食少；胃及十二指肠溃疡见上述证候者。

【用法与用量】口服。一次20～30ml，一日3次。用时摇匀。

【剂量推算】

处方	成药 日用量，ml	推算饮片 日生药量，g	《药典》饮片 日用量，g
桂枝	60～90	6.66～9.99	3～10
白芍		13.32～19.98	6～15
炙甘草		4.44～6.66	2～10
生姜		6.66～9.99	3～10
大枣		6.66～9.99	6～15

小建中颗粒

Xiaojianzhong Keli

【处方】白芍 400g　大枣 200g

桂枝 200g　　炙甘草 133g

生姜 200g

【制法】以上五味，桂枝、生姜蒸馏提取挥发油，蒸馏后的水溶液另器收集；药渣与其余白芍等三味加水煎煮三次，每次 1 小时，合并煎液，滤过，滤液与蒸馏后的水溶液合并，浓缩至相对密度为 1.10～1.12（65℃），加乙醇使含醇量达 50%，充分搅拌，静置 6～8 小时，滤过，滤液回收乙醇，浓缩成稠膏，加入适量蔗糖及糊精，制成颗粒，干燥，过筛，喷加上述挥发油，混匀，制成 1000g，即得。

【功能与主治】温中补虚，缓急止痛。用于脾胃虚寒，脘腹疼痛，喜温喜按，嘈杂吞酸，食少心悸及腹泻与便秘交替症状的慢性结肠炎，胃及十二指肠溃疡。

【用法与用量】口服。一次 1 袋，一日 3 次。

【注意】外感风热表证未清患者及脾胃湿热或明显胃肠道出血症状者，不宜服用。

【规格】每袋装 15g

【剂量推算】

处方	成药 日用量，袋	推算饮片 日生药量，g	《药典》饮片 日用量，g
白芍	3	9	6～15
大枣		9	3～10
桂枝		18	6～15
炙甘草		9	3～10
生姜		6	2～10

小活络丸

Xiaohuoluo Wan

【处方】胆南星 180g　　制川乌 180g

制草乌 180g　　地龙 180g

乳香（制） 66g　　没药（制） 66g

【制法】以上六味，粉碎成细粉，过筛，混匀。每 100g 粉末加炼蜜 120～130g 制成小蜜丸或大蜜丸，即得。

【功能与主治】祛风散寒，化痰除湿，活血止痛。用于风寒湿邪闭阻、痰瘀阻络所致的痹病，症见肢体关节疼痛，或冷痛，或刺痛，或疼痛夜甚、关节屈伸不利、麻木拘挛。

【用法与用量】黄酒或温开水送服。小蜜丸一次 3g（15 丸）；大蜜丸一次 1 丸，一日 2 次。

【注意】孕妇禁用。

【规格】（1）小蜜丸　每 100 丸重 20g　（2）大蜜丸　每丸重 3g

【剂量推算】

处方	成药 日用量	推算饮片 日生药量，g	《药典》饮片 日用量，g
胆南星	小蜜丸：6g（30 丸） 大蜜丸：2 丸	0.55～0.58	3～6
制川乌		0.55～0.58	1.5～3
制草乌		0.55～0.58	1.5～3
地龙		0.55～0.58	5～10
乳香（制）		0.20～0.21	3～5[1]
没药（制）		0.20～0.21	3～5[1]

参考标准：

[1] 上海市中药饮片炮制规范（2018 年版）

小柴胡片

Xiaochaihu Pian

【处方】柴胡 445g　　姜半夏 222g

黄芩 167g　　党参 167g

甘草 167g　　生姜 167g

大枣 167g

【制法】以上七味，党参 45g、甘草 45g 粉碎成细粉；剩余的党参与甘草、柴胡、黄芩、大枣加水煎煮二次，每次 1.5 小时，合并煎液，滤过，滤液浓缩至适量；姜半夏、生姜用 70%的乙醇作溶剂，浸渍 24 小时后，缓缓渗漉，收集渗漉液约 1670ml，回收乙醇，与上述浓缩液合并，浓缩成稠膏，加入上述细粉及适量辅料，混匀，干燥，粉碎成细粉，制颗粒，干燥，压制成 1000 片，或包薄膜衣，即得。

【功能与主治】解表散热，疏肝和胃。用于外感病，邪犯少阳证，症见寒热往来、胸胁苦满、食欲不振、心烦喜呕、口苦咽干。

【注意】风寒表证者不宜使用。

【用法与用量】口服。一次 4～6 片，一日 3 次。

【规格】每片重 0.4g

【剂量推算】

处方	成药 日用量，片	推算饮片 日生药量，g	《药典》饮片 日用量，g
柴胡	12～18	5.34～8	3～10
姜半夏		2.66～4	3～9

续表

处方	成药日用量，片	推算饮片日生药量，g	《药典》饮片日用量，g
黄芩	12～18	2～3	3～10
党参		2～3	9～30
甘草		2～3	2～10
生姜		2～3	3～10
大枣		2～3	6～15

小柴胡泡腾片

Xiaochaihu Paotengpian

【处方】 柴胡 1550g　姜半夏 575g
黄芩 575g　党参 575g
甘草 575g　生姜 575g
大枣 575g

【制法】 以上七味，除姜半夏、生姜外，其余柴胡等五味，加水煎煮二次，每次1.5小时，合并煎液，滤过，滤液浓缩至适量。姜半夏、生姜用70%乙醇作溶剂，浸渍24小时后，缓缓渗滤，收集渗滤液5750ml，回收乙醇，与上述浓缩液合并，浓缩至相对密度为1.15～1.20（50℃）的清膏，喷雾干燥，取浸膏粉一半量，加枸橼酸375g、富马酸125g、乳糖312.5g、阿司帕坦12.5g，混匀，制成颗粒；剩余浸膏粉加碳酸氢钠500g、乳糖312.5g、阿司帕坦12.5g，混匀，制成颗粒，与上述颗粒混匀，压制成1000片，即得。

【功能与主治】 解表散热，疏肝和胃。用于外感病邪犯少阳证，症见寒热往来、胸胁苦满、食欲不振、心烦喜呕、口苦咽干。

【用法与用量】温开水冲溶后口服。一次1～2片，一日3次。

【注意】 风寒表证者不宜使用。

【规格】 每片重2.5g

【剂量推算】

处方	成药日用量，片	推算饮片日生药量，g	《药典》饮片日用量，g
柴胡	3～6	4.65～9.30	3～10
姜半夏		1.73～3.45	3～9
黄芩		1.73～3.45	3～10
党参		1.73～3.45	9～30
甘草		1.73～3.45	2～10

续表

处方	成药日用量，片	推算饮片日生药量，g	《药典》饮片日用量，g
生姜	3～6	1.73～3.45	3～10
大枣		1.73～3.45	6～15

小柴胡胶囊

Xiaochaihu Jiaonang

【处方】 柴胡 445g　姜半夏 222g
黄芩 167g　党参 167g
甘草 167g　生姜 167g
大枣 167g

【制法】 以上七味，党参45g、甘草45g粉碎成细粉；剩余的党参与甘草、柴胡、黄芩、大枣加水煎煮二次，每次1.5小时，合并煎液，滤过，滤液浓缩至相对密度为1.05～1.10（80℃）的清膏；姜半夏、生姜用70%乙醇作溶剂，浸渍24小时后，缓缓渗漉，收集渗漉液1670ml，回收乙醇，与上述清膏合并，浓缩至相对密度为1.10～1.20（80℃）的稠膏，加入上述细粉及适量淀粉，混匀，干燥，粉碎成细粉，85%乙醇溶液制成颗粒，干燥，加入硬脂酸镁1%，混匀，装入胶囊，制成1000粒，即得。

【功能与主治】 解表散热，疏肝和胃。用于外感病，邪犯少阳症，症见寒热往来、胸胁苦满、食欲不振、心烦喜呕、口苦咽干。

【用法与用量】 口服。一次4粒，一日3次。

【注意】 风寒表证不宜使用。

【规格】 每粒装0.4g

【剂量推算】

处方	成药日用量，粒	推算饮片日生药量，g	《药典》饮片日用量，g
柴胡	12	5.34	3～10
姜半夏		2.66	3～9
黄芩		2	3～10
党参		2	9～30
甘草		2	2～10
生姜		2	3～10
大枣		2	6～15

小柴胡颗粒

Xiaochaihu Keli

【处方】柴胡 150g　黄芩 56g
姜半夏 56g　党参 56g
生姜 56g　甘草 56g
大枣 56g

【制法】以上七味，柴胡、黄芩、党参、甘草及大枣加水煎煮二次，每次1.5小时，合并煎液，滤过，滤液浓缩至适量。姜半夏、生姜用70%乙醇作溶剂，浸渍24小时后进行渗漉，收集渗漉液约600ml，回收乙醇，与上述浓缩液合并，浓缩至适量，加入适量的蔗糖，制成颗粒，干燥，制成1000g；或与适量的糊精、甘露醇等辅料制成颗粒400g；或与适量的乳糖制成颗粒250g，即得。

【功能与主治】解表散热，疏肝和胃。用于外感病，邪犯少阳证，症见寒热往来、胸胁苦满、食欲不振、心烦喜呕、口苦咽干。

【用法与用量】开水冲服。一次1～2袋，一日3次。

【注意】风寒表证者不宜使用。

【规格】（1）每袋装10g　（2）每袋装4g（无蔗糖）　（3）每袋装2.5g（无蔗糖）

【剂量推算】

处方	成药日用量，袋	推算饮片日生药量，g	《药典》饮片日用量，g
柴胡	3～6	4.50～9.00	3～10
黄芩		1.68～3.36	3～9
姜半夏		1.68～3.36	3～10
党参		1.68～3.36	9～30
生姜		1.68～3.36	2～10
甘草		1.68～3.36	3～10
大枣		1.68～3.36	6～15

开胃山楂丸

Kaiwei Shanzha Wan

【处方】山楂 600g　六神曲（炒）100g
槟榔 50g　山药 50g
炒白扁豆 50g　炒鸡内金 50g
麸炒枳壳 50g　炒麦芽 50g
砂仁 25g

【制法】以上九味，粉碎成细粉，过筛，混匀；每100g粉末加炼蜜130～150g制成大蜜丸，即得。

【功能与主治】行气健脾，消食导滞。用于饮食积滞所致的脘腹胀满、食后疼痛；消化不良见上述证候者。

【用法与用量】口服。一次1丸，一日1～2次。

【规格】每丸重9g

【剂量推算】

处方	成药日用量，丸	推算饮片日生药量，g	《药典》饮片日用量，g
山楂	1～2	2.11～4.58	9～12
六神曲（炒）		0.35～0.76	6～12[1]
槟榔		0.18～0.38	3～10
山药		0.18～0.38	15～30
炒白扁豆		0.18～0.38	9～15
炒鸡内金		0.18～0.38	3～10
麸炒枳壳		0.18～0.38	3～10
炒麦芽		0.18～0.38	10～15
砂仁		0.09～0.19	3～6

参考标准：

[1] 湖北省中药饮片炮制规范（2018年版）

开光复明丸

Kaiguang Fuming Wan

【处方】栀子（制）60g　黄芩 60g
黄连 120g　黄柏 60g
大黄 60g　龙胆 30g
炒蒺藜 60g　菊花 60g
防风 30g　石决明 60g
玄参 30g　红花 30g
当归 36g　赤芍 36g
地黄 36g　泽泻 30g
羚羊角粉 3g　冰片 15g

【制法】以上十八味，除羚羊角粉外，冰片研成细粉，其余栀子等十六味粉碎成细粉，混匀，与上述羚羊角粉等二味细粉配研，过筛，混匀。每100g粉末加炼蜜130～140g制成大蜜丸，即得。

【功能与主治】 清热散风，退翳明目。用于肝胆热盛引起的暴发火眼、红肿痛痒、眼睑赤烂、云翳气蒙、羞明多眵。

【用法与用量】 口服。一次1～2丸，一日2次。

【注意】 孕妇禁服。

【规格】 每丸重6g

【剂量推算】

处方	成药日用量，丸	推算饮片日生药量，g	《药典》饮片日用量，g
栀子（制）	2～4	0.37～0.77	6～10
黄芩		0.37～0.77	3～10
黄连		0.74～1.53	2～5
黄柏		0.37～0.77	3～12
大黄		0.37～0.77	3～15
龙胆		0.18～0.38	3～6
炒蒺藜		0.37～0.77	6～10
菊花		0.37～0.77	5～10
防风		0.18～0.38	5～10
石决明		0.37～0.77	6～20
玄参		0.18～0.38	9～15
红花		0.18～0.38	3～10
当归		0.22～0.46	6～12
赤芍		0.22～0.46	6～12
地黄		0.22～0.46	10～15
泽泻		0.18～0.38	6～10
羚羊角粉		0.018～0.038	0.3～0.6
冰片		0.092～0.19	0.15～0.3

开胃健脾丸

Kaiwei Jianpi Wan

【处方】 白术 200g　党参 120g
茯苓 160g　木香 60g
黄连 60g　六神曲（炒） 80g
陈皮 80g　砂仁 80g
炒麦芽 80g　山楂 80g
山药 80g　煨肉豆蔻 80g
炙甘草 60g

【制法】 以上十三味，粉碎成细粉，过筛，混匀。每100g粉末用炼蜜40～50g加适量的水泛丸，干燥，即得。

【功能与主治】 健脾和胃。用于脾胃虚弱、中气不和所致的泄泻、痞满，症见食欲不振、嗳气吞酸、腹胀泄泻；消化不良见上述证候者。

【用法与用量】 口服。一次6～9g，一日2次。

【规格】 每10丸重1g

【剂量推算】

处方	成药日用量，g	推算饮片日生药量，g	《药典》饮片日用量，g
白术	12～18	1.31～2.11	6～12
党参		0.79～1.26	9～30
茯苓		1.05～1.69	10～15
木香		0.39～0.63	3～6
黄连		0.39～0.63	2～5
六神曲（炒）		0.52～0.84	6～12[1]
陈皮		0.52～0.84	3～10
砂仁		0.52～0.84	3～6
炒麦芽		0.52～0.84	10～15
山楂		0.52～0.84	9～12
山药		0.52～0.84	15～30
煨肉豆蔻		0.52～0.84	3～10
炙甘草		0.39～0.63	2～10

参考标准：

[1] 湖北省中药饮片炮制规范（2018年版）

开胸顺气丸

Kaixiong Shunqi Wan

【处方】 槟榔 300g　炒牵牛子 400g
陈皮 100g　木香 75g
姜厚朴 100g　醋三棱 100g
醋莪术 100g　猪牙皂 50g

【制法】 以上八味，粉碎成细粉，过筛，混匀，用水泛丸，低温干燥，即得。

【功能与主治】 消积化滞，行气止痛。用于气郁食滞所致的胸胁胀满、胃脘疼痛、嗳气呕恶、食少纳呆。

【用法与用量】 口服。一次3～9g，一日1～2次。

【注意】 孕妇禁用；年老体弱者慎用。

【剂量推算】

处方	成药日用量，g	推算饮片日生药量，g	《药典》饮片日用量，g
槟榔	3～18	0.73～4.41	3～10
炒牵牛子		0.98～5.88	3～6
陈皮		0.24～1.47	3～10
木香		0.18～1.10	3～6
姜厚朴		0.24～1.47	3～10
醋三棱		0.24～1.47	5～10
醋莪术		0.24～1.47	6～9
猪牙皂		0.12～0.73	1～1.5

开胸顺气胶囊

Kaixiong Shunqi Jiaonang

【处方】 槟榔 360g　炒牵牛子 480g
陈皮 120g　木香 90g
姜厚朴 120g　醋三棱 120g
醋莪术 120g　猪牙皂 60g

【制法】 以上八味，槟榔 220g 粉碎成细粉，备用。陈皮、木香、醋莪术用水蒸气蒸馏法提取挥发油，蒸馏后的水溶液及挥发油分别另器收集；药渣加水煎煮 0.5 小时，滤过，滤液与上述水溶液合并，浓缩成相对密度为 1.15～1.25（80℃）的清膏，加入乙醇使含醇量达 70%，静置，滤过，滤液备用。剩余槟榔与其余炒牵牛子等四味适当打碎，用 70%乙醇回流提取二次，第一次 2.5 小时，第二次 1.5 小时，合并二次提取液，滤过，滤液与上述陈皮等滤液合并，减压回收乙醇，浓缩至相对密度为 1.15～1.20（80℃）的清膏，加入槟榔细粉，混匀，80℃减压干燥，粉碎，过筛，加入淀粉适量，制粒，干燥，喷入挥发油，加入硬脂酸镁 1.75g，混匀，装入胶囊，制成 1000 粒，即得。

【功能与主治】 消积化滞，行气止痛。用于气郁食滞所致的胸胁胀满、胃脘疼痛、嗳气呕恶、食少纳呆。

【用法与用量】 口服。一次 3 粒，一日 2 次。

【注意】 孕妇禁用；年老体弱者及儿童慎用。

【规格】 每粒装 0.35g

【剂量推算】

处方	成药日用量，粒	推算饮片日生药量，g	《药典》饮片日用量，g
槟榔	6	2.16	3～10
炒牵牛子		2.88	3～6
陈皮		0.72	3～10
木香		0.54	3～6
姜厚朴		0.72	3～10
醋三棱		0.72	5～10
醋莪术		0.72	6～9
猪牙皂		0.36	1～1.5

天王补心丸

Tianwang Buxin Wan

【处方】 丹参 25g　当归 50g
石菖蒲 25g　党参 25g
茯苓 25g　五味子 50g
麦冬 50g　天冬 50g
地黄 200g　玄参 25g
制远志 25g　炒酸枣仁 50g
柏子仁 50g　桔梗 25g
甘草 25g　朱砂 10g

【制法】 以上十六味，朱砂水飞成极细粉；其余丹参等十五味粉碎成细粉，与上述粉末配研，过筛，混匀。每 100g 粉末用炼蜜 20～30g 加适量的水泛丸，干燥，制成水蜜丸；或加炼蜜 50～70g 制成小蜜丸或大蜜丸，即得。

【功能与主治】 滋阴养血，补心安神。用于心阴不足，心悸健忘，失眠多梦，大便干燥。

【用法与用量】 口服。水蜜丸一次 6g，小蜜丸一次 9g，大蜜丸一次 1 丸，一日 2 次。

【规格】 大蜜丸　每丸重 9g

【剂量推算】

处方	成药日用量	推算饮片日生药量，g	《药典》饮片日用量，g
丹参	水蜜丸：12g 小蜜丸：18g 大蜜丸：2 丸	0.33～0.42	10～15
当归		0.65～0.85	6～12
石菖蒲		0.33～0.42	3～10
党参		0.33～0.42	9～30

续表

处方	成药日用量	推算饮片日生药量，g	《药典》饮片日用量，g
茯苓	水蜜丸：12g 小蜜丸：18g 大蜜丸：2丸	0.33～0.42	10～15
五味子		0.65～0.85	2～6
麦冬		0.65～0.85	6～12
天冬		0.65～0.85	6～12
地黄		2.60～3.38	10～15
玄参		0.33～0.42	9～15
制远志		0.33～0.42	3～10
炒酸枣仁		0.65～0.85	10～15
柏子仁		0.65～0.85	3～10
桔梗		0.33～0.42	3～10
甘草		0.33～0.42	2～10
朱砂		0.13～0.17	0.1～0.5

天丹通络片

Tiandan Tongluo Pian

【处方】 川芎 330g　稀莶草 330g
丹参 330g　水蛭 110g
天麻 330g　槐花 220g
石菖蒲 220g　人工牛黄 11g
黄芪 400g　牛膝 220g

【制法】 以上十味，人工牛黄研成细粉；取丹参适量，粉碎成细粉；剩余的丹参加乙醇加热回流提取二次，提取液滤过，滤液合并，减压回收乙醇并浓缩至稠膏；川芎、石菖蒲用水蒸气蒸馏提取挥发油，收集挥发油，备用，水溶液另器收集；药渣与丹参药渣及其余豨莶草等六味加水煎煮三次，煎液滤过，滤液合并，与上述水溶液合并，浓缩至清膏，加入乙醇醇沉，静置，滤过，滤液回收乙醇并浓缩成稠膏，与上述丹参稠膏混合，加入丹参细粉、人工牛黄细粉及适量的淀粉，真空干燥，粉碎，混匀，制粒，干燥，喷入上述挥发油，混匀，加入适量硬脂酸镁，混匀，压制成1000片，包薄膜衣，即得。

【功能与主治】 活血通络，熄风化痰。用于中风中经络，风痰瘀血痹阻脉络证，症见半身不遂、偏身麻木、口眼歪斜、语言謇涩；脑梗死急性期、恢复早期见上述证候者。

【用法与用量】 口服。一次5片，一日3次。

【注意】 脑出血患者急性期禁用。忌食生冷、辛辣、油腻食物。

【规格】 每片重0.415g

【剂量推算】

处方	成药日用量，片	推算饮片日生药量，g	《药典》饮片日用量，g
川芎	15	4.95	3～10
豨莶草		4.95	9～12
丹参		4.95	10～15
水蛭		1.65	1～3
天麻		4.95	3～10
槐花		3.3	5～10
石菖蒲		3.3	3～10
人工牛黄		0.17	0.15～0.35
黄芪		6	9～30
牛膝		3.3	5～12

天丹通络胶囊

Tiandan Tongluo Jiaonang

【处方】 川芎 330g　稀莶草 330g
丹参 330g　水蛭 110g
天麻 330g　槐花 220g
石菖蒲 220g　人工牛黄 11g
黄芪 400g　牛膝 220g

【制法】 以上十味，人工牛黄研成细粉；取丹参适量，粉碎成细粉；剩余的丹参加乙醇加热回流提取二次，提取液滤过，滤液合并，减压回收乙醇并浓缩至稠膏；川芎、石菖蒲用水蒸气蒸馏提取挥发油，收集挥发油，备用，水溶液另器收集；药渣与丹参药渣及其余豨莶草等六味加水煎煮三次，煎液滤过，滤液合并，与上述水溶液合并，浓缩至清膏，加入乙醇醇沉，静置，滤过，滤液回收乙醇并浓缩至稠膏，与上述丹参稠膏混合，加入丹参细粉、人工牛黄细粉及适量的淀粉，真空干燥，粉碎，喷入上述挥发油，混匀，装入胶囊，制成1000粒，即得。

【功能与主治】 活血通络，熄风化痰。用于中风中经络，风痰瘀血痹阻脉络证，症见半身不遂、偏身麻木、口眼歪斜、语言謇涩；脑梗死急性期、恢复早期见上述证候者。

【用法与用量】 口服。一次5粒，一日3次。

【注意】 脑出血患者急性期禁用。忌食生冷、辛辣、油腻食物。

【规格】 每粒装0.4g

【剂量推算】

处方	成药日用量，粒	推算饮片日生药量，g	《药典》饮片日用量，g
川芎	15	4.95	3～10
豨莶草		4.95	9～12
丹参		4.95	10～15
水蛭		1.65	1～3
天麻		4.95	3～10
槐花		3.3	5～10
石菖蒲		3.3	3～10
人工牛黄		0.17	0.15～0.35
黄芪		6	9～30
牛膝		3.3	5～12

天菊脑安胶囊

Tianju Nao'an Jiaonang

【处方】 川芎 300g　天麻 200g
菊花 250g　蔓荆子 166g
藁本 166g　白芍 200g
丹参 250g　墨旱莲 300g
女贞子 166g　牛膝 166g

【制法】 以上十味，天麻粉碎成细粉；丹参用85%乙醇回流提取，滤过，滤渣再加50%乙醇回流提取二次，滤过，滤液合并，减压回收乙醇，干燥得干浸膏；川芎、蔓荆子、藁本和菊花提取挥发油，蒸馏后的水溶液滤过，滤液浓缩至适量，备用；药渣与白芍、墨旱莲、女贞子、牛膝加水煎煮三次，合并煎液，滤过，滤液浓缩至适量，与川芎等水煎浓缩液合并，放冷，加入乙醇使含醇量达65%，充分搅拌，静置，取上清液减压浓缩，干燥得干浸膏。取天麻细粉、丹参醇浸膏粉、水提醇沉浸膏粉及适量淀粉，混匀，60℃干燥，喷入川芎等挥发油，密封，装入胶囊，制成1000粒，即得。

【功能与主治】 平肝熄风，活血化瘀。用于肝风夹瘀证的偏头痛，症见头部胀痛、刺痛、跳痛、痛有定处、反复发作、或伴有头晕目眩、或烦躁易怒、或恶心呕吐，舌暗红或有瘀斑，脉弦。

【用法与用量】 口服。一次5粒，一日3次。

【注意】 妊娠及哺乳期妇女禁用。

【规格】 每粒装0.4g

【剂量推算】

处方	成药日用量，粒	推算饮片日生药量，g	《药典》饮片日用量，g
川芎	15	4.50	3～10
天麻		3.00	3～10
菊花		3.75	5～10
蔓荆子		2.49	5～10
藁本		2.49	3～10
白芍		3.00	6～15
丹参		3.75	10～15
墨旱莲		4.50	6～12
女贞子		2.49	6～12
牛膝		2.49	5～12

天麻丸

Tianma Wan

【处方】 天麻 60g　羌活 100g
独活 50g　盐杜仲 70g
牛膝 60g　粉萆薢 60g
附子（黑顺片） 10g　当归 100g
地黄 160g　玄参 60g

【制法】 以上十味，粉碎成细粉，过筛，混匀。每100g粉末用炼蜜40～50g加适量的水泛丸，干燥，制成水蜜丸；或加炼蜜 90～110g 制成小蜜丸或大蜜丸，即得。

【功能与主治】 祛风除湿，通络止痛，补益肝肾。用于风湿瘀阻、肝肾不足所致的痹病，症见肢体拘挛、手足麻木、腰腿痠痛。

【用法与用量】 口服。水蜜丸一次6g，小蜜丸一次9g，大蜜丸一次1丸，一日2～3次。

【注意】 孕妇慎用。

【规格】 （1）小蜜丸 每100丸重20g （2）大蜜丸 每丸重9g

【剂量推算】

处方	成药日用量	推算饮片日生药量，g	《药典》饮片日用量，g
天麻	水蜜丸：12～18g 小蜜丸：18～27g 大蜜丸：2～3丸	0.66～1.17	3～10
羌活		1.10～1.95	3～10
独活		0.55～0.97	3～10
盐杜仲		0.77～1.36	6～10

续表

处方	成药 日用量	推算饮片 日生药量，g	《药典》饮片 日用量，g
牛膝	水蜜丸：12～18g 小蜜丸：18～27g 大蜜丸：2～3丸	0.66～1.17	5～12
粉萆薢		0.66～1.17	9～15
附子（黑顺片）		0.11～0.19	3～15
当归		1.10～1.95	6～12
地黄		1.75～3.11	10～15
玄参		0.66～1.17	9～15

天麻头痛片

Tianma Toutong Pian

【处方】 天麻 94g　白芷 188g
川芎 188g　荆芥 125g
当归 188g　乳香（醋制） 42g

【制法】 以上六味，天麻、部分白芷及乳香（醋制）粉碎成细粉，备用；川芎、荆芥、剩余白芷、当归粉碎成粗粉，用85%乙醇作溶剂进行渗漉，漉液回收乙醇，浓缩至适量，干燥，与上述细粉及淀粉适量，混匀，制粒，于60℃以下干燥，制成500片〔规格(2)〕。或1000片〔规格（1）、规格（3）〕，包糖衣或薄膜衣，即得。

【功能与主治】 养血祛风，散寒止痛。用于外感风寒、瘀血阻滞或血虚失养所致的偏正头痛、恶寒、鼻塞。

【用法与用量】 口服。一次2～3片〔规格（2）〕，一次4～6片〔规格（1）、规格（3）〕，一日3次。

【规格】 （1）薄膜衣片　每片重0.31g　（2）薄膜衣片　每片重0.62g　（3）糖衣片　片心重0.3g

【剂量推算】

处方	成药 日用量	推算饮片 日生药量，g	《药典》饮片 日用量，g
天麻	规格（1）、规格（3）：12～18片 规格（2）：6～9片	1.13～1.69	3～10
白芷		2.26～3.38	3～10
川芎		2.26～3.38	3～10
荆芥		1.50～2.25	5～10
当归		2.26～3.38	6～12
乳香（醋制）		0.50～0.76	3～5

天麻钩藤颗粒

Tianma Gouteng Keli

【处方】 天麻 80.5g　钩藤 268g
石决明 214.5g　栀子 80.5g
黄芩 80.5g　牛膝 80.5g
盐杜仲 107g　益母草 107g
桑寄生 214.5g　首乌藤 134g
茯苓 134g

【制法】 以上十一味，天麻粉碎成细粉，备用；其余钩藤等十味加水煎煮二次，合并煎液，滤过，滤液浓缩至适量，加蔗糖、糊精适量与上述细粉混匀，制成颗粒，干燥，制成1000g；或取滤液浓缩至适量，取糊精适量与上述天麻细粉混匀，加浓缩液，喷雾干燥，制成500g（无蔗糖），即得。

【功能与主治】 平肝熄风，清热安神。用于肝阳上亢所引起的头痛、眩晕、耳鸣、眼花、震颤、失眠；高血压见上述证候者。

【用法与用量】 开水冲服。一次1袋，一日3次，或遵医嘱。

【规格】 （1）每袋装5g（无蔗糖）　（2）每袋装10g

【剂量推算】

处方	成药 日用量，袋	推算饮片 日生药量，g	《药典》饮片 日用量，g
天麻	3	2.42	3～10
钩藤		8.04	3～12
石决明		6.44	6～20
栀子		2.42	6～10
黄芩		2.42	3～10
牛膝		2.42	5～12
盐杜仲		3.21	6～10
益母草		3.21	9～30
桑寄生		6.44	9～15
首乌藤		4.02	9～15
茯苓		4.02	10～15

天麻首乌片

Tianma Shouwu Pian

【处方】 天麻 33.75g　白芷 26.25g

制何首乌 56.25g 熟地黄 56.25g
丹参 56.25g 川芎 22.5g
当归 75g 炒蒺藜 37.5g
桑叶 37.5g 墨旱莲 75g
酒女贞子 75g 白芍 75g
黄精（蒸） 75g 甘草 11.25g

【制法】 以上十四味，天麻、川芎、制何首乌粉碎成细粉，过筛，混匀；白芷、当归提取挥发油，备用；药渣与其余熟地黄等九味加水煎煮二次，每次 2 小时，合并煎液，滤过，滤液浓缩成相对密度为 1.28～1.30（热测）的清膏，加入上述药粉，混匀，干燥，粉碎，过筛，制成颗粒，喷入上述白芷、当归挥发油，密闭，压制成 1000 片，包糖衣或薄膜衣，即得。

【功能与主治】 滋阴补肾，养血息风。用于肝肾阴虚所致的头晕目眩、头痛耳鸣、口苦咽干、腰膝痠软、脱发、白发；脑动脉硬化、早期高血压、血管神经性头痛、脂溢性脱发见上述证候者。

【用法与用量】 口服。一次 6 片，一日 3 次。

【剂量推算】

处方	成药日用量，片	推算饮片日生药量，g	《药典》饮片日用量，g
天麻	18	0.61	3～10
白芷		0.47	3～10
制何首乌		1.01	6～12
熟地黄		1.01	9～15
丹参		1.01	10～15
川芎		0.41	3～10
当归		1.35	6～12
炒蒺藜		0.68	6～10
桑叶		0.68	5～10
墨旱莲		1.35	6～12
酒女贞子		1.35	6～12
白芍		1.35	6～15
黄精（蒸）		1.35	9～15
甘草		0.20	2～10

天麻祛风补片

Tianma Qufeng Bupian

【处方】 地黄 160g 当归 160g
羌活 80g 独活 50g
附片（黑顺片）（砂炒） 60g 肉桂 60g
天麻（姜汁制） 60g 盐杜仲 70g
酒川牛膝 60g 玄参 60g
茯苓 60g

【制法】 以上十一味，天麻（姜汁制）、盐杜仲、茯苓粉碎成粗粉；肉桂粉碎成细粉，过筛；当归、独活、羌活提取挥发油，药渣与药液加入酒川牛膝、附片（黑顺片）（砂炒）、地黄、玄参，加水煎煮三次，第一次 3 小时，第二、三次各 2 小时，合并煎液，滤过，滤液浓缩成稠膏，与上述粗粉混匀，干燥，粉碎成细粉，加入肉桂细粉，混匀，制成颗粒，干燥，喷入当归等挥发油，混匀，压制成 1000 片，包糖衣，即得。

【功能与主治】 温肾养肝，祛风止痛。用于肝肾亏损、风湿入络所致的痹病，症见头晕耳鸣、关节疼痛、腰膝痠软、畏寒肢冷、手足麻木。

【用法与用量】 口服。一次 6 片，一日 3 次。

【注意】 孕妇及感冒发热期间禁用；忌食生冷油腻食物。

【规格】 糖衣片 片心重 0.35g

【剂量推算】

处方	成药日用量，片	推算饮片日生药量，g	《药典》饮片日用量，g
地黄	18	2.88	10～15
当归		2.88	6～12
羌活		1.44	3～10
独活		0.90	3～10
附片（黑顺片）（砂炒）		1.08	3～15
肉桂		1.08	1～5
天麻（姜汁制）		1.08	3～9[1]
盐杜仲		1.26	6～10
酒川牛膝		1.08	5～10
玄参		1.08	9～15
茯苓		1.08	10～15

参考标准：

[1] 广东省中药饮片炮制规范（第一册）

天麻醒脑胶囊

Tianma Xingnao Jiaonang

【处方】 天麻 300g 地龙 200g

石菖蒲 300g　　远志 200g
熟地黄 100g　　肉苁蓉 100g

【制法】 以上六味，天麻粉碎成细粉，过筛，备用；石菖蒲、远志、熟地黄、肉苁蓉加水煎煮二次，第一次 1.5 小时，第二次 1 小时，分次滤过，合并滤液，浓缩至相对密度 1.10～1.15（90℃）的清膏，冷却，加乙醇使含醇量达 60%，静置 48 小时，滤过，滤液备用；地龙用 60%乙醇冷浸 72 小时，滤过，滤液与上述滤液合并，回收乙醇，加入天麻细粉，充分混匀后制成颗粒，80℃以下烘干，装入胶囊，制成 1000 粒，即得。

【功能与主治】 滋补肝肾，平肝息风，通络止痛。用于肝肾不足，肝风上扰所致头痛，头晕，记忆力减退，失眠，反应迟钝，耳鸣，腰酸。

【用法与用量】 口服。一次 2 粒，一日 3 次。

【规格】 每粒装 0.4g

【剂量推算】

处方	成药日用量，粒	推算饮片日生药量，g	《药典》饮片日用量，g
天麻	6	1.8	3～10
地龙		1.2	5～10
石菖蒲		1.8	3～10
远志		1.2	3～10
熟地黄		0.6	9～15
肉苁蓉		0.6	6～10

天紫红女金胶囊

Tianzihong Nüjin Jiaonang

【处方】

炙黄芪 53g　　党参 53g
山药（酒炒） 53g　　炙甘草 13g
熟地黄 53g　　当归 80g
阿胶（蛤粉制） 53g　　白术 53g
茯苓 40g　　盐杜仲 40g
川芎 40g　　陈皮 27g
香附（醋盐炙） 80g　　肉桂 27g
三七（熟） 27g　　砂仁（去壳盐炙）27g
桑寄生 40g　　益母草 53g
盐小茴香 13g　　牛膝 13g
木香 13g　　酒白芍 53g
丁香 7g　　艾叶（醋炙） 80g
盐益智仁 27g　　醋延胡索 13g
肉苁蓉 40g　　酒续断 40g
地榆（醋炙） 53g　　荆芥（醋炙） 40g
酸枣仁（盐炙） 53g　　海螵蛸 53g
麦冬 27g　　椿皮 27g
酒黄芩 53g　　白薇 13g

【制法】 以上三十六味，山药（酒炒）、茯苓、肉桂、盐小茴香、丁香、三七（熟）、砂仁（去壳盐炙）、木香、阿胶（蛤粉制）、香附（醋盐炙）18g 粉碎成细粉，混匀备用。其余炙黄芪等二十六味与剩余香附（醋盐炙）加水煎煮两次，第一次 1.5 小时，第二次 1 小时，煎液滤过，滤液合并，减压浓缩至相对密度 1.15～1.25（60～80℃），放冷，加入乙醇至含醇量为 65%，静置 10 小时以上，取上清液，回收乙醇，浓缩至相对密度为 1.30～1.35（60～80℃）的稠膏，干燥，粉碎，加入上述药粉和适量二氧化硅和液状石蜡混匀，或制粒，装入胶囊，制成 1000 粒，即得。

【功能与主治】 益气养血，补肾暖宫。用于气血两亏，肾虚宫冷，月经不调，崩漏带下，腰膝冷痛，宫冷不孕。

【功能与主治】 益气养血，补肾暖宫。用于气血两亏，肾虚宫冷，月经不调，崩漏带下，腰膝冷痛，宫冷不孕。

【用法与用量】 口服。一次 3 粒，一日 2～3 次。

【注意】 感冒发热者禁用。

【规格】 每粒装 0.35g

【剂量推算】

处方	成药日用量，粒	推算饮片日生药量，g	《药典》饮片日用量，g
炙黄芪	6～9	0.32～0.48	9～30
党参		0.32～0.48	9～30
山药（酒炒）		0.32～0.48	15～30
炙甘草		0.08～0.12	2～10
熟地黄		0.32～0.48	9～15
当归		0.48～0.72	6～12
阿胶（蛤粉制）		0.32～0.48	3～9
白术		0.32～0.48	6～12
茯苓		0.24～0.36	10～15
盐杜仲		0.24～0.36	6～10
川芎		0.24～0.36	3～10
陈皮		0.16～0.24	3～10
香附（醋盐炙）		0.48～0.72	6～10
肉桂		0.16～0.24	1～5
三七（熟）		0.16～0.24	3～9

续表

处方	成药日用量，粒	推算饮片日生药量，g	《药典》饮片日用量，g
砂仁（去壳盐炙）	6～9	0.16～0.24	3～6
桑寄生		0.24～0.36	9～15
益母草		0.32～0.48	9～30
盐小茴香		0.08～0.12	3～6
牛膝		0.08～0.12	5～12
木香		0.08～0.12	3～6
酒白芍		0.32～0.48	6～15
丁香		0.04～0.06	1～3
艾叶（醋炙）		0.48～0.72	3～9[1]
盐益智仁		0.16～0.24	3～10
醋延胡索		0.08～0.12	3～10
肉苁蓉		0.24～0.36	6～10
酒续断		0.24～0.36	9～15
地榆（醋炙）		0.32～0.48	9～15[2]
荆芥（醋炙）		0.24～0.36	5～10[3]
酸枣仁（盐炙）		0.32～0.48	10～15
海螵蛸		0.32～0.48	5～10
麦冬		0.16～0.24	6～12
椿皮		0.16～0.24	6～9
酒黄芩		0.32～0.48	3～10
白薇		0.08～0.12	5～10

参考标准：

[1] 湖北省中药饮片炮制规范（2018 年版）
[2] 重庆市中药饮片炮制规范（2006 年版）
[3] 云南省中药饮片标准（2005 年版）（第一册）

天智颗粒

Tianzhi Keli

【处方】 天麻 533g　钩藤 533g
石决明 533g　杜仲 533g
桑寄生 533g　茯神 267g
首乌藤 533g　槐花 267g
栀子 267g　黄芩 267g
川牛膝 400g　益母草 533g

【制法】 以上十二味，钩藤、桑寄生、益母草、首乌藤用 80%乙醇回流提取三次，每次 1 小时，合并提取液，滤过，滤液减压回收乙醇至无醇味，并浓缩至相对密度 1.05～1.10（50℃）；加 2 倍量热水使溶解，边加边搅拌，滤取上清液，沉淀用同倍量热水洗涤二次，滤过，滤液合并，浓缩备用。石决明先煎 15 分钟后与其余天麻等七味加水煎煮二次，第一次 1.5 小时，第二次 1 小时，滤过，滤液浓缩至相对密度 1.05～1.10（50℃），离心，上清液与上述钩藤等的浓缩液合并，浓缩至相对密度 1.14～1.20（80℃）的清膏，喷雾干燥，制成干浸膏粉，加入乳糖粉和倍他环糊精适量，并加入甜菊素（0.5%～0.8%）和硬脂酸镁（0.1%～0.3%），混匀，制成 1000g，即得。

【功能与主治】 平肝潜阳，补益肝肾，益智安神。用于肝阳上亢的中风引起的头晕目眩，头痛失眠、烦躁易怒、口苦咽干、腰膝痠软、智能减退、思维迟缓、定向性差；轻中度血管性痴呆属上述证候者。

【用法与用量】 口服。一次 1 袋，一日 3 次。

【注意】 （1）低血压患者忌服。（2）个别患者可出现腹泻、腹痛、恶心、心慌等症状。（3）孕妇忌服。

【规格】 每袋装 5g

【剂量推算】

处方	成药日用量，袋	推算饮片日生药量，g	《药典》饮片日用量，g
天麻	3	8	3～10
钩藤		8	3～12
石决明		8	6～20
杜仲		8	6～10
桑寄生		8	9～15
茯神		4	9～15[1]
首乌藤		8	9～15
槐花		4	5～10
栀子		4	6～10
黄芩		4	3～10
川牛膝		6	5～10
益母草		8	9～30

参考标准：

[1] 甘肃省中药材标准（2020 年版）

天舒片

Tianshu Pian

【处方】 川芎 784g　天麻 196g

【制法】以上二味，粉碎，混合，用90%乙醇回流提取二次，每次2小时，合并提取液，滤过，滤液回收乙醇并浓缩成相对密度为1.27（55～60℃）的清膏；药渣加水煎煮二次，每次1小时，合并煎液，滤过，滤液浓缩成相对密度为1.27（55～60℃）的清膏；与上述清膏合并，加适量的糊精，真空干燥，粉碎成细粉，加蔗糖适量，制粒，干燥，压制成1000片，包薄膜衣，即得。

【功能与主治】活血平肝，通络止痛。用于瘀血阻络或肝阳上亢所致的头痛日久、痛有定处，或头晕胁痛、失眠烦躁、舌质暗或有瘀斑；血管神经性头痛，紧张性头痛，高血压头痛见上述证候者。

【用法与用量】饭后口服。一次4片，一日3次，或遵医嘱。

【注意】孕妇及月经量多的妇女禁用；偶见胃部不适、头胀和妇女月经过多。

【规格】每片重0.34g

【剂量推算】

处方	成药日用量，片	推算饮片日生药量，g	《药典》饮片日用量，g
川芎	12	9.41	3～10
天麻		2.35	3～10

天舒胶囊

Tianshu Jiaonang

【处方】川芎 784g　　天麻 196g

【制法】以上二味，粉碎，混合，用90%乙醇回流提取二次，合并提取液，滤过，滤液回收乙醇并浓缩得清膏；药渣加水煎煮二次，合并煎液，滤过，滤液浓缩至适量，加入糊精适量，混匀，干燥，粉碎后加入上述清膏及糊精适量，制粒，干燥，装入胶囊，制成1000粒，即得。

【功能与主治】活血平肝，通络止痛。用于瘀血阻络或肝阳上亢所致的头痛日久、痛有定处，或头晕胁痛、失眠烦躁、舌质暗或有瘀斑；血管神经性头痛，紧张性头痛，高血压头痛见上述证候者。

【用法与用量】饭后口服。一次4粒，一日3次；或遵医嘱。

【注意】孕妇及月经量过多的妇女禁用；偶见胃部不适、头胀和妇女月经量过多。

【规格】每粒装0.34g

【剂量推算】

处方	成药日用量，粒	推算饮片日生药量，g	《药典》饮片日用量，g
川芎	12	9.41	3～10
天麻		2.35	3～10

元胡止痛口服液

Yuanhu Zhitong Koufuye

【处方】醋延胡索 267g　　白芷 134g

【制法】以上二味，粉碎成粗粉，用60%乙醇浸泡24小时，回流提取二次，第一次3小时，第二次2小时，滤过，合并滤液，滤液减压浓缩至相对密度为1.02～1.04（55℃）的清膏，离心，取上清液，加入倍他环糊精、蔗糖和甜菊素适量，在50℃下搅拌1小时，加水调整总量至1000ml，调节pH值至4.0～5.5，搅匀，滤过，灌封，即得。

【功能与主治】理气，活血，止痛。用于气滞血瘀的胃痛，胁痛，头痛及痛经。

【用法与用量】口服。一次10ml，一日3次；或遵医嘱。

【规格】每支装10ml

【剂量推算】

处方	成药日用量，ml	推算饮片日生药量，g	《药典》饮片日用量，g
醋延胡索	30	8	3～10
白芷		4	3～10

元胡止痛片

Yuanhu Zhitong Pian

【处方】醋延胡索 445g　　白芷 223g

【制法】以上二味，取白芷166g，粉碎成细粉，剩余的白芷与醋延胡索粉碎成粗粉，用60%乙醇浸泡24小时，回流提取2次，第一次3小时，第二次2小时，滤过，合并滤液，滤液浓缩成稠膏状，加入上述细粉，制成颗粒，压制成1000片，包糖衣或薄膜衣，即得。

【功能与主治】理气，活血，止痛。用于气滞血瘀的胃痛，胁痛，头痛及痛经。

【用法与用量】口服。一次4～6片，一日3次，或遵医嘱。

【规格】（1）薄膜衣片　每片重0.26g（2）薄膜衣片　每片重0.31g（3）糖衣片　片心重0.25g（4）糖衣片　片心重0.3g

【剂量推算】

处方	成药日用量，片	推算饮片日生药量，g	《药典》饮片日用量，g
醋延胡索	12～18	5.34～8.01	3～10
白芷		2.68～4.01	3～10

元胡止痛软胶囊

Yuanhu Zhitong Ruanjiaonang

【处方】醋延胡索 1333g　　白芷 667g

【制法】以上二味，粉碎成粗粉，用80%乙醇浸泡12小时，加热回流提取二次，每次2小时，滤过，合并滤液，滤液回收乙醇并减压浓缩至相对密度为1.30～1.32（80℃）的稠膏，与适量含8%蜂蜡的大豆油及聚山梨酯80、山梨酸钾适量，混匀，过筛，压制成软胶囊1000粒，即得。

【功能与主治】理气，活血，止痛。用于气滞血瘀的胃痛，胁痛，头痛及痛经。

【用法与用量】口服。一次2粒，一日3次；或遵医嘱。

【规格】每粒装0.5g

【剂量推算】

处方	成药日用量	推算饮片日生药量，g	《药典》饮片日用量，g
醋延胡索	6粒	8	3～10
白芷		4	3～10

元胡止痛胶囊

Yuanhu Zhitong Jiaonang

【处方】醋延胡索 445g　　白芷 223g

【制法】以上二味，取白芷166g，粉碎成细粉。剩余的白芷与醋延胡索粉碎成粗粉，用60%乙醇作溶剂，浸渍24小时后进行渗漉，收集渗漉液约4000ml，回收乙醇，浓缩成稠膏状，加入上述细粉，混匀，干燥，粉碎成细粉，加入淀粉或糊精适量，过筛，混匀，装入胶囊，分别制成1000粒或500粒，即得。

【功能与主治】理气，活血，止痛。用于气滞血瘀的胃痛，胁痛，头痛及痛经。

【用法与用量】口服。一次4～6粒〔规格（1）〕，一次2～3粒〔规格（2）〕，一日3次，或遵医嘱。

【规格】（1）每粒装0.25g（2）每粒装0.45g

【剂量推算】

处方	成药日用量，粒	推算饮片日生药量，g	《药典》饮片日用量，g
醋延胡索	规格（1）：12～18 规格（2）：6～9	5.34～8.01	3～10
白芷		2.68～4.01	3～10

元胡止痛颗粒

Yuanhu Zhitong Keli

【处方】醋延胡索 445g　　白芷 223g

【制法】以上二味，取白芷166g，粉碎成细粉；剩余的白芷与醋延胡索粉碎成粗粉，用60%乙醇浸泡24小时，加热回流提取二次，第一次3小时，第二次2小时，提取液滤过，滤液合并，浓缩至相对密度为1.32～1.35（60℃），加入上述白芷细粉和适量蔗糖，混匀，制成颗粒，干燥，制成1000g，即得。

【功能与主治】理气，活血，止痛。用于气滞血瘀的胃痛，胁痛，头痛及痛经。

【用法与用量】开水冲服。一次1袋，一日3次；或遵医嘱。

【规格】每袋装5g

【剂量推算】

处方	成药日用量，袋	推算饮片日生药量，g	《药典》饮片日用量，g
醋延胡索	3	6.68	3～10
白芷		3.35	3～10

元胡止痛滴丸

Yuanhu Zhitong Diwan

【处方】醋延胡索 86.6g　　白芷 43.4g

【制法】以上二味，粉碎成粗粉，用60%乙醇浸泡24小时，加热回流提取2次，第一次3小时，第二次2小时，煎液滤过，滤液合并，浓缩成相对密度为

1.40～1.45（60℃）的稠膏，备用。取聚乙二醇6000适量，加热使熔化，与上述稠膏混匀，滴制成1000丸，除去表面油迹，即得。

【功能与主治】理气，活血，止痛。用于气滞血瘀的胃痛，胁痛，头痛及痛经。

【用法与用量】口服。一次20～30丸，一日3次，或遵医嘱。

【规格】每10丸重0.5g

【剂量推算】

处方	成药日用量，丸	推算饮片日生药量，g	《药典》饮片日用量，g
醋延胡索	60～90	5.20～7.79	3～10
白芷		2.60～3.91	3～10

无比山药丸

Wubi Shanyao Wan

【处方】山药 300g　熟地黄 100g
杜仲（姜汁炒）300g　肉苁蓉 400g
山茱萸（蒸）100g　茯苓 100g
菟丝子 300g　巴戟天 100g
泽泻 100g　牛膝 100g
五味子（蒸）150g　煅赤石脂 100g

【制法】以上十二味，粉碎成细粉，过筛，混匀。每100g粉末加炼蜜45～55g与适量的水泛丸，干燥，即得。

【功能与主治】健脾补肾。用于脾肾两虚，食少肌瘦，腰膝酸软，目眩耳鸣。

【用法与用量】口服。一次9g，一日2次。

【规格】每40丸重3g

【剂量推算】

处方	成药日用量，g	推算饮片日生药量，g	《药典》饮片日用量，g
山药	18	1.62～1.73	15～30
熟地黄		0.54～0.58	9～15
杜仲（姜汁炒）		1.62～1.73	6～10
肉苁蓉		2.16～2.31	6～10
山茱萸（蒸）		0.54～0.58	6～12[1]
茯苓		0.54～0.58	10～15
菟丝子		1.62～1.73	6～12
巴戟天		0.54～0.58	3～10
泽泻		0.54～0.58	6～10
牛膝		0.54～0.58	5～12
五味子（蒸）		0.81～0.87	1.5～6[2]
煅赤石脂		0.54～0.58	9～12

参考标准：

[1] 福建省中药饮片炮制规范（2012年版）

[2] 浙江省中药饮片炮制规范（2015年版）

云香祛风止痛酊

Yunxiang Qufeng Zhitong Ding

【处方】白芷 28.8g　大皂角 28.8g
桂枝 57.7g　木香 43.3g
莪术 43.3g　五味藤 86.5g
豆豉姜 57.7g　千斤拔 57.7g
朱砂根 57.7g　羊耳菊 57.7g
枫荷桂 57.7g　虎杖 57.7g
买麻藤 72.1g　过岗龙 86.5g
广西海风藤 86.5g　穿壁风 72.1g
香樟 86.5g　徐长卿 14.4g
山豆根 14.4g　细辛 14.4g
薄荷脑 57.7g　樟脑 57.7g

【制法】以上二十二味，除徐长卿、山豆根、细辛、薄荷脑、樟脑及五味藤36.1g分别粉碎成粗粉，其余白芷等十六味及剩余的五味藤，加乙醇1000ml及水适量，密闭，加热回流提取7小时后，进行蒸馏，收集蒸馏液约1200ml，加入上述徐长卿、山豆根、细辛及五味藤粗粉，搅匀，浸渍48小时。取浸渍液，加入薄荷脑、樟脑，搅匀使溶解，滤过，滤液调整总量至1000ml，即得。

【功能与主治】祛风除湿，活血止痛。用于风湿骨痛，伤风感冒，头痛，肚痛，心胃气痛，冻疮。

【用法与用量】口服。一次0.5～2ml，一日2～3次，小儿酌减；外用取适量，搽患处。

【注意】孕妇与未满三岁儿童忌内服。

【规格】（1）每瓶装12ml（2）每瓶装15ml（3）每瓶装30ml

【剂量推算】

处方	成药日用量，ml	推算饮片日生药量，g	《药典》饮片日用量，g
白芷	1～6	0.029～0.17	3～10
大皂角		0.029～0.17	1～1.5

续表

处方	成药 日用量，ml	推算饮片 日生药量，g	《药典》饮片 日用量，g
桂枝	1～6	0.058～0.35	3～10
木香		0.043～0.26	3～6
莪术		0.043～0.26	6～9
五味藤		0.087～0.52	6～10[1]
豆豉姜		0.058～0.35	10～15[2]
千斤拔		0.058～0.35	15～30[3]
朱砂根		0.058～0.35	3～9
羊耳菊		0.058～0.35	15～30[4～5]
枫荷桂		0.058～0.35	15～30[1] 10～30[5]
虎杖		0.058～0.35	9～15
买麻藤		0.072～0.43	10～30[1] 15～30[5]
过岗龙		0.087～0.52	9～15[5]
广西海风藤		0.087～0.52	9～15[5]
穿壁风		0.072～0.43	0.02～0.1
香樟		0.087～0.52	10～15[1]
徐长卿		0.014～0.086	3～12
山豆根		0.014～0.086	3～6
细辛		0.014～0.086	1～3
薄荷脑		0.058～0.35	0.02～0.1[6]
樟脑		0.058～0.35	0.3～0.6[7]

参考标准：

［1］广西中药材标准第二册
［2］广东省中药材标准第一册（2004年版）
［3］广东省中药材标准第三册（2019年版）
［4］广西中药材标准（1990年版）
［5］广西壮族自治区瑶药材质量标准（第一卷）
［6］中国药典（2005年版）一部
［7］广西壮族自治区中药饮片炮制规范（2007年版）

木香分气丸

Muxiang Fenqi Wan

【处方】 木香 192g　砂仁 48g
丁香 48g　檀香 48g
醋香附 384g　广藿香 48g
陈皮 192g　姜厚朴 384g
枳实 192g　豆蔻 48g
醋莪术 384g　炒山楂 192g
白术（麸炒）192g　甘松 192g
槟榔 96g　甘草 192g

【制法】 以上十六味，粉碎成细粉，过筛，混匀。用水泛丸，干燥，即得。

【功能与主治】 宽胸消胀，理气止呕。用于肝郁气滞、脾胃不和所致的胸膈痞闷、两胁胀满、胃脘疼痛、倒饱嘈杂、恶心呕吐、嗳气吞酸。

【用法与用量】 口服。一次6g，一日2次。

【注意】 孕妇慎用。

【规格】 每100丸重6g

【剂量推算】

处方	成药 日用量，g	推算饮片 日生药量，g	《药典》饮片 日用量，g
木香	12	0.81	3～6
砂仁		0.20	3～6
丁香		0.20	1～3
檀香		0.20	2～5
醋香附		1.63	6～10
广藿香		0.20	3～10
陈皮		0.81	3～10
姜厚朴		1.63	3～10
枳实		0.81	3～10
豆蔻		0.20	3～6
醋莪术		1.63	6～9
炒山楂		0.81	9～12
白术（麸炒）		0.81	6～12
甘松		0.81	3～6
槟榔		0.41	3～10
甘草		0.81	2～10

木香顺气丸

Muxiang Shunqi Wan

【处方】 木香 100g　砂仁 100g
醋香附 100g　槟榔 100g
甘草 50g　陈皮 100g
厚朴 100g　枳壳（炒）100g
苍术（炒）100g　青皮（炒）100g

生姜 200g

【制法】 以上十一味，除生姜外，其余木香等十味粉碎成细粉，过筛，混匀。生姜加水煎煮二次，合并煎液，滤过，滤液浓缩，用浓缩液泛丸，干燥，即得。

【功能与主治】 行气化湿，健脾和胃。用于湿浊中阻、脾胃不和所致的胸膈痞闷、脘腹胀痛、呕吐恶心、嗳气纳呆。

【用法与用量】 口服。一次 6～9g，一日 2～3 次。

【注意】 孕妇慎用。

【规格】 每 100 丸重 6g

【剂量推算】

处方	成药日用量，g	推算饮片日生药量，g	《药典》饮片日用量，g
木香	12～27	1.26～2.84	3～6
砂仁		1.26～2.84	3～6
醋香附		1.26～2.84	6～10
槟榔		1.26～2.84	3～10
甘草		0.63～1.42	2～10
陈皮		1.26～2.84	3～10
厚朴		1.26～2.84	3～10
枳壳（炒）		1.26～2.84	3～9[1]
苍术（炒）		1.26～2.84	3～9[2]
青皮（炒）		1.26～2.84	3～10[3]

注：因生姜为浓缩液入药，无法计算重量，故推算的饮片日生药量大于实际用量。

参考标准：

［1］福建省中药饮片炮制规范（2012 年版）
［2］云南省中药饮片标准（2005 年版）（第二册）
［3］湖北省中药饮片炮制规范（2018 年版）

木香槟榔丸

Muxiang Binglang Wan

【处方】 木香 50g　槟榔 50g
枳壳（炒） 50g　陈皮 50g
青皮（醋炒） 50g　香附（醋制） 150g
醋三棱 50g　莪术（醋炙） 50g
黄连 50g　黄柏（酒炒） 150g
大黄 150g　炒牵牛子 200g
芒硝 100g

【制法】 以上十三味，粉碎成细粉，过筛，混匀，用水泛丸，干燥，即得。

【功能与主治】 行气导滞，泻热通便。用于湿热内停，赤白痢疾，里急后重，胃肠积滞，脘腹胀痛，大便不通。

【用法与用量】 口服。一次 3～6g，一日 2～3 次。

【注意】 孕妇禁用。

【剂量推算】

处方	成药日用量，g	推算饮片日生药量，g	《药典》饮片日用量，g
木香	6～18	0.26～0.78	3～6
槟榔		0.26～0.78	3～10
枳壳（炒）		0.26～0.78	3～10[1]
陈皮		0.26～0.78	3～10
青皮（醋炒）		0.26～0.78	3～10
香附（醋制）		0.78～2.35	6～10
醋三棱		0.26～0.78	5～10
莪术（醋炙）		0.26～0.78	6～9
黄连		0.26～0.78	2～5
黄柏（酒炒）		0.78～2.35	3～12
大黄		0.78～2.35	3～15
炒牵牛子		1.04～3.13	1.5～3
芒硝		0.52～1.57	6～12

参考标准：

［1］福建省中药饮片炮制规范（2012 年版）

五子衍宗丸

Wuzi Yanzong Wan

【处方】 枸杞子 400g　菟丝子（炒） 400g
覆盆子 200g　五味子（蒸） 50g
盐车前子 100g

【制法】 以上五味，粉碎成细粉，过筛，混匀。每 100g 粉末用炼蜜 35～50g 和适量的水制丸，干燥，制成水蜜丸；或加炼蜜 80～90g 制成小蜜丸或大蜜丸，即得。

【功能与主治】 补肾益精。用于肾虚精亏所致的阳痿不育、遗精早泄、腰痛、尿后余沥。

【用法与用量】 口服。水蜜丸一次6g，小蜜丸一次9g，大蜜丸一次1丸，一日2次。

【规格】 大蜜丸　每丸重9g

【剂量推算】

处方	成药日用量	推算饮片日生药量，g	《药典》饮片日用量，g
枸杞子	水蜜丸：12g 小蜜丸：18g 大蜜丸：2丸	2.78～3.48	6～12
菟丝子（炒）		2.78～3.48	6～12
覆盆子		1.39～1.74	6～12
五味子（蒸）		0.35～0.43	1.5～6[1]
盐车前子		0.70～0.87	9～15

参考标准：

［1］浙江省中药饮片炮制规范（2015年版）

五子衍宗片

Wuzi Yanzong Pian

【处方】 枸杞子 275g　菟丝子（炒） 275g
覆盆子 135g　五味子（蒸） 35g
盐车前子 68g

【制法】 以上五味，取菟丝子（炒）145g，粉碎成细粉。其余菟丝子（炒）与覆盆子加水煎煮二次，每次2小时，合并煎液，滤过，滤液备用；取五味子（蒸）、盐车前子、枸杞子用70%乙醇作溶剂进行渗漉，收集渗漉液，回收乙醇，加入上述滤液，减压浓缩至相对密度为1.32（60℃）的稠膏。加入菟丝子（炒）细粉及淀粉适量，混匀，制成颗粒，干燥。压制成1000片，包糖衣，即得。

【功能与主治】 补肾益精。用于肾虚精亏所致的阳痿不育、遗精早泄、腰痛、尿后余沥。

【用法与用量】 口服。一次6片，一日3次。

【规格】 糖衣片　片心重0.3g

【剂量推算】

处方	成药日用量，片	推算饮片日生药量，g	《药典》饮片日用量，g
枸杞子	18	4.95	6～12
菟丝子（炒）		4.95	6～12
覆盆子		2.43	6～12
五味子（蒸）		0.63	1.5～6[1]
盐车前子		1.22	9～15

参考标准：

［1］浙江省中药饮片炮制规范（2015年版）

五加生化胶囊

Wujia Shenghua Jiaonang

【处方】 刺五加浸膏 150g　当归 200g
川芎 125g　桃仁 100g
干姜 60g　甘草 60g

【制法】 以上六味，川芎粉碎成细粉；刺五加浸膏干燥，粉碎成细粉；当归、桃仁、干姜、甘草酌予碎断，加水煎煮二次，第一次2小时，第二次1.5小时，合并煎液，滤过，滤液浓缩成相对密度为1.24～1.30（70℃）的清膏，干燥，粉碎成细粉，与川芎细粉、刺五加浸膏细粉、滑石粉适量混匀，装入胶囊，制成1000粒，即得。

【功能与主治】 益气养血、活血祛瘀。用于经期及人流术后、产后气虚血瘀所致阴道流血，血色紫暗或有血块，小腹疼痛按之不减，腰背酸痛、自汗、心悸气短、舌淡、兼见瘀点、脉沉弱。

【用法与用量】 口服。一次6粒，一日2次。温开水送服，疗程3天或遵医嘱。

【注意】 服药期间忌食辛辣、黏腻及生冷食品。

【规格】 每粒装0.4g

【剂量推算】

处方	成药日用量，粒	推算饮片日生药量，g	《药典》饮片日用量，g
刺五加浸膏	12	1.8	0.9～1.35[1]
当归		2.4	6～12
川芎		1.5	3～10
桃仁		1.2	5～10
干姜		0.72	3～10
甘草		0.72	2～10

参考标准：

［1］中国药典（2005年版）一部

五灵胶囊

Wuling Jiaonang

【处方】 柴胡 342g　灵芝 173g
丹参 342g　五味子 342g

【制法】以上四味，取柴胡粉碎，过筛，细粉171g备用；粗粉和灵芝加75%乙醇回流提取二次，每次1小时，滤过，合并滤液，回收乙醇并减压浓缩至相对密度为1.36～1.38（60～70℃）的稠膏。五味子和丹参加乙醇回流提取三次，每次1小时，滤过，合并滤液，回收乙醇并减压浓缩至相对密度为1.36～1.38（60～70℃）的稠膏。两膏合并，同时掺入柴胡细粉，混匀，烘干，粉碎，装入胶囊，制成1000粒，即得。

【功能与主治】疏肝健脾活血。用于慢性乙型肝炎肝郁脾虚挟瘀证，症见纳呆、腹胀嗳气、胁肋胀痛、疲乏无力。

【用法与用量】口服。一次5粒，一日3次。饭后半小时服用。

【规格】每粒装0.35g

【剂量推算】

处方	成药日用量，粒	推算饮片日生药量，g	《药典》饮片日用量，g
柴胡	15	5.13	3～10
灵芝		2.60	6～12
丹参		5.13	10～15
五味子		5.13	2～6

五苓胶囊

Wuling Jiaonang

【处方】泽泻 937.5g　茯苓 562.5g
猪苓 562.5g　肉桂 375g
麸炒白术 562.5g

【制法】以上五味，茯苓、猪苓加水煎煮二次，每次3小时，滤过，滤液合并，浓缩至相对密度约为1.02（80℃），备用；肉桂用水蒸气蒸馏8小时提取挥发油，并以倍他环糊精包合，蒸馏后的水溶液滤过，滤液与上述浓缩液合并；肉桂药渣与泽泻、麸炒白术用60%乙醇加热回流提取二次，每次3小时，合并提取液，减压回收乙醇，并浓缩至相对密度约为1.02（80℃），与上述浓缩液合并，浓缩成稠膏，减压干燥，粉碎，加入肉桂油包合物及淀粉适量，混匀，过筛，装入胶囊，制成1000粒，即得。

【功能与主治】温阳化气，利湿行水。用于膀胱化气不利，水湿内聚引起的小便不利，水肿腹胀，呕逆泄泻，渴不思饮。

【用法与用量】口服。一次3粒，一日2次。

【规格】每粒装0.45g

【剂量推算】

处方	成药日用量，粒	推算饮片日生药量，g	《药典》饮片日用量，g
泽泻	6	5.63	3～6
茯苓		3.38	5～10
猪苓		3.38	3～6
肉桂		2.25	3～10
麸炒白术		3.38	5～10

五苓散

Wuling San

【处方】茯苓 180g　泽泻 300g
猪苓 180g　肉桂 120g
炒白术 180g

【制法】以上五味，粉碎成细粉，过筛，混匀，分装，即得。

【功能与主治】温阳化气，利湿行水。用于阳不化气、水湿内停所致的水肿，症见小便不利、水肿腹胀、呕逆泄泻、渴不思饮。

【用法与用量】口服。一次6～9g，一日2次。

【规格】（1）每袋装6g　（2）每袋装9g

【剂量推算】

处方	成药日用量，g	推算饮片日生药量，g	《药典》饮片日用量，g
茯苓	12～18	2.25～3.38	10～15
泽泻		3.75～5.63	6～10
猪苓		2.25～3.38	6～12
肉桂		1.50～2.25	1～5
炒白术		2.25～3.38	6～12

五虎散

Wuhu San

【处方】当归 350g　红花 350g
防风 350g　制天南星 350g
白芷 240g

【制法】以上五味，粉碎成细粉，过筛，混匀，即得。

【功能与主治】 活血散瘀，消肿止痛。用于跌打损伤，瘀血肿痛。

【用法与用量】 温黄酒或温开水送服。一次6g，一日2次；外用，白酒调敷患处。

【注意】 孕妇慎用。

【剂量推算】

处方	成药日用量，g	推算饮片日生药量，g	《药典》饮片日用量，g
当归	12	2.56	6～12
红花		2.56	3～10
防风		2.56	5～10
制天南星		2.56	3～9
白芷		1.76	3～10

五味子颗粒

Wuweizi Keli

【处方】 五味子 300g

【制法】 取五味子，加水煎煮二次，每次2小时，煎液滤过，合并滤液，静置，分取上清液，浓缩至相对密度为1.16～1.22（60℃）的清膏，加2倍量乙醇，充分搅拌，静置24小时，滤过，滤渣用60%乙醇洗涤，洗液与滤液合并，回收乙醇并浓缩至相对密度为1.36（50℃）的稠膏，加蔗糖粉适量，搅匀，制颗粒，干燥，制成1000g，即得。

【功能与主治】 益气生津，补肾宁心。用于心肾不足所致的失眠、多梦、头晕；神经衰弱症见上述证候者。

【用法与用量】 开水冲服。一次1袋，一日3次。

【规格】 每袋装10g

【剂量推算】

处方	成药日用量，袋	推算饮片日生药量，g	《药典》饮片日用量，g
五味子	3	9	2～6

五味子糖浆

Wuweizi Tangjiang

【处方】 五味子 100g

【制法】 取五味子粉碎成粗粉，取粗粉100g，用30%乙醇作溶剂，浸渍72小时后，缓缓渗漉，收集漉液至相当于原药材的二倍，滤过；另取蔗糖600g，制成糖浆，加入上述滤液中，再加入苯甲酸钠及桔子香精适量，混匀，加水调整至1000ml，即得。

【功能与主治】 益气生津，补肾宁心。用于心肾不足所致的失眠、多梦、头晕；神经衰弱症见上述证候者。

【用法与用量】 口服。一次5～10ml，一日3次。

【规格】 （1）每瓶装10ml （2）每瓶装100ml

【剂量推算】

处方	成药日用量，ml	推算饮片日生药量，g	《药典》饮片日用量，g
五味子	15～30	1.5～3	2～6

五味沙棘散

Wuwei Shaji San

本品系蒙古族验方。

【处方】 沙棘膏 180g　木香 150g
白葡萄干 120g　甘草 90g
栀子 60g

【制法】 以上五味，除沙棘膏、白葡萄干外，其余木香等三味粉碎成粗粉，加白葡萄干，粉碎，烘干，粉碎成细粉，混匀后，加沙棘膏混匀，烘干，再粉碎成细粉，过筛，即得。

【功能与主治】 清热祛痰，止咳定喘。用于肺热久嗽，喘促痰多，胸中满闷，胸胁作痛；慢性支气管炎见上述证候者。

【用法与用量】 口服。一次3g，一日1～2次。

【规格】 （1）每袋装3g （2）每袋装15g

【剂量推算】

处方	成药日用量，g	推算饮片日生药量，g	《药典》饮片日用量，g
沙棘膏	3～6	0.9～1.8	2～3[1]
木香		0.75～1.5	3～6
白葡萄干		0.6～1.2	1.5～3[2]
甘草		0.45～0.9	2～10
栀子		0.3～0.6	6～10

参考标准：

[1] 甘肃省中药材标准（2020年版）
[2] 中华人民共和国卫生部药品标准（蒙药分册）

五味清浊散

Wuwei Qingzhuo San

本品系蒙古族验方。

【处方】石榴 400g　　红花 200g
豆蔻 50g　　肉桂 50g
荜茇 50g

【制法】以上五味，粉碎成细粉，过筛，混匀，即得。

【功能与主治】开郁消食，暖胃。用于食欲不振，消化不良，胃脘冷痛，满闷嗳气，腹胀泄泻。

【用法与用量】口服。一次2～3g，一日1～2次。

【规格】每袋装15g

【剂量推算】

处方	成药日用量，g	推算饮片日生药量，g	《药典》饮片日用量，g
石榴	2～6	1.07～3.20	6～9[1]
红花		0.53～1.60	3～10
豆蔻		0.13～0.40	3～6
肉桂		0.13～0.40	1～5
荜茇		0.13～0.40	1～3

参考标准：

[1] 中华人民共和国卫生部药品标准（维吾尔药分册）

五味麝香丸

Wuwei Shexiang Wan

本品系藏族验方。

【处方】麝香 10g　　诃子（去核） 300g
黑草乌 300g　　木香 100g
藏菖蒲 60g

【制法】以上五味，除麝香外，其余诃子（去核）等四味粉碎成细粉。将麝香研细，再与上述粉末配研，过筛，混匀，用安息香的饱和水溶液泛丸，低温干燥，即得。

【功能与主治】消炎，止痛，祛风。用于扁桃体炎，咽峡炎，流行性感冒，炭疽病，风湿性关节炎，神经痛，胃痛，牙痛。

【用法与用量】睡前服或含化。一次2～3丸，一日1次；极量5丸。

【注意】本品有毒，慎用；孕妇忌服。

【规格】每10丸重0.3g

【剂量推算】

处方	成药日用量，丸	推算饮片日生药量，g	《药典》饮片日用量，g
麝香	2～5	0.00078～0.0019	0.03～0.1
诃子（去核）		0.023～0.058	3～10
黑草乌		0.023～0.058	—[1]
木香		0.0078～0.019	3～6
藏菖蒲		0.0047～0.012	3～6

参考标准：

[1] 宁夏中药材标准（2018年版），未载具体用量

五黄养阴颗粒

Wuhuang Yangyin Keli

【处方】黄连 277g　　红芪 833g
地黄 833g　　姜黄 833g
黄芩 555g

【制法】以上五味，黄连、姜黄用60%乙醇加热回流提取三次，第一次浸泡1小时，提取1小时，第二、三次提取50分钟，合并提取液，滤过，滤液回收乙醇并浓缩至相对密度为1.00～1.05（60℃），备用。药渣与红芪、地黄加水煎煮二次，第一次浸泡1小时，煎煮1小时20分钟，第二次煎煮1小时，合并煎液，滤过，滤液静置24小时，滤过，滤液和黄连、姜黄提取液合并，浓缩至相对密度为1.15～1.20（60℃）的清膏，滤过，滤液加甜菊素15.38g，备用。黄芩用60%乙醇加热回流提取二次，第一次浸泡1小时，提取2小时，第二次提取1小时40分钟，合并提取液，滤过，滤液回收乙醇并浓缩至相对密度为1.15～1.20（60℃）的清膏，滤过，滤液加甜菊素3.2g，备用。取糊精适量与上述备用清膏喷雾制粒，干燥，制成1000g，即得。

【功能与主治】燥湿化痰、益气养阴。用于消渴病属痰湿内滞、气阴两虚证，症见口渴喜饮，多食善饥，尿频尿多，头身困重，呕恶痰涎，倦怠乏力，气短懒言，自汗盗汗，心悸失眠，形体肥胖，咽燥口干，心烦畏热，溲赤便秘。

【用法与用量】开水冲服。一次1袋，一日3次。

【规格】每袋装6g

【剂量推算】

处方	成药 日用量，袋	推算饮片 日生药量，g	《药典》饮片 日用量，g
黄连	3	5	2～5
红芪		15	9～30
地黄		15	10～15
姜黄		15	3～10
黄芩		10	3～10

五福化毒丸

Wufu Huadu Wan

【处方】水牛角浓缩粉 20g　连翘 60g
青黛 20g　黄连 5g
炒牛蒡子 50g　玄参 60g
地黄 50g　桔梗 50g
芒硝 5g　赤芍 50g
甘草 60g

【制法】以上十一味，除水牛角浓缩粉外，其余连翘等十味粉碎成细粉；将水牛角浓缩粉研细，与上述粉末配研，过筛，混匀。每 100g 粉末用炼蜜 45～55g 和适量的水泛丸，干燥，制成水蜜丸；或加炼蜜 100～120g 制成小蜜丸或大蜜丸，即得。

【功能与主治】清热解毒，凉血消肿。用于血热毒盛，小儿疮疖，痱毒，咽喉肿痛，口舌生疮，牙龈出血，痄腮。

【用法与用量】口服。水蜜丸一次 2g，小蜜丸一次 3g（15 丸），大蜜丸一次 1 丸，一日 2～3 次。

【规格】（1）水蜜丸　每 100 粒重 10g　（2）小蜜丸　每 100 丸重 20g　（3）大蜜丸每丸重 3g

【剂量推算】

处方	成药 日用量	推算饮片 日生药量，g	《药典》饮片 日用量，g
水牛角浓缩粉	水蜜丸：4～6g 小蜜丸：6～9g 大蜜丸：2～3 丸	0.12～0.21	3～6[1]
连翘		0.36～0.63	6～15
青黛		0.12～0.21	1～3
黄连		0.030～0.052	2～5
炒牛蒡子		0.30～0.52	6～12
玄参		0.36～0.63	9～15
地黄		0.30～0.52	10～15
桔梗		0.30～0.52	3～10
芒硝		0.03～0.052	6～12
赤芍		0.30～0.52	6～12
甘草		0.36～0.63	2～10

续表

参考标准：
［1］中国药典（2005 年版）一部

五福化毒片

Wufu Huadu Pian

【处方】水牛角浓缩粉 9g　连翘 27g
青黛 9g　黄连 2.25g
炒牛蒡子 22.5g　玄参 27g
地黄 22.5g　桔梗 22.5g
芒硝 2.25g　赤芍 22.5g
甘草 27g

【制法】以上十一味，连翘、炒牛蒡子、玄参、地黄、桔梗、赤芍、甘草加水煎煮三次，第一次 2 小时，第二次 1.5 小时，第三次 1 小时，煎液滤过，滤液合并，静置 12 小时，滤过，滤液浓缩至相对密度为 1.10～1.15（60℃），离心，取上清液，浓缩至适量；黄连加水煎煮三次，第一次 2 小时，第二次 1.5 小时，第三次 1 小时，滤过，合并滤液，浓缩至相对密度 1.15～1.20（60℃），与上述浓缩液合并，加入芒硝，干燥，粉碎；再加入青黛、水牛角浓缩粉和适量糊精，混匀，制颗粒，干燥，压制成 1000 片，包糖衣，即得。

【功能与主治】清热解毒，凉血消肿。用于血热毒盛，小儿疮疖，痱毒，咽喉肿痛，口舌生疮，牙龈出血，痄腮。

【用法与用量】口服。用于小儿痱毒：二岁至六岁，一次 4～5 片，一日 3 次。用于其他病症：三岁至六岁，一次 5 片，七岁至十四岁，一次 7 片，一日 3 次。7 天为一疗程。

【注意】忌食辛辣食物。

【规格】每片重 0.1g

【剂量推算】

处方	成药 日用量，片	推算饮片 日生药量，g	《药典》饮片 日用量，g
水牛角浓缩粉	12～21	0.11～0.19	3～6[1]
连翘		0.32～0.57	6～15

续表

处方	成药日用量，片	推算饮片日生药量，g	《药典》饮片日用量，g
青黛	12～21	0.11～0.19	1～3
黄连		0.03～0.05	2～5
炒牛蒡子		0.27～0.47	6～12
玄参		0.32～0.57	9～15
地黄		0.27～0.47	10～15
桔梗		0.27～0.47	3～10
芒硝		0.03～0.05	6～12
赤芍		0.27～0.47	6～12
甘草		0.32～0.57	2～10

参考标准：

［1］中国药典（2005年版）一部

比拜克胶囊

Bibaike Jiaonang

【处方】 熊胆粉 11.1g　　酒大黄 222.2g
儿茶 111.1g　　冰片 22.2g
胡黄连 166.7g　　香墨 33.4g
玄明粉 22.2g

【制法】 以上七味，玄明粉加水适量，加热使溶解，滤过，滤液备用；取酒大黄111.1g与胡黄连加水煎煮三次，每次1小时，合并煎液，滤过，滤液与玄明粉液合并，浓缩至相对密度为1.30～1.32（50～60℃）的稠膏；儿茶、香墨及剩余酒大黄用75%乙醇适量拌润，闷润1小时，干燥（60～80℃），粉碎成细粉，加入上述稠膏，混匀，干燥，粉碎成细粉，制成颗粒；熊胆粉与冰片及淀粉适量粉碎成细粉，与上述颗粒混匀，装入胶囊，制成1000粒，即得。

【功能与主治】 清热、解毒、通便。用于外感病气分热盛，发热烦躁，头痛目赤，牙龈肿痛、大便秘结。

【用法与用量】 口服。一次2～3粒，小儿一次1～2粒，三岁以内酌减，一日3次。

【注意】 孕妇禁服。

【规格】 每粒装0.36g

【剂量推算】

处方	成药日用量，粒	推算饮片日生药量，g	《药典》饮片日用量，g
熊胆粉	3～9	0.033～0.10	0.6～0.9[1] 1～2.5[2]

续表

处方	成药日用量，粒	推算饮片日生药量，g	《药典》饮片日用量，g
酒大黄	3～9	0.67～2.00	3～15
儿茶		0.33～1.00	1～3
冰片		0.067～0.20	0.3～0.9
胡黄连		0.50～1.50	3～10
香墨		0.10～0.30	3～9[3]
玄明粉		0.067～0.20	3～9

参考标准：

［1］云南省中药材标准补充
［2］湖南省中药饮片炮制规范（2010年版）
［3］天津市中药饮片炮制规范（2018年版）

止血定痛片

Zhixue Dingtong Pian

【处方】 三七 129g　　煅花蕊石 129g
海螵蛸 86g　　甘草 86g

【制法】 以上四味，粉碎成细粉，混匀，加淀粉浆适量，制成颗粒，干燥，压制成1000片，即得。

【功能与主治】 散瘀，止血，止痛。用于十二指肠溃疡疼痛、胃酸过多、出血属血瘀证者。

【用法与用量】 口服。一次6片，一日3次。

【规格】 每片重0.43g

【剂量推算】

处方	成药日用量，片	推算饮片日生药量，g	《药典》饮片日用量，g
三七	18	2.32	3～9
煅花蕊石		2.32	4.5～9
海螵蛸		1.55	5～10
甘草		1.55	2～10

止血复脉合剂

Zhixue Fumai Heji

【处方】 阿胶 200g　　附片（黑顺片）90g
川芎 100g　　大黄 50g

【制法】 以上四味，川芎提取挥发油备用，蒸馏后的水溶液另器收集；附片（黑顺片）、大黄加水煎煮三次，第一次2.5小时，第二次加入川芎药渣煎煮2

小时，第三次1小时，合并煎液及川芎蒸馏后的水溶液，滤过；滤液浓缩至相对密度为1.10～1.15（80℃）的清膏，冷却至20℃时加乙醇使含醇量达65%，静置24小时，滤过，回收乙醇，冷藏24～72小时，滤过；滤液浓缩至适量，阿胶加水溶化后加入蔗糖200g，混匀，滤过，滤液浓缩至适量，加入川芎挥发油、上述浓缩液及甜菊素0.5g，混匀，加水使成1000ml，分装，灭菌，即得。

【功能与主治】 止血祛瘀，滋阴复脉。用于上消化道出血量多，症见烦躁或神志淡漠、肢冷、汗出、脉弱无力。可作为失血性休克的辅助治疗药物。

【用法与用量】 口服。一次20～40ml，—日3～4次，或遵医嘱。治疗失血性休克，开始2小时内服180ml，第3～12小时和12～24小时分别服90～180ml，第二至第七天可根据病情恢复情况，每天给药90～180ml，分数次口服或遵医嘱。

【规格】 （1）每瓶装20ml　（2）每瓶装200ml

【剂量推算】

处方	成药日用量，ml	推算饮片日生药量，g	《药典》饮片日用量，g
阿胶	60～180	12～36	3～9
附片（黑顺片）		5.4～16.2	3～15
川芎		6～18	3～10
大黄		3～9	3～15

止红肠辟丸

Zhihong Changpi Wan

【处方】 地黄（炭）96g　当归 96g
黄芩 96g　地榆炭 84g
栀子 84g　白芍 72g
槐花 64g　阿胶 64g
荆芥穗 64g　侧柏炭 64g
黄连 24g　乌梅 10g
升麻 5g

【制法】 以上十三味，粉碎成细粉，过筛，混匀，每100g粉末加炼蜜125～135g制成大蜜丸，即得。

【功能与主治】 清热凉血，养血止血。用于血热所致的肠风便血、痔疮下血。

【用法与用量】 口服。小丸一次6丸，大丸一次1丸，一日2次。

【规格】 （1）每丸重1.5g　（2）每丸重9g。

【剂量推算】

处方	成药日用量，g	推算饮片日生药量，g	《药典》饮片日用量，g
地黄（炭）	18	0.89～0.93	9～15[1]
当归		0.89～0.93	6～12
黄芩		0.89～0.93	3～10
地榆炭		0.78～0.82	9～15
栀子		0.78～0.82	6～10
白芍		0.67～0.70	6～15
槐花		0.60～0.62	5～10
阿胶		0.60～0.62	3～9
荆芥穗		0.60～0.62	5～10
侧柏炭		0.60～0.62	6～12
黄连		0.22～0.23	2～5
乌梅		0.093～0.10	6～12
升麻		0.05～0.05	3～10

参考标准：

［1］广东省中药饮片炮制规范第一册

止咳宝片

Zhikebao Pian

【处方】 紫菀 32g　橘红 21g
桔梗 32g　枳壳 5g
百部 21g　五味子 5g
陈皮 32g　干姜 5g
荆芥 16g　罂粟壳浸膏 100g
甘草 95g　氯化铵 80g
前胡 47g　薄荷素油 0.5ml

【制法】 以上十四味，除薄荷素油、氯化铵、罂粟壳浸膏外，紫菀、甘草加水煎煮二次，每次2小时，合并煎液，滤过，浓缩成稠膏；其余桔梗等九味，粉碎成粗粉，混匀，用60%乙醇浸渍二次，每次48小时，回收乙醇，浓缩成稠膏，与紫菀、甘草稠膏合并，加辅料适量，干燥，粉碎，加罂粟壳浸膏、氯化铵，混匀，制成颗粒，干燥，喷加薄荷素油，压制成1000片，包薄膜衣，即得。

【功能与主治】 宣肺祛痰，止咳平喘。用于外感风寒所致的咳嗽、痰多清稀、咳甚而喘；慢性支气管炎、上呼吸道感染见上述证候者。

【用法与用量】 口服。一次2片，一日3次；或遵医嘱。7日为一疗程，可以连续服用三至五个疗程。

【注意】（1）孕妇、婴儿及哺乳期妇女忌服。（2）肺热、肺燥之干咳及咳痰带血者慎用。（3）服药期间不宜再受风寒，并禁食冷物、辣椒及各种酒类。

【规格】每片重0.35g

【剂量推算】

处方	成药日用量，片	推算饮片日生药量，g	《药典》饮片日用量
紫菀	6	0.19	5～10g
橘红		0.13	3～10g
桔梗		0.19	3～10g
枳壳		0.03	3～10g
百部		0.13	3～9g
五味子		0.03	2～6g
陈皮		0.19	3～10g
干姜		0.03	3～10g
荆芥		0.096	5～10g
罂粟壳浸膏		1.2～3	3～6g[1]
甘草		0.57	2～10g
氯化铵		0.48	0.9～1.8g[2]
前胡		0.28	3～10g
薄荷素油		0.003	0.06～0.6ml[3]

参考标准：

［1］根据药典制法，1g罂粟壳浸膏相当于2～5g原药材，故处方用量推算以饮片计。

［2］中国药典·临床用药须知（2005年版）

［3］中国药典（2005年版）一部

止咳喘颗粒

Zhikechuan Keli

【处方】满山红 556g　　桔梗 167g

炙甘草 194g

【制法】以上三味，满山红加水（50℃）浸泡4小时后，提取挥发油，备用；药渣用40%乙醇回流提取2.5小时，滤过，滤液浓缩至相对密度为1.02～1.05（80℃）的清膏；另取桔梗、炙甘草加水煎煮二次，第一次2小时，第二次1小时，滤过，滤液与上述清膏合并，浓缩至相对密度为1.32～1.34（80℃）的稠膏。加入适量糊精-蔗糖（1:1），混匀，制粒，干燥，喷入上述挥发油，混匀，密闭2小时，制成1000g，即得。

【功能与主治】止咳，平喘，祛痰。用于支气管炎，咳喘，痰多，痰稠，感冒咳嗽，肺痈吐脓，胸满胁痛。

【用法与用量】口服。一次1袋，一日3次，小儿酌减。

【规格】每袋装6g

【剂量推算】

处方	成药日用量，袋	推算饮片日生药量，g	《药典》饮片日用量，g
满山红	3	10	25～50
桔梗		3	3～10
炙甘草		3.5	2～10

止咳橘红口服液

Zhike Juhong Koufuye

【处方】化橘红 66g　　陈皮 44g

法半夏 33g　　茯苓 44g

款冬花 22g　　甘草 22g

瓜蒌皮 44g　　紫菀 33g

麦冬 44g　　知母 22g

桔梗 33g　　地黄 44g

石膏 44g　　苦杏仁（去皮炒）44g

炒紫苏子 33g

【制法】以上十五味，石膏粉碎成粗粉，加水煎煮二次，每次1小时，滤过，滤液备用；化橘红、陈皮、款冬花、苦杏仁（去皮炒）四味用水蒸气蒸馏，收集蒸馏液250ml；药液滤过，滤液加乙醇使含醇量达到60%，搅匀，静置24小时，滤过，滤液备用；其余法半夏等十味，粉碎成粗粉与上述药渣混匀，用60%乙醇作溶剂，浸渍24小时后依法渗漉，收集漉液2700ml，与上述备用液合并，减压回收乙醇至无醇味，与石膏水煎液合并，浓缩至相对密度1.06（50℃）的清膏。加入蔗糖80g，煮沸，静置24小时，滤过，加入用适量热水溶解的羟苯乙酯0.3g、苯甲酸0.5g及蒸馏液，加水调整总量至950ml，搅匀，冷藏48小时，取上清液，灌封，灭菌，即得。

【功能与主治】清肺，止咳，化痰。用于痰热阻肺引起的咳嗽痰多、胸满气短、咽干喉痒。

【用法与用量】口服。一次10ml，一日2～3次；儿童遵医嘱。

【注意】忌食辛辣油腻。

【规格】每支装10ml

【剂量推算】

处方	成药日用量，ml	推算饮片日生药量，g	《药典》饮片日用量，g
化橘红	20～30	1.39～2.08	3～6
陈皮		0.93～1.39	3～10
法半夏		0.69～1.04	3～9
茯苓		0.93～1.39	10～15
款冬花		0.46～0.69	5～10
甘草		0.46～0.69	2～10
瓜蒌皮		0.93～1.39	6～10
紫菀		0.69～1.04	5～10
麦冬		0.93～1.39	6～12
知母		0.46～0.69	6～12
桔梗		0.69～1.04	3～10
地黄		0.93～1.39	10～15
石膏		0.93～1.39	15～60
苦杏仁（去皮炒）		0.93～1.39	5～10
炒紫苏子		0.69～1.04	3～10

止咳橘红丸

Zhike Juhong Wan

【处方】化橘红 396g　陈皮 264g
法半夏 198g　茯苓 264g
甘草 132g　炒紫苏子 198g
炒苦杏仁 264g　紫菀 198g
款冬花 132g　麦冬 264g
瓜蒌皮 264g　知母 132g
桔梗 198g　地黄 264g
石膏 264g

【制法】以上十五味，粉碎成细粉，过筛，混匀，每 100g 粉末加炼蜜 40～60g 及适量的水，制丸，干燥，制成水蜜丸；或加炼蜜 90～110g 制成大蜜丸，即得。

【功能与主治】清肺，止咳，化痰。用于痰热阻肺引起的咳嗽痰多、胸满气短、咽干喉痒。

【用法与用量】口服。水蜜丸一次 9g，大蜜丸一次 2 丸，一日 2 次。

【注意】忌食辛辣油腻物。

【规格】（1）水蜜丸　每 10 粒重 1g　（2）大蜜丸　每丸重 6g

【剂量推算】

处方	成药日用量	推算饮片日生药量，g	《药典》饮片日用量，g
化橘红	水蜜丸：18g 大蜜丸：4 丸	1.30～1.48	3～6
陈皮		0.87～0.99	3～10
法半夏		0.65～0.74	3～9
茯苓		0.87～0.99	10～15
甘草		0.43～0.49	2～10
炒紫苏子		0.65～0.74	3～10
炒苦杏仁		0.87～0.99	5～10
紫菀		0.65～0.74	5～10
款冬花		0.43～0.49	5～10
麦冬		0.87～0.99	6～12
瓜蒌皮		0.87～0.99	6～10
知母		0.43～0.49	6～12
桔梗		0.65～0.74	3～10
地黄		0.87～0.99	10～15
石膏		0.87～0.99	15～60

止痢宁片

Zhilining Pian

【处方】穿心莲 1111.1g　苦参 277.8g
木香 277.8g

【制法】以上三味，木香粉碎成细粉；其余穿心莲等二味加水煎煮二次，每次 2 小时，合并煎液，静置，滤过，滤液浓缩成稠膏，待冷至室温，加乙醇两倍量使沉淀，取上清液，沉淀加乙醇适量，搅拌，静置 24 小时，取上清液，合并上清液，减压浓缩成稠膏，与木香粉混合，干燥，粉碎，加辅料适量，制成颗粒，压制成 1000 片，即得。

【功能与主治】清热祛湿，行气止痢。用于肠炎；痢疾，表现为腹痛泻泄，下痢脓血，肛门灼热，里急后重者。

【用法与用量】口服。一次 4～5 片，一日 3 次。

【规格】每片重 0.35g（相当于饮片 1.6g）

【剂量推算】

处方	成药日用量，片	推算饮片日生药量，g	《药典》饮片日用量，g
穿心莲	12～15	13.33～16.67	6～9
苦参		3.33～4.17	45～9
木香		3.33～4.17	3～6

止痛化癥片

Zhitong Huazheng Pian

【处方】 党参 75g　炙黄芪 150g
炒白术 45g　丹参 150g
当归 75g　鸡血藤 150g
三棱 45g　莪术 45g
芡实 75g　山药 75g
延胡索 75g　川楝子 45g
鱼腥草 150g　北败酱 150g
蜈蚣 1.8g　全蝎 75g
土鳖虫 75g　炮姜 22.5g
肉桂 15g

【制法】 以上十九味，蜈蚣、全蝎、土鳖虫粉碎成细粉。其余丹参等十六味加水煎煮三次，第一次 3 小时，第二次 2 小时，第三次 1 小时，合并煎液，滤过，滤液浓缩成稠膏，加入蜈蚣等细粉，混匀，制粒，压制成 500 片（大片）或 1000 片（小片），包薄膜衣，即得。

【功能与主治】 益气活血，散结止痛。用于气虚血瘀所致的月经不调、痛经、癥瘕，症见行经后错、经量少、有血块、经行小腹疼痛、腹有癥块；慢性盆腔炎见上述证候者。

【用法与用量】 口服。一次 4～6 片〔规格（1）、规格（2）〕或一次 2～3 片〔规格（3）〕，一日 2～3 次。

【注意】 孕妇忌用。

【规格】 （1）每片重 0.3g　（2）每片重 0.4g　（3）每片重 0.6g

【剂量推算】

处方	成药 日用量，片	推算饮片 日生药量，g	《药典》饮片 日用量，g
党参	规格（1）、 规格（2）：8～18 规格（3）：4～9	0.60～1.35	9～30
炙黄芪		1.20～2.70	9～30
炒白术		0.36～0.81	6～12
丹参		1.20～2.70	10～15
当归		0.60～1.35	6～12
鸡血藤		1.20～2.70	9～15
三棱		0.36～0.81	5～10
莪术		0.36～0.81	6～9
芡实		0.60～1.35	9～15
山药		0.60～1.35	15～30
延胡索		0.60～1.35	3～10
川楝子		0.36～0.81	5～10
鱼腥草		1.20～2.70	15～25
北败酱		1.20～2.70	9～15[1]
蜈蚣		0.014～0.032	3～5
全蝎		0.60～1.35	3～6
土鳖虫		0.60～1.35	3～10
炮姜		0.18～0.41	3～9
肉桂		0.12～0.27	1～5

参考标准：

[1] 甘肃省中药材标准（2020 年版）

止痛化癥胶囊

Zhitong Huazheng Jiaonang

【处方】 党参 75g　炙黄芪 150g
炒白术 45g　丹参 150g
当归 75g　鸡血藤 150g
三棱 45g　莪术 45g
芡实 75g　山药 75g
延胡索 75g　川楝子 45g
鱼腥草 150g　北败酱 150g
蜈蚣 1.8g　全蝎 75g
土鳖虫 75g　炮姜 22.5g
肉桂 15g

【制法】 以上十九味，蜈蚣、全蝎、土鳖虫粉碎成细粉，其余丹参等十六味加水煎煮三次，第一次 3 小时，第二次 2 小时，第三次 1 小时，合并煎液，滤过，滤液浓缩成稠膏，加入蜈蚣等细粉，混匀，制粒，装入胶囊，制成 1000 粒，即得。

【功能与主治】 益气活血，散结止痛。用于气虚血瘀所致的月经不调、痛经、癥瘕，症见行经后错、经量少、有血块、经行小腹疼痛、腹有癥块；慢性盆腔炎见上述证候者。

【用法与用量】 口服。一次 4～6 粒，一日 2～3 次。

【注意】 孕妇忌用。

【规格】 每粒装 0.3g

【剂量推算】

处方	成药日用量，粒	推算饮片日生药量，g	《药典》饮片日用量，g
党参	8～18	0.60～1.35	9～30
炙黄芪		1.20～2.70	9～30
炒白术		0.36～0.81	6～12
丹参		1.20～2.70	10～15
当归		0.60～1.35	6～12
鸡血藤		1.20～2.70	9～15
三棱		0.36～0.81	5～10
莪术		0.36～0.81	6～9
芡实		0.60～1.35	9～15
山药		0.60～1.35	15～30
延胡索		0.60～1.35	3～10
川楝子		0.36～0.81	5～10
鱼腥草		1.20～2.70	15～25
北败酱		1.20～2.70	9～15[1]
蜈蚣		0.014～0.032	3～5
全蝎		0.60～1.35	3～6
土鳖虫		0.60～1.35	3～10
炮姜		0.18～0.41	3～9
肉桂		0.12～0.27	1～5

参考标准：

[1] 甘肃省中药材标准（2020 年版）

止痛紫金丸

Zhitong Zijin Wan

【处方】丁香 50g　血竭 50g
当归 50g　熟大黄 50g
木香 50g　儿茶 50g
红花 50g　骨碎补（烫） 50g
土鳖虫 25g　乳香（制） 25g
没药（制） 25g　赤芍 25g
自然铜（煅）25g　甘草 25g

【制法】以上十四味，粉碎成细粉，过筛，混匀。每 100g 粉末加炼蜜 80～90g 制成大蜜丸，即得。

【功能与主治】舒筋活血，消瘀止痛。用于跌打损伤，闪腰岔气，瘀血作痛，筋骨疼痛。

【用法与用量】口服。一次 1 丸，一日 2 次。

【注意】孕妇忌服。

【规格】每丸重 6g

【剂量推算】

处方	成药日用量，g	推算饮片日生药量，g	《药典》饮片日用量，g
丁香	12	0.57～0.61	1～3
血竭		0.57～0.61	1～2
当归		0.57～0.61	6～12
熟大黄		0.57～0.61	3～15
木香		0.57～0.61	3～6
儿茶		0.57～0.61	1～3
红花		0.57～0.61	3～10
骨碎补（烫）		0.57～0.61	3～9
土鳖虫		0.29～0.30	3～10
乳香（制）		0.29～0.30	3～5[1]
没药（制）		0.29～0.30	3～5[1]
赤芍		0.29～0.30	6～12
自然铜（煅）		0.29～0.30	3～9
甘草		0.29～0.30	2～10

参考标准：

[1] 上海市中药饮片炮制规范（2018 年版）

止嗽化痰丸

Zhisou Huatan Wan

【处方】罂粟壳 625g　桔梗 250g
知母 125g　前胡 125g
陈皮 125g　大黄（制） 125g
炙甘草 125g　川贝母 125g
石膏 250g　苦杏仁 187.5g
紫苏叶 125g　葶苈子 125g
款冬花（制）125g　百部（制） 125g
玄参 125g　麦冬 125g
密蒙花 75g　天冬 125g
五味子（制）75g　枳壳（炒） 125g
瓜蒌子 125g　半夏（姜制） 250g
木香 75g　马兜铃（制） 125g
桑叶 125g

【制法】以上二十五味，粉碎成细粉，过筛，混匀，用水泛丸，干燥，打光，即得。

【功能与主治】 清肺化痰，止嗽定喘。用于痰热阻肺，久嗽，咯血，痰喘气逆，喘息不眠。

【用法与用量】 临睡前服用。一次 15 丸，一日 1 次。口服。

【注意】 风寒咳嗽者不宜服用。

【规格】 每 6～7 丸重 1g

【剂量推算】

处方	成药日用量，丸	推算饮片日生药量，g	《药典》饮片日用量，g
罂粟壳	15	0.34～0.40	3～6
桔梗		0.14～0.16	3～10
知母		0.068～0.080	6～12
前胡		0.068～0.080	3～10
陈皮		0.068～0.080	3～10
大黄（制）		0.068～0.080	3～15
炙甘草		0.068～0.080	2～10
川贝母		0.068～0.080	3～10
石膏		0.14～0.16	15～60
苦杏仁		0.10～0.12	5～10
紫苏叶		0.068～0.080	5～10
葶苈子		0.068～0.080	3～10
款冬花（制）		0.068～0.080	5～10
百部（制）		0.068～0.080	3～9
玄参		0.068～0.080	9～15
麦冬		0.068～0.080	6～12
密蒙花		0.041～0.048	3～9
天冬		0.068～0.080	6～12
五味子（制）		0.041～0.048	2～6
枳壳（炒）		0.068～0.080	3～9[1]
瓜蒌子		0.068～0.080	9～15
半夏（姜制）		0.14～0.16	3～9
木香		0.041～0.048	3～6
马兜铃（制）		0.068～0.080	3～9[2]
桑叶		0.068～0.080	5～10

参考标准：
［1］福建省中药饮片炮制规范（2012 年版）
［2］中国药典（2015 年版）一部

少阳感冒颗粒

Shaoyang Ganmao Keli

【处方】 柴胡 138g　黄芩 206g
人参 69g　甘草 138g
半夏 206g　干姜 138g
大枣 138g　青蒿 206g

【制法】 以上八味，柴胡、干姜提取挥发油，药渣与其余黄芩等六味，加水煎煮三次，第一次 3 小时，第二次 2 小时，第三次 1 小时，合并煎液，滤过，滤液浓缩至适量，喷雾干燥；加蔗糖 615g，糊精适量，混匀，以 70%乙醇制粒，干燥，喷入上述挥发油，混匀，制成 1000g，即得。

【功能与主治】 解表散热，和解少阳。用于外感病邪犯少阳证，症见寒热往来、胸胁苦满、食欲不振、心烦喜呕、口苦咽干。

【用法与用量】 口服。一次 1 袋，一日 2 次，小儿酌减。

【规格】 每袋装 8g

【剂量推算】

处方	成药日用量，袋	推算饮片日生药量，g	《药典》饮片日用量，g
柴胡	2	2.21	3～10
黄芩		3.30	3～10
人参		1.10	3～9
甘草		2.21	2～10
半夏		3.30	3～9
干姜		2.21	3～10
大枣		2.21	6～15
青蒿		3.30	6～12

少腹逐瘀丸

Shaofu Zhuyu Wan

【处方】
当归 300g　蒲黄 300g
五灵脂（醋炒） 200g　赤芍 200g
小茴香（盐炒） 100g　延胡索（醋制） 100g
没药（炒） 100g　川芎 100g
肉桂 100g　炮姜 20g

【制法】 以上十味，粉碎成细粉，过筛，混匀。每100g粉末加炼蜜100～110g制成大蜜丸，即得。

【功能与主治】 温经活血，散寒止痛。用于寒凝血瘀所致的月经后期、痛经、产后腹痛，症见行经后错、行经小腹冷痛、经血紫暗、有血块、产后小腹疼痛喜热、拒按。

【用法与用量】 温黄酒或温开水送服。一次1丸，一日2～3次。

【注意】 孕妇忌服。

【规格】 每丸重9g

【剂量推算】

处方	成药日用量，丸	推算饮片日生药量，g	《药典》饮片日用量，g
当归	2～3	1.69～2.66	5～10
蒲黄		1.69～2.66	3～10
五灵脂（醋炒）		1.13～1.78	4.5～9[1]
赤芍		1.13～1.78	6～12
小茴香（盐炒）		0.56～0.89	3～6
延胡索（醋制）		0.56～0.89	3～6
没药（炒）		0.56～0.89	3～5[2]
川芎		0.56～0.89	3～10
肉桂		0.56～0.89	3～10
炮姜		0.11～0.18	3～9

参考标准：
[1] 陕西省药材标准（2015年版）
[2] 湖北省中药饮片炮制规范（2018年版）

中风回春片

Zhongfeng Huichun Pian

【处方】 酒当归 30g　川芎（酒制） 30g
红花 10g　桃仁 30g
丹参 100g　鸡血藤 100g
忍冬藤 100g　络石藤 60g
地龙（炒） 90g　土鳖虫（炒） 30g
伸筋草 60g　川牛膝 100g
蜈蚣 5g　炒茺蔚子 30g
全蝎 10g　威灵仙（酒制） 30g
炒僵蚕 30g　木瓜 50g
金钱白花蛇 6g

【制法】 以上十九味，酒当归、川芎（酒制）、地龙（炒）、土鳖虫（炒）、蜈蚣、金钱白花蛇、全蝎、炒僵蚕以及丹参50g，粉碎成细粉，过筛，剩余量与其余红花等十味，加水煎煮二次，第一次2小时，第二次1.5小时，滤过，合并滤液，滤液静置24小时，取上清液，浓缩至相对密度为1.20～1.30（80℃）的稠膏，加入细粉，混匀，制成颗粒，干燥，压制成1000片，包糖衣或薄膜衣，即得。

【功能与主治】 活血化瘀，舒筋通络。用于痰瘀阻络所致的中风，症见半身不遂、肢体麻木、言语謇涩、口舌歪斜。

【用法与用量】 口服。一次4～6片，一日3次；或遵医嘱。

【注意】 脑出血急性期患者忌服。

【规格】 （1）薄膜衣片　每片重0.3g　（2）糖衣片　片心重0.3g

【剂量推算】

处方	成药日用量，g	推算饮片日生药量，g	《药典》饮片日用量，g
酒当归	12～18	0.36～0.54	6～12
川芎（酒制）		0.36～0.54	3～10
红花		0.12～0.18	3～10
桃仁		0.36～0.54	5～10
丹参		1.20～1.80	10～15
鸡血藤		1.20～1.80	9～15
忍冬藤		1.20～1.80	9～30
络石藤		0.72～1.08	6～12
地龙（炒）		1.08～1.62	5～10[1]
土鳖虫（炒）		0.36～0.54	3～10[2]
伸筋草		0.72～1.08	3～12
川牛膝		1.20～1.80	5～10
蜈蚣		0.060～0.090	3～5
炒茺蔚子		0.36～0.54	5～10
全蝎		0.12～0.18	3～6
威灵仙（酒制）		0.36～0.54	6～10[3]
炒僵蚕		0.36～0.54	5～10
木瓜		0.60～0.90	6～9
金钱白花蛇		0.07～0.11	2～5

参考标准：
[1] 山东省中药饮片炮制规范（2012年版）
[2] 吉林省中药饮片炮制规范（2020年版）
[3] 湖北省中药饮片炮制规范（2018年版）

中华跌打丸

Zhonghua Dieda Wan

【处方】 牛白藤 76.8g　假蒟 76.8g
地耳草 76.8g　牛尾菜 76.8g
鹅不食草 76.8g　牛膝 76.8g
乌药 76.8g　红杜仲 76.8g
鬼画符 76.8g　山桔叶 76.8g
羊耳菊 76.8g　刘寄奴 76.8g
过岗龙 76.8g　山香 76.8g
穿破石 76.8g　毛两面针 76.8g
鸡血藤 76.8g　丢了棒 76.8g
岗梅 76.8g　木鳖子 76.8g
丁茄根 76.8g　大半边莲 76.8g
独活 76.8g　苍术 76.8g
急性子 76.8g　建栀 76.8g
制川乌 76.8g　丁香 38.4g
香附 153.6g　黑老虎根 153.6g
桂枝 15.36g　樟脑 3.84g

【制法】 以上三十二味，除樟脑研成细粉外，其余牛白藤等三十一味粉碎成细粉，过筛，与上述樟脑粉末混匀。每100g粉末用炼蜜25～45g加适量的水泛丸，用10%明胶溶液浸润后，加黑色氧化铁适量，包衣，干燥，制成水蜜丸；或加炼蜜140～170g制成小蜜丸或大蜜丸，即得。

【功能与主治】 消肿止痛，舒筋活络，止血生肌，活血祛瘀。用于挫伤筋骨，新旧瘀痛，创伤出血，风湿瘀痛。

【用法与用量】 口服。水蜜丸一次3g，小蜜丸一次6g，大蜜丸一次1丸，一日2次。儿童及体虚者减半。

【注意】 孕妇忌服；皮肤破伤出血者不可外敷。

【规格】 （1）水蜜丸　每66丸重3g　（2）小蜜丸　每20丸重6g　（3）小蜜丸　每30丸重6g　（4）大蜜丸　每丸重6g

【剂量推算】

处方	成药 日用量	推算饮片 日生药量，g	《药典》饮片 日用量，g
牛白藤	水蜜丸：6g 小蜜丸：12g 大蜜丸：2丸	0.13～0.16	15～30[1～2]
假蒟		0.13～0.16	15～30[3]
地耳草		0.13～0.16	9～15[4]
牛尾菜		0.13～0.16	9～15[5]
鹅不食草		0.13～0.16	6～9
牛膝		0.13～0.16	5～12
乌药		0.13～0.16	6～10
红杜仲		0.13～0.16	6～9[1～3]
鬼画符		0.13～0.16	15～30[1]
山桔叶		0.13～0.16	6～15[1]
羊耳菊		0.13～0.16	15～30[1～2]
刘寄奴		0.13～0.16	4.5～15[3]
过岗龙		0.13～0.16	9～15[2～3]
山香		0.13～0.16	6～15[5]
穿破石		0.13～0.16	15～30[6]
毛两面针		0.13～0.16	6～10[6]
鸡血藤		0.13～0.16	9～15
丢了棒		0.13～0.16	12～18[7]
岗梅		0.13～0.16	15～30[2]
木鳖子		0.13～0.16	0.9～1.2[3]
丁茄根		0.13～0.16	6～9[1,3]
大半边莲		0.13～0.16	9～15[1,3]
独活		0.13～0.16	3～10
苍术		0.13～0.16	3～9
急性子		0.13～0.16	3～4.5[6]
建栀		0.13～0.16	多作外用，适量[8]
制川乌		0.13～0.16	1.5～3
丁香		0.065～0.079	1～3
香附		0.26～0.31	6～10
黑老虎根		0.26～0.31	9～18[9]
桂枝		0.026～0.031	3～10
樟脑		0.0065～0.0079	0.3～0.6[6]

参考标准：

［1］广西中药材标准（1990年版）
［2］广西壮族自治区瑶药材质量标准（第一卷）
［3］广西壮族自治区壮药质量标准（第二卷）
［4］中华人民共和国卫生部药品标准中药材第一册（1992年版）
［5］广西中药材标准第二册
［6］广西壮族自治区中药饮片炮制规范（2007年版）
［7］湖南省中药饮片炮制规范（2010年版）
［8］上海市中药饮片炮制规范（2018年版）
［9］安徽省中药饮片炮制规范（第三版）（2019年版）

贝羚胶囊

Beiling Jiaonang

【处方】

川贝母 20g　羚羊角 10g
猪去氧胆酸 100g　人工麝香 4g
沉香 10g　人工天竺黄（飞）30g
煅青礞石（飞） 10g　硼砂（炒） 10g

【制法】以上八味，羚羊角锉成细粉；人工天竺黄和煅青礞石分别水飞成细粉；其余川贝母等五味分别粉碎成细粉。除煅青礞石细粉外，其余川贝母等七味的细粉与适量淀粉混匀，分次加入青礞石细粉中，配研均匀，制颗粒，过筛，再加适量硬脂酸镁，混匀，装入胶囊，制成1000粒即得。

【功能与主治】清热化痰，止咳平喘。用于痰热阻肺，气喘咳嗽；小儿肺炎、喘息性支气管炎及成人慢性支气管炎见上述证候者。

【用法与用量】口服。一次0.6g，一日3次；小儿一次0.15～0.6g，周岁以内酌减，一日2次。

【注意】大便溏稀者不宜使用。

【规格】每粒装0.3g

【剂量推算】

处方	成药日用量，g	推算饮片日生药量，g	《药典》饮片日用量，g
川贝母	0.3～1.8	0.02～0.12	3～10
羚羊角		0.01～0.06	1～3
猪去氧胆酸		0.1～0.6	0.45～0.9[1]
人工麝香		0.004～0.024	0.03～0.1
沉香		0.01～0.06	1～5
人工天竺黄（飞）		0.03～0.18	5～10[2]
煅青礞石（飞）		0.01～0.06	3～6
硼砂（炒）		0.01～0.06	1.5～3[2]

参考标准：

[1] 猪脱氧胆酸片说明书
[2] 上海市中药饮片炮制规范（2018年版）

内消瘰疬片

Neixiao Luoli Pian

【处方】夏枯草 281g　浙贝母 35g
海藻 35g　白蔹 35g
天花粉 35g　连翘 35g
熟大黄 35g　玄明粉 35g
煅蛤壳 35g　大青盐 35g
枳壳 35g　桔梗 35g
薄荷脑 0.18g　地黄 35g
当归 35g　玄参 176g
甘草 35g

【制法】以上十七味，除大青盐、浙贝母、煅蛤壳、熟大黄、玄明粉、天花粉粉碎成细粉外，薄荷脑用适量乙醇溶解；连翘、海藻、白蔹、地黄、甘草、玄参加水煎煮二次，第一次3小时，第二次2小时，夏枯草加水煎煮二次，第一次3小时，第二次2小时，合并以上煎液，浓缩成稠膏；当归用乙醇和60%乙醇各加热回流提取一次；桔梗、枳壳用60%乙醇加热回流提取，合并以上乙醇提取液，回收乙醇，浓缩成稠膏。将上述浓缩膏合并，加入大青盐等粉末及辅料，混匀，制成颗粒，干燥，加入薄荷脑乙醇溶液，混匀，压制成1000片，即得。

【功能与主治】化痰，软坚，散结。用于痰湿凝滞所致的瘰疬，症见皮下结块、不热不痛。

【用法与用量】口服。一次4～8片，一日1～2次。

【规格】每片重0.6g

【剂量推算】

处方	成药日用量，片	推算饮片日生药量，g	《药典》饮片日用量，g
夏枯草	4～16	1.12～4.50	9～15
浙贝母		0.14～0.56	5～10
海藻		0.14～0.56	6～12
白蔹		0.14～0.56	5～10
天花粉		0.14～0.56	10～15
连翘		0.14～0.56	6～15
熟大黄		0.14～0.56	3～15
玄明粉		0.14～0.56	3～9
煅蛤壳		0.14～0.56	6～15
大青盐		0.14～0.56	1.2～2.5
枳壳		0.14～0.56	3～10
桔梗		0.14～0.56	3～10
薄荷脑		0.00072～0.0029	0.02～0.1
地黄		0.14～0.56	10～15
当归		0.14～0.56	6～12
玄参		0.70～2.82	9～15
甘草		0.14～0.56	2～10

午时茶胶囊

Wushicha Jiaonang

【处方】苍术 50g 柴胡 50g
羌活 50g 防风 50g
白芷 50g 川芎 50g
广藿香 50g 前胡 50g
连翘 50g 陈皮 50g
山楂 50g 枳实 50g
炒麦芽 75g 甘草 50g
桔梗 75g 紫苏叶 75g
厚朴 75g 红茶 1600g
六神曲（炒） 50g

【制法】以上十九味，苍术、柴胡、羌活、防风、白芷、川芎、广藿香、前胡、连翘、陈皮、枳实、紫苏叶、厚朴提取挥发油，蒸馏后的水溶液另器收集；药渣与山楂等六味加水煎煮二次，第一次2小时，第二次1小时，滤过，合并滤液，与上述水溶液合并，浓缩至相对密度为1.10～1.15（60℃）的清膏，加等量乙醇使沉淀，滤过，滤液回收乙醇并浓缩成稠膏，干燥，粉碎成细粉，加淀粉、滑石粉适量，混匀，喷入上述挥发油，混匀，装入胶囊，制成1000粒或500粒，即得。

【功能与主治】祛风解表，化湿和中。用于外感风寒、内伤食积证，症见恶寒发热、头痛身楚、胸脘满闷、恶心呕吐、腹痛腹泻。

【用法与用量】口服。一次6粒〔规格（1）〕或一次3粒〔规格（2）〕，一日1～2次。

【规格】（1）每粒装0.25g （2）每粒装0.5g

【剂量推算】

处方	成药 日用量，粒	推算饮片 日生药量，g	《药典》饮片 日用量，g
苍术	规格（1）：6～12 规格（2）：3～6	0.3～0.6	3～9
柴胡		0.3～0.6	3～10
羌活		0.3～0.6	3～10
防风		0.3～0.6	5～10
白芷		0.3～0.6	3～10
川芎		0.3～0.6	3～10
广藿香		0.3～0.6	3～10
前胡		0.3～0.6	3～10
连翘		0.3～0.6	6～15

续表

处方	成药 日用量，粒	推算饮片 日生药量，g	《药典》饮片 日用量，g
陈皮	规格（1）：6～12 规格（2）：3～6	0.3～0.6	3～10
山楂		0.3～0.6	9～12
枳实		0.3～0.6	3～10
炒麦芽		0.45～0.9	10～15
甘草		0.3～0.6	2～10
桔梗		0.45～0.9	3～10
紫苏叶		0.45～0.9	5～10
厚朴		0.45～0.9	3～10
红茶		9.6～19.2	5～15[1]
六神曲（炒）		0.3～0.6	6～12[2]

参考标准：

［1］山东省中药材标准（2012年版）
［2］湖北省中药饮片炮制规范（2018年版）

午时茶颗粒

Wushicha Keli

【处方】苍术 50g 柴胡 50g
羌活 50g 防风 50g
白芷 50g 川芎 50g
广藿香 50g 前胡 50g
连翘 50g 陈皮 50g
山楂 50g 枳实 50g
炒麦芽 75g 甘草 50g
桔梗 75g 紫苏叶 75g
厚朴 75g 红茶 1600g
六神曲（炒） 50g

【制法】以上十九味，苍术、柴胡、羌活、防风、白芷、川芎、广藿香、前胡、连翘、陈皮、枳实、紫苏叶、厚朴提取挥发油，蒸馏后的水溶液另器收集；药渣与其余山楂等六味加水煎煮二次，第一次2小时，第二次1小时，滤过，合并滤液，与上述水溶液合并，浓缩至相对密度为1.08～1.12（40～50℃）的清膏，加乙醇等量使沉淀，滤过，滤液回收乙醇并浓缩成稠膏，加蔗糖粉适量，制成颗粒，干燥，放冷，喷加上述苍术等挥发油，混匀，制成1000g，即得。

【功能与主治】祛风解表，化湿和中。用于外感风寒、内伤食积证，症见恶寒发热、头痛身楚、胸脘满闷、恶心呕吐、腹痛腹泻。

【用法与用量】 开水冲服。一次1袋，一日1～2次。

【规格】 每袋装6g

【剂量推算】

处方	成药日用量，袋	推算饮片日生药量，g	《药典》饮片日用量，g
苍术	1～2	0.3～0.6	3～9
柴胡		0.3～0.6	3～10
羌活		0.3～0.6	3～10
防风		0.3～0.6	5～10
白芷		0.3～0.6	3～10
川芎		0.3～0.6	3～10
广藿香		0.3～0.6	3～10
前胡		0.3～0.6	3～10
连翘		0.3～0.6	6～15
陈皮		0.3～0.6	3～10
山楂		0.3～0.6	9～12
枳实		0.3～0.6	3～10
炒麦芽		0.45～0.9	10～15
甘草		0.3～0.6	2～10
桔梗		0.45～0.9	3～10
紫苏叶		0.45～0.9	5～10
厚朴		0.45～0.9	3～10
红茶		9.6～19.2	5～15[1]
六神曲（炒）		0.3～0.6	6～12[2]

参考标准：

[1] 山东省中药材标准（2012年版）
[2] 湖北省中药饮片炮制规范（2018年版）

牛黄上清丸

Niuhuang Shangqing Wan

【处方】 人工牛黄 2g 薄荷 30g
菊花 40g 荆芥穗 16g
白芷 16g 川芎 16g
栀子 50g 黄连 16g
黄柏 10g 黄芩 50g
大黄 80g 连翘 50g
赤芍 16g 当归 50g
地黄 64g 桔梗 16g
甘草 10g 石膏 80g
冰片 10g

【制法】 以上十九味，除人工牛黄、冰片外，其余薄荷等十七味粉碎成细粉；将冰片研细，与人工牛黄及上述粉末配研，过筛，混匀。用4%炼蜜和水泛丸，制成水丸；或每100g粉末加炼蜜120～130g制成小蜜丸或大蜜丸；或每100g粉末加炼蜜35～65g及适量水制成水蜜丸，干燥，即得。

【功能与主治】 清热泻火，散风止痛。用于热毒内盛、风火上攻所致的头痛眩晕、目赤耳鸣、咽喉肿痛、口舌生疮、牙龈肿痛、大便燥结。

【用法与用量】 口服。小蜜丸一次6g，水蜜丸一次4g，水丸一次3g，大蜜丸一次1丸，一日2次。

【注意】 孕妇、哺乳期妇女慎用；脾胃虚寒者慎用。

【规格】（1）大蜜丸 每丸重6g （2）小蜜丸 每100丸重20g （3）小蜜丸 每袋装6g （4）水蜜丸 每100丸重10g （5）水蜜丸 每袋装4g （6）水丸 每16粒重3g

【剂量推算】

处方	成药日用量	推算饮片日生药量，g	《药典》饮片日用量，g
人工牛黄	小蜜丸：12g 水蜜丸：8g 水丸：6g 大蜜丸：2丸	0.016～0.019	0.15～0.35
薄荷		0.23～0.29	3～6
菊花		0.31～0.38	5～10
荆芥穗		0.12～0.15	5～10
白芷		0.12～0.15	3～10
川芎		0.12～0.15	3～10
栀子		0.39～0.48	6～10
黄连		0.12～0.15	2～5
黄柏		0.078～0.10	3～12
黄芩		0.39～0.48	3～10
大黄		0.62～0.76	3～15
连翘		0.39～0.48	6～15
赤芍		0.12～0.15	6～12
当归		0.39～0.48	6～12
地黄		0.50～0.61	10～15
桔梗		0.12～0.15	3～10
甘草		0.078～0.10	2～10
石膏		0.62～0.76	15～60
冰片		0.078～0.10	0.3～0.9

牛黄上清片

Niuhuang Shangqing Pian

【处方】 人工牛黄 2g　薄荷 30g
菊花 40g　荆芥穗 16g
白芷 16g　川芎 16g
栀子 50g　黄连 16g
黄柏 10g　黄芩 50g
大黄 80g　连翘 50g
赤芍 16g　当归 50g
地黄 64g　桔梗 16g
甘草 10g　石膏 80g
冰片 10g

【制法】 以上十九味，人工牛黄、冰片研细；黄连、大黄粉碎成细粉，过筛；连翘、荆芥穗、薄荷提取挥发油，提取后的水溶液备用，药渣加水煎煮一次，滤过；黄芩、栀子、桔梗、赤芍、当归、地黄、石膏、甘草加水煎煮二次，每次 2 小时，滤过，滤液合并；黄柏、川芎、白芷用 70%乙醇作溶剂进行渗漉，收集渗漉液，回收乙醇。菊花热浸二次，每次 2 小时，滤过，滤液合并，并与上述提取液合并，减压浓缩至稠膏，加入黄连、大黄细粉及辅料适量，混匀，制粒，低温干燥，再加入人工牛黄、冰片细粉，喷入上述挥发油，混匀，制成1000片，包糖衣或薄膜衣，即得。

【功能与主治】 清热泻火，散风止痛。用于热毒内盛、风火上攻所致的头痛眩晕、目赤耳鸣、咽喉肿痛、口舌生疮、牙龈肿痛、大便燥结。

【用法与用量】 口服。一次 4 片，一日 2 次。

【注意】 孕妇、哺乳期妇女慎用，脾胃虚寒者慎用。

【规格】 薄膜衣片　每片重 0.265g

【剂量推算】

处方	成药 日用量，片	推算饮片 日生药量，g	《药典》饮片 日用量，g
人工牛黄	8	0.016	0.15～0.35
薄荷		0.24	3～6
菊花		0.32	5～10
荆芥穗		0.13	5～10
白芷		0.13	3～10
川芎		0.13	3～10
栀子		0.40	6～10
黄连		0.13	2～5
黄柏		0.08	3～12
黄芩		0.40	3～10
大黄		0.64	3～15
连翘		0.40	6～15
赤芍		0.13	6～12
当归		0.40	6～12
地黄		0.51	10～15
桔梗		0.13	3～10
甘草		0.08	2～10
石膏		0.64	15～60
冰片		0.08	0.3～0.9

牛黄上清软胶囊

Niuhuang Shangqing Ruanjiaonang

【处方】 人工牛黄 2g　薄荷 30g
菊花 40g　荆芥穗 16g
白芷 16g　川芎 16g
栀子 50g　黄连 16g
黄柏 10g　黄芩 50g
大黄 80g　连翘 50g
赤芍 16g　当归 50g
地黄 64g　桔梗 16g
甘草 10g　石膏 80g
冰片 10g

【制法】 以上十九味，人工牛黄、冰片研细；黄连、大黄粉碎成细粉，连翘、荆芥穗、薄荷提取挥发油后，药渣加水煎煮一次，滤过；黄芩、栀子、桔梗、赤芍、地黄、石膏、甘草加水煎煮二次，每次加 8 倍量水，煎煮 2 小时，合并煎液，滤过；菊花加水热浸二次，每次加 4 倍量水，热浸 2 小时，滤过，合并滤液，滤液与上述各药液合并，减压浓缩至相对密度为 1.05～1.08（60℃）的浸膏，干燥成干浸膏；黄柏、当归、川芎、白芷，用 70%乙醇作溶剂进行渗漉，收集渗漉液，回收乙醇，减压浓缩成稠膏状，加入黄连、大黄细粉，混匀，真空干燥（60～80℃）成干浸膏，与上述干浸膏合并，粉碎成细粉，加入人工牛黄、冰片细粉，混匀，过100目筛；再加入连翘等挥发油，另加植物油 350～400g，研磨，滤过，灌封，制成软胶囊1000粒，即得。

【功能与主治】 清热泻火，散风止痛。用于热毒内盛、风火上攻所致的头痛眩晕、目赤耳鸣、咽喉肿痛、口舌生疮、牙龈肿痛、大便燥结。

【用法与用量】 口服。一次4粒，一日2次。

【注意】 孕妇、哺乳期妇女慎用，脾胃虚寒者慎用。

【规格】 每粒装0.6g

【剂量推算】

处方	成药日用量，粒	推算饮片日生药量，g	《药典》饮片日用量，g
人工牛黄	8	0.016	0.15～0.35
薄荷		0.24	3～6
菊花		0.32	5～10
荆芥穗		0.13	5～10
白芷		0.13	3～10
川芎		0.13	3～10
栀子		0.40	6～10
黄连		0.13	2～5
黄柏		0.08	3～12
黄芩		0.40	3～10
大黄		0.64	3～15
连翘		0.40	6～15
赤芍		0.13	6～12
当归		0.40	6～12
地黄		0.51	10～15
桔梗		0.13	3～10
甘草		0.08	2～10
石膏		0.64	15～60
冰片		0.08	0.3～0.9

牛黄上清胶囊

Niuhuang Shangqing Jiaonang

【处方】 人工牛黄 2.9g　薄荷 44.1g
菊花 58.8g　荆芥穗 23.5g
白芷 23.5g　川芎 23.5g
栀子 73.5g　黄连 23.5g
黄柏 14.7g　黄芩 73.5g
大黄 117.7g　连翘 73.5g
赤芍 23.5g　当归 73.5g
地黄 94.1g　桔梗 23.5g
甘草 14.7g　石膏 117.7g
冰片 14.7g

【制法】 以上十九味，大黄、冰片、人工牛黄分别粉碎成细粉，过筛，备用；薄荷、荆芥穗、白芷、川芎、当归、菊花、连翘蒸馏提取挥发油，蒸馏后的水溶液另器收集备用；药渣与栀子等九味加水煎煮二次，每次1.5小时，合并煎液，滤过，滤液与上述蒸馏后的水溶液合并，浓缩至相对密度为1.32～1.36（55℃）的稠膏，加入大黄粉，在80℃以下干燥，粉碎成细粉，过筛，用配研法加入人工牛黄、冰片，挥发油用乙醇溶解喷入，混匀，过筛，装入胶囊，制成1000粒，即得。

【功能与主治】 清热泻火，散风止痛。用于热毒内盛、风火上攻所致的头痛眩晕、目赤耳鸣、咽喉肿痛、口舌生疮、牙龈肿痛、大便燥结。

【用法与用量】 口服。一次3粒，一日2次。

【注意】 孕妇、哺乳期妇女慎用，脾胃虚寒者慎用。

【规格】 每粒装0.3g

【剂量推算】

处方	成药日用量，粒	推算饮片日生药量，g	《药典》饮片日用量，g
人工牛黄	6	0.017	0.15～0.35
薄荷		0.26	3～6
菊花		0.35	5～10
荆芥穗		0.14	5～10
白芷		0.14	3～10
川芎		0.14	3～10
栀子		0.44	6～10
黄连		0.14	2～5
黄柏		0.088	3～12
黄芩		0.44	3～10
大黄		0.71	3～15
连翘		0.44	6～15
赤芍		0.14	6～12
当归		0.44	6～12
地黄		0.56	10～15
桔梗		0.14	3～10

续表

处方	成药日用量，粒	推算饮片日生药量，g	《药典》饮片日用量，g
甘草		0.088	2～10
石膏		0.71	15～60
冰片		0.088	0.3～0.9

牛黄千金散

Niuhuang Qianjin San

【处方】全蝎 120g　僵蚕（制） 120g
牛黄 24g　朱砂 160g
冰片 20g　黄连 160g
胆南星 80g　天麻 160g
甘草 80g

【制法】以上九味，除牛黄、冰片外，朱砂水飞成极细粉；其余全蝎等六味粉碎成细粉；将牛黄、冰片研细，与上述粉末配研，过筛，混匀，即得。

【功能与主治】清热解毒，镇痉定惊。用于小儿惊风高热，手足抽搐，痰涎壅盛，神昏谵语。

【用法与用量】口服。一次 0.6～0.9g，一日 2～3 次；三岁以内小儿酌减。

【规格】每瓶装 0.6g

【剂量推算】

处方	成药日用量，g	推算饮片日生药量，g	《药典》饮片日用量，g
全蝎	1.2～2.7	0.16～0.35	3～6
僵蚕（制）		0.16～0.35	5～10
牛黄		0.031～0.070	0.15～0.35
朱砂		0.21～0.47	0.1～0.5
冰片		0.026～0.058	0.3～0.9
黄连		0.21～0.47	2～5
胆南星		0.10～0.23	3～6
天麻		0.21～0.47	3～10
甘草		0.10～0.23	2～10

牛黄化毒片

Niuhuang Huadu Pian

【处方】制天南星 81g　连翘 162g
金银花 162g　白芷 81g
甘草 54g　乳香 27g
没药 27g　人工牛黄 5.4g

【制法】以上八味，制天南星、白芷、乳香、没药粉碎成细粉，备用；金银花、甘草、连翘加水煎煮二次，每次 1 小时，煎液滤过，合并滤液，浓缩成膏，加入制天南星等细粉和人工牛黄及适量辅料，混匀，制成颗粒，压制成 1000 片，包糖衣；或压制成 500 片，包薄膜衣，即得。

【功能与主治】解毒消肿，散结止痛。用于疮疡、乳痈红肿疼痛。

【用法与用量】口服。糖衣片一次 8 片，薄膜衣片一次 4 片，一日 3 次；小儿酌减。

【规格】（1）糖衣片　片心重 0.3g　（2）薄膜衣片　每片重 0.62g

【剂量推算】

处方	成药日用量，片	推算饮片日生药量，g	《药典》饮片日用量，g
制天南星	规格（1）：24 规格（2）：12	1.94	3～9
连翘		3.89	6～15
金银花		3.89	6～15
白芷		1.94	3～10
甘草		1.30	2～10
乳香		0.65	3～5
没药		0.65	3～5
人工牛黄		0.13	0.15～0.35

牛黄至宝丸

Niuhuang Zhibao Wan

【处方】连翘 120g　栀子 120g
大黄 60g　芒硝 60g
石膏 60g　青蒿 60g
陈皮 60g　木香 45g
广藿香 75g　人工牛黄 5g
冰片 10g　雄黄 15g

【制法】以上十二味，雄黄水飞成极细粉；人工牛黄、冰片分别研细，其余连翘等九味粉碎成细粉，与上述雄黄等三味细粉配研，过筛，混匀。每 100g 粉末加炼蜜 145～150g 制成大蜜丸，即得。

【功能与主治】清热解毒，泻火通便。用于胃肠积热所致的头痛眩晕、目赤耳鸣、口燥咽干、大便燥结。

【用法与用量】 口服。一次1～2丸，一日2次。

【注意】 孕妇忌服。

【规格】 每丸重6g

【剂量推算】

处方	成药日用量，丸	推算饮片日生药量，g	《药典》饮片日用量，g
连翘	2～4	0.83～1.70	6～15
栀子		0.83～1.70	6～10
大黄		0.42～0.85	3～15
芒硝		0.42～0.85	6～12
石膏		0.42～0.85	15～60
青蒿		0.42～0.85	6～12
陈皮		0.42～0.85	3～10
木香		0.31～0.64	3～6
广藿香		0.52～1.06	3～10
人工牛黄		0.03～0.07	0.15～0.35
冰片		0.07～0.14	0.3～0.9
雄黄		0.10～0.21	0.05～0.1

牛黄抱龙丸

Niuhuang Baolong Wan

【处方】 牛黄 8g　胆南星 200g
天竺黄 70g　茯苓 100g
琥珀 50g　人工麝香 4g
全蝎 30g　炒僵蚕 60g
雄黄 50g　朱砂 30g

【制法】 以上十味，除牛黄、人工麝香外，朱砂、雄黄分别水飞成极细粉；其余胆南星等六味粉碎成细粉；将人工麝香、牛黄研细，与上述粉末配研，过筛，混匀。每100g粉末加炼蜜90～100g制成大蜜丸，即得。

【功能与主治】 清热镇惊，祛风化痰。用于小儿风痰壅盛所致的惊风，症见高热神昏、惊风抽搐。

【用法与用量】 口服。一次1丸，一日1～2次；周岁以内小儿酌减。

【规格】 每丸重1.5g

【剂量推算】

处方	成药日用量，丸	推算饮片日生药量，g	《药典》饮片日用量，g
牛黄	1～2	0.010～0.021	0.15～0.35
胆南星		0.25～0.52	3～6
天竺黄		0.087～0.18	3～9
茯苓		0.12～0.26	10～15
琥珀		0.062～0.13	1～3[1~2] 1.5[3]
人工麝香		0.0050～0.010	0.03～0.1
全蝎		0.037～0.079	3～6
炒僵蚕		0.075～0.16	5～10
雄黄		0.062～0.13	0.05～0.1
朱砂		0.037～0.079	0.1～0.5

参考标准：

[1] 辽宁省中药材标准第二册（2019年版）

[2] 安徽省中药饮片炮制规范（第三版）（2019年版）

[3] 新疆维吾尔自治区中药维吾尔药饮片炮制规范（2020年版）

牛黄净脑片

NiuhuangJingnaoPian

【处方】 人工牛黄 0.21g　金银花 21g
连翘 30g　黄芩 52g
黄连 5g　石膏 51g
蒲公英 73g　珍珠 2.1g
朱砂 2.1g　煅石决明 11g
煅磁石 21g　赭石 51g
猪胆膏 2.1g　冰片 5.3g
雄黄 56g　麦冬 52g
天花粉 52g　葛根 30g
地黄 37g　板蓝根 50g
玄参 52g　栀子 30g
大黄 37g　郁金 41g
甘草 51g

【制法】 以上二十五味，人工牛黄、珍珠、冰片分别粉碎成极细粉；雄黄、朱砂水飞成极细粉；连翘、大黄、黄连、石膏、煅石决明、赭石、煅磁石、猪胆膏混匀，粉碎成细粉；其余黄芩等十二味加水煎煮二次，每次2小时，合并煎液，滤过，滤液浓缩成稠膏，加入连翘等细粉，混匀，制粒，干燥，再加入人工牛黄等极细粉，混匀，压制成1000片，或包糖衣，即得。

【功能与主治】 清热解毒，镇惊安神。用于热盛所致的神昏狂躁，头目眩晕，咽喉肿痛等症。亦用于小儿内热，惊风抽搐等。

【用法与用量】 口服。一次2～4片，一日3次；小儿酌减，或遵医嘱。

【注意】 体弱或低血压慎用，孕妇忌服。

【规格】 素片　每片重0.34g

【剂量推算】

处方	成药日用量，片	推算饮片日生药量，g	《药典》饮片日用量，g
人工牛黄	6～12	0.0013～0.0025	0.15～0.35
金银花		0.13～0.25	6～15
连翘		0.18～0.36	6～15
黄芩		0.31～0.62	3～10
黄连		0.03～0.06	2～5
石膏		0.31～0.61	15～60
蒲公英		0.44～0.88	10～15
珍珠		0.013～0.025	0.1～0.3
朱砂		0.013～0.025	0.1～0.5
煅石决明		0.066～0.13	6～20
煅磁石		0.13～0.25	9～30
赭石		0.31～0.61	9～30
猪胆膏		0.013～0.025	0.3～0.6[1]
冰片		0.032～0.064	0.3～0.9
雄黄		0.34～0.67	0.05～0.1
麦冬		0.31～0.62	6～12
天花粉		0.31～0.62	10～15
葛根		0.18～0.36	10～15
地黄		0.22～0.44	10～15
板蓝根		0.30～0.60	9～15
玄参		0.31～0.62	9～15
栀子		0.18～0.36	6～10
大黄		0.22～0.44	3～15
郁金		0.25～0.49	3～10
甘草		0.31～0.61	2～10

参考标准：

[1] 上海市中药饮片炮制规范（2018年版）

牛黄消炎片

Niuhuang Xiaoyan Pian

【处方】 人工牛黄 4.8g　珍珠母 9.6g
蟾酥 2.9g　青黛 3.8g
天花粉 9.6g　大黄 9.6g
雄黄 9.6g

【制法】 以上七味，雄黄水飞成极细粉，珍珠母粉碎成极细粉；大黄、天花粉粉碎成细粉；青黛和人工牛黄分别研细；蟾酥加白酒研成糊状，与上述粉末及辅料适量混匀，制粒，干燥，压制成1000片，包糖衣或薄膜衣，即得。

【功能与主治】 清热解毒，消肿止痛。用于热毒蕴结所致的咽喉肿痛、疔、痈、疮疖。

【用法与用量】 口服。一次1片，一日3次，小儿酌减；外用研末调敷患处。

【注意】 孕妇忌服。

【剂量推算】

处方	成药日用量，片	推算饮片日生药量，g	《药典》饮片日用量，g
人工牛黄	3	0.014	0.15～0.35
珍珠母		0.029	10～25
蟾酥		0.0087	0.015～0.03
青黛		0.011	1～3
天花粉		0.029	10～15
大黄		0.029	3～15
雄黄		0.029	0.05～0.1

牛黄蛇胆川贝液

Niuhuang Shedan Chuanbei Ye

【处方】 人工牛黄 1.6g　川贝母 48.4g
蛇胆汁 8.1g　薄荷脑 0.04g

【制法】 以上四味，取人工牛黄研细后，用乙醇浸泡24小时，滤过，滤液备用；川贝母研碎成粗粉，用70%乙醇作溶剂进行渗漉，收集渗漉液，浓缩至适量。取蔗糖、蜂蜜适量，加水制成糖浆，与蛇胆汁、上述人工牛黄与川贝母提取液、薄荷脑0.04g及尼泊金乙酯0.5g混匀，加水至1000ml，搅匀，滤过，灌封，灭菌，即得。

【功能与主治】 清热、化痰、止咳。用于热痰、燥痰咳嗽，症见咳嗽、痰黄或干咳、咯痰不爽。

【用法与用量】 口服。一次10ml，一日3次；小儿酌减或遵医嘱。

【规格】 （1）每支装10ml（2）每瓶装100ml（3）每瓶装150ml

【剂量推算】

处方	成药日用量，ml	推算饮片日生药量，g	《药典》饮片日用量，g
人工牛黄	30	0.048	0.15～0.35
川贝母		1.45	3～10
蛇胆汁		0.24	0.5～1[1]
薄荷脑		0.0012	0.02～0.1

参考标准：

[1] 广东省中药材标准第二册（2011年版）

牛黄清心丸（局方）

Niuhuang Qingxin Wan

【处方】 牛黄 25.7g　当归 45g
川芎 39g　甘草 150g
山药 210g　黄芩 45g
炒苦杏仁 37.5g　大豆黄卷 57g
大枣 90g　炒白术 75g
茯苓 48g　桔梗 39g
防风 45g　柴胡 39g
阿胶 51g　干姜 25g
白芍 75g　人参 75g
六神曲（炒）75g　肉桂 54g
麦冬 44g　白蔹 22.5g
蒲黄（炒） 7.5g　麝香或人工麝香 6.4g
冰片 16.1g　水牛角浓缩粉 28.5g
羚羊角 28.4g　朱砂 69.7g
雄黄 24g

【制法】 以上二十九味，除牛黄、麝香或人工麝香、冰片、水牛角浓缩粉外，朱砂、雄黄分别水飞成极细粉；羚羊角锉研成细粉；其余山药等二十二味粉碎成细粉；将牛黄、麝香或人工麝香、冰片、水牛角浓缩粉研细，与上述粉末配研，过筛，混匀。每100g粉末加炼蜜90～110g制成大蜜丸，或用水（加入4%炼蜜）泛丸，制得水丸，即得。

【功能与主治】 清心化痰，镇惊祛风。用于风痰阻窍所致的头晕目眩、痰涎壅盛、神志混乱、言语不清及惊风抽搐、癫痫。

【用法与用量】 口服。大蜜丸一次1丸，水丸一次1.6g，一日1次。

【注意】 孕妇慎用。

【规格】 （1）水丸　每20粒重1.6g　（2）大蜜丸　每丸重3g

【剂量推算】

处方	成药日用量	推算饮片日生药量，g	《药典》饮片日用量，g
牛黄	大蜜丸：1丸 水丸：1.6g	0.024～0.026	0.15～0.35
当归		0.042～0.046	6～12
川芎		0.036～0.040	3～10
甘草		0.14～0.15	2～10
山药		0.19～0.21	15～30
黄芩		0.042～0.046	3～10
炒苦杏仁		0.035～0.038	5～10
大豆黄卷		0.053～0.058	9～15
大枣		0.083～0.092	6～15
炒白术		0.069～0.077	6～12
茯苓		0.044～0.049	10～15
桔梗		0.036～0.040	3～10
防风		0.042～0.046	5～10
柴胡		0.036～0.040	3～10
阿胶		0.047～0.052	3～9
干姜		0.023～0.026	3～10
白芍		0.069～0.077	6～15
人参		0.069～0.077	3～9
六神曲（炒）		0.069～0.077	6～12[1]
肉桂		0.050～0.055	1～5
麦冬		0.041～0.045	6～12
白蔹		0.021～0.023	5～10
蒲黄（炒）		0.0069～0.0077	5～10[2]
麝香或人工麝香		0.0059～0.0065	0.03～0.1
冰片		0.015～0.016	0.3～0.9
水牛角浓缩粉		0.026～0.029	3～6[3]
羚羊角		0.026～0.029	1～3
朱砂		0.064～0.071	0.1～0.5
雄黄		0.022～0.024	0.05～0.1

参考标准：
[1] 湖北省中药饮片炮制规范（2018年版）
[2] 山东省中药饮片炮制规范（2012年版）
[3] 中国药典（2005年版）一部

牛黄清宫丸

Niuhuang Qinggong Wan

【处方】人工牛黄 1.7g　麦冬 170g
黄芩 170g　莲子心 170g
天花粉 170g　甘草 170g
大黄 170g　栀子 170g
地黄 100g　连翘 100g
郁金 100g　玄参 70g
雄黄 185g　水牛角浓缩粉 340g
朱砂 135g　冰片 35g
金银花 335g　人工麝香 1.7g

【制法】以上十八味，除人工牛黄、冰片、人工麝香和水牛角浓缩粉外，朱砂、雄黄水飞，其余黄芩等十二味粉碎成细粉；将人工牛黄、冰片、人工麝香和水牛角浓缩粉研细，与上述药粉配研，过筛，混匀。每100g粉末加炼蜜110～130g制成大蜜丸，即得。

【功能与主治】清热解毒，镇惊安神，止渴除烦。用于热入心包、热盛动风证，症见身热烦躁、昏迷、舌赤唇干、谵语狂躁、头痛眩晕、惊悸不安及小儿急热惊风。

【用法与用量】口服。一次1丸，一日2次。

【注意】孕妇禁用；不宜久服。

【规格】每丸重2.2g

【剂量推算】

处方	成药日用量，丸	推算饮片日生药量，g	《药典》饮片日用量，g
人工牛黄	2	0.0013～0.0014	0.15～0.35
麦冬		0.13～0.14	6～12
黄芩		0.13～0.14	3～10
莲子心		0.13～0.14	2～5
天花粉		0.13～0.14	10～15
甘草		0.13～0.14	2～10
大黄		0.13～0.14	3～15
栀子		0.13～0.14	6～10
地黄		0.074～0.081	10～15
连翘		0.074～0.081	6～15
郁金		0.074～0.081	3～10
玄参		0.052～0.057	9～15
雄黄		0.14～0.15	0.05～0.1
水牛角浓缩粉		0.25～0.27	3～6[1]
朱砂		0.10～0.11	0.1～0.5
冰片		0.026～0.028	0.3～0.9
金银花		0.25～0.27	6～15
人工麝香		0.0013～0.0014	0.03～0.1

参考标准：
[1] 中国药典（2005年版）一部

牛黄清感胶囊

Niuhuang Qinggan Jiaonang

【处方】黄芩 166.7g　金银花 166.7g
连翘 333.3g　人工牛黄 50g
珍珠母 166.7g

【制法】以上五味，除人工牛黄外，珍珠母粉碎成细粉；金银花、连翘加水（用醋酸调节pH值至5.0）煎煮二次，第一次2小时，第二次1小时，合并煎液，滤过，滤液浓缩至相对密度为1.30～1.35（60℃）的稠膏，干燥，粉碎成细粉；黄芩加水煎煮二次，第一次2小时，第二次1小时，合并煎液，滤过，滤液浓缩至相对密度为1.05～1.10（80℃）的清膏，用10%盐酸溶液调节pH值1.0～2.0，在80℃保温2小时，静置24小时，滤过，沉淀加8～10倍量水，用40%氢氧化钠溶液调节pH值至7.0，再加等量乙醇，加热至60℃，搅拌使沉淀溶解，滤过，滤液用10%盐酸溶液调节pH值至2.0，在60℃保温1～2小时，静置24小时，滤过，沉淀用pH值为2.0的酸性水洗涤2次，收集沉淀，在60℃干燥，粉碎成细粉，过筛。取人工牛黄细粉，与上述三种细粉及滑石粉20g混匀，装入胶囊，制成1000粒，即得。

【功能与主治】疏风解表，清热解毒。用于外感风热，内郁化火所致的感冒发热，咳嗽，咽痛。

【用法与用量】口服。一次2～4粒，一日3次；儿童酌减或遵医嘱。

【规格】每粒装0.3g

【剂量推算】

处方	成药 日用量，粒	推算饮片 日生药量，g	《药典》饮片 日用量，g
黄芩	6～12	1～2	3～10
金银花		1～2	6～15
连翘		2～4	6～15
人工牛黄		0.3～0.6	0.15～0.35
珍珠母		1～2	10～25

牛黄解毒丸

Niuhuang Jiedu Wan

【处方】 人工牛黄 5g　雄黄 50g
石膏 200g　大黄 200g
黄芩 150g　桔梗 100g
冰片 25g　甘草 50g

【制法】 以上八味，除人工牛黄、冰片外，雄黄水飞成极细粉；其余石膏等五味粉碎成细粉；将冰片、人工牛黄研细，与上述粉末配研，过筛，混匀。每100g粉末加炼蜜26～36g与适量的水，泛丸，制成水蜜丸，低温干燥；或每100g粉末加炼蜜100～110g制成大蜜丸，即得。

【功能与主治】 清热解毒。用于火热内盛，咽喉肿痛，牙龈肿痛，口舌生疮，目赤肿痛。

【用法与用量】 口服。水蜜丸一次2g，大蜜丸一次1丸，一日2～3次。

【注意】 孕妇禁用。

【规格】 （1）水蜜丸　每100丸重5g　（2）大蜜丸　每丸重3g

【剂量推算】

处方	成药 日用量	推算饮片 日生药量，g	《药典》饮片 日用量，g
人工牛黄	水蜜丸：4～6g 大蜜丸：2～3丸	0.018～0.029	0.15～0.35
雄黄		0.18～0.29	0.05～0.1
石膏		0.73～1.15	15～60
大黄		0.73～1.15	3～15
黄芩		0.55～0.87	3～10
桔梗		0.37～0.58	3～10
冰片		0.092～0.14	0.3～0.9
甘草		0.18～0.29	2～10

牛黄解毒片

Niuhuang Jiedu Pian

【处方】 人工牛黄 5g　雄黄 50g
石膏 200g　大黄 200g
黄芩 150g　桔梗 100g
冰片 25g　甘草 50g

【制法】 以上八味，雄黄水飞成极细粉；大黄粉碎成细粉；人工牛黄、冰片研细；其余黄芩等四味加水煎煮二次，每次2小时，滤过，合并滤液，滤液浓缩成稠膏或干燥成干浸膏，加入大黄、雄黄粉末，制粒，干燥，再加入人工牛黄、冰片粉末，混匀，压制成1000片（大片）或1500片（小片），或包糖衣或薄膜衣，即得。

【功能与主治】 清热解毒。用于火热内盛，咽喉肿痛，牙龈肿痛，口舌生疮，目赤肿痛。

【用法与用量】 口服。小片一次3片，大片一次2片，一日2～3次。

【注意】 孕妇禁用。

【剂量推算】

处方	成药 日用量，片	推算饮片 日生药量，g	《药典》饮片 日用量，g
人工牛黄	小片：6～9 大片：4～6	0.02～0.03	0.15～0.35
雄黄		0.2～0.3	0.05～0.1
石膏		0.8～1.2	15～60
大黄		0.8～1.2	3～15
黄芩		0.6～0.9	3～10
桔梗		0.4～0.6	3～10
冰片		0.10～0.15	0.3～0.9
甘草		0.2～0.3	2～10

牛黄解毒软胶囊

Niuhuang Jiedu Ruanjiaonang

【处方】 人工牛黄 2.5g　雄黄 25g
石膏 100g　大黄 100g
黄芩 75g　桔梗 50g
冰片 12.5g　甘草 25g

【制法】 以上八味，除人工牛黄外，冰片研细；

雄黄水飞成极细粉；大黄粉碎成细粉；其余黄芩等四味加水煎煮二次，每次2小时，合并煎液，滤过，滤液浓缩成稠膏，加入雄黄、大黄粉末，混匀，干燥，粉碎成细粉，加入人工牛黄、冰片及大豆油，混匀，装入胶囊，制成1000粒，即得。

【功能与主治】 清热解毒。用于火热内盛，咽喉肿痛，牙龈肿痛，口舌生疮，目赤肿痛。

【用法与用量】 口服。一次4粒，一日2～3次。

【注意】 孕妇禁用。

【规格】 每粒装0.4g

【剂量推算】

处方	成药 日用量，粒	推算饮片 日生药量，g	《药典》饮片 日用量，g
人工牛黄	8～12	0.02～0.03	0.15～0.35
雄黄		0.2～0.3	0.05～0.1
石膏		0.8～1.2	15～60
大黄		0.8～1.2	3～15
黄芩		0.6～0.9	3～10
桔梗		0.4～0.6	3～10
冰片		0.1～0.15	0.3～0.9
甘草		0.2～0.3	2～10

牛黄解毒胶囊

Niuhuang Jiedu Jiaonang

【处方】 人工牛黄 5g　雄黄 50g
石膏 200g　大黄 200g
黄芩 150g　桔梗 100g
冰片 25g　甘草 50g

【制法】 以上八味，雄黄水飞成极细粉；大黄粉碎成细粉；人工牛黄研细；冰片研细，或用倍他环糊精包合；其余黄芩等四味加水煎煮二次，每次2小时，煎液滤过，滤液合并并浓缩至适量，加入雄黄和大黄的粉末，或加入雄黄、大黄粉末及适量淀粉，混匀，制颗粒，干燥，或粉碎成细粉，再加入人工牛黄、冰片或冰片包合物，混匀，装入胶囊，制成1000粒或1500粒，即得。

【功能与主治】 清热解毒。用于火热内盛，咽喉肿痛，牙龈肿痛，口舌生疮，目赤肿痛。

【用法与用量】 口服。一次2粒〔规格（1）〕，或一次3粒〔规格（2）〕，一日2～3次。

【注意】 孕妇禁用。

【规格】（1）每粒相当于饮片0.78g　每粒装0.3g，每粒装0.4g，每粒装0.5g　（2）每粒相当于饮片0.52g　每粒装0.3g

【剂量推算】

处方	成药 日用量，粒	推算饮片 日生药量，g	《药典》饮片 日用量，g
人工牛黄	规格（1）：4～6 规格（2）：6～9	0.02～0.03	0.15～0.35
雄黄		0.2～0.3	0.05～0.1
石膏		0.8～1.2	15～60
大黄		0.8～1.2	3～15
黄芩		0.6～0.9	3～10
桔梗		0.4～0.6	3～10
冰片		0.1～0.15	0.3～0.9
甘草		0.2～0.3	2～10

牛黄镇惊丸

Niuhuang Zhenjing Wan

【处方】 牛黄 80g　全蝎 300g
炒僵蚕 100g　珍珠 100g
人工麝香 40g　朱砂 100g
雄黄 100g　天麻 200g
钩藤 100g　防风 200g
琥珀 60g　胆南星 100g
制白附子 100g　半夏（制） 100g
天竺黄 100g　冰片 40g
薄荷 100g　甘草 400g

【制法】 以上十八味，除牛黄、人工麝香、冰片外，雄黄、朱砂分别水飞成极细粉，珍珠水飞或粉碎成极细粉；其余全蝎等十二味粉碎成细粉；将牛黄、人工麝香、冰片研细，与上述粉末配研，过筛，混匀。每100g粉末加炼蜜35～50g与适量的水，泛丸，低温干燥，制成水蜜丸；或加炼蜜110～140g制成小蜜丸或大蜜丸，即得。

【功能与主治】 镇惊安神，祛风豁痰。用于小儿惊风，高热抽搐，牙关紧闭，烦躁不安。

【用法与用量】 口服。水蜜丸一次1g，小蜜丸一次1.5g，大蜜丸一次1丸，一日1～3次；三岁以内小儿酌减。

【规格】 大蜜丸　每丸重1.5g

【剂量推算】

处方	成药日用量，g	推算饮片日生药量，g	《药典》饮片日用量，g
牛黄	1.5～4.5	0.022～0.11	0.15～0.35
全蝎		0.081～0.43	3～6
炒僵蚕		0.027～0.14	5～10
珍珠		0.027～0.14	0.1～0.3
人工麝香		0.011～0.057	0.03～0.1
朱砂		0.027～0.14	0.1～0.5
雄黄		0.027～0.14	0.05～0.1
天麻		0.054～0.29	3～10
钩藤		0.027～0.14	3～12
防风		0.054～0.29	5～10
琥珀		0.016～0.086	1～3[1-2] 1.5[3]
胆南星		0.027～0.14	3～6
制白附子		0.027～0.14	3～6
半夏（制）		0.027～0.14	3～9
天竺黄		0.027～0.14	3～9
冰片		0.011～0.057	0.3～0.9
薄荷		0.027～0.14	3～6
甘草		0.11～0.57	2～10

参考标准：

[1] 辽宁省中药材标准第二册（2019年版）

[2] 安徽省中药饮片炮制规范（第三版）（2019年版）

[3] 新疆维吾尔自治区中药维吾尔药饮片炮制规范（2020年版）

气痛丸

Qitong Wan

【处方】木香 165g　甘草 165g
煅赤石脂 662g　枳实（炒） 110g
朱砂粉 35g

【制法】以上五味，除朱砂粉外，其余木香等四味粉碎成细粉，过筛，混匀，用水泛丸，干燥，用朱砂粉包衣，即得。

【功能与主治】行气止痛，健胃消滞。用于气机阻滞，脘腹胀痛。

【用法与用量】口服。一次3.4g，一日1～2次。

【规格】每瓶（袋）装3.4g

【剂量推算】

处方	成药日用量，g	推算饮片日生药量，g	《药典》饮片日用量，g
木香	3.4～6.8g	0.49～0.99g	3～6g
甘草		0.49～0.99g	2～10g
煅赤石脂		1.98～3.96g	9～12g
枳实（炒）		0.33～0.66g	3～10g
朱砂粉		0.10～0.21g	0.1～0.5g

气滞胃痛片

Qizhi Weitong Pian

【处方】柴胡 321.4g　醋延胡索 357.1g
枳壳 357.1g　醋香附 357.1g
炙甘草 178.6g　白芍 428.6g

【制法】以上六味，醋延胡索适量、白芍适量粉碎成细粉，剩余的醋延胡索、白芍与柴胡、炙甘草、醋香附、枳壳加水煎煮二次，每次1.5小时，滤过，合并滤液，浓缩成清膏，加入上述细粉，混匀，干燥，粉碎成细粉，加入辅料适量，混匀，制粒，干燥，压制成500片，包薄膜衣，或1000片，包糖衣，即得。

【功能与主治】舒肝理气，和胃止痛。用于肝郁气滞，胸痞胀满，胃脘疼痛。

【用法与用量】口服。一次3片〔规格（1）〕或6片〔规格（2）〕，一日3次。

【注意】孕妇慎用。

【规格】（1）薄膜衣片　每片重0.5g　（2）糖衣片　片心重0.25g

【剂量推算】

处方	成药日用量，片	推算饮片日生药量，g	《药典》饮片日用量，g
柴胡	规格（1）：9 规格（2）：18	5.79	3～10
醋延胡索		6.43	3～10
枳壳		6.43	3～10
醋香附		6.43	6～10
炙甘草		3.21	2～10
白芍		7.71	6～15

气滞胃痛颗粒

Qizhi Weitong Keli

【处方】柴胡 360g　醋延胡索 400g
枳壳 400g　醋香附 400g
白芍 480g　炙甘草 200g

【制法】以上六味，取枳壳、醋香附提取挥发油，挥发油及水提液备用，药渣弃去。其余柴胡等四味加水煎煮二次，第一次2小时，第二次1小时，合并水煎液并与枳壳、醋香附的水提液合并，滤过，滤液浓缩至相对密度为1.18～1.23（50℃）的清膏，加蔗糖和糊精适量，制成颗粒，喷入挥发油，混匀，制成1000g，即得。

【功能与主治】舒肝理气，和胃止痛。用于肝郁气滞，胸痞胀满，胃脘疼痛。

【用法与用量】开水冲服。一次1袋，一日3次。

【注意】孕妇慎用。

【规格】每袋装5g

【剂量推算】

处方	成药日用量，袋	推算饮片日生药量，g	《药典》饮片日用量，g
柴胡	3	5.4	3～10
醋延胡索		6	3～10
枳壳		6	3～10
醋香附		6	6～10
白芍		7.2	6～15
炙甘草		3	2～10

升气养元糖浆

Shengqi Yangyuan Tangjiang

【处方】党参 125g　黄芪 125g
龙眼肉 50g

【制法】以上三味，加水煎煮二次，第一次2小时，第二次1小时，煎液滤过，滤液合并；静置，取上清液浓缩至相对密度为1.07～1.11（60～80℃）的清膏，加蔗糖500g，加水适量，溶解，煮沸，加入苯甲酸钠3g，搅匀，滤过，加水至1000ml，混匀，即得。

【功能与主治】益气，健脾，养血。用于气血不足、脾胃虚弱所致的面色萎黄、四肢乏力。

【用法与用量】口服。一次20ml，一日2次。

【规格】（1）每瓶装20ml　（2）每瓶装250ml

【剂量推算】

处方	成药日用量，ml	推算饮片日生药量，g	《药典》饮片日用量，g
党参	40	5	9～30
黄芪		5	9～30
龙眼肉		2	9～15

升血颗粒

Shengxue Keli

【处方】皂矾 4.97g　黄芪 298.1g
山楂 298.1g　新阿胶 99.4g
大枣 99.4g

【制法】以上五味，皂矾、新阿胶分别加等量蔗糖制成细粉；其余黄芪等三味加水煎煮二次，合并煎液，滤过，滤液浓缩至适量，加入1.5倍量乙醇，静置24小时，取上清液，回收乙醇并浓缩至适量，加入适量辅料，与上述细粉混匀，制成颗粒，干燥，制成1000g，即得。

【功能与主治】补气养血。用于气血两虚所致的面色淡白、眩晕、心悸、神疲乏力、气短；缺铁性贫血见上述证候者。

【用法与用量】口服。小儿周岁内一次5g，一至三岁一次10g，三岁以上及成人一次15g，一日3次。

【注意】禁用茶水冲服。

【规格】每袋装（1）5g　（2）10g　（3）15g

【剂量推算】

处方	成药日用量，g	推算饮片日生药量，g	《药典》饮片日用量，g
皂矾	15～45	0.075～0.22	0.8～6
黄芪		4.47～13.41	9～30
山楂		4.47～13.41	9～12
新阿胶		1.49～4.47	—
大枣		1.49～4.47	6～15

化积口服液

Huaji Koufuye

【处方】茯苓（去皮）58.5g　海螵蛸 28.8g

炒鸡内金 14.9g　醋三棱 14.9g
醋莪术 14.9g　红花 8.4g
槟榔 14.9g　雷丸 14.9g
鹤虱 14.9g　使君子仁 14.9g

【制法】 以上十味，雷丸、炒鸡内金粉碎成粗粉，加水温浸2小时，滤过，滤液备用。药渣与其余茯苓（去皮）等加水适量，蒸馏二次，合并蒸馏液，备用，药渣中的水煎液滤过，滤液合并，浓缩至1:1，加乙醇调至含醇量为65%，冷藏过夜，滤过，回收乙醇，加水适量稀释至1:1，冷藏过夜，滤过。另取蔗糖340g制成单糖浆，加入上述滤液及羟苯乙酯0.5g，混匀，煮沸，放冷至60℃，加入上述温浸液、蒸馏液，加橘子香精1ml，加水调至1000ml，混匀，分装，即得。

【功能与主治】 健脾导滞，化积除疳。用于脾胃虚弱所致的疳积，症见面黄肌瘦、腹胀腹痛、厌食或食欲不振、大便失调。

【用法与用量】 口服。周岁以内一次5ml，一日2次；二至五岁，一次10ml，—日2次；五岁以上，一次10ml，—日3次；或遵医嘱。

【规格】 每支装10ml

【剂量推算】

处方	成药日用量，ml	推算饮片日生药量，g	《药典》饮片日用量，g
茯苓（去皮）	10～30	0.59～1.76	10～15
海螵蛸		0.29～0.86	5～10
炒鸡内金		0.15～0.45	3～10
醋三棱		0.15～0.45	5～10
醋莪术		0.15～0.45	6～9
红花		0.08～0.25	3～10
槟榔		0.15～0.45	3～10
雷丸		0.15～0.45	15～21
鹤虱		0.15～0.45	3～9
使君子仁		0.15～0.45	6～9

化瘀祛斑胶囊

Huayu Quban Jiaonang

【处方】 柴胡 100g　薄荷 100g
黄芩 100g　当归 100g
红花 100g　赤芍 100g

【制法】 以上六味，薄荷、柴胡、当归粉碎成细粉；其余红花等三味加水煎煮三次，第一次3小时，第二次2小时，第三次1小时，合并煎液，滤过，滤液浓缩成稠膏。加入上述细粉，混匀，制成颗粒，干燥，装入胶囊，制成1000粒，即得。

【功能与主治】 疏风清热，活血化瘀。用于黄褐斑、酒齇、粉刺属风热瘀阻证者。

【用法与用量】 口服。一次5粒，一日2次。

【规格】 每粒装0.32g

【剂量推算】

处方	成药日用量，粒	推算饮片日生药量，g	《药典》饮片日用量，g
柴胡	10	1	3～10
薄荷		1	3～6
黄芩		1	3～10
当归		1	6～12
红花		1	3～10
赤芍		1	6～12

化癥回生片

Huazheng Huisheng Pian

【处方】 益母草 112g　红花 14g
花椒（炭） 14g　烫水蛭 14g
当归 28g　苏木 14g
醋三棱 14g　两头尖 14g
川芎 14g　降香 14g
醋香附 14g　人参 42g
高良姜 14g　姜黄 8.4g
没药（醋炙） 14g　炒苦杏仁 21g
大黄 56g　人工麝香 14g
盐小茴香 21g　桃仁 21g
五灵脂（醋炙） 14g　虻虫 14g
鳖甲胶 112g　丁香 21g
醋延胡索 14g　白芍 28g
蒲黄炭 14g　乳香（醋炙）14g
干漆（煅） 14g　制吴茱萸 14g
阿魏 14g　肉桂 14g
醋艾炭 14g　熟地黄 28g
紫苏子 14g

【制法】 以上三十五味，除人工麝香、阿魏、熟地黄、益母草、鳖甲胶外，其余三十味混匀，取出430g，粉碎成细粉，剩余部分和益母草用水煎煮二次，滤过，合并滤液，加入鳖甲胶，溶化后，浓缩成稠膏。阿魏用水加热溶化，熟地黄水煎取汁，分别滤过，合并滤液，浓缩成稠膏。两膏合并，加入细粉拌匀，干燥，研细，用乙醇制粒，干燥，再加入研细的人工麝香，混匀，压制成1000片，即得。

【功能与主治】 消癥化瘀。用于瘀血内阻所致的癥积、妇女干血痨、产后血瘀、少腹疼痛拒按。

【用法与用量】 饭前温酒送服。一次5～6片，一日2次。

【注意】 孕妇禁用。

【剂量推算】

处方	成药日用量，片	推算饮片日生药量，g	《药典》饮片日用量，g
益母草	10～12	1.12～1.34	9～30
红花		0.14～0.17	3～10
花椒（炭）		0.14～0.17	3～6（花椒）
烫水蛭		0.14～0.17	1～3
当归		0.28～0.34	6～12
苏木		0.14～0.17	3～9
醋三棱		0.14～0.17	5～10
两头尖		0.14～0.17	1～3
川芎		0.14～0.17	3～10
降香		0.14～0.17	9～15
醋香附		0.14～0.17	6～10
人参		0.42～0.50	3～9
高良姜		0.14～0.17	3～6
姜黄		0.08～0.10	3～10
没药（醋炙）		0.14～0.17	3～5
炒苦杏仁		0.21～0.25	5～10
大黄		0.56～0.67	3～15
人工麝香		0.14～0.17	0.03～0.1
盐小茴香		0.21～0.25	3～6
桃仁		0.21～0.25	5～10
五灵脂（醋炙）		0.14～0.17	4.5～9[1]
虻虫		0.14～0.17	1～1.5[2]
鳖甲胶		1.12～1.34	3.1～18.8[2]
丁香		0.21～0.25	1～3
醋延胡索		0.14～0.17	3～10
白芍		0.28～0.34	6～15
蒲黄炭		0.14～0.17	5～10
乳香（醋炙）		0.14～0.17	3～5
干漆（煅）		0.14～0.17	2～5
制吴茱萸		0.14～0.17	2～5
阿魏		0.14～0.17	1～1.5
肉桂		0.14～0.17	1～5
醋艾炭		0.14～0.17	3～9
熟地黄		0.28～0.34	9～15
紫苏子		0.14～0.17	3～10

参考标准：

［1］陕西省药材标准（2015年版）

［2］中华人民共和国卫生部药品标准中药材第一册（1992年版）

分清五淋丸

Fenqing Wulin Wan

【处方】 木通 80g　盐车前子 40g　黄芩 80g　茯苓 40g　猪苓 40g　黄柏 40g　大黄 120g　萹蓄 40g　瞿麦 40g　知母 40g　泽泻 40g　栀子 40g　甘草 20g　滑石 80g

【制法】 以上十四味，滑石粉碎成极细粉；其余木通等十三味粉碎成细粉，过筛，混匀。取上述细粉，用水制丸，干燥，用滑石粉包衣，打光，干燥，即得。

【功能与主治】 清热泻火，利尿通淋。用于湿热下注所致的淋证，症见小便黄赤、尿频尿急、尿道灼热涩痛。

【用法与用量】 口服。一次6g，一日2～3次。

【注意】 孕妇慎用。

【剂量推算】

处方	成药日用量，g	推算饮片日生药量，g	《药典》饮片日用量，g
木通	12～18	1.30～1.95	3～6
盐车前子		0.65～0.97	9～15
黄芩		1.30～1.95	3～10
茯苓		0.65～0.97	10～15
猪苓		0.65～0.97	6～12
黄柏		0.65～0.97	3～12

续表

处方	成药 日用量，g	推算饮片 日生药量，g	《药典》饮片 日用量，g
大黄	12～18	1.95～2.92	3～15
萹蓄		0.65～0.97	9～15
瞿麦		0.65～0.97	9～15
知母		0.65～0.97	6～12
泽泻		0.65～0.97	6～10
栀子		0.65～0.97	6～10
甘草		0.32～0.49	2～10
滑石		1.30～1.95	10～20

丹七片

Danqi Pian

【处方】 丹参 250　　三七 250g

【制法】 以上二味，三七粉碎成细粉；丹参加水煎煮三次，每次1小时，煎液滤过，滤液合并，浓缩至适量，加入上述三七细粉及淀粉、糊精适量，混匀，干燥，压制成1000片，或包糖衣或薄膜衣，即得。

【功能与主治】 活血化瘀，通脉止痛。用于瘀血闭阻所致的胸痹心痛，眩晕头痛，经期腹痛。

【用法与用量】 口服。一次3～5片，一日3次。

【注意】 孕妇慎服。

【规格】 （1）素片　每片重0.3g　（2）薄膜衣片　每片重0.32g　（3）糖衣片　片心重0.3g

【剂量推算】

处方	成药 日用量，片	推算饮片 日生药量，g	《药典》饮片 日用量，g
丹参	9～15	2.25～3.75	10～15
三七		2.25～3.75	3～9

丹灯通脑软胶囊

Dandeng Tongnao Ruanjiaonang

【处方】 丹参 555g　　灯盏细辛 555g
川芎 555g　　粉葛 835g

【制法】 以上四味，川芎、粉葛加水煎煮三次，第一次1小时，第二、三次各0.5小时，滤过，合并滤液，滤液浓缩至相对密度为1.08～1.14（50℃）的清膏，加2.8倍量乙醇，搅匀，加热至60℃，静置24小时，滤过，滤液减压回收乙醇，浓缩成稠膏状，85℃以下真空干燥成干膏；丹参加85%乙醇浸渍三次，第一次浸渍48小时，第二、三次各24小时，滤过，滤液减压回收乙醇，浓缩成稠膏状，85℃以下真空干燥成干膏；灯盏细辛加75%乙醇浸渍三次，第一次48小时，第二、三次各24小时，滤过，滤液减压回收乙醇，放冷，滤过，滤液用20%硫酸溶液调节pH值至2，静置48小时，滤取黄绿色沉淀物，用水洗涤至pH值至5～6，85℃以下烘干，与上述干膏混合，粉碎，过筛，加大豆油、蜂蜡适量，混匀，制成软胶囊1000粒，即得。

【功能与主治】 活血化瘀，祛风通络。用于瘀血阻络所致的中风，中经络证。

【用法与用量】 口服。一次4粒，一日3次；30天为1个疗程。

【注意】 （1）急性期脑出血患者忌用。（2）孕妇忌用。

【规格】 每粒装0.55g

【剂量推算】

处方	成药 日用量，粒	推算饮片 日生药量，g	《药典》饮片 日用量，g
丹参	12	6.66	10～15
灯盏细辛		6.66	9～15
川芎		6.66	3～10
粉葛		10.02	10～15

丹灯通脑胶囊

Dandeng Tongnao Jiaonang

【处方】 丹参 555g　　灯盏细辛 555g
川芎 555g　　粉葛 835g

【制法】 以上四味，川芎、粉葛加水煎煮三次，第一次1小时，第二、三次各0.5小时，滤过，合并滤液，滤液浓缩至相对密度为1.08～1.14（50℃）的清膏，加2.8倍量乙醇，搅匀，加热至60℃，静置24小时，滤过，滤液减压回收乙醇，浓缩成稠膏状，85℃以下真空干燥成干膏；丹参加85%乙醇浸渍三次，第一次浸渍48小时，第二、三次各24小时，滤过，滤液减压回收乙醇，浓缩成稠膏状，85℃以下真空干燥成干膏；灯盏细辛加75%乙醇浸渍三次，第一次48小时，第二、三次各24小时，滤过，滤液减压回收乙醇，放冷，滤过，滤液用20%硫酸溶液调节pH值至2，静置48小时，滤取黄绿色沉淀物，用水洗涤至pH值至5～6，85℃以下烘干，与上述干膏混合，粉碎，过筛。加预胶化淀粉、硬脂酸镁适量，混合，制成颗粒，干燥，装入胶囊，制成1000粒，即得。

【功能与主治】 活血化瘀，祛风通络。用于瘀血阻络所致的中风，中经络证。

【用法与用量】 口服。一次4粒，一日3次；30天为1个疗程。

【注意】（1）急性期脑出血患者忌用。（2）孕妇忌用。

【规格】 每粒装0.35g

【剂量推算】

处方	成药日用量，粒	推算饮片日生药量，g	《药典》饮片日用量，g
丹参	12	6.66	10～15
灯盏细辛		6.66	9～15
川芎		6.66	3～10
粉葛		10.02	10～15

丹红化瘀口服液

Danhong Huayu Koufuye

【处方】 丹参 580g　当归 230g
川芎 300g　桃仁 230g
红花 230g　柴胡 230g
枳壳 200g

【制法】 以上七味，取柴胡和枳壳，提取芳香水约3000ml，重蒸馏，收集浓芳香水300ml，冷藏，备用，药液另器保存；药渣与其余丹参等五味合并，加水煎煮三次，合并煎液与上述药液，滤过，滤液减压浓缩至相对密度为1.15～1.20（60℃）的清膏，放冷，加乙醇使含醇量达50%，放置12小时，滤过，滤液回收乙醇并浓缩至相对密度为1.13～1.15（60℃）的清膏，加入浓芳香水及适量的水，混匀，用10%氢氧化钠溶液调节pH值至6.0～7.0，冷藏，滤过，取0.5g羟苯乙酯，用适量的乙醇溶解后加入上述滤液中，搅匀，加水至1000ml，搅匀，分装，灭菌，即得。

【功能与主治】 活血化瘀，行气通络。用于气滞血瘀引起的视物不清、突然不见症；视网膜中央静脉阻塞症的吸收期见上述证候者。

【用法与用量】 口服。一次10～20ml，一日3次，用时摇匀。

【注意】 孕妇慎用；忌食辛辣油腻食物。

【规格】 每支装10ml

【剂量推算】

处方	成药日用量，ml	推算饮片日生药量，g	《药典》饮片日用量，g
丹参	30～60	17.4～34.8	10～15
当归		6.9～13.8	6～12
川芎		9～18	3～10
桃仁		6.9～13.8	5～10
红花		6.9～13.8	3～10
柴胡		6.9～13.8	3～10
枳壳		6～12	3～10

丹参片

Danshen Pian

【处方】 丹参 1000g

【制法】 取丹参，加90%乙醇回流1.5小时，滤过，滤液回收乙醇至稠膏；药渣加水煎煮1小时，滤过，滤液与上述稠膏合并，减压浓缩至适量，加辅料适量，混匀，干燥，制成颗粒，压制成1000片，包糖衣或薄膜衣，即得。

【功能与主治】 活血化瘀。用于瘀血闭阻所致的胸痹，症见胸部疼痛、痛处固定、舌质紫暗；冠心病心绞痛见上述证候者。

【用法与用量】 口服。一次3～4片，一日3次。

【剂量推算】

处方	成药日用量，片	推算饮片日生药量，g	《药典》饮片日用量，g
丹参	9～12	9～12	10～15

丹香清脂颗粒

Danxiang Qingzhi Keli

【处方】 丹参 334g　川芎 250g
桃仁 250g　降香 167g
三棱 250g　莪术 250g
枳壳 167g　酒大黄 84g

【制法】 以上八味，丹参加乙醇回流提取1.5小时，再加80%乙醇回流提取1小时，提取液滤过，滤液合并，回收乙醇并浓缩成相对密度为1.30～1.35（55℃）的清膏；莪术、降香、枳壳提取挥发油，蒸馏后的水溶液另器收集；药渣与丹参药渣及其余桃仁等四味加水煎煮二次，合并两次煎液及上述水溶液，滤过，滤液浓缩成相对密度为1.30～1.35（55℃）的清膏，与上述清膏合并，加入适量的糊精和甜菊素10g，混匀，干燥，粉碎，制成颗粒，干燥，加入莪术等三味的挥发油，混匀，制成1000g，即得。

【功能与主治】 活血化瘀，行气通络，用于高脂血症属气滞血瘀证者。

【用法与用量】 开水冲服。一次1袋，一日3次。

【规格】 每袋装10g

【剂量推算】

处方	成药日用量，袋	推算饮片日生药量，g	《药典》饮片日用量，g
丹参	3	10.02	10～15
川芎		7.50	3～10
桃仁		7.50	5～10
降香		5.01	9～15
三棱		7.50	5～10
莪术		7.50	6～9
枳壳		5.01	3～10
酒大黄		2.52	3～15

丹桂香颗粒

Danguixiang Keli

【处方】 炙黄芪 103g　桂枝 34g　吴茱萸 34g　肉桂 34g　细辛 14g　桃仁 34g　红花 34g　当归 34g　川芎 34g　赤芍 34g　丹参 202g　牡丹皮 34g　延胡索 66g　片姜黄 34g　三棱 34g　莪术 34g　水蛭 17g　木香 34g　枳壳 34g　乌药 34g　黄连 34g　地黄 34g　炙甘草 20g

【制法】 以上二十三味，延胡索加乙醇加热回流2小时，提取液滤过，滤液回收乙醇并浓缩至适量；桂枝、吴茱萸、肉桂、细辛、桃仁、当归、川芎、赤芍、牡丹皮、片姜黄、三棱、莪术、木香、枳壳提取挥发油，蒸馏后的水溶液和药渣与其余炙黄芪等八味加水煎煮四次，煎液滤过，滤液合并，浓缩至适量，加入上述延胡索提取液和适量蔗糖与糊精，喷雾干燥制成颗粒，喷入上述挥发油，混匀，制成1000g；或滤液浓缩至适量，加入上述延胡索提取液混匀，喷雾干燥，加入适量的糊精，混匀，制成颗粒，干燥，喷入上述挥发油，混匀，制成750g（无蔗糖），即得。

【功能与主治】 益气温胃，散寒行气，活血止痛。用于脾胃虚寒、滞血瘀所致的胃脘痞满疼痛、食少纳差、嘈杂嗳气、腹胀；慢性萎缩性胃炎见上述证候者。

【用法与用量】 口服。一次1袋，一日3次，饭前半小时服用；8周为一个疗程，或遵医嘱。

【注意】 妊娠、月经过多者禁用；有自发出血倾向及有中医热证或阴虚火旺证者慎用；偶见轻度胃脘不适，一般可自行缓解。

【规格】 （1）每袋装8g　（2）每袋装6g（无蔗糖）

【剂量推算】

处方	成药日用量，袋	推算饮片日生药量，g	《药典》饮片日用量，g
炙黄芪	3	2.47	9～30
桂枝		0.82	3～10
吴茱萸		0.82	2～5
肉桂		0.82	1～5
细辛		0.34	1～3
桃仁		0.82	5～10
红花		0.82	3～10
当归		0.82	6～12
川芎		0.82	3～10
赤芍		0.82	6～12
丹参		4.85	10～15
牡丹皮		0.82	6～12
延胡索		1.58	3～10
片姜黄		0.82	3～9
三棱		0.82	5～10
莪术		0.82	6～9
水蛭		0.41	1～3
木香		0.82	3～6
枳壳		0.82	3～10

续表

处方	成药 日用量，袋	推算饮片 日生药量，g	《药典》饮片 日用量，g
乌药	3	0.82	6～10
黄连		0.82	2～5
地黄		0.82	10～15
炙甘草		0.48	2～10

丹益片

Danyi Pian

【处方】丹参 900g　益母草 600g
马鞭草 500g　牛膝 300g
黄柏 400g　白头翁 300g
王不留行 300g

【制法】以上七味，加水煎煮三次，每次2小时，合并煎液，滤过，滤液减压浓缩至相对密度为1.08～1.10（65℃），加乙醇使含醇量达60%，静置24小时，取上清液，减压回收乙醇并浓缩至稠膏，减压干燥，得干浸膏，粉碎，过100目筛，加入预胶化淀粉37g、微晶纤维素16g及淀粉适量至总量为450g，混匀，制成颗粒，60℃干燥，加入硬脂酸镁5g，混匀，压制成1000片，包薄膜衣，即得。

【功能与主治】活血化瘀，清热利湿。用于慢性非细菌性前列腺炎瘀血阻滞、湿热下注证，症见尿痛、尿频、尿急、尿道灼热、尿后滴沥，舌红苔黄或黄腻或舌质黯或有瘀点瘀斑，脉弦或涩或滑。

【用法与用量】口服。一次4片，一日3次。4周为一疗程。

【注意】个别患者出现轻度肝功能异常；少数患者出现轻度胃痛、腹泻等消化道不适症状。

【规格】每片重0.47g

【剂量推算】

处方	成药 日用量，片	推算饮片 日生药量，g	《药典》饮片 日用量，g
丹参	12	10.8	10～15
益母草		7.2	9～30
马鞭草		6.0	5～10
牛膝		3.6	5～12
黄柏		4.8	3～12

续表

处方	成药 日用量，片	推算饮片 日生药量，g	《药典》饮片 日用量，g
白头翁	12	3.6	9～15
王不留行		3.6	5～10

丹鹿通督片

Danlu Tongdu Pian

【处方】丹参 500g　鹿角胶 167g
黄芪 500g　延胡索 333g
杜仲 500g

【制法】以上五味，取黄芪、杜仲加水煎煮三次，每次1小时，合并煎液，滤过，滤液浓缩至适量；鹿角胶烊化，备用；丹参、延胡索加70%乙醇回流提取三次，每次1小时，合并提取液，滤过，滤液减压浓缩至适量，与上述药膏合并，干燥，粉碎；加入硬脂酸镁等辅料适量，制成颗粒，干燥，压制成1000片，包薄膜衣，即得。

【功能与主治】活血通督，益肾通络。用于腰椎管狭窄症（如黄韧带增厚、椎体退行性改变、陈旧性椎间盘突出）属瘀阻督脉型所致的间歇性跛行，腰腿疼痛，活动受限，下肢酸胀疼痛，舌质暗或有瘀斑。

【用法与用量】口服。一次4片，一日3次。一个月为一疗程，或遵医嘱。

【规格】每片重0.6g

【剂量推算】

处方	成药 日用量，片	推算饮片 日生药量，g	《药典》饮片 日用量，g
丹参	12	6	10～15
鹿角胶		2	3～6
黄芪		6	9～30
延胡索		4	3～10
杜仲		6	6～10

丹蒌片

Danlou Pian

【处方】瓜蒌皮 86g　薤白 40g

葛根 138g	川芎 52g
丹参 138g	赤芍 52g
泽泻 138g	黄芪 114g
骨碎补 26g	郁金 52g

【制法】 以上十味，川芎、郁金、泽泻粉碎成细粉，过筛，混匀；赤芍、瓜蒌皮、薤白加70%乙醇加热回流提取二次，每次1.5小时，合并提取液，滤过，滤液减压回收乙醇，浓缩至相对密度为1.25～1.30（65℃）；葛根、丹参（单包）加乙醇回流提取三次，每次1小时，合并提取液，滤过，滤液减压回收乙醇，浓缩至相对密度为1.25～1.30（65℃）；黄芪、骨碎补及丹参醇提后的药渣加水煎煮二次，每次1.5小时，合并煎液，滤过，滤液减压浓缩至相对密度为1.25～1.30（65℃）；将三种浸膏与上述细粉混匀，减压干燥，粉碎，制粒，压制成1000片，包糖衣或薄膜衣，即得。

【功能与主治】 宽胸通阳，化痰散结，活血化瘀。用于痰瘀互结所致的胸痹心痛，症见胸闷胸痛，憋气，舌质紫暗，苔白腻；冠心病心绞痛见上述证候者。

【用法与用量】 饭后服用。一次5片，一日3次。

【注意】 孕妇禁用；产妇及便溏泄泻者慎用；部分患者服药后可出现大便偏稀；少数患者服药期间可出现口干。

【规格】 （1）糖衣片　片心重0.3g　（2）薄膜衣片　每片重0.3g

【剂量推算】

处方	成药日用量，片	推算饮片日生药量，g	《药典》饮片日用量，g
瓜蒌皮	15	1.29	6～10
薤白		0.60	5～10
葛根		2.07	10～15
川芎		0.78	3～10
丹参		2.07	10～15
赤芍		0.78	6～12
泽泻		2.07	6～10
黄芪		1.71	9～30
骨碎补		0.39	3～9
郁金		0.78	3～10

丹膝颗粒

Danxi Keli

【处方】

丹参 500g	牛膝 400g
天麻 100g	牡丹皮 334g
赤芍 400g	川芎 167g
生地黄 400g	淫羊藿 300g
桑寄生 400g	栀子 200g
决明子 200g	火麻仁 200g

【制法】 以上十二味，丹参、牛膝、牡丹皮、川芎、火麻仁粉碎成粗粉，用70%乙醇回流提取二次，每次1小时，滤过，滤液合并，回收乙醇并浓缩至相对密度为1.05～1.15（60℃）的清膏，备用；药渣与其余生地黄等七味加水煎煮二次，第一次1.5小时，第二次1小时，合并煎液，滤过，滤液浓缩至相对密度为1.05～1.15（60℃）的清膏，与上述清膏合并，浓缩至相对密度为1.20～1.25（20℃）的浸膏，加入糊精适量，制成颗粒，干燥，制成1000g，即得。

【功能与主治】 养阴平肝，熄风通络，清热除烦。用于中风病中经络恢复期瘀血阻络兼肾虚证，症见半身不遂，口舌歪斜，舌强语謇，偏身麻木，头晕目眩，腰膝酸软，脑梗塞恢复期见上述证候者。

【用法与用量】 开水冲服。一次1袋，一日3次。

【规格】 每袋装10g

【剂量推算】

处方	成药日用量，袋	推算饮片日生药量，g	《药典》饮片日用量，g
丹参	3	15	10～15
牛膝		12	5～12
天麻		3	3～10
牡丹皮		10	6～12
赤芍		12	6～12
川芎		5	3～10
生地黄		12	10～15
淫羊藿		9	6～10
桑寄生		12	9～15
栀子		6	6～10
决明子		6	9～15
火麻仁		6	10～15

风热清口服液

Fengreqing Koufuye

【处方】山银花 850g　熊胆粉 5g
青黛 50g　桔梗 500g
瓜蒌皮 400g　甘草 200g

【制法】以上六味，除熊胆粉外，取青黛，用 80% 乙醇作溶剂，浸渍 24 小时后，进行渗漉，收集渗漉液，药渣备用；山银花重蒸馏，收集芳香水，蒸馏后的水溶液另器保存，药渣备用；桔梗、瓜篓皮、甘草加水浸泡半小时，煎煮 1 小时，滤过，滤液备用；药渣与上述各药渣合并，煎煮二次，滤过，合并各次滤液及蒸馏后的水溶液，滤过，滤液浓缩至相对密度为 1.10～1.15（90℃）。加乙醇使含醇量达 80%，放置，滤过，滤液与渗漉液合并，回收乙醇，加芳香水及熊胆粉，用 10%氢氧化钠溶液调节 pH 值至 6.0～6.5，静置，滤过；滤液加甜菊素 1.5g、羟苯乙酯 2.0g、香蕉香精 1.5ml，加水至 1000ml，灌封，灭菌，即得。

【功能与主治】清热解毒，宣肺透表，利咽化痰。用于外感风热所致的感冒，症见发热、微恶风寒、头痛、咳嗽、口渴、咽痛；急性上呼吸道感染见上述证候者。

【用法与用量】口服。一次 10ml，一日 3～4 次，重症加量，儿童酌减或遵医嘱。

【规格】每支装 10ml

【剂量推算】

处方	成药日用量，ml	推算饮片日生药量，g	《药典》饮片日用量，g
山银花	30～40	25.5～34.0	6～15
熊胆粉		0.15～0.20	0.6～0.9[1] 1～2.5[2]
青黛		1.5～2.0	1～3
桔梗		15～20	3～10
瓜蒌皮		12～16	6～10
甘草		6～8	2～10

参考标准：

［1］云南省中药材标准补充
［2］湖南省中药饮片炮制规范（2010 年版）

风痛安胶囊

Fengtong'an Jiaonang

【处方】防己 250g　通草 167g
桂枝 125g　姜黄 167g
石膏 500g　薏苡仁 333g
木瓜 250g　海桐皮 167g
忍冬藤 333g　黄柏 250g
滑石粉 250g　连翘 333g

【制法】以上十二味，取滑石粉 167g 与其余防己等十一味加水煎煮三次，第一次 3 小时，第二次 2 小时，第三次 1 小时，煎液滤过，滤液合并，浓缩至适量，加入剩余的滑石粉，混合，干燥，粉碎，过筛，混匀，装入胶囊，制成 1000 粒，即得。

【功能与主治】清热利湿，活血通络。用于湿热阻络所致的痹病，症见关节红肿热痛、肌肉酸楚；风湿性关节炎见上述证候者。

【用法与用量】口服。一次 3～5 粒，一日 3 次。

【注意】孕妇、体弱年迈及脾胃虚寒者慎用。

【规格】每粒装 0.3g

【剂量推算】

处方	成药日用量，粒	推算饮片日生药量，g	《药典》饮片日用量，g
防己	9～15	2.25～3.75	5～10
通草		1.50～2.50	3～5
桂枝		1.12～1.88	3～10
姜黄		1.50～2.50	3～10
石膏		4.50～7.50	15～60
薏苡仁		3.00～5.00	9～30
木瓜		2.25～3.75	6～9
海桐皮		1.50～2.50	6～12[1]
忍冬藤		3.00～5.00	9～30
黄柏		2.25～3.75	3～12
滑石粉		2.25～3.75	10～20
连翘		3.00～5.00	6～15

参考标准：

［1］四川省中药材标准（2010 年版）

风湿马钱片

Fengshi Maqian Pian

【处方】马钱子粉 125g 炒僵蚕 19g
乳香（炒） 19g 没药（炒） 19g
全蝎 19g 牛膝 19g
苍术 19g 麻黄 19g
甘草 19g

【制法】以上九味，全蝎、乳香（炒）、没药（炒）和炒僵蚕粉碎成细粉；麻黄、苍术分别用70%乙醇作溶剂进行渗漉，收集漉液约180ml，回收乙醇，浓缩成稠膏；甘草和牛膝加水煎煮三次，第一、二次各2小时，第三次1小时，煎液滤过，滤液合并，浓缩成稠膏，与上述稠膏合并，加入马钱子粉及全蝎等四味的细粉，混匀，制成颗粒，干燥，压制成1000片，包糖衣，即得。

【功能与主治】祛风除湿，活血祛瘀，通络止痛。用于风湿闭阻、瘀血阻络所致的痹病，症见关节疼痛、刺痛或疼痛较甚；风湿性关节炎、类风湿关节炎、坐骨神经痛见上述证候者。

【用法与用量】口服。常用量：一次3～4片，极量：一次5片；一日1次。睡前温开水送服。连服7日为一疗程，两疗程间需停药2～3日。

【注意】孕妇忌服；年老体弱者慎服或遵医嘱。

【剂量推算】

处方	成药日用量，片	推算饮片日生药量，g	《药典》饮片日用量，g
马钱子粉	3～5	0.38～0.62	0.3～0.6
炒僵蚕		0.057～0.10	5～10
乳香（炒）		0.057～0.10	3～5[1]
没药（炒）		0.057～0.10	3～5[1]
全蝎		0.057～0.10	3～6
牛膝		0.057～0.10	5～12
苍术		0.057～0.10	3～9
麻黄		0.057～0.10	2～10
甘草		0.057～0.10	2～10

参考标准：

[1] 湖北省中药饮片炮制规范（2018年版）

风湿定片

Fengshiding Pian

【处方】八角枫 1500g 白芷 50g
徐长卿 150g 甘草 20g

【制法】以上四味，白芷及徐长卿15g粉碎成细粉，过筛。剩余的徐长卿加水，浸润2小时，水蒸气蒸馏6小时，蒸馏液冷却，析晶，滤过，结晶（丹皮酚）备用；药渣与八角枫、甘草加水煎煮二次，每次2小时，煎液滤过，滤液合并浓缩至适量，与上述粉末混匀，干燥，研成细粉，加辅料适量，制颗粒，干燥，加入丹皮酚（用适量乙醇溶解），混匀，压制成1000片，包糖衣，即得。

【功能与主治】散风除湿，通络止痛。用于风湿阻络所致的痹病，症见关节疼痛；风湿性关节炎，类风湿关节炎，肋神经痛，坐骨神经痛见上述证候者。

【用法与用量】口服。一次4片，一日2次。6天为一疗程。

【注意】孕妇、儿童、心脏病、过度衰弱者禁用。

【规格】糖衣片　片心重0.22g

【剂量推算】

处方	成药日用量，片	推算饮片日生药量，g	《药典》饮片日用量，g
八角枫	8	12	3～6[1]
白芷		0.4	3～10
徐长卿		1.2	3～12
甘草		0.16	2～10

参考标准：

[1] 湖南省中药材标准（2009年版）

风湿骨痛片

Fengshi Gutong Pian

【处方】制川乌 90g 制草乌 90g
红花 90g 甘草 90g
木瓜 90g 乌梅 90g
麻黄 90g

【制法】以上七味，取制川乌、制草乌、甘草粉碎成细粉，过筛，混匀；其余红花等四味加水煎煮二次，每次2小时，合并煎液，滤过，滤液浓缩至稠膏状，加入上述细粉，混匀，制粒，干燥，加辅料适量，压制成1000片，或包薄膜衣，即得。

【功能与主治】 温经散寒，通络止痛。用于寒湿闭阻经络所致的痹病，症见腰脊疼痛、四肢关节冷痛；风湿性关节炎见上述证候者。

【用法与用量】 口服。〔规格（1）〕一次2～4片，一日2次。〔规格（2）〕一次4～6片，一日2次。

【注意】 （1）孕妇及哺乳期妇女禁用。（2）严重心脏病，高血压，肝、肾疾病忌服。（3）本品含乌头碱，应严格在医生指导下按规定量服用。不得任意增加服用量及服用时间。

【规格】 （1）素片　每片重0.37g　（2）薄膜衣片　每片重0.36g

【剂量推算】

处方	成药日用量，片	推算饮片日生药量，g	《药典》饮片日用量，g
制川乌	规格（1）：4～8 规格（2）：8～12	0.36～1.08	1.5～3
制草乌		0.36～1.08	1.5～3
红花		0.36～1.08	3～10
甘草		0.36～1.08	2～10
木瓜		0.36～1.08	6～9
乌梅		0.36～1.08	6～12
麻黄		0.36～1.08	2～10

风湿骨痛胶囊

Fengshi Gutong Jiaonang

【处方】 制川乌 90g　制草乌 90g
红花 90g　甘草 90g
木瓜 90g　乌梅 90g
麻黄 90g

【制法】 以上七味，取制川乌、制草乌、甘草粉碎成细粉，过筛，混匀；其余红花等四味加水煎煮二次，每次2小时，合并煎液，滤过，滤液浓缩至稠膏状，加入上述细粉，混匀，干燥，粉碎成细粉，装入胶囊，制成1000粒，即得。

【功能与主治】 温经散寒，通络止痛。用于寒湿闭阻经络所致的痹病，症见腰脊疼痛、四肢关节冷痛；风湿性关节炎见上述证候者。

【用法与用量】 口服。一次2～4粒，一日2次。

【注意】 本品含毒性药，不可多服；孕妇忌服。

【规格】 每粒装0.3g

【剂量推算】

处方	成药日用量，粒	推算饮片日生药量，g	《药典》饮片日用量，g
制川乌	4～8	0.36～0.72	1.5～3
制草乌		0.36～0.72	1.5～3
红花		0.36～0.72	3～10
甘草		0.36～0.72	2～10
木瓜		0.36～0.72	6～9
乌梅		0.36～0.72	6～12
麻黄		0.36～0.72	2～10

风寒双离拐片

Fenghan Shuangliguai Pian

【处方】 地枫皮 81g　红花 40g
千年健 81g　制川乌 24g
防风 81g　制草乌 24g
乳香（炒） 40g　制马钱子 8g
木耳 81g　没药（炒） 40g

【制法】 以上十味，地枫皮、千年健、防风三味加水适量，浸泡8小时，提取挥发油，备用；药液滤过，药渣加水煎煮1小时，煎液滤过，合并上述滤液，浓缩至适量，其余红花等七味粉碎成细粉，与上述浓缩液混匀，干燥，粉碎，加淀粉适量，混匀，过筛，喷入挥发油，混匀，压制成1000片，包糖衣或薄膜衣，即得。

【功能与主治】 祛风散寒，活血通络。用于风寒闭阻，瘀血阻络所致的痹病，症见关节疼痛、腰腿疼痛、冷痛或刺痛、局部畏寒恶风、四肢麻木、屈伸不利。

【用法与用量】 黄酒或温开水送服。一次3～4片，一日2次，或遵医嘱。

【注意】 孕妇禁服。

【规格】 （1）薄膜衣片　每片重0.31g　（2）糖衣片　片心重0.3g

【剂量推算】

处方	成药日用量，片	推算饮片日生药量，g	《药典》饮片日用量，g
地枫皮	6～8	0.49～0.65	6～9
红花		0.24～0.32	3～10
千年健		0.49～0.65	5～10

续表

处方	成药 日用量，片	推算饮片 日生药量，g	《药典》饮片 日用量，g
制川乌	6～8	0.14～0.19	1.5～3
防风		0.49～0.65	5～10
制草乌		0.14～0.19	1.5～3
乳香（炒）		0.24～0.32	3～5[1]
制马钱子		0.048～0.064	3～5
木耳		0.49～0.65	15～50[2]
没药（炒）		0.24～0.32	3～5[1]

参考标准：

［1］湖北省中药饮片炮制规范（2018 年版）

［2］安徽省中药饮片炮制规范（2019 年版）

风寒咳嗽丸

Fenghan Kesou Wan

【处方】陈皮 100g　法半夏 150g
青皮 100g　苦杏仁 100g
麻黄 100g　紫苏叶 100g
五味子 100g　桑白皮 100g
炙甘草 100g　生姜 150g

【制法】以上十味，除生姜外，苦杏仁压榨去油，与其余陈皮等八味共同粉碎成细粉，过筛，混匀，备用。生姜加水煎煮二次，第一次 2 小时，第二次 1.5 小时，合并煎液，滤过，滤液浓缩至适量，与上述粉末泛丸，干燥，即得。

【功能与主治】宣肺散寒，祛痰止咳。用于外感风寒、肺气不宣所致的咳喘，症见头痛鼻塞、痰多咳嗽、胸闷气喘。

【用法与用量】口服。一次 6～9g，一日 2 次。

【注意】阴虚干咳者慎服。

【规格】每袋装 6g

【剂量推算】

处方	成药 日用量，g	推算饮片 日生药量，g	《药典》饮片 日用量，g
陈皮	12～18	1.41～2.12	3～10
法半夏		2.12～3.18	3～9
青皮		1.41～2.12	3～10
苦杏仁		1.41～2.12	5～10
麻黄		1.41～2.12	2～10
紫苏叶		1.41～2.12	5～10

续表

处方	成药 日用量，g	推算饮片 日生药量，g	《药典》饮片 日用量，g
五味子	2～18	1.41～2.12	2～6
桑白皮		1.41～2.12	6～12
炙甘草		1.41～2.12	2～10
生姜		2.12～3.18	3～10

风寒咳嗽颗粒

Fenghan Kesou Keli

【处方】陈皮 100g　生姜 150g
法半夏 150g　青皮 100g
苦杏仁 100g　麻黄 100g
紫苏叶 100g　五味子 100g
桑白皮 100g　炙甘草 100g

【制法】以上十味，陈皮、青皮蒸馏提取挥发油，蒸馏后的水溶液另器收集；药渣与其余法半夏等八味，加水煎煮三次（苦杏仁在水沸后加入），每次 1.5 小时，合并煎液，滤过，滤液与上述水溶液合并，浓缩至相对密度为 1.38～1.40（60℃）的稠膏。取稠膏，加蔗糖、糊精，混匀，制成颗粒，干燥，加入上述陈皮等挥发油，混匀，制成 1000g，即得。

【功能与主治】宣肺散寒，祛痰止咳。用于外感风寒、肺气不宣所致的咳喘，症见头痛鼻塞、痰多咳嗽、胸闷气喘。

【用法与用量】开水冲服。一次 1 袋，一日 2 次。

【注意】阴虚干咳者慎用。

【规格】每袋装 5g

【剂量推算】

处方	成药 日用量，袋	推算饮片 日生药量，g	《药典》饮片 日用量，g
陈皮	2	1	3～10
生姜		1.5	3～10
法半夏		1.5	3～9
青皮		1	3～10
苦杏仁		1	5～10
麻黄		1	2～10
紫苏叶		1	5～10
五味子		1	2～6
桑白皮		1	6～12
炙甘草		1	2～10

乌贝散

Wubei San

【处方】 海螵蛸（去壳） 850g 浙贝母 150g

【制法】 以上二味，海螵蛸（去壳）、浙贝母粉碎成细粉，加入陈皮油 1.5g，混匀，过筛，即得。

【功能与主治】 制酸止痛，收敛止血。用于肝胃不和所致的胃脘疼痛、泛吐酸水、嘈杂似饥；胃及十二指肠溃疡见上述证候者。

【用法与用量】 饭前口服。一次 3g，一日 3 次；十二指肠溃疡者可加倍服用。

【规格】 每瓶装 45g

【剂量推算】

处方	成药日用量，g	推算饮片日生药量，g	《药典》饮片日用量，g
海螵蛸（去壳）	9	7.64	5～10
浙贝母		1.35	5～10

乌贝颗粒

Wubei Keli

【处方】 海螵蛸 638g 浙贝母 112g

【制法】 以上二味，海螵蛸、浙贝母粉碎成细粉，加入陈皮油 1.1g 混匀，过筛，加糊精适量，制成颗粒，包衣，干燥，制成 1000g，即得。

【功能与主治】 制酸止痛，收敛止血。用于肝胃不和所致的胃脘疼痛、泛吐酸水、嘈杂似饥；胃及十二指肠溃疡见上述证候者。

【用法与用量】 饭前口服，服用时将颗粒倒入口中，用温开水送服。一次 1 袋，一日 3 次；十二指肠溃疡可加倍服用。

【规格】 每袋装 4g

【剂量推算】

处方	成药日用量，袋	推算饮片日生药量，g	《药典》饮片日用量，g
海螵蛸	3	7.66	5～10
浙贝母		1.34	5～10

乌军治胆片

Wujun Zhidan Pian

【处方】 乌梅 154g 大黄 323g
佛手 185g 枳实 185g
牛至 323g 栀子 323g
甘草 32g 槟榔 185g
威灵仙 230g 姜黄 230g

【制法】 以上十味，取姜黄 200g 粉碎成细粉；其余乌梅等九味及剩余的姜黄加水煎煮三次，每次 2 小时，滤过，合并滤液，滤液浓缩至相对密度为 1.10～1.20（80℃）的清膏，加 3 倍量乙醇，搅拌，静置 24 小时，滤过，滤液浓缩至相对密度为 1.25～1.35（70℃）的稠膏，加入上述姜黄细粉及硬脂酸镁适量，制成颗粒，压制成 1000 片，包糖衣或薄膜衣，即得。

【功能与主治】 疏肝解郁，利胆排石，泄热止痛。用于肝胆湿热所致的胁痛、胆胀，症见胁肋胀痛、发热、尿黄；胆囊炎、胆道感染或胆道术后见上述证候者。

【用法与用量】 口服。一次 4 片，一日 3 次。

【注意】 孕妇慎用；忌烟酒及辛辣油腻食物。

【规格】 （1）薄膜衣片 每片重 0.32g （2）糖衣片 片心重 0.31g

【剂量推算】

处方	成药日用量，片	推算饮片日生药量，g	《药典》饮片日用量，g
乌梅	12	1.85	6～12
大黄		3.88	3～15
佛手		2.22	3～10
枳实		2.22	3～10
牛至		3.88	3～9[1]
栀子		3.88	6～10
甘草		0.38	2～10
槟榔		2.22	3～10
威灵仙		2.76	6～10
姜黄		2.76	3～10

参考标准：

［1］湖南省中药材标准（2009 年版）

乌灵胶囊

Wuling Jiaonang

【处方】 乌灵菌粉 330g。

【制法】 取乌灵菌粉，装入胶囊，制成1000粒，即得。

【功能与主治】 补肾健脑，养心安神。用于心肾不交所致的失眠、健忘、心悸心烦、神疲乏力、腰膝酸软、头晕耳鸣、少气懒言、脉细或沉无力；神经衰弱见上述证候者。

【用法与用量】 口服。一次3粒，一日3次。

【规格】 每粒装0.33g

【剂量推算】

处方	成药日用量，粒	推算饮片日生药量，g	《药典》饮片日用量，g
乌灵菌粉	9	2.97	3[1]

参考标准：

[1] 新药转正标准第32册

乌鸡白凤丸

Wuji Baifeng Wan

【处方】 乌鸡（去毛爪肠） 640g　鹿角胶 128g
醋鳖甲 64g　煅牡蛎 48g
桑螵蛸 48g　人参 128g
黄芪 32g　当归 144g
白芍 128g　醋香附 128g
天冬 64g　甘草 32g
地黄 256g　熟地黄 256g
川芎 64g　银柴胡 26g
丹参 128g　山药 128g
芡实（炒） 64g　鹿角霜 48g

【制法】 以上二十味，熟地黄、地黄、川芎、鹿角霜、银柴胡、芡实（炒）、山药、丹参八味粉碎成粗粉，其余乌鸡等十二味，分别酌予碎断，置罐中，另加黄酒1500g，加盖封闭，隔水炖至酒尽，取出，与上述粗粉混匀，低温干燥，再粉碎成细粉，过筛，混匀。每100g粉末加炼蜜30～40g和适量的水制丸，干燥，制成水蜜丸；或加炼蜜90～120g制成小蜜丸或大蜜丸，即得。

【功能与主治】 补气养血，调经止带。用于气血两虚，身体瘦弱，腰膝酸软，月经不调，崩漏带下。

【用法与用量】 口服。水蜜丸一次6g，小蜜丸一次9g，大蜜丸一次1丸，一日2次。

【规格】 大蜜丸　每丸重9g

【剂量推算】

处方	成药日用量，g	推算饮片日生药量，g	《药典》饮片日用量，g
乌鸡（去毛爪肠）	水蜜丸：12 小蜜丸：18 大蜜丸：18	2.05～2.37	煮食，适量[1]
鹿角胶		0.41～0.47	3～6
醋鳖甲		0.21～0.24	9～24
煅牡蛎		0.15～0.18	9～30
桑螵蛸		0.15～0.18	5～10
人参		0.41～0.47	3～9
黄芪		0.10～0.12	9～30
当归		0.46～0.53	6～12
白芍		0.41～0.47	6～15
醋香附		0.41～0.47	6～10
天冬		0.21～0.24	6～12
甘草		0.10～0.12	2～10
地黄		0.82～0.95	10～15
熟地黄		0.82～0.95	9～15
川芎		0.21～0.24	3～10
银柴胡		0.08～0.10	3～10
丹参		0.41～0.47	10～15
山药		0.41～0.47	15～30
芡实（炒）		0.21～0.24	9～15[2]
鹿角霜		0.15～0.18	9～15

参考标准：

[1] 辽宁省中药材标准第二册（2019年版）

[2] 湖北省中药饮片炮制规范（2018年版）

乌鸡白凤片

Wuji Baifeng Pian

【处方】 乌鸡（去毛爪肠） 540g　鹿角胶 108g
醋鳖甲 54g　煅牡蛎 40g
桑螵蛸 40g　人参 108g
黄芪 27g　当归 122g
白芍 108g　醋香附 108g

天冬 54g　　甘草 27g
地黄 216g　　熟地黄 216g
川芎 54g　　银柴胡 22g
丹参 108g　　山药 108g
芡实（炒） 54g　　鹿角霜 40g

【制法】 以上二十味，山药、鹿角胶分别粉碎成细粉；醋香附提取挥发油；乌鸡切成小块，加水煎煮1小时，趁热加入适量的固体石蜡，搅拌使其溶化，静置，弃去上层蜡及油脂固体，煎液搅成匀浆，加入适量的木瓜蛋白酶，搅拌，水解5小时，煮沸5分钟，离心，取上清液，减压浓缩成稠膏，减压干燥成干膏；醋鳖甲加水煎煮二次，第一次2小时，第二次1小时，滤过，合并滤液，减压浓缩成稠膏，再减压干燥成干膏；人参、白芍、甘草、天冬加水煎煮二次，每次1小时，滤过，合并滤液，减压浓缩至相对密度约为1.07（50℃），通过D101型大孔吸附树脂柱，用5倍量水洗脱，弃去水液，再用90%乙醇洗脱至洗脱液无皂苷反应为止，洗脱液减压回收乙醇并浓缩至稠膏状，再减压干燥成干膏；丹参、黄芪、银柴胡、川芎、当归、桑螵蛸用75%乙醇回流提取二次，每次1小时，滤过，合并滤液，减压回收乙醇并浓缩，减压干燥成干膏；其余煅牡蛎等五味加水煎煮二次，第一次2小时，第二次1小时，滤过，合并滤液，减压浓缩至相对密度为1.28～1.33（60℃）的清膏，加乙醇至含醇量达60%，静置，滤过，滤液减压回收乙醇并浓缩成稠膏，再减压干燥成干膏；将上述干膏与山药和鹿角胶的细粉及适量微晶纤维素混合，粉碎成细粉，过筛，制成颗粒，混匀，干燥，喷加醋香附挥发油，混匀，闷润，加入适量硬脂酸镁，压制成1000片，包薄膜衣，即得。

【功能与主治】 补气养血，调经止带。用于气血两虚，身体瘦弱，腰膝酸软，月经不调，崩漏带下。

【用法与用量】 口服。一次2片，一日2次。

【规格】 每片重0.5g

【剂量推算】

处方	成药日用量，片	推算饮片日生药量，g	《药典》饮片日用量，g
乌鸡（去毛爪肠）	4	2.16	煮食，适量[1]
鹿角胶		0.43	3～6
醋鳖甲		0.22	9～24
煅牡蛎		0.16	9～30
桑螵蛸		0.16	5～10
人参		0.43	3～9

续表

处方	成药日用量，片	推算饮片日生药量，g	《药典》饮片日用量，g
黄芪	4	0.11	9～30
当归		0.49	6～12
白芍		0.43	6～15
醋香附		0.43	6～10
天冬		0.22	6～12
甘草		0.11	2～10
地黄		0.86	10～15
熟地黄		0.86	9～15
川芎		0.22	3～10
银柴胡		0.09	3～10
丹参		0.43	10～15
山药		0.43	15～30
芡实（炒）		0.22	9～15
鹿角霜		0.16	9～15

参考标准：

[1] 辽宁省中药材标准第二册（2019年版）
[2] 湖北省中药饮片炮制规范（2018年版）

乌鸡白凤颗粒

Wuji Baifeng Keli

【处方】 乌鸡（去毛爪肠） 594g　　鹿角胶 119g
醋鳖甲 59g　　煅牡蛎 45g
桑螵蛸 45g　　人参 119g
黄芪 30g　　当归 134g
白芍 119g　　醋香附 119g
天冬 59g　　甘草 30g
地黄 238g　　熟地黄 238g
川芎 59g　　银柴胡 24g
丹参 119g　　山药 119g
芡实（炒） 59g　　鹿角霜 45g

【制法】 以上二十味，鹿角胶烊化；人参、当归、醋香附、川芎四味用水蒸气蒸馏，收集芳香水约600ml，备用，药液滤过，药渣加水煎煮1.5小时，滤过，合并滤液；乌鸡、醋鳖甲、煅牡蛎、桑螵蛸、黄芪、白芍、天冬、甘草置罐中，加黄酒750g，加盖封闭，隔水炖至酒尽，取出，与其余地黄等七味混合，加水煎煮二次，第一次2小时，第二次1.5小时，滤过，合并滤液，并与上述人参等四味滤液合并，减压浓缩至适量的清膏，加入鹿角胶烊化液和上述芳香水，搅匀，喷雾干燥，加乳糖适量，混匀，制成颗粒，制成1000g，即得。

【功能与主治】 补气养血，调经止带。用于气血两虚，身体瘦弱，腰膝酸软，月经不调，崩漏带下。

【用法与用量】 开水冲服。一次1袋，一日2次。

【规格】 每袋装2g

【剂量推算】

处方	成药日用量，袋	推算饮片日生药量，g	《药典》饮片日用量，g
乌鸡（去毛爪肠）	2	2.38	煮食，适量[1]
鹿角胶		0.48	3～6
醋鳖甲		0.24	9～24
煅牡蛎		0.18	9～30
桑螵蛸		0.18	5～10
人参		0.48	3～9
黄芪		0.12	9～30
当归		0.54	6～12
白芍		0.48	6～15
醋香附		0.48	6～10
天冬		0.24	6～12
甘草		0.12	2～10
地黄		0.95	10～15
熟地黄		0.95	9～15
川芎		0.24	3～10
银柴胡		0.10	3～10
丹参		0.48	10～15
山药		0.48	15～30
芡实（炒）		0.24	9～15[2]
鹿角霜		0.18	9～15

参考标准：

[1] 辽宁省中药材标准第二册（2019年版）

[2] 湖北省中药饮片炮制规范（2018年版）

乌梅丸

Wumei Wan

【处方】 乌梅肉 120g　花椒 12g
细辛 18g　黄连 48g
黄柏 18g　干姜 30g
附子（制） 18g　桂枝 18g
人参 18g　当归 12g

【制法】 以上十味，粉碎成细粉，混匀。用水泛丸，干燥，制成水丸；或每100g粉末加炼蜜120～130g，制成大蜜丸，即得。

【功能与主治】 缓肝调中，清上温下。用于蛔厥，久痢，厥阴头痛，症见腹痛下痢、巅顶头痛、时发时止、躁烦呕吐、手足厥冷。

【用法与用量】 口服。水丸一次3g，大蜜丸一次2丸，一日2～3次。

【注意】 孕妇禁服。

【规格】 （1）水丸　每袋（瓶）装3g　（2）大蜜丸　每丸重3g

【剂量推算】

处方	成药日用量	推算饮片日生药量，g	《药典》饮片日用量，g
乌梅肉	水丸：6～9g 大蜜丸：4～6丸	2.01～3.46	6～12
花椒		0.20～0.35	3～6
细辛		0.30～0.52	1～3
黄连		0.80～1.38	2～5
黄柏		0.30～0.52	3～12
干姜		0.50～0.87	3～10
附子（制）		0.30～0.52	3～15
桂枝		0.30～0.52	3～10
人参		0.30～0.52	3～9
当归		0.20～0.35	6～12

乌蛇止痒丸

Wushe Zhiyang Wan

【处方】 乌梢蛇（白酒炙） 10g　防风 100g
蛇床子 1500g　关黄柏 100g
苍术（泡） 800g　红参须 10g
牡丹皮 200g　蛇胆汁 0.1g
苦参 200g　人工牛黄 1g
当归 200g

【制法】 以上十一味，取防风、苍术（泡）704g、蛇床子1395g、苦参100g和牡丹皮100g加水煎煮3小时，滤过，滤液浓缩成稠膏，另取关黄柏、当归、红参须、乌梢蛇（白酒炙）及剩余的苍术、苦参、蛇床子、牡丹皮共粉碎成细粉，与稠膏混匀，干燥，粉碎，配研加入人工牛黄、蛇胆汁，过筛，混匀，用水泛丸，干燥，包衣，制成1000g，即得。

【功能与主治】 养血祛风，燥湿止痒。用于风湿热邪蕴于肌肤所致的瘾疹、风瘙痒，症见皮肤风团色红、时隐时现、瘙痒难忍，或皮肤瘙痒不止、皮肤干燥、无原发皮疹；慢性荨麻疹、皮肤瘙痒症见上述证候者。

【用法与用量】 口服。一次2.5g，一日3次。

【注意】 孕妇慎用。

【规格】 每10丸重1.25g

【剂量推算】

处方	成药日用量，g	推算饮片日生药量，g	《药典》饮片日用量，g
乌梢蛇（白酒炙）	7.5	0.075	6～12［酒乌梢蛇（黄酒）］
防风		0.75	5～10
蛇床子		11.25	3～10
关黄柏		0.75	3～12
苍术（泡）		6.00	3～9[1]
红参须		0.075	3～9[2]
牡丹皮		1.50	6～12
蛇胆汁		0.0075	0.5～1[3]
苦参		1.50	45～9
人工牛黄		0.0075	0.15～0.35
当归		1.50	6～12

参考标准：

［1］广东省中药炮制规范（1984年版）

［2］山东省中药材标准（2012年版）

［3］广东省中药材标准第二册（2011年版）

六一散

Liuyi San

【处方】 滑石粉 600g　　甘草 100g

【制法】 以上二味，甘草粉碎成细粉，与滑石粉混匀，过筛，即得。

【功能与主治】 清暑利湿。用于感受暑湿所致的发热、身倦、口渴、泄泻、小便黄少；外用治痱子。

【用法与用量】 调服或包煎服。一次6～9g，一日1～2次；外用，扑撒患处。

【剂量推算】

处方	成药日用量，g	推算饮片日生药量，g	《药典》饮片日用量，g
滑石粉	6～18	5.14～15.43	10～20
甘草		0.86～2.57	2～10

六合定中丸

Liuhe Dingzhong Wan

【处方】 广藿香 16g　　紫苏叶 16g
香薷 16g　　木香 36g
檀香 36g　　姜厚朴 48g
枳壳（炒） 48g　　陈皮 48g
桔梗 48g　　甘草 48g
茯苓 48g　　木瓜 48g
炒白扁豆 16g　　炒山楂 48g
六神曲（炒） 192g　　炒麦芽 192g
炒稻芽 192g

【制法】 以上十七味，粉碎成细粉，过筛，混匀。用水泛丸，干燥，即得。

【功能与主治】 祛暑除湿，和中消食。用于夏伤暑湿，宿食停滞，寒热头痛，胸闷恶心，吐泻腹痛。

【用法与用量】 口服。一次3～6g，一日2～3次。

【剂量推算】

处方	成药日用量，g	推算饮片日生药量，g	《药典》饮片日用量，g
广藿香	6～18	0.088～0.26	3～10
紫苏叶		0.088～0.26	5～10
香薷		0.088～0.26	3～10
木香		0.20～0.59	3～6
檀香		0.20～0.59	2～5
姜厚朴		0.26～0.79	3～10
枳壳（炒）		0.26～0.79	3～9[1]
陈皮		0.26～0.79	3～10
桔梗		0.26～0.79	3～10
甘草		0.26～0.79	2～10
茯苓		0.26～0.79	10～15
木瓜		0.26～0.79	6～9
炒白扁豆		0.088～0.26	9～15
炒山楂		0.26～0.79	9～12
六神曲（炒）		1.05～3.15	6～12[2]
炒麦芽		1.05～3.15	10～15
炒稻芽		1.05～3.15	9～15

参考标准：

［1］福建省中药饮片炮制规范（2012年版）

［2］湖北省中药饮片炮制规范（2018年版）

六君子丸

Liujunzi Wan

【处方】 党参 200g　　麸炒白术 200g
茯苓 200g　　姜半夏 200g
陈皮 100g　　炙甘草 100g

【制法】 以上六味，粉碎成细粉，过筛，混匀。另取生姜 100g，大枣 200g，加水煎煮二次，合并煎液，滤过。上述粉末用滤液泛丸，干燥，即得。

【功能与主治】 补脾益气，燥湿化痰。用于脾胃虚弱，食量不多，气虚痰多，腹胀便溏。

【用法与用量】 口服。一次 9g，一日 2 次。

【规格】 每袋重 9g

【剂量推算】

处方	成药 日用量，g	推算饮片 日生药量，g	《药典》饮片 日用量，g
党参	18	3.6	9～30
麸炒白术		3.6	6～12
茯苓		3.6	10～15
姜半夏		3.6	3～9
陈皮		1.8	3～10
炙甘草		1.8	2～10
生姜		1.8	3～10
大枣		3.6	6～15

六味木香散

Liuwei Muxiang San

本品系蒙古族验方。

【处方】 木香 200g　　栀子 150g
石榴 100g　　闹羊花 100g
豆蔻 70g　　荜茇 70g

【制法】 以上六味，粉碎成细粉，过筛，混匀，即得。

【功能与主治】 开郁行气止痛。用于寒热错杂、气滞中焦所致的胃脘痞满疼痛、吞酸嘈杂、嗳气腹胀、腹痛、大便不爽。

【用法与用量】 口服。一次 2～3g，一日 1～2 次。

【规格】 每袋装 15g

【剂量推算】

处方	成药 日用量，g	推算饮片 日生药量，g	《药典》饮片 日用量，g
木香	2～6	0.58～1.74	3～6
栀子		0.43～1.30	6～10
石榴		0.29～0.87	6～9[1]
闹羊花		0.29～0.87	0.6～15
豆蔻		0.20～0.61	3～6
荜茇		0.20～0.61	1～3

参考标准：

［1］中华人民共和国卫生部药品标准（维吾尔药分册）

六味地黄丸

Liuwei Dihuang Wan

【处方】 熟地黄 160g　　酒萸肉 80g
牡丹皮 60g　　山药 80g
茯苓 60g　　泽泻 60g

【制法】 以上六味，粉碎成细粉，过筛，混匀。用乙醇泛丸，干燥，制成水丸，或每 100g 粉末加炼蜜 35～50g 与适量的水，制丸，干燥，制成水蜜丸；或加炼蜜 80～110g 制成小蜜丸或大蜜丸，即得。

【功能与主治】 滋阴补肾。用于肾阴亏损，头晕耳鸣，腰膝酸软，骨蒸潮热，盗汗遗精，消渴。

【用法与用量】 口服。水丸一次 5g，水蜜丸一次 6g，小蜜丸一次 9g，大蜜丸一次 1 丸，一日 2 次。

【规格】 （1）大蜜丸　每丸重 9g （2）水丸　每袋装 5g

【剂量推算】

处方	成药 日用量	推算饮片 日生药量，g	《药典》饮片 日用量，g
熟地黄	水丸：10g 水蜜丸：12g 小蜜丸：18g 大蜜丸：2 丸	2.56～3.20	9～15
酒萸肉		1.28～1.60	6～12
牡丹皮		0.96～1.20	6～12
山药		1.28～1.60	15～30
茯苓		0.96～1.20	10～15
泽泻		0.96～1.20	6～10

六味地黄丸（浓缩丸）

Liuwei Dihuang Wan

【处方】 熟地黄 120g 酒萸肉 60g
牡丹皮 45g 山药 60g
茯苓 45g 泽泻 45g

【制法】 以上六味，牡丹皮用水蒸气蒸馏法提取挥发性成分；药渣与酒萸肉 20g、熟地黄、茯苓、泽泻加水煎煮二次，每次 2 小时，煎液滤过，滤液合并，浓缩成稠膏；山药与剩余酒萸肉粉碎成细粉，过筛，混匀，与上述稠膏和牡丹皮挥发性成分混匀，制丸，干燥，打光，即得。

【功能与主治】 滋阴补肾。用于肾阴亏损，头晕耳鸣，腰膝酸软，骨蒸潮热，盗汗遗精，消渴。

【用法与用量】 口服。一次 8 丸，一日 3 次。

【规格】 （1）每 8 丸重 1.44g（每 8 丸相当于饮片 3g） （2）每 3 丸相当于饮片 3g

【剂量推算】

处方	成药日用量，g	推算饮片日生药量，g	《药典》饮片日用量，g
熟地黄	9	2.88	9～15
酒萸肉		1.44	6～12
牡丹皮		1.08	6～12
山药		1.44	15～30
茯苓		1.08	10～15
泽泻		1.08	6～10

六味地黄软胶囊

Liuwei Dihuang Ruanjiaonang

【处方】 熟地黄 480g 酒萸肉 240g
牡丹皮 180g 山药 240g
茯苓 180g 泽泻 180g

【制法】 以上六味，牡丹皮蒸馏提取挥发性成分，蒸馏后的水溶液另器收集；酒萸肉用 70%乙醇回流提取二次，每次 2 小时，合并提取液，滤过，滤液备用。熟地黄、山药、泽泻加水煎煮二次，第一次 2 小时，第二次 1 小时，合并煎液，滤过，滤液与上述蒸馏后的水溶液合并，减压浓缩至相对密度为 1.15～1.20（50℃），放冷，加乙醇使含醇量达 70%，静置 48 小时，取上清液与上述酒萸肉提取液合并，减压回收乙醇至无醇味，备用；茯苓加水煮沸后，于 80℃温浸二次，每次 1.5 小时，滤过，合并滤液，减压浓缩至相对密度为 1.15～1.20（50℃）的清膏，与上述备用液合并，浓缩至相对密度为 1.30（50℃）的稠膏，减压干燥，粉碎成细粉，加入牡丹皮挥发性成分及精制大豆油，混匀，制成软胶囊 1000 粒，即得。

【功能与主治】 滋阴补肾。用于肾阴亏损，头晕耳鸣，腰膝酸软，骨蒸潮热，盗汗遗精，消渴。

【用法与用量】 口服。一次 3 粒，一日 2 次。

【规格】 每粒装 0.38g

【剂量推算】

处方	成药日用量，粒	推算饮片日生药量，g	《药典》饮片日用量，g
熟地黄	6	2.88	9～15
酒萸肉		1.44	6～12
牡丹皮		1.08	6～12
山药		1.44	15～30
茯苓		1.08	10～15
泽泻		1.08	6～10

六味地黄胶囊

Liuwei Dihuang Jiaonang

【处方】 熟地黄 1408g 酒萸肉 704g
牡丹皮 528g 山药 704g
茯苓 528g 泽泻 528g

【制法】 以上六味，取茯苓 110g 粉碎成细粉，筛余部分与剩余茯苓加水煎煮三次，每次 30 分钟，滤过，滤液合并，浓缩至稠膏状；酒萸肉加乙醇回流提取二次，每次 1 小时，滤过，药渣备用，滤液合并，回收乙醇，浓缩至稠膏状。牡丹皮用水蒸气蒸馏，并在收集的蒸馏液中加入 1mol/L 盐酸溶液使结晶，滤过，结晶用水洗涤，低温干燥，研成细粉；蒸馏后的水溶液及牡丹皮药渣、酒萸肉药渣与其余熟地黄等三味加水煎煮三次，每次 1 小时，滤过，滤液合并，通过大孔吸附树脂，用 70%乙醇洗脱，收集洗脱液，回收乙醇，浓缩至稠膏状，加入上述茯苓稠膏、酒萸肉稠膏及茯苓细粉，混合，减压干燥，粉碎成细粉，或一步沸腾制粒，低温干燥，加入上述牡丹皮提取物细粉和适量辅料，混匀，装入胶囊，制成 1000 粒，即得〔规格（1）〕。

以上六味，取茯苓 350g 粉碎成细粉；酒萸肉加乙醇回流提取二次，每次1小时，滤过，药渣备用，滤液合并，回收乙醇，浓缩至稠膏状；牡丹皮用水蒸气蒸馏，蒸馏液加入1mol/L盐酸溶液使结晶，备用；蒸馏后的水溶液及牡丹皮药渣、酒萸肉药渣、剩余茯苓与其余熟地黄等三味加水煎煮三次，每次1小时，滤过，滤液合并，浓缩至稠膏状；加入上述茯苓细粉及酒萸肉稠膏，混匀，低温干燥，粉碎成细粉，加入上述牡丹皮提取物和适量辅料，混匀，装入胶囊，制成2000粒，即得〔规格（2）〕。

【功能与主治】 滋阴补肾。用于肾阴亏损，头晕耳鸣，腰膝酸软，骨蒸潮热，盗汗遗精，消渴。

【用法与用量】 口服。一次1粒〔规格（1）〕或一次2粒〔规格（2）〕，一日2次。

【规格】 （1）每粒装0.3g （2）每粒装0.5g

【剂量推算】

处方	成药日用量，粒	推算饮片日生药量，g	《药典》饮片日用量，g
熟地黄	规格（1）：2 规格（2）：4	2.82	9～15
酒萸肉		1.41	6～12
牡丹皮		1.06	6～12
山药		1.41	15～30
茯苓		1.06	10～15
泽泻		1.06	6～10

六味地黄颗粒

Liuwei Dihuang Keli

【处方】 熟地黄 320g 酒萸肉 160g
牡丹皮 120g 山药 160g
茯苓 120g 泽泻 120g

【制法】 以上六味，熟地黄、茯苓、泽泻加水煎煮二次，每次2小时，煎液滤过，滤液浓缩至相对密度1.32～1.35（80℃）的稠膏，备用；酒萸肉、山药、牡丹皮粉碎成细粉，与浓缩液混合，加糊精适量和甜蜜素溶液适量，并加75%乙醇适量，制粒，干燥，制成颗粒1000g，即得。

【功能与主治】 滋阴补肾。用于肾阴亏损，头晕耳鸣，腰膝酸软，骨蒸潮热，盗汗遗精，消渴。

【用法与用量】 开水冲服。一次1袋，一日2次。

【规格】 每袋装5g

【剂量推算】

处方	成药日用量，袋	推算饮片日生药量，g	《药典》饮片日用量，g
熟地黄	2	3.2	9～15
酒萸肉		1.6	6～12
牡丹皮		1.2	6～12
山药		1.6	15～30
茯苓		1.2	10～15
泽泻		1.2	6～10

六味安消胶囊

Liuweianxiao Jiaonang

【处方】 藏木香 23.81g 大黄 95.24g
山柰 47.62g 北寒水石（煅）119.05g
诃子 71.43g 碱花 142.86g

【制法】 以上六味，粉碎成细粉，过筛，混匀，装入胶囊，制成1000粒，即得。

【功能与主治】 和胃健脾，消积导滞，活血止痛。用于胃痛胀满、消化不良、便秘、痛经。

【用法与用量】 口服。一次3～6粒，一日2～3次。

【注意】 孕妇忌服。

【规格】 每粒装0.5g

【剂量推算】

处方	成药日用量，粒	推算饮片日生药量，g	《药典》饮片日用量，g
藏木香	6～18	0.14～0.43	3～9[1]
大黄		0.57～1.71	3～15
山柰		0.29～0.86	6～9
北寒水石（煅）		0.71～2.14	9～15[2]
诃子		0.43～1.29	3～10
碱花		0.86～2.57	0.6～1.8[3]

参考标准：

[1] 藏药标准（西藏、青海、四川、甘肃、云南、新疆六局合编）
[2] 天津市中药饮片炮制规范（2018年版）
[3] 中华人民共和国卫生部药品标准（藏药分册）

六味安消散

Liuweianxiao San

本品系蒙古族、藏族验方。

【处方】 藏木香 50g　大黄 200g
山柰 100g　北寒水石（煅）250g
诃子 150g　碱花 300g

【制法】 以上六味，粉碎成细粉，过筛，混匀，即得。

【功能与主治】 和胃健脾，消积导滞，活血止痛。用于脾胃不和、积滞内停所致的胃痛胀满、消化不良、便秘、痛经。

【用法与用量】 口服。一次 1.5～3g，一日 2～3 次。

【注意】 孕妇忌服。

【规格】 （1）每袋装 1.5g （2）每袋装 3g （3）每袋装 18g

【剂量推算】

处方	成药日用量，g	推算饮片日生药量，g	《药典》饮片日用量，g
藏木香	3～9	0.14～0.43	3～9[1]
大黄		0.57～1.71	3～15
山柰		0.29～0.86	6～9
北寒水石（煅）		0.71～2.14	9～15[2]
诃子		0.43～1.29	3～10
碱花		0.86～2.57	0.6～1.8[3]

参考标准：

[1] 藏药标准（西藏、青海、四川、甘肃、云南、新疆六局合编）
[2] 天津市中药饮片炮制规范（2018 年版）
[3] 中华人民共和国卫生部药品标准（藏药分册）

六味香连胶囊

Liuwei Xianglian Jiaonang

【处方】 木香 500g　盐酸小檗碱 40g
枳实 500g　白芍 500g
姜厚朴 500g　槟榔 500g

【制法】 以上六味，除盐酸小檗碱外，其余木香等五味分别粉碎成粗粉，枳实提取挥发油，蒸馏后的水溶液另器收集；白芍、姜厚朴分别加水煎煮二次，第一次 1.5 小时，第二次 1 小时，合并煎液与蒸馏后的水溶液，滤过，滤液浓缩至相对密度约 1.2（60℃）的清膏，加乙醇 2 倍量，静置 24 小时，取上清液，回收乙醇；姜厚朴药渣与木香、槟榔用乙醇回流提取二次，第一次 1.5 小时，第二次 1 小时，滤过，合并滤液，回收乙醇，与上述醇沉后的水煎液合并，浓缩成稠膏，80℃以下干燥，粉碎成细粉，加入盐酸小檗碱、枳实挥发油，加淀粉适量吸收，与上述细粉混匀，装入胶囊，制成 1000 粒，即得。

【功能与主治】 祛暑散寒，化滞止痢。用于肠胃食滞，红白痢疾，腹痛下坠，小便不利。

【用法与用量】 口服。一次 2 粒，一日 2 次。

【注意】 孕妇忌服。

【规格】 每粒装 0.34g

【剂量推算】

处方	成药日用量，粒	推算饮片日生药量，g	《药典》饮片日用量，g
木香	4	2	3～6
盐酸小檗碱		0.16	0.3～0.9
枳实		2	3～10
白芍		2	6～15
姜厚朴		2	3～10
槟榔		2	3～10

参考标准：

[1] 中国药典·临床用药须知（2015 年版）

心可舒片

Xinkeshu Pian

【处方】 丹参 294g　葛根 294g
三七 19.6g　山楂 294g
木香 19.6g

【制法】 以上五味，取三七、木香及部分山楂粉碎成细粉，剩余的山楂、葛根加入 60%乙醇温浸 30 分钟，回流提取二次，合并醇提液，回收乙醇，备用；丹参加水煎煮二次，合并煎液，滤过，滤液与上述备用液合并，混匀，浓缩至适量，加入上述细粉制成颗粒，干燥，压制成 1000 片（小片）或 500 片（大片），包薄膜衣，即得。

【功能与主治】 活血化瘀，行气止痛。用于气滞血瘀引起的胸闷、心悸、头晕、头痛、颈项疼痛；冠心病心绞痛、高血脂、高血压、心律失常见上述证候者。

【用法与用量】 口服。一次4片〔规格（1）〕或2片〔规格（2）〕，一日3次，或遵医嘱。

【注意】 孕妇慎用。

【规格】 每片重（1）0.31g （2）0.62g

【剂量推算】

处方	成药日用量，片	推算饮片日生药量，g	《药典》饮片日用量，g
丹参	规格（1）：12 规格（2）：6	3.53	10～15
葛根		3.53	10～15
三七		2.35	3～9
山楂		3.53	9～12
木香		2.35	3～6

心宁片

Xinning Pian

【处方】 丹参 300g　　槐花 150g
川芎 150g　　三七 54g
红花 150g　　降香 150g
赤芍 150g

【制法】 以上七味，三七、川芎粉碎成细粉，过筛；其余丹参等五味，加水煎煮三次，第一次3小时，第二次2小时，第三次1小时，合并煎液，滤过，滤液浓缩成稠膏，与上述细粉混匀，干燥，粉碎，过筛，加辅料适量，混匀，制成颗粒，干燥，制成500片（大片）或1000片（小片），包糖衣或薄膜衣，即得。

【功能与主治】 理气止痛，活血化瘀。用于气滞血瘀所致胸痹，症见胸闷、胸痛、心悸、气短；冠心病心绞痛见上述证候者。

【用法与用量】 口服。一次2～3片（大片），一次6～8片（小片），一日3次。

【注意】 孕妇忌服。

【剂量推算】

处方	成药日用量，片	推算饮片日生药量，g	《药典》饮片日用量，g
丹参	大片：6～9 小片：18～24	3.60～7.20	10～15
槐花		1.80～3.60	5～10
川芎		1.80～3.60	3～10
三七		0.65～1.30	3～9
红花		1.80～3.60	3～10
降香		1.80～3.60	9～15
赤芍		1.80～3.60	6～12

心安宁片

Xin'anning Pian

【处方】 葛根 213g　　山楂 244g
制何首乌 183g　　珍珠粉 3g

【制法】 以上四味，制何首乌加水煎煮三次，第一次4小时，第二、三次各3小时；山楂加水煎煮二次，第一次4小时，第二次3小时；合并以上煎液，静置，滤过，滤液浓缩至稠膏；葛根粉碎成粗粉，与稠膏搅匀，烘干，粉碎成细粉，与珍珠粉和适量的辅料混匀，制成颗粒，干燥，压制成1000片，包糖衣和薄膜衣，即得。

【功能与主治】 养阴宁心，化瘀通络，降血脂。用于血脂过高，心绞痛以及高血压引起的头痛、头晕、耳鸣、心悸。

【用法与用量】 口服。一次4～5片，一日3次；或遵医嘱。

【规格】 （1）薄膜衣片　每片重0.31g （2）糖衣片　片心重0.30g

【剂量推算】

处方	成药日用量，片	推算饮片日生药量，g	《药典》饮片日用量，g
葛根	12～15	2.56～3.20	10～15
山楂		2.93～3.66	9～12
制何首乌		2.20～2.74	6～12
珍珠粉		0.036～0.045	0.1～0.3

心荣口服液

Xinrong Koufuye

【处方】 黄芪 303g　　地黄 181.8g
麦冬 121.2g　　五味子 90.9g
赤芍 181.9g　　桂枝 121.2g

【制法】 以上六味，加水煎煮三次，合并煎液滤过；滤液浓缩至适量，加乙醇使含醇量为75%，摇匀，0～5℃冷藏，取上清液，滤过；滤液回收乙醇，并浓缩至适量，加蔗糖和山梨酸钾使溶解，用10%氢氧化钠溶液调节pH值至6.0，加活性炭，煮沸，趁热滤过，放冷，加水至1000ml，搅匀，滤过，灌封，灭菌，即得。

【功能与主治】 助阳，益气，养阴。用于心阳不振、气阴两虚所致的胸痹，症见胸闷隐痛、心悸气短、头晕目眩、倦怠懒言、面色少华；冠心病见上述证候者。

【用法与用量】 口服。一次20ml，一日3次，六周为一疗程，或遵医嘱。

【注意】 孕妇慎用；偶见口干，恶心，大便失调，一般不影响治疗；本品久置可有沉淀，摇匀后服用。

【规格】 每支10ml

【剂量推算】

处方	成药日用量，ml	推算饮片日生药量，g	《药典》饮片日用量，g
黄芪	60	18.18	9～30
地黄		10.91	10～15
麦冬		7.27	6～12
五味子		5.45	2～6
赤芍		10.91	6～12
桂枝		7.27	3～10

心速宁胶囊

Xinsuning Jiaonang

【处方】 黄连 334g　　半夏 250g
茯苓 250g　　枳实 167g
常山 250g　　莲子心 42g
苦参 250g　　青蒿 250g
人参 167g　　麦冬 250g
甘草 167g

【制法】 以上十一味，黄连、枳实、常山、莲子心、苦参加60%乙醇回流提取2次，每次1.5小时，合并提取液，滤过，滤液减压回收乙醇，继续浓缩至相对密度为1.36～1.38（60℃）的稠膏，80℃干燥成干膏。取人参、茯苓、半夏加70%乙醇回流提取2次，每次2小时，合并提取液，滤过，滤液备用，药渣与麦冬、青蒿、甘草合并，加水煎煮2次，每次1小时，合并煎液，滤过，滤液浓缩至相对密度为1.05～1.06（80℃）的清膏，加乙醇使含醇量为70%，搅匀，静置24小时。取上清液，滤过，滤液与上述人参、茯苓、半夏提取液合并，减压回收乙醇，继续浓缩至相对密度为1.36～1.38（60℃）的稠膏，80℃干燥成干膏。将上述两种干膏合并，粉碎成细粉，加入适量糊精，混匀，装胶囊，制成1000粒，即得。

【功能与主治】 清热化痰，宁心定悸。用于痰热扰心所致的心悸，胸闷，心烦，易惊，口干口苦，失眠多梦，眩晕，脉结代；冠心病、病毒性心肌炎引起的轻、中度室性过早搏动见上述证候者。

【用法与用量】 口服。一次4粒，一日3次。

【注意】 （1）有胃病者宜饭后服用。（2）服药中出现恶心等反应时，可减量服用或暂停用药。（3）本品组方中常山有催吐等副作用，应用时应注意其不良反应。

【规格】 每粒装0.48g

【剂量推算】

处方	成药日用量，粒	推算饮片日生药量，g	《药典》饮片日用量，g
黄连	12	4	2～5
半夏		3	3～9
茯苓		3	10～15
枳实		2	3～10
常山		3	5～9
莲子心		0.5	2～5
苦参		3	45～9
青蒿		3	6～12
人参		2	3～9
麦冬		3	6～12
甘草		2	2～10

心脑宁胶囊

Xinnaoning Jiaonang

【处方】 银杏叶 400g　　小叶黄杨 400g
丹参 400g　　大果木姜子 400g
薤白 400g

【制法】 以上五味，薤白粉碎成细粉，过筛备用，取大果木姜子用水蒸气蒸馏提取挥发油，水液备用，药渣与银杏叶、小叶黄杨、丹参三味用75%乙醇提取，提取液减压回收乙醇，浓缩至相对密度为1.20～1.25（80℃）清膏，备用。药渣再加水煎煮1小时，滤过，滤液与上述水液合并浓缩至相对密度为1.20～1.25（80℃）的清膏，再与乙醇提取的清膏合并，浓缩至相对密度1.30～1.35（80℃）的稠膏，加入薤白细粉，混匀，干燥，粉碎，过筛，加入挥发油混匀，再加入淀粉适量，混匀，装入胶囊，制成1000粒，即得。

【功能与主治】 活血行气，通络止痛。用于气滞血瘀的胸痹，头痛，眩晕，症见胸闷刺痛，心悸不宁，头晕目眩；冠心病、脑动脉硬化见上述证候者。

【用法与用量】 口服。一次 2～3 粒，一日 3 次。

【注意】 孕妇忌服。

【规格】 每粒装 0.45g

【剂量推算】

处方	成药日用量，粒	推算饮片日生药量，g	《药典》饮片日用量，g
银杏叶	6～9	2.4～3.6	9～12
小叶黄杨		2.4～3.6	9～15[1]
丹参		2.4～3.6	10～15
大果木姜子		2.4～3.6	3～9[1]
薤白		2.4～3.6	5～10

参考标准：

［1］贵州省中药材民族药材质量标准（2003 年版）

心脑欣丸

Xinnaoxin Wan

【处方】 红景天 2000g　　枸杞子 1000g
沙棘鲜浆 286g

【制法】 以上三味，红景天加 70%乙醇回流提取二次，第一次 3 小时，第二次 2 小时，合并提取液，回收乙醇后备用；枸杞子加水煎煮二次，每次 2 小时，合并煎液，滤过，滤液备用；沙棘鲜浆与上述醇提液和水煎液混合，浓缩至适量，干燥，加入淀粉及辅料适量，制丸，干燥，制成 1000g〔规格（1）、规格（2）〕；或加入淀粉，干燥，粉碎，再加入淀粉适量，混匀，用水泛丸，制成 5000 丸〔规格（3）〕，干燥，即得。

【功能与主治】 益气活血。用于气虚血瘀所致的头晕，头痛，心悸，气喘，乏力；缺氧引起的红细胞增多症见上述证候者。

【用法与用量】 口服。一次 1 袋〔规格（1）、〔规格（2）〕，一次 5 丸〔规格（3）〕，一日 2 次；饭后服。

【规格】 （1）每袋装 1.0g（约 1250 丸）（2）每袋装 1.0g（约 30～40 丸）（3）每丸重 0.2g

【剂量推算】

处方	成药日用量	推算饮片日生药量，g	《药典》饮片日用量，g
红景天	规格（1）、（2）：2 袋 规格（3）：10 丸	4	3～6
枸杞子		2	6～12
沙棘鲜浆		0.57	15～45（新鲜沙棘果）[1]

参考标准：

［1］河北省中药饮片炮制规范（2003 年版）

心脑欣胶囊

Xinnaoxin Jiaonang

【处方】 红景天 1000g　　枸杞子 500g
沙棘鲜浆 143g

【制法】 以上三味，红景天加 70%乙醇回流提取二次，第一次 3 小时，第二次 2 小时，合并提取液，回收乙醇后备用；枸杞子加水煎煮二次，每次 2 小时，合并煎液，滤过，滤液备用；沙棘鲜浆与上述醇提液和水煎液混合，浓缩至相对密度为 1.05～1.10（50℃）的清膏，干燥（70～90℃），粉碎，加入淀粉适量，混匀，装入胶囊，制成 1000 粒，即得。

【功能与主治】 益气活血。用于气虚血瘀所致的头晕，头痛，心悸，气喘，乏力；缺氧引起的红细胞增多症见上述证候者。

【用法与用量】 口服。一次 2 粒，一日 2 次；饭后服。

【规格】 每粒装 0.5g

【剂量推算】

处方	成药日用量，粒	推算饮片日生药量，g	《药典》饮片日用量，g
红景天	4	4	3～6
枸杞子		2	6～12
沙棘鲜浆		0.57	15～45（新鲜沙棘果）[1]

参考标准：

［1］河北省中药饮片炮制规范（2003 年版）

心脑康片

Xinnaokang Pian

【处方】 丹参 40g　　制何首乌 30g
赤芍 30g　　枸杞子 30g
葛根 30g　　川芎 30g
红花 20g　　泽泻 30g
牛膝 30g　　地龙 30g
郁金 3g　　远志（蜜炙） 30g
九节菖蒲 30g　　炒酸枣仁 20g
鹿心粉 30g　　甘草 20g

【制法】 以上十六味，除鹿心粉外，川芎、红花、泽泻、牛膝、郁金、远志（蜜炙）、九节菖蒲、炒酸枣仁、甘草粉碎成细粉，过筛，备用。其余丹参等六味，加水煎煮三次，第一次3小时，第二次2小时，第三次1小时，合并煎液，滤过，滤液浓缩至相对密度为1.25～1.30（60℃）的清膏，加入上述川芎等细粉，混匀，干燥，粉碎成细粉，加入鹿心粉，混匀，以75%乙醇制成颗粒，干燥，加入硬脂酸镁适量，混匀，压制成1000片，包薄膜衣，即得。

【功能与主治】 活血化瘀，通窍止痛。用于瘀血阻络所致的胸痹、眩晕，症见胸闷、心前区刺痛、眩晕、头痛；冠心病心绞痛、脑动脉硬化见上述证候者。

【用法与用量】 口服。一次4片，一日3次。

【规格】 每片重0.25g

【剂量推算】

处方	成药日用量，片	推算饮片日生药量，g	《药典》饮片日用量，g
丹参	12	0.48	10～15
制何首乌		0.36	6～12
赤芍		0.36	6～12
枸杞子		0.36	6～12
葛根		0.36	10～15
川芎		0.36	3～10
红花		0.24	3～10
泽泻		0.36	6～10
牛膝		0.36	5～12
地龙		0.36	5～10
郁金		0.036	3～10
远志（蜜炙）		0.36	3～10[1]
九节菖蒲		0.36	2～6[2]
炒酸枣仁		0.24	10～15
鹿心粉		0.36	0.5～1[3]
甘草		0.24	2～10

参考标准：

［1］山东省中药饮片炮制规范（2012年版）
［2］安徽省中药饮片炮制规范（第三版）（2019年版）
［3］吉林省中药材标准第一册（2019年版）

心脑康胶囊

Xinnaokang Jiaonang

【处方】 丹参 40g　制何首乌 30g
赤芍 30g　枸杞子 30g
葛根 30g　川芎 30g
红花 20g　泽泻 30g
牛膝 30g　地龙 30g
郁金 3g　远志（蜜炙） 30g
九节菖蒲 30g　炒酸枣仁 20g
鹿心粉 30g　甘草 20g

【制法】 以上十六味，除鹿心粉外；川芎、红花、泽泻、牛膝、郁金、远志（蜜炙）、九节菖蒲、炒酸枣仁、甘草粉碎成细粉，过筛，备用。其余丹参等六味，加水煎煮三次，第一次3小时，第二次2小时，第三次1小时，合并煎液，滤过，滤液浓缩至相对密度为1.25～1.30（60℃）的清膏，加入上述川芎等细粉，混匀，干燥，粉碎，过筛，加入鹿心粉，混匀，装入胶囊，制成1000粒，即得。

【功能与主治】 活血化瘀，通窍止痛。用于瘀血阻络所致的胸痹、眩晕，症见胸闷、心前区刺痛、眩晕、头痛；冠心病心绞痛、脑动脉硬化见上述证候者。

【用法与用量】 口服。一次4粒，一日3次。

【注意】 孕妇禁用。

【规格】 每粒装0.25g

【剂量推算】

处方	成药日用量，粒	推算饮片日生药量，g	《药典》饮片日用量，g
丹参	12	0.48	10～15
制何首乌		0.36	6～12
赤芍		0.36	6～12
枸杞子		0.36	6～12
葛根		0.36	10～15
川芎		0.36	3～10
红花		0.24	3～10
泽泻		0.36	6～10
牛膝		0.36	5～12
地龙		0.36	5～10
郁金		0.036	3～10
远志（蜜炙）		0.36	3～10[1]
九节菖蒲		0.36	2～6[2]
炒酸枣仁		0.24	10～15
鹿心粉		0.36	—
甘草		0.24	2～10

参考标准：

［1］山东省中药饮片炮制规范（2012年版）

［2］安徽省中药饮片炮制规范（第三版）（2019 年版）

心脑静片

Xinnaojing Pian

【处方】 莲子心 11g　珍珠母 46g
槐米 64g　黄柏 64g
木香 7g　黄芩 286g
夏枯草 214g　钩藤 214g
龙胆 71g　淡竹叶 36g
铁丝威灵仙 179g　制天南星 57g
甘草 14g　人工牛黄 7.1g
朱砂 7.1g　冰片 19.3g

【制法】 以上十六味，朱砂水飞成极细粉；莲子心、珍珠母、槐米、黄柏、木香粉碎成细粉，过筛；人工牛黄、冰片分别研细，过筛；其余黄芩等八味加水煎煮二次，每次 2 小时，煎液滤过，滤液合并，浓缩至相对密度为 1.24～1.28（80℃）的清膏，加入莲子心等粉末及辅料，混匀，与朱砂配研，制成颗粒，干燥，放冷；加入人工牛黄、冰片粉末，混匀，压制成 1000 片，包糖衣或薄膜衣，即得。

【功能与主治】 平肝潜阳，清心安神。用于肝阳上亢所致的眩晕及中风，症见头晕目眩、烦躁不宁、言语不清、手足不遂。也可用于高血压肝阳上亢证。

【用法与用量】 口服。一次 4 片，一日 1～3 次。

【注意】 孕妇忌服；本品不宜久服；肝肾功能不全者慎用。

【规格】 （1）薄膜衣片　每片重 0.4g　（2）糖衣片　片心重 0.4g

【剂量推算】

处方	成药日用量，片	推算饮片日生药量，g	《药典》饮片日用量，g
莲子心	4～12	0.044～0.13	2～5
珍珠母		0.18～0.55	10～25
槐米		0.26～0.77	5～10
黄柏		0.26～0.77	3～12
木香		0.028～0.084	3～6
黄芩		1.14～3.43	3～10
夏枯草		0.86～2.57	9～15
钩藤		0.86～2.57	3～12
龙胆		0.28～0.85	3～6
淡竹叶		0.14～0.43	6～10
铁丝威灵仙		0.72～2.15	6～9[1]
制天南星		0.23～0.68	3～9
甘草		0.056～0.17	2～10
人工牛黄		0.28～0.85	0.15～0.35
朱砂		0.28～0.85	0.1～0.5
冰片		0.77～2.32	0.15～0.3

参考标准：

［1］陕西省药材标准（2015 年版）

心通口服液

Xintong Koufuye

【处方】 黄芪 173g　党参 93g
麦冬 67g　何首乌 53g
淫羊藿 53g　葛根 147g
当归 53g　丹参 100g
皂角刺 53g　海藻 93g
昆布 93g　牡蛎 93g
枳实 27g

【制法】 以上十三味，取葛根、丹参，加 70%乙醇加热回流二次，每次 1 小时，合并乙醇提取液，备用；药渣与黄芪等十一味加水煎煮二次，第一次 2 小时，第二次 1.5 小时，合并煎液，滤过，滤液浓缩至 1000ml，与乙醇提取液合并，加适量乙醇使含醇量达 65%，冷藏 24～48 小时，滤过，滤液回收乙醇并浓缩至 870ml，冷藏 24～48 小时，滤过，加单糖浆 210g，用 20%氢氧化钠溶液调节 pH 值至 7.0，加水至 1000ml，搅匀，滤过，灌封，灭菌，即得。

【功能与主治】 益气活血，化痰通络。用于气阴两虚、痰瘀痹阻所致的胸痹，症见心痛、胸闷、气短、呕恶、纳呆；冠心病心绞痛见上述证候者。

【用法与用量】口服。一次 10～20ml，一日 2～3 次。

【注意】 孕妇禁用；如有服后泛酸者，可于饭后服用。

【规格】 每支装 10ml

【剂量推算】

处方	成药 日用量，ml	推算饮片 日生药量，g	《药典》饮片 日用量，g
黄芪	20～60	3.46～10.38	9～30
党参		1.86～5.58	9～30
麦冬		1.34～4.02	6～12
何首乌		1.06～3.18	3～6
淫羊藿		1.06～3.18	6～10
葛根		2.94～8.82	10～15
当归		1.06～3.18	6～12
丹参		2.00～6.00	10～15
皂角刺		1.06～3.18	3～10
海藻		1.86～5.58	6～12
皂角刺		1.06～3.18	3～10
海藻		1.86～5.58	6～12
昆布		1.86～5.58	6～12
牡蛎		1.86～5.58	9～30
枳实		0.54～1.62	3～10

心舒宁片

Xinshuning Pian

【处方】毛冬青 1080g　银杏叶 540g
葛根 170g　益母草 330g
豨莶草 330g　柿叶 40g

【制法】以上六味，柿叶粉碎成细粉；其余银杏叶等五味加水煎煮二次，每次3小时，合并滤液，滤过，滤液浓缩成稠膏，加柿叶粉末，混匀，干燥，粉碎，加硬脂酸镁，滑石粉适量，制成颗粒，干燥，制成1000片，包糖衣，即得。

【功能与主治】活血化瘀。用于心脉瘀阻所致的胸痹、心痛、冠心病心绞痛、冠状动脉供血不全见上述证候者。

【用法与用量】口服。一次5～8片，一日3次。

【规格】糖衣片　片心重0.29g

【剂量推算】

处方	成药 日用量，片	推算饮片 日生药量，g	《药典》饮片 日用量，g
毛冬青	15～24	16.20～25.92	30～90[1]
银杏叶		8.10～12.96	9～12
葛根		2.55～4.08	10～15
益母草		4.95～7.92	9～30
豨莶草		4.95～7.92	9～12
柿叶		0.60～0.96	3～9[2]

参考标准：

[1] 广东省中药材标准第二册（2011年版）

[2] 辽宁省中药材标准第二册（2019年版）

心舒胶囊

Xinshu Jiaonang

【处方】丹参 63g　三七 50g
冰片 50g　藤合欢 250g
木香 50g　苏合香 13g

【制法】以上六味，取藤合欢125g，加水煎煮二次，每次2小时，滤过，滤液合并，浓缩至相对密度为1.30～1.35（60℃）的稠膏；取丹参、三七、木香和剩余的藤合欢，粉碎成粗粉，与上述稠膏混匀、干燥（60～75℃）、粉碎成细粉；将冰片研细，加入上述细粉中，过筛，混匀；加入苏合香，混匀，加入淀粉适量，用乙醇制粒，50℃干燥1小时，装入胶囊，制成1000粒，即得。

【功能与主治】行气活血，通窍，解郁。用于冠心病引起的胸闷气短，心绞痛。

【用法与用量】口服。一次3粒，一日2～3次。

【注意】孕妇忌服。

【规格】每粒装0.35g

【剂量推算】

处方	成药 日用量，粒	推算饮片 日生药量，g	《药典》饮片 日用量，g
丹参	6～9	0.38～0.57	10～15
三七		0.30～0.45	3～9
冰片		0.30～0.45	0.15～0.3
藤合欢		1.50～2.25	15～25[1]
木香		0.30～0.45	3～6
苏合香		0.078～0.12	0.3～1

参考标准：

[1] 吉林省中药材标准第一册（2019年版）

双丹口服液

Shuangdan Koufuye

【处方】丹参 600g　　牡丹皮 300g

【制法】以上二味，牡丹皮蒸馏，蒸馏液另器收集。药渣和丹参加水煎煮二次，第一次2小时，第二次1小时，合并煎液，滤过，滤液浓缩至相对密度为1.14～1.16（60℃）的清膏，加乙醇使含醇量达60%，混匀，冷藏24小时，滤过，滤液回收乙醇至相对密度为1.14～1.16（60℃）的清膏，加入牡丹皮蒸馏液和水至约900ml，混匀，冷藏48小时，滤过，滤液加入蜂蜜150g、苯甲酸钠3g，加水至1000ml，搅匀，灌装，即得。

【功能与主治】活血化瘀，通脉止痛。用于瘀血痹阻所致的胸痹，症见胸闷、心痛。

【用法与用量】口服。一次20ml，一日2次。

【规格】每支装10ml

【剂量推算】

处方	成药日用量，ml	推算饮片日生药量，g	《药典》饮片日用量，g
丹参	40	24	10～15
牡丹皮		12	6～12

双虎清肝颗粒

Shuanghu Qinggan Keli

【处方】金银花 270g　　虎杖 270g
黄连 90g　　瓜蒌 180g
白花蛇舌草 270g　　蒲公英 270g
丹参 135g　　野菊花 270g
紫花地丁 180g　　法半夏 90g
麸炒枳实 55g　　甘草 90g

【制法】以上十二味，除金银花外，野菊花提取挥发油，蒸馏后的水溶液滤过，滤液另器收集；丹参加80%乙醇回流提取二次，合并提取液，回收乙醇至无醇味，药液备用，药渣与其余蒲公英等九味加水煎煮二次，合并煎液，滤过，滤液与上述水溶液合并，静置，滤过，滤液与上述丹参乙醇液合并，减压浓缩至适量，喷雾干燥，加糊精、甜菊素，混匀，加乙醇适量，制成颗粒，干燥，加入上述野菊花挥发油（用乙醇适量溶解），混匀，制成1000g，即得。

【功能与主治】清热利湿，化痰宽中，理气活血。用于湿热内蕴所致的胃脘痞闷、口干不欲饮、恶心厌油、食少纳差、胁肋隐痛、腹部胀满、大便黏滞不爽或臭秽，或身目发黄，舌质暗、边红，舌苔厚腻或腻，脉弦滑或弦数者；慢性乙型肝炎见上述证候者。

【用法与用量】开水冲服。一次1～2袋，一日2次；或遵医嘱。

【注意】脾虚便溏者慎用；忌烟酒及辛辣油腻食物。

【规格】每袋装12g

【剂量推算】

处方	成药日用量，袋	推算饮片日生药量，g	《药典》饮片日用量，g
金银花	2～4	6.48～12.96	6～15
虎杖		6.48～12.96	9～15
黄连		2.16～4.32	2～5
瓜蒌		4.32～8.64	9～15
白花蛇舌草		6.48～12.96	15～30（～60）g[1] 15～60[2] 15～30[3] 30～60[4] 9～15[5-6]
蒲公英		6.48～12.96	10～15
丹参		3.24～6.48	10～15
野菊花		6.48～12.96	9～15
紫花地丁		4.32～8.64	15～30
法半夏		2.16～4.32	3～9
麸炒枳实		1.32～2.64	3～10
甘草		2.16～4.32	2～10

参考标准：

［1］江苏省中药饮片炮制规范（2019年版）（第一册）

［2］吉林省中药饮片炮制规范（2020年版）

［3］安徽省中药饮片炮制规范（第三版）（2019年版）

［4］宁夏中药饮片炮制规范（2017年版）

［5］天津市中药饮片炮制规范（2018年版）

［6］上海市中药饮片炮制规范（2018年版）

双黄连口服液

Shuanghuanglian Koufuye

【处方】金银花 375g　　黄芩 375g
连翘 750g

【制法】 以上三味，黄芩加水煎煮三次，第一次2小时，第二、三次各1小时，合并煎液，滤过，滤液浓缩并在80℃时加入2mol/L盐酸溶液适量调节pH值至1.0～2.0，保温1小时，静置12小时，滤过，沉淀加6～8倍量水，用40%氢氧化钠溶液调节pH值至7.0，再加等量乙醇，搅拌使溶解，滤过，滤液用2mol/L盐酸溶液调节pH值至2.0，60℃保温30分钟，静置12小时，滤过，沉淀用乙醇洗至pH值为7.0，回收乙醇备用；金银花、连翘加水温浸30分钟后，煎煮二次，每次1.5小时，合并煎液，滤过，滤液浓缩至相对密度为1.20～1.25（70～80℃）的清膏，冷至40℃时缓缓加入乙醇，使含醇量达75%，充分搅拌，静置12小时，滤取上清液，残渣加75%乙醇适量，搅匀，静置12小时，滤过，合并乙醇液，回收乙醇至无醇味，加入上述黄芩提取物，并加水适量，以40%氢氧化钠溶液调节pH值至7.0，搅匀，冷藏（4～8℃）72小时，滤过，滤液加入蔗糖300g，搅拌使溶解，或再加入香精适量，调节pH值至7.0，加水制成1000ml〔规格（1）、规格（2）〕或500ml〔规格（3）〕，搅匀静置12小时，滤过，灌装，灭菌，即得。

【功能与主治】 疏风解表，清热解毒。用于外感风热所致的感冒，症见发热、咳嗽、咽痛。

【用法与用量】 口服。一次20ml〔规格（1）、规格（2）〕或10ml〔规格（3）〕，一日3次；小儿酌减或遵医嘱。

【规格】 每支装（1）10ml（每1ml相当于饮片1.5g）（2）20ml（每1ml相当于饮片1.5g）（3）10ml（每1ml相当于饮片3.0g）

【剂量推算】

处方	成药日用量，ml	推算饮片日生药量，g	《药典》饮片日用量，g
金银花	规格（1）：60 规格（2）：60 规格（3）：30	22.5	6～15
黄芩		22.5	3～10
连翘		45	6～15

双黄连片

Shuanghuanglian Pian

【处方】 金银花 1875g　黄芩 1875g
连翘 3750g

【制法】 以上三味，黄芩加水煎煮三次，第一次2小时，第二、三次各1小时，合并煎液，滤过，滤液浓缩至相对密度为1.03～1.08（80℃）的清膏，于80℃用2mol/L盐酸溶液调节pH值至1.0～2.0，保温1小时，静置24小时，滤过，沉淀用水洗至pH值为5.0，再用70%乙醇洗至pH值为7.0，低温干燥，备用；金银花、连翘加水温浸30分钟后，煎煮二次，每次1.5小时，合并煎液，滤过，滤液浓缩至相对密度为1.20～1.25（80℃）的清膏，冷至40℃，加乙醇使含醇量达75%，充分搅拌，静置12小时，取上清液，残渣加75%乙醇适量，搅匀，静置12小时，滤过，合并二次滤液，回收乙醇至无醇味，浓缩成相对密度为1.34～1.40（60℃）的稠膏，减压干燥，加入上述黄芩提取物，粉碎成细粉，加入微晶纤维素、羧甲淀粉钠，混匀，制成颗粒，干燥，加入硬脂酸镁，混匀，压制成1000片，包薄膜衣，即得。

【功能与主治】 疏风解表，清热解毒。用于外感风热所致的感冒，症见发热、咳嗽、咽痛。

【用法与用量】 口服。一次4片，一日3次；小儿酌减或遵医嘱。

【规格】 每片重0.53g

【剂量推算】

处方	成药日用量，片	推算饮片日生药量，g	《药典》饮片日用量，g
金银花	12	22.5	6～15
黄芩		22.5	3～10
连翘		45	6～15

双黄连胶囊

Shuanghuanglian Jiaonang

【处方】 金银花 1875g　黄芩 1875g
连翘 3750g

【制法】 以上三味，黄芩加水煎煮三次，第一次2小时，第二、三次每次1小时，合并煎液，滤过，滤液浓缩至相对密度为1.05～1.10（80℃），于80℃时用2mol/L盐酸溶液调节pH值至1.0～2.0，保温1小时，静置24小时，滤过，沉淀物用水洗至pH值为5.0，继用70%乙醇洗至pH值为7.0，低温干燥，备用。金银花、连翘加水温浸30分钟，煎煮二次，每次1.5小时，煎液滤过，滤液合并，浓缩至相对密度为1.20～1.25（75～80℃），冷却至40℃时，搅拌下缓缓加入乙醇，使含醇量达75%，充分搅拌，静置

12小时，滤取上清液，残渣加75%乙醇适量，搅匀，静置12小时，滤过，合并乙醇液，回收乙醇至无醇味，加入上述黄芩提取物，并加水适量，搅拌使混悬，用40%氢氧化钠溶液调节pH值至7.0，搅匀，浓缩成稠膏，低温干燥，粉碎，加淀粉适量，混匀，或制颗粒，干燥，装入胶囊，制成1000粒，即得。

【功能与主治】 疏风解表，清热解毒。用于外感风热所致的感冒，症见发热、咳嗽、咽痛。

【用法与用量】 口服。一次4粒，一日3次；小儿酌减，或遵医嘱。

【规格】 每粒装0.4g

【剂量推算】

处方	成药日用量，粒	推算饮片日生药量，g	《药典》饮片日用量，g
金银花	12	22.50	6～15
黄芩		22.50	3～10
连翘		45.00	6～15

双黄连颗粒

Shuanghuanglian Keli

【处方】 金银花 1500g　连翘 3000g
黄芩 1500g

【制法】 以上三味，黄芩加水煎煮三次，第一次2小时，第二、三次各1小时，合并煎液，滤过，滤液浓缩至相对密度为1.05～1.10（80℃），于80℃时加2mol/L盐酸溶液调节pH值至1.0～2.0，保温1小时，静置24小时，滤过，沉淀用水洗至pH值5.0，继用70%乙醇洗至pH值为7.0，低温干燥，备用；金银花、连翘加水温浸30分钟后，煎煮二次，每次1.5小时，分次滤过，合并滤液，浓缩至相对密度为1.20～1.25（70～80℃）的清膏，冷至40℃时，搅拌下缓缓加入乙醇，使含醇量达75%，充分搅拌，静置12小时，滤取上清液，残渣加75%乙醇适量，搅匀，静置12小时，滤过，合并乙醇液，回收乙醇至无醇味，并浓缩成相对密度为1.30～1.32（60～65℃）的清膏，减压干燥，与上述黄芩提取物粉碎成细粉，加入糊精等辅料适量，混匀，制成颗粒，干燥，制成1000g（无蔗糖）；或加入蔗糖、糊精等辅料适量，混匀，制成颗粒，干燥，制成2000g，即得。

【功能与主治】 疏风解表，清热解毒。用于外感风热所致的感冒，症见发热、咳嗽、咽痛。

【用法与用量】 口服或开水冲服。一次10g，一日3次；6个月以下，一次2～3g；6个月至一岁，一次3～4g；一岁至三岁，一次4～5g；三岁以上儿童酌量或遵医嘱。无蔗糖颗粒服用量减半。

【规格】 每袋装5g （1）相当于净饮片15g （2）相当于净饮片30g（无蔗糖）

【剂量推算】

处方	成药日用量，g	推算饮片日生药量，g	《药典》饮片日用量，g
金银花	6～30	4.5～22.5	6～15
连翘		9～45	6～15
黄芩		4.5～22.5	3～10

玉泉胶囊

Yuquan Jiaonang

【处方】 天花粉 200g　葛根 200g
麦冬 133g　人参 133g
茯苓 133g　乌梅 133g
黄芪 133g　甘草 133g
地黄 133g　五味子 133g

【制法】 以上十味，天花粉、人参粉碎成细粉；葛根、麦冬、五味子用75%乙醇回流提取三次，每次1.5小时，合并提取液，滤过，滤液回收乙醇至相对密度为1.10～1.15（50℃）的清膏。其余茯苓、乌梅、黄芪、甘草、地黄加水浸泡1小时后，煎煮二次，第一次3小时，第二次1小时，合并煎液，滤过，滤液浓缩至相对密度为 1.10～1.15（60℃）的清膏，放冷，加等量的乙醇搅匀，静置24小时，滤过，滤液回收乙醇至无醇味，将上述提取液合并，浓缩至相对密度为1.28～1.30（60℃）的清膏，加入上述细粉，混匀，减压干燥，粉碎成细粉，加入糊精适量，混匀，制粒，装入胶囊，制成1000粒，即得。

【功能与主治】 养阴益气，生津止渴，清热除烦。主治气阴不足，口渴多饮，消食善饥；糖尿病属上述证候者。

【用法与用量】 口服。一次5粒，一日4次。

【注意】 孕妇忌服。定期复查血糖。

【规格】 每粒装0.5g

【剂量推算】

处方	成药 日用量，粒	推算饮片 日生药量，g	《药典》饮片 日用量，g
天花粉	20	4.00	10～15
葛根		4.00	10～15
麦冬		2.66	6～12
人参		2.66	3～9
茯苓		2.66	10～15
乌梅		2.66	6～12
黄芪		2.66	9～30
甘草		2.66	2～10
地黄		2.66	10～15
五味子		2.66	2～6

玉泉颗粒

Yuquan Keli

【处方】 天花粉 200g　葛根 200g
麦冬 133g　人参 133g
茯苓 133g　乌梅 133g
黄芪 133g　甘草 133g
地黄 133g　五味子 133g

【制法】 以上十味，天花粉、人参粉碎成细粉；葛根、麦冬、五味子用75%乙醇回流提取三次，每次1.5小时，合并提取液，滤过，滤液回收乙醇至无醇味。其余茯苓、乌梅、黄芪、甘草、地黄加水浸泡1小时后，煎煮二次，第一次3小时，第二次1小时，合并煎液，滤过，滤液浓缩至相对密度为1.10～1.15（60℃）的清膏，放冷，加等量的乙醇搅匀，静置24小时，滤过，滤液回收乙醇至无醇味，将上述提取液合并，浓缩至相对密度为1.28～1.30（60℃）的清膏，加入上述细粉，混匀，减压干燥，粉碎成细粉，加入微晶纤维素350g，制成1000g。干燥，即得。

【功能与主治】 养阴益气，生津止渴，清热除烦。主治气阴不足，口渴多饮，消食善饥；糖尿病属上述证候者。

【用法与用量】 开水冲服。一次1袋，一日4次。

【注意】 孕妇忌服。定期复查血糖。

【规格】 每袋装5g

【剂量推算】

处方	成药 日用量，袋	推算饮片 日生药量，g	《药典》饮片 日用量，g
天花粉	4	4.00	10～15
葛根		4.00	10～15
麦冬		2.66	6～12
人参		2.66	3～9
茯苓		2.66	10～15
乌梅		2.66	6～12
黄芪		2.66	9～30
甘草		2.66	2～10
地黄		2.66	10～15
五味子		2.66	2～6

玉屏风口服液

Yupingfeng Koufuye

【处方】 黄芪 600g　防风 200g
白术（炒） 200g

【制法】 以上三味，将防风酌予碎断，提取挥发油，蒸馏后的水溶液另器收集；药渣及其余黄芪等二味加水煎煮二次，第一次1.5小时，第二次1小时，合并煎液，滤过，滤液浓缩至适量，加适量乙醇使沉淀，取上清液减压回收乙醇，加水搅匀，静置，取上清液滤过，滤液浓缩。取蔗糖400g制成糖浆，与上述药液合并，再加入挥发油及蒸馏后的水溶液，调整总量至1000ml，搅匀，滤过，灌装，灭菌，即得。

【功能与主治】 益气，固表，止汗。用于表虚不固，自汗恶风，面色㿠白，或体虚易感风邪者。

【用法与用量】 口服。一次10ml，一日3次。

【规格】 每支装10ml

【剂量推算】

处方	成药 日用量，ml	推算饮片 日生药量，g	《药典》饮片 日用量，g
黄芪	30	18	9～30
防风		6	5～10
白术（炒）		6	6～12

玉屏风胶囊

Yupingfeng Jiaonang

【处方】 黄芪 3000g 防风 1000 g
炒白术 1000g

【制法】 以上三味，防风提取挥发油，蒸馏后的水溶液另器收集；药渣与其余二味加水煎煮二次，第一次 1.5 小时，第二次 1 小时，合并煎液和另器收集的水溶液，滤过，滤液浓缩至相对密度为 1.02～1.05（75℃），加等体积的乙醇，搅拌，静置，取上清液，减压回收乙醇，浓缩至相对密度为 1.07～1.10（80℃）的清膏，喷雾干燥，加入防风挥发油，密闭 2 小时，制粒，装入胶囊，制成 1000 粒，即得。

【功能与主治】 益气，固表，止汗。用于表虚不固，自汗恶风，面色㿠白，或体虚易感风邪者。

【用法与用量】 口服。一次 2 粒，一日 3 次。

【规格】 每粒装 0.5g

【剂量推算】

处方	成药日用量，粒	推算饮片日生药量，g	《药典》饮片日用量，g
黄芪	6	18	9～30
防风		6	5～10
炒白术		6	6～12[1]

参考标准：

[1] 陕西省中药饮片标准第一册

玉屏风袋泡茶

Yupingfeng Daipaocha

【处方】 黄芪 1000g 防风 333g
白术（炒） 333g

【制法】 以上三味，白术（炒）粉碎成粗粉；其余黄芪等二味加水煎煮二次，第一次 1.5 小时，第二次 1 小时，滤过，合并滤液，浓缩成稠膏；另取甜叶菊 16.7g 粉碎成粗粉，与上述白术粗粉及辅料适量混合，加入上述稠膏中，混匀，干燥，粉碎成粗粉，制成 1000g，分装，即得。

【功能与主治】 益气，固表，止汗。用于表虚不固，自汗恶风，面色㿠白，或体虚易感风邪者。

【用法与用量】 开水浸泡 15 分钟后饮服。一次 2 袋，一日 2～3 次。

【规格】 每袋装 3g

【剂量推算】

处方	成药日用量，袋	推算饮片日生药量，g	《药典》饮片日用量，g
黄芪	4～6	12～18	9～30
防风		4～6	5～10
白术（炒）		4～6	6～12

玉屏风颗粒

Yupingfeng Keli

【处方】 黄芪 600g 防风 200g
白术（炒） 600g

【制法】 以上三味，将防风酌予碎断，提取挥发油，蒸馏后水溶液另器收集；药渣及其余二味加水煎煮二次，第一次 1.5 小时，第二次 1 小时，合并煎液，滤过，滤液浓缩至适量，加乙醇至含醇量为 70%，搅拌，静置，滤过，滤液减压回收乙醇，与上述蒸馏后的水溶液搅匀，静置，取上清液，滤过，滤液浓缩至相对密度为 1.30～1.33（70℃）的清膏，加辅料适量制成颗粒，干燥，放冷，喷加上述防风挥发油，混匀，制成 500g，即得。

【功能与主治】 益气，固表，止汗。用于表虚不固，自汗恶风，面色㿠白，或体虚易感风邪者。

【用法与用量】 开水冲服。一次 1 袋，一日 3 次。

【规格】 每袋装 5g

【剂量推算】

处方	成药日用量，袋	推算饮片日生药量，g	《药典》饮片日用量，g
黄芪	3	18.00	9～30
防风		6.00	5～10
白术（炒）		6.00	6～12

玉真散

Yuzhen San

【处方】 生白附子 706g 防风 58.8g
生天南星 58.8g 白芷 58.8g
天麻 58.8g 羌活 58.8g

【制法】 以上六味，粉碎成细粉，过筛，混匀，即得。

【功能与主治】 熄风，镇痉，解痛。用于金创受风所致的破伤风，症见筋脉拘急、手足抽搐，亦可外治跌扑损伤。

【用法与用量】 口服。一次1～1.5g，或遵医嘱。外用，取适量敷于患处。

【注意】 孕妇禁用。

【规格】 每瓶装1.5g

【剂量推算】

处方	成药日用量，g	推算饮片日生药量，g	《药典》饮片日用量，g
生白附子	1～1.5	0.71～1.06	3～6
防风		0.059～0.088	5～10
生天南星		0.059～0.088	—*
白芷		0.059～0.088	3～10
天麻		0.059～0.088	3～10
羌活		0.059～0.088	3～10

注：*《药典》用法为外用生品适量，无内服用量，生品内服宜慎。

正天丸

Zhengtian Wan

【处方】 钩藤 112g　白芍 67g
川芎 101g　当归 56g
地黄 56g　白芷 56g
防风 56g　羌活 56g
桃仁 34g　红花 34g
细辛 56g　独活 34g
麻黄 56g　黑顺片 56g
鸡血藤 169g

【制法】 以上十五味，粉碎成细粉，混匀，制成水丸，干燥，包衣，打光，制成1000g，即得。

【功能与主治】 疏风活血，养血平肝，通络止痛。用于外感风邪、瘀血阻络、血虚失养、肝阳上亢引起的偏头痛、紧张性头痛、神经性头痛、颈椎病型头痛、经前头痛。

【用法与用量】 饭后服用。一次6g，一日2～3次。15天为一个疗程。

【注意】 （1）用药期间注意血压监测。（2）孕妇慎用。（3）宜饭后服用。（4）有心脏病病史，用药期间注意监测心律情况。

【规格】 （1）每瓶装60g　（2）每袋装6g

【剂量推算】

处方	成药日用量，g	推算饮片日生药量，g	《药典》饮片日用量，g
钩藤	12～18	1.34～2.02	3～12
白芍		0.80～1.21	6～15
川芎		1.21～1.82	3～10
当归		0.67～1.01	6～12
地黄		0.67～1.01	10～15
白芷		0.67～1.01	3～10
防风		0.67～1.01	5～10
羌活		0.67～1.01	3～10
桃仁		0.41～0.61	5～10
红花		0.41～0.61	3～10
细辛		0.67～1.01	1～3
独活		0.41～0.61	3～10
麻黄		0.67～1.01	2～10
黑顺片		0.67～1.01	3～15
鸡血藤		2.03～3.04	9～15

正天胶囊

Zhengtian Jiaonang

【处方】 钩藤 336g　川芎 303g
麻黄 168g　细辛 168g
黑顺片 168g　白芍 201g
羌活 168g　独活 102g
防风 168g　地黄 168g
当归 168g　鸡血藤 507g
桃仁 102g　红花 102g
白芷 168g

【制法】 以上十五味，红花粉碎成细粉，过筛；钩藤粉碎成最粗粉，用75%乙醇浸渍二次，每次24小时，滤过，合并滤液，回收乙醇，浓缩成稠膏，70℃以下减压干燥，粉碎成细粉；药渣与其余白芍等十三味，加水煎煮二次，每次2小时，同时收集馏出的挥发油；水煎液滤过，合并滤液，减压浓缩至相对密度为1.10（80～85℃）的清膏，加入乙醇使含醇量为60%，静置，分取上清液，减压回收乙醇，浓缩，干燥，粉碎成细粉；挥发油用7倍量的倍他环糊精包合，与上述干膏粉、红花细粉混合均匀，制粒，干燥，装入胶囊，制成1000粒，即得。

【功能与主治】疏风活血，养血平肝，通络止痛。用于外感风寒、瘀血阻络、血虚失养、肝阳上亢引起的多种头痛，神经性头痛，颈椎病型头痛，经前头痛。

【用法与用量】口服。一次 2 粒，一日 3 次。

【注意】（1）用药期间注意血压监测；（2）孕妇慎用；（3）宜饭后服用；（4）有心脏病病史者，用药期间注意监测心律情况。

【规格】每粒装 0.45g

【剂量推算】

处方	成药日用量，粒	推算饮片日生药量，g	《药典》饮片日用量，g
钩藤	6	2.02	3～12
川芎		1.82	3～10
麻黄		1.01	2～10
细辛		1.01	1～3
黑顺片		1.01	3～15
白芍		1.21	6～15
羌活		1.01	3～10
独活		0.61	3～10
防风		1.01	5～10
地黄		1.01	10～15
当归		1.01	6～12
鸡血藤		3.04	9～15
桃仁		0.61	5～10
红花		0.61	3～10
白芷		1.01	3～10

正气片

Zhengqi Pian

【处方】广藿香油 1g　紫苏叶油 0.6g
木香 200g　苍术 133g
甘草 67g　茯苓 200g
陈皮 133g　制半夏 133g
姜厚朴 133g　生姜 133g

【制法】以上十味，取木香、苍术及 60%的甘草，加蔗糖 27g 共粉碎成细粉，过筛；取茯苓、陈皮、制半夏、姜厚朴、生姜及 40%的甘草加水煎煮二次，第一次 3 小时，第二次 2 小时，合并煎液，滤过，滤液浓缩成稠膏，加入上述细粉及纯化水适量，制粒干燥，加入广藿香油、紫苏叶油及适量润滑剂，压制成 1000 片，即得。

【功能与主治】发散风寒，化湿和中。用于伤风感冒，头痛胸闷，吐泻腹胀。

【用法与用量】口服。一次 4 片，一日 3 次。

【规格】每片重 0.5g

【剂量推算】

处方	成药日用量，片	推算饮片日生药量，g	《药典》饮片日用量，g
广藿香油	12	0.012	—
紫苏叶油		0.0072	—
木香		2.4	3～6
苍术		1.6	3～9
甘草		0.8	2～10
茯苓		2.4	10～15
陈皮		1.6	3～10
制半夏		1.6	3～9
姜厚朴		1.6	3～10
生姜		1.6	3～10

正心降脂片

Zhengxin Jiangzhi Pian

【处方】羊红膻 370g　决明子 260g
陈皮 130g　何首乌 162g
黄芪 364g　丹参 260g
葛根 163g　槐米 130g

【制法】以上八味，槐米粉碎成细粉；羊红膻切碎，加水煎煮二次，第一次 1.5 小时，第二次 1 小时，滤过，合并滤液，滤液浓缩至相对密度为 1.10～1.15（60℃）的清膏，加乙醇至含醇量为 50%～55%，静置，滤过，滤液回收乙醇；黄芪加水煎煮二次，第一次 2 小时，第二次 1 小时，滤过，合并滤液，滤液浓缩至适量；其余决明子等五味，用 60%乙醇加热回流提取二次，每次 2 小时，滤过，滤液合并，回收乙醇后与羊红膻、黄芪的浓缩液合并，浓缩至相对密度为 1.15～1.20（60℃），喷雾干燥。与槐米细粉及适量淀粉混匀，制粒，干燥，压制成 1000 片，包糖衣或薄膜衣，即得。

【功能与主治】益气活血，祛痰降浊。用于气虚血瘀，痰浊蕴结所致的胸痹、心痛、头痛、眩晕。

【用法与用量】 口服。一次4片，一日3次。

【禁忌】 心动过缓及低血压患者慎用。

【规格】 （1）薄膜衣片 每片重0.31g （2）糖衣片 片心重0.3g

【剂量推算】

处方	成药日用量，片	推算饮片日生药量，g	《药典》饮片日用量，g
羊红膻	12	4.44	3～15[1]
决明子		3.12	9～15
陈皮		1.56	3～10
何首乌		1.94	3～6
黄芪		4.37	9～30
丹参		3.12	10～15
葛根		1.96	10～15
槐米		1.56	5～10

参考标准：

［1］陕西省药材标准（2015年版）

正心泰片

Zhengxintai Pian

【处方】 黄芪 360g　葛根 270g　槲寄生 240g　丹参 270g　山楂 270g　川芎 90g

【制法】 以上六味，取川芎45g粉碎成细粉。葛根加85%的乙醇加热回流提取三次，每次1小时，合并提取液，滤过，滤液减压回收乙醇。山楂和丹参加乙醇加热回流提取1.5小时，滤过，滤液减压回收乙醇。黄芪、槲寄生及剩余川芎同上述山楂、丹参醇提后的滤渣一并加水煎煮三次，每次1小时，滤过，合并滤液，浓缩，与上述浓缩液合并，减压浓缩至相对密度为1.18～1.20（60℃）的稠膏，加入川芎细粉，混匀，干燥，粉碎，加适量乙醇制粒，干燥，加硬脂酸镁等适量，压制成1000片，包糖衣或薄膜衣，即得。

【功能与主治】 补气活血，化瘀通络。用于气虚血瘀所致的胸痹，症见胸痛、胸闷、心悸、气短、乏力；冠心病心绞痛见上述证候者。

【用法与用量】 口服。一次4片，一日3次。

【注意】 孕妇慎用。

【规格】 （1）薄膜衣片 每片重0.36g （2）糖衣片 片心重0.36g

【剂量推算】

处方	成药日用量，片	推算饮片日生药量，g	《药典》饮片日用量，g
黄芪	12	4.32	9～30
葛根		3.24	10～15
槲寄生		2.88	9～15
丹参		3.24	10～15
山楂		3.24	9～12
川芎		1.08	3～10

正心泰胶囊

Zhengxintai Jiaonang

【处方】 黄芪 360g　葛根 270g　丹参 270g　槲寄生 240g　山楂 270g　川芎 90g

【制法】 以上六味，取川芎45g粉碎成细粉。葛根用85%乙醇加热回流提取三次，滤过，合并滤液，减压回收乙醇，浓缩；山楂、丹参用95%乙醇加热回流提取一次，减压回收乙醇；其余黄芪、槲寄生及剩余川芎与上述山楂、丹参醇提后的残渣加水煎煮三次，滤过，合并滤液，浓缩，与上述浓缩液合并，浓缩至相对密度1.35～1.40（60℃）的稠膏。稠膏加入川芎细粉及辅料适量，混匀，干燥，过筛，装入胶囊，制成1000粒，即得。

【功能与主治】 补气活血，化瘀通络。用于气虚血瘀所致的胸痹，症见胸痛、胸闷、心悸、气短、乏力；冠心病心绞痛见上述证候者。

【用法与用量】 口服。一次4粒，一日3次。

【注意】 孕妇慎用。

【规格】 每粒装0.46g

【剂量推算】

处方	成药日用量，粒	推算饮片日生药量，g	《药典》饮片日用量，g
黄芪	12	4.32	9～30
葛根		3.24	10～15
丹参		3.24	10～15
槲寄生		2.88	9～15
山楂		3.24	9～12
川芎		1.08	3～10

功劳去火片

Gonglao Quhuo Pian

【处方】功劳木 604g　黄柏 302g
黄芩 302g　栀子 302g

【制法】以上四味，取黄柏100g，粉碎成细粉，剩余的黄柏与功劳木加水煎煮三次，每次2小时，合并煎液，滤过，滤液浓缩成稠膏。黄芩、栀子加水煎煮二次，每次2小时，合并煎液，滤过，滤液浓缩成稠膏。上述两种稠膏分别加入黄柏粉，混匀，干燥，粉碎成细粉，混匀，制成颗粒，压制成1000片，包糖衣；或压制成600片，包薄膜衣，即得。

【功能与主治】清热解毒。用于实热火毒所致的急性咽喉炎、急性胆囊炎、急性肠炎。

【用法与用量】口服。糖衣片一次5片，薄膜衣片一次3片，一日3次。

【注意】本品仅适用于实热火毒、三焦热盛之证，虚寒者慎用，虚寒重症者禁用。

【规格】薄膜衣片　每片重0.5g

【剂量推算】

处方	成药日用量，片	推算饮片日生药量，g	《药典》饮片日用量，g
功劳木	糖衣片：15 薄膜衣片：9	9.06	9～15
黄柏		4.53	3～12
黄芩		4.53	3～10
栀子		4.53	6～10

甘桔冰梅片

Ganjie Bingmei Pian

【处方】桔梗 100g　薄荷 100g
射干 100g　蝉蜕 50g
乌梅（去核） 50g　冰片 5g
甘草 100g　青果 100g

【制法】以上八味，取桔梗粉碎成细粉，备用；薄荷水蒸气蒸馏提取挥发油，将挥发油与冰片溶于适量乙醇中，备用；药渣与射干等五味，加水煎煮二次，每次1.5小时，分次滤过，合并滤液并浓缩成相对密度为1.10～1.15（60℃）的清膏，加入上述细粉和淀粉，拌匀，干燥，研细，制成颗粒，干燥，加入羧甲基淀粉钠8g、硬脂酸镁2g、挥发油及冰片的乙醇液，混匀，压制成1000片，包糖衣，即得。

【功能与主治】清热开音。用于风热犯肺引起的失音声哑；风热犯肺引起的急性咽炎出现的咽痛、咽干灼热、咽黏膜充血等。

【用法与用量】口服。一次2片，一日3～4次。

【规格】糖衣片　片心重0.2g

【剂量推算】

处方	成药日用量，片	推算饮片日生药量，g	《药典》饮片日用量，g
桔梗	6～8	0.6～0.8	3～10
薄荷		0.6～0.8	3～6
射干		0.6～0.8	3～10
蝉蜕		0.3～0.4	3～6
乌梅（去核）		0.3～0.4	6～12
冰片		0.03～0.04	0.15～0.3
甘草		0.6～0.8	2～10
青果		0.6～0.8	5～10

甘露消毒丸

Ganlu Xiaodu Wan

【处方】滑石 300g　茵陈 220g
石菖蒲 120g　木通 100g
射干 80g　豆蔻 80g
连翘 80g　黄芩 200g
川贝母 100g　藿香 80g
薄荷 80g

【制法】以上十一味，滑石水飞或粉碎成极细粉；其余茵陈等十味粉碎成细粉，与上述滑石粉配研，过筛，混匀，用水泛丸或制丸，干燥，即得。

【功能与主治】芳香化湿，清热解毒。用于暑湿蕴结，身热肢疲，胸闷腹胀，尿赤黄疸。

【用法与用量】口服。一次6～9g，一日2次。

【注意】服药期间忌食辛辣油腻食物。

【剂量推算】

处方	成药日用量，g	推算饮片日生药量，g	《药典》饮片日用量，g
滑石	12～18	2.50～3.75	10～20
茵陈		1.83～2.75	6～15
石菖蒲		1.00～1.50	3～10
木通		0.83～1.25	3～6

续表

处方	成药 日用量，g	推算饮片 日生药量，g	《药典》饮片 日用量，g
射干	12～18	0.67～1.00	3～10
豆蔻		0.67～1.00	3～6
连翘		0.67～1.00	6～15
黄芩		1.67～2.50	3～10
川贝母		0.83～1.25	3～10
藿香		0.67～1.00	6～12[1]
薄荷		0.67～1.00	3～6

参考标准：

[1] 甘肃省中药材标准（2020年版）

艾附暖宫丸

aifu Nuangong Wan

【处方】 艾叶（炭）120g　醋香附 240g
制吴茱萸 80g　肉桂 20g
当归 120g　川芎 80g
白芍（酒炒）80g　地黄 40g
炙黄芪 80g　续断 60g

【制法】 以上十味，粉碎成细粉，过筛，混匀。每100g粉末加炼蜜110～130g制成小蜜丸或大蜜丸，即得。

【功能与主治】 理气养血，暖宫调经。用于血虚气滞、下焦虚寒所致的月经不调、痛经，症见行经后错、经量少、有血块、小腹疼痛、经行小腹冷痛喜热、腰膝痠痛。

【用法与用量】 口服。小蜜丸一次9g，大蜜丸一次1丸，一日2～3次。

【规格】 大蜜丸　每丸重9g

【剂量推算】

处方	成药 日用量	推算饮片 日生药量，g	《药典》饮片 日用量，g
艾叶（炭）	小蜜丸：18～27g 大蜜丸：2～3丸	1.02～1.68	3～9
醋香附		2.04～3.35	6～10
制吴茱萸		0.68～1.12	2～5
肉桂		0.17～0.28	1～5
当归		1.02～1.68	6～12
川芎		0.68～1.12	3～10

续表

处方	成药 日用量	推算饮片 日生药量，g	《药典》饮片 日用量，g
白芍（酒炒）	小蜜丸：18～27g 大蜜丸：2～3丸	0.68～1.12	6～15
地黄		0.34～0.56	10～15
炙黄芪		0.68～1.12	9～30
续断		0.51～0.84	9～15

左金丸

Zuojin Wan

【处方】 黄连 600g　吴茱萸 100g

【制法】 以上二味，粉碎成细粉，过筛，混匀，用水泛丸，干燥，即得。

【功能与主治】 泻火，疏肝，和胃，止痛。用于肝火犯胃，脘胁疼痛，口苦嘈杂，呕吐酸水，不喜热饮。

【用法与用量】 口服。一次3～6g，一日2次。

【剂量推算】

处方	成药 日用量，g	推算饮片 日生药量，g	《药典》饮片 日用量，g
黄连	6～12	5.14～10.29	2～5
吴茱萸		0.86～1.71	2～5

左金胶囊

Zuojin Jiaonang

【处方】 黄连 1284g　吴茱萸 214g

【制法】 以上二味，取吴茱萸71g，粉碎成细粉，剩余的吴茱萸与黄连用 60%的乙醇加热回流提取三次，第一次3小时，第二次2小时，第三次1.5小时，合并提取液，滤过，回收乙醇并浓缩成稠膏，加入吴茱萸细粉，混匀，烘干，粉碎，加入适量的淀粉，混匀，装入胶囊，制成1000粒，即得。

【功能与主治】 泻火，疏肝，和胃，止痛。用于肝火犯胃，脘胁疼痛，口苦嘈杂，呕吐酸水，不喜热饮。

【用法与用量】 饭后服用。一次2～4粒，一日2次。15日为一个疗程。

【规格】 每粒装0.35g

【剂量推算】

处方	成药 日用量，粒	推算饮片 日生药量，g	《药典》饮片 日用量，g
黄连	4～8	5.14～10.27	2～5
吴茱萸		0.86～1.71	2～5

石斛夜光丸

Shihu Yeguang Wan

【处方】 石斛 30g　人参 120g
山药 45g　茯苓 120g
甘草 30g　肉苁蓉 30g
枸杞子 45g　菟丝子 45g
地黄 60g　熟地黄 60g
五味子 30g　天冬 120g
麦冬 60g　苦杏仁 45g
防风 30g　川芎 30g
麸炒枳壳 30g　黄连 30g
牛膝 45g　菊花 45g
盐蒺藜 30g　青葙子 30g
决明子 45g　水牛角浓缩粉 60g
山羊角 300g

【制法】 以上二十五味，除水牛角浓缩粉外，山羊角锉研成细粉；其余石斛等二十三味粉碎成细粉；将水牛角浓缩粉与上述粉末配研，过筛，混匀。每100g粉末用炼蜜35～50g加适量的水制丸，干燥，制成水蜜丸；或加炼蜜95～120g制成小蜜丸或大蜜丸，即得。

【功能与主治】 滋阴补肾，清肝明目。用于肝肾两亏，阴虚火旺，内障目暗，视物昏花。

【用法与用量】 口服。水蜜丸一次7.3g，小蜜丸一次11g，大蜜丸一次2丸，一日2次。

【规格】 大蜜丸　每丸重5.5g

【剂量推算】

处方	成药 日用量	推算饮片 日生药量，g	《药典》饮片 日用量，g
石斛	水蜜丸：14.6g 小蜜丸：22g 大蜜丸：4丸	0.19～0.22	6～12
人参		0.77～0.89	3～9
山药		0.29～0.34	15～30
茯苓		0.77～0.89	10～15
甘草		0.19～0.22	2～10
肉苁蓉		0.19～0.22	6～10

续表

处方	成药 日用量	推算饮片 日生药量，g	《药典》饮片 日用量，g
枸杞子	水蜜丸：14.6g 小蜜丸：22g 大蜜丸：4丸	0.29～0.34	6～12
菟丝子		0.29～0.34	6～12
地黄		0.39～0.45	10～15
熟地黄		0.39～0.45	9～15
五味子		0.19～0.22	2～6
天冬		0.77～0.89	6～12
麦冬		0.39～0.45	6～12
苦杏仁		0.29～0.34	5～10
防风		0.19～0.22	5～10
川芎		0.19～0.22	3～10
麸炒枳壳		0.19～0.22	3～10
黄连		0.19～0.22	2～5
牛膝		0.29～0.34	5～12
菊花		0.29～0.34	5～10
盐蒺藜		0.19～0.22	6～10
青葙子		0.19～0.22	9～15
决明子		0.29～0.34	9～15
水牛角浓缩粉		0.39～0.45	3～6
山羊角		1.93～2.23	30～50；或磨粉，或烧焦研末，3～6[1]

参考标准：

[1] 广东省中药材标准第三册（2019年版）

石淋通片

Shilintong Pian

【处方】 广金钱草 3125g

【制法】 取广金钱草，加水煎煮二次，每次1.5小时，合并煎液，滤过，滤液减压浓缩，加5倍量85%乙醇，充分搅拌，静置24小时，滤过，滤液浓缩成稠膏状，干燥，加辅料适量，制成颗粒，干燥，压制成1000片，或包糖衣或薄膜衣，即得。

【功能与主治】 清热利尿，通淋排石。用于湿热下注所致的热淋、石淋，症见尿频、尿急、尿痛或尿有砂石；尿路结石、肾盂肾炎见上述证候者。

【用法与用量】 口服。一次5片，一日3次。

【规格】 每片含干浸膏 0.12g

【剂量推算】

处方	成药 日用量，片	推算饮片 日生药量，g	《药典》饮片 日用量，g
广金钱草	15	46.88	15～30

石榴健胃散

Shiliu Jianwei San

【处方】 石榴子 750g　肉桂 120g
荜茇 75g　红花 375g
豆蔻 60g

【制法】 以上五味，粉碎成细粉，过筛，混匀，即得。

【功能与主治】 温胃益火，化滞除湿，温通脉道。用于消化不良、食欲不振、寒性腹泻等。

【用法与用量】 口服。一次 1 袋，一日 2～3 次。

【规格】 每袋装 1.2g

【剂量推算】

处方	成药 日用量，袋	推算饮片 日生药量，g	《药典》饮片 日用量，g
石榴子	2～3	1.30～1.96	5～12[1] 6～9[2]
肉桂		0.21～0.31	1～5
荜茇		0.13～0.20	1～3
红花		0.65～0.98	3～10
豆蔻		0.10～0.16	3～6

参考标准：

[1] 中华人民共和国卫生部药品标准（藏药分册）

[2] 藏药标准（西藏、青海、四川、甘肃、云南、新疆六局合编）

右归丸

Yougui Wan

【处方】 熟地黄 240g　炮附片 60g
肉桂 60g　山药 120g
酒萸肉 90g　菟丝子 120g
鹿角胶 120g　枸杞子 120g
当归 90g　盐杜仲 120g

【制法】 以上十味，除鹿角胶外，熟地黄等九味粉碎成细粉，过筛，混匀。鹿角胶加白酒炖化。每 100g 粉末加炼蜜 60～80g 与炖化的鹿角胶，制成小蜜丸或大蜜丸，即得。

【功能与主治】 温补肾阳，填精止遗。用于肾阳不足，命门火衰，腰膝痠冷，精神不振，怯寒畏冷，阳痿遗精，大便溏薄，尿频而清。

【用法与用量】 口服。小蜜丸一次 9g，大蜜丸一次 1 丸，一日 3 次。

【规格】 （1）小蜜丸　每 10 丸重 1.8g　（2）大蜜丸　每丸重 9g

【剂量推算】

处方	成药 日用量	推算饮片 日生药量，g	《药典》饮片 日用量，g
熟地黄	小蜜丸：27g 大蜜丸：3 丸	3.16～3.55	9～15
炮附片		0.79～0.89	3～15
肉桂		0.79～0.89	1～5
山药		1.58～1.78	15～30
酒萸肉		1.18～1.33	6～12
菟丝子		1.58～1.78	6～12
鹿角胶		1.58～1.78	3～6
枸杞子		1.58～1.78	6～12
当归		1.18～1.33	6～12
盐杜仲		1.58～1.78	6～10

龙牡壮骨颗粒

Longmu Zhuanggu Keli

【处方】 党参 45g　黄芪 22.5g
山麦冬 45g　醋龟甲 13.5g
炒白术 27g　山药 54g
醋南五味子 27g　龙骨 13.5g
煅牡蛎 13.5g　茯苓 45g
大枣 22.5g　甘草 13.5g
乳酸钙 66.66g　炒鸡内金 22.5g
维生素 D_2 12mg　葡萄糖酸钙 20.24g

【制法】 以上十六味，炒鸡内金粉碎成细粉，党参、黄芪、山麦冬、炒白术、山药、醋南五味子、茯苓、大枣、甘草加水煎煮三次，每次 2 小时，煎液滤过，滤液合并；醋龟甲、龙骨、煅牡蛎加水煎煮四次，每次 2 小时，滤过，滤液与党参等提取液合并，浓缩至相对密度为 1.32～1.38（20℃）的稠膏。取炒鸡内金粉、维生素 D_2、乳酸钙、葡萄糖酸钙和上述稠膏，加入蔗糖粉、香精适量，混匀，制颗粒，干燥，制成1000g；或加入适量的糊精、枸橼酸、阿司帕坦，混匀，制颗粒，干燥，放冷，加入橙油，混匀，制成600g，即得。

【功能与主治】 强筋壮骨，和胃健脾。用于治疗和预防小儿佝偻病、软骨病；对小儿多汗、夜惊、食欲不振、消化不良、发育迟缓也有治疗作用。

【用法与用量】 开水冲服。二岁以下一次 5g 或 3g（无蔗糖），二至七岁一次 7.5g 或 4.5g（无蔗糖），七岁以上一次 10g 或 6g（无蔗糖），一日 3 次。

【规格】 （1）每袋装 5g （2）每袋装 3g（无蔗糖）

【剂量推算】

处方	成药日用量，g	推算饮片日生药量	《药典》饮片日用量
党参	15～30 无蔗糖：9～18	0.68～1.35g	9～30g
黄芪		0.34～0.68g	9～30g
山麦冬		0.68～1.35g	9～15g
醋龟甲		0.20～0.40g	9～24g
炒白术		0.135～0.27g	6～12g
山药		0.27～0.54g	15～30g
醋南五味子		0.40～0.81g	2～6g
龙骨		0.20～0.40g	10～15g[1] 15～30g[2]
煅牡蛎		0.20～0.40g	9～30g
茯苓		0.68～1.35g	10～15g
大枣		0.34～0.68g	6～15g
甘草		0.20～0.40g	2～10g
乳酸钙		1～2g	0.6～1.8g[3]
炒鸡内金		0.34～0.68g	3～9g
维生素 D_2		0.18～0.36mg	0.01～1.25mg[3]
葡萄糖酸钙		0.30～0.61g	0.5～1g[3]

参考标准：

［1］安徽省中药饮片炮制规范（第三版）（2019年版）

［2］天津市中药饮片炮制规范（2018 年版）

［3］中国药典·临床用药须知（2015 年版）

龙泽熊胆胶囊

Longze Xiongdan Jiaonang

【处方】 龙胆 101g 盐泽泻 61g
地黄 76g 当归 61g
栀子 61g 菊花 61g
盐车前子 61g 决明子 61g
柴胡 61g 防风 61g
黄芩 61g 木贼 61g
黄连 61g 薄荷脑 6.33g
大黄 101g 冰片 8g
熊胆粉 1.27g

【制法】 以上十七味，熊胆粉、薄荷脑、冰片、黄连分别研成细粉，过筛，混匀。其余龙胆等十三味，加水煎煮二次，第一次 2 小时，第二次 1 小时，煎液滤过，滤液合并，浓缩至相对密度为 1.30～1.32（60℃）的稠膏，干燥，粉碎，过筛，与上述粉末及适量淀粉混合，过筛，混匀，装入胶囊，制成 1000 粒，即得。

【功能与主治】 清热散风，止痛退翳。用于风热或肝经湿热引起的目赤肿痛、羞明多泪。

【用法与用量】 口服。一次 4 粒，一日 2 次；小儿酌减。

【注意】 孕妇忌服。

【规格】 每粒装 0.25g

【剂量推算】

处方	成药日用量，粒	推算饮片日生药量，g	《药典》饮片日用量，g
龙胆	8	0.81	3～6
盐泽泻		0.49	6～10
地黄		0.61	10～15
当归		0.49	6～12
栀子		0.49	6～10
菊花		0.49	5～10
盐车前子		0.49	9～15
决明子		0.49	9～15
柴胡		0.49	3～10
防风		0.49	5～10
黄芩		0.49	3～10
木贼		0.49	3～9
黄连		0.49	2～5
薄荷脑		0.051	0.02～0.1[1]

续表

处方	成药 日用量，粒	推算饮片 日生药量，g	《药典》饮片 日用量，g
大黄	8	0.81	3～15
冰片		0.064	0.15～0.3
熊胆粉		0.010	0.6～0.9[2] 1～2.5[3]

参考标准：

［1］中国药典（2005年版）一部

［2］云南省中药材标准补充

［3］湖南省中药饮片炮制规范（2010年版）

龙胆泻肝丸

Longdan Xiegan Wan

【处方】 龙胆 120g　柴胡 120g
黄芩 60g　栀子（炒） 60g
泽泻 120g　木通 60g
盐车前子 60g　酒当归 60g
地黄 120g　炙甘草 60g

【制法】 以上十味，粉碎成细粉，过筛，混匀。每100g粉末加炼蜜160～170g制成小蜜丸或大蜜丸，即得。

【功能与主治】 清肝胆，利湿热。用于肝胆湿热，头晕目赤，耳鸣耳聋，耳肿疼痛，胁痛口苦，尿赤涩痛，湿热带下。

【用法与用量】 口服。小蜜丸一次6～12g（30～60丸），大蜜丸一次1～2丸，一日2次。

【注意】 孕妇慎用。

【规格】 （1）小蜜丸　每100丸重20g　（2）大蜜丸　每丸重6g

【剂量推算】

处方	成药 日用量	推算饮片 日生药量，g	《药典》饮片 日用量，g
龙胆	小蜜丸：12～24g 大蜜丸：2～4丸	0.63～1.32	3～6
柴胡		0.63～1.32	3～10
黄芩		0.32～0.66	3～10
栀子（炒）		0.32～0.66	6～10
泽泻		0.63～1.32	6～10
木通		0.32～0.66	3～6
盐车前子		0.32～0.66	9～15
酒当归		0.32～0.66	6～12
地黄		0.63～1.32	10～15
炙甘草		0.32～0.66	2～10

龙胆泻肝丸（水丸）

Longdan Xiegan Wan

【处方】 龙胆 120g　柴胡 120g
黄芩 60g　栀子（炒） 60g
泽泻 120g　木通 60g
盐车前子 60g　酒当归 60g
地黄 120g　炙甘草 60g

【制法】 以上十味，粉碎成细粉，过筛，混匀，用水泛丸，干燥，即得。

【功能与主治】 清肝胆，利湿热。用于肝胆湿热，头晕目赤，耳鸣耳聋，耳肿疼痛，胁痛口苦，尿赤涩痛，湿热带下。

【用法与用量】 口服。一次3～6g，一日2次。

【注意】 孕妇慎用。

【剂量推算】

处方	成药 日用量，g	推算饮片 日生药量，g	《药典》饮片 日用量，g
龙胆	6～12	0.86～1.71	3～6
柴胡		0.86～1.71	3～10
黄芩		0.43～0.86	3～10
栀子（炒）		0.43～0.86	6～10
泽泻		0.86～1.71	6～10
木通		0.43～0.86	3～6
盐车前子		0.43～0.86	9～15
酒当归		0.43～0.86	6～12
地黄		0.86～1.71	10～15
炙甘草		0.43～0.86	2～10

戊己丸

Wuji Wan

【处方】 黄连 300g　吴茱萸（制） 50g
白芍（炒） 300g

【制法】 以上三味，粉碎成细粉，过筛，混匀，用水泛丸，干燥，即得。

【功能与主治】 泻肝和胃，降逆止呕。用于肝火犯胃、肝胃不和所致的胃脘灼热疼痛、呕吐吞酸、口苦嘈杂、腹痛泄泻。

【用法与用量】 口服。一次3～6g，一日2次。

【剂量推算】

处方	成药日用量，g	推算饮片日生药量，g	《药典》饮片日用量，g
黄连	6～12	2.77～5.54	2～5
吴茱萸（制）		0.46～0.92	2～5
白芍（炒）		2.77～5.54	6～15

平肝舒络丸

Pinggan Shuluo Wan

【处方】柴胡 45g　醋青皮 30g　陈皮 45g　佛手 45g　乌药 45g　醋香附 45g　木香 45g　檀香 45g　丁香 30g　沉香 150g　广藿香 45g　砂仁 45g　豆蔻 45g　姜厚朴 45g　麸炒枳壳 45g　羌活 45g　白芷 45g　铁丝威灵仙（酒炙） 45g　细辛 45g　防风 45g　木瓜 45g　炒僵蚕 45g　钩藤 45g　天竺黄 30g　胆南星（酒炙） 75g　何首乌（黑豆酒炙） 45g　桑寄生 45g　牛膝 45g　川芎 30g　熟地黄 45g　醋龟甲 45g　醋延胡索 45g　乳香（制） 45g　没药（制） 45g　白及 45g　人参 45g　炒白术 45g　茯苓 45g　肉桂 30g　黄连 45g　冰片 45g　朱砂 150g　羚羊角粉 15g

【制法】以上四十三味，除羚羊角粉外，朱砂水飞成极细粉，冰片研细；其余柴胡等四十味粉碎成细粉，与上述粉末配研，过筛，混匀。每100g粉末加炼蜜140～160g制成大蜜丸，即得。

【功能与主治】平肝疏络，活血祛风。用于肝气郁结、经络不疏引起的胸胁胀痛、肩背串痛、手足麻木、筋脉拘挛。

【用法与用量】温黄酒或温开水送服。一次1丸，一日2次。

【规格】每丸重6g

【剂量推算】

处方	成药日用量，丸	推算饮片日生药量，g	《药典》饮片日用量，g
柴胡	2	0.10～0.11	3～10
醋青皮		0.067～0.072	3～10
陈皮		0.10～0.11	3～10
佛手		0.10～0.11	3～10
乌药		0.10～0.11	6～10
醋香附		0.10～0.11	6～10
木香		0.10～0.11	3～6
檀香		0.10～0.11	2～5
丁香		0.067～0.072	1～3
沉香		0.33～0.36	1～5
广藿香		0.10～0.11	3～10
砂仁		0.10～0.11	3～6
豆蔻		0.10～0.11	3～6
姜厚朴		0.10～0.11	3～10
麸炒枳壳		0.10～0.11	3～10
羌活		0.10～0.11	3～10
白芷		0.10～0.11	3～10
铁丝威灵仙（酒炙）		0.10～0.11	6～10[1]
细辛		0.10～0.11	1～3
木瓜		0.10～0.11	6～9
防风		0.10～0.11	5～10
钩藤		0.10～0.11	3～12
炒僵蚕		0.10～0.11	5～10
胆南星（酒炙）		0.17～0.18	3～6[2]
天竺黄		0.067～0.072	3～9
桑寄生		0.10～0.11	9～15
何首乌（黑豆酒炙）		0.10～0.11	6～12[2]
牛膝		0.10～0.11	5～12
川芎		0.067～0.072	3～10
熟地黄		0.10～0.11	9～15
醋龟甲		0.10～0.11	9～24
醋延胡索		0.10～0.11	3～10
乳香（制）		0.10～0.11	3～5[3]
没药（制）		0.10～0.11	3～5[3]
白及		0.10～0.11	6～15
人参		0.10～0.11	3～9
炒白术		0.10～0.11	6～12
茯苓		0.10～0.11	10～15
肉桂		0.067～0.072	1～5
黄连		0.10～0.11	2～5
冰片		0.10～0.11	0.15～0.3
朱砂		0.33～0.36	0.1～0.5
羚羊角粉		0.033～0.036	0.3～0.6

参考标准：
［1］湖北省中药饮片炮制规范（2018 年版）
［2］北京市中药饮片炮制规范（2008 年版）
［3］上海市中药饮片炮制规范（2018 年版）

平消片

Pingxiao Pian

【处方】郁金 54g　　仙鹤草 54g
五灵脂 45g　　白矾 54g
硝石 54g　　干漆（制）18g
麸炒枳壳 90g　　马钱子粉 36g

【制法】以上八味，干漆（制）、五灵脂、白矾、硝石粉碎成细粉；郁金、麸炒枳壳粉碎成最粗粉，用70%乙醇为溶剂，进行渗漉，收集渗漉液 600ml；药渣与仙鹤草加水煎煮二次，滤过，合并滤液；渗漉液回收乙醇后，与上述滤液合并，减压浓缩成稠膏，干燥，粉碎成细粉，加入马钱子粉、上述细粉及辅料适量，混匀，制粒，干燥，压制成 1000 片，包糖衣或薄膜衣，即得。

【功能与主治】活血化瘀，散结消肿，解毒止痛。对毒瘀内结所致的肿瘤患者具有缓解症状，缩小瘤体，提高机体免疫力，延长患者生存时间的作用。

【用法与用量】口服。一次 4～8 片，一日 3 次。

【注意】孕妇禁用；不宜久服。

【规格】片心重 0.23g

【剂量推算】

处方	成药 日用量，片	推算饮片 日生药量，g	《药典》饮片 日用量，g
郁金	12～24	0.65～1.30	3～10
仙鹤草		0.65～1.30	6～12
五灵脂		0.54～1.08	4.5～9[1]
白矾		0.65～1.30	0.6～15
硝石		0.65～1.30	1.5～3[2]
干漆（制）		0.22～0.43	干漆炭 2～5 炒干漆 2.4～4.5[3]
麸炒枳壳		1.08～2.16	3～10
马钱子粉		0.43～0.86	0.3～0.6

参考标准：
［1］陕西省药材标准（2015 年版）
［2］湖北省中药材质量标准（2018 年版）
［3］浙江省中药饮片炮制规范（2005 年版）

平消胶囊

Pingxiao Jiaonang

【处方】郁金 54g　　仙鹤草 54g
五灵脂 45g　　白矾 54g
硝石 54g　　干漆（制）18g
麸炒枳壳 90g　　马钱子粉 36g

【制法】以上八味，干漆（制）、五灵脂、白矾、硝石粉碎成细粉；郁金、麸炒枳壳粉碎成最粗粉，用70%乙醇为溶剂，进行渗漉，收集渗漉液 600ml，回收乙醇，备用；药渣与仙鹤草加水煎煮二次，滤过，合并滤液并与上述渗漉液合并，减压浓缩成稠膏，干燥，加入马钱子粉、上述细粉及淀粉适量，混匀，制粒，干燥，装入胶囊，制成 1000 粒，即得。

【功能与主治】活血化瘀，散结消肿，解毒止痛。对毒瘀内结所致的肿瘤患者具有缓解症状，缩小瘤体，提高机体免疫力，延长患者生存时间的作用。

【用法与用量】口服。一次 4～8 粒，一日 3 次。

【注意】孕妇禁用；不宜久服。

【规格】每粒装 0.23g

【剂量推算】

处方	成药 日用量，粒	推算饮片 日生药量，g	《药典》饮片 日用量，g
郁金	12～24	0.65～1.30	3～10
仙鹤草		0.65～1.30	6～12
五灵脂		0.54～1.08	4.5～9[1]
白矾		0.65～1.30	0.6～15
硝石		0.65～1.30	1.5～3[2]
干漆（制）		0.22～0.43	干漆炭 2～5 炒干漆 2.4～4.5[3]
麸炒枳壳		1.08～2.16	3～10
马钱子粉		0.43～0.86	0.3～0.6

参考标准：
［1］陕西省药材标准（2015 年版）
［2］湖北省中药材质量标准（2018 年版）
［3］浙江省中药饮片炮制规范（2005 年版）

北芪五加片

Beiqi Wujia Pian

【处方】 黄芪 1112g 刺五加浸膏 50g

【制法】 以上二味，取黄芪加水煎煮二次，每次3小时，煎液滤过，滤液合并，减压浓缩成稠膏，干燥，粉碎成细粉，将刺五加浸膏温热，加入上述细粉及辅料适量，混匀，制颗粒，干燥，压制成1000片，包糖衣或薄膜衣，即得。

【功能与主治】 益气健脾，宁心安神。用于心脾两虚、心神不宁所致的失眠多梦、体虚乏力、食欲不振。

【用法与用量】 口服。一次4～6片，一日3次。

【规格】 （1）薄膜衣片 每片重0.3g （2）薄膜衣片 每片重0.5g （3）糖衣片（片心重0.35g）

【剂量推算】

处方	成药日用量，片	推算饮片日生药量，g	《药典》饮片日用量，g
黄芪	12～18	13.34～20.02	9～30
刺五加浸膏		0.6～0.9	0.9～1.35[1]

参考标准：

［1］中国药典（2005年版）一部

归芍地黄丸

Guishao Dihuang Wan

【处方】 当归 40g 酒白芍 40g
熟地黄 160g 酒萸肉 80g
牡丹皮 60g 山药 80g
茯苓 60g 泽泻 60g

【制法】 以上八味，粉碎成细粉，过筛，混匀。每100g粉末用炼蜜35～50g加适量的水制丸，干燥，制成水蜜丸；或加炼蜜 80～110g 制成小蜜丸或大蜜丸，即得。

【功能与主治】 滋肝肾，补阴血，清虚热。用于肝肾两亏，阴虚血少，头晕目眩，耳鸣咽干，午后潮热，腰腿痠痛，足跟疼痛。

【用法与用量】 口服。水蜜丸一次6g，小蜜丸一次9g，大蜜丸一次1丸，一日2～3次。

【规格】 大蜜丸 每丸重9g

【剂量推算】

处方	成药日用量，g	推算饮片日生药量，g	《药典》饮片日用量，g
当归	水蜜丸：12～18 小蜜丸/大蜜丸：18～27	0.55～1.03	6～12
酒白芍		0.55～1.03	6～15
熟地黄		2.21～4.14	9～15
酒萸肉		1.10～2.07	6～12
牡丹皮		0.83～1.55	6～12
山药		1.10～2.07	15～30
茯苓		0.83～1.55	10～15
泽泻		0.83～1.55	6～10

归脾丸

Guipi Wan

【处方】 党参 80g 炒白术 160g
炙黄芪 80g 炙甘草 40g
茯苓 160g 制远志 160g
炒酸枣仁 80g 龙眼肉 160g
当归 160g 木香 40g
大枣（去核） 40g

【制法】 以上十一味，粉碎成细粉，过筛，混匀。每100g粉末用炼蜜25～40g加适量的水制丸，干燥，制成水蜜丸；或加炼蜜80～90g制成小蜜丸或大蜜丸，即得。

【功能与主治】 益气健脾，养血安神。用于心脾两虚，气短心悸，失眠多梦，头昏头晕，肢倦乏力，食欲不振，崩漏便血。

【用法与用量】 用温开水或生姜汤送服。水蜜丸一次6g，小蜜丸一次9g，大蜜丸一次1丸，一日3次。

【规格】 大蜜丸 每丸重9g

【剂量推算】

处方	成药日用量，g	推算饮片日生药量，g	《药典》饮片日用量，g
党参	水蜜丸：18 小蜜丸/大蜜丸：27	0.89～1.03	9～30
炒白术		1.77～2.07	6～12
炙黄芪		0.89～1.03	9～30
炙甘草		0.44～0.52	2～10
茯苓		1.77～2.07	10～15
制远志		1.77～2.07	3～10
炒酸枣仁		0.89～1.03	10～15

续表

处方	成药日用量，g	推算饮片日生药量，g	《药典》饮片日用量，g
龙眼肉	水蜜丸：18 小蜜丸/大蜜丸：27	1.77～2.07	9～15
当归		1.77～2.07	6～12
木香		0.44～0.52	3～6
大枣（去核）		0.44～0.52	6～15

归脾丸（浓缩丸）

Guipi Wan

【处方】 党参 80g　炒白术 160g
炙黄芪 80g　炙甘草 40g
茯苓 160g　制远志 160g
炒酸枣仁 80g　龙眼肉 160g
当归 160g　木香 40g
大枣（去核） 40g

【制法】 以上十一味，党参、当归、甘草、木香粉碎成细粉，其余炒白术等七味，加水煎煮二次，第一次3小时，第二次2小时，合并煎液，滤过，滤液浓缩至相对密度为1.33～1.38（60℃）的稠膏，与上述粉末混匀，制丸，干燥，打光，即得。

【功能与主治】 益气健脾，养血安神。用于心脾两虚，气短心悸，失眠多梦，头昏头晕，肢倦乏力，食欲不振，崩漏便血。

【用法与用量】 口服。一次8～10丸，一日3次。

【规格】 每8丸相当于饮片3g

【剂量推算】

处方	成药日用量，丸	推算饮片日生药量，g	《药典》饮片日用量，g
党参	24～30	0.62～0.78	9～30
炒白术		1.24～1.55	6～12
炙黄芪		0.62～0.78	9～30
炙甘草		0.31～0.39	2～10
茯苓		1.24～1.55	10～15
制远志		1.24～1.55	3～10
炒酸枣仁		0.62～0.78	10～15
龙眼肉		1.24～1.55	9～15
当归		1.24～1.55	6～12
木香		0.31～0.39	3～6
大枣（去核）		0.31～0.39	6～15

归脾合剂

Guipi Heji

【处方】 党参 68g　炒白术 136g
炙黄芪 68g　炙甘草 34g
茯苓 136g　制远志 136g
炒酸枣仁 68g　龙眼肉 136g
当归 136g　木香 34g
大枣（去核） 34g　生姜 17g

【制法】 以上十二味，炒白术、木香和当归分别蒸馏提取挥发油；当归药渣用50%乙醇作溶剂进行渗漉，收集渗漉液，回收乙醇；白术和木香的药渣与其余党参等九味加水煎煮三次，第一次2小时，第二次1.5小时，第三次1小时，合并煎液，滤过，滤液浓缩至适量，与上述渗漉液合并，静置，滤过，滤液浓缩至约1000ml，加入苯甲酸钠3g，放冷，加入上述挥发油，加水至1000ml，混匀，即得。

【功能与主治】 益气健脾，养血安神。用于心脾两虚，气短心悸，失眠多梦，头昏头晕，肢倦乏力，食欲不振，崩漏便血。

【用法与用量】 口服。一次10～20ml，一日3次；用时摇匀。

【规格】 （1）每支装10ml　（2）每瓶装100ml　（3）每瓶装120ml

【剂量推算】

处方	成药日用量，ml	推算饮片日生药量，g	《药典》饮片日用量，g
党参	30～60	2.04～4.08	9～30
炒白术		4.08～8.16	6～12
炙黄芪		2.04～4.08	9～30
炙甘草		1.02～2.04	2～10
茯苓		4.08～8.16	10～15
制远志		4.08～8.16	3～10
炒酸枣仁		2.04～4.08	10～15
龙眼肉		4.08～8.16	9～15
当归		4.08～8.16	6～12
木香		1.02～2.04	3～6
大枣（去核）		1.02～2.04	6～15
生姜		0.51～1.02	3～10

归脾颗粒

Guipi Keli

【处方】党参 140g 炒白术 280g
炙黄芪 140g 炙甘草 70g
茯苓 280g 制远志 280g
炒酸枣仁 140g 龙眼肉 280g
当归 280g 木香 70g
大枣（去核） 70g

【制法】以上十一味，加水煎煮二次，第一次 1 小时，第二次 0.5 小时，合并煎液，滤过，滤液减压浓缩至相对密度为 1.10～1.15（50℃）的浸膏，加入糊精适量，混匀，制成颗粒 1000g，即得。

【功能与主治】益气健脾，养血安神。用于心脾两虚，气短心悸，失眠多梦，头昏头晕，肢倦乏力，食欲不振，崩漏便血。

【用法与用量】开水冲服。一次 1 袋，一日 3 次。

【规格】每袋装 3g

【剂量推算】

处方	成药日用量，g	推算饮片日生药量，g	《药典》饮片日用量，g
党参	9	1.26	9～30
炒白术		2.52	6～12
炙黄芪		1.26	9～30
炙甘草		0.63	2～10
茯苓		2.52	10～15
制远志		2.52	3～10
炒酸枣仁		1.26	10～15
龙眼肉		2.52	9～15
当归		2.52	6～12
木香		0.63	3～6
大枣（去核）		0.63	6～15

四方胃片

Sifangwei Pian

【处方】海螵蛸 156g 黄连 39g
浙贝母 78g 炒川楝子 78g
苦杏仁 39g 柿霜 39g
吴茱萸（盐水制） 20g 沉香 12g
醋延胡索 39g

【制法】以上九味，将柿霜溶解于 70%糖浆中，其余海螵蛸等八味粉碎成细粉，混匀，与柿霜糖浆混匀，制成颗粒，干燥，压制成 1000 片，或包薄膜衣，即得。

【功能与主治】调肝和胃，制酸止痛。用于肝胃不和所致的胃脘疼痛、呕吐吞酸、食少便溏；消化不良、胃及十二指肠溃疡见上述证候者。

【用法与用量】口服。一次 3 片，一日 2～3 次。

【注意】孕妇慎用。

【规格】（1）素片 每片重 0.64g （2）薄膜衣片 每片重 0.65g

【剂量推算】

处方	成药日用量，片	推算饮片日生药量，g	《药典》饮片日用量，g
海螵蛸	6～9	0.94～1.40	5～10
黄连		0.23～0.35	2～5
浙贝母		0.47～0.70	5～10
炒川楝子		0.47～0.70	5～10
苦杏仁		0.23～0.35	5～10
柿霜		0.23～0.35	3～9[1]
吴茱萸（盐水制）		0.12～0.18	1.5～4.5[2]
沉香		0.072～0.11	1～5
醋延胡索		0.23～0.35	3～10

参考标准：

［1］山东省中药材标准（2012 年版）
［2］重庆市中药饮片炮制规范及标准（2006 年版）

四方胃胶囊

Sifangwei Jiaonang

【处方】海螵蛸 156g 黄连 39g
浙贝母 78g 炒川楝子 78g
苦杏仁 39g 柿霜 39g
吴茱萸（盐水制） 20g 沉香 12g
醋延胡索 39g

【制法】以上九味，柿霜用适量水溶解，其余海螵蛸等八味粉碎成细粉，混匀，与柿霜溶液混匀、制粒，干燥，加入适量辅料，混匀，装入胶囊，制成 1000 粒，即得。

【功能与主治】 疏肝和胃，制酸止痛。用于肝胃不和所致的胃脘疼痛、呕吐吞酸、食少便溏；消化不良、胃及十二指肠溃疡见上述证候者。

【用法与用量】 口服。一次 3 粒，一日 2～3 次，或遵医嘱。

【规格】 每粒装 0.5g

【剂量推算】

处方	成药 日用量，片	推算饮片 日生药量，g	《药典》饮片 日用量，g
海螵蛸	6～9 粒	0.94～1.40	5～10
黄连		0.23～0.35	2～5
浙贝母		0.47～0.70	5～10
炒川楝子		0.47～0.70	5～10
苦杏仁		0.23～0.35	5～10
柿霜		0.23～0.35	3～9[1]
吴茱萸（盐水制）		0.12～0.18	1.5～4.5[2]
沉香		0.072～0.11	1～5
醋延胡索		0.23～0.35	3～10

参考标准：

[1] 山东省中药材标准（2012 年版）

[2] 重庆市中药饮片炮制规范及标准（2006 年版）

四正丸

Sizheng Wan

【处方】 广藿香 90g　香薷 90g
紫苏叶 90g　白芷 90g
檀香 30g　木瓜 90g
法半夏 90g　厚朴（姜制） 90g
大腹皮 90g　陈皮 90g
白术（麸炒） 90g　桔梗 90g
茯苓 90g　槟榔 30g
枳壳（麸炒） 90g　山楂 30g
六神曲（麸炒） 90g　麦芽 30g
白扁豆（去皮） 90g　甘草 90g

【制法】 以上二十味，粉碎成细粉，过筛，混匀，每 100g 粉末加炼蜜 170～180g，制成大蜜丸，即得。

【功能与主治】 祛暑解表，化湿止泻。用于内伤湿滞，外感风寒，头晕身重，恶寒发热，恶心呕吐，饮食无味，腹胀泄泻。

【用法与用量】 姜汤或温水送服。一次 2 丸，一日 2 次。

【规格】 每丸重 6g

【剂量推算】

处方	成药 日用量，丸	推算饮片 日生药量，g	《药典》饮片 日用量，g
广藿香	4	0.49～0.51	3～10
香薷		0.49～0.51	3～10
紫苏叶		0.49～0.51	5～10
白芷		0.49～0.51	3～10
檀香		0.16～0.17	2～5
木瓜		0.49～0.51	6～9
法半夏		0.49～0.51	3～9
厚朴（姜制）		0.49～0.51	3～10
大腹皮		0.49～0.51	5～10
陈皮		0.49～0.51	3～10
白术（麸炒）		0.49～0.51	6～12
桔梗		0.49～0.51	3～10
茯苓		0.49～0.51	10～15
槟榔		0.16～0.17	3～10
枳壳（麸炒）		0.49～0.51	3～10
山楂		0.16～0.17	9～12
六神曲（麸炒）		0.49～0.51	6～15[1]
麦芽		0.16～0.17	10～15
白扁豆（去皮）		0.49～0.51	9～15
甘草		0.49～0.51	2～10

参考标准：

[1] 山东省中药饮片炮制规范（2012 年版）

四君子丸

Sijunzi Wan

【处方】 党参 200g　炒白术 200g
茯苓 200g　炙甘草 100g

【制法】 以上四味，粉碎成细粉，过筛，混匀。另取生姜 50g、大枣 100g，分次加水煎煮，滤过。取上述粉末，用煎液泛丸，干燥，即得。

【功能与主治】 益气健脾。用于脾胃气虚，胃纳不佳，食少便溏。

【用法与用量】 口服。一次3～6g，一日3次。

【剂量推算】

处方	成药日用量，g	推算饮片日生药量，g	《药典》饮片日用量，g
党参	9～18	2.57～5.14	9～30
炒白术		2.57～5.14	6～12
茯苓		2.57～5.14	10～15
炙甘草		1.29～2.57	2～10
生姜		0.64～1.29	3～10
大枣		1.29～2.57	6～15

四君子颗粒

Sijunzi Keli

【处方】 党参 200g　　麸炒白术 200g
　　　　茯苓 200g　　炙甘草 100g

【制法】 以上四味，另取干姜8.4g、大枣100g，加水煎煮二次，每次2小时，合并煎液，滤过，滤液浓缩至相对密度为1.32～1.35（80℃），加适量蔗糖，制成颗粒，干燥，制成1500g，即得。

【功能与主治】 益气健脾。用于脾胃气虚，胃纳不佳，食少便溏。

【用法与用量】 口服。一次1袋，一日3次。

【规格】 每袋装15g

【剂量推算】

处方	成药日用量，袋	推算饮片日生药量，g	《药典》饮片日用量，g
党参	3	6	9～30
麸炒白术		6	6～12
茯苓		6	10～15
炙甘草		3	2～10
干姜		0.25	3～10
大枣		3	6～15

四妙丸

Simiao Wan

【处方】 苍术 125g　　牛膝 125g
　　　　盐黄柏 250g　　薏苡仁 250g

【制法】 以上四味，粉碎成细粉，过筛，混匀，用水泛丸，干燥，即得。

【功能与主治】 清热利湿。用于湿热下注所致的痹病，症见足膝红肿、筋骨疼痛。

【用法与用量】 口服。一次6g，一日2次。

【注意】 孕妇慎用。

【规格】 每15粒重1g

【剂量推算】

处方	成药日用量，g	推算饮片日生药量，g	《药典》饮片日用量，g
苍术	12	2	3～9
牛膝		2	5～12
盐黄柏		4	3～12
薏苡仁		4	9～30

四味土木香散

Siwei Tumuxiang San

本品系蒙古族验方。

【处方】 土木香 200g　　苦参 200g
　　　　悬钩子木（去粗皮、心） 100g　　山柰 50g

【制法】 以上四味，粉碎成粗粉，过筛，混匀，即得。

【功能与主治】 清瘟解表。用于瘟病初期，发冷发热，头痛咳嗽，咽喉肿痛，胸胁作痛。

【用法与用量】 水煎服。一次2.5～3.6g，一日2～3次。

【规格】 每袋装20g

【剂量推算】

处方	成药日用量，g	推算饮片日生药量，g	《药典》饮片日用量，g
土木香	5～10.8	1.82～3.93	3～9
苦参		1.82～3.93	4.5～9
悬钩子木（去粗皮、心）		0.91～1.96	6～9[1]
山柰		0.45～0.98	6～9

参考标准：

[1] 中华人民共和国卫生部药品标准（蒙药分册）

四制香附丸

Sizhi Xiangfu Wan

【处方】 香附 400g　　熟地黄 100g
当归（炒） 100g　　川芎 100g
炒白芍 100g　　炒白术 75g
泽兰 75g　　陈皮 75g
关黄柏 25g　　炙甘草 25g

【制法】 以上十味，将香附分成四等份，分别用米泔水 50ml（大米、糯米或小米 10g 淘洗之水）、黄酒 50ml、醋 50ml 和盐水（含食盐 8g）浸泡，待溶液被吸干后加适量水煮透，至溶液完全吸尽，干燥，将上述香附与其余熟地黄等九味粉碎成细粉，过筛，混匀。每 100g 粉末用炼蜜 50g 加适量的水泛丸，干燥，即得。

【功能与主治】 理气和血，补血调经。用于血虚气滞，月经不调，胸腹胀痛。

【用法与用量】 口服。一次 9g，一日 2 次。

【剂量推算】

处方	成药日用量，g	推算饮片日生药量，g	《药典》饮片日用量，g
香附	18	4.47	6～10
熟地黄		1.12	9～15
当归（炒）		1.12	6～12
川芎		1.12	3～10
炒白芍		1.12	6～15
炒白术		0.84	6～12
泽兰		0.84	6～12
陈皮		0.84	3～10
关黄柏		0.28	3～12
炙甘草		0.28	2～10

参考标准：

[1] 广东省中药饮片炮制规范第一册

四物合剂

Siwu Heji

【处方】 当归 250g　　川芎 250g
白芍 250g　　熟地黄 250g

【制法】 以上四味，当归和川芎冷浸 0.5 小时，用水蒸气蒸馏，收集蒸馏液约 250ml，蒸馏后的水溶液另器保存，药渣与白芍、熟地黄加水煎煮三次，第一次 1 小时，第二、三次各 1.5 小时，合并煎液，滤过，滤液与上述水溶液合并，浓缩至相对密度为 1.18～1.22（65℃）的清膏，加入乙醇，使含醇量达 55%，静置 24 小时，滤过，回收乙醇，浓缩至相对密度为 1.26～1.30（60℃）的稠膏，加入上述蒸馏液、苯甲酸钠 3g 及蔗糖 35g，加水至 1000ml，滤过，灌封，或灌封、灭菌，即得。

【功能与主治】 养血调经。用于血虚所致的面色萎黄、头晕眼花、心悸气短及月经不调。

【用法与用量】 口服。一次 10～15ml，一日 3 次。

【规格】 （1）每支装 10ml （2）每瓶装 100ml

【剂量推算】

处方	成药日用量，ml	推算饮片日生药量，g	《药典》饮片日用量，g
当归	30～45	7.5～11.25	6～12
川芎		7.5～11.25	3～10
白芍		7.5～11.25	6～15
熟地黄		7.5～11.25	9～15

四物颗粒

Siwu Keli

【处方】 当归 625g　　川芎 625g
白芍 625g　　熟地黄 625g

【制法】 以上四味，当归、川芎蒸馏提取挥发油，用倍他环糊精包合，包合物备用；蒸馏后的水溶液另器收集；药渣与白芍、熟地黄用蒸馏后的水溶液配成的 50%乙醇溶液作溶剂，回流提取 2 次，第一次 2 小时，第二次 1.5 小时，合并提取液，滤过，滤液回收乙醇，浓缩成相对密度为 1.30（60℃）的稠膏，加入包合物、可溶性淀粉 150g、糊精 350g、阿司帕坦 10g、香兰素 2.5g 和乙基麦芽酚 2.5g，制成颗粒，干燥，制成 1000g，即得。

【功能与主治】 养血调经。用于血虚所致的面色萎黄、头晕眼花、心悸气短及月经不调。

【用法与用量】 温开水冲服。一次 5g，一日 3 次。

【规格】 每袋装 5g

【剂量推算】

处方	成药 日用量，g	推算饮片 日生药量，g	《药典》饮片 日用量，g
当归	15	9.38	6～12
川芎		9.38	3～10
白芍		9.38	6～15
熟地黄		9.38	9～15

四逆汤

Sini Tang

【处方】 淡附片 300g　　干姜 200g
炙甘草 300g

【制法】 以上三味，淡附片、炙甘草加水煎煮二次，第一次 2 小时，第二次 1.5 小时，合并煎液，滤过；干姜用水蒸气蒸馏提取挥发油，挥发油和蒸馏后的水溶液备用；姜渣再加水煎煮 1 小时，煎液与上述水溶液合并，滤过，再与淡附片、炙甘草的煎液合并，浓缩至约 400ml，放冷，加乙醇 1200ml，搅匀，静置 24 小时，滤过，减压浓缩至适量，用适量水稀释，冷藏 24 小时，滤过，加单糖浆 300ml、苯甲酸钠 3g 与上述挥发油，加水至 1000ml，搅匀，灌封，灭菌，即得。

【功能与主治】 温中祛寒，回阳救逆。用于阳虚欲脱，冷汗自出，四肢厥逆，下利清谷，脉微欲绝。

【用法与用量】 口服。一次 10～20ml，一日 3 次；或遵医嘱。

【规格】 每支装 10ml

【剂量推算】

处方	成药 日用量，ml	推算饮片 日生药量，g	《药典》饮片 日用量，g
淡附片	30～60	9～18	3～15
干姜		6～12	3～10
炙甘草		9～18	2～10

四神丸

Sishen Wan

【处方】 肉豆蔻（煨） 200g
补骨脂（盐炒） 400g
五味子（醋制） 200g
吴茱萸（制） 100g
大枣（去核） 200g

【制法】 以上五味，粉碎成细粉，过筛，混匀。另取生姜 200g，捣碎，加水适量，压榨取汁。取上述粉末用生姜汁和水泛丸，干燥，即得。

【功能与主治】 温肾散寒，涩肠止泻。用于肾阳不足所致的泄泻，症见肠鸣腹胀、五更溏泻、食少不化、久泻不止、面黄肢冷。

【用法与用量】 口服。一次 9g，一日 1～2 次。

【剂量推算】

处方	成药 日用量，g	推算饮片 日生药量，g	《药典》饮片 日用量，g
肉豆蔻（煨）	9～18	1.64～3.27	3～10
补骨脂（盐炒）		3.27～6.55	6～10
五味子（醋制）		1.64～3.27	2～6
吴茱萸（制）		0.82～1.64	2～5
大枣（去核）		1.64～3.27	6～15

四神片

Sishen Pian

【处方】 肉豆蔻（煨） 189g　　盐补骨脂 377g
醋五味子 189g　　制吴茱萸 94g
大枣（去核） 189g　　干姜 94g

【制法】 以上六味，大枣（去核）加水煎煮二次，每次 1 小时，合并煎液，浓缩至相对密度为 1.20～1.30（55℃）；肉豆蔻（煨）、制吴茱萸、盐补骨脂、醋五味子用 60%乙醇作溶剂进行渗漉；干姜用乙醇作溶剂进行渗漉，上述渗漉液合并，回收乙醇并浓缩，与大枣浓缩膏及适量的淀粉等辅料混匀，制成颗粒，干燥，放冷，压制成 1000 片，或包薄膜衣，即得。

【功能与主治】 温肾散寒，涩肠止泻。用于肾阳不足所致的泄泻，症见肠鸣腹胀、五更溏泻、食少不化、久泻不止、面黄肢冷。

【用法与用量】 口服。一次 4 片，一日 2 次。

【规格】 （1）素片　每片重 0.6g　（2）薄膜衣片　每片重 0.3g

【剂量推算】

处方	成药 日用量，片	推算饮片 日生药量，g	《药典》饮片 日用量，g
肉豆蔻（煨）	8	1.51	3～10
盐补骨脂		3.02	6～10
醋五味子		1.51	2～6
制吴茱萸		0.75	2～5
大枣（去核）		1.51	6～15
干姜		0.75	3～10

生白合剂（生白口服液）

Shengbai Heji

【处方】 淫羊藿 240g　补骨脂 120g
附子（黑顺片） 80g　枸杞子 240g
黄芪 240g　鸡血藤 240g
茜草 240g　当归 120g
芦根 240g　麦冬 120g
甘草 120g

【制法】 以上十一味，加水煎煮二次，每次1小时，合并煎液，滤过，滤液减压浓缩至相对密度1.24～1.27（25℃），加乙醇使含醇量达70%，静置，滤过，滤液回收乙醇，加水适量搅拌，用20%氢氧化钠溶液调pH值至7，加甜菊素2g，调整总量至1000ml，搅匀，冷藏，滤过，灌封，灭菌，即得。

【功能与主治】 温肾健脾，补益气血。用于癌症放、化疗引起的白细胞减少属脾肾阳虚，气血不足证候者，症见神疲乏力，少气懒言，畏寒肢冷，纳差便溏，腰膝酸软。

【用法与用量】 口服。一次40ml，一日3次。或遵医嘱。

【注意】 （1）阴虚火旺及有出血倾向者禁用。（2）热毒证禁用。（3）孕妇禁用。（4）个别病人服后有轻度胃脘不适。

【规格】 （1）每支装10ml （2）每支装20ml （3）每瓶装250ml

【剂量推算】

处方	成药 日用量，ml	推算饮片 日生药量，g	《药典》饮片 日用量，g
淫羊藿	120	28.8	6～10
补骨脂		14.4	6～10
附子（黑顺片）		9.6	3～15
枸杞子		28.8	6～12
黄芪		28.8	9～30
鸡血藤		28.8	9～15
茜草		28.8	6～10
当归		14.4	6～12
芦根		28.8	15～30
麦冬		14.4	6～12
甘草		14.4	2～10

生血宝合剂

Shengxuebao Heji

【处方】 制何首乌 344g　女贞子 430.7g
桑椹 430.7g　墨旱莲 430.7g
白芍 344g　黄芪 344g
狗脊 344g

【制法】 以上七味，加水浸泡20分钟，煎煮二次，第一次2小时，第二次1.5小时，煎液滤过，滤液减压浓缩适量，合并浓缩液，离心，滤过，加入甜菊素2.5g与羟苯乙酯1.5g，加热至沸，制成1000ml，即得。

【功能与主治】 滋补肝肾，益气生血。用于肝肾不足、气血两虚所致的神疲乏力、腰膝疲软、头晕耳鸣、心悸、气短、失眠、咽干、纳差食少；放、化疗所致的白细胞减少，缺铁性贫血见上述证候者。

【用法与用量】 口服。一次15ml，一日3次。

【规格】 每瓶装100ml

【剂量推算】

处方	成药 日用量，ml	推算饮片 日生药量，g	《药典》饮片 日用量，g
制何首乌	45	15.48	6～12
女贞子		19.38	6～12
桑椹		19.38	9～15
墨旱莲		19.38	6～12
白芍		15.48	6～15
黄芪		15.48	9～30
狗脊		15.48	6～12

生血宝颗粒

Shengxuebao Keli

【处方】制何首乌 645g　女贞子 807.5g
桑椹 807.5g　墨旱莲 807.5g
白芍 645g　黄芪 645g
狗脊 645g

【制法】以上七味，酌予碎断，加水浸泡 20 分钟，95℃加热，动态提取 1 小时，冷却至 50℃以下，滤过，滤液减压浓缩至适量，喷雾干燥，加甜菊素 1g 及糊精适量，混匀，制粒，制成 1000g，即得。

【功能与主治】滋补肝肾，益气生血。用于肝肾不足、气血两虚所致的神疲乏力、腰膝疲软、头晕耳鸣、心悸、气短、失眠、咽干、纳差食少；放、化疗所致的白细胞减少，缺铁性贫血见上述证候者。

【用法与用量】开水冲服。一次 8g，一日 2～3 次。

【规格】（1）每袋装 8g（2）每袋装 4g

【剂量推算】

处方	成药日用量，g	推算饮片日生药量，g	《药典》饮片日用量，g
制何首乌	16～24	10.32～15.48	6～12
女贞子		12.92～19.38	6～12
桑椹		12.92～19.38	9～15
墨旱莲		12.92～19.38	6～12
白芍		10.32～15.48	6～15
黄芪		10.32～15.48	9～30
狗脊		10.32～15.48	6～12

生脉饮

Shengmaiyin

【处方】红参 100g　麦冬 200g
五味子 100g

【制法】以上三味，粉碎成粗粉，用 65%乙醇作溶剂，浸渍 24 小时后进行渗漉，收集渗漉液约 4500ml，减压浓缩至约 250ml，放冷，加水 400ml 稀释，滤过，另加 60%糖浆 300ml 及适量防腐剂，并调节 pH 值至规定范围，加水至 1000ml，搅匀，静置，滤过，灌封，灭菌，即得。

【功能与主治】益气复脉，养阴生津。用于气阴两亏，心悸气短，脉微自汗。

【用法与用量】口服。一次 10ml，一日 3 次。

【规格】每支装 10ml

【剂量推算】

处方	成药日用量，ml	推算饮片日生药量，g	《药典》饮片日用量，g
红参	30	3	3～9
麦冬		6	6～12
五味子		3	2～6

生脉胶囊

Shengmai Jiaonang

【处方】红参 330g　麦冬 660g
五味子 330g

【制法】以上三味，取红参 200g，粉碎成细粉，备用；剩余红参粉碎成粗粉，用 75%乙醇作溶剂，浸渍 24 小时后进行渗漉，收集渗漉液 715ml。将五味子粉碎成粗粉，水蒸气蒸馏，蒸馏液备用；残渣与麦冬加水煎煮二次，第一次 2 小时，第二次 1.5 小时，滤过，滤液合并，浓缩至相对密度 1.20～1.25（60℃），加乙醇使含醇量达 60%，静置，滤过，回收乙醇，浓缩至适量，与上述渗漉液、蒸馏液及红参细粉混匀，制粒，干燥，装入胶囊，制成 1000 粒，即得。

【功能与主治】益气复脉，养阴生津。用于气阴两亏，心悸气短，脉微自汗。

【用法与用量】口服。一次 3 粒，一日 3 次。

【规格】（1）每粒装 0.3g（2）每粒装 0.35g

【剂量推算】

处方	成药日用量	推算饮片日生药量，g	《药典》饮片日用量，g
红参	9 粒	2.97	3～9
麦冬		5.94	6～12
五味子		2.97	2～6

白带丸

Baidai Wan

【处方】黄柏（酒炒）150g　椿皮 300g
白芍 100g　当归 100g

醋香附 50g

【制法】以上五味，除椿皮外，其余黄柏（酒炒）等四味粉碎成细粉，过筛，混匀。椿皮加水煎煮二次，合并煎液，滤过，滤液浓缩至适量，上述细粉用浓缩液（酌留部分包衣）与适量的水制丸，用留下的浓缩液包衣，干燥，打光，即得。

【功能与主治】清热，除湿，止带。用于湿热下注所致的带下病，症见带下量多、色黄、有味。

【用法与用量】口服。一次6g，一日2次。

【剂量推算】

处方	成药日用量，g	推算饮片日生药量，g	《药典》饮片日用量，g
黄柏（酒炒）	12	4.5	2～5
椿皮		9	6～9
白芍		3	6～15
当归		3	6～12
醋香附		1.5	6～10

注：因椿皮为浓缩液入药，无法计算重量，故推算的饮片日用量大于实际用量。

白蚀丸

Baishi Wan

【处方】紫草 71g　灵芝 595g
降香 71g　盐补骨脂 357g
丹参 71g　红花 71g
制何首乌 595g　海螵蛸 48g
牡丹皮 71g　黄药子 71g
苍术（泡）24g　甘草 48g
蒺藜 1010g　龙胆 24g

【制法】以上十四味，取紫草、苍术（泡）、海螵蛸、蒺藜、黄药子、丹参、灵芝、甘草及制何首乌357g加水煎煮二次，第一次4小时，第二次2小时，煎液滤过，滤液合并，浓缩成稠膏；另取盐补骨脂、龙胆、降香、牡丹皮、红花及剩余的制何首乌粉碎成粗粉，与稠膏混匀，干燥，粉碎成细粉，过筛，用水泛丸，干燥，用黑氧化铁和滑石粉包衣，制成1000g，即得。

【功能与主治】补益肝肾，活血祛瘀，养血驱风。用于肝肾不足，血虚风盛所致的白癜风，症见白斑色乳白、多有对称、边界清楚，病程较久，伴有头晕目眩、腰膝痠痛。

【用法与用量】口服。一次2.5g，十岁以下小儿服量减半，一日3次。

【注意】孕妇及肝肾功能不全者禁用；服药过程患部宜常日晒。

【规格】每袋装2.5g

【剂量推算】

处方	成药日用量，g	推算饮片日生药量，g	《药典》饮片日用量，g
紫草	7.5	0.53	5～10
灵芝		4.46	6～12
降香		0.53	9～15
盐补骨脂		2.68	6～10
丹参		0.53	10～15
红花		0.53	3～10
制何首乌		4.46	6～12
海螵蛸		0.36	5～10
牡丹皮		0.53	6～12
黄药子		0.53	5～9[1]
苍术（泡）		0.18	3～9[2]
甘草		0.36	2～10
蒺藜		7.58	6～10
龙胆		0.18	3～6

参考标准：
［1］四川省中药饮片炮制规范（2015年版）
［2］广东省中药炮制规范（1984年版）

白蒲黄片

Baipuhuang Pian

【处方】白头翁 830g　蒲公英 830g
黄芩 83g　黄柏 83g

【制法】以上四味，酌予碎断，加80%乙醇在80℃浸渍4小时，滤过，滤液回收乙醇，备用。药渣加水煎煮二次，每次1小时，滤过，合并滤液，与上述回收乙醇后的提取液混合，浓缩成稠膏，加适量淀粉，混匀，干燥，粉碎，过筛，制成颗粒，干燥，制成1000片，包糖衣或薄膜衣，即得。

【功能与主治】清热燥湿，解毒凉血。用于大肠湿热、热毒壅盛所致的痢疾、泄泻，症见里急后重、便下脓血；肠炎、痢疾见上述证候者。

【用法与用量】口服。一次3～6片，一日3次。

【规格】（1）薄膜衣片　每片重0.35g （2）薄膜衣片　每片重0.4g （3）糖衣片（片心重0.3g）

【剂量推算】

处方	成药日用量，片	推算饮片日生药量，g	《药典》饮片日用量，g
白头翁	9～18	7.47～14.94	9～15
蒲公英		7.47～14.94	10～15
黄芩		0.75～1.49	3～10
黄柏		0.75～1.49	3～12

白癜风胶囊

Baidianfeng Jiaonang

【处方】补骨脂 33.33g　黄芪 33.33g
红花 33.33g　川芎 33.33g
当归 33.33g　香附 33.33g
桃仁 33.33g　丹参 33.33g
乌梢蛇 33.33g　紫草 33.33g
白鲜皮 33.33g　山药 33.33g
干姜 33.33g　龙胆 33.33g
蒺藜 433.33g

【制法】以上十五味，补骨脂、红花、当归、川芎、桃仁、干姜、香附和143g蒺藜粉碎成细粉，备用；乌梢蛇等七味与剩余蒺藜加水煎煮三次，第一次3小时，第二次、第三次各2小时，煎液滤过，滤液合并，浓缩至适量，加入上述细粉搅拌均匀，干燥，粉碎，装入胶囊，制成1000粒，即得。

【功能与主治】活血行滞，祛风解毒。用于经络阻隔、气血不畅所致的白癜风，症见白斑散在分布、色泽苍白、边界较明显。

【用法与用量】口服。一次3～4粒，一日2次。

【注意】孕妇慎用。

【规格】每粒装0.45g

【剂量推算】

处方	成药日用量，粒	推算饮片日生药量，g	《药典》饮片日用量，g
补骨脂	6～8	0.20～0.27	6～10
黄芪		0.20～0.27	9～30
红花		0.20～0.27	3～10
川芎		0.20～0.27	3～10
当归		0.20～0.27	6～12
香附		0.20～0.27	6～10

续表

处方	成药日用量，粒	推算饮片日生药量，g	《药典》饮片日用量，g
桃仁	6～8	0.20～0.27	5～10
丹参		0.20～0.27	10～15
乌梢蛇		0.20～0.27	6～12
紫草		0.20～0.27	5～10
白鲜皮		0.20～0.27	5～10
山药		0.20～0.27	15～30
干姜		0.20～0.27	3～10
龙胆		0.20～0.27	3～6
蒺藜		2.60～3.47	6～10

瓜霜退热灵胶囊

Guashuang Tuireling Jiaonang

【处方】西瓜霜 86.4g　北寒水石 56g
石膏 53.2g　滑石 56g
磁石 56g　玄参 16.8g
水牛角浓缩粉 10.8g　羚羊角 5.2g
甘草 8.8g　升麻 16.8g
丁香 3.2g　沉香 5.2g
人工麝香 1g　冰片 3.2g
朱砂 5.2g

【制法】以上十五味，取部分石膏、玄参、升麻、甘草、沉香五味加水煎煮两次，煎液滤过，滤液合并，浓缩至适量，加入西瓜霜、水牛角浓缩粉，混合，干燥，将剩余石膏、羚羊角、滑石、北寒水石、磁石干燥，与丁香及上述干膏合并粉碎成细粉，再将朱砂水飞成极细粉，人工麝香、冰片两味分别研细，与上述细粉配研，混匀，装入胶囊，制成1000粒，即得。

【功能与主治】清热解毒，开窍镇惊。用于热病热入心包、肝风内动证，症见高热、惊厥、抽搐、咽喉肿痛。

【用法与用量】口服。周岁以内一次0.15～0.3g，一至三岁一次0.3～0.6g，三至六岁一次0.6～0.75g，六至九岁一次0.75～0.9g，九岁以上一次0.9～1.2g，成人一次1.2～1.8g，一日3～4次。

【注意】不宜久服，孕妇禁服。

【规格】每粒装0.3g

【剂量推算】

处方	成药日用量，g	推算饮片日生药量，g	《药典》饮片日用量，g
西瓜霜	0.45～7.2	0.13～2.07	0.5～1.5
北寒水石		0.084～1.34	9～15[1]
石膏		0.080～1.28	15～60
滑石		0.084～1.34	10～20
磁石		0.084～1.34	9～30
玄参		0.025～0.40	9～15
水牛角浓缩粉		0.016～0.26	1.5～3[2]
羚羊角		0.0078～0.12	1～3
甘草		0.013～0.21	2～10
升麻		0.025～0.40	3～10
丁香		0.0048～0.077	1～3
沉香		0.0078～0.12	1～5
人工麝香		0.0015～0.024	0.03～0.1
冰片		0.0048～0.077	0.15～0.3
朱砂		0.0078～0.12	0.1～0.5

参考标准：

[1] 天津市中药饮片炮制规范（2018年版）
[2] 中国药典（2005年版）一部

乐儿康糖浆

Le'erkang Tangjiang

【处方】党参 77.3g　太子参 77.3g
黄芪 77.3g　茯苓 51.5g
山药 77.3g　薏苡仁 77.3g
麦冬 77.3g　制何首乌 77.3g
大枣 25.8g　焦山楂 25.8g
炒麦芽 25.8g　陈皮 77.3g
桑枝 206.2g

【制法】以上十三味，加水煎煮二次，每次2小时，滤过，合并滤液并浓缩成清膏，加入蔗糖603.1g，炼蜜220.6g，煮沸，浓缩，滤过，滤液加入枸橼酸适量和苯甲酸钠或山梨酸钾 3g，加水调整总量至1000ml，混匀，即得。

【功能与主治】益气健脾，和中开胃。用于脾胃气虚所致的食欲不振、面黄、身瘦；厌食症、营养不良症见上述证候者。

【用法与用量】口服。一至二岁一次 5ml，二岁以上一次 10ml，一日 2～3 次。

【规格】每瓶装 100ml

【剂量推算】

处方	成药日用量，ml	推算饮片日生药量，g	《药典》饮片日用量，g
党参	10～30	0.77～2.32	9～30
太子参		0.77～2.32	9～30
黄芪		0.77～2.32	9～30
茯苓		0.52～1.55	10～15
山药		0.77～2.32	15～30
薏苡仁		0.77～2.32	9～30
麦冬		0.77～2.32	6～12
制何首乌		0.77～2.32	6～12
大枣		0.26～0.77	6～15
焦山楂		0.26～0.77	9～12
炒麦芽		0.26～0.77	10～15
陈皮		0.77～2.32	3～10
桑枝		2.06～6.19	9～15

乐脉丸

Lemai Wan

【处方】丹参 998g　川芎 499g
赤芍 499g　红花 499g
香附 249.5g　木香 249.5g
山楂 124.8g

【制法】以上七味，加水煎煮三次，每次1小时，合并煎液，滤过，滤液低温（45～50℃）浓缩成清膏，干燥，粉碎，加入适量辅料，用乙醇和大豆油制软材，制丸，干燥，制成 1000g；或用乙醇制软材，制丸，干燥，过筛，包薄膜衣，制成 800g，即得。

【功能与主治】行气活血，化瘀通脉。用于气滞血瘀所致的头痛、眩晕、胸痛、心悸；冠心病心绞痛、多发性脑梗死见上述证候者。

【用法与用量】口服。一次1～2袋，一日3次；或遵医嘱。

【规格】（1）每袋装 1.5g（浓缩水丸）（2）每袋装 1.2g（包衣浓缩水丸）

【剂量推算】

处方	成药日用量，g	推算饮片日生药量，g	《药典》饮片日用量，g
丹参	浓缩丸：4.5～9 包衣浓缩丸：3.6～7.2	4.49～8.98	10～15
川芎		2.25～4.49	3～10
赤芍		2.25～4.49	6～12
红花		2.25～4.49	3～10
香附		1.12～2.25	6～10
木香		1.12～2.25	3～6
山楂		0.56～1.12	9～12

乐脉片

Lemai Pian

【处方】丹参 499g 川芎 249.5g
赤芍 249.5g 红花 249.5g
香附 124.75g 木香 124.75g
山楂 62.4g

【制法】以上七味，加水煎煮三次，每次1小时，滤过，合并滤液，滤液低温（45～50℃）浓缩至相对密度为1.10～1.30的清膏，加辅料适量，制粒，加入适量辅料，混匀，压制成1000片，包薄膜衣，即得。

【功能与主治】行气活血，化瘀通脉。用于气滞血瘀所致的头痛、眩晕、胸痛、心悸；冠心病心绞痛、多发性脑梗死见上述证候者。

【用法与用量】口服。一次3～6片，一日3次。

【规格】每片重（1）0.45g （2）0.6g

【剂量推算】

处方	成药日用量，片	推算饮片日生药量，g	《药典》饮片日用量，g
丹参	9～18	4.49～8.98	10～15
川芎		2.25～4.49	3～10
赤芍		2.25～4.49	6～12
红花		2.25～4.49	3～10
香附		1.12～2.25	6～10
木香		1.12～2.25	3～6
山楂		0.56～1.12	9～12

乐脉胶囊

Lemai Jiaonang

【处方】丹参 499g 川芎 249.5g
赤芍 249.5g 红花 249.5g
香附 124.75g 木香 124.75g
山楂 62.4g

【制法】以上七味，加水煎煮三次，每次1小时，合并煎液，滤过，滤液低温减压浓缩成清膏，干燥，粉碎，与适量辅料混合均匀，装入胶囊，制成1000粒或1333粒，即得。

【功能与主治】行气活血，化瘀通脉。用于气滞血瘀所致的头痛、眩晕、胸痛、心悸；冠心病心绞痛、多发性脑梗死见上述证候者。

【用法与用量】口服。一次3～6粒〔规格（1)、规格（2)、规格（3)〕，一次4～6粒〔规格（4)〕，一日3次。

【规格】每粒装（1）0.56g （2）0.5g （3）0.45g （4）0.42g

【剂量推算】

处方	成药日用量，粒	推算饮片日生药量，g	《药典》饮片日用量，g
丹参	规格（1）、规格（2）、规格（3）：9～18 规格（4）：12～18	4.49～8.98	10～15
川芎		2.25～4.49	3～10
赤芍		2.25～4.49	6～12
红花		2.25～4.49	3～10
香附		1.12～2.25	6～10
木香		1.12～2.25	3～6
山楂		0.56～1.12	9～12

乐脉颗粒

Lemai Keli

【处方】丹参 499g 川芎 249.5g
赤芍 249.5g 红花 249.5g
香附 124.75g 木香 124.75g
山楂 62.4g

【制法】以上七味，加水煎煮三次，每次1小时，合并煎液，滤过，滤液于离心薄膜蒸发器内低温（45～50℃）浓缩至相对密度为1.10～1.30的清膏，在间歇式流化床内与混合均匀的糊精-预胶化淀粉600g(1:1)及甜菊素1‰～2‰流化，制成颗粒，干燥，制成1000g，即得。

【功能与主治】行气活血，化瘀通脉。用于气滞血瘀所致的头痛、眩晕、胸痛、心悸；冠心病心绞痛、多发性脑梗死见上述证候者。

【用法与用量】 开水冲服。一次 1～2 袋，一日 3 次。

【规格】 每袋装 3g

【剂量推算】

处方	成药 日用量，袋	推算饮片 日生药量，g	《药典》饮片 日用量，g
丹参	3～6	4.49～8.98	10～15
川芎		2.25～4.49	3～10
赤芍		2.25～4.49	6～12
红花		2.25～4.49	3～10
香附		1.12～2.25	6～10
木香		1.12～2.25	3～6
山楂		0.56～1.12	9～12

外感风寒颗粒

Waigan Fenghan Keli

【处方】 桂枝 102g　白芷 102g
防风 102g　柴胡 102g
荆芥穗 76g　羌活 76g
白芍 102g　葛根 127g
桔梗 76g　苦杏仁（炒） 76g
甘草 25g　生姜 76g

【制法】 以上十二味，桂枝、荆芥穗、柴胡、羌活分别提取挥发油；白芷用 60%乙醇作溶剂，浸渍 24 小时后缓缓渗漉，收集渗漉液；药渣与防风等七味加水煎煮二次，第一次 2 小时，第二次 1.5 小时，合并煎液，滤过，滤液静置 24 小时，取上清液加入白芷提取液，浓缩至适量；加入蔗糖及糊精（3:1）与乙醇适量，制成颗粒，干燥，过筛，喷加上述挥发油，混匀，制成 1000g，即得。

【功能与主治】 解表散寒，退热止咳。用于风寒感冒，恶寒发热，头痛项强，全身酸疼，鼻塞流清涕，咳嗽，苔薄白，脉浮。

【用法与用量】 开水冲服。一次 12g，一日 3 次。

【规格】 每袋装 12g（相当于原药材 12.5g）

【剂量推算】

续表

处方	成药 日用量，g	推算饮片 日生药量，g	《药典》饮片 日用量，g
桂枝	36	3.67	3～10
白芷		3.67	3～10
防风		3.67	5～10
柴胡		3.67	3～10
荆芥穗		2.74	5～10
羌活		2.74	3～10
白芍		3.67	6～15
葛根		4.57	10～15
桔梗		2.74	3～10
苦杏仁（炒）		2.74	5～10
甘草		0.90	2～10
生姜		2.74	3～10

冬凌草片

Donglingcao Pian

【处方】 冬凌草 3000g

【制法】 取冬凌草，用乙醇加热回流提取二次，第一次 2 小时，第二次 1.5 小时，提取液滤过，滤液合并，回收乙醇并浓缩至适量，加辅料适量，干燥，粉碎，制成颗粒，干燥，压制成 1000 片，包糖衣或薄膜衣，即得。

【功能与主治】 清热解毒，消肿散结，利咽止痛。用于热毒壅盛所致咽喉肿痛、声音嘶哑；扁桃体炎、咽炎、口腔炎见上述证候者及癌症的辅助治疗。

【用法与用量】 口服。一次 2～5 片，一日 3 次。

【规格】 （1）薄膜衣片　每片重 0.26g　（2）糖衣片（片心重 0.25g）

【剂量推算】

处方	成药 日用量，片	推算饮片 日生药量，g	《药典》饮片 日用量，g
冬凌草	6～15	18～45	30～60

宁神补心片

Ningshen Buxin Pian

【处方】 丹参 112.5g　地黄 75g
酒女贞子 150g　熟地黄 112.5g
墨旱莲 112.5g　煅珍珠母 750g

石菖蒲 37.5g　　首乌藤 187.5g
合欢皮 112.5g　　五味子 56.25g

【制法】 以上十味，丹参粉碎成细粉，其余酒女贞子等九味加水煎煮二次，第一次 2 小时，第二次 1 小时，合并煎液，滤过，滤液浓缩至相对密度为 1.24～1.26（90℃）的清膏，加入丹参细粉，混匀，干燥，粉碎成细粉，制成颗粒，压制成 1000 片，包糖衣或薄膜衣，即得。

【功能与主治】 养血安神，滋补肝肾。用于肝肾阴血不足所致的头昏、耳鸣、心悸、健忘、失眠。

【用法与用量】 口服。一次 4～6 片，一日 3 次；或遵医嘱。

【规格】 （1）糖衣片（片心重 0.25g）（2）薄膜衣片　每片重 0.26g

【剂量推算】

处方	成药 日用量，片	推算饮片 日生药量，g	《药典》饮片 日用量，g
丹参	12～18	1.35～2.03	10～15
地黄		0.90～1.35	10～15
酒女贞子		1.80～2.70	6～12
熟地黄		1.35～2.03	9～15
墨旱莲		1.35～2.03	6～12
煅珍珠母		9.00～13.50	10～25
石菖蒲		0.45～0.68	3～10
首乌藤		2.25～3.38	9～15
合欢皮		1.35～2.03	6～12
五味子		0.68～1.01	2～6

玄麦甘桔含片

Xuanmai Ganjie Hanpian

【处方】 玄参 275g　　麦冬 275g
甘草 275g　　桔梗 275g

【制法】 以上四味，加水煎煮三次，第一次 1.5 小时，第二、三次每次 1 小时，合并煎液，滤过，滤液静置 12 小时，取上清液减压浓缩至相对密度为 1.10～1.20（60～65℃）的稠膏，干燥成干膏。取干膏粉与适量蔗糖、淀粉混匀，制粒，干燥，喷入 0.3%薄荷油及 1%硬脂酸镁，混匀，制成 1000 片；或包薄膜衣，即得。

【功能与主治】 清热滋阴，祛痰利咽。用于阴虚火旺，虚火上浮，口鼻干燥，咽喉肿痛。

【用法与用量】 含服。一次 1～2 片，一日 12 片，随时服用。

【规格】 （1）每片重 1.0g （2）薄膜衣片　每片重 1.0g

【剂量推算】

处方	成药 日用量，片	推算饮片 日生药量，g	《药典》饮片 日用量，g
玄参	12	3.3	9～15
麦冬		3.3	6～12
甘草		3.3	2～10
桔梗		3.3	3～10

玄麦甘桔胶囊

Xuanmai Ganjie Jiaonang

【处方】 玄参 400g　　麦冬 400g
甘草 400g　　桔梗 400g

【制法】 以上四味，加水煎煮三次，每次 1 小时，合并煎液，滤过，滤液静置 12 小时，取上清液浓缩至相对密度为 1.10（65～80℃）的清膏，喷雾干燥，得干膏粉，加入淀粉适量，混匀，装入胶囊，制成 1000 粒，即得。

【功能与主治】 清热滋阴，祛痰利咽。用于阴虚火旺，虚火上浮，口鼻干燥，咽喉肿痛。

【用法与用量】 口服。一次 3～4 粒，一日 3 次。

【规格】 每粒装 0.35g

【剂量推算】

处方	成药 日用量，粒	推算饮片 日生药量，g	《药典》饮片 日用量，g
玄参	9～12	3.6～4.8	9～15
麦冬		3.6～4.8	6～12
甘草		3.6～4.8	2～10
桔梗		3.6～4.8	3～10

玄麦甘桔颗粒

Xuanmai Ganjie Keli

【处方】 玄参 80g　　麦冬 80g
甘草 80g　　桔梗 80g

【制法】以上四味，加水煎煮三次，第一次1.5小时，第二、三次各1小时，合并煎液，滤过，滤液静置12小时，取上清液浓缩至相对密度为1.32～1.35（65℃）的稠膏。取稠膏，加入适量的蔗糖及糊精，制成颗粒，干燥，制成1000g；或加蔗糖适量，混匀，制成颗粒，干燥，制成600g（低蔗糖）；或加糊精适量，混匀，制成颗粒，干燥，制成500g（无蔗糖），即得。

【功能与主治】清热滋阴，祛痰利咽。用于阴虚火旺，虚火上浮，口鼻干燥，咽喉肿痛。

【用法与用量】开水冲服。一次1袋，一日3～4次。

【规格】每袋装（1）10g（2）6g（低蔗糖）（3）5g（无蔗糖）

【剂量推算】

处方	成药日用量，袋	推算饮片日生药量，g	《药典》饮片日用量，g
玄参	3～4	2.4～3.2	9～15
麦冬		2.4～3.2	6～12
甘草		2.4～3.2	2～10
桔梗		2.4～3.2	3～10

半夏天麻丸

Banxia Tianma Wan

【处方】法半夏 360g　天麻 180g
炙黄芪 360g　人参 30g
苍术（米泔炙）36g　炒白术 80g
茯苓 126g　陈皮 360g
泽泻 36g　六神曲（麸炒）69g
炒麦芽 39g　黄柏 54g

【制法】以上十二味，粉碎成细粉，过筛，混匀。取生姜，榨汁（每100g粉末用生姜3g），药渣加水煎煮，煎液滤过，与汁合并，泛丸，干燥，即得。

【功能与主治】健脾祛湿，化痰息风。用于脾虚湿盛、痰浊内阻所致的眩晕、头痛、如蒙如裹、胸脘满闷。

【用法与用量】口服。一次6g，一日2～3次。

【注意】忌食生冷油腻。

【规格】每100丸重6g

【剂量推算】

处方	成药日用量，g	推算饮片日生药量，g	《药典》饮片日用量，g
法半夏	12～18	2.50～3.75	3～9
天麻		1.25～1.87	3～10
炙黄芪		2.50～3.75	9～30
人参		0.21～0.31	3～9
苍术（米泔炙）		0.25～0.37	5～10[1] 3～9[2]
炒白术		0.55～0.83	6～12
茯苓		0.87～1.31	10～15
陈皮		2.50～3.75	3～10
泽泻		0.25～0.37	6～10
六神曲（麸炒）		0.48～0.72	6～15[3]
炒麦芽		0.27～.041	10～15
黄柏		0.37～0.56	3～12

参考标准：

［1］吉林省中药饮片炮制规范（2020年版）公示
［2］江苏省中药饮片炮制规范（2020年版）（第二册）（第一批征求意见稿）
［3］山东省中药饮片炮制规范（2012年版）

汉桃叶片

Hantaoye Pian

【处方】汉桃叶 3000g

【制法】取汉桃叶加水煎煮二次，每次1.5小时，滤过，合并滤液，浓缩至相对密度约为1.2（50℃）的清膏，加乙醇至含醇量达60%，静置，滤过，回收乙醇，滤液浓缩成稠膏状，干燥成干浸膏，粉碎，加淀粉适量，混匀，制粒，压制成1000片，包糖衣或薄膜衣，即得。

【功能与主治】祛风止痛，舒筋活络。用于三叉神经痛，坐骨神经痛，风湿关节痛。

【用法与用量】口服。一次3～5片，一日3次。

【规格】（1）薄膜衣片　每片重0.33g（2）糖衣片（片心重0.32g）

【剂量推算】

处方	成药日用量，片	推算饮片日生药量，g	《药典》饮片日用量，g
汉桃叶	9～15	27～45	9～15[1]

参考标准：

[1] 湖南省中药材标准（2009年版）

加味左金丸

Jiawei Zuojin Wan

【处方】 姜黄连 36g　制吴茱萸 36g
黄芩 18g　柴胡 36g
木香 18g　醋香附 72g
郁金 36g　白芍 54g
醋青皮 54g　麸炒枳壳 54g
陈皮 54g　醋延胡索 54g
当归 54g　甘草 18g

【制法】 以上十四味，粉碎成细粉，过筛，混匀，用水泛丸，干燥，即得。

【功能与主治】 平肝降逆，疏郁止痛。用于肝郁化火、肝胃不和引起的胸脘痞闷、急躁易怒、嗳气吞酸、胃痛少食。

【用法与用量】 口服。一次6g，一日2次。

【规格】 每100丸重6g

【剂量推算】

处方	成药日用量，g	推算饮片日生药量，g	《药典》饮片日用量，g
姜黄连	12	0.73	2～5
制吴茱萸		0.73	2～5
黄芩		0.36	3～10
柴胡		0.73	3～10
木香		0.36	3～6
醋香附		1.45	6～10
郁金		0.73	3～10
白芍		1.09	6～15
醋青皮		1.09	3～10
麸炒枳壳		1.09	3～10
陈皮		1.09	3～10
醋延胡索		1.09	3～10
当归		1.09	6～12
甘草		0.36	2～10

加味生化颗粒

Jiawei Shenghua Keli

【处方】 当归 266g　桃仁 266g
益母草 266g　赤芍 200g
艾叶 200g　川芎 200g
炙甘草 200g　炮姜 200g
荆芥 200g　阿胶 34g

【制法】 以上十味，除阿胶外，其余当归等九味加水煎煮二次，每次2小时，合并煎液，滤过，滤液减压浓缩至适量，静置24小时，取上清液，备用，另取阿胶加适量水加热溶化后，加入上述备用液中，继续浓缩至相对密度约1.20的清膏，加入蔗糖和糊精适量，混匀，制成颗粒，干燥，制成1000g，即得。

【功能与主治】 活血化瘀，温经止痛。用于瘀血不尽，冲任不固所致的产后恶露不绝，症见恶露不止、色紫暗或有血块、小腹冷痛。

【用法与用量】 开水冲服。一次1袋，一日3次。

【规格】 每袋装15g

【剂量推算】

处方	成药日用量，袋	推算饮片日生药量，g	《药典》饮片日用量，g
当归	3	12	6～12
桃仁		12	5～10
益母草		12	9～30
赤芍		9	6～12
艾叶		9	3～9
川芎		9	3～10
炙甘草		9	2～10
炮姜		9	3～9
荆芥		9	5～10
阿胶		1.5	3～9

加味香连丸

Jiawei Xianglian Wan

【处方】 木香 120g　姜黄连 180g
黄芩 120g　黄柏（酒炙） 60g
白芍 120g　当归 60g
姜厚朴 120g　麸炒枳壳 120g

槟榔 60g　　醋延胡索 60g
制吴茱萸 60g　　炙甘草 30g

【制法】 以上十二味，粉碎成细粉，过筛，混匀，用水泛丸，干燥，即得。

【功能与主治】 清热祛湿，化滞止痛。用于大肠湿热所致的痢疾，症见大便脓血、腹痛下坠、里急后重。

【用法与用量】 口服。一次 6g，一日 3 次。

【规格】 每 100 丸重 6g

【剂量推算】

处方	成药日用量，g	推算饮片日生药量，g	《药典》饮片日用量，g
木香	18	1.95	3～6
姜黄连		2.92	2～5
黄芩		1.95	3～10
黄柏（酒炙）		0.97	3～12[1]
白芍		1.95	6～15
当归		0.97	6～12
姜厚朴		1.95	3～10
麸炒枳壳		1.95	3～10
槟榔		0.97	3～10
醋延胡索		0.97	3～10
制吴茱萸		0.97	2～5
炙甘草		0.49	2～10

参考标准：

［1］山东省中药饮片炮制规范（2012 年版）

加味逍遥口服液（合剂）

Jiawei Xiaoyao Koufuye

【处方】 柴胡 64g　　当归 64g
白芍 64g　　白术（麸炒） 64g
茯苓 64g　　牡丹皮 96g
栀子（姜炙） 96g　　薄荷 13g
甘草 51g　　生姜 21g

【制法】 以上十味，柴胡、当归、白术（麸炒）、牡丹皮、薄荷、生姜用水蒸气蒸馏，收集蒸馏液 600ml，蒸馏后的水溶液另器保存；其余白芍等四味，加水煎煮二次，第一次 2 小时，第二次与蒸馏后的药渣合并煎煮 1.5 小时，合并煎液，滤过，滤液与蒸馏后的水溶液合并，浓缩至适量，放冷，加乙醇使含醇量为 65%，搅拌，冷藏 24 小时，滤过，滤液回收乙醇并浓缩至适量，加入炼蜜 125ml、山梨酸 1.5g 及上述蒸馏液（先用 3～5ml 聚山梨酯 80 搅拌使混匀），混匀，加水至 1000ml，用稀盐酸调节 pH 值至 4.0，混匀，冷藏 24 小时，滤过，灌封，灭菌，即得。

【功能与主治】 舒肝清热，健脾养血。用于肝郁血虚、肝脾不和所致的两胁胀痛、头晕目眩、倦怠食少、月经不调、脐腹胀痛；更年期综合征见上述证候者。

【用法与用量】 口服。一次 10ml，一日 2 次。

【注意】 切忌气恼劳碌；忌食生冷油腻。

【规格】 （1）每支装 10ml　（2）每瓶装 100ml　（3）每瓶装 150ml

【剂量推算】

处方	成药日用量，ml	推算饮片日生药量，g	《药典》饮片日用量，g
柴胡	20	1.28	3～10
当归		1.28	6～12
白芍		1.28	6～15
白术（麸炒）		1.28	6～12
茯苓		1.28	10～15
牡丹皮		1.92	6～12
栀子（姜炙）		1.92	6～9[1]
薄荷		0.26	3～6
甘草		1.02	2～10
生姜		0.42	3～10

参考标准：

［1］福建省中药饮片炮制规范（2012 年版）

加味逍遥丸

Jiawei Xiaoyao Wan

【处方】 柴胡 300g　　当归 300g
白芍 300g　　白术（麸炒） 300g
茯苓 300g　　甘草 240g
牡丹皮 450g　　栀子（姜炙） 450g
薄荷 60g

【制法】 以上九味，粉碎成细粉，过筛，混匀。另取生姜 100g，煎液泛丸，干燥，即得。

【功能与主治】 舒肝清热，健脾养血。用于肝郁血虚，肝脾不和，两胁胀痛，头晕目眩，倦怠食少，月经不调，脐腹胀痛。

【用法与用量】 口服。一次6g，一日2次。

【注意】 切忌气恼劳碌；忌食生冷油腻。

【规格】 每100丸重6g

【剂量推算】

处方	成药日用量，g	推算饮片日生药量，g	《药典》饮片日用量，g
柴胡	12	1.33	3～10
当归		1.33	6～12
白芍		1.33	6～15
白术（麸炒）		1.33	6～12
茯苓		1.33	10～15
甘草		1.07	2～10
牡丹皮		2.00	6～12
栀子（姜炙）		2.00	6～9[1]
薄荷		0.27	3～6
生姜		0.44	3～10

参考标准：

［1］福建省中药饮片炮制规范（2012年版）

加味藿香正气软胶囊

Jiawei Huoxiang Zhengqi Ruanjiaonang

【处方】 广藿香 326.8g　紫苏叶 108.9g
白芷 108.9g　炒白术 217.9g
陈皮 217.9g　半夏（制） 217.9g
姜厚朴 217.9g　茯苓 108.9g
桔梗 217.9g　甘草 217.9g
大腹皮 108.9g　生姜 32.7g
大枣 54.5g

【制法】 以上十三味，姜厚朴用60%乙醇提取三次，滤过，合并滤液，回收乙醇，浓缩成清膏Ⅰ；广藿香、紫苏叶、陈皮、炒白术、白芷水蒸气蒸馏提取挥发油，蒸馏后的水溶液滤过，滤液另器收集；药渣与半夏（制）、茯苓、桔梗、甘草、大腹皮、生姜及大枣加水煎煮二次，合并煎液，与上述水溶液合并，滤过，滤液浓缩至适量，离心，上清液浓缩成清膏Ⅱ；合并清膏Ⅰ和Ⅱ，浓缩成稠膏，减压干燥，粉碎成细粉，过筛。加入挥发油及精制大豆油、蜂蜡及聚山梨酯80，经胶体磨磨匀，压制成软胶囊1000粒，即得。

【功能与主治】 解表化湿，理气和中。用于外感风寒，内伤湿滞证，症见头痛昏重、胸膈痞闷、脘腹胀痛、呕吐泄泻；胃肠型感冒见上述证候者。

【用法与用量】 口服。一次3粒，一日2次。

【规格】 每粒装0.6g（相当于饮片2.157g）

【剂量推算】

处方	成药日用量，粒	推算饮片日生药量，g	《药典》饮片日用量，g
广藿香	6	1.96	3～10
紫苏叶		0.65	5～10
白芷		0.65	3～10
炒白术		1.31	6～12
陈皮		1.31	3～10
半夏（制）		1.31	3～9
姜厚朴		1.31	3～10
茯苓		0.65	10～15
桔梗		1.31	3～10
甘草		1.31	2～10
大腹皮		0.65	5～10
生姜		0.20	3～10
大枣		0.33	6～15

孕康合剂（孕康口服液）

Yunkang Heji

【处方】 山药 125g　续断 75g
黄芪 100g　当归 75g
狗脊（去毛） 100g　菟丝子 75g
桑寄生 50g　杜仲（炒） 75g
补骨脂 75g　党参 75g
茯苓 100g　白术（焦） 75g
阿胶 25g　地黄 100g
山茱萸 75g　枸杞子 100g
乌梅 50g　白芍 75g
砂仁 50g　益智 50g
苎麻根 75g　黄芩 50g
艾叶 8.3g

【制法】 以上二十三味，除阿胶外，其余山药等二十二味用温水浸泡4小时，滤过，滤液备用，药渣加水煎煮三次，第一次2小时，第二次1小时，第三次0.5小时，滤过，合并上述滤液，加入阿胶溶化后，浓缩成每1ml含生药1g的清膏；清膏加乙醇使含醇量达70%，静置，滤过，滤液回收乙醇，加入蜂蜜83g、蔗糖88g、苯甲酸钠3.0g及水适量，混匀，加氢氧化钠试液调节pH值至5～6，加水至1000ml，滤过，灌封，灭菌，即得。

【功能与主治】 健脾固肾，养血安胎。用于肾虚型和气血虚弱型先兆流产和习惯性流产。

【用法与用量】 口服。早、中、晚空腹口服，一次20ml，一日3次。

【注意】（1）服药期间，忌食辛辣刺激性食物，避免剧烈运动以及重体力劳动。

（2）凡难免流产、异位妊娠、葡萄胎等非本品适用范围。

【规格】（1）每瓶装10ml （2）每瓶装20ml （3）每瓶装100ml

【剂量推算】

处方	成药日用量，ml	推算饮片日生药量，g	《药典》饮片日用量，g
山药	60	7.5	15～30
续断		4.5	9～15
黄芪		6	9～30
当归		4.5	6～12
狗脊（去毛）		6	6～12
菟丝子		4.5	6～12
桑寄生		3	9～15
杜仲（炒）		4.5	6～9[1]
补骨脂		4.5	6～10
党参		4.5	9～30
茯苓		6	10～15
白术（焦）		4.5	6～12[2]
阿胶		1.5	3～9
地黄		6	10～15
山茱萸		4.5	6～12
枸杞子		6	6～12
乌梅		3	6～12
白芍		4.5	6～15
砂仁		3	3～6
益智		3	3～10
苎麻根		4.5	10～30[3]
黄芩		3	3～10
艾叶		0.5	3～9

参考标准：

[1] 天津市中药饮片炮制规范（2005年版）
[2] 吉林省中药饮片炮制规范（2020年版）
[3] 山东省中药饮片炮制规范（2012年版）

孕康颗粒

Yunkang Keli

【处方】 山药 312.5g　续断 187.5g　黄芪 250g　当归 187.5g　狗脊（去毛） 250g　菟丝子 187.5g　桑寄生 125g　盐杜仲 187.5g　补骨脂 187.5g　党参 187.5g　茯苓 250g　炒白术 187.5g　阿胶 62.5g　地黄 250g　山茱萸 187.5g　枸杞子 250g　乌梅 125g　白芍 187.5g　砂仁 125g　益智 125g　苎麻根 187.5g　黄芩 125g　艾叶 20.8g

【制法】 以上二十三味，除阿胶外，其余山药等二十二味，用50～60℃温水浸泡4小时，滤过，滤液备用，药渣加水煎煮三次，第一次2小时，第二次1小时，第三次0.5小时，滤过，合并滤液，加入阿胶溶化，浓缩成每1ml含生药1g，加乙醇使含醇量达70%，搅匀，静置24小时，滤过，回收乙醇，滤液减压浓缩至相对密度为1.30～1.35（50℃）的稠膏，加入糊精、甜菊素等辅料适量，混匀，制粒，干燥，制成颗粒1000g，即得。

【功能与主治】 健脾固肾，养血安胎。用于肾虚型和气血虚弱型先兆流产和习惯性流产。

【用法与用量】 开水冲服。早、中、晚空腹口服，一次1袋，一日3次。

【注意】（1）服药期间，忌食辛辣刺激性食物，避免剧烈运动及重体力劳动。（2）凡难免流产、异位妊娠、葡萄胎等非本品适用范围。

【规格】 每袋装8g（相当于饮片33.17g）

【剂量推算】

处方	成药日用量，g	推算饮片日生药量，g	《药典》饮片日用量，g
山药	24	7.5	15～30
续断		4.5	9～15
黄芪		6	9～30

续表

处方	成药日用量，g	推算饮片日生药量，g	《药典》饮片日用量，g
当归	24	4.5	6～12
狗脊（去毛）		6	6～12
菟丝子		4.5	6～12
桑寄生		3	9～15
盐杜仲		4.5	6～9[1]
补骨脂		4.5	6～10
党参		4.5	9～30
茯苓		6	10～15
炒白术		4.5	6～12[2]
阿胶		1.5	3～9
地黄		6	10～15
山茱萸		4.5	6～12
枸杞子		6	6～12
乌梅		3	6～12
白芍		4.5	6～15
砂仁		3	3～6
益智		3	3～10
苎麻根		4.5	10～30[3]
黄芩		3	3～10
艾叶		0.5	3～9

参考标准：

［1］天津市中药饮片炮制规范（2005 年版）
［2］吉林省中药饮片炮制规范（2020 年版）
［3］山东省中药饮片炮制规范（2012 年版）

老年咳喘片

Laonian Kechuan Pian

【处方】 黄芪 110g　白术 66g
防风 66g　甘草 44g
黄精 66g　淫羊藿 66g
补骨脂 66g

【制法】 以上七味，取黄芪 70.4g，白术、黄精粉碎成细粉；剩余黄芪及其余防风等四味加水煎煮二次，第一次 2 小时，第二次 1.5 小时，合并煎液，滤过，滤液浓缩成稠膏，加入上述细粉及辅料适量，混匀，制成颗粒，干燥，压制成 1000 片，包糖衣或薄膜衣，即得。

【功能与主治】 补气壮阳，扶正固本。用于老年慢性支气管炎等虚证。

【用法与用量】 口服。一次 4～6 片，一日 3 次。

【规格】（1）糖衣片　片心重 0.3g（2）薄膜衣片　每片重 0.26g

【剂量推算】

处方	成药日用量，片	推算饮片日生药量，g	《药典》饮片日用量，g
黄芪	12～18	1.32～1.98	9～30
白术		0.79～1.19	6～12
防风		0.79～1.19	5～10
甘草		0.53～0.79	2～10
黄精		0.79～1.19	9～15
淫羊藿		0.79～1.19	6～10
补骨脂		0.79～1.19	6～10

地榆槐角丸

Diyu Huaijiao Wan

【处方】 地榆炭 72g　蜜槐角 108g
炒槐花 72g　大黄 36g
黄芩 72g　地黄 72g
当归 36g　赤芍 36g
红花 9g　防风 36g
荆芥穗 36g　麸炒枳壳 36g

【制法】 以上十二味，粉碎成细粉，过筛，混匀。每 100g 粉末加炼蜜 140～160g 制成大蜜丸，或加炼蜜 30～40g 及适量水制成水蜜丸，干燥，即得。

【功能与主治】 疏风凉血，泻热润燥。用于脏腑实热、大肠火盛所致的肠风便血、痔疮肛瘘、湿热便秘，肛门肿痛。

【用法与用量】 口服。水蜜丸一次 5g，大蜜丸一次 1 丸，一日 2 次。

【注意】 忌食辛辣。孕妇忌服。

【规格】（1）水蜜丸　每 100 丸重 10g（2）大蜜丸　每丸重 9g

【剂量推算】

处方	成药日用量	推算饮片日生药量，g	《药典》饮片日用量，g
地榆炭	水蜜丸：10g 大蜜丸：2 丸	0.80～0.89	9～15
蜜槐角		1.20～1.34	6～9
炒槐花		0.80～0.89	5～10

续表

处方	成药日用量	推算饮片日生药量，g	《药典》饮片日用量，g
大黄	水蜜丸：10g 大蜜丸：2丸	0.40～0.45	3～15
黄芩		0.80～0.89	3～10
地黄		0.80～0.89	10～15
当归		0.40～0.45	6～12
赤芍		0.40～0.45	6～12
红花		0.10～0.11	3～10
防风		0.40～0.45	5～10
荆芥穗		0.40～0.45	5～10
麸炒枳壳		0.40～0.45	3～10

耳聋丸

Erlong Wan

【处方】 龙胆 500g　黄芩 500g
地黄 500g　泽泻 500g
木通 500g　栀子 500g
当归 500g　九节菖蒲 500g
甘草 500g　羚羊角 25g

【制法】 以上十味，羚羊角镑丝，用羚羊角重量30%的淀粉制成稀糊，与羚羊角丝拌匀，干燥；再与龙胆等九味混合，粉碎成细粉。每 100g 粉末加炼蜜150～170g，制成小蜜丸或大蜜丸，即得。

【功能与主治】 清肝泻火，利湿通窍。用于肝胆湿热所致的头晕头痛、耳聋耳鸣、耳内流脓。

【用法与用量】 口服。小蜜丸一次 7g，大蜜丸一次 1 丸，一日 2 次。

【注意】 忌食辛辣食物。

【规格】 （1）小蜜丸　每 45 丸重 7g　（2）大蜜丸　每丸重 7g

【剂量推算】

处方	成药日用量，g	推算饮片日生药量，g	《药典》饮片日用量，g
龙胆	14	0.57～0.62	3～6
黄芩		0.57～0.62	3～10
地黄		0.57～0.62	10～15
泽泻		0.57～0.62	6～10
木通		0.57～0.62	3～6
栀子		0.57～0.62	6～10

续表

处方	成药日用量，g	推算饮片日生药量，g	《药典》饮片日用量，g
当归	14	0.57～0.62	6～12
九节菖蒲		0.57～0.62	2～6[1]
甘草		0.57～0.62	2～10
羚羊角		0.029～0.031	1～3

参考标准：

［1］安徽省中药饮片炮制规范（第三版）（2019年版）

耳聋左慈丸

Erlong Zuoci Wan

【处方】 煅磁石 20g　熟地黄 160g
山茱萸（制）80g　牡丹皮 60g
山药 80g　茯苓 60g
泽泻 60g　竹叶柴胡 20g

【制法】 以上八味，粉碎成细粉，过筛，混匀。每 100g 粉末用炼蜜 30～50g 加适量的水制成水蜜丸，干燥；或加炼蜜 90～110g 制成大蜜丸，即得。

【功能与主治】 滋肾平肝。用于肝肾阴虚，耳鸣耳聋，头晕目眩。

【用法与用量】 口服。水蜜丸一次 6g；大蜜丸一次 1 丸，一日 2 次。

【规格】 （1）水蜜丸　每 10 丸重 1g　（2）水蜜丸　每 15 丸重 3g　（3）大蜜丸　每丸重 9g

【剂量推算】

处方	成药日用量，g	推算饮片日生药量，g	《药典》饮片日用量，g
煅磁石	水蜜丸：12 大蜜丸：18	0.30～0.35	9～30
熟地黄		2.37～2.81	9～15
山茱萸（制）		1.19～1.40	6～12[1]
牡丹皮		0.89～1.05	6～12
山药		1.19～1.40	15～30
茯苓		0.89～1.05	10～15
泽泻		0.89～1.05	6～10
竹叶柴胡		0.30～0.35	3～10[2]

参考标准：

［1］安徽省中药饮片炮制规范（第三版）（2019年版）

［2］甘肃省中药材标准（2020年版）

芎菊上清丸（水丸）

Xiongju Shangqing Wan

【处方】川芎 20g　菊花 240g
黄芩 120g　栀子 30g
炒蔓荆子 30g　黄连 20g
薄荷 20g　连翘 30g
荆芥穗 30g　羌活 20g
藁本 20g　桔梗 30g
防风 30g　甘草 20g
白芷 80g

【制法】以上十五味，粉碎成细粉，过筛，混匀，用水泛丸，干燥，即得。

【功能与主治】清热解表，散风止痛。用于外感风邪引起的恶风身热、偏正头痛、鼻流清涕、牙疼喉痛。

【用法与用量】口服。一次6g，一日2次。

【注意】体虚者慎用。

【剂量推算】

处方	成药日用量，g	推算饮片日生药量，g	《药典》饮片日用量，g
川芎	12	0.32	3～10
菊花		3.89	5～10
黄芩		1.95	3～10
栀子		0.49	6～10
炒蔓荆子		0.49	5～10
黄连		0.32	2～5
薄荷		0.32	3～6
连翘		0.49	6～15
荆芥穗		0.49	5～10
羌活		0.32	3～10
藁本		0.32	3～10
桔梗		0.49	3～10
防风		0.49	5～10
甘草		0.32	2～10
白芷		1.30	3～10

芎菊上清丸

Xiongju Shangqing Wan

【处方】川芎 20g　菊花 240g
黄芩 120g　栀子 30g
炒蔓荆子 30g　黄连 20g
薄荷 20g　连翘 30g
荆芥穗 30g　羌活 20g
藁本 20g　桔梗 30g
防风 30g　甘草 20g
白芷 80g

【制法】以上十五味，粉碎成细粉，过筛，混匀。每100g粉末加炼蜜150～160g，制成大蜜丸，即得。

【功能与主治】清热解表，散风止痛。用于外感风邪引起的恶风身热、偏正头痛、鼻流清涕、牙疼喉痛。

【用法与用量】口服。一次1丸，一日2次。

【注意】体虚者慎用。

【规格】每丸重9g

【剂量推算】

处方	成药日用量，g	推算饮片日生药量，g	《药典》饮片日用量，g
川芎	18	0.187～0.195	3～10
菊花		2.245～2.335	5～10
黄芩		1.123～1.168	3～10
栀子		0.281～0.292	6～10
炒蔓荆子		0.281～0.292	5～10
黄连		0.187～0.195	2～5
薄荷		0.187～0.195	3～6
连翘		0.281～0.292	6～15
荆芥穗		0.281～0.292	5～10
羌活		0.187～0.195	3～10
藁本		0.187～0.195	3～10
桔梗		0.281～0.292	3～10
防风		0.281～0.292	5～10
甘草		0.187～0.195	2～10
白芷		0.748～0.778	3～10

芎菊上清片

Xiongju Shangqing Pian

【处方】川芎 40g　菊花 480g
黄芩 240g　栀子 60g
炒蔓荆子 60g　黄连 40g
薄荷 40g　连翘 60g
荆芥穗 60g　羌活 40g
藁本 40g　桔梗 60g
防风 50g　甘草 40g
白芷 160g

【制法】以上十五味，川芎、黄连粉碎成细粉，过筛；薄荷、连翘、荆芥穗提取挥发油后，药渣加水煎煮2小时，滤过；炒蔓荆子、防风、藁本、桔梗、黄芩、栀子、甘草加水煎煮二次，每次2小时，滤过，合并滤液；白芷、羌活，用70%乙醇作溶剂，进行渗漉，收集渗漉液，回收乙醇；菊花热浸二次，每次2小时，滤过。合并以上各滤液，减压浓缩成稠膏状，加入川芎、黄连细粉及糊精、淀粉适量，混匀，制成颗粒，60℃以下干燥，喷加薄荷、连翘、荆芥穗挥发油，混匀，压制成1000片，包糖衣，即得。

【功能与主治】清热解表，散风止痛。用于外感风邪引起的恶风身热、偏正头痛、鼻流清涕、牙疼喉痛。

【用法与用量】口服。一次4片，一日2次。

【注意】体虚者慎用。

【规格】（1）糖衣片　片心重0.25g（2）糖衣片　片心重0.3g

【剂量推算】

处方	成药日用量，片	推算饮片日生药量，g	《药典》饮片日用量，g
川芎	8	0.32	3～10
菊花		3.84	5～10
黄芩		1.92	3～10
栀子		0.48	6～10
炒蔓荆子		0.48	5～10
黄连		0.32	2～5
薄荷		0.32	3～6
连翘		0.48	6～15
荆芥穗		0.48	5～10
羌活		0.32	3～10

续表

处方	成药日用量，片	推算饮片日生药量，g	《药典》饮片日用量，g
藁本	8	0.32	3～10
桔梗		0.48	3～10
防风		0.40	5～10
甘草		0.32	2～10
白芷		1.28	3～10

朴沉化郁丸

Pochen Huayu Wan

【处方】醋香附 150g　醋延胡索 35g
麸炒枳壳 50g　檀香 35g
木香 35g　片姜黄 15g
柴胡 35g　姜厚朴 75g
丁香 35g　沉香 35g
高良姜 25g　醋青皮 35g
陈皮 100g　甘草 35g
豆蔻 35g　醋莪术 25g
砂仁 35g　肉桂 15g

【制法】以上十八味，粉碎成细粉，过筛，混匀。每100g粉末加炼蜜160～180g制成大蜜丸，即得。

【功能与主治】疏肝解郁，开胃消食。用于肝气郁滞、肝胃不和所致的胃脘刺痛、胸腹胀满、恶心呕吐、停食停水、气滞闷郁。

【用法与用量】口服。一次1丸，一日2次。

【注意】孕妇慎用。

【规格】每丸重9g

【剂量推算】

处方	成药日用量，g	推算饮片日生药量，g	《药典》饮片日用量，g
醋香附	18	1.20～1.29	6～10
醋延胡索		0.28～0.30	3～10
麸炒枳壳		0.40～0.43	3～10
檀香		0.28～0.30	2～5
木香		0.28～0.30	3～6
片姜黄		0.12～0.13	3～9
柴胡		0.28～0.30	3～10
姜厚朴		0.60～0.65	3～10
丁香		0.28～0.30	1～3

续表

处方	成药日用量，g	推算饮片日生药量，g	《药典》饮片日用量，g
沉香	18	0.28～0.30	1～5
高良姜		0.20～0.22	3～6
醋青皮		0.28～0.30	3～10
陈皮		0.80～0.86	3～10
甘草		0.28～0.30	2～10
豆蔻		0.28～0.30	3～6
醋莪术		0.20～0.22	6～9
砂仁		0.28～0.30	3～6
肉桂		0.12～0.13	1～5

再造丸

Zaizao Wan

【处方】 蕲蛇肉 20g　全蝎 15g
地龙 5g　炒僵蚕 10g
醋山甲 10g　豹骨（油炙） 10g
人工麝香 5g　水牛角浓缩粉 15g
人工牛黄 2.5g　醋龟甲 10g
朱砂 10g　天麻 20g
防风 20g　羌活 20g
白芷 20g　川芎 20g
葛根 15g　麻黄 20g
肉桂 20g　细辛 10g
附子（附片） 10g　油松节 10g
桑寄生 20g　骨碎补（炒） 10g
威灵仙（酒炒）15g　粉萆薢 20g
当归 10g　赤芍 10g
片姜黄 2.5g　血竭 7.5g
三七 5g　乳香（制）10g
没药（制） 10g　人参 20g
黄芪 20g　炒白术 18g
茯苓 10g　甘草 20g
天竺黄 10g　制何首乌 20g
熟地黄 20g　玄参 20g
黄连 20g　大黄 20g
化橘红 40g　醋青皮 10g
沉香 10g　檀香 5g
广藿香 20g　母丁香 10g
冰片 2.5g　乌药 10g
豆蔻 10g　草豆蔻 20g
醋香附 10g　两头尖（醋制） 20g
建曲 40g　红曲 5g

【制法】 以上五十八味，除人工麝香、水牛角浓缩粉、人工牛黄、冰片外，朱砂水飞成极细粉；其余蕲蛇肉等五十三味粉碎成细粉；将人工麝香、水牛角浓缩粉、人工牛黄、冰片研细，与上述粉末配研，过筛，混匀。每 100g 粉末加炼蜜 120～150g 制成大蜜丸，即得。

【功能与主治】 祛风化痰，活血通络。用于风痰阻络所致的中风，症见半身不遂，口舌歪斜、手足麻木、疼痛痉挛、言语謇涩。

【用法与用量】 口服。一次 1 丸，一日 2 次。

【注意】 孕妇禁用。

【规格】 每丸重 9g

【剂量推算】

处方	成药日用量，丸	推算饮片日生药量，g	《药典》饮片日用量，g
蕲蛇肉	2	0.18～0.21	3～9
全蝎		0.14～0.16	3～6
地龙		0.046～0.052	5～10
炒僵蚕		0.092～0.10	5～10
醋山甲		0.092～0.10	5～10[1]
豹骨（油炙）		0.092～0.10	3～6[2]
人工麝香		0.046～0.052	0.03～0.1
水牛角浓缩粉		0.14～0.16	3～6[1]
人工牛黄		0.023～0.026	0.15～0.35
醋龟甲		0.092～0.10	9～24
朱砂		0.092～0.10	0.1～0.5
天麻		0.18～0.21	3～10
防风		0.18～0.21	5～10
羌活		0.18～0.21	3～10
白芷		0.18～0.21	3～10
川芎		0.18～0.21	3～10
葛根		0.14～0.16	10～15
麻黄		0.18～0.21	2～10
肉桂		0.18～0.21	1～5
细辛		0.092～0.10	1～3
附子（附片）		0.092～0.10	3～15
油松节		0.092～0.10	3～6
桑寄生		0.18～0.21	9～15
骨碎补（炒）		0.092～0.10	3～9
威灵仙（酒炒）		0.14～0.16	6～10[3]

续表

处方	成药日用量，丸	推算饮片日生药量，g	《药典》饮片日用量，g
粉萆薢	2	0.18～0.21	9～15
当归		0.092～0.10	6～12
赤芍		0.092～0.10	6～12
片姜黄		0.023～0.026	3～9
血竭		0.069～0.078	1～2
三七		0.046～0.052	3～9
乳香（制）		0.092～0.10	3～5[4]
没药（制）		0.092～0.10	3～5[4]
人参		0.18～0.21	3～9
黄芪		0.18～0.21	9～30
炒白术		0.17～0.19	6～12
茯苓		0.092～0.10	10～15
甘草		0.18～0.21	2～10
天竺黄		0.092～0.10	3～9
制何首乌		0.18～0.21	6～12
熟地黄		0.18～0.21	9～15
玄参		0.18～0.21	9～15
黄连		0.18～0.21	2～5
大黄		0.18～0.21	3～15
化橘红		0.37～0.42	3～6
醋青皮		0.092～0.10	3～10
沉香		0.092～0.10	1～5
檀香		0.041～0.047	2～5
广藿香		0.18～0.21	3～10
母丁香		0.092～0.10	1～3
冰片		0.023～0.026	0.3～0.9
乌药		0.092～0.10	6～10
豆蔻		0.092～0.10	3～6
草豆蔻		0.18～0.21	3～6
醋香附		0.092～0.10	6～10
两头尖（醋制）		0.18～0.21	1～3[6]
建曲		0.37～0.42	6～15[4]
红曲		0.046～0.052	6～12[7]

参考标准：
[1] 中国药典（2015年版）一部
[2] 河南省中药饮片炮制规范（2005年版）
[3] 中国药典（2005年版）一部
[4] 湖北省中药饮片炮制规范（2018年版）
[5] 上海市中药饮片炮制规范（2018年版）
[6] 吉林省中药饮片炮制规范（2020年版）
[7] 湖南省中药材标准（2009年版）

再造生血片

Zaizao Shengxue Pian

【处方】 菟丝子（酒制）85g　红参 25.5g
鸡血藤 59.5g　阿胶 25.5g
当归 42.5g　女贞子 25.5g
黄芪 42.5g　益母草 25.5g
熟地黄 42.5g　白芍 25.5g
制何首乌 42.5g　淫羊藿 25.5g
黄精（酒制）34g　鹿茸（去毛）2.55g
党参 34g　麦冬 25.5g
仙鹤草 34g　白术（炒）25.5g
补骨脂（盐制）25.5g　枸杞子 34g
墨旱莲 25.5g

【制法】 以上二十一味，益母草、墨旱莲、仙鹤草、鸡血藤、菟丝子（酒制）、黄精（酒制）、熟地黄、女贞子、麦冬、黄芪、淫羊藿酌予碎断，加水煎煮三次，第一次3小时，第二次2小时，第三次1小时，滤过，合并滤液，浓缩至稠膏。取红参、鹿茸（去毛）、当归、制何首乌、党参、枸杞子、补骨脂（盐制）、阿胶、白芍、白术（炒）粉碎成细粉，过筛。将稠膏与红参等药粉混合，干燥，粉碎，过筛，制成颗粒，干燥，加入辅料适量，制成1000片，包糖衣或薄膜衣，即得。

【功能与主治】 补肝益肾，补气养血。用于肝肾不足、气血两虚所致的血虚虚劳，症见心悸气短、头晕目眩、倦怠乏力、腰膝酸软、面色苍白、唇甲色淡或伴出血；再生障碍性贫血、缺铁性贫血见上述证候者。

【用法与用量】 口服。一次5片，一日3次。

【规格】 薄膜衣片　每片重0.38g

【剂量推算】

处方	成药日用量，片	推算饮片日生药量，g	《药典》饮片日用量，g
菟丝子（酒制）	15	1.28	6～12[1]
红参		0.38	3～9
鸡血藤		0.89	9～15
阿胶		0.38	3～9

续表

处方	成药 日用量，片	推算饮片 日生药量，g	《药典》饮片 日用量，g
当归	15	0.64	6～12
女贞子		0.38	6～12
黄芪		0.64	9～30
益母草		0.38	9～30
熟地黄		0.64	9～15
白芍		0.38	6～15
制何首乌		0.64	6～12
淫羊藿		0.38	6～10
黄精（酒制）		0.51	9～15
鹿茸（去毛）		0.38	1～2
党参		0.51	9～30
麦冬		0.38	6～12
仙鹤草		0.51	6～12
白术（炒）		0.38	6～12
补骨脂（盐制）		0.38	6～10
枸杞子		0.51	6～12
墨旱莲		0.38	6～12

参考标准：

［1］云南省中药饮片标准（2005 年版）第二册

再造生血胶囊

Zaizao Shengxue Jiaonang

【处方】 菟丝子（酒制）85g　红参（去芦）25.5g
鸡血藤 59.5g　阿胶 25.5g
当归 42.5g　女贞子 25.5g
黄芪 42.5g　益母草 25.5g
熟地黄 42.5g　白芍 25.5g
制何首乌 42.5g　淫羊藿 25.5g
酒黄精 34g　鹿茸（去毛）2.55g
党参 34g　麦冬 25.5g
仙鹤草 34g　麸炒白术 25.5g
盐补骨脂 25.5g　枸杞子 34g
墨旱莲 25.5g

【制法】 以上二十一味，益母草、墨旱莲、仙鹤草、鸡血藤、菟丝子（酒制）、酒黄精、熟地黄、女贞子、麦冬、黄芪、淫羊藿酌予碎断，加水煎煮三次，第一次 3 小时，第二次 2 小时，第三次 1 小时，滤过，合并滤液，浓缩至相对密度为 1.30-1.35（50℃）的稠膏。取红参（去芦）、鹿茸（去毛）、当归、制何首乌、党参、枸杞子、盐补骨脂、阿胶、白芍、麸炒白术粉碎成细粉，过筛，混匀，与上述稠膏混合均匀，干燥（60～80℃），粉碎成细粉，混匀，装入胶囊，制成 1000 粒，即得。

【功能与主治】 补肝益肾，补气养血。用于肝肾不足，气血两虚所致的血虚虚劳，症见心悸气短、头晕目眩、倦怠乏力、腰膝酸软、面色苍白、唇甲色淡或伴出血；再生障碍性贫血、缺铁性贫血见上述证候者。

【用法与用量】 口服。一次 5 粒，一日 3 次。

【规格】 每粒装 0.32g

【剂量推算】

处方	成药 日用量，粒	推算饮片 日生药量，g	《药典》饮片 日用量，g
菟丝子（酒制）	15	1.28	6～12[1]
红参（去芦）		0.38	3～9
鸡血藤		0.89	9～15
阿胶		0.38	3～9
当归		0.64	6～12
女贞子		0.38	6～12
黄芪		0.64	9～30
益母草		0.38	9～30
熟地黄		0.64	9～15
白芍		0.38	6～15
制何首乌		0.64	6～12
淫羊藿		0.38	6～10
酒黄精		0.51	9～15
鹿茸（去毛）		0.38	1～2
党参		0.51	9～30
麦冬		0.38	6～12
仙鹤草		0.51	6～12
麸炒白术		0.38	6～12
盐补骨脂		0.38	6～10
枸杞子		0.51	6～12
墨旱莲		0.38	6～12

参考标准：

［1］云南省中药饮片标准（2005 年版）第二册

西汉养生口服液（滋肾健脑液）

Xihan Yangsheng Koufuye

【处方】 覆盆子 120g　菟丝子 120g
枸杞子 120g　金樱子 120g
女贞子 120g　黄芪 150g
丹参 120g　白芍 120g
炙甘草 50g　制何首乌 150g
淫羊藿 240g　肉桂 10g

【制法】 以上十二味，淫羊藿加水煎煮三次，每次 1 小时，合并煎液，滤过，滤液减压浓缩至每 1ml 相当于生药 1g，加乙醇使含醇量达 65%，搅匀，静置使沉淀，取上清液滤过，滤液备用。肉桂粉碎成粗粉，提取挥发油，备用；蒸馏后的水溶液另器收集，药渣与其余菟丝子等十味合并，加水煎煮三次，每次 1 小时，合并煎液，滤过，滤液浓缩至相对密度约为 1.25（80℃）的清膏，加乙醇使含醇量达 65%，搅匀，静置使沉淀，取上清液滤过，滤液与上述滤液合并，回收乙醇，加入肉桂挥发油及蒸馏后的水溶液，加入蜂蜜 200g，山梨酸 2g，搅匀，冷藏，滤过，加水制成 1000ml，灌装，灭菌，即得。

【功能与主治】 滋补肝肾，健脑安神。用于肝肾亏损所致的头晕头昏，健忘失眠，腰膝酸软，夜尿频作。

【用法与用量】 口服。一次 10ml，一日 2 次。

【注意】（1）本品久置稍有沉淀，可摇匀后服用，不影响疗效。（2）凡阳亢火旺者不宜使用。

【规格】 每支装 10ml

【剂量推算】

处方	成药日用量，ml	推算饮片日生药量，g	《药典》饮片日用量，g
覆盆子	20	2.4	6～12
菟丝子		2.4	6～12
枸杞子		2.4	6～12
金樱子		2.4	6～12
女贞子		2.4	6～12
黄芪		3	9～30
丹参		2.4	10～15
白芍		2.4	6～15
炙甘草		1	2～10
制何首乌		3	6～12
淫羊藿		4.8	6～10
肉桂		0.2	1～5

西青果茶

Xiqingguo Cha

【处方】 西青果 5000g

【制法】 取西青果，加水煎煮二次，每次 1.5 小时，合并煎液，滤过，滤液浓缩至相对密度为 1.23～1.24（75℃）的清膏，加乙醇 4 倍量，搅匀，静置 48 小时，滤过，滤液回收乙醇并浓缩至相对密度为 1.20～1.23（75℃）的清膏，加入蔗糖适量，混匀，压制成 1000 块，干燥，即得。

【功能与主治】 清热，利咽，生津。用于阴虚内热、伤津所致咽干、咽痛、咽部充血；慢性咽炎、慢性扁桃体炎见上述证候者。

【用法与用量】 开水冲服。一次 1 块，一日 3 次。

【注意】 忌食辛辣、油腻、厚味食物。

【规格】 每块重 15g

【剂量推算】

处方	成药日用量	推算饮片日生药量，g	《药典》饮片日用量，g
西青果	3 块	15	1.5～3

西青果颗粒

Xiqingguo Keli

【处方】 西青果 333.3g

【制法】 取西青果，加水煎煮二次，每次 1.5 小时，合并煎液，滤过，滤液浓缩至相对密度为 1.23～1.24（75℃）的清膏，加乙醇 4 倍量，搅匀，静置 48 小时，滤过，滤液回收乙醇并浓缩至相对密度为 1.20～1.23（75℃）的清膏，加入蔗糖适量，混匀，制粒，干燥，制成颗粒 1000g，即得。

【功能与主治】 清热，利咽，生津。用于阴虚内热伤津所致咽干、咽痛、咽部充血；慢性咽炎、慢性扁桃体炎见上述证候者。

【用法与用量】 开水冲服。一次 1 袋，一日 3 次。

【注意】 忌食辛辣、油腻、厚味食物。

【规格】 每袋装 15g

【剂量推算】

处方	成药日用量，g	推算饮片日生药量，g	《药典》饮片日用量，g
西青果	45	15	1.5～3

西黄丸

Xihuang Wan

【处方】 牛黄或体外培育牛黄 15g
麝香或人工麝香 15g
醋乳香 550g
醋没药 550g

【制法】 以上四味，牛黄或体外培育牛黄、麝香或人工麝香研细，另取黄米350g，蒸熟烘干，与醋乳香、醋没药粉碎成细粉，过筛，再与牛黄或体外培育牛黄、麝香或人工麝香粉末配研，过筛，混匀，用水制丸，阴干，即得。

【功能与主治】 清热解毒，消肿散结。用于热毒壅结所致的痈疽疔毒、瘰疬，流注、癌肿。

【用法与用量】 口服。一次 3g，一日 2 次。

【注意】 孕妇禁服。

【规格】 每 20 丸重 1g

【剂量推算】

处方	成药日用量，g	推算饮片日生药量，g	《药典》饮片日用量，g
牛黄或体外培育牛黄	6	0.061	0.15～0.35
麝香或人工麝香		0.061	0.03～0.1
醋乳香		2.23	3～5
醋没药		2.23	3～5
黄米		1.42	—[1]

参考标准：

[1] 中华人民共和国卫生部药品标准中药成方制剂第六册，未载具体用量

百合固金口服液

Baihe Gujin Koufuye

【处方】 百合 23g　地黄 46g
熟地黄 69g　麦冬 34g
玄参 18g　川贝母 23g
当归 23g　白芍 23g
桔梗 18g　甘草 23g

【制法】 以上十味，加水煎煮二次，第一次 2 小时，第二次 1.5 小时，煎液滤过，滤液合并，浓缩至相对密度为 1.10～1.14（80℃），加乙醇使含醇量达60%～65%，搅匀，静置 24 小时，滤过，滤液回收乙醇，加入苯甲酸钠 3g，炼蜜 150g，加水使成 1000ml，混匀，滤过，灌封，灭菌，即得。

【功能与主治】 养阴润肺，化痰止咳。用于肺肾阴虚，燥咳少痰，痰中带血，咽干喉痛。

【用法与用量】 口服。一次 10～20ml，一日 3 次。

【规格】 （1）每瓶装 10ml （2）每瓶装 20ml （3）每瓶装 100ml

【剂量推算】

处方	成药日用量，ml	推算饮片日生药量，g	《药典》饮片日用量，g
百合	30～60	0.69～1.38	6～12
地黄		1.38～2.76	10～15
熟地黄		2.07～4.14	9～15
麦冬		1.02～2.04	6～12
玄参		0.54～1.08	9～15
川贝母		0.69～1.38	3～10
当归		0.69～1.38	6～12
白芍		0.69～1.38	6～15
桔梗		0.54～1.08	3～10
甘草		0.69～1.38	2～10

百合固金丸

Baihe Gujin Wan

【处方】 百合 100g　地黄 200g
熟地黄 300g　麦冬 150g
玄参 80g　川贝母 100g
当归 100g　白芍 100g
桔梗 80g　甘草 100g

【制法】 以上十味，粉碎成细粉，过筛，混匀。每 100g 粉末用炼蜜 20～30g 加适量的水泛丸，干燥，制成水蜜丸；或加炼蜜 70～90g 制成小蜜丸或大蜜丸，即得。

【功能与主治】 养阴润肺，化痰止咳。用于肺肾阴虚，燥咳少痰，痰中带血，咽干喉痛。

【用法与用量】 口服。水蜜丸一次 6g，小蜜丸一次 9g，大蜜丸一次 1 丸，一日 2 次。

【规格】 （1）小蜜丸 每 100 丸重 20g （2）大蜜丸 每丸重 9g

【剂量推算】

处方	成药 日用量	推算饮片 日生药量，g	《药典》饮片 日用量，g
百合	水蜜丸：12g 小蜜丸：18g 大蜜丸：2丸	0.70～0.81	6～12
地黄		1.41～1.62	10～15
熟地黄		2.11～2.42	9～15
麦冬		1.06～1.21	6～12
玄参		0.56～0.65	9～15
川贝母		0.70～0.81	3～10
当归		0.70～0.81	6～12
白芍		0.70～0.81	6～15
桔梗		0.56～0.65	3～10
甘草		0.70～0.81	2～10

百合固金丸（浓缩丸）

Baihe Gujin Wan

【处方】 百合 100g　地黄 200g
熟地黄 300g　麦冬 150g
玄参 80g　川贝母 100g
当归 100g　白芍 100g
桔梗 80g　甘草 100g

【制法】 以上十味，当归、川贝母、桔梗及甘草50g 粉碎成细粉；地黄、熟地黄加水煎煮三次，第一次2小时，第二次2小时，第三次1小时，合并煎液，滤过，滤液浓缩成相对密度为 1.30～1.35（20℃）的稠膏；剩余甘草及其余麦冬等四味加水煎煮二次，第一次3小时，第二次2小时，合并煎液，滤过，滤液浓缩成相对密度为 1.30～1.35（20℃）的稠膏，与上述稠膏及粉末混匀，制丸，干燥，打光，即得。

【功能与主治】 养阴润肺，化痰止咳。用于肺肾阴虚，燥咳少痰，痰中带血，咽干喉痛。

【用法与用量】 口服。一次8丸，一日3次。

【规格】 每8丸相当饮片3g

【剂量推算】

处方	成药 日用量，丸	推算饮片 日生药量，g	《药典》饮片 日用量，g
百合	24	0.69	6～12
地黄		1.37	10～15
熟地黄		2.06	9～15
麦冬		1.03	6～12
玄参		0.35	9～15
川贝母		0.69	3～10
当归		0.69	6～12
白芍		0.69	6～15
桔梗		0.55	3～10
甘草		0.69	2～10

百合固金片

Baihe Gujin Pian

【处方】 百合 45.8g　地黄 91.6g
熟地黄 137.4g　麦冬 68.7g
玄参 36.6g　川贝母 45.8g
当归 45.8g　白芍 45.8g
桔梗 36.6g　甘草 45.8g

【制法】 以上十味，当归、川贝母、桔梗及甘草22.9g 粉碎成细粉；地黄、熟地黄加水煎煮三次，第一次2小时，第二次2小时，第三次1小时，合并煎液，滤过，滤液浓缩至相对密度为 1.30～1.35（20℃）的稠膏；剩余甘草与其余麦冬等四味加水煎煮二次，第一次3小时，第二次2小时，合并煎液，滤过，滤液浓缩至相对密度为 1.30-1.35（20℃）的稠膏，与上述稠膏及细粉混匀；干燥，粉碎，制粒，加硬脂酸镁适量，混匀，压制成1000片〔规格（1）〕，或制粒，干燥，加硬脂酸镁适量，混匀，压制成600片〔规格（2）〕；包薄膜衣，即得。

【功能与主治】 养阴润肺，化痰止咳。用于肺肾阴虚，燥咳少痰，痰中带血，咽干喉痛。

【用法与用量】 口服。一次5片〔规格（1）〕或一次3片〔规格（2）〕，一日3次。

【规格】 （1）每片重 0.4g　（2）每片重 0.45g

【剂量推算】

处方	成药 日用量，片	推算饮片 日生药量，g	《药典》饮片 日用量，g
百合	规格（1）：15 规格（2）：9	0.69	6～12
地黄		1.37	10～15
熟地黄		2.06	9～15
麦冬		1.03	6～12

续表

处方	成药 日用量，片	推算饮片 日生药量，g	《药典》饮片 日用量，g
玄参	规格（1）：15 规格（2）：9	0.55	9～15
川贝母		0.69	3～10
当归		0.69	6～12
白芍		0.69	6～15
桔梗		0.55	3～10
甘草		0.69	2～10

百合固金颗粒

Baihe Gujin Keli

【处方】 百合 25.4g　地黄 50.8g
熟地黄 76.3g　麦冬 38.1g
玄参 20.3g　川贝母 25.4g
当归 25.4g　白芍 25.4g
桔梗 20.3g　甘草 25.4g

【制法】 以上十味，当归、川贝母、桔梗及甘草12.7g粉碎成细粉；地黄、熟地黄加水煎煮三次，第一次2小时，第二次2小时，第三次1小时，合并煎液，滤过，滤液浓缩成相对密度为1.20～1.25（80℃）的清膏；剩余甘草及其余麦冬等四味加水煎煮二次，第一次3小时，第二次2小时，合并煎液，滤过，滤液浓缩至相对密度为1.20～1.25（80℃）的清膏，与上述清膏、细粉、糊精260g及蔗糖粉适量混匀，制成颗粒，干燥，制成1000g，即得。

【功能与主治】 养阴润肺，化痰止咳。用于肺肾阴虚，燥咳少痰，痰中带血，咽干喉痛。

【用法与用量】 口服。一次1袋，一日3次。

【规格】 每袋装9g

【剂量推算】

处方	成药 日用量，g	推算饮片 日生药量，g	《药典》饮片 日用量，g
百合	27	0.69	6～12
地黄		1.37	10～15
熟地黄		2.06	9～15
麦冬		1.03	6～12
玄参		0.55	9～15
川贝母		0.69	3～10
当归		0.69	6～12

续表

处方	成药 日用量，g	推算饮片 日生药量，g	《药典》饮片 日用量，g
白芍	27	0.69	6～15
桔梗		0.55	3～10
甘草		0.69	2～10

百咳静糖浆

Baikejing Tangjiang

【处方】 陈皮 96g　麦冬 48g
前胡 48g　炒苦杏仁 48g
清半夏 48g　黄芩 96g
蜜百部 72g　黄柏 96g
桑白皮 48g　甘草 48g
蜜麻黄 48g　炒葶苈子 48g
炒紫苏子 48g　炒天南星 32g
桔梗 48g　瓜蒌子（炒） 48g

【制法】 以上十六味，炒紫苏子、瓜蒌子（炒）粉碎成粗粉，装入药袋内，与陈皮等十四味加水煎煮二次，第一次2小时，第二次1小时，合并煎液，滤过，静置，取上清液，浓缩成相对密度为1.20（60℃）的清膏，另取蔗糖650g制成单糖浆，与上述清膏混匀，加入羟苯乙酯0.1g、香精1ml，搅匀，加水至1000ml，混匀，即得。

【功能与主治】 清热化痰，止咳平喘。用于外感风热所致的咳嗽、咯痰；感冒，急、慢性支气管炎，百日咳见上述证候者。

【用法与用量】 口服。一至二岁一次5ml；三至五岁一次10ml；成人一次20～25ml，一日3次。

【规格】 （1）每支装10ml　（2）每瓶装60ml　（3）每瓶装100ml　（4）每瓶装120ml

【剂量推算】

处方	成药 日用量，ml	推算饮片 日生药量，g	《药典》饮片 日用量，g
陈皮	15～75	1.44～7.20	3～10
麦冬		0.72～3.60	6～12
前胡		0.72～3.60	3～10
炒苦杏仁		0.72～3.60	5～10
清半夏		0.72～3.60	3～9
黄芩		1.44～7.20	3～10

续表

处方	成药日用量，ml	推算饮片日生药量，g	《药典》饮片日用量，g
蜜百部	15～75	1.08～5.40	3～9
黄柏		1.44～7.20	3～12
桑白皮		0.72～3.60	6～12
甘草		0.72～3.60	2～10
蜜麻黄		0.72～3.60	2～10
炒葶苈子		0.72～3.60	3～10
炒紫苏子		0.72～3.60	3～10
炒天南星		0.48～2.40	3～9（制天南星）[1]
桔梗		0.72～3.60	3～10
瓜蒌子（炒）		0.72～3.60	9～15

参考标准：

［1］广东省中药炮制规范（1984年版）

达利通颗粒

Dalitong Keli

【处方】柴胡 154g　枳实 154g
木香 154g　陈皮 154g
清半夏 154g　蒲公英 231g
焦山楂 154g　焦槟榔 92g
鸡矢藤 154g　党参 92g
延胡索 92g　六神曲（炒） 154g

【制法】以上十二味，柴胡、枳实、木香、陈皮提取挥发油，挥发油用倍他环糊精包合，蒸馏后的水溶液另器收集；药渣与其余清半夏等八味，加水煎煮二次，每次2小时，合并煎液，滤过，滤液与上述蒸馏后的水溶液合并，减压浓缩至相对密度为1.10～1.20（60℃）的清膏，加乙醇使含醇量达65%，静置24小时，滤过，滤液回收乙醇，减压浓缩至相对密度为1.12～1.35（60℃）的稠膏，加入甜菊素、糊精适量，与上述倍他环糊精包合物混匀，制成颗粒，干燥，制成1000g，即得。

【功能与主治】清热解郁，和胃降逆，通利消滞。用于肝胃郁热所致痞满证，症见胃脘胀满、嗳气、纳差、胃中灼热、嘈杂泛酸、脘腹疼痛、口干口苦；动力障碍型功能性消化不良见上述症状者。

【用法与用量】温开水冲服。一次1袋，一日3次。饭前服用。

【规格】每袋装6g

【剂量推算】

处方	成药日用量，袋	推算饮片日生药量，g	《药典》饮片日用量，g
柴胡	3	2.77	3～10
枳实		2.77	3～10
木香		2.77	3～6
陈皮		2.77	3～10
清半夏		2.77	3～9
蒲公英		4.16	10～15
焦山楂		2.77	9～12
焦槟榔		1.66	3～10
鸡矢藤		2.77	30～60[1]
党参		1.66	9～30
延胡索		1.66	3～10
六神曲（炒）		2.77	6～12[2]

参考标准：

［1］广东省中药材标准第三册（2019年版）
［2］湖北省中药饮片炮制规范（2018年版）

当飞利肝宁胶囊

Dangfei Liganning Jiaonang

【处方】水飞蓟 900g　当药 950g

【制法】以上二味，水飞蓟破碎、去油后，用80%乙醇缓缓渗漉，收集5倍量渗漉液，减压回收乙醇并浓缩至稠膏状，干燥，粉碎成细粉，备用。取当药50g，粉碎成细粉，备用；剩余当药依次以95%乙醇、75%乙醇和50%乙醇分别回流提取2小时、1.5小时、1.5小时，滤过，滤液合并，回收乙醇并浓缩至稠膏状，加入当药细粉，混匀，干燥，粉碎，加入上述水飞蓟细粉及淀粉适量，混匀，过筛，装入胶囊，制成1000粒，即得。

【功能与主治】清利湿热，益肝退黄。用于湿热郁蒸所致的黄疸，症见面黄或目黄、口苦尿黄、纳少乏力；急、慢性肝炎见上述证候者。

【用法与用量】口服。一次4粒，一日3次；小儿酌减，或遵医嘱。

【注意】忌酒及油腻食物。

【规格】每粒装0.25g

【剂量推算】

处方	成药 日用量，粒	推算饮片 日生药量，g	《药典》饮片 日用量，g
水飞蓟	12	10.8	9～15[1]
当药		11.4	6～12

参考标准：

［1］湖南省中药饮片炮制规范（2010 年版）

当归龙荟丸

Danggui Longhui Wan

【处方】 酒当归 100g　龙胆（酒炙） 100g
芦荟 50g　青黛 50g
栀子 100g　酒黄连 100g
酒黄芩 100g　盐黄柏 100g
酒大黄 50g　木香 25g
人工麝香 5g

【制法】 以上十一味，除人工麝香外，其余酒当归等十味粉碎成细粉，将人工麝香研细，与上述粉末配研，过筛，混匀，用水泛丸，低温干燥，即得。

【功能与主治】 泻火通便。用于肝胆火旺，心烦不宁，头晕目眩，耳鸣耳聋，胁肋疼痛，脘腹胀痛，大便秘结。

【用法与用量】 口服。一次 6g，一日 2 次。

【注意】 孕妇禁用。

【剂量推算】

处方	成药 日用量，g	推算饮片 日生药量，g	《药典》饮片 日用量，g
酒当归	12	1.54	6～12
龙胆（酒炙）		1.54	3～6[1]
芦荟		0.77	2～5
青黛		0.77	1～3
栀子		1.54	6～10
酒黄连		1.54	2～5
酒黄芩		1.54	3～10
盐黄柏		1.54	3～12
酒大黄		0.77	3～15
木香		0.38	3～6
人工麝香		0.077	0.03～0.1

参考标准：

［1］浙江省中药饮片炮制规范（2005 年版）

当归补血口服液

Danggui Buxue Koufuye

【处方】 当归 132g　黄芪 330g

【制法】 以上二味，当归加水蒸馏，分别收集蒸馏液和蒸馏后的水溶液（另器贮存）；药渣与黄芪加水煎煮三次，第一次 2 小时，第二次 1.5 小时，第三次 1 小时，煎液滤过，滤液与当归蒸馏后的水溶液合并，浓缩至相对密度为 1.14～1.16（60℃），加乙醇使含醇量达 70%，静置 24 小时，取上清液，回收乙醇至相对密度为 1.05～1.07（65℃），加蔗糖 150g、山梨酸 1.5g 及水适量，搅拌使溶解，加入上述蒸馏液及水至 1000ml，搅匀，滤过，灌装，灭菌，即得。

【功能与主治】 补养气血。用于气血两虚证。

【用法与用量】 口服。一次 10ml，一日 2 次。

【规格】 每支装 10ml

【剂量推算】

处方	成药 日用量，ml	推算饮片 日生药量，g	《药典》饮片 日用量，g
当归	20	2.64	6～12
黄芪		6.60	9～30

当归拈痛丸

Danggui Niantong Wan

【处方】 当归 40g　粉葛 40g
党参 40g　苍术（炒） 40g
升麻 40g　苦参 40g
泽泻 60g　炒白术 60g
知母 60g　防风 60g
羌活 100g　黄芩 100g
猪苓 100g　茵陈 100g
甘草 100g

【制法】 以上十五味，粉碎成细粉，过筛，混匀，用水泛丸，干燥，即得。

【功能与主治】 清热利湿，祛风止痛。用于湿热闭阻所致的痹病，症见关节红肿热痛或足胫红肿热痛；亦可用于疮疡。

【用法与用量】 口服。一次 9g，一日 2 次。

【注意】 孕妇及风寒湿闭阻痹病者慎用；忌食辛辣油腻食物。

【规格】 每18丸重1g

【剂量推算】

处方	成药日用量，g	推算饮片日生药量，g	《药典》饮片日用量，g
当归	18	0.73	6～12
粉葛		0.73	10～15
党参		0.73	9～30
苍术（炒）		0.73	3～9[1]
升麻		0.73	3～10
苦参		0.73	4.5～9
泽泻		1.10	6～10
炒白术		1.10	6～12
知母		1.10	6～12
防风		1.10	5～10
羌活		1.84	3～10
黄芩		1.84	3～10
猪苓		1.84	6～12
茵陈		1.84	6～15
甘草		1.84	2～10

参考标准：

［1］云南省中药饮片标准（2005年版）第二册

当归养血丸

Danggui Yangxue Wan

【处方】 当归 150g　白芍（炒） 150g
地黄 400g　炙黄芪 150g
阿胶 150g　牡丹皮 100g
香附（制） 150g　茯苓 150g
杜仲（炒） 200g　白术（炒） 200g

【制法】 以上十味，除阿胶外，当归等九味粉碎成细粉，过筛，混匀。阿胶用适量水溶化，与炼蜜和匀。每100g粉末用含炼蜜35～45g的上述混合液泛丸，干燥，即得。

【功能与主治】 益气养血调经。用于气血两虚所致的月经不调，症见月经提前、经血量少或量多、经期延长、肢体乏力。

【用法与用量】 口服。一次9g，一日3次。

【剂量推算】

处方	成药日用量，g	推算饮片日生药量，g	《药典》饮片日用量，g
当归	27	1.59～1.70	6～12
白芍（炒）		1.59～1.70	6～15
地黄		4.25～4.54	10～15
炙黄芪		1.59～1.70	9～30
阿胶		1.59～1.70	3～9
牡丹皮		1.06～1.14	6～12
香附（制）		1.59～1.70	6～9[1]
茯苓		1.59～1.70	10～15
杜仲（炒）		2.12～2.27	6～9[2]
白术（炒）		2.12～2.27	6～12

参考标准：

［1］上海市中药饮片炮制规范（2018年版）

［2］天津市中药饮片炮制规范（2005年版）

当归调经颗粒

Danggui Tiaojing Keli

【处方】 当归 300g　熟地黄 20g
川芎 10g　党参 20g
白芍 20g　甘草 10g
黄芪 20g

【制法】 以上七味，川芎用70%乙醇为溶剂、白芍用80%乙醇为溶剂进行渗漉，收集渗漉液；当归用蒸馏法提取挥发油，备用，药渣与其余熟地黄等四味加水煎煮二次，合并煎液，滤过，滤液浓缩至相对密度为1.15～1.18（50℃），加五倍量70%乙醇，搅匀，静置，取上清液与上述渗漉液合并，回收乙醇，浓缩至相对密度为1.18～1.22（50℃）的清膏，加入蔗糖及（或）乙醇适量，混匀，制成颗粒，干燥，过筛，喷加当归挥发油，制成1000g，分装，即得。

【功能与主治】 补血助气，调经。用于贫血衰弱，病后、产后血虚以及月经不调，痛经。

【用法与用量】 口服。一次1袋，一日2～3次。

【规格】 每袋装10g

【剂量推算】

处方	成药日用量，g	推算饮片日生药量，g	《药典》饮片日用量，g
当归	20～30	6～9	6～12
熟地黄		0.4～0.6	9～15
川芎		0.2～0.3	3～10
党参		0.4～0.6	9～30
白芍		0.4～0.6	6～15
甘草		0.2～0.3	2～10
黄芪		0.4～0.6	9～30

竹沥达痰丸

Zhuli Datan Wan

【处方】 黄芩 200g　半夏（制） 150g　大黄（酒制） 200g　橘红 200g　甘草 100g　沉香 50g

【制法】 以上六味，粉碎成细粉，过筛，混匀。另取生姜200g，捣碎，压榨取汁，加鲜竹沥800ml，混匀，与上述粉末泛丸。取青礞石100g，加硝石30g，煅后水飞成极细粉，包衣，干燥，即得。

【功能与主治】 豁除顽痰，清火顺气。用于痰热上壅，顽痰胶结，咳喘痰多，大便干燥，烦闷癫狂。

【用法与用量】 口服。一次6～9g。

【注意】 孕妇慎服。

【规格】 每50丸重3g

【剂量推算】

处方	成药日用量，g	推算饮片日生药量	《药典》饮片日用量
黄芩	6～9	1.17～1.75g	3～10g
半夏（制）		0.87～1.31g	3～9g
大黄（酒制）		1.17～1.75g	3～15g
橘红		1.17～1.75g	3～10g
甘草		0.58～0.87g	2～10g
沉香		0.29～0.44g	1～5g
生姜		1.17～1.75g	3～10g
鲜竹沥		4.66～6.99ml	15～30ml[1]
青礞石		0.58～0.87g	3～6g
硝石		0.17～0.26g	1.5～3g[2]

参考标准：

［1］上海市中药饮片炮制规范（2008年版）
［2］湖北省中药材质量标准（2018年版）

仲景胃灵丸

Zhongjing Weiling Wan

【处方】 肉桂 277.8g　延胡索 208.3g　牡蛎 208.3g　小茴香 104.2g　砂仁 69.4g　高良姜 34.7g　白芍 388.9g　炙甘草 277.8g

【制法】 以上八味，白芍、炙甘草加水煎煮二次，每次2小时，合并煎液，滤过，滤液浓缩成稠膏，其余肉桂等六味粉碎成细粉，加入上述稠膏，混匀，烘干，粉碎成细粉，过筛，混匀。用水泛丸，用百草霜包衣，打光，干燥，制成1000g，即得。

【功能与主治】 温中散寒，健胃止痛。用于脾胃虚弱，食欲不振，寒凝胃痛，脘腹胀满，呕吐酸水或清水。

【用法与用量】 口服。一次1.2g，一日3次；儿童酌减。

【规格】 每袋装1.2g

【剂量推算】

处方	成药日用量，g	推算饮片日生药量，g	《药典》饮片日用量，g
肉桂	3.6	1.00	1～5
延胡索		0.75	3～10
牡蛎		0.75	9～30
小茴香		0.38	3～6
砂仁		0.25	3～6
高良姜		0.12	3～6
白芍		1.40	6～15
炙甘草		1.00	2～10

伤科接骨片

Shangke Jiegu Pian

【处方】 红花 12g　土鳖虫 40g　朱砂 10g　马钱子粉 20g　炙没药 4g　三七 80g　炙海星 40g　炙鸡骨 40g　冰片 2g　煅自然铜 20g　炙乳香 4g　甜瓜子 4g

【制法】 以上十二味，朱砂水飞成极细粉，冰片研成细粉；其余红花等十味粉碎成细粉，与朱砂极细粉混匀，加淀粉糊适量，制成颗粒，干燥，加入冰片细粉及适量硬脂酸镁，混匀，压制成1000片，包糖衣或薄膜衣，即得。

【功能与主治】 活血化瘀，消肿止痛，舒筋壮骨。用于跌打损伤，闪腰岔气，筋伤骨折，瘀血肿痛。

【用法与用量】 口服。成人一次4片，十至十四岁儿童一次3片，一日3次。以温开水或温黄酒送服。

【注意】 （1）本品不可随意增加服量，增加时，需遵医嘱。（2）孕妇忌服。（3）十岁以下儿童禁服。

【规格】 （1）薄膜衣片　每片重0.33g　（2）糖衣片（片心重0.33g）

【剂量推算】

处方	成药 日用量，片	推算饮片 日生药量，g	《药典》饮片 日用量，g
红花	9～12	0.11～0.14	3～10
土鳖虫		0.36～0.48	3～10
朱砂		0.09～0.12	0.1～0.5
马钱子粉		0.18～0.24	0.3～0.6
炙没药		0.036～0.048	3～5[1]
三七		0.72～0.96	3～9
炙海星		0.36～0.48	5[2]
炙鸡骨		0.36～0.48	5～10[3]
冰片		0.018～0.024	0.15～0.3
煅自然铜		0.18～0.24	3～9
炙乳香		0.036～0.048	3～5[1]
甜瓜子		0.036～0.048	9～30

参考标准：

[1] 上海市中药饮片炮制规范（2018年版）

[2] 辽宁省中药材标准第三册（2019年版）

[3] 辽宁省中药炮制规范（1986年版）

伤痛宁片

Shangtongning Pian

【处方】 制乳香 6.5g　制没药 6.5g
甘松 6.5g　醋延胡索 13g
细辛 13g　醋香附 65g
山柰 65g　白芷 104g

【制法】 以上八味，粉碎成细粉，过筛，混匀。加入淀粉和饴糖，制成颗粒，干燥，压制成1000片，或包薄膜衣，即得。

【功能与主治】 散瘀止痛。用于跌打损伤，闪腰挫气，症见皮肤青紫、瘀斑、肿胀、疼痛、活动受限。

【用法与用量】 口服。一次5片，一日2次。

【注意】 孕妇忌服。

【规格】 （1）素片　每片重0.36g　（2）薄膜衣片　每片重0.36g

【剂量推算】

处方	成药 日用量，片	推算饮片 日生药量，g	《药典》饮片 日用量，g
制乳香	10	0.065	3～5[1]
制没药		0.065	3～5[1]
甘松		0.065	3～6
醋延胡索		0.13	3～10
细辛		0.13	1～3
醋香附		0.65	6～10
山柰		0.65	6～9
白芷		1.04	3～10

参考标准：

[1] 上海市中药饮片炮制规范（2018年版）

血府逐瘀口服液

Xuefu Zhuyu Koufuye

【处方】 柴胡 17g　当归 50g
地黄 50g　赤芍 33g
红花 50g　桃仁 67g
麸炒枳壳 33g　甘草 17g
川芎 25g　牛膝 50g
桔梗 25g

【制法】 以上十一味，柴胡、当归、麸炒枳壳、川芎蒸馏提取芳香水，备用；药渣与地黄等其余七味加水煎煮三次，每次2小时，合并煎液，滤过，滤液浓缩至相对密度约1.10（60℃），加乙醇使含醇量达60%，冷藏24小时，滤过，滤液回收乙醇至无醇味，加入蔗糖100g、蜂蜜200g、山梨酸钾0.5g及上述芳香水，搅匀，加水至1000ml，混匀，调节pH值为5.0，冷藏，滤过，灌装，灭菌，即得。

【功能与主治】 活血祛瘀，行气止痛。用于气滞血瘀所致的胸痹，头痛日久、痛如针刺而有定处、内热烦闷、心悸失眠、急躁易怒。

【用法与用量】 空腹服。一次20ml，一日3次。

【规格】 每支装10ml

【剂量推算】

处方	成药 日用量，ml	推算饮片 日生药量，g	《药典》饮片 日用量，g
柴胡		1.02	3～10
当归		3.00	6～12
地黄		3.00	10～15
赤芍		1.98	6～12
红花		3.00	3～10
桃仁	60	4.02	5～10
麸炒枳壳		1.98	3～10
甘草		1.02	2～10
川芎		1.50	3～10
牛膝		3.00	5～12
桔梗		1.50	3～10

血府逐瘀丸

Xuefu Zhuyu Wan

【处方】柴胡 50g　当归 150g
地黄 150g　赤芍 100g
红花 150g　桃仁 200g
麸炒枳壳 100g　甘草 50g
川芎 75g　牛膝 150g
桔梗 75g

【制法】以上十一味，粉碎成细粉，过筛，混匀。每 100g 粉末加炼蜜 110～130g 制成大蜜丸，即得。

【功能与主治】活血祛瘀，行气止痛。用于气滞血瘀所致的胸痛、头痛日久、痛如针刺而有定处、内热烦闷、心悸失眠、急躁易怒。

【用法与用量】空腹时用红糖水送服。一次 1～2 丸，一日 2 次。

【注意】忌食辛冷食物；孕妇禁用。

【规格】每丸重 9g

【剂量推算】

处方	成药 日用量，丸	推算饮片 日生药量，g	《药典》饮片 日用量，g
柴胡		0.31～0.69	3～10
当归		0.94～2.06	6～12
地黄		0.94～2.06	10～15
赤芍	2～4	0.63～1.37	6～12
红花		0.94～2.06	3～10
桃仁		1.25～2.74	5～10
麸炒枳壳		0.63～1.37	3～10

续表

处方	成药 日用量，丸	推算饮片 日生药量，g	《药典》饮片 日用量，g
甘草		0.31～0.69	2～10
川芎	2～4	0.47～1.03	3～10
牛膝		0.94～2.06	5～12
桔梗		0.47～1.03	3～10

血府逐瘀胶囊

Xuefu Zhuyu Jiaonang

【处方】柴胡 27g　当归 81g
地黄 81g　赤芍 54g
红花 81g　炒桃仁 108g
麸炒枳壳 54g　甘草 27g
川芎 40g　牛膝 81g
桔梗 40g

【制法】以上十一味，取炒桃仁半量、当归、赤芍、麸炒枳壳、川芎、柴胡，粉碎成细粉，过筛，混匀；其余红花等五味及剩余炒桃仁加水煎煮三次，煎液滤过，滤液合并，浓缩成稠膏，与上述粉末混匀，制成颗粒，干燥，粉碎，过筛，装入胶囊，制成 1000 粒，即得。

【功能与主治】活血祛瘀，行气止痛。用于气滞血瘀所致的胸痹、头痛日久、痛如针刺而有定处、内热烦闷、心悸失眠、急躁易怒。

【用法与用量】口服。一次 6 粒，一日 2 次；1 个月为一个疗程。

【注意】忌食辛冷食物；孕妇禁用。

【规格】每粒装 0.4g

【剂量推算】

处方	成药 日用量，粒	推算饮片 日生药量，g	《药典》饮片 日用量，g
柴胡		0.32	3～10
当归		0.97	6～12
地黄		0.97	10～15
赤芍	12	0.65	6～12
红花		0.97	3～10
炒桃仁		1.30	5～10
麸炒枳壳		0.65	3～10
甘草		0.32	2～10

续表

处方	成药日用量，粒	推算饮片日生药量，g	《药典》饮片日用量，g
川芎	12	0.48	3～10
牛膝		0.97	5～12
桔梗		0.48	3～10

血美安胶囊

Xuemei'an Jiaonang

【处方】 猪蹄甲 109g　地黄 60g
赤芍 50g　牡丹皮 50g

【制法】 以上四味，猪蹄甲灭菌，干燥，与其余牡丹皮等三味粉碎成细粉，混匀，装入胶囊，制成1000粒，即得。

【功能与主治】 清热养阴，凉血活血。用于原发性血小板减少性紫癜血热伤阴挟瘀证，症见皮肤紫癜、齿衄、鼻衄、妇女月经过多、口渴、烦热、盗汗。

【用法与用量】 口服。一次6粒，一日3次，小儿酌减。或遵医嘱。

【注意】 孕妇禁用；虚寒者慎用。

【规格】 每粒装0.27g

【剂量推算】

处方	成药日用量，粒	推算饮片日生药量，g	《药典》饮片日用量，g
猪蹄甲	18	1.96	3～9[1]
地黄		1.08	10～15
赤芍		0.90	6～12
牡丹皮		0.90	6～12

参考标准：

[1] 甘肃省中药材标准（2009年版）

血栓心脉宁片

Xueshuan Xinmaining Pian

【处方】 川芎 500g　槐花 250g
丹参 500g　水蛭 125g
毛冬青 250g　人工牛黄 12.5g
人工麝香 1.25g　人参茎叶总皂苷 25g
冰片 2.5g　蟾酥 1.25g

【制法】 以上十味，取人工麝香、人工牛黄、人参茎叶总皂苷、冰片、蟾酥粉碎成细粉；丹参、毛冬青用80%乙醇回流提取2次，每次1.5小时，滤过，合并滤液，回收乙醇，浓缩至相对密度为1.12～1.14（60℃），喷雾干燥成细粉，备用；药渣备用。川芎提取挥发油，收集挥发油备用，蒸馏后水溶液另器收集，药渣备用。水蛭与丹参、毛冬青药渣合并，加水煎煮2小时，滤过，滤液备用，药渣与上述川芎药渣合并，加水煎煮2小时，滤过，滤液与上述各煎液合并，浓缩至相对密度为1.12～1.14（60℃），喷雾干燥成细粉，备用；取槐花加适量水，用饱和氢氧化钙水溶液调节pH值至8～9，加热至微沸，保温30分钟，趁热滤过，药渣如上法再提取2次，合并滤液，60～70℃搅拌加入盐酸调节pH值至4～5，静置1～2小时，抽滤上清液，沉淀用适量水洗3～4次，60℃减压干燥，粉碎成细粉，与上述各细粉混匀，制成颗粒，干燥，加入滑石粉，硬脂酸镁，羧甲淀粉钠适量，喷加川芎挥发油，混匀，压制成1000片，包薄膜衣，即得。

【功能与主治】 益气活血，开窍止痛。用于气虚血瘀所致的中风、胸痹，症见头晕目眩、半身不遂、胸闷心痛、心悸气短；缺血性中风恢复期、冠心病心绞痛见上述证候者。

【用法与用量】 口服。一次2片，一日3次。

【注意】 孕妇忌服。

【规格】 每片重0.40g

【剂量推算】

处方	成药日用量，片	推算饮片日生药量，g	《药典》饮片日用量，g
川芎	6	3.00	3～10
槐花		1.50	5～10
丹参		3.00	10～15
水蛭		0.75	1～3
毛冬青		1.50	30～90[1]
人工牛黄		0.075	0.15～0.35
人工麝香		0.0075	0.03～0.1
人参茎叶总皂苷		0.15	—
冰片		0.015	0.15～0.3
蟾酥		0.0075	0.015～0.03

参考标准：

[1] 广东省中药材标准第二册（2011年版）

血栓心脉宁胶囊

Xueshuan Xinmaining Jiaonang

【处方】 川芎 500g 槐花 250g
丹参 500g 水蛭 125g
毛冬青 250g 人工牛黄 12.5g
人工麝香 1.25g 人参茎叶总皂苷 25g
冰片 2.5g 蟾酥 1.25g

【制法】 以上十味，取丹参、毛冬青、川芎用60%乙醇提取3次，依次加8、5、5倍量乙醇，分别提取3、2、1小时，滤过，合并滤液，减压回收乙醇，浓缩，干燥，粉碎，备用；另取水蛭粉碎成细粉，备用；再取槐花，加5倍量水，用饱和氢氧化钙溶液调节pH值至8～9，加热至微沸，保温30分钟，趁热滤过，药渣如上法再提取2次，合并滤液，减压浓缩，低温（60℃）干燥，粉碎，备用。将人工麝香、蟾酥和人工牛黄粉碎成细粉，按配研法与冰片细粉、人参茎叶总皂苷和上述两种粉末混匀，装入胶囊，制成1000粒，即得。

【功能与主治】 益气活血，开窍止痛。用于气虚血瘀所致的中风、胸痹，症见头晕目眩、半身不遂、胸闷心痛、心悸气短；缺血性中风恢复期、冠心病心绞痛见上述证候者。

【用法与用量】 口服。一次4粒，一日3次。

【注意】 孕妇忌服。

【规格】 每粒装0.5g

【剂量推算】

处方	成药日用量，粒	推算饮片日生药量，g	《药典》饮片日用量，g
川芎	12	6.00	3～10
槐花		3.00	5～10
丹参		6.00	10～15
水蛭		1.50	1～3
毛冬青		3.00	30～90[1]
人工牛黄		0.15	0.15～0.35
人工麝香		0.015	0.03～0.1
人参茎叶总皂苷		0.30	—
冰片		0.030	0.15～0.3
蟾酥		0.015	0.015～0.03

参考标准：
［1］广东省中药材标准第二册（2011年版）

血脂宁丸

Xuezhining Wan

【处方】 决明子 2.5g 山楂 50g
荷叶 7.5g 制何首乌 2.5g

【制法】 以上四味，与白糖粉碎成细粉，过筛，混匀。每100g粉末加炼蜜70～90g制成大蜜丸，即得。

【功能与主治】 化浊降脂，润肠通便。用于痰浊阻滞型高脂血症，症见头昏胸闷、大便干燥。

【用法与用量】 口服。一次2丸，一日2～3次。

【注意】 严重胃溃疡、胃酸分泌多者禁用或慎用。

【规格】 每丸重9g

【剂量推算】

处方	成药日用量，丸	推算饮片日生药量，g	《药典》饮片日用量，g
决明子	4～6	0.76～1.27	9～15
山楂		15.16～25.41	9～12
荷叶		2.27～3.81	3～10
制何首乌		0.76～1.27	6～12

血脂灵片

Xuezhiling Pian

【处方】 泽泻 500g 决明子 500g
山楂 500g 制何首乌 500g

【制法】 以上四味，取制何首乌100g，粉碎成细粉；剩余的制何首乌和泽泻用90%乙醇加热回流提取二次，每次3小时，合并提取液，回收乙醇并浓缩至适量，备用；决明子和山楂用70%乙醇加热回流提取二次，第一次3小时，第二次2小时，合并提取液，回收乙醇并浓缩至适量，备用；上述经醇提取后的各药渣分别加水煎煮三次，第一、二次各2小时，第三次1小时，合并全部煎液，滤过，滤液静置12小时，取上清液，浓缩至适量，与决明子和山楂的醇提浓缩液混合，减压干燥，粉碎成细粉，加入制何首乌细粉及适量的淀粉，混匀；用喷雾制粒的方法，将制何首乌和泽泻的醇提浓缩液与上述混合粉末制成颗粒，干燥，加入适量的润滑剂，压制成1000片，包薄膜衣，即得。

【功能与主治】 化浊降脂，润肠通便。用于痰浊阻滞型高脂血症，症见头昏胸闷、大便干燥。

【用法与用量】 口服。一次4～5片，一日3次。

【规格】 每片重0.3g

【剂量推算】

处方	成药 日用量，片	推算饮片 日生药量，g	《药典》饮片 日用量，g
泽泻	12～15	6～7.5	6～10
决明子		6～7.5	9～15
山楂		6～7.5	9～12
制何首乌		6～7.5	6～12

血康口服液

Xuekang Koufuye

【处方】 肿节风浸膏 125.0g

【制法】 取肿节风浸膏，加水适量，加热煮沸使溶解，浓缩，冷后加乙醇至含醇量达70%，静置48小时。取上清液，回收乙醇，加水适量，滤过，滤液加入单糖浆和苯甲酸钠3g，加水至1000ml，搅匀，灌装，即得。

【功能与主治】 活血化瘀，消肿散结，凉血止血。用于血热妄行，皮肤紫斑；原发性及继发性血小板减少性紫癜。

【用法与用量】 口服。一次10～20ml，一日3～4次；小儿酌减；可连服一个月。

【注意】 服药后个别患者如有轻度恶心、嗜睡现象，继续服药后可自行消失。

【规格】 每支装10ml

【剂量推算】

处方	成药 日用量，ml	推算饮片 日生药量，g	《药典》饮片 日用量，g
肿节风*	30～80	37.5～100	9～30

注：*根据药典制法，每1g肿节风干浸膏相当于原药材10g，故处方用量推算以饮片计。

血滞通胶囊

Xuezhitong Jiaonang

【处方】 薤白 8000g

【制法】 取薤白粉碎成粗粉，用90%乙醇作溶剂，浸渍48小时后渗漉，收集渗漉液8000ml，药渣再用90%乙醇6000ml及4000ml同法操作二次，合并三次渗漉液，在60℃以下减压回收乙醇并浓缩至相对密度为1.20～1.25（50℃）的稠膏，加入淀粉200g，混匀，60℃以下真空干燥，粉碎成细粉，用90%乙醇制成颗粒，60℃以下干燥，加入硬脂酸镁4g，混匀，装入胶囊，制成1000粒，即得。

【功能与主治】 通阳散结，行气导滞。用于高脂血症血瘀痰阻所致的胸闷、乏力、腹胀。

【用法与用量】 口服。一次2粒，一日3次，4周为一疗程或遵医嘱。

【规格】 每粒装0.45g

【剂量推算】

处方	成药 日用量，粒	推算饮片 日生药量，g	《药典》饮片 日用量，g
薤白	6	48	5～10

全天麻胶囊

Quantianma Jiaonang

【处方】 天麻 500g

【制法】 取天麻，粉碎成细粉，过筛，混匀或制成颗粒，装入胶囊，制成胶囊1000粒，即得。

【功能与主治】 平肝，息风，止痉。用于肝风上扰所致的眩晕、头痛、肢体麻木、癫痫抽搐。

【用法与用量】 口服。一次2～6粒，一日3次。

【规格】 每粒装0.5g

【剂量推算】

处方	成药 日用量，粒	推算饮片 日生药量，g	《药典》饮片 日用量，g
天麻	6～18	3～9	3～10

全杜仲胶囊

Quanduzhong Jiaonang

【处方】 杜仲 2500g

【制法】 杜仲除去栓皮后切段，粉碎成细粉，取250g备用，其余杜仲粉碎后，加85%乙醇加热回流提取2小时，滤过，滤液回收乙醇后药液备用；药渣加水煎煮二次，每次1小时，合并煎液，滤过，滤液与上述回收乙醇后的溶液合并，浓缩至相对密度为1.30（80℃）的清膏，加入上述杜仲细粉及淀粉适量，拌匀，干燥，粉碎，过筛，装入胶囊，制成1000粒，即得。

【功能与主治】 补肝肾，强筋骨，降血压。用于肾虚腰痛，腰膝无力；高血压见上述症状者。

【用法与用量】 口服。一次2～3粒，一日2次。

【规格】 每粒装0.48g（相当于原药材2.5g）

【剂量推算】

处方	成药 日用量，粒	推算饮片 日生药量，g	《药典》饮片 日用量，g
杜仲	4～6	10～15	6～10

全鹿丸

Quanlu Wan

【处方】 全鹿干 80g　锁阳（酒炒） 40g
党参 40g　地黄 40g
牛膝 40g　熟地黄 40g
楮实子 40g　菟丝子 40g
山药 40g　盐补骨脂 40g
枸杞子（盐水炒）40g　川芎（酒炒） 40g
肉苁蓉 40g　酒当归 40g
巴戟天 40g　炙甘草 40g
天冬 40g　五味子（蒸）40g
麦冬 40g　炒白术 40g
覆盆子 40g　盐杜仲 40g
芡实 40g　花椒 20g
茯苓 40g　陈皮 40g
炙黄芪 40g　小茴香（酒炒） 20g
盐续断 40g　青盐 20g
胡芦巴（酒炒） 40g　沉香 20g

【制法】 以上三十二味，粉碎成细粉，过筛，混匀。每100g粉末加炼蜜40～55g，与适量的水制丸，干燥，制成水蜜丸；或加炼蜜70～80g或90～110g，制成大蜜丸，即得。

【功能与主治】 补肾填精，健脾益气。用于脾肾两亏所致的老年腰膝痠软、神疲乏力、畏寒肢冷、尿次频数、崩漏带下。

【用法与用量】 口服。一次6～9g〔规格（1）〕，一次2丸〔规格（2）〕，一次1丸〔规格（3）〕，一日2次。

【注意】 阴虚火旺者禁用。

【规格】 （1）水蜜丸　每40丸重3g　（2）大蜜丸　每丸重6g　（3）大蜜丸　每丸重12.5g

【剂量推算】

处方	成药 日用量	推算饮片 日生药量，g	《药典》饮片 日用量，g
全鹿干	水蜜丸：12～18g 大蜜丸：4丸（规格2） 大蜜丸：2丸（规格3）	0.50～0.91	—[1]
锁阳（酒炒）		0.25～0.46	5～10[2]
党参		0.25～0.46	9～30
地黄		0.25～0.46	10～15
牛膝		0.25～0.46	5～12
熟地黄		0.25～0.46	9～15
楮实子		0.25～0.46	6～12
菟丝子		0.25～0.46	6～12
山药		0.25～0.46	15～30
盐补骨脂		0.25～0.46	6～10
枸杞子（盐水炒）		0.25～0.46	6～10[3] （盐枸杞子）
川芎（酒炒）		0.25～0.46	3～10[4]
肉苁蓉		0.25～0.46	6～10
酒当归		0.25～0.46	6～12
巴戟天		0.25～0.46	3～10
炙甘草		0.25～0.46	2～10
天冬		0.25～0.46	6～12
五味子（蒸）		0.25～0.46	1.5～6[3]
麦冬		0.25～0.46	6～12
炒白术		0.25～0.46	6～12
覆盆子		0.25～0.46	6～12
盐杜仲		0.25～0.46	6～10
芡实		0.25～0.46	9～15
花椒		0.12～0.23	3～6
茯苓		0.25～0.46	10～15
陈皮		0.25～0.46	3～10
炙黄芪		0.25～0.46	9～30
小茴香（酒炒）		0.22～0.23	5～10[2]
盐续断		0.25～0.46	9～15
青盐		0.12～0.23	1.2～2.5 （大青盐）
胡芦巴（酒炒）		0.25～0.46	5～15[2]
沉香		0.12～0.23	1～5

参考标准：

[1] 浙江省中药材标准（2017年版）第一册，未

载具体用量
[2] 吉林省中药饮片炮制规范（2020年版）
[3] 浙江省中药饮片炮制规范（2015年版）
[4] 湖北省中药饮片炮制规范（2018年版）

壮骨关节丸

Zhuanggu Guanjie Wan

【处方】狗脊 384.5g　淫羊藿 230.7g
独活 230.7g　骨碎补 308g
续断 384.5g　补骨脂 230.7g
桑寄生 384.5g　鸡血藤 230.7g
熟地黄 922.8g　木香 230.7g
乳香（醋炙）230.7g　没药（醋炙）230.7g

【制法】以上十二味，乳香（醋炙）、没药（醋炙）、木香、独活均半量，补骨脂、续断、熟地黄、鸡血藤均四分之一量，粉碎成细粉，过筛；剩余的药材与其余狗脊等四味加水煎煮，滤过，滤液减压浓缩成相对密度为1.25～1.28（60℃）的清膏，与上述细粉混匀，干燥，粉碎成细粉，用水泛丸，打光，制成浓缩水丸1000g；或以上十二味，粉碎成细粉，过筛，混匀，用水制丸，低温干燥，用甘草炭（或生地炭）包衣，制成水丸4000g，即得。

【功能与主治】补益肝肾，养血活血，舒筋活络，理气止痛。用于肝肾不足、血瘀气滞、脉络痹阻所致的骨性关节炎、腰肌劳损，症见关节肿胀、疼痛、麻木、活动受限。

【用法与用量】口服。浓缩丸一次10丸，水丸一次6g，一日2次。早晚饭后服用。

【注意】（1）本品可能引起肝损伤。（2）肝功能不全、孕妇及哺乳期妇女禁用。（3）在治疗期间应注意肝功能监测，如发现肝功能异常，应立即停药，并采取相应的处理。（4）应在医生指导下严格按照适应证使用，避免大剂量、长疗程服用。

【剂量推算】

处方	成药日用量，g	推算饮片日生药量，g	《药典》饮片日用量，g
狗脊	水丸：12	1.15	6～12
淫羊藿		0.69	6～10
独活		0.69	3～10
骨碎补		0.92	3～9
续断		1.15	9～15

续表

处方	成药日用量，g	推算饮片日生药量，g	《药典》饮片日用量，g
补骨脂	水丸：12	0.69	6～10
桑寄生		1.15	9～15
鸡血藤		0.69	9～15
熟地黄		2.77	9～15
木香		0.69	3～6
乳香（醋炙）		0.69	3～5
没药（醋炙）		0.69	3～5

注：因制法中未载明浓缩丸每丸的重量，故无法推算浓缩丸中的饮片日生药量。

壮骨伸筋胶囊

Zhuanggu Shenjin Jiaonang

【处方】淫羊藿 83g　熟地黄 100g
鹿衔草 83g　骨碎补（炙） 66g
肉苁蓉 66g　鸡血藤 66g
红参 66g　狗骨 33g
茯苓 33g　威灵仙 33g
豨莶草 33g　葛根 33g
醋延胡索 100g　山楂 33g
洋金花 6.6g

【制法】以上十五味，红参、狗骨、茯苓及醋延胡索粉碎成细粉，洋金花粉碎成细粉，其余淫羊藿等十味加水煎煮三次，第一次3小时，第二次2小时，第三次1小时，分次滤过，合并滤液，浓缩至相对密度为1.28～1.32（60℃）的清膏。加入红参等细粉，混合，干燥（60～80℃），粉碎成细粉。加入洋金花细粉，与上述粉末配研，过筛，混匀，制成颗粒，装入胶囊，制成1000粒，即得。

【功能与主治】补益肝肾，强筋壮骨，活络止痛。用于肝肾两虚、寒湿阻络所致的神经根型颈椎病，症见肩臂疼痛、麻木、活动障碍。

【用法与用量】口服。一次6粒，一日3次。4周为一疗程，或遵医嘱。

【注意】本品含洋金花，不宜超量服用；高血压、心脏病慎用；青光眼和孕妇禁服。

【规格】每粒装0.3g

【剂量推算】

处方	成药 日用量，粒	推算饮片 日生药量，g	《药典》饮片 日用量，g
淫羊藿	18	1.49	6～10
熟地黄		1.80	9～15
鹿衔草		1.49	9～15
骨碎补（炙）		1.19	3～9
肉苁蓉		1.19	6～10
鸡血藤		1.19	9～15
红参		1.19	3～9
狗骨		0.59	1.5～3[1]
茯苓		0.59	10～15
威灵仙		0.59	6～10
豨莶草		0.59	9～12
葛根		0.59	10～15
醋延胡索		1.80	3～10
山楂		0.59	9～12
洋金花		0.12	0.3～0.6

参考标准：

［1］吉林省中药材标准第二册（2019 年版）

壮腰健身丸

Zhuangyao Jianshen Wan

【处方】酒女贞子 24g　黄精 24g
熟地黄 36g　金樱子 24g
狗脊 24g　制何首乌 15g
千斤拔 30g

【制法】以上七味，粉碎成细粉，过筛，混匀。每 100g 粉末加炼蜜 120～130g，制成小蜜丸或大蜜丸，即得。

【功能与主治】壮腰健肾。用于腰酸腿软，头晕耳鸣，眼花心悸，阳萎遗精。

【用法与用量】口服。小蜜丸一次 9g，大蜜丸一次 1 丸，一日 2 次。

【规格】（1）小蜜丸　每 17 粒重 3g　（2）大蜜丸　每丸重 9g

【剂量推算】

处方	成药 日用量	推算饮片 日生药量，g	《药典》饮片 日用量，g
酒女贞子	小蜜丸：18g 大蜜丸：2 丸	1.06～1.11	6～12
黄精		1.06～1.11	9～15
熟地黄		1.59～1.66	9～15
金樱子		1.06～1.11	6～12
狗脊		1.06～1.11	6～12
制何首乌		0.66～0.69	6～12
千斤拔		1.33～1.39	15～30[1]

参考标准：

［1］广东省中药材标准第三册（2019 年版）

庆余辟瘟丹

Qingyu Piwen Dan

【处方】羚羊角 30g　醋香附 30g
大黄 30g　藿香 30g
玄精石 30g　玄明粉 30g
朱砂 30g　木香 30g
制川乌 30g　五倍子 30g
苍术（米泔水润炒）30g　苏合香 30g
玳瑁 30g
姜半夏 30g　黄连 30g
雄黄 15g　猪牙皂 30g
滑石 30g　肉桂 30g
姜厚朴 30g　茯苓 30g
郁金 30g　金银花 30g
茜草 30g　柴胡 20g
黄芩 30g　紫苏叶 20g
黄柏 30g　白芷 20g
升麻 20g　川芎 20g
天麻 20g　干姜 20g
拳参 20g　桔梗 20g
丹参 20g　檀香 20g
石菖蒲 20g　琥珀 15g
蒲黄 20g　陈皮 15g
麻黄 20g　安息香 15g
人工麝香 15g　细辛 10g
冰片 15g　丁香 10g
千金子霜 10g　当归 10g
巴豆霜 10g　甘遂（制）10g
桃仁霜 10g　莪术 10g
红大戟 10g　胡椒 10g
槟榔 10g　炒白芍 10g
葶苈子 10g　桑白皮 10g

煅禹余粮 10g
山豆根 10g
鬼箭羽 40g
赤豆 40g
人工牛黄 8g
醋芫花 5g
斑蝥（去头、足、翅）0.8g
水牛角浓缩粉 60g
山慈菇 40g
降香 40g
紫菀 8g
铜石龙子 1 条
蜈蚣（去头、足）2g
大枣 40g
雌黄 15g

【制法】 以上七十四味，人工麝香、冰片、人工牛黄、羚羊角、水牛角浓缩粉等五味分别研成最细粉；朱砂、雄黄、雌黄三味分别水飞成最细粉；滑石粉碎成最细粉。苍术（米泔水润炒）、石菖蒲、藿香、木香、肉桂、紫苏叶、干姜、檀香、陈皮、细辛、丁香、当归等十二味共粉碎成细粉，与上述人工麝香、冰片细粉配研，混匀，作内层粉。其余除苏合香外，铜石龙子与茯苓捣烂干燥，大枣煮熟去皮核，干燥，与其他大黄等四十九味混合粉碎成细粉，再与上述人工牛黄、雄黄、雌黄、羚羊角、滑石、水牛角浓缩粉配研，作外层粉。每 992g 粉末约加熟糯米粉 147g，熟粳米粉 98g，用苏合香和水制丸，低温干燥，用朱砂粉末包衣，打光，即得。

【功能与主治】 辟秽气，止吐泻。用于感受暑邪，时行痧气，头晕胸闷，腹痛吐泻。

【用法与用量】 口服。一次 1.25～2.5g，一日 1～2 次。

【注意】 孕妇禁服。

【规格】 每 30 粒重 1.25g

【剂量推算】

处方	成药日用量，g	推算饮片日生药量，g	《药典》饮片日用量，g
羚羊角		0.019～0.076	1～3
醋香附		0.019～0.076	6～10
大黄		0.019～0.076	3～15
藿香		0.019～0.076	6～12[1]
玄精石		0.019～0.076	9～15[2]
玄明粉	1.25～5	0.019～0.076	3～9
朱砂		0.019～0.076	0.1～0.5
木香		0.019～0.076	3～6
制川乌		0.019～0.076	1.5～3
五倍子		0.019～0.076	3～6
苍术（米泔水润炒）		0.019～0.076	5～10[3] 3～9[4]

续表

处方	成药日用量，g	推算饮片日生药量，g	《药典》饮片日用量，g
苏合香		0.019～0.076	0.3～1
姜半夏		0.019～0.076	3～9
玳瑁		0.019～0.076	3～6[5]
雄黄		0.0095～0.038	0.05～0.1
黄连		0.019～0.076	2～5
滑石		0.019～0.076	10～20
猪牙皂		0.019～0.076	1～1.5
姜厚朴		0.019～0.076	3～10
肉桂		0.019～0.076	1～5
郁金		0.019～0.076	3～10
茯苓		0.019～0.076	10～15
茜草		0.019～0.076	6～10
金银花		0.019～0.076	6～15
黄芩		0.019～0.076	3～10
柴胡		0.013～0.051	3～10
黄柏		0.019～0.076	3～12
紫苏叶		0.013～0.051	5～10
升麻		0.013～0.051	3～10
白芷	1.25～5	0.013～0.051	3～10
天麻		0.013～0.051	3～10
川芎		0.013～0.051	3～10
拳参		0.013～0.051	5～10
干姜		0.013～0.051	3～10
丹参		0.013～0.051	10～15
桔梗		0.013～0.051	3～10
石菖蒲		0.013～0.051	3～10
檀香		0.013～0.051	2～5
蒲黄		0.013～0.051	5～10
琥珀		0.0095～0.038	1～3[6-7] 1.5[8]
麻黄		0.013～0.051	2～10
陈皮		0.0095～0.038	3～10
人工麝香		0.0095～0.038	0.03～0.1
安息香		0.0095～0.038	0.6～1.5
冰片		0.0095～0.038	0.15～0.3
细辛		0.0063～0.025	1～3
千金子霜		0.0063～0.025	0.5～1

续表

处方	成药 日用量，g	推算饮片 日生药量，g	《药典》饮片 日用量，g
丁香		0.0063～0.025	1～3
巴豆霜		0.0063～0.025	0.1～0.3
当归		0.0063～0.025	6～12
桃仁霜		0.0063～0.025	—[9]
甘遂（制）		0.0063～0.025	0.5～1.5[10]
红大戟		0.0063～0.025	1.5～3
莪术		0.0063～0.025	6～9
槟榔		0.0063～0.025	3～10
胡椒		0.0063～0.025	0.6～1.5
葶苈子		0.0063～0.025	3～10
炒白芍		0.0063～0.025	6～15
煅禹余粮		0.0063～0.025	9～15
桑白皮		0.0063～0.025	6～12
山豆根		0.0063～0.025	3～6
山慈菇	1.25～5	0.025～0.10	3～9
鬼箭羽		0.025～0.10	4.5～9[11]
降香		0.025～0.10	9～15
赤豆		0.025～0.10	—[9]
紫菀		0.0051～0.020	5～10
人工牛黄		0.0051～0.020	0.15～0.35
铜石龙子		—	1～2[12]
醋芫花		0.0032～0.013	1.5～3
蜈蚣（去头、足）		0.0013～0.0051	3～5
斑蝥（去头、足、翅）		0.00051～0.0020	0.03～0.06
大枣		0.025～0.10	6～15
水牛角浓缩粉		0.038～0.15	3～6[13]
雌黄		0.0095～0.038	0.15～0.3[14]

参考标准：

［1］甘肃省中药材标准（2020年版）

［2］四川省中药材标准（2010年版）

［3］吉林省中药饮片炮制规范（2020年版）公示

［4］江苏省中药饮片炮制规范（2020年版）（第二册）（第一批征求意见稿）

［5］湖南省中药材标准（2009年版）

［6］辽宁省中药材标准第二册（2019年版）

［7］安徽省中药饮片炮制规范（第三版）（2019年版）

［8］新疆维吾尔自治区中药维吾尔药饮片炮制规范（2020年版）

［9］上海市中药饮片炮制规范（1962年版），未载具体用量

［10］天津市中药饮片炮制规范（2018年版）

［11］宁夏中药材标准（2018年版）

［12］藏药标准（西藏、青海、四川、甘肃、云南、新疆六局合编）处方中铜石龙子无具体重量，故无法推算日用量

［13］中国药典（2005年版）一部

［14］山东省中药材标准（2012年版）

产复康颗粒

Chanfukang Keli

【处方】 益母草 333.33g　当归 150g　人参 50g　黄芪 150g　何首乌 166.67g　桃仁 100g　蒲黄 100g　熟地黄 166.67g　醋香附 133.33g　昆布 83.33g　白术 83.33g　黑木耳 83.33g

【制法】 以上十二味，加水煎煮二次，每次2小时，合并煎液，滤过，滤液浓缩至适量，加入适量的红糖和糊精，制成颗粒，干燥，制成1000g；或加入适量的糊精和甜菊素，制成颗粒，干燥，制成250g，即得。

【功能与主治】 补气养血，祛瘀生新。用于气虚血瘀所致的产后恶露不绝，症见产后出血过多、淋漓不断、神疲乏力，腰腿痠软。

【用法与用量】 开水冲服。一次20g〔规格（1）、规格（2）〕或5g〔规格（3）〕，一日3次；5～7日为一疗程；产褥期可长期服用。

【规格】 （1）每袋装20g （2）每袋装10g （3）每袋装5g（无蔗糖）

【剂量推算】

处方	成药 日用量，g	推算饮片 日生药量，g	《药典》饮片 日用量，g
益母草	规格（1）、规格（2）：60 规格（3）：15	20	9～30
当归		9	6～12
人参		3	3～9

续表

处方	成药 日用量，g	推算饮片 日生药量，g	《药典》饮片 日用量，g
黄芪	规格（1）、 规格（2）：60 规格（3）：15	9	9～30
何首乌		10	3～6
桃仁		6	5～10
蒲黄		6	5～10
熟地黄		10	9～15
醋香附		8	6～10
昆布		5	6～12
白术		5	6～12
黑木耳		5	3～9[1]

参考标准：

［1］甘肃省中药炮制规范（2009年版）

羊胆丸

Yangdan Wan

【处方】羊胆干膏 53g　百部 150g
白及 200g　浙贝母 100g
甘草 60g

【制法】以上五味，甘草、白及分别粉碎成细粉；其余羊胆干膏等三味粉碎成细粉，过筛，混匀。取部分羊胆干膏等粉末起模，剩余的粉末与白及粉末混匀，用水泛丸，用甘草粉末包衣，干燥，即得。

【功能与主治】止咳化痰，止血。用于痰火阻肺所致的咳嗽咯痰、痰中带血；百日咳见上述证候者。

【用法与用量】口服。一次3g，一日3次。

【剂量推算】

处方	成药 日用量，g	推算饮片 日生药量，g	《药典》饮片 日用量，g
羊胆干膏	9	0.85	—
百部		2.40	3～9
白及		3.20	6～15
浙贝母		1.60	5～10
甘草		0.96	2～10

羊藿三七胶囊

Yanghuo Sanqi Jiaonang

【处方】淫羊藿 1500g　三七 500g

【制法】以上二味，淫羊藿加水煎煮二次，第一次2小时，第二次1小时，合并煎液，滤过，滤液备用；三七粉碎成粗粉，加水煎煮三次，第一次3小时，第二次2小时，第三次1小时，合并煎液，滤过，滤液与上述滤液合并，减压浓缩至相对密度为1.30～1.35（80～85℃）的稠膏，干燥，粉碎成细粉，加淀粉15g，混匀，制粒，干燥，加入硬脂酸镁0.75g，混匀，装入胶囊，制成1000粒，即得。

【功能与主治】温阳通脉，化瘀止痛。用于阳虚血瘀所致的胸痹，症见胸痛，胸闷，心悸，乏力，气短等；冠心病，心绞痛属上述证候者。

【用法与用量】口服。一次3～4粒，一日2次。

【规格】每粒装0.3g

【剂量推算】

处方	成药 日用量，粒	推算饮片 日生药量，g	《药典》饮片 日用量，g
淫羊藿	6～8	9～12	6～10
三七		3～4	3～9

灯台叶颗粒

Dengtaiye Keli

【处方】灯台叶 700g

【制法】取灯台叶，加水煎煮二次，每次1小时，合并煎液，滤过，滤液浓缩至相对密度为1.30（75～80℃），加入乙醇使含醇量为65%，静置24小时，取上清液回收乙醇，加蔗糖适量，制成颗粒，干燥，喷入薄荷油1ml及香蕉香精适量，混匀，制成1000g，分装，即得。

【功能与主治】清热化痰止咳。用于痰热阻肺所致的咳嗽、咯痰；慢性支气管炎、百日咳见上述证候者。

【用法与用量】开水冲服。一次1袋，一日3次。

【注意】孕妇慎服。

【规格】每袋装10g

【剂量推算】

处方	成药 日用量，袋	推算饮片 日生药量，g	《药典》饮片 日用量，g
灯台叶	3	21	6～9[1]

参考标准：

［1］中国药典（1977年版）一部

灯盏生脉胶囊

Dengzhan Shengmai Jiaonang

【处方】灯盏细辛 3000g　人参 600g
五味子 600g　麦冬 1100g

【制法】以上四味，取灯盏细辛，加 80%～90%乙醇回流提取三次，滤过，合并滤液，减压浓缩成浸膏；浸膏加三倍量水溶解，搅拌下加入 10%氢氧化钠助溶，调节 pH 值至 8，滤过，加 10%硫酸调节 pH 值至 3，放置 2 小时，滤过，收集沉淀，水洗至中性，备用。其余人参等三味，加 80%～90%乙醇回流提取三次，滤过，合并滤液，减压浓缩，用正丁醇提取三次，合并提取液，减压回收正丁醇并浓缩至稠膏状，稠膏与上述沉淀合并，加 2 倍量水溶解，加稀氢氧化钠调节 pH 值至 7，滤过，滤液喷雾干燥，加入淀粉、硬脂酸镁适量，混匀，装入胶囊，制成 1000 粒，即得。

【功能与主治】益气养阴，活血健脑。用于气阴两虚、瘀阻脑络引起的胸痹心痛，中风后遗症，症见痴呆、健忘、手足麻木症；冠心病心绞痛，缺血性心脑血管疾病，高脂血症见上述证候者。

【用法与用量】口服。一次 2 粒，一日 3 次，饭后 30 分钟服用。2 个月为一疗程，疗程可连续。巩固疗效或预防复发，一次 1 粒，一日 3 次。

【注意】脑出血急性期禁用。

【规格】每粒装 0.18g

【剂量推算】

处方	成药 日用量，粒	推算饮片 日生药量，g	《药典》饮片 日用量，g
灯盏细辛	3～6	9～18	9～15
人参		1.8～3.6	3～9
五味子		1.8～3.6	2～6
麦冬		3.3～6.6	6～12

灯盏细辛颗粒

Dengzhanxixin Keli

【处方】灯盏细辛 640g

【制法】取灯盏细辛，粉碎成粗粉，加 75%乙醇加热回流提取 3 次，每次 2 小时，合并提取液，滤过，滤液回收乙醇至稠膏状，加蔗糖、糊精适量，混匀，制成颗粒，干燥，制成 1000g；或加乳糖 544g、糊精适量，混匀，制成颗粒，干燥，制成 600g（无蔗糖），即得。

【功能与主治】活血化瘀，通经活络。用于脑络瘀阻，中风偏瘫，心脉痹阻，胸痹心痛；缺血性中风、冠心病心绞痛见上述证候者。

【用法与用量】口服。一次 1～2 袋，一日 3 次。

【规格】（1）每袋装 5g　（2）每袋装 3g（无蔗糖）

【剂量推算】

处方	成药 日用量，袋	推算饮片 日生药量，g	《药典》饮片 日用量，g
灯盏细辛	3～6	9.6～19.2	9～15

安儿宁颗粒

an'erning Keli

【处方】天竺黄 66.7g　红花 53.3g
人工牛黄 5.3g　岩白菜 53.3g
甘草 53.3g　高山辣根菜 53.3g
洪连 66.7g　檀香 66.7g
唐古特乌头 66.7g

【制法】以上九味，除人工牛黄外，檀香、红花提取挥发油，另器收集，残渣与其余岩白菜等六味药材，加水煎煮二次，第一次 3 小时，第二次 2 小时，合并煎液，滤过，滤液浓缩至相对密度为 1.30～1.35（50℃）的稠膏，取稠膏加蔗糖适量与人工牛黄，制成颗粒，干燥，加入上述挥发油，混匀，制成 1000g，即得。

【功能与主治】清热祛风，化痰止咳。用于小儿风热感冒，咳嗽有痰，发热咽痛，上呼吸道感染见上述证候者。

【用法与用量】开水冲服。周岁以内一次 1.5g，一至五岁一次 3g，五岁以上一次 6g，一日 3 次。

【规格】每袋装 3g

【剂量推算】

处方	成药 日用量，g	推算饮片 日生药量，g	《药典》饮片 日用量，g
天竺黄	4.5～18	0.30～1.20	3～9
红花		0.24～0.96	3～10
人工牛黄		0.24～0.96	0.15～0.35
岩白菜		0.24～0.96	6～12

续表

处方	成药 日用量，g	推算饮片 日生药量，g	《药典》饮片 日用量，g
甘草	4.5～18	0.24～0.96	2～10
高山辣根菜		0.24～0.96	3～6
洪连		0.30～1.20	1～6
檀香		0.30～1.20	2～5
唐古特乌头		0.30～1.20	0.6～1.2[1]

参考标准：

［1］中华人民共和国卫生部药品标准（藏药分册）

安中片

anzhong Pian

【处方】 桂枝 180g　醋延胡索 180g
煅牡蛎 180g　小茴香 120g
砂仁 120g　高良姜 60g
甘草 120g

【制法】 以上七味，桂枝36g和煅牡蛎72g粉碎成细粉，取用80g，其余备用；醋延胡索用70%乙醇作溶剂，进行渗漉，收集渗漉液，回收乙醇，得清膏，备用；小茴香、砂仁、高良姜与剩余桂枝蒸馏，收集挥发油，药渣与上述备用粉末、甘草及剩余煅牡蛎和蒸馏后的药液加水煎煮三次，合并煎液，滤过，滤液浓缩至约1000ml，静置，滤过，滤液与上述清膏合并，浓缩成稠膏，加入煅牡蛎等细粉，混匀，干燥，研细，加入蔗糖粉和淀粉适量，混匀，制成颗粒，干燥，加入挥发油，混匀，压制成2500片，即得；或加入辅料适量，混匀，制成颗粒，干燥，加入挥发油，混匀，压制成1000片，包薄膜衣，即得。

【功能与主治】 温中散寒，理气止痛，和胃止呕。用于阳虚胃寒所致的胃痛，症见胃痛绵绵、畏寒喜暖、泛吐清水、神疲肢冷；慢性胃炎、胃及十二指肠溃疡见上述证候者。

【用法与用量】 口服。一次4～6片，儿童一次2～3片〔规格（1）〕或一次2～3片，儿童一次1～1.5片〔规格（2）〕；一日3次，或遵医嘱。

【注意】 急性胃炎、出血性溃疡禁用。

【规格】 （1）每片重0.2g　（2）薄膜衣片　每片重0.52g

【剂量推算】

处方	成药 日用量，片	推算饮片 日生药量，g	《药典》饮片 日用量，g
桂枝	规格（1）： 6～18 规格（2）：3～9	0.54～1.62	3～10
醋延胡索		0.54～1.62	3～10
煅牡蛎		0.54～1.62	9～30
小茴香		0.36～1.08	3～6
砂仁		0.36～1.08	3～6
高良姜		0.18～0.54	3～6
甘草		0.36～1.08	2～10

安胃片

anwei Pian

【处方】 醋延胡索 63g　枯矾 250g
海螵蛸（去壳） 187g

【制法】 以上三味，粉碎成细粉，过筛，混匀，加蜂蜜125g与适量的淀粉制成颗粒，干燥，压制成1000片，或包薄膜衣，即得。

【功能与主治】 行气活血，制酸止痛。用于气滞血瘀所致的胃脘刺痛、吞酸嗳气、脘闷不舒；胃及十二指肠溃疡、慢性胃炎见上述证候者。

【用法与用量】 口服。一次5～7片，一日3～4次。

【规格】 （1）素片　每片重0.6g　（2）薄膜衣片　每片重0.7g

【剂量推算】

处方	成药 日用量，片	推算饮片 日生药量，g	《药典》饮片 日用量，g
醋延胡索	15～28	0.94～1.76	3～10
枯矾		3.75～7.00	0.6～1.5
海螵蛸（去壳）		2.81～5.24	5～10

安胎丸

antai Wan

【处方】 当归 200g　川芎（酒炙） 200g
黄芩 200g　炒白芍 200g
白术 100g

【制法】 以上五味，粉碎成细粉，过筛，混匀。每100g粉末加炼蜜120～130g，制成大蜜丸或小蜜丸，即得。

【功能与主治】 养血安胎。用于妊娠血虚，胎动不安，面色萎黄，不思饮食，神疲乏力。

【用法与用量】 空腹开水送服。小蜜丸一次 1 袋，大蜜丸一次 1 丸，一日 2 次。

【注意】 感冒发热者忌服。

【规格】（1）大蜜丸　每丸重 6g（2）小蜜丸　每袋重 6g

【剂量推算】

处方	成药日用量	推算饮片日生药量，g	《药典》饮片日用量，g
当归	大蜜丸：2 丸 小蜜丸：2 袋	1.16～1.21	6～12
川芎（酒炙）		1.16～1.21	3～10[1]
黄芩		1.16～1.21	3～10
炒白芍		1.16～1.21	6～15
白术		0.58～0.61	6～12

参考标准：

［1］湖北省中药饮片炮制规范（2018 年版）

安宫止血颗粒

angong Zhixue Keli

【处方】 益母草 2184g　　马齿苋 2184g

【制法】 以上二味，加水煎煮二次，第一次 1.5 小时，第二次 1 小时，合并煎液，滤过，浓缩至适量，喷雾干燥，制粒，制成颗粒 800g（4g/袋）；或加入蔗糖 190g 及阿司帕坦 10g，混匀，制粒，制成颗粒 1000g（5g/袋），即得。

【功能与主治】 活血化瘀，清热止血。用于瘀热内蕴所致的恶露不净，症见恶露不止、小腹疼痛、口燥咽干；人工流产及产后子宫复位不全见上述证候者。

【用法与用量】 温开水冲服。一次 1 袋，一日 3 次，7～10 天为一疗程。

【注意】 孕妇忌用。

【规格】 每袋装（1）4g（2）5g

【剂量推算】

处方	成药日用量，袋	推算饮片日生药量，g	《药典》饮片日用量，g
益母草	3	32.76	9～30
马齿苋		32.76	9～15

安宫牛黄丸

angong Niuhuang Wan

【处方】 牛黄 100g　　水牛角浓缩粉 200g
麝香或人工麝香 25g　　珍珠 50g
朱砂 100g　　雄黄 100g
黄连 100g　　黄芩 100g
栀子 100g　　郁金 100g
冰片 25g

【制法】 以上十一味，珍珠水飞或粉碎成极细粉；朱砂、雄黄分别水飞成极细粉；黄连、黄芩、栀子、郁金粉碎成细粉；将牛黄、水牛角浓缩粉、麝香或人工麝香、冰片研细，与上述粉末配研，过筛，混匀，加适量炼蜜制成大蜜丸 600 丸或 1200 丸，或包金衣，即得。

【功能与主治】 清热解毒，镇惊开窍。用于热病，邪入心包，高热惊厥，神昏谵语；中风昏迷及脑炎、脑膜炎、中毒性脑病、脑出血、败血症见上述证候者。

【用法与用量】 口服。一次 2 丸〔规格（1）〕或一次 1 丸〔规格（2）〕，一日 1 次；小儿三岁以内一次 1/2 丸〔规格（1）〕或一次 1/4 丸〔规格（2）〕，四岁至六岁一次 1 丸〔规格（1）〕或一次 1/2 丸〔规格（2）〕，一日 1 次；或遵医嘱。

【注意】 孕妇慎用。

【规格】（1）每丸重 1.5g（2）每丸重 3g

【剂量推算】

处方	成药日用量，丸	推算饮片日生药量，g	《药典》饮片日用量，g
牛黄	规格（1）：1/2～2 规格（2）：1/4～1	0.042～0.17	0.15～0.35
水牛角浓缩粉		0.083～0.33	3～6[1]
麝香或人工麝香		0.01～0.04	0.03～0.1
珍珠		0.021～0.08	0.1～0.3
朱砂		0.042～0.17	0.1～0.3
雄黄		0.042～0.17	0.05～0.1
黄连		0.042～0.17	2～5
黄芩		0.042～0.17	3～10
栀子		0.042～0.17	6～10
郁金		0.042～0.17	3～10
冰片		0.01～0.04	0.15～0.3

参考标准：

[1] 中国药典（2005年版）一部

安宫牛黄散

angong Niuhuang San

【处方】 牛黄 100g　水牛角浓缩粉 200g
人工麝香 25g　珍珠 50g
朱砂 100g　雄黄 100g
黄连 100g　黄芩 100g
栀子 100g　郁金 100g
冰片 25g

【制法】 以上十一味，珍珠水飞或粉碎成极细粉；朱砂、雄黄分别水飞成极细粉；黄连、黄芩、栀子、郁金粉碎成细粉；将牛黄、水牛角浓缩粉、人工麝香、冰片研细，与上述粉末配研，过筛，混匀，即得。

【功能与主治】 清热解毒，镇惊开窍。用于热病，邪入心包，高热惊厥，神昏谵语；中风昏迷及脑炎、脑膜炎、中毒性脑病、脑出血、败血症见上述证候者。

【用法与用量】 口服。一次1.6g，一日1次；小儿三岁以内一次0.4g，四至六岁一次0.8g，一日1次；或遵医嘱。

【注意】 孕妇慎用。

【规格】 每瓶装1.6g

【剂量推算】

处方	成药日用量	推算饮片日生药量，g	《药典》饮片日用量，g
牛黄	0.4～1.6	0.04～0.16	0.15～0.35
水牛角浓缩粉		0.08～0.32	3～6[1]
人工麝香		0.01～0.04	0.03～0.1
珍珠		0.02～0.08	0.1～0.3
朱砂		0.04～0.16	0.1～0.5
雄黄		0.04～0.16	0.05～0.1g
黄连		0.04～0.16	2～5
黄芩		0.04～0.16	3～10
栀子		0.04～0.16	6～10
郁金		0.04～0.16	3-10
冰片		0.01～0.04	0.15～0.3

参考标准：

[1] 中国药典（2005年版）一部

安宫降压丸

angong Jiangya Wan

【处方】 郁金 100g　黄连 100g
栀子 100g　黄芩 80g
天麻 20g　珍珠母 50g
黄芪 80g　白芍 80g
党参 150g　麦冬 80g
醋五味子 40g　川芎 80g
人工牛黄 100g　水牛角浓缩粉 100g
冰片 25g

【制法】 以上十五味，除人工牛黄、水牛角浓缩粉、冰片外，其余郁金等十二味粉碎成细粉；将人工牛黄、水牛角浓缩粉、冰片研细，与上述粉末配研，过筛，混匀。每100g粉末加炼蜜100～110g，制成大蜜丸，即得。

【功能与主治】 清热镇惊，平肝潜阳。用于肝阳上亢、肝火上炎所致的眩晕，症见头晕、目眩、心烦、目赤、口苦、耳鸣耳聋；高血压病见上述证候者。

【用法与用量】 口服。一次1～2丸，一日2次。

【注意】 孕妇慎用；无高血压症状时停服或遵医嘱。

【规格】 每丸重3g

【剂量推算】

处方	成药日用量，丸	推算饮片日生药量，g	《药典》饮片日用量，g
郁金	2～4	0.24～0.51	3～10
黄连		0.24～0.51	2～5
栀子		0.24～0.51	6～10
黄芩		0.19～0.41	3～10
天麻		0.048～0.10	3～10
珍珠母		0.12～0.25	10～25
黄芪		0.19～0.41	9～30
白芍		0.19～0.41	6～15
党参		0.36～0.76	9～30
麦冬		0.19～0.41	6～12
醋五味子		0.096～0.20	2～6
川芎		0.19～0.41	3～10
人工牛黄		0.24～0.51	0.15～0.35
水牛角浓缩粉		0.24～0.51	3～6[1]
冰片		0.06～0.13	0.15～0.3

参考标准：

[1] 中国药典（2005年版）一部

安神补心丸

anshen Buxin Wan

【处方】丹参 300g　五味子（蒸）150g
石菖蒲 100g　安神膏 560g

【制法】以上四味，丹参、五味子（蒸）、石菖蒲粉碎成细粉，与安神膏混合制丸，干燥，打光或包糖衣，即得。

【功能与主治】养心安神。用于心血不足、虚火内扰所致的心悸失眠、头晕耳鸣。

【用法与用量】口服。一次 15 丸，一日 3 次。

【注意】孕妇慎用。

【规格】每 15 丸重 2g

【剂量推算】

处方	成药日用量，丸	推算饮片日生药量，g	《药典》饮片日用量，g
丹参	45	1.62	10～15
五味子（蒸）		0.81	1.5～6[1]
石菖蒲		0.54	3～10
安神膏		3.03	—[2]

参考标准：

［1］浙江省中药饮片炮制规范（2015 年版）

［2］中国药典（2020 年版）一部，未载具体用量

安神补心颗粒

anshen Buxin Keli

【处方】丹参 508g　五味子（蒸）254g
石菖蒲 170g　安神膏 949g

【制法】以上四味，石菖蒲粉碎成细粉，备用；丹参酌予碎断，与五味子（蒸）加 5 倍量乙醇，加热回流提取 1.5 小时，滤过，滤液回收乙醇，提取液备用；药渣加水煎煮 2 小时，滤过，滤液与上述提取液合并，浓缩至相对密度为 1.30（55～60℃）的稠膏；稠膏与安神膏混匀，干燥，粉碎，加入石菖蒲细粉，混匀，制粒，低温干燥（50～60℃），制成 1000g，即得。

【功能与主治】养心安神。用于心血不足、虚火内扰所致的心悸失眠、头晕耳鸣。

【用法与用量】口服。一次 1 袋，一日 3 次。

【注意】孕妇慎用。

【规格】每袋装 1.5g

处方	成药日用量，袋	推算饮片日生药量，g	《药典》饮片日用量，g
丹参	3	2.29	10～15
五味子（蒸）		1.14	1.5～6[1]
石菖蒲		0.77	3～10
安神膏		4.27	—[2]

参考标准：

［1］浙江省中药饮片炮制规范（2015 年版）

［2］中国药典（2020 年版）一部，未载具体用量

安神补脑液

anshen Bunao Ye

【处方】鹿茸 3g　制何首乌 62.5g
淫羊藿 50g　干姜 12.5g
甘草 6.25g　大枣 12.5g
维生素 B_1 0.5g

【制法】以上七味，干姜提取挥发油，药渣与制何首乌、淫羊藿、大枣、甘草加水煎煮三次，合并煎液，滤过，滤液浓缩至适量，加 3 倍量乙醇，静置，滤过，滤液备用。将鹿茸加水煎煮五次，滤过，滤液合并，浓缩，加蜂蜡，静置至蜡层完全凝固后除去蜡层，抽滤，加乙醇使醇含量达 80%，静置，滤过，滤液回收乙醇，浓缩至适量，加乙醇使含醇量达 75%，静置，滤过，滤液回收乙醇，加水和乙醇调节浓度（含醇量为 20%～30%）。将上述药液、鹿茸提取液及单糖浆或蔗糖水溶液（含蔗糖 180g）或果葡糖浆 300g 混匀，加入干姜挥发油、维生素 B_1、苯甲酸、苯甲酸钠、羟苯乙酯，搅拌均匀，静置，滤过，加水至 1000ml，混匀，即得。

【功能与主治】生精补髓，益气养血，强脑安神。用于肾精不足、气血两亏所致的头晕、乏力、健忘、失眠；神经衰弱症见上述证候者。

【用法与用量】口服。一次 10ml，一日 2 次。

【规格】（1）每支装 10ml（含维生素 B_1 5mg）（2）每瓶装 100ml（含维生素 B_1 50mg）

【剂量推算】

处方	成药日用量，ml	推算饮片日生药量，g	《药典》饮片日用量，g
鹿茸	20	0.06	1～2
制何首乌		1.25	6～12

续表

处方	成药 日用量，ml	推算饮片 日生药量，g	《药典》饮片 日用量，g
淫羊藿	20	1	6～10
干姜		0.25	3～10
甘草		0.12	2～10
大枣		0.25	6～15
维生素 B_1		0.01	0.015～0.03[1]

参考标准：

［1］中国药典·临床用药须知（2015年版）

安神宝颗粒

anshenbao Keli

【处方】炒酸枣仁 312.5g　枸杞子 781.25g
藤合欢 156.25g

【制法】以上三味，将炒酸枣仁粉碎成粗粉，加入枸杞子、藤合欢，加水煎煮二次，煎液滤过，滤液合并，浓缩至适量，加入适量的蔗糖和糊精，制成颗粒，干燥，制成1400g，即得。或滤液浓缩至适量，加入甜菊素6g及适量的糊精，制成颗粒，干燥，制成1000g（无蔗糖），即得。

【功能与主治】补肾益精，养心安神。用于失眠健忘，眩晕耳鸣，腰膝酸软。

【用法与用量】开水冲服。一次1～2袋，一日3次。

【规格】（1）每袋装14g　（2）每袋装10g（无蔗糖）

【剂量推算】

处方	成药 日用量，袋	推算饮片 日生药量，g	《药典》饮片 日用量，g
炒酸枣仁	3～6	9.38～18.75	10～15
枸杞子		23.44～46.88	6～12
藤合欢		4.69～9.38	15～25[1]

参考标准：

［1］吉林省中药材标准第一册（2019年版）

安神胶囊

anshen Jiaonang

【处方】炒酸枣仁 40g　川芎 47g
知母 112g　麦冬 92g
制何首乌 32g　五味子 97g
丹参 130g　茯苓 97g

【制法】以上八味，炒酸枣仁、五味子粉碎成细粉；其余川芎等六味，加水煎煮二次，第一次3小时，第二次2小时，合并煎液，滤过，滤液浓缩成稠膏，低温干燥，粉碎，与上述粉末混匀，制粒，装入胶囊，制成1000粒，即得。

【功能与主治】补血滋阴，养心安神。用于阴血不足，失眠多梦，心悸不宁，五心烦热，盗汗耳鸣。

【用法与用量】口服。一次4粒，一日3次。

【规格】每粒装0.25g

【剂量推算】

处方	成药 日用量，粒	推算饮片 日生药量，g	《药典》饮片 日用量，g
炒酸枣仁	12	0.48	10～15
川芎		0.56	3～10
知母		0.14	6～12
麦冬		1.10	6～12
制何首乌		0.38	6～12
五味子		1.16	2～6
丹参		0.36	10～15
茯苓		1.16	10～15

安脑丸

annao Wan

【处方】人工牛黄 15g　猪胆粉 200g
朱砂 55g　冰片 35g
水牛角浓缩粉 200g　珍珠 50g
黄芩 150g　黄连 150g
栀子 150g　雄黄 95g
郁金 150g　石膏 120g
煅赭石 65g　珍珠母 80g
薄荷脑 15g

【制法】以上十五味，除人工牛黄、猪胆粉、水牛角浓缩粉、冰片、薄荷脑外，朱砂、雄黄分别水飞成极细粉，煅赭石、珍珠粉碎成极细粉，其余黄连等六味粉碎成细粉；将上述人工牛黄等五味研细，与上述药粉配研，过筛，混匀。每100g粉末加炼蜜70～100g制成小蜜丸或大蜜丸，即得。

【功能与主治】清热解毒，醒脑安神，豁痰开窍，镇惊熄风。用于高热神昏，烦躁谵语，抽搐惊厥，中风窍闭，头痛眩晕；高血压、脑中风见上述证候者。

【用法与用量】 口服。小蜜丸一次 3～6g，大蜜丸一次 1～2 丸，一日 2 次；小儿酌减或遵医嘱。

【注意】 按医嘱服用。

【规格】 （1）小蜜丸　每 11 丸重 3g （2）大蜜丸　每丸重 3g

【剂量推算】

处方	成药日用量	推算饮片日生药量，g	《药典》饮片日用量，g
人工牛黄	小蜜丸：6～12g 大蜜丸：2～4 丸	0.029～0.069	0.15～0.35
猪胆粉		0.39～0.92	0.3～0.6
朱砂		0.11～0.25	0.1～0.5
冰片		0.069～0.16	0.15～0.3
水牛角浓缩粉		0.39～0.92	3～6[1]
珍珠		0.098～0.23	0.1～0.3
黄芩		0.29～0.69	3～10
黄连		0.29～0.69	2～5
栀子		0.29～0.69	6～10
雄黄		0.19～0.44	0.05～0.1
郁金		0.29～0.69	3～10
石膏		0.24～0.55	15～60
煅赭石		0.13～0.30	9～30
珍珠母		0.16～0.37	10～25
薄荷脑		0.029～0.069	0.02～0.1[1]

参考标准：

［1］中国药典（2005 年版）一部

安脑片

annao Pian

【处方】 人工牛黄 3.7g　猪胆粉 49.7g
朱砂 13.7g　冰片 8.7g
水牛角浓缩粉 49.7g　珍珠 12.4g
黄芩 37.3g　黄连 37.3g
栀子 37.3g　雄黄 23.6g
郁金 37.3g　石膏 29.8g
煅赭石 16.1g　珍珠母 19.9g
薄荷脑 3.7g

【制法】 以上十五味，除人工牛黄、猪胆粉、水牛角浓缩粉、冰片、薄荷脑外，朱砂、雄黄分别水飞成极细粉，煅赭石、珍珠分别粉碎成极细粉；其余黄连等六味粉碎成细粉；将人工牛黄、猪胆粉、水牛角浓缩粉研细，与上述药粉配研过筛，制成颗粒，再将冰片、薄荷脑用乙醇溶解，喷入颗粒，闷润 2 小时，混匀，压制成 1000 片，包糖衣或薄膜衣，即得。

【功能与主治】 清热解毒，醒脑安神，豁痰开窍，镇惊熄风。用于高热神昏，烦躁谵语，抽搐惊厥，中风窍闭，头痛眩晕；高血压、脑中风见上述证候者。

【用法与用量】 口服。一次 4 片，一日 2～3 次，或遵医嘱，小儿酌减。

【规格】 薄膜衣片　每片重 0.5g

【剂量推算】

处方	成药日用量，片	推算饮片日生药量，g	《药典》饮片日用量，g
人工牛黄	8～12	0.030～0.044	0.15～0.35
猪胆粉		0.40～0.60	0.3～0.6
朱砂		0.11～0.16	0.1～0.5
冰片		0.070～0.10	0.15～0.3
水牛角浓缩粉		0.40～0.60	3～6[1]
珍珠		0.10～0.15	0.1～0.3
黄芩		0.30～0.45	3～10
黄连		0.30～0.45	2～5
栀子		0.30～0.45	6～10
雄黄		0.19～0.28	0.05～0.1
郁金		0.30～0.45	3～10
石膏		0.24～0.36	15～60
煅赭石		0.13～0.19	9～30
珍珠母		0.16～0.24	10～25
薄荷脑		0.030～0.044	0.02～0.1[1]

参考标准：

［1］中国药典（2005 年版）一部

导赤丸

Daochi Wan

【处方】 连翘 120g　黄连 60g
栀子（姜炒） 120g　木通 60g
玄参 120g　天花粉 120g
赤芍 60g　大黄 60g
黄芩 120g　滑石 120g

【制法】 以上十味，粉碎成细粉，过筛，混匀。每 100g 粉末加炼蜜 50～60g 及适量的水制丸，干燥，制成水蜜丸；或加炼蜜120～140g制成大蜜丸，即得。

【功能与主治】 清热泻火，利尿通便。用于火热内盛所致的口舌生疮、咽喉疼痛、心胸烦热、小便短赤、大便秘结。

【用法与用量】 口服。水蜜丸一次2g，大蜜丸一次1丸，一日2次；周岁以内小儿酌减。

【规格】 （1）水蜜丸　每10粒重1g　（2）大蜜丸　每丸重3g

【剂量推算】

处方	成药 日用量	推算饮片 日生药量，g	《药典》饮片 日用量，g
连翘	水蜜丸：4g 大蜜丸：2丸	0.31～0.34	6～15
黄连		0.16～0.17	2～5
栀子（姜炒）		0.31～0.34	6～10[1]
木通		0.16～0.17	3～6
玄参		0.31～0.34	9～15
天花粉		0.31～0.34	10～15
赤芍		0.16～0.17	6～12
大黄		0.16～0.17	3～15
黄芩		0.31～0.34	3～10
滑石		0.31～0.34	10～20

参考标准：

［1］天津市中药饮片炮制规范（2018年版）

阴虚胃痛颗粒

Yinxu Weitong Keli

【处方】 北沙参 240g　麦冬 200g
石斛 300g　川楝子 200g
玉竹 200g　白芍 240g
炙甘草 120g

【制法】 以上七味，加水煎煮二次，第一次2小时，第二次1小时，煎液滤过，滤液合并，浓缩至适量，加3倍量乙醇，搅匀，静置；取上清液浓缩至相对密度为1.18～1.22（50℃）的清膏；取清膏1份，蔗糖2份，糊精0.8份，制成颗粒，制成1000g，即得。

【功能与主治】 养阴益胃，缓急止痛。用于胃阴不足所致的胃脘隐隐灼痛、口干舌燥、纳呆干呕；慢性胃炎、消化性溃疡见上述证候者。

【用法与用量】 开水冲服。一次1袋，一日3次。

【规格】 每袋装10g

【剂量推算】

处方	成药 日用量，袋	推算饮片 日生药量，g	《药典》饮片 日用量，g
北沙参	3	7.2	5～12
麦冬		6	6～12
石斛		9	6～12
川楝子		6	5～10
玉竹		6	6～12
白芍		7.2	6～15
炙甘草		3.6	2～10

防风通圣丸

Fangfeng Tongsheng Wan

【处方】 防风 50g　荆芥穗 25g
薄荷 50g　麻黄 50g
大黄 50g　芒硝 50g
栀子 25g　滑石 300g
桔梗 100g　石膏 100g
川芎 50g　当归 50g
白芍 50g　黄芩 100g
连翘 50g　甘草 200g
白术（炒） 25g

【制法】 以上十七味，滑石粉碎成极细粉；其余防风等十六味粉碎成细粉，过筛，混匀，用水制丸，干燥，用滑石粉包衣，打光，干燥，即得。或以上十七味，粉碎成细粉，过筛，混匀，用水制丸，干燥，即得。

【功能与主治】 解表通里，清热解毒。用于外寒内热，表里俱实，恶寒壮热，头痛咽干，小便短赤，大便秘结，瘰疬初起，风疹湿疮。

【用法与用量】 口服。一次6g，一日2次。

【注意】 孕妇慎用。

【规格】 每20丸重1g

【剂量推算】

处方	成药 日用量，g	推算饮片 日生药量，g	《药典》饮片 日用量，g
防风	12	0.45	5～10
荆芥穗		0.23	5～10
薄荷		0.45	3～6
麻黄		0.45	2～10

续表

处方	成药 日用量，g	推算饮片 日生药量，g	《药典》饮片 日用量，g
大黄	12	0.45	3～15
芒硝		0.45	6～12
栀子		0.23	6～10
滑石		2.72	10～20
桔梗		0.91	3～10
石膏		0.91	15～60
川芎		0.45	3～10
当归		0.45	6～12
白芍		0.45	6～15
黄芩		0.91	3～10
连翘		0.45	6～15
甘草		1.81	2～10
白术（炒）		0.23	6～12

防风通圣颗粒

Fangfeng Tongsheng Keli

【处方】防风 75.5g　荆芥穗 37.8g
薄荷 75.5g　麻黄 75.5g
大黄 75.5g　芒硝 75.5g
栀子 37.8g　滑石 453g
桔梗 151g　石膏 151g
川芎 75.5g　当归 75.5g
白芍 75.5g　黄芩 151g
连翘 75.5g　甘草 302g
白术（炒）37.8g

【制法】以上十七味，防风、荆芥穗、川芎、当归、薄荷、麻黄、连翘加水温浸1～2小时后，蒸馏提取挥发油，挥发油备用；药渣与其余大黄等十味加水煎煮二次，每次1小时，煎液滤过，滤液合并，浓缩至适量，加入糊精适量，制颗粒，干燥，喷入上述挥发油，混匀，密闭24小时，制成1000g，即得。

【功能与主治】解表通里，清热解毒。用于外寒内热，表里俱实，恶寒壮热，头痛咽干，小便短赤，大便秘结，瘰疬初起，风疹湿疮。

【用法与用量】口服。一次1袋，一日2次。

【注意】孕妇慎用。

【规格】每袋装3g

【剂量推算】

处方	成药 日用量，袋	推算饮片 日生药量，g	《药典》饮片 日用量，g
防风	2	0.45	5～10
荆芥穗		0.23	5～10
薄荷		0.45	3～6
麻黄		0.45	2～10
大黄		0.45	3～15
芒硝		0.45	6～12
栀子		0.23	6～10
滑石		2.72	10～20
桔梗		0.91	3～10
石膏		0.91	15～60
川芎		0.45	3～10
当归		0.45	6～12
白芍		0.45	6～15
黄芩		0.91	3～10
连翘		0.45	6～15
甘草		1.81	2～10
白术（炒）		0.23	6～12

如意定喘片

Ruyi Dingchuan Pian

【处方】蛤蚧 14g　制蟾酥 0.8g
黄芪 45g　地龙 45g
麻黄 45g　党参 45g
苦杏仁 72g　白果 45g
枳实 27g　天冬 36g
南五味子（酒蒸）45g　麦冬 36g
紫菀 36g　百部 18g
枸杞子 27g　熟地黄 45g
远志 18g　葶苈子 18g
洋金花 18g　石膏 18g
炙甘草 45g

【制法】以上二十一味，除制蟾酥外，蛤蚧、麻黄、枳实、洋金花、石膏、黄芪22.5g、炙甘草22.5g粉碎成细粉；苦杏仁加水煎煮二次，第一次15分钟，第二次10分钟，煎液合并；其余地龙等十二味及剩余的黄芪、炙甘草加水煎煮三次，第一次3小时，第二、三次各1.5小时，煎液合并，滤过，滤液与苦杏仁煎液合并，减压浓缩至适量，加入制蟾酥及上述细粉，混匀，制成颗粒，干燥，压制成1000片，包糖衣，即得。

【功能与主治】 宣肺定喘，止咳化痰，益气养阴。用于气阴两虚所致的久咳气喘、体弱痰多；支气管哮喘、肺气肿、肺心病见上述证候者。

【用法与用量】 口服。一次2～4片，一日3次。

【注意】 孕妇禁用。

【规格】 糖衣片（片心重0.25g）

【剂量推算】

处方	成药日用量，片	推算饮片日生药量，g	《药典》饮片日用量，g
蛤蚧	6～12	0.084～0.17	3～6
制蟾酥		0.0048～0.0096	0.015～0.03[1]
黄芪		0.27～0.54	9～30
地龙		0.27～0.54	5～10
麻黄		0.27～0.54	2～10
党参		0.27～0.54	9～30
苦杏仁		0.43～0.86	5～10
白果		0.27～0.54	5～10
枳实		0.16～0.32	3～10
天冬		0.22～0.43	6～12
南五味子（酒蒸）		0.27～0.54	2～6[2]
麦冬		0.22～0.43	6～12
紫菀		0.22～0.43	5～10
百部		0.11～0.22	3～9
枸杞子		0.16～0.32	6～12
熟地黄		0.27～0.54	9～15
远志		0.11～0.22	3～10
葶苈子		0.11～0.22	3～10
洋金花		0.11～0.22	0.3～0.6
石膏		0.11～0.22	15～60
炙甘草		0.27～0.54	2～10

参考标准：

[1] 黑龙江省中药饮片炮制规范（2012年版）

[2] 天津市中药饮片炮制规范（2018年版）

妇乐颗粒

Fule Keli

【处方】 忍冬藤 1126g　大血藤 1126g
甘草 113g　大青叶 338g
蒲公英 338g　牡丹皮 338g
赤芍 338g　川楝子 338g
醋延胡索 338g　熟大黄 225g

【制法】 以上十味，取熟大黄粉碎成粗粉，用60%乙醇作溶剂，浸渍24小时后进行渗漉，收集渗漉液1215ml，滤过，滤液减压浓缩至相对密度为1.20～1.22（45～50℃）的清膏，药渣备用；其余忍冬藤等九味，加水煎煮二次，第一次2小时，第二次加入熟大黄渗漉药渣后，煎煮1小时，煎液滤过，滤液合并，浓缩至相对密度为1.06～1.08（85～90℃）的清膏，与上述清膏合并，混匀，喷雾干燥成细粉，加甜菊素、糊精适量，制成颗粒，干燥，制成1000g，即得。

【功能与主治】 清热凉血，化瘀止痛。用于瘀热蕴结所致的带下病，症见带下量多、色黄，少腹疼痛；慢性盆腔炎见上述证候者。

【用法与用量】 开水冲服。一次12g，一日2次。

【注意】 孕妇慎用。

【规格】 （1）每袋装6g （2）每袋装12g

【剂量推算】

处方	成药日用量，g	推算饮片日生药量，g	《药典》饮片日用量，g
忍冬藤	24	27.02	9～30
大血藤		27.02	9～15
甘草		2.71	2～10
大青叶		8.11	9～15
蒲公英		8.11	10～15
牡丹皮		8.11	6～12
赤芍		8.11	6～12
川楝子		8.11	5～10
醋延胡索		8.11	3～10
熟大黄		5.4	3～15

妇宁康片

Funing Kang Pian

【处方】 人参 40.5g　枸杞子 54.1g
当归 54.1g　熟地黄 54.1g
赤芍 54.1g　山茱萸 54.1g
知母 54.1g　黄柏 40.5g
牡丹皮 54.1g　石菖蒲 27g
远志 40.5g　茯苓 54.1g
菟丝子 81g　淫羊藿 81g

巴戟天 81g　　蛇床子 54.1g
狗脊 40.5g　　五味子 40.5g

【制法】 以上十八味，人参、茯苓粉碎成细粉；当归、石菖蒲、五味子、蛇床子提取挥发油，备用；蒸馏后的水溶液及药渣与其余熟地黄等十二味加水煎煮三次，第一次3小时，第二、三次各1.5小时，合并煎液，滤过，滤液浓缩成清膏，加入人参等细粉、碳酸钙50g及淀粉适量，制成颗粒，加入上述挥发油混匀，压制成1000片，包糖衣或薄膜衣，即得。

【功能与主治】 补肾助阳，调补冲任，益气养血，安神解郁。用于肝肾不足、冲任失调所致月经不调，阴道干燥，情志抑郁，心神不安；妇女更年期综合征见上述证候者。

【用法与用量】 口服。一次4片，一日3次。

【规格】 （1）薄膜衣片　每片重0.31g　（2）糖衣片（片心重0.3g）

【剂量推算】

处方	成药日用量，片	推算饮片日生药量，g	《药典》饮片日用量，g
人参	12	0.49	3～9
枸杞子		0.65	6～12
当归		0.65	6～12
熟地黄		0.65	9～15
赤芍		0.65	6～12
山茱萸		0.65	6～12
知母		0.65	6～12
黄柏		0.49	3～12
牡丹皮		0.65	6～12
石菖蒲		0.32	3～10
远志		0.49	3～10
茯苓		0.65	10～15
菟丝子		0.97	6～12
淫羊藿		0.97	6～10
巴戟天		0.97	3～10
蛇床子		0.65	3～10
狗脊		0.49	6～12
五味子		0.49	2～6

妇良片

Fuliang Pian

【处方】 当归 75g　　熟地黄 75g
续断 75g　　白芍 75g
山药 75g　　白术 75g
地榆炭 75g　　白芷 75g
煅牡蛎 75g　　海螵蛸 75g
阿胶珠 75g　　血余炭 50g

【制法】 以上十二味，除阿胶珠外，白芍、白术、山药各37.5g及血余炭粉碎成细粉，过筛；当归、白芷分别粉碎成粗粉，当归用70%乙醇作溶剂，白芷用60%乙醇作溶剂，分别进行渗漉，收集渗漉液，分别回收乙醇，制成浸膏备用；其余熟地黄等五味与剩余的白芍、白术、山药加水煎煮两次，第一次3小时，第二次2小时，煎液滤过，滤液合并，浓缩至相对密度为1.20～1.30（60℃）的稠膏，加入阿胶珠溶化后，再加入上述细粉，混匀，干燥，粉碎成细粉，加入当归、白芷浸膏，混匀，制粒，压制成1000片，包糖衣，即得。

【功能与主治】 补血健脾，固精止带。用于血虚脾弱所致月经不调、带下病，症见月经过多、持续不断、崩漏色淡、经后少腹隐痛、头晕目眩、面色无华或带多清稀。

【用法与用量】 口服。一次4～6片，一日3次。

【注意】 带下腥臭、色红暴崩、紫色成块及经前、经期腹痛患者慎服。

【规格】 片心重0.3g

【剂量推算】

处方	成药日用量，片	推算饮片日生药量，g	《药典》饮片日用量，g
当归	12～18	0.9～1.35	6～12
熟地黄		0.9～1.35	9～15
续断		0.9～1.35	9～15
白芍		0.9～1.35	6～15
山药		0.9～1.35	15～30
白术		0.9～1.35	6～12
地榆炭		0.9～1.35	9～15
白芷		0.9～1.35	3～10
煅牡蛎		0.9～1.35	9～30
海螵蛸		0.9～1.35	5～10
阿胶珠		0.9～1.35	3～9
血余炭		0.6～0.9	5～10

妇炎净胶囊

Fuyanjing Jiaonang

【处方】 苦玄参 250g　地胆草 375g
当归 250g　鸡血藤 375g
两面针 375g　横经席 375g
柿叶 375g　菥蓂 375g
五指毛桃 500g

【制法】 以上九味，取部分苦玄参，粉碎成细粉；剩余苦玄参与其余地胆草等八味加水煎煮二次，第一次3小时，第二次2小时，煎液滤过，滤液合并，浓缩至适量，与上述细粉混匀，干燥，粉碎，装入胶囊，制成1000粒〔规格（2）〕或1330粒〔规格（1）〕，即得。

【功能与主治】 清热祛湿，调经止带。用于湿热蕴结所致的带下病、月经不调、痛经；慢性盆腔炎、附件炎、子宫内膜炎见上述证候者。

【用法与用量】 口服。一次3粒〔规格（2）〕或4粒〔规格（1）〕，一日3次。

【注意】 孕妇慎用。

【规格】 （1）每粒装0.3g（相当于饮片2.44g）（2）每粒装0.4g（相当于饮片3.25g）

【剂量推算】

处方	成药 日用量，粒	推算饮片 日生药量，g	《药典》饮片 日用量，g
苦玄参	规格（1）：12 规格（2）：9	2.25	9～15
地胆草		3.38	15～30[1]
当归		2.25	6～12
鸡血藤		3.38	9～15
两面针		3.38	5～10
横经席		3.38	15～30[2]
柿叶		3.38	3～9[3]
菥蓂		3.38	9～15
五指毛桃		4.5	15～30[4]

参考标准：
［1］广东省中药材标准第三册（2019年版）
［2］广西壮族自治区瑶药材质量标准（第一卷）
［3］辽宁省中药材标准第二册（2019年版）
［4］湖南省中药材标准（2009年版）

妇炎康片

Fuyankang Pian

【处方】 赤芍 60g　土茯苓 100g
醋三棱 60g　炒川楝子 60g
醋莪术 60g　醋延胡索 60g
炒芡实 100g　当归 100g
苦参 60g　醋香附 40g
黄柏 60g　丹参 100g
山药 120g

【制法】 以上十三味，醋莪术、山药粉碎成细粉，过筛，其余醋三棱等十一味，加水煎煮三次，第一次2小时，第二、三次各1小时，煎液滤过，合并滤液，浓缩至适量，与上述粉末混匀，干燥，粉碎成细粉，加蔗糖、淀粉及硬脂酸镁适量，制颗粒，干燥，压制成1000片（小片），包糖衣或薄膜衣；或压制成500片（大片），包薄膜衣，即得。

【功能与主治】 清热利湿，理气活血，散结消肿。用于湿热下注、毒瘀互阻所致带下病，症见带下量多、色黄、气臭，少腹痛，腰骶痛，口苦咽干；阴道炎、慢性盆腔炎见上述证候者。

【用法与用量】 口服。一次6片〔规格（1）、规格（3）〕或一次3片〔规格（2）〕，一日3次。

【注意】 孕妇禁用。

【规格】 （1）薄膜衣片　每片重0.25g　（2）薄膜衣片　每片重0.52g　（3）糖衣片（片心重0.25g）

【剂量推算】

处方	成药 日用量，片	推算饮片 日生药量，g	《药典》饮片 日用量，g
赤芍	规格（1）、 规格（3）：18 规格（2）：9	1.08	6～12
土茯苓		1.8	15～60
醋三棱		1.08	5～10
炒川楝子		1.08	5～10
醋莪术		1.08	6～9
醋延胡索		1.08	3～10
炒芡实		1.8	9～15
当归		1.8	6～12
苦参		1.08	4.5～9
醋香附		0.72	6～10
黄柏		1.08	3～12
丹参		1.8	10～15
山药		2.16	15～30

妇宝颗粒

Fubao Keli

【处方】 地黄 133g　忍冬藤 133g
盐续断 100g　杜仲叶(盐炙) 183g
麦冬 100g　炒川楝子 100g
酒白芍 133g　醋延胡索 100g
甘草 33g　侧柏叶(炒) 133g
莲房炭 133g　大血藤 133g

【制法】 以上十二味，除醋延胡索外，其余十一味加水煎煮二次，每次2小时，醋延胡索同法另煎，合并煎液，滤过，滤液浓缩至相对密度为1.08～1.18（60℃）的清膏，加乙醇使含醇量为65%，搅匀，静置48小时，取上清液，回收乙醇，滤过，滤液浓缩至相对密度为1.33～1.45（60℃）的稠膏，加水适量，搅匀，静置24小时，取上清液，浓缩至相对密度为1.36～1.41（60℃）的稠膏，加蔗糖485g和糊精适量，制成颗粒，干燥，混匀，制成1000g；或将上清液浓缩至相对密度为1.10（60℃）清膏，加甜菊素5g及糊精适量，喷雾制粒，制成500g（无蔗糖），即得。

【功能与主治】 益肾和血，理气止痛。用于肾虚夹瘀所致的腰痠腿软、小腹胀痛、白带、经漏；慢性盆腔炎、附件炎见上述证候者。

【用法与用量】 开水冲服。一次2袋，一日2次。

【规格】 （1）每袋装10g　（2）每袋装5g（无蔗糖）

【剂量推算】

处方	成药日用量，袋	推算饮片日生药量，g	《药典》饮片日用量，g
地黄	4	5.32	10～15
忍冬藤		5.32	9～30
盐续断		4	9～15
杜仲叶（盐炙）		7.32	10～15
麦冬		4	6～12
炒川楝子		4	5～10
酒白芍		5.32	6～15
醋延胡索		4	3～10
甘草		1.32	2～10
侧柏叶（炒）		5.32	6～12
莲房炭		5.32	5～10
大血藤		5.32	9～15

妇科十味片

Fuke Shiwei Pian

【处方】 醋香附 500g　川芎 20g
当归 180g　醋延胡索 40g
白术 29g　甘草 14g
大枣 100g　白芍 15g
赤芍 15g　熟地黄 60g
碳酸钙 65g

【制法】 以上十一味，当归126g、醋香附、醋延胡索、白芍、赤芍、碳酸钙粉碎成细粉，甘草、大枣加水煎煮三次，合并煎液，滤过；剩余当归与白术、熟地黄、川芎用70%乙醇加热回流二次，滤过，合并二次滤液，回收乙醇。将以上两种滤液合并，减压浓缩至相对密度为1.35～1.40（50℃）的稠膏。加入上述醋香附等六味细粉，混匀，干燥，粉碎成细粉，用糖浆与淀粉糊制成颗粒，干燥，压制成3000片，或包薄膜衣，即得。

【功能与主治】 养血舒肝，调经止痛。用于血虚肝郁所致月经不调、痛经、月经前后诸证，症见行经后错，经水量少、有血块，行经小腹疼痛，血块排出痛减，经前双乳胀痛、烦躁、食欲不振。

【用法与用量】 口服。一次4片，一日3次。

【规格】 （1）素片　每片重0.3g　（2）薄膜衣片　每片重0.33g

【剂量推算】

处方	成药日用量，片	推算饮片日生药量，g	《药典》饮片日用量，g
醋香附	12	2	6～10
川芎		0.08	3～10
当归		0.72	6～12
醋延胡索		0.16	3～10
白术		0.12	6～12
甘草		0.056	2～10
大枣		0.4	6～15
白芍		0.06	6～15
赤芍		0.06	6～12
熟地黄		0.24	9～15
碳酸钙		0.26	0.6～1.0[1]

参考标准：

［1］中国药典·临床用药须知（2015年版）

妇科止带片

Fuke Zhidai Pian

【处方】 椿皮 363g 五味子 64g
黄柏 363g 龟甲 242g
茯苓 363g 阿胶 120g
山药 363g

【制法】 以上七味，椿皮加水煎煮二次，每次 2 小时，合并煎液，滤过，滤液浓缩至相对密度为 1.10～1.20（60℃）的清膏，加乙醇使含醇量约为 50%，静置，滤过，滤液备用。黄柏用 85%乙醇回流提取三次，每次 1.5 小时，合并提取液，滤过，滤液备用。茯苓用 60%乙醇、五味子、山药用 45%乙醇作溶剂，缓缓渗漉，收集渗漉液。以上各液分别回收乙醇并浓缩成稠膏。龟甲加水煎煮二次，每次 6 小时，合并煎液，滤过，滤液浓缩成稠膏；滤渣晾干，粉碎成粗粉，用 10%醋酸溶液浸渍，滤过，滤液蒸干。阿胶用蛤粉炒后粉碎成细粉，过筛，与上述各稠膏及醋酸浸出物混匀，加辅料适量，制成颗粒，干燥，压制成 1000 片，或包糖衣或薄膜衣，即得。

【功能与主治】 清热燥湿，收敛止带。用于慢性子宫颈炎，子宫内膜炎，阴道炎所致湿热型带下病。

【用法与用量】 口服。一次 4～6 片，一日 2～3 次。

【规格】 （1）素片 每片重 0.25g、0.3g、0.35g、0.36g （2）糖衣片 每基片重 0.33g（3）薄膜衣片 每片重 0.35g、0.36g、0.37g、0.4g （4）每片相当于饮片 1.9g

【剂量推算】

处方	成药 日用量，片	推算饮片 日生药量，g	《药典》饮片 日用量，g
椿皮	8～18	2.90～6.53	6～9
五味子		0.51～1.15	2～6
黄柏		2.90～6.53	3～12
龟甲		1.94～4.36	9～24
茯苓		2.90～6.53	10～15
阿胶		0.96～2.16	3～9
山药		2.90～6.53	15～30

妇科止带胶囊

Fuke Zhidai Jiaonang

【处方】 椿皮 363g 五味子 64g
黄柏 363g 龟甲 242g
茯苓 363g 阿胶 120g
山药 363g

【制法】 以上七味，椿皮加水煎煮二次，每次 2 小时，合并煎液，滤过，滤液浓缩至相对密度为 1.10～1.20（60℃）浸膏，加乙醇使含醇量为 50%，静置，滤过，滤液备用。黄柏用 85%乙醇加热回流提取三次，每次 1.5 小时，合并提取液，滤过，滤液备用。茯苓用 60%乙醇、五味子、山药用 45%乙醇作溶剂，缓缓渗漉，收集渗漉液。上述各液分别回收乙醇并浓缩成稠膏。龟甲加水煎煮二次，每次 6 小时，合并煎液，滤过，滤液浓缩成稠膏；滤渣晾干，粉碎成粗粉，用 10%醋酸溶液浸渍，滤过，滤液蒸干。阿胶用蛤粉炒后粉碎成细粉，过筛，与上述各稠膏及醋酸浸出物混匀，加辅料适量，制成颗粒，干燥，装入胶囊，制成 500 粒〔规格（1）〕或 1000 粒〔规格（2）〕，即得。

【功能与主治】 清热燥湿，收敛止带。用于慢性子宫颈炎，子宫内膜炎，阴道炎所致的湿热型带下病。

【用法与用量】 口服。〔规格（1）〕一次 2～3 粒或〔规格（2）〕一次 4～6 粒，一日 2～3 次。

【规格】 （1）每粒装 0.46g（相当于饮片 3.8g）（2）每粒装 0.3g（相当于饮片 1.9g）

【剂量推算】

处方	成药 日用量，粒	推算饮片 日生药量，g	《药典》饮片 日用量，g
椿皮	规格（1）：4～9 规格（2）：8～18	2.90～6.53	6～9
五味子		0.51～1.15	2～6
黄柏		2.90～6.53	3～12
龟甲		1.94～4.36	9～24
茯苓		2.90～6.53	10～15
阿胶		0.96～2.16	3～9
山药		2.90～6.53	15～30

妇科分清丸

Fuke Fenqing Wan

【处方】 当归 200g 白芍 100g

川芎 150g　　地黄 200g
栀子 100g　　黄连 50g
石韦 50g　　海金沙 25g
甘草 100g　　木通 100g
滑石 150g

【制法】 以上十一味，石韦加水煎煮二次，合并煎液，滤过；其余当归等十味粉碎成细粉，过筛，混匀。取上述粉末，用石韦煎液泛丸，干燥，即得。

【功能与主治】 清热利湿，活血止痛。用于湿热瘀阻下焦所致妇女热淋证，症见尿频、尿急、尿少涩痛、尿赤浑浊。

【用法与用量】 口服。一次9g，一日2次。

【注意】 孕妇慎用。

【剂量推算】

处方	成药日用量，g	推算饮片日生药量，g	《药典》饮片日用量，g
当归	18	2.94	6～12
白芍		1.47	6～15
川芎		2.2	3～10
地黄		2.94	10～15
栀子		1.47	6～10
黄连		0.73	2～5
石韦		0.73	6～12
海金沙		0.37	6～15
甘草		1.47	2～10
木通		1.47	3～6
滑石		2.2	10～20

妇科养坤丸

Fuke Yangkun Wan

【处方】
熟地黄 119g　　甘草 80g
地黄 119g　　川芎（酒） 60g
当归（酒蒸） 119g　　延胡索（酒醋制） 60g
酒黄芩 119g　　郁金 60g
木香 119g　　盐杜仲 80g
香附（酒醋制） 80g　　酒白芍 80g
蔓荆子（酒蒸） 119g　　砂仁 60g

【制法】 以上十四味，粉碎成细粉，过筛，混匀。每100g粉末加炼蜜30～40g与适量的水，泛丸，干燥，制成水蜜丸；或加炼蜜 105～145g，制成大蜜丸，即得。

【功能与主治】 疏肝理气，养血活血。用于血虚肝郁所致的月经不调，闭经，痛经，经期头痛。

【用法与用量】 口服。水蜜丸一次 7.5g，大蜜丸一次 1 丸，一日 2 次。

【规格】 （1）水蜜丸　每100丸重10g （2）大蜜丸　每丸重11.3g

【剂量推算】

处方	成药日用量	推算饮片日生药量，g	《药典》饮片日用量，g
熟地黄	水蜜丸：15g 大蜜丸：2 丸	0.86～1.08	9～15
甘草		0.58～0.72	2～10
地黄		0.86～1.08	10～15
川芎（酒）		0.43～0.54	3～10[1]
当归（酒蒸）		0.86～1.08	6～12
延胡索（酒醋制）		0.43～0.54	3～10
酒黄芩		0.86～1.08	3～10
郁金		0.43～0.54	3～10
木香		0.86～1.08	3～6
盐杜仲		0.58～0.72	6～10
香附（酒醋制）		0.58～0.72	6～10
酒白芍		0.58～0.72	6～15
蔓荆子（酒蒸）		0.86～1.08	5～10
砂仁		0.43～0.54	3～6

参考标准：

[1] 湖北省中药饮片炮制规范（2018年版）

妇科调经片

Fuke Tiaojing Pian

【处方】 当归 144g　　川芎 16g
醋香附 400g　　麸炒白术 23g
白芍 12g　　赤芍 12g
醋延胡索 32g　　熟地黄 48g
大枣 80g　　甘草 11g

【制法】 以上十味，麸炒白术、醋延胡索、当归、川芎粉碎成细粉，过筛；其余醋香附等六味加水煎煮二次，第一次3小时，第二次2小时，滤过，合并滤液，浓缩至稠膏状，加入麸炒白术等细粉及辅料适量，混匀，制成颗粒，60℃以下干燥，压制成1000片，包糖衣或薄膜衣，即得。

【功能与主治】 养血柔肝，理气调经。用于肝郁血虚所致的月经不调、经期前后不定、行经腹痛。

【用法与用量】 口服。一次4片，一日4次。

【规格】 薄膜衣片　每片重0.32g

【剂量推算】

处方	成药 日用量，片	推算饮片 日生药量，g	《药典》饮片 日用量，g
当归	16	2.30	6～12
川芎		0.26	3～10
醋香附		6.40	6～10
麸炒白术		0.37	6～12
白芍		0.19	6～15
赤芍		0.19	6～12
醋延胡索		0.51	3～10
熟地黄		0.77	9～15
大枣		1.28	6～15
甘草		0.11	2～10

妇科通经丸

Fuke Tongjing Wan

【处方】 巴豆（制）80g　干漆（炭）160g
醋香附 200g　红花 225g
大黄（醋炙）160g　沉香 163g
木香 225g　醋莪术 163g
醋三棱 163g　郁金 163g
黄芩 163g　艾叶（炭）75g
醋鳖甲 163g　硇砂（醋制）100g
醋山甲 163g

【制法】 以上十五味，除巴豆（制）外，其余醋香附等十四味粉碎成细粉，过筛，与巴豆细粉混匀。每100g粉末加黄蜡100g泛丸。每500g蜡丸用朱砂粉7.8g包衣，打光，即得。

【功能与主治】 破瘀通经，软坚散结。用于气血瘀滞所致的闭经、痛经、癥瘕，症见经水日久不行、小腹疼痛、拒按、腹有癥块、胸闷、喜叹息。

【用法与用量】 每早空腹，小米汤或黄酒送服。一次3g，一日1次。

【注意】 气血虚弱引起的经闭腹痛，便溏及孕妇忌服；服药期间，忌食生冷、辛辣食物及荞麦面等。

【规格】 每10丸重1g

【剂量推算】

处方	成药 日用量，g	推算饮片 日生药量，g	《药典》饮片 日用量，g
巴豆（制）	3	0.05	0.1～0.3
干漆（炭）		0.10	2～5
醋香附		0.13	6～10
红花		0.14	3～10
大黄（醋炙）		0.10	3～15
沉香		0.10	1～5
木香		0.14	3～6
醋莪术		0.10	6～9
醋三棱		0.10	5～10
郁金		0.10	3～10
黄芩		0.10	3～10
艾叶（炭）		0.047	5～10[1]
醋鳖甲		0.10	9～24
硇砂（醋制）		0.063	0.3～1[2]
醋山甲		0.10	5～10

参考标准：

［1］吉林省中药饮片炮制规范（2020年版）
［2］甘肃省中药材标准（2009年版）

妇康宁片

Fukangning Pian

【处方】 白芍 196g　香附 30g
当归 25g　三七 20g
醋艾炭 4g　麦冬 49g
党参 30g　益母草 147g

【制法】 以上八味，取白芍79g及香附、当归、三七、醋艾炭粉碎成细粉，过筛，混匀；其余白芍及麦冬、党参、益母草加水煎煮二次，第一次2小时，第二次1小时，合并煎液，滤过，滤液浓缩至适量，加入上述细粉和辅料适量，用70%乙醇制颗粒，干燥，加入硬脂酸镁适量，混匀，压制成1000片，包糖衣或薄膜衣，即得。

【功能与主治】 养血理气，活血调经。用于血虚气滞所致的月经不调，症见月经周期后错、经水量少、有血块、经期腹痛。

【用法与用量】 口服。一次 8 片，一日 2～3 次；或经前 4～5 天服用。

【注意】 孕妇慎用。

【规格】 （1）薄膜衣片　每片重 0.26g （2）糖衣片（片心重 0.25g）

【剂量推算】

处方	成药 日用量，片	推算饮片 日生药量，g	《药典》饮片 日用量，g
白芍	16～24	3.14～4.7	6～15
香附		0.48～0.72	6～10
当归		0.4～0.6	6～12
三七		0.32～0.48	3～9
醋艾炭		0.064～0.096	3～9
麦冬		0.78～1.18	6～12
党参		0.48～0.72	9～30
益母草		2.35～3.53	9～30

妇康宝口服液（妇康宝合剂）

Fukangbao Koufuye

【处方】 熟地黄 173g　川芎 69g
白芍 139g　艾叶 69g
当归 104g　甘草 69g
阿胶 104g

【制法】 以上七味，当归、艾叶、川芎提取挥发油，药渣与白芍、熟地黄、甘草加水煎煮二次，第一次 3 小时，第二次 2 小时，合并煎液，静置 18～24 小时，滤过，滤液浓缩至适量；另取红糖 404g 制成糖浆，阿胶加水加热溶化，分别加入上述滤液中，加热搅拌；或取蔗糖 400g 制成糖浆，阿胶加水加热溶化，分别加入上述滤液中，加苯甲酸钠 2g，加热搅拌；放冷，加入上述挥发油与水适量，制成 1000ml，混匀，灌装，灭菌，即得。

【功能与主治】 补血，调经，止血。用于面色萎黄，头晕乏力，月经后错，量多色淡，经期延长。

【用法与用量】 口服。一次 10ml，一日 2 次。

【规格】 每支装 10ml

【剂量推算】

处方	成药 日用量，ml	推算饮片 日生药量，g	《药典》饮片 日用量，g
熟地黄	20	3.46	9～15
川芎		1.38	3～10
白芍		0.78	6～15
艾叶		1.38	3～9
当归		2.08	6～12
甘草		1.38	2～10
阿胶		2.08	3～9

红灵散

Hongling San

【处方】 人工麝香 71.4g　雄黄 142.8g
朱砂 238.1g　硼砂 142.8g
煅金礞石 95.2g　硝石（精制）238.1g
冰片 71.4g

【制法】 以上七味，除人工麝香、冰片外，雄黄、朱砂水飞成极细粉；其余硼砂等三味粉碎成细粉；将人工麝香、冰片研细，与上述粉末配研，过筛，混匀，制成 1000g，即得。

【功能与主治】 祛暑，开窍，辟瘟，解毒。用于中暑昏厥，头晕胸闷，恶心呕吐，腹痛泄泻。

【用法与用量】 口服。一次 0.6g，一日 1 次。

【注意】 孕妇禁用。

【规格】 每瓶装 0.6g

【剂量推算】

处方	成药 日用量，g	推算饮片 日生药量，g	《药典》饮片 日用量，g
人工麝香	0.6	0.043	0.03～0.1
雄黄		0.086	0.05～0.1
朱砂		0.14	0.1～0.5
硼砂		0.086	1.5～3[1]
煅金礞石		0.057	3～6
硝石（精制）		0.14	1.5～3[2]
冰片		0.043	0.15～0.3

参考标准：

［1］甘肃省中药材标准（2020 年版）
［2］湖北省中药材质量标准（2018 年版）

麦味地黄丸

Maiwei Dihuang Wan

【处方】麦冬 60g　　五味子 40g
熟地黄 160g　　酒萸肉 80g
牡丹皮 60g　　山药 80g
茯苓 60g　　泽泻 60g

【制法】以上八味，粉碎成细粉，过筛，混匀。每100g粉末用炼蜜35～50g加适量的水泛丸，干燥，制成水蜜丸；或加炼蜜80～110g制成小蜜丸或大蜜丸，即得。

【功能与主治】滋肾养肺。用于肺肾阴亏，潮热盗汗，咽干咳血，眩晕耳鸣，腰膝痠软，消渴。

【用法与用量】口服。水蜜丸一次6g，小蜜丸一次9g，大蜜丸一次1丸，一日2次。

【规格】大蜜丸　每丸重9g

【剂量推算】

处方	成药 日用量	推算饮片 日生药量，g	《药典》饮片 日用量，g
麦冬	水蜜丸：12g 小蜜丸：18g 大蜜丸：2丸	0.80～1.00	6～12
五味子		0.53～0.67	2～6
熟地黄		2.13～2.67	9～15
酒萸肉		1.07～1.33	6～12
牡丹皮		0.80～1.00	6～12
山药		1.07～1.33	15～30
茯苓		0.80～1.00	10～15
泽泻		0.80～1.00	6～10

远志酊

Yuanzhi Ding

本品为远志流浸膏经加工制成的酊剂。

【制法】取远志流浸膏200ml，加60%乙醇使成1000ml，混合后，静置，滤过，即得。

【适应证】祛痰药。用于咳痰不爽。

【用法与用量】口服。一次2～5ml，一日6～15ml。

【剂量推算】

处方	成药 日用量，ml	推算饮片 日生药量，g	《药典》饮片 日用量，g
远志*	6～15	1.2～3	6～12

注：*根据药典制法，每1ml远志流浸膏相当于原药材1g，故处方用量推算以饮片计。

花红片

Huahong Pian

【处方】一点红 1250g　　白花蛇舌草 750g
鸡血藤 1000g　　桃金娘根 1250g
白背叶根 750g　　地桃花 1250g
菥蓂 750g

【制法】以上七味，取一点红适量，粉碎成细粉，剩余一点红与其余白花蛇舌草等六味，加水煎煮二次，滤过，合并滤液并浓缩成清膏，加乙醇至含醇量达65%，搅匀，静置24小时，滤过，滤液减压回收乙醇并浓缩成稠膏，加入上述细粉与糊精、二氧化硅和聚维酮溶液适量，混匀，制成颗粒，干燥，压制成1000片，包糖衣或薄膜衣，即得。

【功能与主治】清热解毒，燥湿止带，祛瘀止痛。用于湿热瘀滞所致带下病、月经不调，症见带下量多、色黄质稠、小腹隐痛、腰骶酸痛、经行腹痛；慢性盆腔炎、附件炎、子宫内膜炎见上述证候者。

【用法与用量】口服。一次4～5片，一日3次，7天为一疗程，必要时可连服2～3个疗程，每疗程之间停药3天。

【规格】（1）薄膜衣片　每片重0.29g　（2）糖衣片（片心重0.28g）

【剂量推算】

处方	成药 日用量，片	推算饮片 日生药量，g	《药典》饮片 日用量，g
一点红	12～15	15～18.75	6～15[1]
白花蛇舌草		9～11.25	15～30 （～60）[2] 15～60[3] 15～30[4] 30～60[5] 9～15[6-7]
鸡血藤		12～15	9～15
桃金娘根		15～18.75	15～30[8]
白背叶根		9～11.25	15～30[9]
地桃花		15～18.75	15～30[9]
菥蓂		9～11.25	9～15

参考标准：

［1］福建省中药饮片炮制规范（2012年版）

［2］江苏省中药饮片炮制规范（2019年版）（第一册）

［3］吉林省中药饮片炮制规范（2020年版）

［4］安徽省中药饮片炮制规范（第三版）（2019年版）

［5］宁夏中药饮片炮制规范（2017年版）

［6］天津市中药饮片炮制规范（2018年版）

［7］上海市中药饮片炮制规范（2018年版）

［8］浙江省中药饮片炮制规范（2015年版）

［9］湖南省中药饮片炮制规范（2010年版）

花红胶囊

Huahong Jiaonang

【处方】 一点红 1667g　白花蛇舌草 1000g
鸡血藤 1333g　桃金娘根 1667g
白背叶根 1000g　地桃花 1667g
菥蓂 1000g

【制法】 以上七味，加水煎煮二次，煎液滤过，合并滤液，浓缩至相对密度为1.18～1.23（80℃），加乙醇使含醇量达65%，搅匀，静置24小时，滤过，滤液回收乙醇并浓缩至相对密度为1.25～1.30（80℃）的稠膏，干燥，粉碎成细粉，加入辅料适量，混匀，制成颗粒，干燥，装入胶囊，制成1000粒，即得。

【功能与主治】 清热解毒，燥湿止带，祛瘀止痛。用于湿热瘀滞所致带下病、月经不调，症见带下量多、色黄质稠、小腹隐痛、腰骶酸痛、经行腹痛；慢性盆腔炎、附件炎、子宫内膜炎见上述证候者。

【用法与用量】 口服。一次3粒，一日3次，7天为一疗程，必要时可连服2～3个疗程，每疗程之间停药3天。

【注意】 孕妇禁用；妇女经期、哺乳期慎用。

【规格】 每粒装0.25g

【剂量推算】

处方	成药日用量，粒	推算饮片日生药量，g	《药典》饮片日用量，g
一点红		15	6～15[1]
白花蛇舌草	9	9	15～30（～60）[2] 15～60[3] 15～30[4] 30～60[5] 9～15[6~7]

续表

处方	成药日用量，粒	推算饮片日生药量，g	《药典》饮片日用量，g
鸡血藤	9	12	9～15
桃金娘根		15	15～30[8]
白背叶根		9	15～30[9]
地桃花		15	15～30[9]
菥蓂		9	9～15

参考标准：

［1］福建省中药饮片炮制规范（2012年版）

［2］江苏省中药饮片炮制规范（2019年版）（第一册）

［3］吉林省中药饮片炮制规范（2020年版）

［4］安徽省中药饮片炮制规范（第三版）（2019年版）

［5］宁夏中药饮片炮制规范（2017年版）

［6］天津市中药饮片炮制规范（2018年版）

［7］上海市中药饮片炮制规范（2018年版）

［8］浙江省中药饮片炮制规范（2015年版）

［9］湖南省中药饮片炮制规范（2010年版）

花红颗粒

Huahong Keli

【处方】 一点红 500g　白花蛇舌草 300g
鸡血藤 400g　桃金娘根 500g
白背叶根 300g　地桃花 500g
菥蓂 300g

【制法】 以上七味，加水煎煮二次，滤过，合并滤液并浓缩至适量，加乙醇至含醇量达65%，搅匀，静置24小时，滤过，滤液回收乙醇并浓缩成稠膏，加入蔗糖粉适量，混匀，制成颗粒，干燥，制成1000g；或加入可溶性淀粉适量，混匀，制成颗粒，干燥，制成250g（无蔗糖），即得。

【功能与主治】 清热解毒，燥湿止带，祛瘀止痛。用于湿热瘀滞所致带下病、月经不调，症见带下量多、色黄质稠、小腹隐痛、腰骶酸痛、经行腹痛；慢性盆腔炎、附件炎、子宫内膜炎见上述证候者。

【用法与用量】 开水冲服。一次1袋，一日3次，7天为一疗程，必要时可连服2～3个疗程，每疗程之间停药3天。

【规格】 （1）每袋装10g （2）每袋装2.5g（无蔗糖）

【剂量推算】

处方	成药日用量，袋	推算饮片日生药量，g	《药典》饮片日用量，g
一点红	3	15	6～15[1]
白花蛇舌草		9	15～30（～60）[2] 15～60[3] 15～30[4] 30～60[5] 9～15[6-7]
鸡血藤		12	9～15
桃金娘根		15	15～30[8]
白背叶根		9	15～30[9]
地桃花		15	15～30[9]
菥蓂		9	9～15

参考标准：

［1］福建省中药饮片炮制规范（2012 年版）

［2］江苏省中药饮片炮制规范（2019 年版）（第一册）

［3］吉林省中药饮片炮制规范（2020 年版）

［4］安徽省中药饮片炮制规范（第三版）（2019 年版）

［5］宁夏中药饮片炮制规范（2017 年版）

［6］天津市中药饮片炮制规范（2018 年版）

［7］上海市中药饮片炮制规范（2018 年版）

［8］浙江省中药饮片炮制规范（2015 年版）

［9］湖南省中药饮片炮制规范（2010 年版）

苁蓉益肾颗粒

Congrong Yishen Keli

【处方】五味子（酒制）360g　酒苁蓉 360g
茯苓 180g　菟丝子（酒炒）360g
盐车前子 450g　制巴戟天 540g

【制法】以上六味，五味子（酒制）、酒苁蓉、菟丝子（酒炒）、制巴戟天等四味加 75%乙醇浸泡 48 小时后，加热回流二次，每次 3 小时，滤过，合并滤液，回收乙醇，药液备用；药渣与茯苓、盐车前子加水煎煮二次，滤过，合并水煮液，浓缩至相对密度为 1.02～1.04（50℃）的清膏，加入乙醇至含醇量达 40%，搅匀，静置 2～3 天，取上清液回收乙醇与上述药液合并，减压浓缩至相对密度为 1.32～1.34（50℃）的稠膏，加糊精适量混匀，干燥，粉碎，制成颗粒 1000g，即得。

【功能与主治】补肾填精。用于肾气不足，腰膝疲软，记忆减退，头晕耳鸣，四肢无力。

【用法与用量】开水冲服。一次 1 袋，一日 2 次。

【规格】每袋装 2g

【剂量推算】

处方	成药日用量，袋	推算饮片日生药量，g	《药典》饮片日用量，g
五味子（酒制）	2	1.44	2～6[1]
酒苁蓉		1.44	6～10
茯苓		0.72	10～15
菟丝子（酒炒）		1.44	6～12[2]
盐车前子		1.8	9～15
制巴戟天		2.16	3～10

参考标准：

［1］天津市中药饮片炮制规范（2018 年版）

［2］云南省中药饮片标准（2005 年版）第二册

芩芷鼻炎糖浆

Qinzhi Biyan Tangjiang

【处方】黄芩 156g　白芷 156g
麻黄 72g　苍耳子 156g
辛夷 156g　鹅不食草 156g
薄荷 73g

【制法】以上七味，辛夷、薄荷、白芷提取挥发油，蒸馏后的水溶液另器收集；药渣与黄芩、苍耳子、鹅不食草、麻黄加上述蒸馏后的水溶液及水煎煮二次，第一次 1.5 小时，第二次 1 小时，煎液滤过，滤液合并浓缩至适量，加入蔗糖 650g、苯甲酸钠 2g 及羟苯乙酯 0.5g，煮沸使溶解，滤过，放冷，加入辛夷等挥发油，加水至 1000ml，混匀，即得。

【功能与主治】清热解毒，消肿通窍。用于急性鼻炎。

【用法与用量】口服。一次 20ml，一日 3 次。

【规格】每瓶装 150ml

【剂量推算】

处方	成药日用量，ml	推算饮片日生药量，g	《药典》饮片日用量，g
黄芩	60	9.36	3～10
白芷		9.36	3～10
麻黄		4.32	2～10
苍耳子		9.36	3～10

续表

处方	成药日用量，ml	推算饮片日生药量，g	《药典》饮片日用量，g
辛夷	60	9.36	3～10
鹅不食草		9.36	6～9
薄荷		4.38	3～6

芩连片

Qinlian Pian

【处方】 黄芩 213g　连翘 213g
黄连 85g　黄柏 340g
赤芍 213g　甘草 85g

【制法】 以上六味，赤芍、黄连粉碎成细粉；其余黄芩等四味加水煎煮三次，合并煎液，滤过，滤液浓缩至适量，加入赤芍和黄连的细粉，混匀，干燥，粉碎成细粉，加入适量的辅料，混匀，制成颗粒，干燥，压制成 1000 片，即得。

【功能与主治】 清热解毒，消肿止痛。用于脏腑蕴热，头痛目赤，口鼻生疮，热痢腹痛，湿热带下，疮疖肿痛。

【用法与用量】 口服。一次 4 片，一日 2～3 次。

【规格】 每片重 0.55g

【剂量推算】

处方	成药日用量，片	推算饮片日生药量，g	《药典》饮片日用量，g
黄芩	8～12	1.70～2.56	3～10
连翘		1.70～2.56	6～15
黄连		0.68～1.02	2～5
黄柏		2.72～4.08	3～12
赤芍		1.70～2.56	6～12
甘草		0.68～1.02	2～10

芩暴红止咳口服液

Qinbaohong Zhike Koufuye

【处方】 满山红 420g　暴马子皮 420g
黄芩 200g

【制法】 以上三味，满山红提取挥发油，蒸馏后的水溶液另器保存，备用。药渣加水煎煮二次，每次 2 小时，滤过，合并滤液，备用。暴马子皮加水煎煮三次，第一次 2 小时，第二次 1 小时，第三次 1 小时，滤过，合并滤液，滤液与上述满山红液合并，浓缩成流浸膏，放冷，加入乙醇使含醇量达 65%，静置 24 小时，取上清液备用。沉淀加 65%乙醇适量，充分搅拌，静置 12 小时，取上清液，与上述上清液合并，回收乙醇并浓缩成流浸膏，备用。黄芩切片，加水煎煮三次，第一次 2 小时，第二次 1 小时，第三次 1 小时，滤过，合并滤液，浓缩至相对密度为 1.20～1.25（70℃），用 2mol/L 盐酸调节 pH 值至 1.0～2.0，80℃保温 1 小时，室温放置 24 小时，滤过，沉淀加 8 倍量的水，搅拌，用 40%氢氧化钠溶液调节 pH 值约 7.0，加等量乙醇，搅拌，滤过，滤液用 2mol/L 盐酸调节 pH 值至 1.0～2.0，60℃保温 30 分钟，室温静置 12 小时，滤过，沉淀用乙醇洗至 pH 值 5.0～6.0，用水洗至 pH 值约 7.0，加水适量，搅拌使混悬，用 40%氢氧化钠溶液调节 pH 值至 7.5，与上述满山红备用水溶液及流浸膏合并，调节 pH 值约 7.5，冷藏（4～7℃）72 小时，取上清液与满山红油（满山红油加聚山梨醇 80 和适量水搅拌均匀使溶解）合并，加入蔗糖、甜蜜素、香精，混匀后用水调整体积至 1000ml，滤过，分装，灭菌，即得。

【功能与主治】 清热化痰，止咳平喘。用于痰热壅肺所致的咳嗽、痰多；急性支气管炎及慢性支气管炎急性发作见上述证候者。

【用法与用量】 口服。一次 10ml，一日 3 次，或遵医嘱。

【规格】 每支装 10ml

【剂量推算】

处方	成药日用量，ml	推算饮片日生药量，g	《药典》饮片日用量，g
满山红	30	12.6	25～50
暴马子皮		12.6	30～45
黄芩		6	3～10

芩暴红止咳片

Qinbaohong Zhike Pian

【处方】 满山红 1050g　暴马子皮 1050g
黄芩 500g

【制法】 以上三味，黄芩加水煎煮三次，第一次 2 小时，第二、三次每次 1 小时，煎液滤过，滤液合并，浓缩至相对密度为 1.03～1.08（80℃）的清膏，用稀盐酸调节pH值至1.0～2.0，在80℃保温1小时，室温放置24小时，滤过，沉淀用乙醇洗至pH 4.0，继续用水洗至pH 7.0，低温干燥，粉碎，备用。满山红用水蒸气蒸馏法提取挥发油，蒸馏后的水溶液另器保存；药渣加水煎煮二次，每次2小时，煎液滤过，滤液合并；暴马子皮加水煎煮三次，第一次2小时，第二、三次每次1小时，煎液滤过，滤液合并，与上述满山红药液合并，浓缩至适量，低温减压干燥，粉碎，加入上述黄芩提取物和适量的辅料，制成颗粒，干燥；满山红挥发油与适量的碳酸钙混匀，再与上述颗粒混匀，压制成1000片，包糖衣或薄膜衣，即得。

【功能与主治】 清热化痰，止咳平喘。用于痰热壅肺所致的咳嗽、痰多；急性支气管炎及慢性支气管炎急性发作见上述证候者。

【用法与用量】 口服。一次3～4片，一日3次。

【规格】 薄膜衣片　每片重0.4g

【剂量推算】

处方	成药日用量，片	推算饮片日生药量，g	《药典》饮片日用量，g
满山红	9～12	9.45～12.6	25～50
暴马子皮		9.45～12.6	30～45
黄芩		4.5～6	3～10

芩暴红止咳分散片

Qinbaohong Zhike Fensanpian

【处方】 满山红 2100g　　暴马子皮 2100g
黄芩 1000g

【制法】 以上三味，满山红酌予碎断，采用水蒸气蒸馏法提取3.5小时，将所得挥发油用倍他环糊精包合后，备用；蒸馏后的水溶液另器收集，备用；药渣加水煎煮二次，每次2小时，煎液滤过，合并滤液，备用。暴马子皮酌予碎断，加水煎煮三次，第一次2小时，第二、三次各1小时，煎液滤过，合并滤液，与满山红提油后的水溶液及水煎液合并，浓缩成相对密度为1.05～1.10（80℃）的清膏，放冷，在搅拌下缓缓加入乙醇，使含醇量达65%，静置24小时，取上清液备用，沉淀加65%乙醇适量，充分搅拌，静置12小时，滤取上清液，和上述上清液合并，回收乙醇，浓缩成相对密度为1.10～1.20（60℃）的清膏，低温减压干燥，粉碎成细粉，备用。黄芩切片，加水煎煮三次，第一次2小时，第二、三次各1小时，煎液滤过，合并滤液，浓缩至原药材三倍量，加2mol/L盐酸调节pH值至1.0～2.0，80℃保温1小时，室温放置24小时，滤过，沉淀加8倍量水，搅拌，用40%氢氧化钠溶液调节pH值至7.0，加等量乙醇，搅拌，滤过，滤液用2mol/L盐酸调节pH值至1.0～2.0，60℃保温30分钟，室温放置12小时，滤过，沉淀用乙醇洗至pH值5.0～6.0，继用水洗至pH值7.0，低温干燥，粉碎成细粉。加入上述备用的细粉，混匀，再加入上述满山红油倍他环糊精的包合物及适量的微晶纤维素、交联聚维酮和十二烷基硫酸钠等辅料，制粒，压制成1000片，即得。

【功能与主治】 清热化痰，止咳平喘。用于痰热壅肺所致的咳嗽、痰多；急性支气管炎及慢性支气管炎急性发作见上述证候者。

【用法与用量】 吞服，或用水分散后口服。一次2片，一日3次。

【规格】 每片重0.8g

【剂量推算】

处方	成药日用量，片	推算饮片日生药量，g	《药典》饮片日用量，g
满山红	6	12.6	25～50
暴马子皮		12.6	30～45
黄芩		6	3～10

芩暴红止咳颗粒

Qinbaohong Zhike Keli

【处方】 满山红 1050g　　暴马子皮 1050g
黄芩 500g

【制法】 以上三味，满山红酌予碎断，提取挥发油至尽，蒸馏后的水溶液另器收集，备用；药渣加水煎煮二次，每次2小时，煎液滤过，滤液合并，备用。暴马子皮酌予碎断，加水煎煮三次，第一次2小时，第二、三次各1小时，煎液滤过，滤液合并，并与满山红药液合并，浓缩成相对密度为1.05～1.10（80℃）的清膏，放冷，加乙醇使含醇量达65%，静置，取上清液，备用；沉淀加65%乙醇适量，充分搅拌，静置，滤取上清液与上述上清液合并，回收乙醇，浓缩成清膏，低温减压干燥，粉碎成细粉，备用。黄芩切片，加水煎煮三次，第一次2小时，第二、三次各1小时，滤过，合并滤液并浓缩至原药材三倍量，加2mol/L盐酸调节pH值至1.0～2.0，80℃保温1小时，静置，滤过，沉淀加8倍量的水，搅拌，用40%氢氧化钠溶液调节pH值约7.0，加等量乙醇，搅拌，滤过，滤液用2mol/L盐酸调节pH值至1.0～2.0，60℃保温30分钟，静置，滤过，沉淀用乙醇洗至pH值5.0～6.0，用水洗至pH值约7.0，低温干燥，粉碎成细粉，加入上述细粉，混匀，加入糖粉和糊精适量，混匀，用80%乙醇制粒，低温干燥，喷入上述备用的挥发油，混匀，制成1000g，即得。

【功能与主治】清热化痰，止咳平喘。用于痰热壅肺所致的咳嗽、痰多；急性支气管炎及慢性支气管炎急性发作见上述证候者。

【用法与用量】口服。一次1袋，一日3次。

【规格】每袋装4g

【剂量推算】

处方	成药 日用量，g	推算饮片 日生药量，g	《药典》饮片 日用量，g
满山红	12	12.6	25～50
暴马子皮		12.6	30～45
黄芩		6	3～10

芪风固表颗粒

Qifeng Gubiao Keli

【处方】黄芪 600g　刺五加浸膏 15g
麸炒白术 200g　五味子 100g
防风 200g　麦冬 200g

【制法】以上六味，除刺五加浸膏外，其余黄芪等五味，加水煎煮二次，每次1小时，合并煎液，离心，滤过，静置24小时，倾取上清液，加入刺五加浸膏，浓缩至相对密度为1.20～1.22（60℃）的清膏，趁热加入糊精适量，混匀，60℃干燥，粉碎成细粉，加乙醇适量制成颗粒，干燥，制成1000g，即得。

【功能与主治】益气固表，健脾，补肺，益肾。用于肺、脾、肾虚弱所致的慢性咳嗽缓解期的辅助治疗。

【用法与用量】开水冲服。一次1袋，一日2次。

【注意】呼吸系统急性感染期间禁用。

【规格】每袋装5g

【剂量推算】

处方	成药 日用量，袋	推算饮片 日生药量，g	《药典》饮片 日用量，g
黄芪	2	6	9～30
刺五加*		3	9～27
麸炒白术		2	6～12
五味子		1	2～6
防风		2	5～10
麦冬		2	6～12

注：*该药品中刺五加浸膏为水浸膏，根据药典制法，每1g刺五加浸膏（水浸膏）相当于原药材20g，故处方用量推算以饮片计。

芪冬颐心口服液

Qidong Yixin Koufuye

【处方】黄芪 180g　麦冬 90g
人参 45g　茯苓 90g
地黄 65g　龟甲（烫） 45g
煅紫石英 130g　桂枝 65g
淫羊藿 90g　金银花 90g
丹参 65g　郁金 45g
枳壳（炒） 45g

【制法】以上十三味，金银花加水煎煮二次，煎液滤过，滤液合并，备用；龟甲（烫）、煅紫石英和人参加水煎煮一次，滤过，滤液合并；药渣与其余黄芪等九味加水煎煮三次，煎液滤过，滤液合并，再与上述滤液合并，浓缩至适量，放冷，加入乙醇使含醇量达到65%，冷藏48小时，滤过，回收乙醇，冷藏7天，滤过，滤液加入适量聚山梨酯80、山梨酸钾及甜菊素，加水至1000ml，混匀，灌装，灭菌，即得。

【功能与主治】益气养心，安神止悸。用于气阴两虚所致的心悸、胸闷、胸痛、气短乏力、失眠多梦、自汗、盗汗、心烦；病毒性心肌炎、冠心病心绞痛见上述证候者。

【用法与用量】口服。一次20ml，一日3次，饭后服用，或遵医嘱。28天为一疗程。

【注意】孕妇忌服。偶见服药后胃部不适，宜饭后服用。

【规格】每支装10ml

【剂量推算】

处方	成药 日用量，ml	推算饮片 日生药量，g	《药典》饮片 日用量，g
黄芪	60	10.8	9～30
麦冬		5.4	6～12
人参		2.7	3～9
茯苓		5.4	10～15
地黄		3.9	10～15
龟甲（烫）		2.7	9～24
煅紫石英		7.8	9～15
桂枝		3.9	3～10
淫羊藿		5.4	6～10
金银花		5.4	6～15
丹参		3.9	10～15
郁金		2.7	3～10
枳壳（炒）		2.7	3～10

芪冬颐心颗粒

Qidong Yixin Keli

【处方】黄芪 720g　麦冬 360g
人参 180g　茯苓 360g
地黄 260g　龟甲（烫） 180g
煅紫石英 520g　桂枝 260g
淫羊藿 360g　金银花 360g
丹参 260g　郁金 180g
枳壳（炒） 180g

【制法】以上十三味，金银花加水煎煮二次，每次40分钟，滤过，合并滤液，备用；龟甲（烫）、煅紫石英、人参捣碎，加水煎煮1.5小时，滤过，滤液备用；药渣与其余黄芪等九味（麦冬粉碎成最粗粉）加水煎煮三次，第一次1.5小时，第二、三次各1小时，第三次加8倍量水煎煮1小时，滤过，合并滤液，与上述滤液合并，减压浓缩至相对密度为1.15～1.20（50℃）的清膏，放置室温，边搅拌边加入乙醇，使含醇量达到65%，冷藏（0～4℃）48小时，滤过，滤液减压回收乙醇，浓缩至相对密度为1.15～1.20（50℃）的清膏，加入糊精及阿司帕坦适量，制粒，制成1000g，即得。

【功能与主治】益气养心，安神止悸。用于气阴两虚所致的心悸、胸闷、胸痛、气短乏力、失眠多梦、自汗、盗汗、心烦；病毒性心肌炎、冠心病心绞痛见上述症候者。

【用法与用量】口服。一次1袋，一日3次，饭后服用或遵医嘱。28天为一疗程。

【注意】孕妇忌服。偶见服药后胃部不适，宜饭后服用。

【规格】每袋装5g

【剂量推算】

处方	成药 日用量，袋	推算饮片 日生药量，g	《药典》饮片 日用量，g
黄芪	3	10.8	9～30
麦冬		5.4	6～12
人参		2.7	3～9
茯苓		5.4	10～15
地黄		3.9	10～15
龟甲（烫）		2.7	9～24
煅紫石英		7.8	9～15
桂枝		3.9	3～10
淫羊藿		5.4	6～10
金银花		5.4	6～15
丹参		3.9	10～15
郁金		2.7	3～10
枳壳（炒）		2.7	3～10

芪苈强心胶囊

Qili Qiangxin Jiaonang

【处方】黄芪 450g　人参 225g
黑顺片 112.5g　丹参 225g
葶苈子 150g　泽泻 225g
玉竹 75g　桂枝 90g
红花 90g　香加皮 180g
陈皮 75g

【制法】以上十一味，黄芪、葶苈子、泽泻、人参、香加皮加70%乙醇加热回流提取二次，第一次3小时，第二次2小时，提取液滤过，滤液减压回收乙醇，浓缩至相对密度为1.25～1.30（60℃）的稠膏，备用；桂枝、陈皮水蒸气蒸馏提取挥发油，收集挥发油，备用；提油后的水溶液滤过，备用；药渣再加水煎煮1小时，滤过，与备用滤液合并，备用；黑顺片、丹参、玉竹、红花加水煎煮二次，每次2小时，合并煎液，滤过，滤液与桂枝和陈皮的水煎液合并，浓缩至相对密度为1.25～1.30（60℃），加乙醇，使含醇量达70%，在4℃以下静置24小时，滤过，滤液减压回收乙醇，浓缩至相对密度为1.25～1.30（60℃），与上述备用稠膏合并，在65～70℃干燥。干膏粉碎成细粉，加入适量糊精，制颗粒，喷入挥发油，混匀，装入胶囊，制成1000粒，即得。

【功能与主治】 益气温阳，活血通络，利水消肿。用于冠心病、高血压病所致轻、中度充血性心力衰竭证属阳气虚乏，络瘀水停证，症见心慌气短，动则加剧，夜间不能平卧，下肢浮肿，倦怠乏力，小便短少，口唇青紫，畏寒肢冷，咳吐稀白痰。

【用法与用量】 口服。一次4粒，一日3次。

【规格】 每粒装0.3g

【剂量推算】

处方	成药日用量，粒	推算饮片日生药量，g	《药典》饮片日用量，g
黄芪	12	5.4	9～30
人参		2.7	3～9
黑顺片		1.35	3～15
丹参		2.7	10～15
葶苈子		1.8	3～10
泽泻		2.7	6～10
玉竹		0.9	9～15
桂枝		1.08	3～10
红花		1.08	3～10
香加皮		2.16	3～6
陈皮		0.9	3～10

芪明颗粒

Qiming Keli

【处方】 黄芪 592g　葛根 592g
地黄 556g　枸杞子 556g
决明子 370g　茺蔚子 222g
蒲黄 370g　水蛭 74g

【制法】 以上八味，决明子破碎后，与黄芪等七味加65%乙醇回流提取2小时，滤过，滤液回收乙醇，并浓缩至相对密度为1.10～1.12（60℃）的清膏，备用。药渣用水煎煮二次，每次2小时，合并煎液，滤过，取上清液，减压浓缩至相对密度为1.10～1.12（60℃）的清膏，与醇提清膏混合，用聚维酮浆制粒，干燥，制成1000g，即得。

【功能与主治】 益气生津、滋养肝肾、通络明目。用于2型糖尿病视网膜病变单纯型，中医辨证属气阴亏虚、肝肾不足、目络瘀滞证，症见视物昏花、目睛干涩、神疲乏力、五心烦热、自汗盗汗、口渴喜饮、便秘、腰膝酸软、头晕、耳鸣。

【用法与用量】 开水冲服。一次1袋，一日3次。疗程为3～6个月。

【规格】 每袋装4.5g

【剂量推算】

处方	成药日用量，袋	推算饮片日生药量，g	《药典》饮片日用量，g
黄芪	3	8	9～30
葛根		8	10～15
地黄		7.5	10～15
枸杞子		7.5	6～12
决明子		5	9～15
茺蔚子		3	5～10
蒲黄		5	5～10
水蛭		1	1～3

芪参胶囊

Qishen Jiaonang

【处方】 黄芪 285g　丹参 155g
人参 75g　茯苓 103g
三七 148g　水蛭 155g
红花 103g　川芎 103g
山楂 155g　蒲黄 103g
制何首乌 103g　葛根 155g
黄芩 103g　玄参 103g
甘草 148g

【制法】 以上十五味，取水蛭34g、三七34g粉碎成细粉，备用；丹参、人参及剩余三七加60%乙醇回流提取二次，每次1.5小时，滤过，滤液合并，减压回收乙醇，浓缩成相对密度为1.35（60℃）的稠膏，与水蛭、三七细粉混合，减压干燥，药渣另置备用。川芎加水浸泡2小时后，提取挥发油约6小时，挥发油加适量乙醇溶解后，另器密闭保存；丹参、人参、三七、川芎药渣与剩余水蛭及其余黄芪等十味加水煎煮三次，每次1.5小时，合并煎液，滤过，滤液浓缩至相对密度约1.15（60℃），加乙醇使含醇量达65%，搅拌，静置24小时，取上清液减压回收乙醇，加水搅匀，静置12小时，取上清液滤过。滤液浓缩成相对密度为1.35（60℃）的稠膏，减压干燥，与上述丹参等干燥提取物混合，粉碎成细粉。加入川芎挥发油，装入胶囊，制成1000粒，即得。

【功能与主治】 益气活血，化瘀止痛。用于冠心病稳定型劳累型心绞痛Ⅰ、Ⅱ级，中医辨证属气虚血瘀证者，症见胸痛，胸闷，心悸气短，神疲乏力，面色紫暗，舌淡紫，脉弦而涩。

【用法与用量】 饭后温开水送服。一次3粒，一日3次。42天为一疗程。

【规格】 每粒装0.3g

【剂量推算】

处方	成药日用量，粒	推算饮片日生药量，g	《药典》饮片日用量，g
黄芪	9	2.57	9～30
丹参		1.40	10～15
人参		0.68	3～9
茯苓		0.93	10～15
三七		1.33	3～9
水蛭		1.40	1～3
红花		0.93	3～10
川芎		0.93	3～10
山楂		1.40	9～12
蒲黄		0.93	5～10
制何首乌		0.93	6～12
葛根		1.40	10～15
黄芩		0.93	3～10
玄参		0.93	9～15
甘草		1.33	2～10

芪参益气滴丸

Qishen Yiqi Diwan

【处方】 黄芪 1800g　　丹参 900g
三七 180g　　降香油 12g

【制法】 以上四味，丹参、三七加水煎煮二次，每次2小时，滤过，滤液浓缩至相对密度为1.13～1.23（80℃），加入乙醇使含醇量达70%，静置，滤过，滤液回收乙醇并浓缩成稠膏；黄芪加水煎煮二次，第一次2小时，第二次1小时，滤过，滤液浓缩至相对密度为1.05～1.20（75℃），加入乙醇使含醇量达60%，静置，滤过，滤液回收乙醇，浓缩至相对密度为1.18～1.30（60℃），加入乙醇使含醇量达80%，静置，滤过，滤液回收乙醇并浓缩成稠膏。合并上述两稠膏，加入适量聚乙二醇6000，加热熔融，加入降香油，混匀，制成滴丸1050g，或包薄膜衣，即得。

【功能与主治】 益气通脉，活血止痛。用于气虚血瘀所致胸痹，症见胸闷胸痛、气短乏力、心悸、自汗、面色少华、舌体胖有齿痕、舌质暗或有瘀斑、脉沉弦；冠心病心绞痛见上述证候者。

【用法与用量】 餐后半小时服用。一次1袋，一日3次。4周为一疗程或遵医嘱。

【注意】 孕妇慎用。

【规格】 （1）每袋装0.5g （2）薄膜衣滴丸　每袋装0.52g

【剂量推算】

处方	成药日用量，袋	推算饮片日生药量，g	《药典》饮片日用量，g
黄芪	3	2.57	9～30
丹参		1.29	10～15
三七		0.26	3～9
降香油		0.017	0.09～0.15[1~2]

参考标准：

［1］广东省中药材标准第二册（2011年版），降香油相对密度0.859～0.941

［2］根据药典，降香日用量9～15g，含挥发油不得少于1.0%（ml/g），相当于不得少于0.09～0.15ml

芪珍胶囊

Qizhen Jiaonang

【处方】 珍珠 180g　　黄芪 750g
三七 140g　　大青叶 280g
重楼 210g

【制法】 以上五味，珍珠水飞成最细粉，黄芪加水煎煮二次，第一次2小时，第二次1小时，合并煎液，滤过，滤液减压浓缩至相对密度为1.08～1.10（50℃）的清膏，加乙醇使含醇量为70%，静置，滤过，沉淀加4倍量水溶解后，滤过，滤液加乙醇使含醇量为 75%，静置，滤过，沉淀减压干燥，粉碎后备用；其余三七等三味，用 65%乙醇作溶剂，浸渍 24 小时后，渗滤，收集 24 倍量体积的渗滤液，减压浓缩至相对密度为 1.28～1.30（40℃）的清膏，加入珍珠粉，混匀，减压干燥，粉碎，加入上述黄芪提取物，混匀，装入胶囊，制成 1000 粒，即得。

【功能与主治】 益气化瘀，清热解毒。用于肺癌、乳腺癌、胃癌患者的辅助治疗。

【用法与用量】 口服。一次 5 粒，一日 3 次。

【规格】 每粒装 0.3g

【剂量推算】

处方	成药日用量，粒	推算饮片日生药量，g	《药典》饮片日用量，g
珍珠	15	2.7	0.1～0.3
黄芪		11.25	9～30
三七		2.1	3～9
大青叶		4.2	9～15
重楼		3.15	3～9

芪黄通秘软胶囊

Qihuang Tongmi Ruanjiaonang

【处方】 黄芪 200g　何首乌 150g
当归 150g　肉苁蓉 150g
黑芝麻 150g　核桃仁 150g
熟大黄 300g　决明子 150g
枳实 150g　炒苦杏仁 90g
桃仁 90g

【制法】 以上十一味，黑芝麻、核桃仁、炒苦杏仁、桃仁用榨油机榨油三次，每次 2 小时，脂肪油另器保存；药渣与当归、枳实、肉苁蓉加水煎煮三次，每次 2 小时，收集第一次煎煮时的挥发油，备用；合并煎液，滤过，浓缩至约 500ml，加乙醇使含醇量为 65%，静置 24 小时，取上清液滤过，回收乙醇并浓缩至相对密度为 1.32～1.35（50℃）的稠膏，备用；黄芪加水煎煮三次，每次 1 小时，合并煎液，滤过，滤液浓缩至相对密度为 1.32～1.35（50℃）的稠膏，备用；其余熟大黄等三味加 70%乙醇回流提取三次，每次 0.5 小时，合并提取液，滤过，静置，上清液回收乙醇并浓缩至相对密度为 1.32～1.35（50℃）的稠膏，备用；将上述三种稠膏混匀，减压浓缩至稠膏，再与上述脂肪油混合，加入植物油、大豆磷脂、蜂蜡适量，胶体磨研磨，加入挥发油，混匀，制成软胶囊 1000 粒，即得。

【功能与主治】 益气养血，润肠通便。用于功能性便秘证属虚秘者。

【用法与用量】 口服。饭后半小时服用。一次 3 粒，一日 2 次。

【规格】 每粒装 0.5g

【剂量推算】

处方	成药日用量，粒	推算饮片日生药量，g	《药典》饮片日用量，g
黄芪	6	1.2	9～30
何首乌		0.9	3～6
当归		0.9	6～12
肉苁蓉		0.9	6～10
黑芝麻		0.9	9～15
核桃仁		0.9	6～9
熟大黄		1.8	3～15
决明子		0.9	9～15
枳实		0.9	3～10
炒苦杏仁		0.54	5～10
桃仁		0.54	5～10

芪蛭降糖片

Qizhi Jiangtang Pian

【处方】 黄芪 1000g　地黄 830g
黄精 830g　水蛭 670g

【制法】 以上四味，取水蛭 67g 粉碎成细粉，剩余水蛭与其他黄芪等三味，加水煎煮二次，每次 2 小时，滤过，合并滤液，浓缩至相对密度为 1.20～1.30（90℃）的稠膏，加入 90%乙醇使含醇量达 50%，静置 24 小时，取上清液回收乙醇至无醇味，浓缩成相对密度为 1.35（75℃）的稠膏，加入上述水蛭细粉，混匀，减压干燥（60～70℃）成干膏，粉碎成细粉，加入羧甲淀粉钠 10g、微晶纤维素 30g 及淀粉适量，以 80%乙醇制粒，过筛，干燥，加入硬脂酸镁 1g，压制成 1000 片，包薄膜衣，即得。

【功能与主治】 益气养阴，活血化瘀。用于气阴两虚兼血瘀所致的消渴病，症见口渴多饮、多尿易饥、倦怠乏力、自汗盗汗、面色晦暗、肢体麻木；2 型糖尿病见上述证候者。

【用法与用量】 口服。一次5片，一日3次。疗程3个月。

【注意】 （1）孕妇禁用。（2）有凝血机制障碍、出血倾向者慎用。

【规格】 每片重0.52g

【剂量推算】

处方	成药日用量，片	推算饮片日生药量，g	《药典》饮片日用量，g
黄芪	15	15	9～30
地黄		12.45	10～15
黄精		12.45	9～15
水蛭		10.05	1～3

芪蛭降糖胶囊

Qizhi Jiangtang Jiaonang

【处方】 黄芪 1000g　地黄 830g
黄精 830g　水蛭 670g

【制法】 以上四味，将部分水蛭与其他三味药材，加水煎煮二次，滤过，滤液合并，浓缩至适量，加入90%乙醇，搅拌均匀，使含醇量达50%，静置，取上清液回收乙醇并浓缩成稠膏备用。其余水蛭粉碎成粗粉，与上述稠膏混合均匀，干燥，粉碎成细粉，制粒，装胶囊，制成1000粒，即得。

【功能与主治】 益气养阴，活血化瘀。用于气阴两虚兼血瘀所致的消渴病，症见口渴多饮、多尿易饥、倦怠乏力、自汗盗汗、面色晦暗、肢体麻木；2型糖尿病见上述证候者。

【用法与用量】 口服。一次5粒，一日3次。3个月为一疗程。

【注意】 （1）孕妇禁服。（2）有凝血机制障碍、出血倾向者慎用。

【规格】 每粒装0.5g

【剂量推算】

处方	成药日用量，粒	推算饮片日生药量，g	《药典》饮片日用量，g
黄芪	15	15	9～30
地黄		12.45	10～15
黄精		12.45	9～15
水蛭		10.05	1～3

克咳片

Keke Pian

【处方】 麻黄 360g　罂粟壳 360g
甘草 360g　苦杏仁 360g
莱菔子 112.5g　桔梗 112.5g
石膏 112.5g

【制法】 以上七味，麻黄、罂粟壳粉碎成细粉，过筛，各留细粉165g，备用；剩余粗粉用酸性水溶液（用10%盐酸溶液调节pH值至5左右）煎煮二次，每次2小时，滤过，滤液用10%氢氧化钠溶液调节pH值至7，药液备用；其余甘草等五味加水煎煮二次，每次1小时，滤过，滤液与上述溶液合并，减压浓缩至相对密度为1.20～1.26（60℃）的清膏，加入麻黄和罂粟壳细粉，混匀，干燥，粉碎成细粉，加辅料适量，混匀，制粒，干燥，压制成1000片〔规格（1）〕或1500片〔规格（2）〕，包薄膜衣，即得。

【功能与主治】 止嗽，定喘，祛痰。用于咳嗽，喘急气短。

【用法与用量】 口服。一次2片〔规格（1）〕或一次3片〔规格（2）〕，一日2次。

【注意】 心动过速者慎用。高血压及冠心病患者忌服。儿童、孕妇及哺乳期妇女禁用。不宜常服。

【规格】 每片重（1）0.54g （2）0.46g

【剂量推算】

处方	成药日用量，片	推算饮片日生药量，g	《药典》饮片日用量，g
麻黄	规格（1）：4 规格（2）：6	1.44	2～10
罂粟壳		1.44	3～6
甘草		1.44	2～10
苦杏仁		1.44	5～10
莱菔子		0.45	5～12
桔梗		0.05	3～10
石膏		0.45	15～60

克痢痧胶囊

Kelisha Jiaonang

【处方】 白芷 51.6g　苍术 25.8g
石菖蒲 25.8g　细辛 20.6g

荜茇 15.5g　　鹅不食草 15.5g
猪牙皂 25.8g　　雄黄粉 8.6g
丁香 15.5g　　硝石 20.6g
枯矾 51.6g　　冰片 3g

【制法】 以上十二味，除雄黄粉外，枯矾与硝石、冰片、丁香混合粉碎成细粉，过筛，混匀；其余白芷等七味药材粉碎成细粉，过筛，与上述四味细粉及雄黄粉混匀，装入胶囊，制成1000粒，即得。

【功能与主治】 解毒辟秽，理气止泻。用于泄泻，痢疾和痧气（中暑）。

【用法与用量】 口服。一次2粒，一日3～4次，儿童酌减。

【注意】 孕妇禁用。

【规格】 每粒装0.28g

【剂量推算】

处方	成药日用量，粒	推算饮片日生药量，g	《药典》饮片日用量，g
白芷	6～8	0.31～0.41	3～10
苍术		0.15～0.21	3～9
石菖蒲		0.15～0.21	3～10
细辛		0.12～0.16	1～3
荜茇		0.093～0.12	1～3
鹅不食草		0.093～0.12	6～9
猪牙皂		0.15～0.21	1～1.5
雄黄粉		0.052～0.069	0.05～0.1
丁香		0.093～0.12	1～3
硝石		0.12～0.16	1.5～3[1]
枯矾		0.31～0.41	0.6～1.5
冰片		0.018～0.024	0.15～0.3

参考标准：

[1] 湖北省中药材质量标准（2018年版）

克感利咽口服液

Kegan Liyan Koufuye

【处方】 金银花 72g　　黄芩 72g
荆芥 72g　　炒栀子 72g
连翘 72g　　玄参 72g
僵蚕（姜制）43g　　地黄 108g
射干 22g　　桔梗 43g
薄荷 43g　　蝉蜕 43g
防风 43g　　甘草 22g

【制法】 以上十四味，金银花、荆芥、防风、薄荷提取挥发油，蒸馏后的水溶液另器收集；黄芩加65%乙醇加热回流提取二次，每次2小时，合并提取液，滤过，药渣备用，滤液回收乙醇，加水适量，煮沸，趁热滤过，滤液备用；将黄芩药渣及金银花等提取挥发油后的药渣与其余炒栀子等九味，加水煎煮二次，第一次2小时，第二次1小时，合并煎液，滤过，滤液浓缩至相对密度为1.06～1.11（70℃）的清膏，加入乙醇使含醇量达60%，静置，滤过，滤液回收乙醇并浓缩至相对密度为1.16～1.20（70℃）的清膏，加上述金银花等挥发油（加适量聚山梨酯80混匀），蒸馏后的水溶液，黄芩乙醇提取液及甜菊素0.5g，苯甲酸钠3g，用碳酸钠调节pH值，加水调整总量至1000ml，搅匀，滤过，灌封，灭菌，即得。

【功能与主治】 疏风清热，解毒利咽。用于风热外侵，邪热内扰所致发热、微恶风，头痛，咽痛，鼻塞流涕，咳嗽痰黏，口渴，溲黄；感冒见上述证候者。

【用法与用量】 口服。每次20ml，一日3次。

【规格】 每支装10ml

【剂量推算】

处方	成药日用量，ml	推算饮片日生药量，g	《药典》饮片日用量，g
金银花	60	4.32	6～15
黄芩		4.32	3～10
荆芥		4.32	5～10
炒栀子		4.32	6～10
连翘		4.32	6～15
玄参		4.32	9～15
僵蚕（姜制）		2.58	5～9[1]
地黄		6.48	10～15
射干		1.32	3～10
桔梗		2.58	3～10
薄荷		2.58	3～6
蝉蜕		2.58	3～6
防风		2.58	5～10
甘草		1.32	2～10

参考标准：

[1] 广东省中药饮片炮制规范第一册

苏子降气丸

Suzi Jiangqi Wan

【处方】炒紫苏子 145g　厚朴 145g
前胡 145g　甘草 145g
姜半夏 145g　陈皮 145g
沉香 102g　当归 102g

【制法】以上八味，除炒紫苏子外，其余厚朴等七味粉碎成细粉，再与炒紫苏子配研，过筛，混匀；用生姜 36g、大枣 73g 煎汁泛丸，低温干燥，即得。

【功能与主治】降气化痰，温肾纳气。用于上盛下虚、气逆痰壅所致的咳嗽喘息、胸膈痞塞。

【用法与用量】口服。一次 6g，一日 1～2 次。

【注意】阴虚，舌红无苔者忌服。

【规格】每 13 粒重 1g

【剂量推算】

处方	成药日用量，g	推算饮片日生药量，g	《药典》饮片日用量，g
炒紫苏子	6～12	0.81～1.62	3～10
厚朴		0.81～1.62	3～10
前胡		0.81～1.62	3～10
甘草		0.81～1.62	2～10
姜半夏		0.81～1.62	3～9
陈皮		0.81～1.62	3～10
沉香		0.57～1.14	1～5
当归		0.57～1.14	6～12

注：因无法计算生姜、大枣煎汁泛丸重量，故推算的饮片日生药量大于实际用量。

苏合香丸

Suhexiang Wan

【处方】苏合香 50g　安息香 100g
冰片 50g　水牛角浓缩粉 200g
人工麝香 75g　檀香 100g
沉香 100g　丁香 100g
香附 100g　木香 100g
乳香（制） 100g　荜茇 100g
白术 100g　诃子肉 100g
朱砂 100g

【制法】以上十五味，除苏合香、人工麝香、冰片、水牛角浓缩粉外，朱砂水飞成极细粉；其余安息香等十味粉碎成细粉；将人工麝香、冰片、水牛角浓缩粉分别研细，与上述粉末配研，过筛，混匀。再将苏合香炖化，加适量炼蜜与水制成水蜜丸 960 丸，低温干燥；或加适量炼蜜制成大蜜丸 960 丸，即得。

【功能与主治】芳香开窍，行气止痛。用于痰迷心窍所致的痰厥昏迷、中风偏瘫、肢体不利，以及中暑、心胃气痛。

【用法与用量】口服。一次 1 丸，一日 1～2 次。

【注意】孕妇禁用。

【规格】（1）水蜜丸　每丸重 2.4g　（2）大蜜丸　每丸重 3g

【剂量推算】

处方	成药日用量，丸	推算饮片日生药量，g	《药典》饮片日用量，g
苏合香	1～2	0.052～0.10	0.3～1
安息香		0.10～0.21	0.6～1.5
冰片		0.052～0.10	0.15～0.3
水牛角浓缩粉		0.21～0.42	3～6[1]
人工麝香		0.078～0.16	0.03～0.1
檀香		0.10～0.21	2～5
沉香		0.10～0.21	1～5
丁香		0.10～0.21	1～3
香附		0.10～0.21	6～10
木香		0.10～0.21	3～6
乳香（制）		0.10～0.21	3～5[2]
荜茇		0.10～0.21	1～3
白术		0.10～0.21	6～12
诃子肉		0.10～0.21	3～10
朱砂		0.10～0.21	0.1～0.5

参考标准：

[1] 中国药典（2005 年版）一部
[2] 上海市中药饮片炮制规范（2018 年版）

苏黄止咳胶囊

Suhuang Zhike Jiaonang

【处方】麻黄 556g　紫苏叶 556g
地龙 556g　蜜枇杷叶 556g
炒紫苏子 332g　蝉蜕 444g

前胡 444g　　炒牛蒡子 556g
五味子 444g

【制法】 以上九味，紫苏叶、前胡加水浸泡 1 小时，提取挥发油 8 小时，收集挥发油，蒸馏后的水溶液另器收集；挥发油用倍他环糊精包合，在 40℃以下干燥，粉碎成细粉。麻黄、五味子加 80%乙醇，回流提取三次，每次 1.5 小时，滤过，滤液合并，回收乙醇，并浓缩至相对密度为 1.25～1.30（50℃）的稠膏，备用。其余地龙等五味加水煎煮三次，每次 1 小时，滤过，滤液与上述蒸馏后的水溶液合并，浓缩至相对密度为 1.10（50℃），加乙醇使含醇量达 70%，冷藏 24 小时，滤过，滤液回收乙醇，并浓缩至相对密度为 1.25～1.30（50℃）的稠膏，与上述稠膏合并，70℃以下减压干燥成干浸膏，粉碎成细粉，与上述细粉合并，加入适量淀粉，混匀，用 90%～95%乙醇适量制粒，干燥，过 40 目筛整粒后，装入胶囊，制成 1000 粒，即得。

【功能与主治】 疏风宣肺，止咳利咽。用于风邪犯肺，肺气失宣所致的咳嗽，咽痒，痒时咳嗽，或呛咳阵作，气急，遇冷空气、异味等因素突发或加重，或夜卧晨起咳剧，多呈反复发作，干咳无痰或少痰，舌苔薄白；感冒后咳嗽及咳嗽变异型哮喘见上述证候者。

【用法与用量】 口服。一次 3 粒，一日 3 次。疗程 7～14 天。

【注意】 运动员慎用。

【规格】 每粒装 0.45g

【剂量推算】

处方	成药日用量，粒	推算饮片日生药量，g	《药典》饮片日用量，g
麻黄	9	5	2～10
紫苏叶		5	5～10
地龙		5	5～10
蜜枇杷叶		5	6～10
炒紫苏子		3	3～10
蝉蜕		4	3～6
前胡		4	3～10
炒牛蒡子		5	6～12
五味子		4	2～6

杏仁止咳合剂

Xingren Zhike Heji

【处方】 杏仁水 40ml　　百部流浸膏 20ml
远志流浸膏 22.5ml　　陈皮流浸膏 15ml
桔梗流浸膏 20ml　　甘草流浸膏 15ml

【制法】 以上六味，另取蔗糖 200g，加水加热使溶化，放冷，加入苯甲酸钠 3g，依次加入远志流浸膏、桔梗流浸膏、甘草流浸膏、百部流浸膏、陈皮流浸膏、杏仁水，混匀，加水至 1000ml，加滑石粉适量，搅匀，静置使沉淀，滤取上清液，灌装，即得。

【功能与主治】 化痰止咳。用于痰浊阻肺，咳嗽痰多；急、慢性支气管炎见上述证候者。

【用法与用量】 口服。一次 15ml，一日 3～4 次。

【剂量推算】

处方*	成药日用量，ml	推算饮片日生药量，g	《药典》饮片日用量，g
苦杏仁	45～60	1.8～2.4	5～10
百部		0.9～1.2	3～9
远志		1.01～1.35	3～10
陈皮		0.68～0.9	3～10
桔梗		0.9～1.2	3～10
甘草		0.68～0.9	2～10

注：*根据杏仁水、远志流浸膏、百部流浸膏、陈皮流浸膏、桔梗流浸膏、甘草流浸膏药典制法，1ml 相当于原药材 1g，故处方用量推算以饮片计。

杏苏止咳口服液

Xingsu Zhike Koufuye

【处方】 苦杏仁 94.5g　　紫苏叶 94.5g
前胡 94.5g　　桔梗 70.5g
陈皮 70.5g　　甘草 24g

【制法】 以上六味，苦杏仁加温水浸泡 24 小时，加热蒸馏，蒸馏液导入盛有 25ml90%乙醇的容器中，待蒸馏液至 75ml 时停止蒸馏，测定蒸馏液中的氢氰酸含量，加水稀释至每 100ml 中含 0.1g 的氢氰酸，制成苦杏仁水，备用；紫苏叶、前胡、陈皮加水适量，加热蒸馏，收集蒸馏液 150ml，加入苯甲酸 0.2g 和羟苯乙酯 0.05g，备用；桔梗、甘草与上述四种药渣加水煎煮二次，每次 2 小时，合并煎液，滤过，滤液浓缩至相对密度为1.06～1.09（70℃），冷却后加入紫苏叶等三味的蒸馏液，混匀，静置，取上清液，滤至澄明，滤液备用。取蔗糖200g，加水制成235ml糖浆，加入苯甲酸2.3g和羟苯乙酯0.45g。取上述滤液，加入糖浆和苦杏仁水75ml，加水至1000ml，混匀，灌封，即得。

【功能与主治】 宣肺散寒，止咳祛痰。用于风寒感冒咳嗽，气逆。

【用法与用量】 温开水送服。一次10ml，一日3次。

【注意】 个别患者服药后出现恶心。

【规格】 每支装10ml

【剂量推算】

处方	成药日用量，ml	推算饮片日生药量，g	《药典》饮片日用量，g
苦杏仁	30	2.84	5～10
紫苏叶		2.84	5～10
前胡		2.84	3～10
桔梗		2.12	3～10
陈皮		2.12	3～10
甘草		0.72	2～10

杏苏止咳颗粒

Xingsu Zhike Keli

【处方】 苦杏仁 63g　陈皮 47g
紫苏叶 63g　前胡 63g
桔梗 47g　甘草 16g

【制法】 以上六味，取苦杏仁捣碎，加温水浸泡24小时，水蒸气蒸馏，收集蒸馏液50ml至90%乙醇0.8ml中，再重蒸馏一次，收集重蒸馏液适量，测定重蒸馏液氢氰酸含量，加水稀释至每1ml含氢氰酸3.0mg的苦杏仁重蒸馏液，备用；紫苏叶、前胡、陈皮，提取挥发油；上述四种药渣与桔梗、甘草加水煎煮二次，每次2小时，合并煎液，滤过，滤液浓缩至适量，加入蔗糖适量，制成颗粒，干燥，放冷，喷入上述苦杏仁重蒸馏液17ml及紫苏叶等挥发油，混匀，制成1000g，即得。

【功能与主治】 宣肺散寒，止咳祛痰。用于风寒感冒咳嗽，气逆。

【用法与用量】 开水冲服。一次1袋，一日3次；小儿酌减。

【规格】 每袋装12g

【剂量推算】

处方	成药日用量，袋	推算饮片日生药量，g	《药典》饮片日用量，g
苦杏仁	3	2.27	5～10
陈皮		1.69	3～10
紫苏叶		2.27	5～10
前胡		2.27	3～10
桔梗		1.69	3～10
甘草		0.58	2～10

杏苏止咳糖浆

Xingsu Zhike Tangjiang

【处方】 苦杏仁 63g　陈皮 47g
紫苏叶 63g　前胡 63g
桔梗 47g　甘草 16g

【制法】 以上六味，苦杏仁加温水浸泡24小时，水蒸气蒸馏，收集蒸馏液50ml至90%乙醇0.8ml中，测定氢氰酸含量，并稀释至每100ml中含0.1g氢氰酸的苦杏仁乙醇溶液，备用；紫苏叶、前胡、陈皮加水蒸馏，收集蒸馏液100ml，另器保存；上述四种药渣与桔梗、甘草加水煎煮二次，每次2小时，合并煎液，滤过，滤液浓缩至适量，加入蔗糖500g、苯甲酸钠3g及枸橼酸适量，煮沸使溶解，滤过，放冷，加入上述苦杏仁乙醇溶液50ml和紫苏叶等蒸馏液，用枸橼酸调节pH值至3.0～5.0，加水至1000ml，搅匀，即得。

【功能与主治】 宣肺散寒，止咳祛痰。用于风寒感冒咳嗽，气逆。

【用法与用量】 口服。一次10～15ml，一日3次；小儿酌减。

【剂量推算】

处方	成药日用量，ml	推算饮片日生药量，g	《药典》饮片日用量，g
苦杏仁	30～45	1.89～2.84	5～10
陈皮		1.41～2.12	3～10
紫苏叶		1.89～2.84	5～10
前胡		1.89～2.84	3～10
桔梗		1.41～2.12	3～10
甘草		0.48～0.72	2～10

杞菊地黄口服液

Qiju DiHuang Koufuye

【处方】 枸杞子 33g　菊花 33g
熟地黄 130g　酒萸肉 65g
牡丹皮 50g　山药 65g
茯苓 50g　泽泻 50g

【制法】 以上八味，菊花、牡丹皮用水蒸气蒸馏，收集蒸馏液适量，另器保存；药渣加水煎煮1.5小时，滤过，药液备用。枸杞子、熟地黄、酒萸肉、山药、泽泻加水煎煮二次，第一次2小时，第二次1.5小时，合并煎液，滤过。滤液与菊花、牡丹皮水煎液合并，浓缩至约880ml，放冷，加乙醇使含醇量达70%，搅匀，静置48小时，滤过，回收乙醇。茯苓加水煎煮二次，第一次2小时，第二次1.5小时，合并煎液，滤过，滤液浓缩至适量。将蒸馏液与上述各药液合并，加单糖浆250ml或加甜菊素适量（无蔗糖）、防腐剂适量，加水至1000ml，搅匀，滤过，灌封，即得。

【功能与主治】 滋肾养肝。用于肝肾阴虚，眩晕耳鸣，羞明畏光，视物昏花。

【用法与用量】 口服。一次10ml，一日2次。

【规格】 每支装10ml

【剂量推算】

处方	成药日用量，ml	推算饮片日生药量，g	《药典》饮片日用量，g
枸杞子	20	0.66	6～12
菊花		0.66	5～10
熟地黄		2.6	9～15
酒萸肉		1.3	6～12
牡丹皮		1	6～12
山药		1.3	15～30
茯苓		1	10～15
泽泻		1	6～10

杞菊地黄丸

Qiju Dihuang Wan

【处方】 枸杞子 40g　菊花 40g
熟地黄 160g　酒萸肉 80g
牡丹皮 60g　山药 80g
茯苓 60g　泽泻 60g

【制法】 以上八味，粉碎成细粉，过筛，混匀。每100g粉末用炼蜜35～50g加适量的水泛丸，干燥，制成水蜜丸；或加炼蜜80～110g制成小蜜丸或大蜜丸，即得。

【功能与主治】 滋肾养肝。用于肝肾阴亏，眩晕耳鸣，羞明畏光，迎风流泪，视物昏花。

【用法与用量】 口服。水蜜丸一次6g，小蜜丸一次9g，大蜜丸一次1丸，一日2次。

【规格】 大蜜丸　每丸重9g

【剂量推算】

处方	成药日用量，g	推算饮片日生药量，g	《药典》饮片日用量，g
枸杞子	水蜜丸：12 小蜜丸/大蜜丸：18	0.55～0.69	6～12
菊花		0.55～0.69	5～10
熟地黄		2.21～2.76	9～15
酒萸肉		1.10～1.38	6～12
牡丹皮		0.83～1.03	6～12
山药		1.10～1.38	15～30
茯苓		0.83～1.03	10～15
泽泻		0.83～1.03	6～10

杞菊地黄丸（浓缩丸）

Qiju Dihuang Wan

【处方】 枸杞子 40g　菊花 40g
熟地黄 160g　酒萸肉 80g
牡丹皮 60g　山药 80g
茯苓 60g　泽泻 60g

【制法】 以上八味，取酒萸肉26.7g、牡丹皮26.5g、山药粉碎成细粉；泽泻、茯苓加水煎煮二次，第一次3小时，第二次2小时，滤过，滤液合并并浓缩成相对密度为1.30～1.35（60～80℃）的稠膏；熟地黄切片，加水煎煮次三次，第一次3小时，第二次2小时，第三次1小时，滤过，滤液合并并浓缩成相对密度为1.30～1.35（60～80℃）的稠膏；枸杞子以45%乙醇作溶剂，剩余的酒萸肉与牡丹皮及菊花以70%乙醇作溶剂，浸渍24小时后，分别进行渗漉，收集漉液，合并上述漉液，回收乙醇浓缩成相对密度为1.30～1.35（60～80℃）的稠膏，与上述细粉与稠膏混匀，制成浓缩丸，干燥，打光，即得。

【功能与主治】 滋肾养肝。用于肝肾阴亏，眩晕耳鸣，羞明畏光，迎风流泪，视物昏花。

【用法与用量】 口服。一次8丸，一日3次。

【规格】 每8丸相当于原药材3g

【剂量推算】

处方	成药日用量，丸	推算饮片日生药量，g	《药典》饮片日用量，g
枸杞子	24	0.62	6～12
菊花		0.62	5～10
熟地黄		2.48	9～15
酒萸肉		1.24	6～12
牡丹皮		0.93	6～12
山药		1.24	15～30
茯苓		0.93	10～15
泽泻		0.93	6～10

杞菊地黄片

Qiju DihuangPian

【处方】 枸杞子 40g　菊花 40g
熟地黄 160g　酒萸肉 80g
牡丹皮 60g　山药 80g
茯苓 60g　泽泻 60g

【制法】 以上八味，牡丹皮、山药、茯苓、泽泻粉碎成细粉；其余枸杞子等四味加水煎煮三次，每次1小时，滤过，合并滤液并浓缩成稠膏，加入上述细粉，制粒，干燥，压制成1000片，包糖衣，即得。

【功能与主治】 滋肾养肝。用于肝肾阴亏，眩晕耳鸣，羞明畏光，迎风流泪，视物昏花。

【用法与用量】 口服。一次3～4片，一日3次。

【规格】 片心重0.3g

【剂量推算】

处方	成药日用量，片	推算饮片日生药量，g	《药典》饮片日用量，g
枸杞子	9～12	0.36～0.48	6～12
菊花		0.36～0.48	5～10
熟地黄		1.44～1.92	9～15
酒萸肉		0.72～0.96	6～12
牡丹皮		0.54～0.72	6～12
山药		0.72～0.96	15～30
茯苓		0.54～0.72	10～15
泽泻		0.54～0.72	6～10

杞菊地黄胶囊

Qiju Dihuang Jiaonang

【处方】 枸杞子 36.7g　菊花 36.7g
熟地黄 146.8g　酒萸肉 73.4g
牡丹皮 55g　山药 73.4g
茯苓 55g　盐泽泻 55g

【制法】 以上八味，牡丹皮、山药、茯苓、盐泽泻粉碎成细粉；枸杞子、熟地黄、酒萸肉加水煎煮3小时，滤过；药渣与菊花加水煎煮二次，第一次2小时，第二次1小时，滤过，合并滤液并与上述滤液合并，浓缩成稠膏。加入上述药粉，混匀，干燥，粉碎，装入胶囊，制成1000粒，即得。

【功能与主治】 滋肾养肝。用于肝肾阴亏，眩晕耳鸣，羞明畏光，迎风流泪，视物昏花。

【用法与用量】 口服。一次5～6粒，一日3次。

【规格】 每粒装0.3g

【剂量推算】

处方	成药日用量，粒	推算饮片日生药量，g	《药典》饮片日用量，g
枸杞子	15～18	0.55～0.66	6～12
菊花		0.55～0.66	5～10
熟地黄		2.20～2.64	9～15
酒萸肉		1.10～1.32	6～12
牡丹皮		0.83～0.99	6～12
山药		1.10～1.32	15～30
茯苓		0.83～0.99	10～15
盐泽泻		0.83～0.99	6～10

更年安丸

Gengnian'an Wan

【处方】 地黄 105g　泽泻 105g
麦冬 105g　熟地黄 105g
玄参 105g　茯苓 210g
仙茅 210g　磁石 210g
牡丹皮 69g　珍珠母 210g
五味子 105g　首乌藤 210g
制何首乌 105g　浮小麦 210g
钩藤 210g

【制法】 以上十五味，浮小麦、磁石、珍珠母粉碎成细粉；地黄、熟地黄、玄参、茯苓、仙茅、麦冬加水煎煮二次，第一次 3 小时，第二次 2 小时，合并煎液，滤过，滤液减压浓缩成清膏；其余五味子等六味粉碎成最粗粉，用 60%乙醇作溶剂，浸渍 24 小时，渗漉，收集渗漉液，回收乙醇并减压浓缩成清膏，与上述清膏合并，加入浮小麦等三味的细粉，减压干燥，粉碎成细粉，加入 5%的羧甲基淀粉钠，混匀，制成浓缩水丸，低温干燥，制成 1000g，包薄膜衣，即得。

【功能与主治】 滋阴清热，除烦安神。用于肾阴虚所致的绝经前后诸证，症见烦热出汗、眩晕耳鸣、手足心热、烦躁不安；更年期综合征见上述证候者。

【用法与用量】 口服。一次 1 袋，一日 3 次。

【规格】 每袋装 1g

【剂量推算】

处方	成药日用量，袋	推算饮片日生药量，g	《药典》饮片日用量，g
地黄	3	0.32	10～15
泽泻		0.32	6～10
麦冬		0.32	6～12
熟地黄		0.32	9～15
玄参		0.32	9～15
茯苓		0.63	10～15
仙茅		0.63	3～10
磁石		0.63	9～30
牡丹皮		0.21	6～12
珍珠母		0.63	10～25
五味子		0.32	2～6
首乌藤		0.63	9～15
制何首乌		0.32	6～12
浮小麦		0.63	15～30[1]
钩藤		0.63	3～12

参考标准：

[1] 江苏省中药材标准（2016 年版）

更年安片

Gengnian'an Pian

【处方】 地黄 40g　泽泻 40g
麦冬 40g　熟地黄 40g
玄参 40g　茯苓 80g
仙茅 80g　磁石 80g
牡丹皮 26.67g　珍珠母 80g
五味子 40g　首乌藤 80g
制何首乌 40g　浮小麦 80g
钩藤 80g

【制法】 以上十五味，浮小麦、磁石、珍珠母粉碎成细粉；地黄、熟地黄、玄参、茯苓、仙茅、麦冬加水煎煮二次，第一次 3 小时，第二次 2 小时，滤过，滤液浓缩至适量；其余五味子等六味用 60%乙醇作溶剂进行渗漉，收集渗漉液，回收乙醇，浓缩至适量，与上述地黄等六味的浓缩液及浮小麦等三味的细粉混匀，制成粗颗粒，干燥，粉碎，过筛，制颗粒，低温干燥，过筛，加入硬脂酸镁，混匀，压制成 1000 片，包糖衣或薄膜衣，即得。

【功能与主治】 滋阴清热，除烦安神。用于肾阴虚所致的绝经前后诸证，症见烦热出汗、眩晕耳鸣、手足心热、烦躁不安；更年期综合征见上述证候者。

【用法与用量】 口服。一次 6 片，一日 2～3 次。

【规格】 （1）薄膜衣片　每片重 0.31g（2）糖衣片　片心重 0.3g

【剂量推算】

处方	成药日用量，片	推算饮片日生药量，g	《药典》饮片日用量，g
地黄	12～18	0.48～0.72	10～15
泽泻		0.48～0.72	6～10
麦冬		0.48～0.72	6～12
熟地黄		0.48～0.72	9～15
玄参		0.48～0.72	9～15
茯苓		0.96～1.44	10～15
仙茅		0.96～1.44	3～10
磁石		0.96～1.44	9～30
牡丹皮		0.32～0.48	6～12
珍珠母		0.96～1.44	10～25
五味子		0.48～0.72	2～6
首乌藤		0.96～1.44	9～15
制何首乌		0.48～0.72	6～12
浮小麦		0.96～1.44	15～30[1]
钩藤		0.96～1.44	3～12

参考标准：

[1] 江苏省中药材标准（2016 年版）

更年安胶囊

Gengnian'an Jiaonang

【处方】地黄 35g　泽泻 35g
麦冬 35g　熟地黄 35g
玄参 35g　茯苓 70g
仙茅 70g　磁石 70g
牡丹皮 23g　珍珠母 70g
五味子 35g　首乌藤 70g
制何首乌 35g　浮小麦 70g
钩藤 70g

【制法】以上十五味，浮小麦、磁石、珍珠母粉碎成细粉；地黄、熟地黄、玄参、茯苓、仙茅、麦冬加水煎煮二次，第一次3小时，第二次2小时，合并煎液，滤过，滤液浓缩成稠膏；其余五味子等六味粉碎成最粗粉，用60%乙醇作溶剂，渗漉，收集渗漉液，回收乙醇并浓缩至适量，与上述稠膏合并，加入浮小麦等三味的细粉，制成颗粒，干燥，装入胶囊，制成1000粒，即得。

【功能与主治】滋阴清热，除烦安神。用于肾阴虚所致的绝经前后诸证，症见烦热出汗、眩晕耳鸣、手足心热、烦躁不安；更年期综合征见上述证候者。

【用法与用量】口服。一次3粒，一日3次。

【规格】每粒装0.3g

【剂量推算】

处方	成药日用量，粒	推算饮片日生药量，g	《药典》饮片日用量，g
地黄	9	0.32	10～15
泽泻		0.32	6～10
麦冬		0.32	6～12
熟地黄		0.32	9～15
玄参		0.32	9～15
茯苓		0.63	10～15
仙茅		0.63	3～10
磁石		0.63	9～30
牡丹皮		0.21	6～12
珍珠母		0.63	10～25
五味子		0.32	2～6
首乌藤		0.63	9～15
制何首乌		0.32	6～12
浮小麦		0.63	15～30[1]
钩藤		0.63	3～12

参考标准：

[1] 江苏省中药材标准（2016年版）

医痫丸

Yixian Wan

【处方】生白附子 40g　天南星（制）80g
半夏（制）80g　猪牙皂 400g
僵蚕（炒）80g　乌梢蛇（制）80g
蜈蚣 2g　全蝎 16g
白矾 120g　雄黄 12g
朱砂 16g

【制法】以上十一味，朱砂、雄黄分别水飞成极细粉；其余生白附子等九味粉碎成细粉，与上述粉末配研，过筛，混匀，用水泛丸，干燥，即得。

【功能与主治】祛风化痰，定痫止搐。用于痰阻脑络所致的癫痫，症见抽搐昏迷、双目上吊、口吐涎沫。

【用法与用量】口服。一次3g，一日2～3次；小儿酌减。

【注意】本品含毒性药，不宜多服；孕妇禁用。

【剂量推算】

处方	成药日用量，g	推算饮片日生药量，g	《药典》饮片日用量，g
生白附子	6～9	0.26～0.39	3～6
天南星（制）		0.52～0.78	3～9
半夏（制）		0.52～0.78	3～9
猪牙皂		2.59～3.89	1～1.5
僵蚕（炒）		0.52～0.78	5～10
乌梢蛇（制）		0.52～0.78	6～12
蜈蚣		0.01～0.02	3～5
全蝎		0.10～0.16	3～6
白矾		0.78～1.17	0.6～1.5
雄黄		0.08～0.12	0.05～0.1
朱砂		0.10～0.16	0.1～0.5

尪痹片

Wangbi Pian

【处方】地黄 153.85g　熟地黄 153.85g

续断 115.38g　　附片（黑顺片）115.38g
独活 76.92g　　骨碎补 115.38g
桂枝 76.92g　　淫羊藿 115.38g
防风 76.92g　　威灵仙 115.38g
皂角刺 76.92g　　羊骨 153.85g
白芍 92.31g　　狗脊（制） 115.38g
知母 115.38g　　伸筋草 76.92g
红花 76.92g

【制法】 以上十七味，取白芍 46g 和知母 57.5g 粉碎成细粉；取地黄、熟地黄、骨碎补、狗脊（制）、羊骨五味，加水煎煮二次，每次 1.5 小时，煎液滤过，合并滤液，备用。剩余的白芍、知母及其余续断等十味，加水煎煮二次，每次 1.5 小时，煎液滤过，合并滤液，减压浓缩至原药材重量，加三倍量乙醇，搅匀，静置，取上清液，回收乙醇，与上述药液合并，减压浓缩至相对密度为 1.27～1.30（50℃）的稠膏。将上述药粉与稠膏及适量淀粉、糊精混匀，制成颗粒、干燥，压制成 1000 片，包糖衣，或压制成 500 片，包薄膜衣，即得。

【功能与主治】 补肝肾，强筋骨，祛风湿，通经络。用于肝肾不足、风湿阻络所致的尪痹，症见肌肉、关节疼痛，局部肿大，僵硬畸形，屈伸不利，腰膝痠软，畏寒乏力；类风湿关节炎见上述证候者。

【用法与用量】 口服。糖衣片一次 7～8 片，薄膜衣片一次 4 片，一日 3 次。

【注意】 孕妇禁用；忌食生冷食物。

【规格】 （1）糖衣片（片心重 0.25g）　（2）薄膜衣片　每片重 0.51g

【剂量推算】

处方	成药 日用量，片	推算饮片 日生药量，g	《药典》饮片 日用量，g
地黄	糖衣片:21～24 薄膜衣片：12	3.23～3.69	10～15
熟地黄		3.23～3.69	9～15
续断		2.42～2.77	9～15
附片（黑顺片）		2.42～2.77	3～15
独活		1.62～1.85	3～10
骨碎补		2.42～2.77	3～9
桂枝		1.62～1.85	3～10
淫羊藿		2.42～2.77	6～10
防风		1.62～1.85	5～10
威灵仙		2.42～2.77	6～10
皂角刺		1.62～1.85	3～10
羊骨		3.23～3.69	—[1]
白芍		1.94～2.22	6～15
狗脊（制）		2.42～2.77	6～12
知母		2.42～2.77	6～12
伸筋草		1.62～1.85	3～12
红花		1.62～1.85	3～10

参考标准：

［1］辽宁省中药材标准第二册（2019 年版），未载具体用量

尪痹颗粒

Wangbi Keli

【处方】 地黄 196g　　熟地黄 196g
续断 147g　　附片（黑顺片）147g
独活 98g　　骨碎补 147g
桂枝 98g　　淫羊藿 147g
防风 98g　　威灵仙 147g
皂角刺 98g　　羊骨 196.44g
白芍 117.67g　　狗脊（制） 147g
知母 147g　　伸筋草 98g
红花 98g

【制法】 以上十七味，加水煎煮二次，第一次 2 小时，第二次 1 小时，煎液合并，滤过，滤液减压浓缩至相对密度为 1.32～1.35（50℃）的稠膏。取稠膏加淀粉及糊精适量，混匀，制粒，干燥，制成 1000g，分装即得。

【功能与主治】 补肝肾，强筋骨，祛风湿，通经络。用于肝肾不足、风湿阻络所致的尪痹，症见肌肉、关节疼痛，局部肿大，僵硬畸形，屈伸不利，腰膝痠软，畏寒乏力；类风湿关节炎见上述证候者。

【用法与用量】 开水冲服。一次 6g，一日 3 次。

【注意】 孕妇禁用；忌食生冷食物。

【规格】 （1）每袋装 3g （2）每袋装 6g

【剂量推算】

处方	成药日用量，g	推算饮片日生药量，g	《药典》饮片日用量，g
地黄	18	3.53	10～15
熟地黄		3.53	9～15
续断		2.65	9～15
附片（黑顺片）		2.65	3～15
独活		1.76	3～10
骨碎补		2.65	3～9
桂枝		1.76	3～10
淫羊藿		2.65	6～10
防风		1.76	5～10
威灵仙		2.65	6～10
皂角刺		1.76	3～10
羊骨		3.54	—[1]
白芍		2.12	6～15
狗脊（制）		2.65	6～12
知母		2.65	6～12
伸筋草		1.76	3～12
红花		1.76	3～10

参考标准：

［1］辽宁省中药材标准第二册（2019 年版），未载具体用量

连花清瘟片

Lianhua Qingwen Pian

【处方】连翘 255g　金银花 255g
炙麻黄 85g　炒苦杏仁 85g
石膏 255g　板蓝根 255g
绵马贯众 255g　鱼腥草 255g
广藿香 85g　大黄 51g
红景天 85g　薄荷脑 7.5g
甘草 85g

【制法】以上十三味，广藿香加水蒸馏提取挥发油，收集挥发油，水提取液滤过，备用；连翘、炙麻黄、鱼腥草、大黄用 70%乙醇加热回流提取二次，第一次 2 小时，第二次 1.5 小时，提取液滤过，合并，回收乙醇，备用；金银花、石膏、板蓝根、绵马贯众、甘草、红景天加水煎煮至沸，加入炒苦杏仁，煎煮二次，第一次 1.5 小时，第二次 1 小时，煎液滤过，滤液合并，加入广藿香提油后备用的水溶液，浓缩至相对密度为 1.10～1.15（60℃），加乙醇使含醇量达 70%，在 4℃冷藏 24 小时，滤过，滤液回收乙醇，与上述连翘等四味的备用醇提取液合并，浓缩至相对密度为 1.15～1.20（60℃），喷雾干燥，与适量淀粉、糊精及微晶纤维素混合均匀，加乙醇制颗粒，在 60℃烘干，将薄荷脑和广藿香挥发油加入到二氧化硅及微晶纤维素中，混匀，与上述颗粒混匀，密闭 30 分钟，压制成 1000 片，包薄膜衣，即得。

【功能与主治】清瘟解毒，宣肺泄热。用于治疗流行性感冒属热毒袭肺证，症见发热，恶寒，肌肉酸痛，鼻塞流涕，咳嗽，头痛，咽干咽痛，舌偏红，苔黄或黄腻。

【用法与用量】口服。一次 4 片，一日 3 次。

【规格】每片重 0.35g

【剂量推算】

处方	成药日用量，片	推算饮片日生药量，g	《药典》饮片日用量，g
连翘	12	3.06	6～15
金银花		3.06	6～15
炙麻黄		1.02	2～10
炒苦杏仁		1.02	5～10
石膏		3.06	15～60
板蓝根		3.06	9～15
绵马贯众		3.06	4.5～9
鱼腥草		3.06	15～25
广藿香		1.02	3～10
大黄		0.61	3～15
红景天		1.02	3～6
薄荷脑		0.09	3～6
甘草		1.02	2～10

连花清瘟胶囊

Lianhua Qingwen Jiaonang

【处方】连翘 255g　金银花 255g
炙麻黄 85g　炒苦杏仁 85g
石膏 255g　板蓝根 255g
绵马贯众 255g　鱼腥草 255g
广藿香 85g　大黄 51g
红景天 85g　薄荷脑 7.5g
甘草 85g

【制法】 以上十三味，广藿香加水蒸馏提取挥发油，收集挥发油，水提取液滤过，备用；连翘、炙麻黄、鱼腥草、大黄用70%乙醇提取二次，第一次2小时，第二次1.5小时，提取液滤过，合并，回收乙醇、备用；金银花、石膏、板蓝根、绵马贯众、甘草、红景天加水煎煮至沸，加入炒苦杏仁，煎煮二次，第一次1.5小时，第二次1小时，煎液滤过，滤液合并，加入广藿香提油后备用的水溶液，浓缩至相对密度为1.10～1.15（60℃），加乙醇使含醇量达70%，在4℃冷藏24小时，滤过，滤液回收乙醇，与上述连翘等四味的备用醇提取液合并，浓缩至相对密度为1.15～1.20（60℃），喷雾干燥，与适量淀粉混匀，制成颗粒，干燥，过筛，筛出适量细粉，将薄荷脑、广藿香挥发油用适量乙醇溶解，喷入细粉中，混匀，与上述颗粒混匀，密闭30分钟，装入胶囊，制成1000粒，即得。

【功能与主治】 清瘟解毒，宣肺泄热。用于治疗流行性感冒属热毒袭肺证，症见发热，恶寒，肌肉酸痛，鼻塞流涕，咳嗽，头痛，咽干咽痛，舌偏红，苔黄或黄腻。

【用法与用量】 口服。一次4粒，一日3次。

【注意】 风寒感冒者慎服。

【规格】 每粒装0.35g

【剂量推算】

处方	成药 日用量，粒	推算饮片 日生药量，g	《药典》饮片 日用量，g
连翘	12	3.06	6～15
金银花		3.06	6～15
炙麻黄		1.02	2～10
炒苦杏仁		1.02	5～10
石膏		3.06	15～60
板蓝根		3.06	9～15
绵马贯众		3.06	4.5～9
鱼腥草		3.06	15～25
广藿香		1.02	3～10
大黄		0.61	3～15
红景天		1.02	3～6
薄荷脑		0.09	3～6
甘草		1.02	2～10

连花清瘟颗粒

Lianhua Qingwen Keli

【处方】 连翘 170g　金银花 170g
炙麻黄 57g　炒苦杏仁 57g
石膏 170g　板蓝根 170g
绵马贯众 170g　鱼腥草 170g
广藿香 57g　大黄 34g
红景天 57g　薄荷脑 5.0g
甘草 57g

【制法】 以上十三味，广藿香加水蒸馏提取挥发油，收集挥发油，水提取液滤过，备用；连翘、炙麻黄、鱼腥草、大黄用70%乙醇加热回流提取二次，第一次2小时，第二次1.5小时，提取液滤过，合并，回收乙醇，备用；金银花、石膏、板蓝根、绵马贯众、甘草、红景天加水煎煮至沸，加入炒苦杏仁，煎煮二次，第一次1.5小时，第二次1小时，煎液滤过，滤液合并，加入广藿香提油后备用的水溶液，浓缩至相对密度为1.10～1.15（60℃），加乙醇使含醇量达70%，在4℃冷藏24小时，滤过，滤液回收乙醇，与上述连翘等四味的备用醇提取液合并，浓缩至相对密度为1.25～1.35（60℃），加入糖粉和糊精，混合均匀，制颗粒，干燥，过筛，筛出适量细粉，将薄荷脑、广藿香挥发油用适量乙醇溶解，喷入细粉中，混匀，与上述颗粒混匀，密闭30分钟，制成1000g，即得。

【功能与主治】 清瘟解毒，宣肺泄热。用于治疗流行性感冒属热毒袭肺证，症见发热，恶寒，肌肉酸痛，鼻塞流涕，咳嗽，头痛，咽干咽痛，舌偏红，苔黄或黄腻。

【用法与用量】 口服。一次1袋，一日3次。

【规格】 每袋装6g

【剂量推算】

处方	成药 日用量，袋	推算饮片 日生药量，g	《药典》饮片 日用量，g
连翘	3	3.06	6～15
金银花		3.06	6～15
炙麻黄		1.03	2～10
炒苦杏仁		1.03	5～10
石膏		3.06	15～60
板蓝根		3.06	9～15

续表

处方	成药 日用量，袋	推算饮片 日生药量，g	《药典》饮片 日用量，g
绵马贯众	3	3.06	4.5～9
鱼腥草		3.06	15～25
广藿香		1.03	3～10
大黄		0.61	3～15
红景天		1.03	3～6
薄荷脑		0.09	3～6
甘草		1.03	2～10

连参通淋片

Lianshen Tonglin Pian

【处方】 黄连 360g　苦参 270g
瞿麦 270g　川木通 270g
萹蓄 270g　栀子 180g
大黄 240g　丹参 240g
绵萆薢 240g　茯苓 270g
白术 210g　石菖蒲 90g
甘草 90g

【制法】 以上十三味，白术、石菖蒲提取挥发油，蒸馏后水溶液另器收集，挥发油以倍他环糊精包合，备用。黄连加80%乙醇回流提取三次，每次1.5小时，合并煎液，滤过，减压浓缩至相对密度为1.32～1.35（60℃热测）的稠膏，低温干燥，粉碎成细粉，备用。其余丹参等十味加水煎煮二次，每次1.5小时，合并煎液，滤过，与白术等的水溶液合并，减压浓缩至相对密度为1.12～1.15（60℃热测）的清膏，加乙醇使含醇量达60%，搅匀，冷藏24小时，滤过，滤液减压回收乙醇至相对密度为1.32～1.35（60℃热测）的稠膏，低温干燥，粉碎成细粉。加入黄连提取物细粉、挥发油包合物及适量淀粉，压制成1000片，包薄膜衣，即得。

【功能与主治】 清热祛湿，利水通淋。用于非淋菌性尿道炎的辅助治疗，中医辨证属于湿热下注者，症见尿频、尿急，尿痛，尿道红肿刺痒，尿道口有分泌物，舌红苔黄腻，脉濡数。

【用法与用量】 口服。一次4片，一日3次。疗程为2周。

【注意】 临床试验中有个别患者治疗前正常，治疗后出现尿蛋白，不能确定是否与服用药物有关。

【规格】 每片重0.8g

【剂量推算】

处方	成药 日用量，片	推算饮片 日生药量，g	《药典》饮片 日用量，g
黄连	12	4.32	2～5
苦参		3.24	4.5～9
瞿麦		3.24	9～15
川木通		3.24	3～6
萹蓄		3.24	9～15
栀子		2.16	6～10
大黄		2.88	3～15
丹参		2.88	10～15
绵萆薢		2.88	9～15
茯苓		3.24	10～15
白术		2.52	6～12
石菖蒲		1.08	3～10
甘草		1.08	2～10

连蒲双清片

Lianpu Shuangqing Pian

【处方】 盐酸小檗碱 10g　蒲公英浸膏 188g

【制法】 以上二味，加入辅料适量，混匀，加入硬脂酸镁适量，制成颗粒，干燥，压制成1000片〔规格（2）、规格（4）〕或2000片〔规格（1）、规格（3）〕，包糖衣或薄膜衣，即得。

【功能与主治】 清热解毒，燥湿止痢。用于湿热蕴结所致的肠炎、痢疾；亦用于乳腺炎、疖肿、外伤发炎、胆囊炎。

【用法与用量】 口服。一次4片〔规格（1）、规格（3）〕或一次2片〔规格（2）、规格（4）〕，一日3次；儿童酌减。

【规格】 （1）薄膜衣片　每片重0.126g（含盐酸小檗碱5mg）（2）薄膜衣片　每片重0.255g（含盐酸小檗碱10mg）（3）糖衣片（片心重0.125g）（含盐酸小檗碱5mg）（4）糖衣片（片心重0.25g）（含盐酸小檗碱10mg）

【剂量推算】

处方	成药 日用量，片	推算饮片 日生药量，g	《药典》饮片 日用量，g
盐酸小檗碱	规格(1)、规格(3)：12	0.06	0.3～0.9[1]
蒲公英	规格(2)、规格(4)：6	2.256～5.64	10～15[2]

参考标准：

[1] 中国药典·临床用药须知（2015年版）

[2] 根据药典制法，1g蒲公英浸膏相当于原药材2～5g，故处方用量推算以饮片计。

抗炎退热片

Kangyan Tuire Pian

【处方】 蒲公英 1064g　　黄芩 1064g

【制法】 以上二味，黄芩加水煎煮二次，每次1小时，合并煎液，加盐酸调节pH值至1～2，静置24小时，除去上清液，沉淀加入40%氢氧化钠溶液，搅拌使溶解，使pH值至6.0～7.0，加入等体积乙醇，加热至50℃，抽取滤液，滤液加10%盐酸溶液调节pH值至2.0～3.0，在50℃保温，使黄芩素完全析出，收集黄芩素备用；取蒲公英80g，粉碎成细粉，过筛备用；剩余蒲公英加水煎煮二次，每次1小时，煎液滤过，滤液合并，浓缩成相对密度为1.15～1.20（85℃）的清膏，加乙醇使含醇量达65%～70%，搅匀，静置，取上清液浓缩成相对密度为1.26～1.28（85℃）的清膏，加入上述蒲公英细粉，黄芩素粉及适量淀粉，混匀，制成颗粒，压制成1000片，包糖衣，即得。

【功能与主治】 清热解毒，消肿散结。用于肺胃热盛所致的咽喉肿痛，疮痈疔疖，红肿热痛诸症。

【用法与用量】 口服。一次4～6片，每4小时1次；儿童酌减。

【剂量推算】

处方	成药 日用量，片	推算饮片 日生药量，g	《药典》饮片 日用量，g
蒲公英	24～36	25.54～38.30	10～15
黄芩		25.54～38.30	3～10

抗骨增生胶囊

Kanggu Zengsheng Jiaonang

【处方】 熟地黄 175g　　酒肉苁蓉 117g
狗脊（盐制） 117g　　女贞子（盐制）58g
淫羊藿 117g　　鸡血藤 117g
炒莱菔子 58g　　骨碎补 117g
牛膝 117g

【制法】 以上九味，熟地黄117g、狗脊（盐制）、淫羊藿58g粉碎成细粉，剩余的熟地黄和淫羊藿与其余炒莱菔子等六味加水煎煮二次，每次1.5小时，煎液滤过，滤液合并，浓缩至适量，加入上述细粉及适量的辅料，混匀，干燥，粉碎，制颗粒，装入胶囊，制成1000粒，即得。

【功能与主治】 补腰肾，强筋骨，活血止痛。用于骨性关节炎肝肾不足、瘀血阻络证，症见关节肿胀、麻木、疼痛、活动受限。

【用法与用量】 口服。一次5粒，一日3次。

【规格】 每粒装0.35g

【剂量推算】

处方	成药 日用量，粒	推算饮片 日生药量，g	《药典》饮片 日用量，g
熟地黄	15	2.63	9～15
酒肉苁蓉		1.76	6～10
狗脊（盐制）		1.76	4.5～9[1]
女贞子（盐制）		0.87	9～15[1]
淫羊藿		1.76	6～10
鸡血藤		1.76	9～15
炒莱菔子		0.87	5～12
骨碎补		1.76	3～9
牛膝		1.76	5～12

参考标准：

[1] 广东省中药炮制规范（1984年版）

抗骨髓炎片

Kanggusuiyan Pian

【处方】 金银花 500g　　蒲公英 500g
紫花地丁 500g　　半枝莲 500g
白头翁 500g　　白花蛇舌草 500g

【制法】以上六味，取部分金银花粉碎成细粉，备用。其余蒲公英等五味与剩余金银花加水煎煮三次，第一次2小时，第二次1.5小时，第三次1小时，合并煎液，滤过，滤液减压浓缩至稠膏状，加入上述细粉，混匀，干燥，粉碎，过80目筛，加淀粉适量，以75%乙醇制粒，干燥，加0.5%硬脂酸镁，混匀，压制成1000片，包糖衣，即得。

【功能与主治】清热解毒，散瘀消肿。用于热毒血瘀所致附骨疽，症见发热、口渴，局部红肿、疼痛、流脓；骨髓炎见上述证候者。

【用法与用量】口服。一次8～10片，一日3次；或遵医嘱，儿童酌减。

【注意】孕妇慎服。

【规格】片心重0.4g

【剂量推算】

处方	成药日用量，片	推算饮片日生药量，g	《药典》饮片日用量，g
金银花	24～30	12～15	6～15
蒲公英		12～15	10～15
紫花地丁		12～15	15～30
半枝莲		12～15	15～30
白头翁		12～15	9～15
白花蛇舌草		12～15	15～30（～60）[1] 15～60[2] 15～30[3] 30～60[4] 9～15[5-6]

参考标准：

［1］江苏省中药饮片炮制规范（2019年版）（第一册）

［2］吉林省中药饮片炮制规范（2020年版）

［3］安徽省中药饮片炮制规范（第三版）（2019年版）

［4］宁夏中药饮片炮制规范（2017年版）

［5］天津市中药饮片炮制规范（2018年版）

［6］上海市中药饮片炮制规范（2018年版）

抗宫炎片

Kanggongyan Pian

【处方】广东紫珠干浸膏 167g　益母草干浸膏 44g　乌药干浸膏 39g

【制法】以上三味，粉碎成细粉，加辅料适量，混匀，制粒，干燥，压制成1000片、667片或500片，包糖衣或薄膜衣，即得。

【功能与主治】清热，祛湿，化瘀，止带。用于湿热下注所致的带下病，症见赤白带下、量多臭味；宫颈糜烂见上述证候者。

【用法与用量】口服。一次6片〔规格（1）〕或一次3片〔规格（2）〕或一次4片〔规格（3）〕，一日3次。

【注意】孕妇禁服；偶见头晕及轻度消化道反应。

【规格】（1）薄膜衣片　每片重0.26g（含干浸膏0.25g）（2）薄膜衣片　每片重0.52g（含干浸膏0.5g）（3）糖衣片（片心重0.42g）（含干浸膏0.375g）

【剂量推算】

处方*	成药日用量	推算饮片日生药量，g	《药典》饮片日用量，g
广东紫珠	4.5g干浸膏	99.20	6～15
益母草		11.09	10～15
乌药		12.64	15～30

注：*根据药典制法，每1g广东紫珠干浸膏相当于原药材33g，每1g益母草干浸膏相当于原药材14.0g，每1g乌药干浸膏相当于原药材18g，故处方用量推算以饮片计。

抗宫炎胶囊

Kanggongyan Jiaonang

【处方】广东紫珠干浸膏 334g　益母草干浸膏 88g　乌药干浸膏 78g

【制法】以上三味，粉碎成细粉，加玉米朊7.5g，混匀，制粒，干燥，装入胶囊，制成1000粒，即得。

【功能与主治】清热，祛湿，化瘀，止带。用于湿热下注所致的带下病，症见赤白带下、量多臭味；宫颈糜烂见上述证候者。

【用法与用量】口服。一次3粒，一日3次。

【注意】孕妇禁服；偶见头晕及轻度消化道反应。

【规格】每粒装0.5g

【剂量推算】

处方*	成药日用量，粒	推算饮片日生药量，g	《药典》饮片日用量，g
广东紫珠	9	99.20	6～15
益母草		11.09	10～15
乌药		12.64	15～30

注：*根据药典制法，每1g广东紫珠干浸膏相当于原药材33g，每1g益母草干浸膏相当于原药材14.0g，每1g乌药干浸膏相当于原药材18g，故处方用量推算以饮片计。

抗宫炎颗粒

Kanggongyan Keli

【处方】 广东紫珠 3306.6g 益母草 369.6g
乌药 421.2g

【制法】 以上三味，加水煎煮三次，每次2小时，滤过，合并滤液，滤液浓缩至相对密度为1.35～1.38（80℃）的稠膏，加蔗糖768g与糊精适量，混匀，制成颗粒，干燥，制成1000g，即得。

【功能与主治】 清热，祛湿，化瘀，止带。用于湿热下注所致的带下病，症见赤白带下、量多臭味；宫颈糜烂见上述证候者。

【用法与用量】 开水冲服。一次1袋，一日3次。

【注意】 孕妇忌服。

【规格】 每袋装10g

【剂量推算】

处方	成药日用量，袋	推算饮片日生药量，g	《药典》饮片日用量，g
广东紫珠	3	99.20	6～15
益母草		11.09	10～15
乌药		12.64	15～30

抗病毒口服液

Kangbingdu Koufuye

【处方】 板蓝根 128.57g 石膏 57.14g
芦根 60.71g 地黄 32.14g
郁金 25g 知母 25g
石菖蒲 25g 广藿香 28.57g
连翘 46.43g

【制法】 以上九味，加水煎煮二次，第一次3小时，收集挥发油，用羟丙基倍他环糊精包合，或第一次1.5小时（同时收集挥发油及挥发油乳浊液）；第二次1小时20分钟，滤过，滤液合并，浓缩至适量，加85%以上的乙醇使含醇量为70%，静置，滤过，滤液回收乙醇并浓缩至适量，加入挥发油包合物及适量蜂蜜、蔗糖、桔子香精、环拉酸钠或加入挥发油、挥发油乳液及适量蜂蜜、蔗糖；用10%的氢氧化钠溶液调节pH值，滤过；加水至1000ml，混匀，滤过，灌封，灭菌，即得。

【功能与主治】 清热祛湿，凉血解毒。用于风热感冒，温病发热及上呼吸道感染，流感、腮腺炎病毒感染疾病。

【用法与用量】 口服。一次10ml，一日2～3次（早饭前和午饭、晚饭后各服一次）；小儿酌减。

【注意】 临床症状较重、病程较长或合并有细菌感染的患者，应加服其他治疗药物。

【规格】 每支装10ml

【剂量推算】

处方	成药日用量，ml	推算饮片日生药量，g	《药典》饮片日用量，g
板蓝根	20～30	2.57～3.86	9～15
石膏		1.14～1.71	15～60
芦根		1.21～1.82	15～30
地黄		0.64～0.96	10～15
郁金		0.50～0.75	3～10
知母		0.50～0.75	6～12
石菖蒲		0.50～0.75	3～10
广藿香		0.57～0.86	3～10
连翘		0.93～1.39	6～15

抗感口服液

Kanggan Koufuye

【处方】 金银花 262.5g 赤芍 262.5g
绵马贯众 87.5g

【制法】 以上三味，加水煎煮二次，每次1.5小时，滤过，滤液合并并浓缩至相对密度为1.13～1.20（80℃）的清膏，加乙醇使含醇量达50%，搅匀，放置过夜，滤过，滤液回收乙醇并浓缩至适量，加0.3%山梨酸钾及甜蜜素适量，摇匀，加水至1000ml，搅匀，灌装，灭菌，即得。

【功能与主治】 清热解毒。用于外感风热引起的感冒，症见发热、头痛、鼻塞、喷嚏、咽痛、全身乏力、酸痛。

【用法与用量】 口服。一次10ml，一日3次；小儿酌减或遵医嘱，用时摇匀。

【注意】 孕妇慎服。

【规格】 每支装10ml

【剂量推算】

处方	成药 日用量，ml	推算饮片 日生药量，g	《药典》饮片 日用量，g
金银花	30	7.88	6～15
赤芍		7.88	6～12
绵马贯众		2.63	4.5～9

抗感颗粒

Kanggan Keli

【处方】金银花 700g　赤芍 700g
绵马贯众 233g

【制法】以上三味，加水煎煮二次，每次 1.5 小时，滤过，滤液合并并浓缩至约 830ml，加乙醇至含醇量达 50%，搅匀，放置过夜，滤过，滤液回收乙醇，并浓缩至适量，加入适量的蔗糖粉和糊精，制成颗粒，干燥，制成 1000g，即得。

【功能与主治】清热解毒。用于外感风热引起的感冒，症见发热、头痛、鼻塞、喷嚏、咽痛、全身乏力、酸痛。

【用法与用量】开水冲服。一次 1 袋，一日 3 次；小儿酌减或遵医嘱。

【注意】孕妇慎服。

【规格】每袋装 10g

【剂量推算】

处方	成药 日用量，袋	推算饮片 日生药量，g	《药典》饮片 日用量，g
金银花	3	21	6～15
赤芍		21	6～12
绵马贯众		6.99	4.5～9

护肝丸

Hugan Wan

【处方】柴胡 417.3g　茵陈 417.3g
板蓝根 417.3g　五味子 224g
猪胆粉 26.7g　绿豆 170.7g

【制法】以上六味，绿豆粉碎成细粉，过 80 目筛；柴胡、茵陈、板蓝根加水煎煮二次，每次 2 小时，滤过，滤液合并，静置 24 小时，取上清液，减压浓缩至相对密度为 1.20（80℃）的清膏，减压干燥，粉碎成细粉；五味子粉碎成粗粉，用 75%乙醇回流提取三次，第一次提取 3 小时，第二次提取 2 小时，第三次提取 1 小时，合并提取液，静置 24 小时，取上清液，回收乙醇并浓缩至相对密度为 1.20（80℃）的清膏，减压干燥，粉碎成细粉，过 80 目筛；加入上述细粉及绿豆粉、猪胆粉，以及淀粉 230g，乳糖 270g，微晶纤维素 65g，炼丸，制丸，70℃干燥 12 小时，制成 1000g，即得。

【功能与主治】疏肝理气，健脾消食。具有降低转氨酶作用。用于慢性肝炎及早期肝硬化。

【用法与用量】口服。一次 3g，一日 3 次。

【规格】每 50 丸重 3g

【剂量推算】

处方	成药 日用量，g	推算饮片 日生药量，g	《药典》饮片 日用量，g
柴胡	9	3.76	3～10
茵陈		3.76	6～15
板蓝根		3.76	9～15
五味子		2.02	2～6
猪胆粉		0.24	0.3～0.6
绿豆		1.54	15～30[1]

参考标准：

[1] 吉林省中药材标准第三册（2019 年版）

护肝片

Hugan Pian

【处方】柴胡 313g　茵陈 313g
板蓝根 313g　五味子 168g
猪胆粉 20g　绿豆 128g

【制法】以上六味，绿豆粉碎成细粉；柴胡、茵陈、板蓝根加水煎煮二次，每次 2 小时，滤过，滤液合并，减压浓缩至适量，喷雾干燥成细粉，与适量的绿豆细粉混合，或取滤液，减压浓缩至适量，与适量的绿豆细粉混合，减压干燥，粉碎成细粉；五味子粉碎成粗粉，用 75%乙醇回流提取三次，第一次 3 小时，第二次 2 小时，第三次 1 小时，滤过，合并滤液，回收乙醇并浓缩至适量，与剩余的绿豆细粉混匀，减压干燥，粉碎成细粉，加入猪胆粉、上述细粉和适量的辅料，混匀，制成颗粒，干燥，压制成1000片，包糖衣或薄膜衣，即得。

【功能与主治】 疏肝理气，健脾消食。具有降低转氨酶作用。用于慢性肝炎及早期肝硬化。

【用法与用量】 口服。一次4片，一日3次。

【规格】 （1）薄膜衣片　每片重0.36g（2）薄膜衣片　每片重0.38g（3）糖衣片（片心重0.35g）

【剂量推算】

处方	成药日用量，片	推算饮片日生药量，g	《药典》饮片日用量，g
柴胡	12	3.76	3～10
茵陈		3.76	6～15
板蓝根		3.76	9～15
五味子		2.02	2～6
猪胆粉		0.24	0.3～0.6
绿豆		1.54	5～12[1]

参考标准：

[1]吉林省中药材标准第二册（2019年版）

护肝胶囊

Hugan Jiaonang

【处方】 柴胡 313g　茵陈 313g
板蓝根 313g　五味子 168g
猪胆粉 20g　绿豆 128g

【制法】 以上六味，绿豆粉碎成细粉；柴胡、茵陈、板蓝根加水煎煮二次，每次2小时，煎液滤过，滤液合并，静置48小时，取上清液，浓缩至相对密度为1.26～1.28（80℃），与绿豆粉101g混合，减压干燥，粉碎成细粉；五味子粉碎成粗粉，用75%乙醇回流提取三次，第一次3小时，第二次2小时，第三次1小时，提取液合并，静置24小时，取上清液，回收乙醇并浓缩至适量，与剩余的绿豆粉混匀，减压干燥，粉碎成细粉，与猪胆粉、上述细粉和适量辅料混匀，装入胶囊，制成1000粒，即得。

【功能与主治】 疏肝理气，健脾消食。具有降低转氨酶作用。用于慢性肝炎及早期肝硬化。

【用法与用量】 口服。一次4粒，一日3次。

【规格】 每粒装0.35g

【剂量推算】

处方	成药日用量，粒	推算饮片日生药量，g	《药典》饮片日用量，g
柴胡	12	3.76	3～10
茵陈		3.76	6～15
板蓝根		3.76	9～15
五味子		2.02	2～6
猪胆粉		0.24	0.3～0.6
绿豆		1.54	15～30[1]

参考标准：

[1]吉林省中药材标准第二册（2019年版）

护肝颗粒

Hugan Keli

【处方】 柴胡 626g　茵陈 626g
板蓝根 626g　五味子 336g
猪胆粉 40g　绿豆 256g

【制法】 以上六味，绿豆粉碎成细粉；柴胡、茵陈、板蓝根加水煎煮二次，每次2小时，煎液滤过，滤液合并，静置48小时，取上清液，减压浓缩至相对密度为1.30（80℃），与绿豆粉202g混合，减压干燥，粉碎成细粉；五味子粉碎成粗粉，用75%乙醇回流提取三次，第一次3小时，第二次2小时，第三次1小时，提取液合并，静置24小时，取上清液，回收乙醇并浓缩至适量，与剩余的绿豆粉混匀，减压干燥，粉碎成细粉，与猪胆粉、上述细粉和适量的糊精及甜菊素混匀，制成颗粒，干燥，制成1000g，即得。

【功能与主治】 疏肝理气，健脾消食。具有降低转氨酶作用。用于慢性肝炎及早期肝硬化。

【用法与用量】 口服。一次1袋，一日3次。

【规格】 每袋装2g

【剂量推算】

处方	成药日用量，袋	推算饮片日生药量，g	《药典》饮片日用量，g
柴胡	3	3.76	3～10
茵陈		3.76	6～15
板蓝根		3.76	9～15
五味子		2.02	2～6
猪胆粉		0.24	0.3～0.6
绿豆		1.54	5～12[1]

参考标准：

［1］吉林省中药材标准第二册（2019年版）

护肝宁片

Huganning Pian

【处方】垂盆草 850g　　虎杖 500g
丹参 250g　　灵芝 200g

【制法】以上四味，取垂盆草95g，粉碎成细粉，剩余的垂盆草加水煎煮二次，第一次2小时，第二次1.5小时，合并煎液，滤过，滤液浓缩成稠膏；取灵芝，加乙醇适量，浸渍24小时，倾取上清液备用，药渣依次用75%乙醇、50%乙醇各浸渍12小时，分别倾取上清液，压榨残渣，收集压出液，与上述三种上清液合并，滤过，滤液回收乙醇并浓缩至相对密度为1.10～1.15（50℃）的稠膏；丹参、虎杖粉碎成粗粉，用90%乙醇作溶剂，缓缓渗漉，收集渗漉液回收乙醇并浓缩成稠膏；丹参、虎杖和灵芝药渣加水煎煮二次，每次1小时，合并煎液，滤过，滤液浓缩成稠膏；将上述四种稠膏合并，与垂盆草细粉混合，制粒；或干燥成干浸膏，粉碎成细粉，制粒，压制成1000片，包糖衣或薄膜衣，即得。

【功能与主治】清热利湿退黄，舒肝化瘀止痛，降低丙氨酸转氨酶。用于湿热中阻、瘀血阻络所致的脘胁胀痛、口苦、黄疸、胸闷、纳呆；急、慢性肝炎见上述证候者。

【用法与用量】口服。一次4～5片，一日3次。

【规格】（1）糖衣片（片心重0.27g）（2）糖衣片（片心重0.3g）（3）糖衣片（片心重0.35g）（4）薄膜衣片　每片重0.27g（5）薄膜衣片　每片重0.35g

【剂量推算】

处方	成药日用量，片	推算饮片日生药量，g	《药典》饮片日用量，g
垂盆草	12～15	10.2～12.75	15～30
虎杖		6～7.5	9～15
丹参		3～3.75	10～15
灵芝		2.4～3	6～12

护肝宁胶囊

Huganning Jiaonang

【处方】垂盆草 850g　　虎杖 500g
丹参 250g　　灵芝 200g

【制法】以上四味，取垂盆草95g，粉碎成细粉，剩余的垂盆草加水煎煮二次，第一次2小时，第二次1.5小时，合并煎液，滤过，滤液浓缩成稠膏；灵芝加乙醇适量浸渍24小时，取上清液备用，药渣依次用75%乙醇、50%乙醇各浸渍12小时，分别取上清液，再压榨药渣，收集压出液，与上述三种上清液合并，滤过，滤液回收乙醇并浓缩成稠膏；丹参、虎杖粉碎成粗粉，用90%乙醇作溶剂，缓缓渗漉，收集渗漉液回收乙醇并浓缩成稠膏；丹参、虎杖和灵芝药渣加水煎煮二次，每次1小时，合并煎液，滤过，滤液浓缩成稠膏；将上述四种稠膏合并，与垂盆草细粉混合；或再加淀粉适量，混匀；干燥，粉碎，制粒，装入胶囊，制成1000粒，即得。

【功能与主治】清热利湿退黄，舒肝化瘀止痛，降低丙氨酸氨基转移酶。用于湿热中阻、瘀血阻络所致的脘胁胀痛、口苦、黄疸、胸闷、纳呆；急、慢性肝炎见上述证候者。

【用法与用量】口服。一次4～5粒，一日3次。

【规格】（1）每粒装0.35g（2）每粒装0.5g

【剂量推算】

处方	成药日用量，粒	推算饮片日生药量，g	《药典》饮片日用量，g
垂盆草	12～15	10.2～12.75	15～30
虎杖		6～7.5	9～15
丹参		3～3.75	10～15
灵芝		2.4～3	6～12

男康片

Nankang Pian

【处方】白花蛇舌草 240g　　赤芍 80g
熟地黄 96g　　肉苁蓉 96g
炙甘草 48g　　蒲公英 240g
鹿衔草 160g　　败酱草 160g
黄柏 80g　　红花 32g
鱼腥草 160g　　淫羊藿 160g
覆盆子 160g　　白术 80g
黄芪 80g　　菟丝子 80g
紫花地丁 160g　　野菊花 96g
当归 80g

【制法】以上十九味，取黄芪、赤芍的半量粉碎成细粉；败酱草、鱼腥草、白术、当归和野菊花等五味提取挥发油，蒸馏后的水溶液另器收集：药渣与黄芪、赤芍的另一半量及其余蒲公英等十二味加水煎煮三次，第一次1小时，第二次及第三次各0.5小时，合并煎液，加入上述蒸馏后的水溶液，滤过，滤液浓缩至相对密度为1.08（90～95℃）的清膏，放冷，加乙醇使含醇量为75%，静置，取上清液浓缩至相对密度为1.20～1.24（75℃）的稠膏，加入黄芪、赤芍细粉，混匀，干燥，粉碎成细粉，制粒，喷入挥发油，压制成1000片，包糖衣或薄膜衣，即得。

【功能与主治】 益肾活血，清热解毒。用于肾虚血瘀、湿热蕴结所致的淋证，症见尿频、尿急、小腹胀满；慢性前列腺炎见上述证候者。

【用法与用量】 口服。一次4～5片，一日3次；或遵医嘱。

【规格】 （1）糖衣片（片心重0.32g）（2）薄膜衣片　每片重0.33g

【剂量推算】

处方	成药日用量，片	推算饮片日生药量，g	《药典》饮片日用量，g
白花蛇舌草	12～15	2.88～3.60	15～30（～60）g[1] 15～60[2] 15～30[3] 30～60[4] 9～15[5-6]
赤芍		0.96～1.20	6～12
熟地黄		1.15～1.44	9～15
肉苁蓉		1.15～1.44	6～10
炙甘草		0.58～0.72	2～10
蒲公英		2.88～3.60	10～15
鹿衔草		1.92～2.40	1～2
败酱草		1.92～2.40	9～15[7]
黄柏		0.96～1.20	3～12
红花		0.38～0.48	3～10
鱼腥草		1.92～2.40	15～25
淫羊藿		1.92～2.40	6～10
覆盆子		1.92～2.40	6～12
白术		0.96～1.20	6～12
黄芪		0.96～1.20	9～30
菟丝子		0.96～1.20	6～12
紫花地丁		1.92～2.40	15～30
野菊花		1.15～1.44	9～15
当归		0.96～1.20	6～12

参考标准：

［1］江苏省中药饮片炮制规范（2019年版）（第一册）
［2］吉林省中药饮片炮制规范（2020年版）
［3］安徽省中药饮片炮制规范（第三版）（2019年版）
［4］宁夏中药饮片炮制规范（2017年版）
［5］天津市中药饮片炮制规范（2018年版）
［6］上海市中药饮片炮制规范（2018年版）
［7］四川省中药材标准（2010年版）

牡荆油胶丸

Mujingyou Jiaowan

【处方】 牡荆油 20g　　大豆油 230g

【制法】 取牡荆油与大豆油混匀，制成胶丸1000丸，即得。

【功能与主治】 祛痰，止咳，平喘。用于慢性支气管炎。

【用法与用量】 口服。一次1～2丸，一日3次。

【规格】 每丸含牡荆油20mg

【剂量推算】

处方	成药日用量，丸	推算饮片日生药量，g	《药典》饮片日用量，g
牡荆油	3～6	0.06～0.12	0.06～0.12[1]
大豆油		0.69～1.38	—

参考标准：

［1］中国药典（2010年版）一部

利肝隆颗粒

Liganlong Keli

【处方】 板蓝根 400g　　茵陈 83g
郁金 133g　　五味子 133g
甘草 133g　　当归 66.5g
黄芪 200g　　刺五加浸膏 10g

【制法】 以上八味，五味子粉碎成粗粉，用75%乙醇加热回流提取三次，第一次3小时，第二次2小时，第三次1小时，滤过，合并滤液回收乙醇，浓缩成清膏；取茵陈、当归、郁金，提取挥发油，药渣与蒸馏后的水溶液加入黄芪、甘草、板蓝根，加水煎煮二次，第一次2小时，第二次1.5小时，合并煎液，滤过，滤液浓缩至适量，加乙醇使含醇量达77%，静置24小时，滤过，回收乙醇并浓缩成清膏，将上述各清膏与温热的刺五加浸膏混合，加蔗糖粉适量，混匀，制成颗粒，低温干燥，喷入挥发油，制成1000g，或加糊精适量，混匀，制成颗粒，低温干燥，喷入挥发油，制成300g（无蔗糖），即得。

【功能与主治】 疏肝解郁，清热解毒，益气养血。用于肝郁湿热、气血两虚所致的两胁胀痛或隐痛、乏力、尿黄；急、慢性肝炎见上述证候者。

【用法与用量】 开水冲服。一次1袋，一日3次，小儿酌减。

【注意】 忌烟酒及辛辣油腻食品。

【规格】 （1）每袋装10g （2）每袋装3g（无蔗糖）

【剂量推算】

处方	成药日用量，g	推算饮片日生药量，g	《药典》饮片日用量，g
板蓝根	规格（1）：30 规格（2）：9	12	9～15
茵陈		2.5	6～15
郁金		4	3～10
五味子		4	2～6
甘草		4	2～10
当归		2	6～12
黄芪		6	9～30
刺五加浸膏		0.3	0.9～1.35[1]

参考标准：

［1］中国药典（2005年版）一部

利咽解毒颗粒

Liyan Jiedu Keli

【处方】 板蓝根 91.8g 金银花 91.8g
连翘 30.6g 薄荷 30.6g
牛蒡子（炒）30.6g 山楂（焦） 91.8g
桔梗 30.6g 大青叶 91.8g
僵蚕 30.6g 玄参 91.8g
黄芩 45.9g 地黄 61.2g
天花粉 61.2g 大黄 30.6g
浙贝母 45.9g 麦冬 91.8g

【制法】 以上十六味，薄荷提取挥发油，蒸馏后的水溶液另器收集，药渣与其余金银花等十五味加水煎煮二次，每次1.5小时，滤过，滤液与上述蒸馏后的水溶液合并，浓缩至相对密度为1.38～1.40（80℃），加入蔗糖、淀粉或糊精适量，制成颗粒，干燥，加入挥发油，混匀，制成1000g；或加入糊精适量，或加入糊精和阿司帕坦适量，制成颗粒，干燥，加入挥发油，混匀，制成300g（无蔗糖），即得。

【功能与主治】 清肺利咽，解毒退热。用于外感风热所致的咽痛、咽干、喉核红肿、两腮肿痛、发热恶寒；急性扁桃体炎、急性咽炎、腮腺炎见上述证候者。

【用法与用量】 开水冲服。一次1袋，一日3～4次。

【注意】 忌食辛辣及过咸食物。

【规格】 （1）每袋装20g（相当于饮片19g）（2）每袋装6g（无蔗糖，相当于饮片19g）

【剂量推算】

处方	成药日用量，g	推算饮片日生药量，g	《药典》饮片日用量，g
板蓝根	规格（1）：60～80 规格（2）：18～24	5.51～7.34	9～15
金银花		5.51～7.34	6～15
连翘		1.84～2.45	6～15
薄荷		1.84～2.45	3～6
牛蒡子（炒）		1.84～2.45	6～12
山楂（焦）		5.51～7.34	9～12
桔梗		1.84～2.45	3～10
大青叶		5.51～7.34	9～15
僵蚕		2.20～2.93	5～10
玄参		5.51～7.34	9～15
黄芩		2.75～3.67	3～10
地黄		3.67～4.90	10～15
天花粉		3.67～4.90	10～15
大黄		1.84～2.45	3～15
浙贝母		2.75～3.67	5～10
麦冬		5.51～7.34	6～12

利胆片

Lidan Pian

【处方】 大黄 58g 金银花 58g
金钱草 58g 木香 96.5g

知母 58g　　大青叶 58g
柴胡 58g　　白芍 58g
黄芩 29g　　芒硝 19g
茵陈 58g

【制法】 以上十一味，大黄、金银花、金钱草、木香粉碎成细粉，知母、大青叶、柴胡、白芍、黄芩、茵陈加水煎煮二次，滤过，滤液合并，静置 12 小时，取上清液备用。芒硝加 2 倍水，加热溶解，滤过，滤液加入上清液中，混匀，浓缩成稠膏状，加入上述细粉制粒，干燥，压制成 1000 片，包糖衣或薄膜衣，即得。

【功能与主治】 舒肝止痛，清热利湿。用于肝胆湿热所致的胁痛，症见胁肋及胃腹部疼痛、按之痛剧，大便不通，小便短赤，身热头痛，呕吐不食；胆道疾患见上述证候者。

【用法与用量】 口服。一次 6～10 片，一日 3 次。

【注意】 孕妇慎服；服药期间忌食油腻。

【规格】 薄膜衣片　每片重 0.37g

【剂量推算】

处方	成药日用量	推算饮片日生药量，g	《药典》饮片日用量，g
大黄	18～30	1.04～1.74	3～15
金银花		1.04～1.74	6～15
金钱草		1.04～1.74	15～60
木香		1.74～2.90	3～6
知母		1.04～1.74	6～12
大青叶		1.04～1.74	9～15
柴胡		1.04～1.74	3～10
白芍		1.04～1.74	6～15
黄芩		0.52～0.87	3～10
芒硝		0.34～0.57	6～12
茵陈		1.04～1.74	6～15

利胆排石片

Lidan Paishi Pian

【处方】 金钱草 250g　　茵陈 250g
黄芩 75g　　木香 75g
郁金 75g　　大黄 125g
槟榔 125g　　麸炒枳实 50g
芒硝 25g　　姜厚朴 50g

【制法】 以上十味，木香、大黄、芒硝粉碎成细粉；其余金钱草等七味加水煎煮，滤过，滤液浓缩至适量，与上述细粉和适量的辅料混匀，制成颗粒，干燥，压制成 1000 片，包糖衣或薄膜衣，即得。

【功能与主治】 清热利湿，利胆排石。用于湿热蕴毒、腑气不通所致的胁痛、胆胀，症见胁肋胀痛、发热、尿黄、大便不通；胆囊炎、胆石症见上述证候者。

【用法与用量】 口服。排石：一次 6～10 片，一日 2 次；炎症：一次 4～6 片，一日 2 次。

【注意】 体弱、肝功能不良者慎用；孕妇禁用。

【剂量推算】

处方	成药日用量，片	推算饮片日生药量，g	《药典》饮片日用量，g
金钱草	8～20	2～5	15～60
茵陈		2～5	6～15
黄芩		0.6～1.5	3～10
木香		0.6～1.5	3～6
郁金		0.6～1.5	3～10
大黄		1～2.5	3～15
槟榔		1～2.5	3～10
麸炒枳实		0.4～1	3～10
芒硝		0.2～0.5	6～12
姜厚朴		0.4～1	3～10

利胆排石颗粒

Lidan Paishi Keli

【处方】 金钱草 420g　　茵陈 420g
黄芩 126g　　木香 126g
郁金 126g　　大黄 210g
槟榔 210g　　麸炒枳实 84g
芒硝 42g　　姜厚朴 84g

【制法】 以上十味，木香、大黄、芒硝粉碎成细粉；其余金钱草等七味加水煎煮二次，第一次 2 小时，第二次 1.5 小时，煎液滤过，滤液浓缩至适量，加入上述细粉及适量的糊精，制成颗粒，干燥，制成 1000g，即得。

【功能与主治】 清热利湿，利胆排石。用于湿热蕴毒、腑气不通所致的胁痛、胆胀，症见胁肋胀痛、发热、尿黄、大便不通；胆囊炎、胆石症见上述证候者。

【用法与用量】 口服。排石：一次2袋，一日2次；炎症：一次1袋，一日2次。

【注意】 体弱、肝功能不良者慎用；孕妇禁用。

【规格】 每袋装3g

【剂量推算】

处方	成药 日用量，袋	推算饮片 日生药量，g	《药典》饮片 日用量，g
金钱草	2～4	2.52～5.04	15～60
茵陈		2.52～5.04	6～15
黄芩		0.76～1.51	3～10
木香		0.76～1.51	3～6
郁金		0.76～1.51	3～10
大黄		1.26～2.52	3～15
槟榔		1.26～2.52	3～10
麸炒枳实		0.50～1.01	3～10
芒硝		0.25～0.50	6～12
姜厚朴		0.50～1.01	3～10

利脑心胶囊

Linaoxin Jiaonang

【处方】 丹参 40g　川芎 30g
粉葛 30g　地龙 30g
赤芍 30g　红花 20g
郁金 3g　制何首乌 30g
泽泻 30g　枸杞子 30g
炒酸枣仁 20g　远志 30g
九节菖蒲 30g　牛膝 30g
甘草 20g

【制法】 以上十五味，丹参、制何首乌、枸杞子、赤芍、粉葛、地龙加水煎煮三次，滤过，合并滤液，减压浓缩至稠膏状，低温干燥，粉碎成细粉，备用。其余川芎等九味粉碎成细粉，过筛，加入上述干浸膏粉，混匀，装入胶囊，制成1000粒，即得。

【功能与主治】 活血祛瘀，行气化痰，通络止痛。用于气滞血瘀，痰浊阻络所致的胸痹刺痛、绞痛，固定不移，入夜更甚，心悸不宁，头晕头痛；冠心病、心肌梗死，脑动脉硬化、脑血栓见上述证候者。

【用法与用量】 口服。一次4粒，一日3次，饭后服用。

【规格】 每粒装0.25g

【剂量推算】

处方	成药 日用量，粒	推算饮片 日生药量，g	《药典》饮片 日用量，g
丹参	12	0.48	10～15
川芎		0.36	3～10
粉葛		0.36	10～15
地龙		0.36	5～10
赤芍		0.36	6～12
红花		0.24	3～10
郁金		0.036	3～10
制何首乌		0.36	6～12
泽泻		0.36	6～10
枸杞子		0.36	6～12
炒酸枣仁		0.24	10～15
远志		0.36	3～10
九节菖蒲		0.36	2～6[1]
牛膝		0.36	5～12
甘草		0.24	2～10

参考标准：

［1］安徽省中药饮片炮制规范（第三版）（2019年版）

利鼻片

Libi Pian

【处方】 黄芩 100g　苍耳子 150g
辛夷 100g　薄荷 75g
白芷 100g　细辛 25g
蒲公英 500g

【制法】 以上七味，薄荷、白芷、细辛粉碎成细粉；其余黄芩等四味加水煎煮三次，第一次3小时，第二次2小时，第三次1小时，煎液滤过，滤液合并，浓缩成稠膏，加入上述细粉，混匀，低温干燥，粉碎，过筛，加入适量的淀粉或蔗糖粉，混匀，制成颗粒，干燥，压制成1000片，包糖衣，即得。

【功能与主治】 清热解毒，祛风开窍。用于风热蕴肺所致的伤风鼻塞、鼻渊、鼻流清涕或浊涕。

【用法与用量】 口服。一次4片，一日2次。

【注意】 孕妇慎用；忌食辛辣食物。

【规格】 片心重0.25g

【剂量推算】

处方	成药 日用量，片	推算饮片 日生药量，g	《药典》饮片 日用量，g
黄芩	8	0.8	3～10
苍耳子		1.2	3～10
辛夷		0.8	3～10
薄荷		0.6	3～6
白芷		0.8	3～10
细辛		0.2	1～3
蒲公英		4.0	10～15

利膈丸

Lige Wan

【处方】炒莱菔子 100g　槟榔 100g
酒大黄 100g　姜厚朴 50g
山楂 50g　六神曲（炒） 50g
砂仁 25g　桔梗 50g
醋青皮 50g　麸炒枳壳 50g
麸炒麦芽 50g　木香 50g
陈皮 50g　麸炒苍术 50g
广藿香 50g　草果仁 50g
甘草 50g

【制法】以上十七味，粉碎成细粉，过筛，混匀。每 100g 粉末加炼蜜 150～170g 制成大蜜丸，即得。

【功能与主治】宽胸利膈，消积止痛。用于气滞不舒，胸胁胀满，脘腹疼痛，停饮。

【用法与用量】口服。一次 1 丸，一日 2～3 次。

【注意】孕妇忌服。

【规格】每丸重 9g

【剂量推算】

处方	成药 日用量，丸	推算饮片 日生药量，g	《药典》饮片 日用量，g
炒莱菔子	2～3	0.68～1.11	5～12
槟榔		0.68～1.11	3～10
酒大黄		0.68～1.11	3～15
姜厚朴		0.34～0.55	3～10
山楂		0.34～0.55	9～12
六神曲（炒）		0.34～0.55	6～12[1]
砂仁		0.17～0.28	3～6
桔梗		0.34～0.55	3～10
醋青皮		0.34～0.55	3～10
麸炒枳壳		0.34～0.55	3～10
麸炒麦芽		0.34～0.55	10～15[2]
木香		0.34～0.55	3～6
陈皮		0.34～0.55	3～10
麸炒苍术		0.34～0.55	3～9
广藿香		0.34～0.55	3～10
草果仁		0.34～0.55	3～6
甘草		0.34～0.55	2～10

参考标准：

［1］湖北省中药饮片炮制规范（2018 年版）
［2］广东省中药饮片炮制规范第一册

伸筋丹胶囊

Shenjindan Jiaonang

【处方】地龙 38.5g　制马钱子 27g
红花 27g　乳香（醋炒） 11.5g
防己 11.5g　没药（醋炒） 11.5g
香加皮 11.5g　烫骨碎补 11.5g

【制法】以上八味，粉碎成细粉，制粒，干燥，装入胶囊，制成 1000 粒，即得。

【功能与主治】舒筋通络，活血祛瘀，消肿止痛。用于血瘀络阻引起的骨折后遗症、颈椎病、肥大性脊椎炎、慢性关节炎、坐骨神经痛、肩周炎。

【用法与用量】口服。一次 5 粒，一日 3 次，饭后服用或遵医嘱。

【注意】不宜过量、久服；孕妇和哺乳期妇女禁用；心脏病患者慎用。

【规格】每粒装 0.15g

【剂量推算】

处方	成药 日用量，粒	推算饮片 日生药量，g	《药典》饮片 日用量，g
地龙	15	0.58	5～10
制马钱子		0.41	0.3～0.6

续表

处方	成药日用量，粒	推算饮片日生药量，g	《药典》饮片日用量，g
红花	15	0.41	3～10
乳香（醋炒）		0.17	3～5
防己		0.17	5～10
没药（醋炒）		0.17	3～5
香加皮		0.17	3～6
烫骨碎补		0.17	3～9

伸筋活络丸

Shenjin Huoluo Wan

【处方】 制马钱子 72.5g　制川乌 10g
制草乌 10g　木瓜 10g
当归 12.5g　川牛膝 10g
杜仲（炒炭） 7.5g　续断 7.5g
木香 7.5g　全蝎 5g
珍珠透骨草 5g

【制法】 以上十一味，除杜仲（炒炭）研成极细粉；制马钱子粉碎成细粉；其余制川乌等九味粉碎成细粉，用配研法兑入制马钱子细粉，过筛，混匀，用水泛丸。用杜仲炭包衣，在60～80℃干燥，打光，即得。

【功能与主治】 舒筋活络，祛风除湿，温经止痛。用于风寒湿邪、闭阻脉络所致的痹病，症见肢体关节冷痛、屈伸不利、手足麻木、半身不遂。

【用法与用量】 口服。成人男子一次2～3g，女子一次1～2g，一日1次，晚饭后服用。服药后应卧床休息6～8小时。老弱酌减；小儿慎用或遵医嘱。

【注意】 孕妇、儿童、高血压、肝肾不全者禁用；不可过量、久服，忌食生冷及荞麦。

【规格】 每14粒重1g

【剂量推算】

处方	成药日用量，g	推算饮片日生药量，g	《药典》饮片日用量，g
制马钱子	1～3	0.46～1.38	0.3～0.6
制川乌		0.06～0.19	1.5～3
制草乌		0.06～0.19	1.5～3
木瓜		0.06～0.19	6～9
当归		0.08～0.24	6～12

续表

处方	成药日用量，g	推算饮片日生药量，g	《药典》饮片日用量，g
川牛膝	1～3	0.06～0.19	5～10
杜仲（炒炭）		0.05～0.14	6～9[1]
续断		0.05～0.14	9～15
木香		0.05～0.14	3～6
全蝎		0.03～0.10	3～6
珍珠透骨草		0.03～0.10	6～9[2]

参考标准：

[1] 广东省中药饮片炮制规范第一册

[2] 甘肃省中药材标准（2020年版）

快胃片

Kuaiwei Pian

【处方】 海螵蛸 130g　枯矾 100g
醋延胡索 60g　白及 50g
甘草 13g

【制法】 以上五味，粉碎成细粉，过筛，混匀，加入淀粉浆适量制成颗粒，干燥，加入淀粉、滑石粉、硬脂酸镁适量，混匀，压制成1000片，包糖衣或薄膜衣；或压制成500片，包薄膜衣，即得。

【功能与主治】 制酸和胃，收敛止痛。用于肝胃不和所致的胃脘疼痛、呕吐反酸、纳食减少；浅表性胃炎、胃及十二指肠溃疡、胃窦炎见上述证候者。

【用法与用量】 口服。一次6片，十一至十五岁一次4片〔规格（1）、规格（3）〕或一次3片，十一至十五岁一次2片〔规格（2）〕，一日3次，饭前1～2小时服。

【注意】 低酸性胃病、胃阴不足者慎用。

【规格】 （1）薄膜衣片　每片重0.35g　（2）薄膜衣片　每片重0.7g　（3）糖衣片（片心重0.35g）

【剂量推算】

处方	成药日用量，片	推算饮片日生药量，g	《药典》饮片日用量，g
海螵蛸	规格（1）、规格（3）：12～18 规格（2）：6～9	1.56～2.34	5～10
枯矾		1.2～1.8	0.6～1.5
醋延胡索		0.72～1.08	3～10
白及		0.6～0.9	6～15
甘草		0.16～0.23	2～10

肠炎宁片

Changyanning Pian

【处方】地锦草 660g　　金毛耳草 900g
樟树根 660g　　香薷 330g
枫香树叶 330g

【制法】以上五味，取部分香薷和地锦草分别粉碎成细粉；地锦草粉用文火炒至淡棕色，剩余香薷、地锦草、金毛耳草、樟树根、枫香树叶混合加水煎煮二次，滤过，合并滤液，浓缩至稠膏状，与上述细粉混合，干燥，粉碎，过筛，制颗粒，干燥，加入适量辅料，压制成1000片〔规格（1）〕，包糖衣；压制成670片〔规格（2）〕或500片〔规格（3）〕，包薄膜衣，即得。

【功能与主治】清热利湿，行气。用于大肠湿热所致的泄泻、痢疾，症见大便泄泻、或大便脓血、里急后重、腹痛腹胀；急慢性胃肠炎、腹泻、细菌性痢疾、小儿消化不良见上述证候者。

【用法与用量】口服。一次4～6片〔规格（1）〕或一次3～4片〔规格（2）〕或一次2～3片〔规格（3）〕，一日3～4次；小儿酌减。

【规格】（1）糖衣片（片心0.28g）（2）薄膜衣片 每片重0.42g （3）薄膜衣片 每片重0.58g

【剂量推算】

处方	成药日用量，片	推算饮片日生药量，g	《药典》饮片日用量，g
地锦草	规格（1）：12～24 规格（2）：9～16 规格（3）：6～12	7.92～15.84	9～20
金毛耳草		10.8～21.6	50～160[1]
樟树根		7.92～15.84	10～20[1]
香薷		3.96～7.92	3～10
枫香树叶		3.96～7.92	15～30[1]

参考标准：

［1］江西省中药饮片炮制规范（2008年版）

肠炎宁糖浆

Changyanning Tangjiang

【处方】地锦草 660g　　金毛耳草 900g
樟树根 660g　　香薷 330g
枫香树叶 330g

【制法】以上五味，加水煎煮二次，每次2小时，煎液滤过，滤液合并，浓缩至相对密度为1.15～1.25（70℃）的清膏，加2倍量乙醇，搅拌，静置，滤过，滤液浓缩至适量，趁热加入蔗糖600g使溶解，滤过，滤液加羟苯乙酯0.5g、巧克力香精或桔子香精适量，搅匀，加水调整总量至1000ml，即得。

【功能与主治】清热利湿，行气。用于大肠湿热所致的泄泻、痢疾，症见大便泄泻、或大便脓血、里急后重、腹痛腹胀；急慢性胃肠炎、腹泻、细菌性痢疾、小儿消化不良见上述证候者。

【用法与用量】口服。一次10ml，一日3～4次，小儿酌减。

【规格】每瓶装（1）10ml （2）100ml

【剂量推算】

处方	成药日用量，ml	推算饮片日生药量，g	《药典》饮片日用量，g
地锦草	30～40	19.8～26.4	9～20
金毛耳草		27.0～36.0	50～160[1]
樟树根		19.8～26.4	10～20[1]
香薷		9.9～13.2	3～10
枫香树叶		9.9～13.2	15～30[1]

参考标准：

［1］江西省中药饮片炮制规范（2008年版）

肠胃宁片

Changweining Pian

【处方】党参 96g　　白术 64g
黄芪 96g　　赤石脂 190g
姜炭 38g　　木香 38g
砂仁 38g　　补骨脂 96g
葛根 96g　　防风 38g
白芍 64g　　延胡索 64g
当归 64g　　儿茶 32g
罂粟壳 38g　　炙甘草 64g

【制法】以上十六味，姜炭与木香粉碎成细粉；赤石脂粉碎成极细粉；砂仁用蒸馏法提取挥发油，分取挥发油，药渣备用；葛根、白术、白芍、补骨脂、罂粟壳、炙甘草、儿茶粉碎成粗粉，用70%乙醇作溶剂进行渗漉，收集渗漉液，回收乙醇；砂仁药渣与其余黄芪等五味加水煎煮二次，第一次3小时，第二次

2小时，煎液滤过，滤液与上述回收乙醇后的渗漉液合并，浓缩至适量，加入姜炭和木香的细粉，混匀，干燥，粉碎成细粉，与赤石脂极细粉混匀，制颗粒，喷入挥发油，压制成1000片，包糖衣，即得。

【功能与主治】 健脾益肾，温中止痛，涩肠止泻。用于脾肾阳虚所致的泄泻，症见大便不调、五更泄泻、时带黏液，伴腹胀腹痛、胃脘不舒、小腹坠胀；慢性结肠炎、溃疡性结肠炎、肠功能紊乱见上述证候者。

【用法与用量】 口服。一次4～5片，一日3次。

【注意】 禁食酸、冷、刺激性的食物；儿童慎用。

【剂量推算】

处方	成药日用量，片	推算饮片日生药量，g	《药典》饮片日用量，g
党参	12～15	1.15～1.44	9～30
白术		0.77～0.96	6～12
黄芪		1.15～1.44	9～30
赤石脂		2.28～2.85	9～12
姜炭		0.46～0.57	3～9
木香		0.46～0.57	3～6
砂仁		0.46～0.57	3～6
补骨脂		1.15～1.44	6～10
葛根		1.15～1.44	10～15
防风		0.46～0.57	5～10
白芍		0.77～0.96	6～15
延胡索		0.77～0.96	3～10
当归		0.77～0.96	6～12
儿茶		0.38～0.48	1～3
罂粟壳		0.46～0.57	3～6
炙甘草		0.77～0.96	2～10

肠胃适胶囊

Changweishi Jiaonang

【处方】 功劳木 1000g 鸡骨香 250g
黄连须 375g 葛根 200g
救必应 250g 凤尾草 375g
两面针 250g 防己 25g

【制法】 以上八味药，葛根、防己分别粉碎成细粉，混匀，其余功劳木等六味药材加水煎煮二次，每次2小时，煎液滤过，滤液合并，浓缩成相对密度为1.05～1.10（75℃），加入4倍量75%乙醇充分搅拌，静置，滤过，滤液回收乙醇，浓缩至适量，与上述粉末和适量的糊精混匀，干燥，粉碎，装入胶囊，制成1000粒，即得。

【功能与主治】 清热解毒、利湿止泻。用于大肠湿热所致的泄泻、痢疾，症见腹痛、腹泻，或里急后重、便下脓血；急性胃肠炎、痢疾见上述证候者。

【用法与用量】 口服。一次4～6粒，一日4次，空腹服。

【注意】 慢性虚寒性泻痢者慎用。

【规格】 每粒装0.25g

【剂量推算】

处方	成药日用量，粒	推算饮片日生药量，g	《药典》饮片日用量，g
功劳木	16～24	16～24	9～15
鸡骨香		4～6	9～15[1]
黄连须		6～9	10～25[2]
葛根		3.2～4.8	10～15
救必应		4～6	9～30
凤尾草		6～9	15～30[3]
两面针		4～6	5～10
防己		0.4～0.6	5～10

参考标准：

［1］贵州省中药、民族药药材标准（2019年版）第一册
［2］广东省中药材标准第二册（2011年版）
［3］贵州省中药材民族药材质量标准（2003年版）

肠康片

Changkang Pian

【处方】 盐酸小檗碱 50g 木香 313g
制吴茱萸 125g

【制法】 以上三味，取木香156g粉碎成细粉，备用；剩余的木香与制吴茱萸加水煎煮二次，每次2小时，合并煎液，滤过，滤液静置24小时，取上清液浓

缩至相对密度为 1.18～1.20（70℃）的清膏，加入盐酸小檗碱与上述木香细粉，混匀，制成颗粒，干燥，压制成 1000 片，包薄膜衣，即得。

【功能与主治】 清热燥湿，理气止痛。用于大肠湿热所致的泄泻、痢疾，症见腹痛泄泻，或里急后重、大便脓血。

【用法与用量】 口服。一次 2～4 片，一日 2 次。

【规格】 每片含盐酸小檗碱 50mg

【剂量推算】

处方	成药日用量，片	推算饮片日生药量，g	《药典》饮片日用量，g
盐酸小檗碱	4～8	0.2～0.4	0.3～0.9[1]
木香		1.25～2.50	3～6
制吴茱萸		0.5～1.0	2～5

参考标准：

[1] 中国药典·临床用药须知（2015 年版）

龟鹿补肾丸

Guilu Bushen Wan

【处方】 盐菟丝子 51g　淫羊藿（蒸） 43g
续断（盐蒸） 43g　锁阳（蒸） 51g
狗脊（盐蒸） 64g　酸枣仁（炒） 43g
制何首乌 64g　炙甘草 21g
陈皮（蒸） 21g　鹿角胶（炒） 9g
熟地黄 64g　龟甲胶（炒） 13g
金樱子（蒸） 51g　炙黄芪 43g
山药（炒） 43g　覆盆子（蒸） 85g

【制法】 以上十六味，粉碎成细粉，过筛，混匀。每 100g 粉末用炼蜜 40g 加适量的水泛丸，干燥，制成水蜜丸；或加炼蜜 100～110g 制成大蜜丸，即得。

【功能与主治】 补肾壮阳，益气血，壮筋骨。用于肾阳虚所致的身体虚弱、精神疲乏、腰腿疫软、头晕目眩、精冷、性欲减退、小便夜多、健忘、失眠。

【用法与用量】 口服。水蜜丸一次 4.5～9g，大蜜丸一次 6～12g，一日 2 次。

【规格】（1）大蜜丸　每丸重 6g（2）大蜜丸　每丸重 12g

【剂量推算】

处方	成药日用量，g	推算饮片日生药量，g	《药典》饮片日用量，g
盐菟丝子	水蜜丸：9～18 大蜜丸：12～24	0.41～0.92	6～12
淫羊藿（蒸）		0.35～0.78	3～9（淫羊藿）
续断（盐蒸）		0.35～0.78	9～15（盐续断）
锁阳（蒸）		0.41～0.92	5～10（锁阳）
狗脊（盐蒸）		0.52～1.16	6～12（蒸狗脊）[1~2]
酸枣仁（炒）		0.35～0.78	10～15
制何首乌		0.52～1.16	6～12
炙甘草		0.17～0.38	2～10
陈皮（蒸）		0.17～0.38	3～10[3]
鹿角胶（炒）		0.07～0.16	3～6（鹿角胶）
熟地黄		0.52～1.16	9～15
龟甲胶（炒）		0.1～0.24	3～9（龟甲胶）
金樱子（蒸）		0.41～0.92	6～12（金樱子）
炙黄芪		0.35～0.78	9～30
山药（炒）		0.35～0.78	15～30[4]
覆盆子（蒸）		0.69～1.54	6～12（覆盆子）

参考标准：

[1] 贵州省中药饮片炮制规范（2005 版）
[2] 广西壮族自治区中药饮片炮制规范（2007 年版）
[3] 四川省中药饮片炮制规范（2015 年版）
[4] 广东省中药饮片炮制规范第一册

辛夷鼻炎丸

Xinyi Biyan Wan

【处方】 辛夷 42g　薄荷 433g
紫苏叶 317g　甘草 215g
广藿香 433g　苍耳子 1111g
鹅不食草 209g　板蓝根 650g
山白芷 433g　防风 313g
鱼腥草 150g　菊花 433g
三叉苦 433g

【制法】 以上十三味，取鹅不食草 105g 和防风、鱼腥草粉碎成粗粉；辛夷、薄荷、广藿香、紫苏叶提取挥发油，药渣另器收集；苍耳子、板蓝根、三叉苦、甘草、山白芷及剩余鹅不食草加水煎煮 1.5 小时，滤过，滤液备用，药渣另器收集；将菊花及上述各药渣加水煎煮 1.5 小时，滤过，滤液与上述滤液合并，并浓缩成稠膏，与上述粗粉混匀，干燥，粉碎成细粉，过筛，混匀，用水泛丸，干燥，喷入挥发油，制成1000g，用黑氧化铁–滑石粉（1:1）包衣，打光，即得。

【功能与主治】 祛风宣窍，清热解毒。用于风热上攻、热毒蕴肺所致的鼻塞、鼻流清涕或浊涕、发热、头痛；慢性鼻炎、过敏性鼻炎、神经性头痛见上述证候者。

【用法与用量】 口服。一次3g，一日3次。

【规格】 每10丸重0.75g

【剂量推算】

处方	成药日用量，g	推算饮片日生药量，g	《药典》饮片日用量，g
辛夷	9	0.38	3～10
薄荷		3.9	3～6
紫苏叶		2.85	5～10
甘草		1.94	2～10
广藿香		3.9	3～10
苍耳子		10	3～10
鹅不食草		1.88	6～9
板蓝根		5.85	9～15
山白芷		3.9	15～30[1]
防风		2.82	5～10
鱼腥草		1.35	15～25
菊花		3.9	5～10
三叉苦		3.9	15～30[2]

参考标准：

［1］广东省中药材标准第一册（2004年版）
［2］广东省中药材标准第三册（2019年版）

辛芩片

Xinqin Pian

【处方】 细辛 333g　黄芩 333g
荆芥 333g　防风 333g
白芷 333g　苍耳子 333g
黄芪 333g　白术 333g
桂枝 333g　石菖蒲 333g

【制法】 以上十味，加水煎煮二次，第一次1.5小时，第二次1小时，滤过，合并滤液，浓缩至相对密度为1.12～1.15（75℃）的清膏，喷雾干燥成细粉，加入淀粉、羧甲基纤维素钠适量，制成颗粒，80℃以下干燥，压制成1000片，包薄膜衣，即得。

【功能与主治】 益气固表，祛风通窍。用于肺气不足、风邪外袭所致的鼻痒、喷嚏、流清涕、易感冒；过敏性鼻炎见上述证候者。

【用法与用量】 口服。一次3片，一日3次。

【注意】 儿童及老年人慎用，孕妇、婴幼儿及肾功能不全禁用。

【规格】 每片重0.8g

【剂量推算】

处方	成药日用量，片	推算饮片日生药量，g	《药典》饮片日用量，g
细辛	9	3	1～3
黄芩		3	3～10
荆芥		3	5～10
防风		3	5～10
白芷		3	3～10
苍耳子		3	3～10
黄芪		3	9～30
白术		3	6～12
桂枝		3	3～10
石菖蒲		3	3～10

辛芩颗粒

Xinqin Keli

【处方】 细辛 200g　黄芩 200g
荆芥 200g　防风 200g
白芷 200g　苍耳子 200g
黄芪 200g　白术 200g
桂枝 200g　石菖蒲 200g

【制法】 以上十味，加水煎煮二次，第一次1.5小时，第二次1小时，煎液滤过，滤液合并，浓缩至适量，加入适量的蔗糖粉和糊精，制成颗粒，在80℃以下干燥，制成4000g〔规格（1）〕或2000g〔规格（2）〕；或滤液浓缩至适量，喷雾干燥，加入适量的糊精和矫味剂，制成颗粒，干燥，制成1000g〔规格（3）〕即得。

【功能与主治】 益气固表，祛风通窍。用于肺气不足、风邪外袭所致的鼻痒、喷嚏、流清涕，易感冒；过敏性鼻炎见上述证候者。

【用法与用量】 开水冲服。一次1袋，一日3次。20日为一疗程。

【注意】 儿童及老年人慎用，孕妇、婴幼儿及肾功能不全禁用。

【规格】 （1）每袋装20g　（2）每袋装10g

（3）每袋装 5g（无蔗糖）

【剂量推算】

处方	成药日用量，袋	推算饮片日生药量，g	《药典》饮片日用量，g
细辛	3	3	1～3
黄芩		3	3～10
荆芥		3	5～10
防风		3	5～10
白芷		3	3～10
苍耳子		3	3～10
黄芪		3	9～30
白术		3	6～12
桂枝		3	3～10
石菖蒲		3	3～10

沈阳红药胶囊

Shenyang Hongyao Jiaonang

【处方】三七 101g　川芎 23.7g

白芷 23.7g　当归 23.7g

土鳖虫 23.7g　红花 23.7g

延胡索 27g

【制法】以上七味，红花加至淀粉浆中（取 3.5g 淀粉加适量水），混匀，于 70～80℃烘干，与其余三七等六味混匀；粉碎成细粉，装入胶囊，制成 1000 粒，即得。

【功能与主治】活血止痛，祛瘀生新。用于跌打损伤，筋骨肿痛，亦可用于血瘀络阻的风湿麻木。

【用法与用量】口服。一次 2 粒，一日 3 次。

【注意】孕妇禁用；经期停服。

【规格】每粒装 0.25g

【剂量推算】

处方	成药日用量，粒	推算饮片日生药量，g	《药典》饮片日用量，g
三七	6	0.61	3～9
川芎		0.14	3～10
白芷		0.14	3～10
当归		0.14	6～12
土鳖虫		0.14	3～10
红花		0.14	3～10
延胡索		0.16	3～10

沉香化气丸

Chenxiang Huaqi Wan

【处方】沉香 25g　木香 50g

广藿香 100g　醋香附 50g

砂仁 50g　陈皮 50g

醋莪术 100g　六神曲（炒）100g

炒麦芽 100g　甘草 50g

【制法】以上十味，粉碎成细粉，过筛，混匀，用水泛丸，低温干燥，即得。

【功能与主治】理气疏肝，消积和胃。用于肝胃气滞，脘腹胀痛，胸膈痞满，不思饮食，嗳气泛酸。

【用法与用量】口服。一次 3～6g，一日 2 次。

【注意】孕妇慎用。

【剂量推算】

处方	成药日用量，g	推算饮片日生药量，g	《药典》饮片日用量，g
沉香	6～12	0.22～0.44	1～5
木香		0.44～0.89	3～6
广藿香		0.89～1.78	3～10
醋香附		0.44～0.89	6～10
砂仁		0.44～0.89	3～6
陈皮		0.44～0.89	3～10
醋莪术		0.89～1.78	6～9
六神曲（炒）		0.89～1.78	6～12[1]
炒麦芽		0.89～1.78	10～15
甘草		0.44～0.89	2～10

参考标准：

［1］湖北省中药饮片炮制规范（2018 年版）

良附丸

Liangfu Wan

【处方】高良姜 500g　醋香附 500g

【制法】以上二味，粉碎成细粉，过筛，混匀，用水泛丸，干燥，即得。

【功能与主治】温胃理气。用于寒凝气滞，脘痛吐酸，胸腹胀满。

【用法与用量】口服。一次 3～6g，一日 2 次。

【剂量推算】

处方	成药日用量，g	推算饮片日生药量，g	《药典》饮片日用量，g
高良姜	6～12	3～6	3～6
醋香附		3～6	6～10

启脾口服液

Qipi Koufuye

【处方】人参 20g　麸炒白术 20g
茯苓 20g　甘草 10g
陈皮 10g　山药 20g
炒莲子 20g　炒山楂 10g
炒六神曲 16g　炒麦芽 10g
泽泻 10g

【制法】以上十一味，人参用70%乙醇回流提取三次，第一次3小时，第二次2小时，第三次1小时，提取液回收乙醇，药液另器收集；陈皮、麸炒白术提取挥发油备用；药渣及蒸馏后的水溶液与其余茯苓等八味药合并，加水煎煮2次，第一次2小时，第二次1小时，煎液滤过，合并滤液，浓缩至相对密度为1.12～1.20（85℃）的清膏，加乙醇使含醇量达70%，搅匀，静置24小时，取上清液回收乙醇，滤过。蔗糖150g制成单糖浆，山梨酸钾1.5g用水溶解，将上述挥发油加入其中，混匀，并与已处理的蜂蜜200g，一并加入上述滤液中，混匀，调节pH值至4.0～5.5，制成1000ml，搅匀，滤过，灭菌，分装，即得。

【功能与主治】健脾和胃。用于脾胃虚弱，消化不良，腹胀便溏。

【用法与用量】口服。一次10ml，一日2～3次，三岁以内儿童酌减。

【注意】服药期间，忌食生冷、油腻之品。

【规格】（1）每瓶装10ml （2）每瓶装100ml （3）每瓶装120ml

【剂量推算】

处方	成药日用量，ml	推算饮片日生药量，g	《药典》饮片日用量，g
人参	20～30	0.4～0.6	3～9
麸炒白术		0.4～0.6	6～12
茯苓		0.4～0.6	10～15
甘草		0.2～0.3	2～10
陈皮		0.2～0.3	3～10
山药		0.4～0.6	15～30
炒莲子		0.4～0.6	6～15[1]
炒山楂		0.2～0.3	9～12
炒六神曲		0.32～0.48	6～12[2]
炒麦芽		0.2～0.3	10～15
泽泻		0.2～0.3	6～10

参考标准：

[1] 黑龙江省中药饮片炮制规范（2012年版）

[2] 湖北省中药饮片炮制规范（2018年版）

启脾丸

Qipi Wan

【处方】人参 100g　麸炒白术 100g
茯苓 100g　甘草 50g
陈皮 50g　山药 100g
莲子（炒） 100g　炒山楂 50g
六神曲（炒） 80g　炒麦芽 50g
泽泻 50g

【制法】以上十一味，粉碎成细粉，过筛，混匀。每100g粉末加炼蜜120～140g制成小蜜丸或大蜜丸，即得。

【功能与主治】健脾和胃。用于脾胃虚弱，消化不良，腹胀便溏。

【用法与用量】口服。小蜜丸一次3g（15丸），大蜜丸一次1丸，一日2～3次；三岁以内小儿酌减。

【注意】服药期间忌食生冷、油腻之品。

【规格】（1）小蜜丸　每100丸重20g （2）大蜜丸　每丸重3g

【剂量推算】

处方	成药日用量，g	推算饮片日生药量，g	《药典》饮片日用量，g
人参	6～9	0.30～0.49	3～9
麸炒白术		0.30～0.49	6～12
茯苓		0.30～0.49	10～15
甘草		0.15～0.25	2～10
陈皮		0.15～0.25	3～10

续表

处方	成药日用量，g	推算饮片日生药量，g	《药典》饮片日用量，g
山药	6～9	0.30～0.49	15～30
莲子（炒）		0.30～0.49	6～15[1]
炒山楂		0.15～0.25	9～12
六神曲（炒）		0.24～0.39	6～12[2]
炒麦芽		0.15～0.25	10～15
泽泻		0.15～0.25	6～10

参考标准：

［1］黑龙江省中药饮片炮制规范（2012年版）

［2］湖北省中药饮片炮制规范（2018年版）

补中益气丸

Buzhong Yiqi Wan

【处方】炙黄芪 200g　党参 60g
炙甘草 100g　炒白术 60g
当归 60g　升麻 60g
柴胡 60g　陈皮 60g

【制法】以上八味，粉碎成细粉，过筛，混匀。另取生姜20g、大枣40g，加水煎煮二次，滤过，滤液浓缩。每100g粉末加炼蜜100～120g及生姜和大枣的浓缩煎液制成小蜜丸；或每 100g 粉末加炼蜜 100～120g制成大蜜丸，即得。

【功能与主治】补中益气，升阳举陷。用于脾胃虚弱、中气下陷所致的泄泻、脱肛、阴挺，症见体倦乏力、食少腹胀、便溏久泻、肛门下坠或脱肛、子宫脱垂。

【用法与用量】口服。小蜜丸一次9g，大蜜丸一次1丸，一日2～3次。

【规格】大蜜丸　每丸重9g

【剂量推算】

处方	成药日用量	推算饮片日生药量，g	《药典》饮片日用量，g
炙黄芪	小蜜丸：18～27g 大蜜丸：2～3丸	2.48～4.09	9～30
党参		0.74～1.23	9～30
炙甘草		1.24～2.05	2～10
炒白术		0.74～1.23	6～12
当归		0.74～1.23	6～12
升麻		0.74～1.23	3～10
柴胡		0.74～1.23	3～10
陈皮		0.74～1.23	3～10

补中益气丸（水丸）

Buzhong Yiqi Wan

【处方】炙黄芪 200g　党参 60g
炙甘草 100g　炒白术 60g
当归 60g　升麻 60g
柴胡 60g　陈皮 60g

【制法】以上八味，粉碎成细粉，过筛，混匀。另取生姜20g、大枣40g，加水煎煮二次，滤过。取上述细粉，用煎液泛丸，干燥，即得。

【功能与主治】补中益气，升阳举陷。用于脾胃虚弱、中气下陷所致的泄泻、脱肛、阴挺，症见体倦乏力、食少腹胀、便溏久泻、肛门下坠或脱肛、子宫脱垂。

【用法与用量】口服。一次6g，一日2～3次。

【剂量推算】

处方	成药日用量，g	推算饮片日生药量，g	《药典》饮片日用量，g
炙黄芪	12～18	3.64～5.45	9～30
党参		1.09～1.64	9～30
炙甘草		1.82～2.73	2～10
炒白术		1.09～1.64	6～12
当归		1.09～1.64	6～12
升麻		1.09～1.64	3～10
柴胡		1.09～1.64	3～10
陈皮		1.09～1.64	3～10

注：因无法计算生姜、大枣煎汁泛丸重量，故推算的饮片日生药量大于实际用量。

补中益气合剂

Buzhong Yiqi Heji

【处方】炙黄芪 280g　党参 84g
炙甘草 140g　炒白术 84g
当归 84g　升麻 84g
柴胡 84g　陈皮 84g

【制法】以上八味，取炒白术、陈皮、当归提取挥发油，挥发油及蒸馏后的水溶液另器收集；药渣和生姜28g，用50%乙醇作溶剂，浸渍24小时后进行渗漉，收集渗漉液，回收乙醇至无醇味。其余炙黄芪等五味与大枣56g加水煎煮三次，每次2小时，煎液滤过，滤液合并，浓缩至1000ml，与上述蒸馏后的水溶液及浓缩液合并，静置，滤过，浓缩至约1000ml，加入苯甲酸钠3g，放冷，加入上述挥发油，加水至1000ml，搅匀，分装，即得。

【功能与主治】 补中益气，升阳举陷。用于脾胃虚弱、中气下陷所致的泄泻、脱肛、阴挺，症见体倦乏力、食少、腹胀、便溏久泻肛门下坠或脱肛、子宫脱垂。

【用法与用量】 口服。一次10～15ml，一日3次。

【剂量推算】

处方	成药日用量，ml	推算饮片日生药量，g	《药典》饮片日用量，g
炙黄芪	30～45	8.4～12.6	9～30
党参		2.52～3.78	9～30
炙甘草		4.2～6.3	2～10
炒白术		2.52～3.78	6～12
当归		2.52～3.78	6～12
升麻		2.52～3.78	3～10
柴胡		2.52～3.78	3～10
陈皮		2.52～3.78	3～10

补中益气颗粒

Buzhong Yiqi Keli

【处方】 炙黄芪 557g　党参 166.5g
炙甘草 277g　当归 166.5g
炒白术 166.5g　升麻 166.5g
柴胡 166.5g　陈皮 166.5g
生姜 57g　大枣 110g

【制法】 以上十味，加水煎煮二次，第一次2小时，第二次1小时，合并煎液，滤过，滤液浓缩至相对密度为1.07～1.09（80℃），加入等量乙醇，搅匀，静置24小时，滤过，滤液回收乙醇并浓缩至相对密度为1.08～1.10（70℃），喷雾干燥，干膏粉加入糊精及乳糖（1:1）适量，制粒，制成1000g，即得。

【功能与主治】 补中益气，升阳举陷。用于脾胃虚弱、中气下陷所致的泄泻、脱肛、阴挺，症见体倦乏力、食少腹胀、便溏久泻、肛门下坠或脱肛、子宫脱垂。

【用法与用量】 口服。一次1袋，一日2～3次。

【规格】 每袋装3g

【剂量推算】

处方	成药日用量，袋	推算饮片日生药量，g	《药典》饮片日用量，g
炙黄芪	2～3	3.34～5.01	9～30
党参		1.00～1.50	9～30
炙甘草		1.66～2.49	2～10
当归		1.00～1.50	6～12
炒白术		1.00～1.50	6～12
升麻		1.00～1.50	3～10
柴胡		1.00～1.50	3～10
陈皮		1.00～1.50	3～10
生姜		0.34～0.51	3～10
大枣		0.66～0.99	6～15

补心气口服液

Buxinqi Koufuye

【处方】 黄芪 500g　人参 100g
石菖蒲 333g　薤白 200g

【制法】 以上四味，取人参用75%乙醇回流提取三次，合并提取液，滤过，滤液回收乙醇，滤液备用；药渣加水煎煮二次，煎液滤过，滤液合并，浓缩至相对密度为1.06（20℃），加乙醇使含醇量为65%，静置24小时，滤过，滤液回收乙醇，药液备用。薤白粉碎成粗粉，用75%乙醇作溶剂，浸渍24小时后，缓缓渗漉，收集渗漉液，药渣备用；渗漉液回收乙醇后缓缓加入0.5%滑石粉，静置24小时，滤过，滤液备用。黄芪、石菖蒲加水煎煮三次，第一、二次各2小时，第三次加入薤白药渣，煎煮1小时，合并煎液，滤过，滤液浓缩至相对密度为1.06（20℃），加乙醇使含醇量为70%，静置24小时，滤过，滤液回收乙醇，与上述药液合并，浓缩至适量，冷藏24小时，滤过，滤液加入8g聚山梨酯80、甘油20g、糖精钠2g和山梨酸2g，用1%氢氧化钠溶液调节pH值，加水至1000ml，搅匀，煮沸，放冷，滤过，灌封，灭菌，即得。

【功能与主治】 补益心气，理气止痛。用于气短、心悸、乏力、头晕心气虚损型胸痹心痛。

【用法与用量】 口服。一次 10ml，一日 3 次。

【规格】 每支装 10ml

【剂量推算】

处方	成药 日用量，ml	推算饮片 日生药量，g	《药典》饮片 日用量，g
黄芪	30	15	9～30
人参		3	3～9
石菖蒲		10	3～10
薤白		6	5～10

补白颗粒

Bubai Keli

【处方】 补骨脂 100g　白扁豆 165g
淫羊藿 100g　丹参 100g
柴胡 100g　黑豆 335g
赤小豆 335g　苦参 100g

【制法】 以上八味，加水煎煮二次，第一次 1.5 小时，第二次 1 小时，合并煎液，滤过，滤液浓缩至相对密度为 1.28～1.30（50℃）的清膏，放冷，加入蔗糖 875g 及糊精适量，混匀，制成颗粒，干燥，制成 1000g，即得。

【功能与主治】 健脾温肾。用于慢性白细胞减少症属脾肾不足者。

【用法与用量】 开水冲服。一次 1 袋，一日 3 次。

【规格】 每袋装 15g

【剂量推算】

处方	成药 日用量，袋	推算饮片 日生药量，g	《药典》饮片 日用量，g
补骨脂	3	4.5	6～10
白扁豆		7.4	9～15
淫羊藿		4.5	6～10
丹参		4.5	10～15
柴胡		4.5	3～10
黑豆		15.1	9～30
赤小豆		15.1	9～30
苦参		4.5	4.5～9

补肾养血丸

Bushen Yangxue Wan

【处方】 何首乌 80g　当归 20g
黑豆 40g　牛膝（盐制） 20g
茯苓 20g　菟丝子 20g
盐补骨脂 10g　枸杞子 20g

【制法】 以上八味，粉碎成细粉，过筛，混匀。每 100g 粉末加炼蜜 110～120g 制成大蜜丸；或加炼蜜 40～50g 与适量的水泛丸，包衣，干燥，制成水蜜丸，即得。

【功能与主治】 补肝肾，益精血。用于身体虚弱，血气不足，遗精，须发早白。

【用法与用量】 口服。水蜜丸一次 6g，大蜜丸一次 1 丸，一日 2～3 次。

【规格】 （1）水蜜丸　每 100 丸重 7.2g　（2）大蜜丸　每丸重 9g

【剂量推算】

处方	成药 日用量，g	推算饮片 日生药量，g	《药典》饮片 日用量，g
何首乌	水蜜丸：12～18 大蜜丸：18～27	2.78～4.47	3～6
当归		0.70～1.12	6～12
黑豆		1.39～2.24	9～30
牛膝（盐制）		0.70～1.12	4.5～9[1]
茯苓		0.70～1.12	10～15
菟丝子		0.70～1.12	6～12
盐补骨脂		0.35～0.56	6～10
枸杞子		0.70～1.12	6～12

参考标准：

［1］广东省中药饮片炮制规范第一册

补肾益脑丸

Bushen Yinao Wan

【处方】 鹿茸（去毛） 14.4g　红参 94g
茯苓 91g　麸炒山药 91g
熟地黄 194g　当归 91g
川芎 70g　盐补骨脂 70g
牛膝 70g　枸杞子 72g
玄参 70g　麦冬 91g

五味子 70g　炒酸枣仁 91g
远志 91g　朱砂 24g

【制法】以上十六味，朱砂水飞成极细粉；当归、麦冬、玄参、远志、牛膝加水煎煮二次，每次 2 小时，滤过，滤液合并，静置 8 小时以上，滤过，滤液浓缩至相对密度为 1.16～1.20（50℃）的清膏；其余熟地黄等十味，粉碎成细粉；朱砂细粉与熟地黄等十味细粉配研，过筛，混匀，加入上述清膏，混匀，制成浓缩水丸，干燥，打光，制成 1000g，即得。

【功能与主治】补肾生精，益气养血。用于肾虚精亏、气血两虚所致的心悸、气短、失眠、健忘、遗精、盗汗、腰腿酸软、耳鸣耳聋。

【用法与用量】口服。一次 8～12 丸，一日 2 次。

【注意】感冒发热者忌用；孕妇忌服。

【规格】每 10 丸重 2g

【剂量推算】

处方	成药日用量，丸	推算饮片日生药量，g	《药典》饮片日用量，g
鹿茸（去毛）	16～24	0.046～0.069	1～2
红参		0.30～0.45	3～9
茯苓		0.29～0.44	10～15
麸炒山药		0.29～0.44	15～30
熟地黄		0.62～0.93	9～15
当归		0.29～0.44	6～12
川芎		0.22～0.34	3～10
盐补骨脂		0.22～0.34	6～10
牛膝		0.22～0.34	5～12
枸杞子		0.23～0.35	6～12
玄参		0.22～0.34	9～15
麦冬		0.29～0.44	6～12
五味子		0.22～0.34	2～6
炒酸枣仁		0.29～0.44	10～15
远志		0.29～0.44	3～10
朱砂		0.077～0.12	0.1～0.5

补肾益脑片

Bushen Yinao Pian

【处方】鹿茸（去毛） 6g　红参 39g
茯苓 38g　山药（炒） 38g
熟地黄 81g　当归 38g
川芎 29g　盐补骨脂 29g
牛膝 29g　枸杞子 30g
玄参 29g　麦冬 38g
五味子 29g　炒酸枣仁 38g
远志（蜜炙） 38g　朱砂 10g

【制法】以上十六味，朱砂水飞成极细粉；鹿茸（去毛）、红参、茯苓、山药（炒）、川芎、盐补骨脂、枸杞子、熟地黄粉碎成细粉，过筛，混匀，与朱砂极细粉配研，混匀；其余五味子等七味加水煎煮三次，第一次 3 小时，第二、三次每次 2 小时，合并煎液，滤过，滤液浓缩至适量，与上述细粉混匀，干燥，粉碎，过筛，加入适量的辅料，混匀，制成颗粒，干燥，压制成 1000 片，包糖衣，即得。

【功能与主治】补肾生精，益气养血。用于肾虚精亏、气血两虚所致的心悸、气短、失眠、健忘、遗精、盗汗、腰腿痠软、耳鸣耳聋。

【用法与用量】口服。一次 4～6 片，一日 2 次。

【注意】感冒发烧者忌用。

【剂量推算】

处方	成药日用量，片	推算饮片日生药量，g	《药典》饮片日用量，g
鹿茸（去毛）	8～12	0.048～0.072	1～2
红参		0.31～0.47	3～9
茯苓		0.30～0.46	10～15
山药（炒）		0.30～0.46	15～30[1]
熟地黄		0.65～0.97	9～15
当归		0.30～0.46	6～12
川芎		0.23～0.35	3～10
盐补骨脂		0.23～0.35	6～10
牛膝		0.23～0.35	5～12
枸杞子		0.24～0.36	6～12
玄参		0.23～0.35	9～15
麦冬		0.30～0.46	6～12
五味子		0.23～0.35	2～6
炒酸枣仁		0.30～0.46	10～15
远志（蜜炙）		0.30～0.46	3～10[2]
朱砂		0.08～0.12	0.1～0.5

参考标准：

［1］广东省中药饮片炮制规范第一册
［2］山东省中药饮片炮制规范（2012 年版）

补肾益精丸

Bushen Yijing Wan

【处方】女贞子 150g　　菟丝子（酒炒）300g
墨旱莲 150g　　醋南五味子 150g
桑椹 150g　　覆盆子 150g
酒苁蓉 150g　　熟地黄 150g

【制法】以上八味，粉碎成细粉，过筛，混匀。每 100g 粉末加炼蜜 40～50g 与适量的水，泛丸，干燥，制成水蜜丸，即得。

【功能与主治】滋肾填精，补髓养血。用于肾精不足，头晕目眩，腰膝酸软，遗精梦泄。

【用法与用量】口服。一次 6g，一日 2 次。

【注意】伤风感冒患者忌服。

【规格】每 10 丸重约 1g

【剂量推算】

处方	成药日用量，g	推算饮片日生药量，g	《药典》饮片日用量，g
女贞子	12	0.89～0.95	6～12
菟丝子（酒炒）		1.78～1.9	6～12[1]
墨旱莲		0.89～0.95	6～12
醋南五味子		0.89～0.95	2～6
桑椹		0.89～0.95	9～15
覆盆子		0.89～0.95	6～12
酒苁蓉		0.89～0.95	6～10
熟地黄		0.89～0.95	9～15

参考标准：

[1] 云南省中药饮片标准（2005 年版）（第二册）

补肺活血胶囊

Bufei Huoxue Jiaonang

【处方】黄芪 720g　　赤芍 720g
补骨脂 360g

【制法】以上三味，取赤芍 180g 粉碎成细粉，备用；其余药味加水煎煮二次，第一次加 8 倍量水，第二次加 6 倍量水，每次 1 小时，合并煎液，滤过，滤液浓缩至相对密度为 1.05～1.15（80℃），加乙醇使含醇量达 60%，充分搅拌，静置 24 小时，滤取上清液，回收乙醇至无醇味，继续浓缩至相对密度为 1.35～1.40（80℃），加入上述赤芍细粉，混匀，干燥，粉碎，用 90% 乙醇制粒，干燥，加辅料适量，混匀，装入胶囊，制成 1000 粒，即得。

【功能与主治】益气活血，补肺固肾。用于肺心病（缓解期）属气虚血瘀证，症见咳嗽气促，或咳喘胸闷，心悸气短，肢冷乏力，腰膝酸软，口唇紫绀，舌淡苔白或舌紫暗。

【用法与用量】口服。一次 4 粒，一日 3 次。

【规格】每粒装 0.35g

【剂量推算】

处方	成药日用量，粒	推算饮片日生药量，g	《药典》饮片日用量，g
黄芪	12	8.64	9～30
赤芍		8.64	6～12
补骨脂		4.32	6～10

补益地黄丸

Buyi Dihuang Wan

【处方】熟地黄 160g　　盐车前子 50g
菟丝子 50g　　诃子（去核）20g
麸炒枳壳 50g　　地骨皮 30g
牛膝 160g　　茯苓 30g

【制法】以上八味，粉碎成细粉，过筛，混匀。每 100g 粉末加炼蜜 90～110g 制成大蜜丸，即得。

【功能与主治】滋阴补气，益肾填精。用于脾肾两虚，腰痛脚重，四肢浮肿，行步艰难，疲乏无力。

【用法与用量】口服。一次 1 丸，一日 2 次。

【规格】每丸重 9g

【剂量推算】

处方	成药日用量，丸	推算饮片日生药量，g	《药典》饮片日用量，g
熟地黄	2	2.49～2.76	9～15
盐车前子		0.78～0.86	9～15
菟丝子		0.78～0.86	6～12
诃子（去核）		0.31～0.34	3～10
麸炒枳壳		0.78～0.86	3～10
地骨皮		0.47～0.52	9～15
牛膝		2.49～2.76	5～12
茯苓		0.47～0.52	10～15

补益蒺藜丸

Buyi Jili Wan

【处方】 炙黄芪 150g　炒白术 150g
山药 100g　茯苓 50g
白扁豆 50g　麸炒芡实 50g
当归 100g　沙苑子 500g
菟丝子 100g　陈皮 50g

【制法】 以上十味，粉碎成细粉，过筛，混匀。每 100g 粉末加炼蜜 130～150g，制成大蜜丸，即得。

【功能与主治】 健脾补肾，益气明目。用于脾肾不足，眼目昏花，视物不清，腰痠气短。

【用法与用量】 口服。一次 2 丸，一日 2 次。

【注意】 忌食辛辣食物。

【规格】 每丸重 6g

【剂量推算】

处方	成药日用量，丸	推算饮片日生药量，g	《药典》饮片日用量，g
炙黄芪	4	1.11～1.20	9～30
炒白术		1.11～1.20	6～12
山药		0.74～0.80	15～30
茯苓		0.40～0.37	10～15
白扁豆		0.40～0.37	9～15
麸炒芡实		0.40～0.37	9～15
当归		0.74～0.80	6～12
沙苑子		3.69～4.01	9～15
菟丝子		0.74～0.80	6～12
陈皮		0.37～0.40	3～10

补虚通瘀颗粒

Buxu Tongyu Keli

【处方】 红参 86.4g　黄芪 343.2g
刺五加 343.2g　赤芍 172.8g
丹参 86.4g　桂枝 50.4g

【制法】 以上六味，酌予碎断，加水煎煮二次，第一次 4 小时，第二次 3 小时，合并煎液，滤过，滤液浓缩至相对密度为 1.05～1.10（50℃）的清膏，加乙醇使含醇量达 70%，充分搅拌，静置 12 小时，滤过，滤液浓缩至相对密度为 1.28～1.30（50℃）的稠膏，加蔗糖适量，混匀，制成颗粒，干燥（60～70℃），制成 1000g，即得。

【功能与主治】 益气补虚，活血通络。用于气虚血瘀所致动脉硬化，冠心病。

【用法与用量】开水冲服。一次 1～2 袋，一日 2～3 次。

【注意】 糖尿病患者慎用。

【规格】 每袋装 5g

【剂量推算】

处方	成药日用量，袋	推算饮片日生药量，g	《药典》饮片日用量，g
红参	2～6	0.86～2.59	3～9
黄芪		3.43～10.30	9～30
刺五加		3.43～10.30	9～27
赤芍		1.73～5.18	6～12
丹参		0.86～2.59	10～15
桂枝		0.50～1.51	3～10

补脾益肠丸

Bupi Yichang Wan

【处方】 外层：黄芪 20g　米炒党参 15g
砂仁 6g　白芍 30g
当归（土炒）5g　白术（土炒）10g
肉桂 3g
内层：醋延胡索 10g　荔枝核 10g
炮姜 6g　炙甘草 10g
防风 12g　木香 10g
盐补骨脂 10g　煅赤石脂 30g

【制法】 以上十五味，煅赤石脂粉碎成细粉，内层、外层药味分别混合粉碎成细粉，过筛，内层细粉加入煅赤石脂细粉，每 100g 内层细粉用炼蜜 35～45g 及适量的水泛丸，干燥、包肠溶衣；每 100g 外层细粉用炼蜜 35～50g 及适量的水包裹在肠溶衣丸上，以药用炭包衣，干燥，抛光，即得。

【功能与主治】益气养血，温阳行气，涩肠止泻。用于脾虚气滞所致的泄泻，症见腹胀疼痛、肠鸣泄泻、黏液血便；慢性结肠炎、溃疡性结肠炎、过敏性结肠炎见上述证候者。

【用法与用量】 口服。一次 6g，一日 3 次；儿童酌减；重症加量或遵医嘱。30天为一疗程，一般连服2～3个疗程。

【注意】 孕妇慎用。

【规格】 （1）每瓶装72g （2）每瓶装90g （3）每瓶装130g

【剂量推算】

处方	成药日用量，g	推算饮片日生药量，g	《药典》饮片日用量，g
黄芪	18	1.31～1.43	9～30
米炒党参		0.98～1.07	9～30
砂仁		0.39～0.43	3～6
白芍		1.96～2.14	6～15
当归（土炒）		0.33～0.36	6～12
白术（土炒）		0.65～0.71	6～12[1]
肉桂		0.20～0.21	1～5
醋延胡索		0.65～0.71	3～10
荔枝核		0.65～0.71	5～10
炮姜		0.39～0.43	3～9
炙甘草		0.65～071	2～10
防风		0.78～0.86	5～10
木香		0.65～0.71	3～6
盐补骨脂		0.65～0.71	6～10
煅赤石脂		1.96～2.14	9～12

参考标准：

［1］山东省中药饮片炮制规范（2012年版）

灵丹草颗粒

Lingdancao Keli

【处方】 臭灵丹草 1667g

【制法】 取臭灵丹草，水蒸气蒸馏，收集挥发油，蒸馏后的水溶液滤过，滤液备用；药渣加水煎煮二次，每次1.5～2小时，滤过，合并滤液，80℃以下浓缩至稠膏状，加入70%乙醇适量及乳糖细粉333g、蔗糖细粉适量，混匀，制粒，50℃以下干燥，喷加上述挥发油，混匀，制成颗粒1000g，即得。

【功能与主治】 清热疏风，解毒利咽，止咳祛痰。用于风热邪毒，咽喉肿痛及肺热咳嗽；急性咽炎、扁桃体炎、上呼吸道感染见上述证候者。

【用法与用量】 开水冲服。一次1～2袋，一日3～4次，或遵医嘱。

【规格】 每袋装3g

【剂量推算】

处方	成药日用量，g	推算饮片日生药量，g	《药典》饮片日用量，g
臭灵丹草	9～24	15～40	9～15

灵泽片

Lingze Pian

【处方】 乌灵菌粉 250g　莪术 1000g　浙贝母 667g　泽泻 500g

【制法】 以上四味，莪术水蒸气蒸馏12小时提取挥发油，药渣和蒸馏后的水溶液备用，挥发油加入到倍他环糊精的饱和水溶液中（挥发油、倍他环糊精及水的比例为1:6:24），搅拌3小时，静置过夜，弃去上清液，抽滤下层沉淀的包合物至无水滴抽出，收集包合物，备用；浙贝母、泽泻加水，与提取挥发油后的药液药渣合并，煎煮三次，每次2小时，合并煎液，滤过，滤液减压浓缩至相对密度为1.02～1.06（50℃）的清膏，调节pH值至7.5，加乙醇使含醇量达70%，静置过夜，取上清液减压浓缩至相对密度为1.10～1.15（60℃）的清膏，喷雾干燥，加入乌灵菌粉及上述包合物，再加磷酸氢钙适量，混匀，以2%羟丙甲纤维素溶液为黏合剂，制粒，干燥，加入硬脂酸镁1.7g，压制成1000片，包薄膜衣，即得。

【功能与主治】 益肾活血，散结利水。用于轻中度良性前列腺增生肾虚血瘀湿阻证出现的尿频，排尿困难，尿线变细，淋漓不尽，腰膝酸软。

【用法与用量】 口服。一次4片，一日3次。

【注意】 部分患者用药后出现口干、呃逆、恶心、胃胀、胃酸、胃痛、腹泻等。少数患者用药后出现ALT、AST升高。

【规格】 每片重0.58g

【剂量推算】

处方	成药日用量，片	推算饮片日生药量，g	《药典》饮片日用量，g
乌灵菌粉	12	3	3[1]

续表

处方	成药日用量，片	推算饮片日生药量，g	《药典》饮片日用量，g
莪术	12	12	6～9
浙贝母		8	5～10
泽泻		6	6～10

参考标准：

［1］新药转正标准第32分册

灵莲花颗粒

Linglianhua Keli

【处方】乌灵菌粉 250g　栀子 375g

女贞子 625g　墨旱莲 625g

百合 375g　玫瑰花 188g

益母草 625g　远志 188g

【制法】以上八味，乌灵菌粉粉碎成极细粉，备用；女贞子加80%乙醇加热提取四次，每次1小时，滤过，合并提取液，减压浓缩至相对密度1.10～1.15（60℃）的清膏，备用，药渣备用；玫瑰花加水提取挥发油7小时，收集挥发油，药液和药渣备用；其余栀子等五味与女贞子提取后的药渣及玫瑰花提取后的药液和药渣加水90℃提取三次，每次2小时，合并提取液，静置24小时，上清液滤过，减压浓缩至相对密度1.10～1.15（60℃）的清膏，备用；取女贞子清膏与栀子等的清膏，喷雾干燥，加入上述乌灵菌粉及甜菊素、阿司帕坦适量，混匀，制粒；另取玫瑰花挥发油用适量乙醇溶解，喷入颗粒，混匀，制成1000g，即得。

【功能与主治】养阴安神，交通心肾。用于围绝经期综合征属心肾不交者，症见烘热汗出，失眠，心烦不宁，心悸，多梦易惊，头晕耳鸣，腰膝酸痛，大便干燥，舌红苔薄，脉细弦。

【用法与用量】开水冲服。一次1袋，一日2次。

【规格】每袋装4g

【剂量推算】

处方	成药日用量，g	推算饮片日生药量，g	《药典》饮片日用量，g
乌灵菌粉	8	2	3[1]
栀子		3	6～10
女贞子		5	6～12
墨旱莲		5	6～12

续表

处方	成药日用量，g	推算饮片日生药量，g	《药典》饮片日用量，g
百合	8	3	6～12
玫瑰花		1.5	3～6
益母草		5	9～30
远志		1.5	3～10

参考标准：

［1］新药转正标准第32分册

局方至宝散

Jufang Zhibao San

【处方】水牛角浓缩粉 200g　牛黄 50g

玳瑁 100g　人工麝香 10g

朱砂 100g　雄黄 100g

琥珀 100g　安息香 150g

冰片 10g

【制法】以上九味，玳瑁、安息香、琥珀分别粉碎成细粉；朱砂、雄黄分别水飞成极细粉；将水牛角浓缩粉、牛黄、人工麝香、冰片研细，与上述粉末配研，过筛，混匀，即得。

【功能与主治】清热解毒，开窍镇惊。用于热病属热入心包、热盛动风证，症见高热惊厥、烦躁不安、神昏谵语及小儿急热惊风。

【用法与用量】口服。一次2g，一日1次；小儿三岁以内一次0.5g，四至六岁一次1g；或遵医嘱。

【规格】（1）每瓶装2g　（2）每袋装2g

【剂量推算】

处方	成药日用量，g	推算饮片日生药量，g	《药典》饮片日用量，g
水牛角浓缩粉	0.5～2	0.12～0.49	3～6[1]
牛黄		0.03～0.12	0.15～0.35
玳瑁		0.06～0.24	3～6[2]
人工麝香		0.01～0.02	0.03～0.1
朱砂		0.06～0.24	0.1～0.5
雄黄		0.06～0.24	0.05～0.1
琥珀		0.06～0.24	1～3[3-4] 1.5[5]
安息香		0.09～0.37	0.6～1.5
冰片		0.01～0.02	0.15～0.3

参考标准：
[1] 中国药典（2005年版）一部
[2] 湖南省中药材标准（2009年版）
[3] 辽宁省中药材标准第二册（2019年版）
[4] 安徽省中药饮片炮制规范（第三版）（2019年版）
[5] 新疆维吾尔自治区中药维吾尔药饮片炮制规范（2020年版）

尿感宁颗粒

Niaoganning Keli

【处方】海金沙藤 167g 连钱草 167g
凤尾草 167g 葎草 167g
紫花地丁 167g

【制法】以上五味，加水煎煮二次，每次1小时，滤过，合并滤液，浓缩成清膏，加入蔗糖和糊精适量，制粒，干燥，制成颗粒1000g，或加矫味剂和糊精适量，制粒，干燥，制成颗粒333g（无蔗糖），即得。

【功能与主治】清热解毒，利尿通淋。用于膀胱湿热所致淋症，症见尿频、尿急、尿道涩痛、尿色偏黄、小便淋漓不尽等；急慢性尿路感染见上述证候者。

【用法与用量】开水冲服。一次1袋，一日3～4次。

【规格】（1）每袋装15g （2）每袋装5g（无蔗糖）

【剂量推算】

处方	成药日用量，袋	推算饮片日生药量，g	《药典》饮片日用量，g
海金沙藤	3～4	7.52～10.03	15～30[1]
连钱草		7.52～10.03	15～30
凤尾草		7.52～10.03	15～30[2]
葎草		7.52～10.03	10～20[3]
紫花地丁		7.52～10.03	15～30

参考标准：
[1] 四川省中药材标准（2010年版）
[2] 贵州省中药材民族药材质量标准（2003年版）
[3] 吉林省中药材标准第一册（2019年版）

尿塞通片

Niaosaitong Pian

【处方】丹参 144g 泽兰 48g
桃仁 48g 红花 144g
赤芍 48g 白芷 96g
陈皮 96g 泽泻 144g
王不留行 144g 败酱 240g
川楝子 96g 盐小茴香 96g
盐关黄柏 144g

【制法】以上十三味，泽泻、白芷粉碎成细粉；丹参、川楝子用60%乙醇回流提取二次，每次2小时，滤过，合并滤液，回收乙醇；盐小茴香、陈皮提取挥发油至尽（约4小时），蒸馏后的水溶液另器收集；药渣与其余赤芍等七味，加水煎煮二次，第一次3小时，第二次2小时，滤过，合并滤液并与上述药液合并，浓缩成浸膏，干燥，粉碎成细粉，加入泽泻、白芷细粉混匀，制粒，干燥，加入上述盐小茴香等挥发油，压制成1000片，包糖衣或薄膜衣，即得。

【功能与主治】理气活血，通淋散结。用于气滞血瘀、下焦湿热所致的轻、中度癃闭，症见排尿不畅、尿流变细、尿频、尿急；前列腺增生见上述证候者。

【用法与用量】口服。一次4～6片，一日3次。

【注意】孕妇禁用。

【规格】（1）薄膜衣 每片重0.36g （2）糖衣片（片心重0.35g）

【剂量推算】

处方	成药日用量，片	推算饮片日生药量，g	《药典》饮片日用量，g
丹参	12～18	1.73～2.59	10～15
泽兰		0.58～0.86	6～12
桃仁		0.58～0.86	5～10
红花		1.73～2.59	3～10
赤芍		0.58～0.86	6～12
白芷		1.15～1.73	3～10
陈皮		1.15～1.73	3～10
泽泻		1.73～2.59	6～10
王不留行		1.73～2.59	5～10
败酱		2.88～4.32	9～15[1]
川楝子		1.15～1.73	5～10
盐小茴香		1.15～1.73	3～6
盐关黄柏		1.73～2.59	3～12

参考标准：

[1] 四川省中药材标准（2010年版）

阿胶三宝膏

Ejiao Sanbao Gao

【处方】 阿胶 90g　　大枣 300g
黄芪 300g

【制法】 以上三味，黄芪、大枣碎断，加水煎煮三次，第一次3小时，第二次2小时，第三次1小时，煎液滤过，滤液合并，浓缩至相对密度为1.21～1.25（55℃）的清膏；另取蔗糖240g和饴糖90g加水适量，加热使溶化，滤过；阿胶加水适量溶化，与上述清膏、糖水混匀，浓缩，制成1000g，即得。

【功能与主治】 补气血，健脾胃。用于气血两亏、脾胃虚弱所致的心悸、气短、崩漏、浮肿、食少。

【用法与用量】 开水冲服。一次10g，一日2次。

【剂量推算】

处方	成药日用量，g	推算饮片日生药量，g	《药典》饮片日用量，g
阿胶	20	1.8	3～9
大枣		6	6～15
黄芪		6	9～30

阿胶补血口服液

Ejiao Buxue Koufuye

【处方】 阿胶 62.5g　　熟地黄 125g
党参 125g　　黄芪 62.5g
枸杞子 62.5g　　白术 62.5g

【制法】 以上六味，熟地黄加水煎煮三次，第一次2小时，第二、三次每次1.5小时，煎液滤过，滤液合并，静置，取上清液，备用；白术、枸杞子用60%乙醇作溶剂，党参、黄芪用25%乙醇作溶剂，浸渍，渗漉，收集渗漉液，静置，滤过，滤液回收乙醇并浓缩至适量，备用；阿胶加水适量，加热使溶化，滤过，滤液与上述浓缩液及熟地黄提取液混合，滤过，加苯甲酸钠3g或山梨酸2g及矫味剂适量，加热至沸，加水至1000ml，混匀，即得。

【功能与主治】 补益气血，滋阴润肺。用于气血两虚所致的久病体弱、目昏、虚劳咳嗽。

【用法与用星】 口服。一次20ml，早晚各一次，或遵医嘱。

【规格】 每支装（1）10ml （2）20ml

【剂量推算】

处方	成药日用量，ml	推算饮片日生药量，g	《药典》饮片日用量，g
阿胶	40	2.5	3～9
熟地黄		5	9～15
党参		5	9～30
黄芪		2.5	9～30
枸杞子		2.5	6～12
白术		2.5	6～12

阿胶补血膏

Ejiao Buxue Gao

【处方】 阿胶 50g　　熟地黄 100g
党参 100g　　黄芪 50g
枸杞子 50g　　白术 50g

【制法】 以上六味，除阿胶外，熟地黄加水煎煮二次，每次2小时，煎液滤过，滤液合并；白术、枸杞子用6倍量60%乙醇作溶剂，进行渗漉，党参、黄芪用6倍量25%乙醇作溶剂进行渗漉，合并渗漉液；或白术、枸杞子用60%乙醇在65～70℃，党参、黄芪用25%乙醇在70～75℃动态温浸提取三次，第一次2.5小时，第二、三次各2小时，合并浸渍液；取渗漉液或浸渍液，静置，取上清液，回收乙醇至无醇味，加入阿胶、熟地黄提取液、蔗糖382g，混匀，减压浓缩至适量，加入山梨酸1.15g，混匀，调节相对密度为1.25～1.27（20℃），制成1000g，分装，即得。

【性状】 本品为棕褐色的黏稠液体；味甜、微苦。

【功能与主治】 补益气血，滋阴润肺。用于气血两虚所致的久病体弱、目昏、虚劳咳嗽。

【用法与用量】 口服。一次20g，早晚各一次。

【规格】 每瓶装（1）100g （2）200g （3）300g

【剂量推算】

处方	成药日用量，g	推算饮片日生药量，g	《药典》饮片日用量，g
阿胶	40	2	3～9
熟地黄		4	9～15

续表

处方	成药 日用量，g	推算饮片 日生药量，g	《药典》饮片 日用量，g
党参	40	4	9～30
黄芪		2	9～30
枸杞子		2	6～12
白术		2	6～12

附子理中丸

Fuzi Lizhong Wan

【处方】附子（制）100g　党参 200g
炒白术 150g　干姜 100g
甘草 100g

【制法】以上五味，粉碎成细粉，过筛，混匀。每100g粉末用炼蜜35～50g加适量的水泛丸，干燥，制成水蜜丸；或加炼蜜100～120g制成小蜜丸或大蜜丸，即得。

【功能与主治】温中健脾。用于脾胃虚寒，脘腹冷痛，呕吐泄泻，手足不温。

【用法与用量】口服。水蜜丸一次6g，小蜜丸一次9g，大蜜丸一次1丸，一日2～3次。

【注意】孕妇慎用。

【规格】（1）小蜜丸　每100丸重20g　（2）大蜜丸　每丸重9g

【剂量推算】

处方	成药 日用量，g	推算饮片 日生药量，g	《药典》饮片 日用量，g
附子（制）	水蜜丸：12～18 小蜜丸/大蜜丸：18～27	1.23～2.08	3～15
党参		2.46～4.15	9～30
炒白术		1.85～3.12	6～12
干姜		1.23～2.08	3～10
甘草		1.23～2.08	2～10

附子理中片

Fuzi Lizhong Pian

【处方】附子（制）67g　党参 133g
炒白术 100g　干姜 67g
甘草 67g

【制法】以上五味，附子（制）粉碎成细粉；党参、甘草加水煎煮二次，每次2小时，合并煎液，滤过，滤液浓缩成稠膏；炒白术、干姜粉碎成粗粉，用60%乙醇作溶剂，进行渗漉，收集渗漉液，回收乙醇，浓缩成稠膏，与上述细粉和稠膏混匀，干燥，粉碎成细粉，制颗粒，加入1%硬脂酸镁，混匀，压制成1000片，包糖衣，即得。

【功能与主治】温中健脾，用于脾胃虚寒，脘腹冷痛，呕吐泄泻，手足不温。

【用法与用量】口服。一次6～8片，一日1～3次。

【注意】孕妇慎用。

【规格】片心重0.25g

【剂量推算】

处方	成药 日用量，片	推算饮片 日生药量，g	《药典》饮片 日用量，g
附子（制）	6～24	0.40～1.61	3～15
党参		0.80～3.19	9～30
炒白术		0.60～2.40	6～12
干姜		0.40～1.61	3～10
甘草		0.40～1.61	2～10

附桂骨痛片

FuguiGutong Pian

【处方】附子（制）222g　制川乌 111g
肉桂 56g　党参 167g
当归 167g　炒白芍 167g
淫羊藿 167g　醋乳香 111g

【制法】以上八味，肉桂粉碎成细粉；其余附子（制）等七味加水煎煮二次，每次1小时，煎液滤过，滤液合并，浓缩至适量，与肉桂细粉混匀，在80℃以下干燥，粉碎，加入适量淀粉，混匀，制颗粒，压制成1000片，包糖衣，即得。

【功能与主治】温阳散寒，益气活血，消肿止痛。用于阳虚寒湿所致的颈椎及膝关节增生性关节炎。症见骨关节疼痛、屈伸不利、麻木肿胀、遇热则减、畏寒肢冷。

【用法与用量】口服。一次6片，一日3次，饭后服。3个月为一疗程；如需继续治疗，必须停药一个月后遵医嘱服用。

【注意】（1）服药后少数可见胃脘不舒，停药后可自行消除。（2）服药期间注意血压变化。（3）高血压，严重消化道疾病慎用。（4）孕妇及有出血倾向者，阴虚内热者禁用。

【规格】 片心重0.33g

【剂量推算】

处方	成药日用量，片	推算饮片日生药量，g	《药典》饮片日用量，g
附子（制）	18	4	3～15
制川乌		2	15～3
肉桂		1	1～5
党参		3	9～30
当归		3	6～12
炒白芍		3	6～15
淫羊藿		3	6～10
醋乳香		2	3～5

附桂骨痛胶囊

Fugui Gutong Jiaonang

【处方】 附子（制）222g　制川乌 111g
肉桂 56g　党参 167g
当归 167g　炒白芍 167g
淫羊藿 167g　醋乳香 111g

【制法】 以上八味，肉桂粉碎成细粉；其余附子（制）等七味加水煎煮二次，每次1小时，煎液滤过，滤液合并，浓缩至相对密度为1.15～1.20（80℃）的清膏，喷雾干燥，取干膏粉，加入肉桂细粉和适量辅料，混匀；或将附子（制）等七味的滤液浓缩成稠膏状，与肉桂细粉混匀，在80℃以下减压干燥，粉碎成细粉，加入适量辅料，混匀；或将附子（制）等七味的滤液浓缩成稠膏状，在80℃以下减压干燥，粉碎，与肉桂细粉和适量辅料混匀，装入胶囊，制成1000粒，即得。

【功能与主治】 温阳散寒，益气活血，消肿止痛。用于阳虚寒湿所致的颈椎及膝关节增生性关节炎。症见骨关节疼痛、屈伸不利、麻木肿胀、遇热则减、畏寒肢冷。

【用法与用量】 口服。一次6粒（或4～6粒），一日3次，饭后服。3个月为一疗程；如需继续治疗，必须停药一个月后遵医嘱服用。

【注意】 （1）服药后少数可见胃脘不舒，停药后可自行消除。（2）服药期间注意血压变化。（3）高血压，严重消化道疾病慎用。（4）孕妇及有出血倾向者，阴虚内热者禁用。

【规格】 每粒装0.33g

【剂量推算】

处方	成药日用量，粒	推算饮片日生药量，g	《药典》饮片日用量，g
附子（制）	12～18	2.66～4	3～15
制川乌		1.33～2	15～3
肉桂		0.67～1	1～5
党参		2～3	9～30
当归		2～3	6～12
炒白芍		2～3	6～15
淫羊藿		2～3	6～10
醋乳香		1.33～2	3～5

附桂骨痛颗粒

Fugui Gutong Keli

【处方】 附子（制）266g　制川乌 133g
肉桂 67g　党参 200g
当归 200g　炒白芍 200g
淫羊藿 200g　醋乳香 133g

【制法】 以上八味，肉桂粉碎成细粉；其余附子（制）等七味加水煎煮二次，每次1小时，煎液滤过，滤液合并，浓缩至适量，加入肉桂细粉和适量辅料，混匀，制颗粒，干燥，制成1000g，即得。

【功能与主治】 温阳散寒，益气活血，消肿止痛。用于阳虚寒湿所致的颈椎及膝关节增生性关节炎。症见骨关节疼痛、屈伸不利、麻木肿胀、遇热则减、畏寒肢冷。

【用法与用量】 口服。一次1袋，一日3次，饭后服。3个月为一疗程；如需继续治疗，必须停药一个月后遵医嘱服用。

【注意】 （1）服药后少数可见胃脘不舒，停药后可自行消除。（2）服药期间注意血压变化。（3）高血压，严重消化道疾病慎用。（4）孕妇及有出血倾向者，阴虚内热者禁用。

【规格】 每袋装5g

【剂量推算】

处方	成药日用量，g	推算饮片日生药量，g	《药典》饮片日用量，g
附子（制）	15	4	3～15
制川乌		2	15～3
肉桂		1	1～5
党参		3	9～30
当归		3	6～12
炒白芍		3	6～15
淫羊藿		3	6～10
醋乳香		2	3～5

妙灵丸

Miaoling Wan

【处方】川贝母 80g　羌活 60g
玄参 80g　木通 60g
薄荷 60g　赤芍 60g
制天南星 60g　地黄 80g
葛根 60g　桔梗 60g
清半夏 60g　钩藤 60g
橘红 80g　前胡 60g
冰片 10g　朱砂 50g
羚羊角 5g　水牛角浓缩粉 10g

【制法】以上十八味，除水牛角浓缩粉外，朱砂水飞成极细粉；羚羊角粉碎成极细粉；冰片研成细粉；其余川贝母等十四味粉碎成细粉，与上述水牛角浓缩粉等细粉、极细粉配研，过筛，混匀。每 100g 粉末加炼蜜 120～140g 制成大蜜丸，即得。

【功能与主治】清热化痰，散风镇惊。用于外感风热夹痰所致的感冒，症见咳嗽发烧、头痛眩晕，咳嗽、呕吐痰涎、鼻干口燥、咽喉肿痛。

【用法与用量】口服。一次 1 丸，一日 2 次。

【注意】本品不宜久用，肝肾功能不全者慎用。

【规格】每丸重 1.5g

【剂量推算】

续表

处方	成药日用量，g	推算饮片日生药量，g	《药典》饮片日用量，g
川贝母	3	0.10～0.11	3～10
羌活		0.075～0.082	3～10
玄参	3	0.10～0.11	9～15
木通		0.075～0.082	3～6
薄荷		0.075～0.082	3～6
赤芍		0.075～0.082	6～12
制天南星		0.075～0.082	3～9
地黄		0.101～0.11	10～15
葛根		0.075～0.082	10～15
桔梗		0.075～0.082	3～10
清半夏		0.075～0.082	3～9
钩藤		0.075～0.082	3～12
橘红		0.101～0.11	3～10
前胡		0.075～0.082	3～10
冰片		0.013～0.014	0.15～0.3
朱砂		0.063～0.069	0.1～0.5
羚羊角		0.006～0.007	1～3
水牛角浓缩粉		0.013～0.014	3～6[1]

参考标准：

［1］中国药典（2005 年版）一部

妙济丸

Miaoji Wan

【处方】黑木耳（醋制）300g　当归 32g
酒白芍 10g　川芎 12g
木瓜 16g　盐杜仲 20g
续断 32g　川牛膝（酒蒸）32g
苍术 32g　盐小茴香 8g
木香 6g　丁香 6g
母丁香 6g　乳香（制）8g
茯苓 50g　土茯苓 32g
龟甲（制）50g

【制法】以上十七味，粉碎成细粉，过筛，混匀。每 100g 粉末加炼蜜 200g 和酥油（加热熔化后滤过）16.6g 制成大蜜丸，即得。

【功能与主治】补益肝肾，祛湿通络，活血止痛。用于肝肾不足、风湿瘀阻所致的痹病，症见骨节疼痛、腰膝酸软、肢体麻木拘挛。

【用法与用量】用黄酒送服。一次 1～2 丸，一日

2次。

【规格】 每丸重6g

【剂量推算】

处方	成药日用量，g	推算饮片日生药量，g	《药典》饮片日用量，g
黑木耳（醋制）	12～24	1.74～3.49	3～9[1]
当归		0.19～0.37	6～12
酒白芍		0.06～0.12	6～15
川芎		0.07～0.14	3～10
木瓜		0.09～0.19	6～9
盐杜仲		0.12～0.23	6～10
续断		0.19～0.37	9～15
川牛膝（酒蒸）		0.19～0.37	5～10
苍术		0.19～0.37	3～9
盐小茴香		0.05～0.09	3～6
木香		0.03～0.07	3～6
丁香		0.03～0.07	1～3
母丁香		0.03～0.07	1～3
乳香（制）		0.05～0.09	3～5[2]
茯苓		0.29～0.58	10～15
土茯苓		0.19～0.37	15～60
龟甲（制）		0.29～0.58	9～24

参考标准：

［1］甘肃省中药炮制规范（2009年版）

［2］上海市中药饮片炮制规范（2018年版）

纯阳正气丸

Chunyang Zhengqi Wan

【处方】 广藿香 100g　姜半夏 100g
木香 100g　陈皮 100g
丁香 100g　肉桂 100g
苍术 100g　白术 100g
茯苓 100g　朱砂 10g
硝石 10g　硼砂 6g
雄黄 6g　煅金礞石 4g
麝香 3g　冰片 3g

【制法】 以上十六味，除麝香、冰片、硝石外，朱砂、雄黄分别水飞成极细粉；其余广藿香等十一味粉碎成细粉。将麝香、冰片研细，与上述粉末配研，再将硝石研细后掺入，过筛，混匀。另取花椒50g，加水煎煮二次。取上述粉末，用花椒煎液泛丸，低温干燥，即得。

【功能与主治】 温中散寒。用于暑天感寒受湿，腹痛吐泻，胸膈胀满，头痛恶寒，肢体酸重。

【用法与用量】 口服。一次1.5～3g，一日1～2次。

【注意】 孕妇禁用。

【剂量推算】

处方	成药日用量，g	推算饮片日生药量，g	《药典》饮片日用量，g
广藿香	1.5～6	0.16～0.64	3～10
姜半夏		0.16～0.64	3～9
木香		0.16～0.64	3～6
陈皮		0.16～0.64	3～10
丁香		0.16～0.64	1～3
肉桂		0.16～0.64	1～5
苍术		0.16～0.64	3～9
白术		0.16～0.64	6～12
茯苓		0.16～0.64	10～15
朱砂		0.016～0.064	0.1～0.5
硝石		0.016～0.064	1.5～3[1]
硼砂		0.01～0.038	1.5～3[2]
雄黄		0.01～0.038	0.05～0.1
煅金礞石		0.006～0.025	3～6
麝香		0.005～0.019	0.03-0.1
冰片		0.005～0.019	0.15～0.3

参考标准：

［1］湖北省中药材质量标准（2018年版）

［2］甘肃省中药材标准（2020年版）

驴胶补血颗粒

Lüjiao Buxue Keli

【处方】 阿胶 108g　黄芪 90g
党参 90g　熟地黄 60g
白术 45g　当归 30g

【制法】 以上六味，取阿胶粉碎，当归、白术进行蒸馏，收集蒸馏液备用；残渣与黄芪、党参、熟地黄加水煎煮三次，第一次 1.5 小时，第二、三次各 1 小时，滤过，合并滤液并浓缩至相对密度为 1.15～1.20（60～70℃）的清膏，冷却后，加乙醇使含醇量为 50%～55%，搅匀，冷却，静置，滤过，滤液回收乙醇，浓缩至相对密度约为 1.25（75～80℃）的稠膏，加入甜菊素 0.4g、阿胶粉与糊精适量混匀，用上述蒸馏液制粒，或与甜菊素 0.4g 、阿胶粉、蒸馏液及适量糊精一起制粒，干燥，制成颗粒 400g（无蔗糖）；或加入阿胶粉与蔗糖粉适量混匀，用上述蒸馏液制粒，干燥，制成 1000g，即得。

【功能与主治】 补血，益气，调经。用于久病气血两虚所致的体虚乏力、面黄肌瘦、头晕目眩、月经过少、闭经。

【用法与用量】 开水冲服。一次 1 袋，一日 2 次。

【规格】 （1）每袋装 20g （2）每袋装 8g（无蔗糖）

【剂量推算】

处方	成药 日用量，袋	推算饮片 日生药量，g	《药典》饮片 日用量，g
阿胶	2	4.32	3～9
黄芪		3.6	9～30
党参		3.6	9～30
熟地黄		2.4	9～15
白术		1.8	6～12
当归		1.2	6～12

青叶胆片

Qingyedan Pian

【处方】 青叶胆 1570g

【制法】 取青叶胆 70g，粉碎成细粉，另取青叶胆 1500g，粉碎成粗粉，加水煎煮二次，第一次 4 小时，第二次 3 小时，煎液滤过，滤液合并，减压浓缩成稠膏状，加入青叶胆细粉和适量的辅料，混匀，干燥，制成颗粒，干燥，压制成 1000 片，包糖衣，即得。

【功能与主治】 清肝利胆，清热利湿。用于黄疸尿赤，热淋涩痛。

【用法与用量】 口服。一次 4～5 片，一日 4 次。

【剂量推算】

处方	成药 日用量，片	推算饮片 日生药量，g	《药典》饮片 日用量，g
青叶胆	16～20	25.12～31.4	3～15

青果丸

Qingguo Wan

【处方】 青果 100g　金银花 100g
黄芩 100g　北豆根 100g
麦冬 100g　玄参 100g
白芍 100g　桔梗 100g

【制法】 以上八味，粉碎成细粉，过筛，混匀。每 100g 粉末用炼蜜 40～50g 加适量的水泛丸，干燥，用玉米朊包衣，晾干，制成水蜜丸；或每 100g 粉末加炼蜜 110～130g 制成大蜜丸，即得。

【功能与主治】 清热利咽，消肿止痛。用于肺胃蕴热所致的咽部红肿、咽痛、失音声哑、口干舌燥、干咳少痰。

【用法与用量】 口服。水蜜丸一次 8g，大蜜丸一次 2 丸，一日 2 次。

【注意】 忌食辛辣食物。

【规格】 （1）水蜜丸　每 10 丸重 1g （2）大蜜丸　每丸重 6g

【剂量推算】

处方	成药 日用量，g	推算饮片 日生药量，g	《药典》饮片 日用量，g
青果	水蜜丸：16 大蜜丸：24	1.30～1.43	5～10
金银花		1.30～1.43	6～15
黄芩		1.30～1.43	3～10
北豆根		1.30～1.43	3～9
麦冬		1.30～1.43	6～12
玄参		1.30～1.43	9～15
白芍		1.30～1.43	6～15
桔梗		1.30～1.43	3～10

青娥丸

Qing'e Wan

【处方】盐杜仲 480g　盐补骨脂 240g
核桃仁（炒）150g　大蒜 120g

【制法】以上四味，将大蒜蒸熟，干燥，与盐杜仲、盐补骨脂粉碎成细粉，过筛，再将核桃仁（炒）捣烂，与上述粉末掺研，过筛，混匀。每100g粉末用炼蜜20～30g加适量的水泛丸，干燥，制成水蜜丸；或加炼蜜50～70g制成大蜜丸，即得。

【功能与主治】补肾强腰。用于肾虚腰痛，起坐不利，膝软乏力。

【用法与用量】口服。水蜜丸一次6～9g，大蜜丸一次1丸，一日2～3次。

【规格】大蜜丸　每丸重9g

【剂量推算】

处方	成药日用量，g	推算饮片日生药量，g	《药典》饮片日用量，g
盐杜仲	水蜜丸:12～27 大蜜丸:18～27	4.48～10.91	6～10
盐补骨脂		2.24～5.45	6～10
核桃仁（炒）		1.40～3.41	6～9
大蒜		1.12～2.73	9～15

表实感冒颗粒

Biaoshi Ganmao Keli

【处方】紫苏叶 150g　葛根 150g
白芷 100g　麻黄 100g
防风 150g　桔梗 100g
桂枝 150g　甘草 100g
陈皮 100g　生姜 83.3g
炒苦杏仁 100g

【制法】以上十一味，加水煎煮二次，第一次1.5小时，第二次1小时，合并煎液，滤过，滤液静置24小时，取上清液，浓缩至相对密度为1.18～1.23（50℃）的清膏，加入糊精、蔗糖粉适量，制成颗粒，干燥，制成1000g；或加入糊精、阿司帕坦适量，制成颗粒，干燥，制成500g，即得。

【功能与主治】发汗解表，祛风散寒。用于感冒风寒表实证，症见恶寒重发热轻、无汗、头项强痛、鼻流清涕、咳嗽、痰白稀。

【用法与用量】开水冲服。一次1～2袋，一日3次；儿童酌减。

【注意】高血压、心脏病患者慎服。

【规格】（1）每袋装10g　（2）每袋装5g（无蔗糖）

【剂量推算】

处方	成药日用量，袋	推算饮片日生药量，g	《药典》饮片日用量，g
紫苏叶	3～6	4.5～9	5～10
葛根		4.5～9	10～15
白芷		3～6	3～10
麻黄		3～6	2～10
防风		4.5～9	5～10
桔梗		3～6	3～10
桂枝		4.5～9	3～10
甘草		3～6	2～10
陈皮		3～6	3～10
生姜		2.5～5	3～10
炒苦杏仁		3～6	5～10

表虚感冒颗粒

Biaoxu Ganmao Keli

【处方】桂枝 225g　葛根 225g
白芍 225g　炒苦杏仁 225g
生姜 75g　大枣 150g

【制法】以上六味，加水煎煮二次，滤过，合并滤液，静置24小时，取上清液浓缩至适量，加入蔗糖、糊精适量，制成颗粒，干燥，制成1000g，即得。

【功能与主治】散风解肌，和营退热。用于感冒风寒表虚证，症见发热恶风、有汗、头痛项强、咳嗽痰白、鼻鸣干呕、苔薄白、脉浮缓。

【用法与用量】开水冲服。一次1～2袋，一日2～3次。

【注意】（1）服药后多饮热开水或热粥，覆被保暖，取微汗，不可发大汗，慎防重感。（2）忌食生冷、油腻。

【规格】每袋装10g

【剂量推算】

处方	成药 日用量，g	推算饮片 日生药量，g	《药典》饮片 日用量，g
桂枝	20～60	4.5～13.5	3～10
葛根		4.5～13.5	10～15
白芍		4.5～13.5	6～15
炒苦杏仁		4.5～13.5	5～10
生姜		1.5～4.5	3～10
大枣		3～9	6～15

苦甘颗粒

Kugan Keli

【处方】 麻黄 250g　薄荷 208g
蝉蜕 208g　金银花 625g
黄芩 500g　苦杏仁 375g
桔梗 250g　浙贝母 250g
甘草 208g

【制法】 以上九味，薄荷用水蒸气蒸馏提取挥发油，蒸馏 1 小时，收集挥发油，蒸馏后的水溶液另器收集；药渣与其余麻黄等八味，加水煎煮二次，每次 1 小时，合并煎液，与上述水溶液合并，滤过，滤液浓缩至相对密度为 1.18～1.20（90℃）的清膏。加入蔗糖和糊精（1:1）适量，混匀，制粒，干燥，喷入上述挥发油，混匀，制成 1000g；或加入蔗糖和糊精（1:1）适量及阿司帕坦 6g，混匀，制粒，干燥，喷入上述挥发油，混匀，制成 1000g（甜味型），即得。

【功能与主治】 疏风清热，宣肺化痰，止咳平喘。用于风热感冒及风温肺热引起的恶风、发热、头痛、咽痛、咳嗽、咳痰、气喘；上呼吸道感染、流行性感冒、急性气管-支气管炎见上述证候者。

【用法与用量】 开水冲服。一次 8g，一日 3 次，小儿酌减或遵医嘱。

【规格】 （1）每袋装 4g （2）每袋装 4g（甜味型）

【剂量推算】

处方	成药 日用量，g	推算饮片 日生药量，g	《药典》饮片 日用量，g
麻黄	24	6	2～10
薄荷		5	3～6
蝉蜕		5	3～6
金银花		15	6～15

续表

处方	成药 日用量，g	推算饮片 日生药量，g	《药典》饮片 日用量，g
黄芩	24	12	3～10
苦杏仁		9	5～10
桔梗		6	3～10
浙贝母		6	5～10
甘草		5	2～10

苦参片

Kushen Pian

【处方】 苦参 1000g

【制法】 苦参 167g，粉碎成细粉，过筛，混匀。其余苦参 833g，加水煎煮二次，第一次 3 小时，第二次 2 小时，煎液滤过，合并滤液，浓缩成稠膏，与上述细粉混匀，干燥，粉碎，过筛，制成颗粒，或加入淀粉适量，混匀，制成颗粒，压制成 1000 片，包糖衣或薄膜衣，即得。

【功能与主治】 清热燥湿，杀虫。用于湿热蕴蓄下焦所致之痢疾，肠炎，热淋及阴肿阴痒，湿疹，湿疮等。

【用法与用量】 口服。一次 4～6 片，一日 3 次。

【规格】 薄膜衣片　每片重（1）0.25g （2）0.35g （3）0.4g

糖衣片　片心重（1）0.25g （2）0.30g （3）0.32g

【剂量推算】

处方	成药 日用量，片	推算饮片 日生药量，g	《药典》饮片 日用量，g
苦参	12～18	12～18	4.5～9

坤宁口服液

Kunning Koufuye

【处方】 益母草 150g　当归 150g
赤芍 150g　丹参 150g
郁金 100g　牛膝 150g
枳壳 100g　木香 50g
荆芥炭 100g　姜炭 50g
茜草 100g

【制法】 以上十一味，当归、郁金、枳壳、木香加水蒸馏，收集蒸馏液400ml，冷藏备用，蒸馏后的水溶液另器收集。药渣与其余益母草等七味加水浸泡2.5小时后，加水煎煮三次，第一次2小时，第二次1.5小时，第三次1小时，煎液与上述水溶液合并，滤过，浓缩至相对密度为1.14～1.16（80℃）的清膏，放冷，加乙醇使含醇量达65%，密闭，静置24小时，滤过，滤液减压回收乙醇，并浓缩至相对密度为1.18～1.20（60℃）的清膏，加入上述蒸馏液、单糖浆200ml以及苯甲酸钠3g，加水至1000ml，调pH值至4.5，搅匀，静置过夜，滤过，灌封，灭菌，即得。

【功能与主治】 活血行气，止血调经。用于气滞血瘀所致的妇女月经过多，经期延长。

【用法与用量】 经期或阴道出血期间服用。口服。一次20ml，一日3次。

【注意】 急性大出血者慎用。

【规格】 每支装10ml

【剂量推算】

处方	成药日用量，ml	推算饮片日生药量，g	《药典》饮片日用量，g
益母草	60	9	9～30
当归		9	6～12
赤芍		9	6～12
丹参		9	10～15
郁金		6	3～10
牛膝		9	5～12
枳壳		6	3～10
木香		3	3～6
荆芥炭		6	5～10
姜炭		3	3～9
茜草		6	6～10

坤宝丸

Kunbao Wan

【处方】 酒女贞子 30g　覆盆子 20g
菟丝子 20g　枸杞子 20g
制何首乌 20g　龟甲 15g
地骨皮 30g　南沙参 30g
麦冬 20g　炒酸枣仁 10g
地黄 30g　白芍 60g
赤芍 30g　当归 20g
鸡血藤 60g　珍珠母 60g
石斛 30g　菊花 30g
墨旱莲 40g　桑叶 20g
白薇 30g　知母 30g
黄芩 30g

【制法】 以上二十三味，粉碎成细粉，过筛，混匀，每100g粉末加炼蜜55～60g及水适量，制丸。低温干燥，即得。

【功能与主治】 滋补肝肾，养血安神。用于肝肾阴虚所致绝经前后诸证，症见烘热汗出、心烦易怒、少寐健忘、头晕耳鸣、口渴咽干、四肢痠楚；更年期综合征见上述证候者。

【用法与用量】 口服。一次50丸，一日2次；连续服用2个月或遵医嘱。

【规格】 每100丸重10g

【剂量推算】

处方	成药日用量，g	推算饮片日生药量，g	《药典》饮片日用量，g
酒女贞子	10	0.27～0.28	6～12
覆盆子		0.18～0.19	6～12
菟丝子		0.18～0.19	6～12
枸杞子		0.18～0.19	6～12
制何首乌		0.18～0.19	6～12
龟甲		0.137～0.141	9～24
地骨皮		0.27～0.28	9～15
南沙参		0.27～0.28	9～15
麦冬		0.18～0.19	6～12
炒酸枣仁		0.091～0.094	10～15
地黄		0.27～0.28	10～15
白芍		0.55～0.57	6～15
赤芍		0.27～0.28	6～12
当归		0.18～0.19	6～12
鸡血藤		0.55～0.57	9～15
珍珠母		0.55～0.57	10～25
石斛		0.27～0.28	6～12
菊花		0.27～0.28	5～10
墨旱莲		0.36～0.38	6～12
桑叶		0.18～0.19	5～10
白薇		0.27～0.28	5～10
知母		0.27～0.28	6～12
黄芩		0.27～0.28	3～10

坤泰胶囊

Kuntai Jiaonang

【处方】 熟地黄 600g　黄连 300g
白芍 300g　黄芩 300g
阿胶 100g　茯苓 100g

【制法】 以上六味，茯苓、阿胶混合粉碎成细粉；黄芩加沸水煎煮二次，每次 1.5 小时，滤过，合并滤液；其余熟地黄等三味，加水浸泡过夜后，煎煮二次，每次 1.5 小时，滤过，滤液与上述滤液合并，浓缩至相对密度为 1.10（70℃）的清膏，喷雾干燥，得干膏粉，与上述细粉混匀，装入胶囊，制成 1000 粒，即得。

【功能与主治】 滋阴清热，安神除烦。用于绝经期前后诸证阴虚火旺者，症见潮热面红、自汗盗汗、心烦不宁、失眠多梦、头晕耳鸣、腰膝酸软、手足心热；妇女卵巢功能衰退更年期综合征见上述证候者。

【用法与用量】 口服。一次 4 粒，一日 3 次，2～4 周为一疗程，或遵医嘱。

【规格】 每粒装 0.5g

【剂量推算】

处方	成药日用量，粒	推算饮片日生药量，g	《药典》饮片日用量，g
熟地黄	12	7.2	9～15
黄连		3.6	2～5
白芍		3.6	6～15
黄芩		3.6	3～10
阿胶		1.2	3～9
茯苓		1.2	10～15

枇杷止咳软胶囊

Pipa Zhike Ruanjiaonang

【处方】 枇杷叶 342g　百部 75g
罂粟壳 250g　白前 45g
桑白皮 30g　桔梗 28.5g
薄荷脑 0.8g

【制法】 以上七味，除薄荷脑外，其余枇杷叶等六味，加水煎煮二次，每次 3 小时，合并煎液，滤过，静置 12 小时，滤过，滤液浓缩成膏状，干燥，粉碎成细粉，将薄荷脑细粉逐渐加到聚乙二醇 400 中，均质，混匀，制成软胶囊 1000 粒，即得。

【功能与主治】 止咳化痰。用于痰热蕴肺所致的咳嗽、咯痰；支气管炎见上述证候者。

【用法与用星】 口服。一次 2 粒，一日 3 次。

【规格】 每粒装 0.55g

【剂量推算】

处方	成药日用量，粒	推算饮片日生药量，g	《药典》饮片日用量，g
枇杷叶	6	2.05	6～10
百部		0.45	3～9
罂粟壳		1.50	3～6
白前		0.27	3～10
桑白皮		0.18	6～12
桔梗		0.17	3～10
薄荷脑		0.0048	0.02～0.1[1]

参考标准：

[1] 中国药典（2005 年版）一部

枇杷止咳胶囊

Pipa Zhike Jiaonang

【处方】 枇杷叶 342g　罂粟壳 250g
百部 75g　白前 45g
桑白皮 30g　桔梗 29g
薄荷脑 0.8g

【制法】 以上七味，除薄荷脑外，其余枇杷叶等六味，加水煎煮二次，每次 3 小时，滤过，合并滤液，浓缩成稠膏状，加入适量淀粉，混匀，干燥，粉碎，过筛；另取薄荷脑，用少量乙醇溶解后喷入，混匀，装入胶囊，制成 1000 粒，即得。

【功能与主治】 止咳化痰。用于痰热蕴肺所致的咳嗽、咯痰；支气管炎见上述证候者。

【用法与用量】 口服。一次 2 粒，一日 3 次；小儿酌减。

【规格】 每粒装 0.25g

【剂量推算】

处方	成药日用量，粒	推算饮片日生药量，g	《药典》饮片日用量，g
枇杷叶	6	2.05	6～10
罂粟壳		0.45	3～6
百部		1.50	3～9

续表

处方	成药 日用量，粒	推算饮片 日生药量，g	《药典》饮片 日用量，g
白前	6	0.27	3～10
桑白皮		0.18	6～12
桔梗		0.17	3～10
薄荷脑		0.0048	0.02～0.1[1]

参考标准：

［1］中国药典（2005年版）一部

枇杷止咳颗粒

Pipa Zhike Keli

【处方】枇杷叶 228g　罂粟壳 167g

百部 50g　白前 30g

桑白皮 20g　桔梗 19g

薄荷脑 0.53g

【制法】以上七味，除薄荷脑外，其余枇杷叶等六味，加水煎煮二次，每次2小时，滤过，合并滤液，滤液浓缩至适量，加入蔗糖粉，混匀，制粒，干燥；另取薄荷脑，用少量乙醇溶解后喷入，混匀，制成1000g，即得。

【功能与主治】止嗽化痰。用于痰热蕴肺所致的咳嗽、咯痰；支气管炎见上述证候者。

【用法与用量】开水冲服。一次1袋，一日3次；小儿酌减。

【规格】每袋装3g

【剂量推算】

处方	成药 日用量，g	推算饮片 日生药量，g	《药典》饮片 日用量，g
枇杷叶	9	2.05	6～10
罂粟壳		0.45	3～6
百部		1.50	3～9
白前		0.27	3～10
桑白皮		0.18	6～12
桔梗		0.17	3～10
薄荷脑		0.0048	0.02～0.1[1]

参考标准：

［1］中国药典（2005年版）一部

板蓝大青片

Banlan Daqing Pian

【处方】板蓝根 1500g　大青叶 2250g

【制法】以上二味，加水煎煮二次，第一次2小时，第二次1小时，煎液滤过，滤液合并，减压浓缩至相对密度为1.05～1.10（60℃）的清膏，喷雾干燥得浸膏粉，加糊精70g，制成颗粒，干燥，压制成1000片，包薄膜衣，即得。

【功能与主治】清热解毒，凉血消肿。用于流行性乙型脑炎、流感、流行性腮腺炎、传染性肝炎及麻疹等病毒性疾病见热毒内盛证候者。

【用法与用量】口服。一次4片，一日3次。预防流感、乙脑，一日4片，连服5日。

【规格】每片重0.45g

【剂量推算】

处方	成药 日用量，片	推算饮片 日生药量，g	《药典》饮片 日用量，g
板蓝根	4～12	6～18	9～15
大青叶		9～27	9～15

板蓝根茶

Banlangen Cha

【处方】板蓝根 1400g

【制法】取板蓝根，加水煎煮二次，第一次2小时，第二次1小时，合并煎液，滤过，滤液浓缩至相对密度为1.20（50℃），加乙醇使含醇量为60%，静置使沉淀，取上清液，回收乙醇并浓缩至适量，加入适量的蔗糖和糊精，压制成100块，干燥，即得。

【功能与主治】清热解毒，凉血利咽。用于肺胃热盛所致的咽喉肿痛、口咽干燥、腮部肿胀；急性扁桃体炎、腮腺炎见上述证候者。

【用法与用量】开水冲服。一次1块，一日3次。

【规格】（1）每块重10g　（2）每块重15g

【剂量推算】

处方	成药 日用量，块	推算饮片 日生药量，g	《药典》饮片 日用量，g
板蓝根	3	42	9～15

板蓝根颗粒

Banlangen Keli

【处方】 板蓝根 1400g

【制法】 取板蓝根，加水煎煮二次，第一次 2 小时，第二次 1 小时，煎液滤过，滤液合并，浓缩至相对密度约为 1.20（50℃）的清膏，加乙醇使含醇量达 60%，静置使沉淀，取上清液，回收乙醇并浓缩至适量，加入适量的蔗糖粉和糊精，制成颗粒，干燥，制成 1000g〔规格（1）、规格（2）〕或 800g〔规格（3）〕；或加入适量的糊精、或适量的糊精和甜味剂，制成颗粒，干燥，制成 600g〔规格（4）〕；或回收乙醇并浓缩至相对密度约为 1.25(60～65℃）的清膏，干燥，取干膏，加入适量的甜味剂，制成颗粒，干燥，制成 500g〔规格（5）〕；或回收乙醇并浓缩至相对密度约为 1.10（50℃）的清膏，喷雾干燥，取干浸膏粉，加入适量的麦芽糊精、糊精和甜菊素，混匀，制成颗粒，干燥，制成 360g〔规格（6）〕；或回收乙醇并浓缩至相对密度为 1.32～1.35（60℃），干燥，粉碎，加入适量的淀粉及湿润剂，混匀，制成颗粒，干燥，制成 200g〔规格（7）〕，即得。

【功能与主治】 清热解毒，凉血利咽。用于肺胃热盛所致的咽喉肿痛、口咽干燥、腮部肿胀；急性扁桃体炎、腮腺炎见上述证候者。

【用法与用量】 开水冲服。一次 5～10g〔规格（1）、规格（2）〕，或一次 1～2 袋〔规格（3）、规格（4）、规格（5）、规格（6）、规格（7）〕，一日 3～4 次。

【规格】 （1）每袋装 5g（相当于饮片 7g）（2）每袋装 10g（相当于饮片 14g）（3）每袋装 4g（相当于饮片 7g）（4）每袋装 3g（无蔗糖，相当于饮片 7g）（5）每袋装 2.5g（无蔗糖，相当于饮片 7g）（6）每袋装 1.8g（无蔗糖，相当于饮片 7g）（7）每袋装 1g（无蔗糖，相当于饮片 7g）

【剂量推算】

处方	成药 日用量	推算饮片 日生药量，g	《药典》饮片 日用量，g
板蓝根	规格（1）、规格（2）：15～40g 规格（3）～规格（7）：3～8 袋	21～56	9～15

松龄血脉康胶囊

Songling Xuemaikang Jiaonang

【处方】 鲜松叶 3600g 葛根 600g
珍珠层粉 90g

【制法】 以上三味，鲜松叶、葛根加水煎煮二次，煎液滤过，滤液合并，浓缩至适量，喷雾干燥，加入珍珠层粉和适量的淀粉、滑石粉和硬脂酸镁，混匀，装入胶囊，制成 1000 粒，即得。

【功能与主治】 平肝潜阳，镇心安神。用于肝阳上亢所致的头痛、眩晕、急躁易怒、心悸、失眠；高血压病及原发性高脂血症见上述证候者。

【用法与用量】 口服。一次 3 粒，一日 3 次，或遵医嘱。

【规格】 每粒装 0.5g

【剂量推算】

处方	成药 日用量，粒	推算饮片 日生药量，g	《药典》饮片 日用量，g
鲜松叶	9	32.4	4.5～9[1]
葛根		5.4	10～15
珍珠层粉		0.81	3～6[2] 3～30[3]

参考标准：

［1］四川省藏药材标准（2014 年版）
［2］湖南中药饮片炮制规范（2010 年版）
［3］福建省中药饮片炮制规范（2012 年版）

刺五加片

Ciwujia Pian

【处方】 刺五加浸膏 150g

【制法】 取刺五加浸膏，加淀粉、硬脂酸镁及其他辅料适量，混匀，制成颗粒，干燥，压制成 1000 片，包糖衣或薄膜衣，即得。

【功能与主治】 益气健脾，补肾安神。用于脾肾阳虚，体虚乏力，食欲不振，腰膝酸痛，失眠多梦。

【用法与用量】 口服。一次 2～3 片，一日 2 次。

【规格】 薄膜衣片 每片重（1）0.25g（2）0.31g 糖衣片（片心重 0.25g）

【剂量推算】

处方	成药日用量，片	推算饮片日生药量，g	《药典》饮片日用量，g
刺五加浸膏	4～6	0.6～0.9	0.9～1.35[1]

参考标准：

［1］中国药典（2005年版）一部

刺五加胶囊

Ciwujia Jiaonang

【处方】刺五加浸膏 150g

【制法】取刺五加浸膏，加碳酸钙及淀粉适量，混匀，干燥，粉碎，过筛，装入胶囊，制成1000粒，即得。

【功能与主治】益气健脾，补肾安神。用于脾肾阳虚，体虚乏力，食欲不振，腰膝酸痛，失眠多梦。

【用法与用量】口服。一次2～3粒，一日3次。

【规格】每粒装0.25g

【剂量推算】

处方	成药日用量，粒	推算饮片日生药量，g	《药典》饮片日用量，g
刺五加浸膏	6～9	0.9～1.35	0.9～1.35[1]

参考标准：

［1］中国药典（2005年版）一部

刺五加颗粒

Ciwujia Keli

【处方】刺五加浸膏 50g

【制法】取刺五加浸膏，加稀乙醇适量溶解。另取糊精40g及蔗糖适量混匀，加入上述稀醇溶液，充分搅拌，制粒，干燥，制成1000g，即得。

【功能与主治】益气健脾，补肾安神。用于脾肾阳虚，体虚乏力，食欲不振，腰膝酸痛，失眠多梦。

【用法与用量】开水冲服。一次10g，一日2～3次。

【规格】（1）每袋装10g　（2）每瓶装100g

【剂量推算】

处方	成药日用量，g	推算饮片日生药量，g	《药典》饮片日用量，g
刺五加浸膏	20～30	1～1.5	0.9～1.35[1]

参考标准：

［1］中国药典（2005年版）一部

刺五加脑灵合剂

CiwujiaNaolingHeji

【处方】刺五加浸膏 25g　五味子流浸膏 25ml

【制法】以上两味，取刺五加浸膏温热，加适量水稀释，加入五味子流浸膏，搅匀，加乙醇适量，搅匀，静置24小时，取上清液，滤过，回收乙醇至无醇味，加入炼蜜300g，苯甲酸钠3g，加水适量至1000ml，搅匀，调节pH值至4.3～4.4，静置，滤过，灌装，在105℃加热30分钟，即得。

【功能与主治】健脾补肾，宁心安神。用于心脾两虚、脾肾不足所致的心神不宁、失眠多梦、健忘、倦怠乏力、食欲不振。

【用法与用量】口服。一次10ml，一日2次。

【规格】（1）每瓶装10ml　（2）每瓶装100ml

【剂量推算】

处方	成药日用量，ml	推算饮片日生药量，g	《药典》饮片日用量，g
刺五加浸膏	20	0.5	0.9～1.35[1]
五味子		0.5	2～6[2]

参考标准：

［1］中国药典（2005年版）一部
［2］根据药典制法，1ml五味子流浸膏相当于原药材1g，故处方用量推算以饮片计。

枣仁安神胶囊

Zaorenanshen Jiaonang

【处方】炒酸枣仁 1425g　丹参 285g
醋五味子 285g

【制法】以上三味，加75%乙醇回流提取2小时，滤过，滤液备用；药渣加60%乙醇回流1小时，滤过，与上述滤液合并，滤液回收乙醇并浓缩至相对密度为1.30（60℃）的稠膏，备用；药渣再加水煎煮二次，第一次2小时，第二次1小时，滤过，合并滤液，滤液浓缩至相对密度为1.30（60℃）的稠膏，加入上述稠膏，浓缩至相对密度为1.40（60℃）的稠膏，加淀粉适量，混匀，制成颗粒，干燥，装入胶囊，制成1000

粒，即得。

【功能与主治】养血安神。用于心血不足所致的失眠、健忘、心烦、头晕；神经衰弱症见上述证候者。

【用法与用量】口服。一次 5 粒，一日 1 次，临睡前服用。

【注意】孕妇慎用。

【规格】每粒装 0.45g

【剂量推算】

处方	成药日用量，粒	推算饮片日生药量，g	《药典》饮片日用量，g
炒酸枣仁	5	7.13	10～15
丹参		1.43	10～15
醋五味子		1.43	2～6

枣仁安神颗粒

Zaorenanshen Keli

【处方】炒酸枣仁 1425g　丹参 285g
醋五味子 285g

【制法】以上三味，加水煎煮二次，每次 2 小时，合并煎液，滤过，滤液浓缩至相对密度为 1.05～1.20 的清膏，加糊精适量，混匀，制成颗粒，干燥，制成 1000g，即得

【功能与主治】养血安神。用于心血不足所致的失眠、健忘、心烦、头晕；神经衰弱症见上述证候者。

【用法与用量】开水冲服。一次 1 袋，一日 1 次，临睡前服用。

【注意】孕妇慎用。

【规格】每袋装 5g

【剂量推算】

处方	成药日用量，g	推算饮片日生药量，g	《药典》饮片日用量，g
炒酸枣仁	5	7.13	10～15
丹参		1.43	10～15
醋五味子		1.43	2～6

郁金银屑片

Yujin Yinxie Pian

【处方】秦艽 30g　当归 30g
石菖蒲 30g　关黄柏 30g
香附（酒炙）30g　郁金（醋炙）30g
醋莪术 30g　雄黄 30g
马钱子粉 30g　皂角刺 30g
桃仁 30g　红花 30g
乳香（醋炙）30g　硇砂 12g
玄明粉 18g　大黄 18g
土鳖虫 36g　青黛 24g
木鳖子 24g

【制法】以上十九味，郁金（醋炙）、醋莪术、香附（酒炙）、玄明粉、硇砂、乳香（醋炙）粉碎成细粉；雄黄水飞成极细粉；雄黄极细粉、马钱子粉与上述细粉配研均匀；秦艽、当归、石菖蒲、关黄柏、青黛粉碎成中粉，用 70%乙醇作溶剂，浸渍 24 小时后进行渗漉，取初漉液 120ml 备用，其余渗漉液回收乙醇后浓缩成稠膏；其他皂角刺等六味加水煎煮三次，第一次 3 小时，第二次 2 小时，第三次 1 小时，滤过，合并滤液，浓缩成稠膏，与上述稠膏及细粉混匀。干燥，粉碎，过筛，用上述备用初漉液制粒，干燥，压制成 1000 片，包糖衣或薄膜衣，即得。

【功能与主治】疏通气血，软坚消积，清热解毒，燥湿杀虫。用于银屑病（牛皮癣）。

【用法与用量】口服。一次 3～6 片，一日 2～3 次。

【注意】在专科医生指导下应用。

【规格】（1）薄膜衣片　每片重 0.28g　（2）糖衣片（片心重 0.24g）

【剂量推算】

处方	成药日用量，片	推算饮片日生药量，g	《药典》饮片日用量，g
秦艽	6～18	0.18～0.54	3～10
当归		0.18～0.54	6～12
石菖蒲		0.18～0.54	3～10
关黄柏		0.18～0.54	3～12
香附（酒炙）		0.18～0.54	6～10
郁金（醋炙）		0.18～0.54	3～9[1]
醋莪术		0.18～0.54	6～9
雄黄		0.18～0.54	0.05～0.1
马钱子粉		0.18～0.54	0.3～0.6
皂角刺		0.18～0.54	3～10
桃仁		0.18～0.54	5～10
红花		0.18～0.54	3～10

续表

处方	成药日用量，片	推算饮片日生药量，g	《药典》饮片日用量，g
乳香（醋炙）	6～18	0.18～0.54	3～5
硇砂		0.07～0.22	0.3～1
玄明粉		0.11～0.32	3～9
大黄		0.11～0.32	3～15
土鳖虫		0.22～0.65	3～10
青黛		0.14～0.43	1～3
木鳖子		0.14～0.43	0.9～1.2

参考标准：

［1］云南省中药饮片标准（2005年版）第二册

抱龙丸

Baolong Wan

【处方】茯苓 50g　赤石脂 25g
广藿香 38g　法半夏 31g
陈皮 25g　厚朴 25g
薄荷 31g　紫苏叶 31g
僵蚕（姜炙）31g　山药 25g
天竺黄 38g　檀香 25g
白芷 25g　砂仁 25g
防风 31g　荆芥 38g
白附子 31g　独活 31g
白芍 25g　诃子（去核）25g
荜茇 25g　炒白术 38g
川芎（酒蒸）31g　木香 25g
朱砂 47g　天麻 25g
香附（四制）25g

【制法】以上二十七味，朱砂水飞成极细粉；其余茯苓等二十六味粉碎成细粉，与朱砂粉末配研，过筛，混匀。每100g粉末加炼蜜120～130g制成大蜜丸，即得。

【功能与主治】祛风化痰，健脾和胃。用于脾胃不和、风热痰内蕴所致的腹泻，症见食乳不化、恶心呕吐、大便稀、有不消化食物。

【用法与用量】口服。周岁以内一次1丸，一至二岁一次2丸，一日2～3次。

【规格】每丸重1.56g

【剂量推算】

处方	成药日用量，g	推算饮片日生药量，g	《药典》饮片日用量，g
茯苓	3.12～9.36	0.083～0.26	10～15
赤石脂		0.041～0.13	9～12
广藿香		0.063～0.2	3～10
法半夏		0.051～0.16	3～9
陈皮		0.041～0.13	3～10
厚朴		0.041～0.13	3～10
薄荷		0.051～0.16	3～6
紫苏叶		0.051～0.16	5～10
僵蚕（姜炙）		0.051～0.16	5～9[1]
山药		0.041～0.13	15～30
天竺黄		0.063～0.2	3～9
檀香		0.041～0.13	2～5
白芷		0.041～0.13	3～10
砂仁		0.041～0.13	3～6
防风		0.051～0.16	5～10
荆芥		0.063～0.2	5～10
白附子		0.051～0.16	3～6
独活		0.051～0.16	3～10
白芍		0.041～0.13	6～15
诃子（去核）		0.041～0.13	3～10
荜茇		0.04～0.13	1～3
炒白术		0.063～0.2	6～12
川芎（酒蒸）		0.051～0.16	3～10[2]
木香		0.041～0.13	3～6
朱砂		0.078～0.24	0.1～0.5
天麻		0.041～0.13	3～10
香附（四制）		0.041～0.13	6～10

参考标准：

［1］广东省中药饮片炮制规范第一册
［2］湖北省中药饮片炮制规范（2018年版）

拨云退翳丸

Boyun Tuiyi Wan

【处方】密蒙花 80g　蒺藜（盐炙）60g

菊花 20g 木贼 80g
蛇蜕 12g 蝉蜕 20g
荆芥穗 40g 蔓荆子 80g
薄荷 20g 当归 60g
川芎 60g 黄连 20g
地骨皮 40g 花椒 28g
楮实子 20g 天花粉 24g
甘草 12g

【制法】 以上十七味，粉碎成细粉，过筛，混匀。每100g粉末加炼蜜140～160g制成大蜜丸，即得。

【功能与主治】 散风清热，退翳明目。用于风热上扰所致的目翳外障、视物不清、隐痛流泪。

【用法与用量】 口服。一次1丸，一日2次。

【注意】 忌食辛辣食物。

【规格】 每丸重9g

【剂量推算】

处方	成药日用量，g	推算饮片日生药量，g	《药典》饮片日用量，g
密蒙花	18	0.82～0.89	3～9
蒺藜（盐炙）		0.61～0.67	6～10[1]
菊花		0.20～0.22	5～10
木贼		0.82～0.89	3～9
蛇蜕		0.12～0.13	2～3
蝉蜕		0.20～0.22	3～6
荆芥穗		0.41～0.44	5～10
蔓荆子		0.82～0.89	5～10
薄荷		0.20～0.22	3～6
当归		0.61～0.67	6～12
川芎		0.61～0.67	3～10
黄连		0.20～0.22	2～5
地骨皮		0.41～0.44	9～15
花椒		0.29～0.31	3～6
楮实子		0.20～0.22	6～12
天花粉		0.25～0.27	10～15
甘草		0.12～0.13	2～10

参考标准：
[1] 湖北省中药饮片炮制规范（2018年版）

软脉灵口服液

Ruan Mailing Koufuye

【处方】 熟地黄 80g 五味子 10g
枸杞子 80g 牛膝 40g
茯苓 40g 制何首乌 80g
白芍 40g 柏子仁 40g
远志 20g 炙黄芪 80g
陈皮 10g 淫羊藿 20g
当归 40g 川芎 40g
丹参 80g 人参 6g

【制法】 以上十六味，取当归、川芎、人参、陈皮、白芍、五味子、柏子仁七味加适量水，水蒸气蒸馏，收集馏液，备用；药渣与其余熟地黄等九味加水煎煮二次，煎液滤过，滤液合并，浓缩至适量，备用。浓缩液加蔗糖200g加热煮沸，再加入苯甲酸钠3g，羟苯乙酯0.5g使溶解，滤过，放冷，加入蒸馏液和水至1000ml，搅匀、灌封、灭菌，即得；或浓缩液加热煮沸，再加入苯甲酸钠3g，羟苯乙酯0.5g和阿司帕坦1.1g使溶解，滤过，放冷，加入蒸馏液和水至1000ml，搅匀、灌封、灭菌，即得（无蔗糖）。

【功能与主治】 滋补肝肾，益气活血。用于肝肾阴虚、气虚血瘀所致的头晕、失眠、胸闷、胸痛、心悸、气短、乏力；早期脑动脉硬化，冠心病，心肌炎，中风后遗症见上述证候者。

【用法与用量】 口服。一次10ml，一日3次，40天为一疗程。

【规格】 每支装10ml

【剂量推算】

处方	成药日用量，ml	推算饮片日生药量，g	《药典》饮片日用量，g
熟地黄	30	2.4	9～15
五味子		0.3	2～6
枸杞子		2.4	6～12
牛膝		1.2	5～12
茯苓		1.2	10～15
制何首乌		2.4	6～12
白芍		1.2	6～15
柏子仁		1.2	3～10
远志		0.6	3～10
炙黄芪		2.4	9～30

续表

处方	成药 日用量，ml	推算饮片 日生药量，g	《药典》饮片 日用量，g
陈皮	30	0.3	3～10
淫羊藿		0.6	6～10
当归		1.2	6～12
川芎		1.2	3～10
丹参		2.4	10～15
人参		0.18	3～9

齿痛消炎灵颗粒

Chitong Xiaoyanling Keli

【处方】 石膏 200g　荆芥 80g　防风 80g　青皮 100g　牡丹皮 100g　地黄 150g　青黛 100g　细辛 60g　白芷 50g　甘草 60g

【制法】 以上十味，取荆芥、细辛、白芷蒸馏提取挥发油，蒸馏后的水溶液另器保存；青黛用90%乙醇作溶剂，浸渍48小时后进行渗漉，渗漉液回收乙醇，并浓缩至适量；其余石膏等六味加水煎煮二次，每次1.5小时，煎液滤过，滤液合并，与上述水溶液及渗漉液合并，浓缩至适量，加入适量的蔗糖和糊精，制成颗粒，干燥，加入上述挥发油，混匀，制成1000g；或加入适量的糊精和甜菊素10g，制成颗粒，干燥，加入上述挥发油，混匀，制成500g（无蔗糖），即得。

【功能与主治】 疏风清热，凉血止痛。用于脾胃积热、风热上攻所致的头痛身热、口干口臭、便秘燥结、牙龈肿痛；急性齿根尖周炎、智齿冠周炎、急性牙龈（周）炎、急性牙髓炎见上述证候者。

【用法与用量】 开水冲服。一次1袋，一日3次，首次加倍。

【注意】 服药期间忌食酒和辛辣之物。

【规格】 每袋装（1）20g　（2）10g（无蔗糖）

【剂量推算】

处方	成药 日用量，袋	推算饮片 日生药量，g	《药典》饮片 日用量，g
石膏	3	12	15～60
荆芥		4.8	5～10
防风		4.8	5～10
青皮		6	3～10
牡丹皮		6	6～12
地黄		9	10～15
青黛		6	1～3
细辛		3.6	1～3
白芷		3	3～10
甘草		3.6	2～10

肾炎四味片

ShenyanSiwei Pian

【处方】 细梗胡枝子 2083g　黄芩 375g　石韦 500g　黄芪 500g

【制法】 以上四味，除黄芩外，其余三味分别加水煎煮二次，每次2小时，煎液滤过，滤液合并，浓缩至相对密度为1.20～1.25（60～65℃），加乙醇使含醇量为70%，搅匀，静置，取上清液回收乙醇，减压浓缩至稠膏状，干燥，粉碎；将黄芩粉碎成粗粉，加水，于80℃温浸三次，每次2小时，趁热滤过，滤液合并，加入15%明矾水溶液，搅拌，静置，滤过，滤渣用水洗至中性，于75℃干燥，粉碎。与上述细粉合并，加微晶纤维素30g，羧甲淀粉钠适量，制成颗粒，压制成1000片，包糖衣或薄膜衣；或压制成500片，包薄膜衣，即得。

【功能与主治】 清热利尿，补气健脾。用于湿热内蕴兼气虚所致的水肿，症见浮肿、腰痛、乏力、小便不利；慢性肾炎见上述证候者。

【用法与用量】 口服。一次8片〔规格（1）、规格（3）〕或一次4片〔规格（2）〕，一日3次。

【规格】 （1）每片重0.36g　（2）每片重0.70g　（3）糖衣片（片心重0.35g）

【剂量推算】

处方	成药 日用量，片	推算饮片 日生药量，g	《药典》饮片 日用量，g
细梗胡枝子	规格（1）：24 规格（2）：12	50	15～30[1]
黄芩		9	3～10
石韦		12	6～12
黄芪		12	9～30

参考标准：

［1］湖北省中药材质量标准（2018年版）

肾炎消肿片

Shenyan Xiaozhong Pian

【处方】 桂枝 129g　泽泻 129g　陈皮 129g　香加皮 129g　苍术 129g　茯苓 129g　姜皮 129g　大腹皮 129g　关黄柏 129g　椒目 86g　冬瓜皮 129g　益母草 129g

【制法】 以上十二味，茯苓粉碎成细粉；其余桂枝等十一味，加水煎煮二次，第一次2小时，第二次1.5小时，煎液滤过，滤液合并，浓缩成相对密度为1.25～1.30（60℃）的稠膏，加入上述细粉，混匀，减压干燥，粉碎，制粒，干燥，压制成1000片，包糖衣或薄膜衣；或压制成600片，包薄膜衣，即得。

【功能与主治】 健脾渗湿，通阳利水。用于脾虚气滞、水湿内停所致的水肿，症见肢体浮肿、晨起面肿甚、按之凹陷、身体重倦、尿少、脘腹胀满、舌苔白腻、脉沉缓；急、慢性肾炎见上述证候者。

【用法与用量】 口服。一次4～5片〔规格（1）、规格（3）〕或一次3片〔规格（2）〕，一日3次。

【注意】 孕妇禁服。

【规格】 （1）薄膜衣片　每片重0.34g　（2）薄膜衣片　每片重0.56g　（3）糖衣片（片心重0.32g）

【剂量推算】

处方	成药 日用量，片	推算饮片 日生药量，g	《药典》饮片 日用量，g
桂枝	规格（1）、规格（3）：12～15 规格（2）：9	1.55～1.94	3～10
泽泻		1.55～1.94	6～10
陈皮		1.55～1.94	3～10
香加皮		1.55～1.94	3～6
苍术		1.55～1.94	3～9
茯苓		1.55～1.94	10～15
姜皮		1.55～1.94	2.5～7.5[1]
大腹皮		1.55～1.94	5～10
关黄柏		1.55～1.94	3～12
椒目		1.03～1.29	2～5[1]
冬瓜皮		1.55～1.94	9～30
益母草		1.55～1.94	9～30

参考标准：

［1］辽宁省中药材标准第二册（2019年版）

肾炎舒片

Shenyanshu Pian

【处方】 苍术 125g　茯苓 150g　白茅根 125g　防己 75g　人参（去芦）50g　黄精 75g　菟丝子 75g　枸杞子 75g　金银花 125g　蒲公英 150g

【制法】 以上十味，取人参及部分苍术粉碎成细粉；剩余苍术与其余茯苓等八味加水煎煮二次，煎液滤过，滤液合并，浓缩至适量，干燥，粉碎，与上述细粉混匀，用乙醇制粒，干燥，加硬脂酸镁适量，混匀，制成颗粒，制成1000片，包糖衣或薄膜衣，即得。

【功能与主治】 益肾健脾，利水消肿。用于脾肾阳虚、水湿内停所致的水肿，症见浮肿、腰痛、乏力、怕冷、夜尿多；慢性肾炎见上述证候者。

【用法与用量】 口服。一次6片，一日3次。小儿酌减。

【规格】 （1）薄膜衣片　每片重0.27g　（2）糖衣片（片心重0.25g）

【剂量推算】

处方	成药 日用量，片	推算饮片 日生药量，g	《药典》饮片 日用量，g
苍术	18	2.25	3～9
茯苓		2.70	10～15
白茅根		2.25	9～30
防己		1.35	5～10
人参（去芦）		0.90	3～9
黄精		1.35	9～15
菟丝子		1.35	6～12
枸杞子		1.35	6～12
金银花		2.25	6～15
蒲公英		2.70	10～15

肾炎解热片

Shenyan Jiere Pian

【处方】 白茅根 450.45g　连翘 180.18g

荆芥 135.14g　炒苦杏仁 135.14g
陈皮 135.14g　大腹皮 135.14g
盐泽泻 135.14g　茯苓 135.14g
桂枝 45.04g　车前子（炒）135.14g
赤小豆 225.23g　石膏 225.23g
蒲公英 180.18g　蝉蜕 90.09g

【制法】 以上十四味，茯苓粉碎成细粉，过筛；其余白茅根等十三味加水煎煮两次，煎液滤过，滤液合并，浓缩成稠膏，加入茯苓细粉混匀，减压干燥，粉碎，制粒，加淀粉适量，混匀，压制成 1000 片，包糖衣或薄膜衣，或压制成 600 片，包薄膜衣，即得。

【功能与主治】 疏风解热，宣肺利水。用于风热犯肺所致的水肿，症见发热恶寒、头面浮肿、咽喉干痛、肢体痠痛、小便短赤、舌苔薄黄、脉浮数；急性肾炎见上述证候者。

【用法与用量】 口服。一次 4～5 片〔规格（1）、规格（3）〕，一次 3 片〔规格（2）〕，一日 3 次。

【规格】 （1）薄膜衣片　每片重 0.34g　（2）薄膜衣片　每片重 0.56g　（3）糖衣片（片心重 0.32g）

【剂量推算】

处方	成药日用量，片	推算饮片日生药量，g	《药典》饮片日用量，g
白茅根	规格（1）、规格（3）：12～15 规格（2）：9	5.41～6.76	9～30
连翘		2.16～2.70	6～15
荆芥		1.62～2.03	5～10
炒苦杏仁		1.62～2.03	5～10
陈皮		1.62～2.03	3～10
大腹皮		1.62～2.03	5～10
盐泽泻		1.62～2.03	6～10
茯苓		1.62～2.03	10～15
桂枝		0.54～0.68	3～10
车前子（炒）		1.62～2.03	9～15
赤小豆		2.70～3.38	9～30
石膏		2.70～3.38	15～60
蒲公英		2.16～2.70	10～15
蝉蜕		1.08～1.35	3～6

肾炎康复片

Shenyan Kangfu Pian

【处方】 西洋参 17.4g　人参 5.8g
地黄 58.1g　盐杜仲 34.9g
山药 58.1g　白花蛇舌草 29.1g
黑豆 58.1g　土茯苓 58.1g
益母草 58.1g　丹参 29.1g
泽泻 29.1g　白茅根 87.2g
桔梗 58.1g

【制法】 以上十三味，西洋参、人参、山药、土茯苓、丹参、桔梗粉碎成细粉，其余地黄等七味加水煎煮二次，合并煎液，滤过，滤液浓缩成稠膏，加入上述西洋参等细粉及糊精适量，混匀，制成颗粒，干燥，压制成 1000 片，包糖衣，或压制成 625 片，包薄膜衣，即得。

【功能与主治】 益气养阴，健脾补肾，清解余毒。用于气阴两虚，脾肾不足，水湿内停所致的水肿，症见神疲乏力，腰膝酸软，面目、四肢浮肿，头晕耳鸣；慢性肾炎、蛋白尿、血尿见上述证候者。

【用法与用量】 口服。一次 8 片〔规格（1）〕或一次 5 片〔规格（2）〕，一日 3 次；小儿酌减或遵医嘱。

【注意】 孕妇禁服；急性肾炎水肿不宜。

【规格】 （1）糖衣片（片心重 0.3g）　（2）薄膜衣片　每片重 0.48g

【剂量推算】

处方	成药日用量	推算饮片日生药量，g	《药典》饮片日用量，g
西洋参	规格（1）：24 片 规格（2）：15 片	0.42	3～6
人参		0.14	3～9
地黄		1.39	10～15
盐杜仲		0.84	6～10
山药		1.39	15～30
白花蛇舌草		0.70	15～30（～60）g[1] 15～60[2] 15～30[3] 30～60[4] 9～15[5~6]
黑豆		1.39	9～30
土茯苓		1.39	15～60
益母草		1.39	9～30
丹参		0.70	10～15
泽泻		0.70	6～10
白茅根		2.09	9～30
桔梗		1.39	3～10

参考标准：

［1］江苏省中药饮片炮制规范（2019年版）（第一册）

［2］吉林省中药饮片炮制规范（2020年版）

［3］安徽省中药饮片炮制规范（第三版）（2019年版）

［4］宁夏中药饮片炮制规范（2017年版）

［5］天津市中药饮片炮制规范（2018年版）

［6］上海市中药饮片炮制规范（2018年版）

肾宝合剂

Shenbao Heji

【处方】蛇床子 28g　川芎 28.3g
菟丝子 66g　补骨脂 28.5g
茯苓 30g　红参 20g
小茴香 14.4g　五味子 36g
金樱子 94.6g　白术 14.2g
当归 46.8g　覆盆子 32.9g
制何首乌 74.4g　车前子 16.5g
熟地黄 94g　枸杞子 66g
山药 46.3g　淫羊藿 94.6g
胡芦巴 94g　黄芪 51.4g
肉苁蓉 47.3g　炙甘草 14.2g

【制法】以上二十二味，蛇床子、淫羊藿、当归、川芎、小茴香粉碎成粗粉，用70%乙醇作溶剂，浸渍48小时后渗漉，收集渗漉液，回收乙醇减压浓缩至相对密度为1.10～1.15（60℃）的清膏，滤过，滤液备用；红参粉碎成粗粉，用20%乙醇作溶剂，浸渍8小时后，加热回流提取二次，每次2小时，合并提取液，滤过，滤液回收乙醇，浓缩至生药量的二分之一，备用；其余覆盆子等十六味，与上述红参药渣，加水煎煮二次，每次2小时，合并煎液，滤过，滤液浓缩至稠膏，加三倍量乙醇沉淀48小时，取上清液回收乙醇，浓缩至相对密度为1.10～1.15（60℃）的清膏，与蛇床子等清膏合并，加入蔗糖200g，煮沸15分钟，滤过，滤液中加入红参药液和苯甲酸钠1g，羟苯乙酯0.5g，加水至1000ml，搅匀，滤过，即得。

【功能与主治】温补肾阳，固精益气。用于肾阳亏虚、精气不足所致的阳痿遗精、腰腿酸痛、精神不振、夜尿频多、畏寒怕冷、月经过多，白带清稀。

【用法与用量】口服。一次10～20ml，一日3次。

【注意】感冒发热期停服。

【规格】（1）每支装10ml　（2）每瓶装100ml　（3）每瓶装150ml　（4）每瓶装200ml

【剂量推算】

处方	成药日用量，ml	推算饮片日生药量，g	《药典》饮片日用量，g
蛇床子	30～60	0.84～1.68	3～10
川芎		0.85～1.70	3～10
菟丝子		1.98～3.96	6～12
补骨脂		0.86～1.71	6～10
茯苓		0.90～1.80	10～15
红参		0.60～1.20	3～9
小茴香		0.43～0.86	3～6
五味子		1.08～2.16	2～6
金樱子		2.84～5.68	6～12
白术		0.43～0.85	6～12
当归		1.40～2.81	6～12
覆盆子		0.99～1.97	6～12
制何首乌		2.23～4.46	6～12
车前子		0.50～0.99	9～15
熟地黄		2.82～5.64	9～15
枸杞子		1.98～3.96	6～12
山药		1.39～2.78	15～30
淫羊藿		2.84～5.68	6～10
胡芦巴		2.82～5.64	5～10
黄芪		1.54～3.08	9～30
肉苁蓉		1.42～2.84	6～10
炙甘草		0.43～0.85	2～10

肾宝糖浆

Shenbao Tangjiang

【处方】蛇床子 28g　菟丝子 66g
茯苓 30g　小茴香 14.4g
金樱子 94.6g　当归 46.8g
制何首乌 74.4g　熟地黄 94g
山药 46.3g　胡芦巴 94g
肉苁蓉 47.3g　川芎 28.3g
补骨脂 28.5g　红参 20g
五味子 36g　白术 14.2g
覆盆子 32.9g　车前子 16.5g

枸杞子 66g　　淫羊藿 94.6g
黄芪 51.4g　　炙甘草 14.2g

【制法】 以上二十二味，将蛇床子、淫羊藿、当归、川芎、小茴香粉碎成粗粉，用70%乙醇作溶剂，浸渍48小时进行渗漉，收集渗漉液约1500ml，回收乙醇减压浓缩至相对密度为1.10～1.15（60℃）的清膏，滤过，滤液备用；将红参粉碎成粗粉，用20%乙醇作溶剂，浸渍8小时后，加热回流提取二次，每次2小时，合并提取液，滤过，滤液回收乙醇，浓缩至相对密度为1.05～1.10（60℃）的清膏，备用；其余覆盆子等十六味，与上述红参药渣，加水煎煮二次，每次2小时，合并煎液，滤过，滤液浓缩至相对密度为1.16～1.20（60℃）的清膏，加乙醇使含醇量为65%，静置48小时，取上清液回收乙醇，浓缩至相对密度为1.10～1.15（60℃）的清膏，加入上述蛇床子等提取液和红参醇提液，混匀，加入单糖浆约700ml，煮沸10分钟，加入苯甲酸钠适量，调整总量至1000ml，搅匀，滤过，即得。

【功能与主治】 温补肾阳，固精益气。用于肾阳亏虚、精气不足所致的阳痿遗精、腰腿酸痛、精神不振、夜尿频多、畏寒怕冷，月经过多，白带清稀。

【用法与用量】 口服。一次10～20ml，一日3次。

【注意】 感冒发热期停服。

【规格】 （1）每支装10ml　（2）每瓶装100ml　（3）每瓶装150ml　（4）每瓶装200ml

【剂量推算】

处方	成药日用量，ml	推算饮片日生药量，g	《药典》饮片日用量，g
蛇床子	30～60	0.84～1.68	3～10
菟丝子		1.98～3.96	6～12
茯苓		0.90～1.80	10～15
小茴香		0.43～0.86	3～6
金樱子		2.84～5.68	6～12
当归		1.40～2.81	6～12
制何首乌		2.23～4.46	6～12
熟地黄		2.82～5.64	9～15
山药		1.39～2.78	15～30
胡芦巴		2.82～5.64	5～10
肉苁蓉		1.42～2.84	6～10

续表

处方	成药日用量，ml	推算饮片日生药量，g	《药典》饮片日用量，g
川芎	30～60	0.85～1.7	3～10
补骨脂		0.86～1.71	6～10
红参		0.60～1.20	3～9
五味子		1.08～2.16	2～6
白术		0.43～0.85	6～12
覆盆子		0.99～1.97	6～12
车前子		0.50～0.99	9～15
枸杞子		1.98～3.96	6～12
淫羊藿		2.84～5.68	6～10
黄芪		1.54～3.08	9～30
炙甘草		0.43～0.85	2～10

肾复康胶囊

Shenfukang Jiaonang

【处方】 土茯苓 366g　　槐花 93g
白茅根 366g　　益母草 93g
广藿香 28g

【制法】 以上五味，土茯苓183g、广藿香粉碎成细粉；剩余的土茯苓与其余槐花等三味加水煎煮二次，第一次3小时，第二次2小时，煎液滤过，滤液合并，浓缩至适量，加入土茯苓和广藿香的细粉，混匀，干燥，粉碎成细粉或制颗粒，装入胶囊，制成1000粒，即得。

【功能与主治】 清热利尿，益肾化浊。用于热淋涩痛，急性肾炎水肿，慢性肾炎急性发作。

【用法与用量】 口服。一次4～6粒，一日3次。

【规格】 每粒装0.3g

【剂量推算】

处方	成药日用量，粒	推算饮片日生药量，g	《药典》饮片日用量，g
土茯苓	12～18	4.39～6.59	15～60
槐花		1.12～1.67	5～10
白茅根		4.39～6.59	9～30
益母草		1.12～1.67	9～30
广藿香		0.34～0.5	3～10

肾衰宁胶囊

Shenshuaining Jiaonang

【处方】太子参 250g　黄连 100g
法半夏 250g　陈皮 100g
茯苓 200g　大黄 400g
丹参 700g　牛膝 200g
红花 100g　甘草 100g

【制法】以上十味，取大黄 200g 粉碎成细粉，剩余 200g 用 70%乙醇作溶剂，浸渍 24 小时后，缓缓渗漉，收集渗漉液，浓缩成相对密度为 1.25～1.30（90～95℃）的稠膏；其余太子参等九味，加水煎煮三次，第一次 3 小时，第二次 2 小时，第三次 1 小时，煎液滤过，滤液合并，减压浓缩至相对密度为 1.10～1.20（65～70℃）的清膏，加乙醇使含醇量达 60%，充分搅拌，静置 72 小时，滤过，滤液减压浓缩至相对密度为 1.25～1.30（95～98℃）的稠膏，与上述大黄稠膏及粉末混匀，制颗粒，干燥，装入胶囊，制成 1000 粒，即得。

【功能与主治】益气健脾，活血化瘀，通腑泄浊。用于脾胃气虚、浊瘀内阻、升降失调所致的面色萎黄、腰痛倦怠、恶心呕吐、食欲不振、小便不利、大便黏滞；慢性肾功能不全见上述证候者。

【用法与用量】口服。一次 4～6 粒，一日 3～4 次；小儿酌减。

【注意】孕妇禁用。

【规格】每粒装 0.35g

【剂量推算】

处方	成药日用量，粒	推算饮片日生药量，g	《药典》饮片日用量，g
太子参	12～24	3～6	9～30
黄连		1.2～2.4	2～5
法半夏		3～6	3～9
陈皮		1.2～2.4	3～10
茯苓		2.4～4.8	10～15
大黄		4.8～9.6	3～15
丹参		8.4～16.8	10～15
牛膝		2.4～4.8	5～12
红花		1.2～2.4	3～10
甘草		1.2～2.4	2～10

肾康宁片

Shenkangning Pian

【处方】黄芪 360g　丹参 300g
茯苓 300g　泽泻 180g
益母草 450g　淡附片 180g
锁阳 300g　山药 50g

【制法】以上八味，山药粉碎成细粉；其余黄芪等七味加水煎煮二次，第一次 2 小时，第二次 1 小时，煎液滤过，滤液合并，浓缩成稠膏，加入山药细粉及适量的淀粉，混匀，制颗粒，干燥，压制成 1000 片，包糖衣或薄膜衣，即得。

【功能与主治】补脾温肾，渗湿活血。用于脾肾阳虚、血瘀湿阻所致的水肿，症见浮肿、乏力、腰膝冷痛；慢性肾炎见上述证候者。

【用法与用量】口服。一次 5 片，一日 3 次。

【规格】（1）薄膜衣片　每片重 0.31g　（2）薄膜衣片　每片重 0.33g　（3）糖衣片（片心重 0.3g）

【剂量推算】

处方	成药日用量，片	推算饮片日生药量，g	《药典》饮片日用量，g
黄芪	15	5.4	9～30
丹参		4.5	10～15
茯苓		4.5	10～15
泽泻		2.7	6～10
益母草		6.75	9～30
淡附片		2.7	3～15
锁阳		4.5	5～10
山药		0.75	15～30

肾康宁胶囊

Shenkangning Jiaonang

【处方】黄芪 360g　丹参 300g
茯苓 300g　泽泻 180g
益母草 450g　淡附片 180g
锁阳 300g　山药 50g

【制法】以上八味，山药粉碎成细粉；其余黄芪等七味加水煎煮二次，第一次 2 小时，第二次 1 小时，合并煎液，滤过，滤液浓缩成稠膏，加入山药细粉，混匀，干燥，粉碎，加入淀粉等辅料适量，混匀，制粒，干燥，装入胶囊，制成1000粒〔规格（1）〕或800粒〔规格（2）〕，即得。

【功能与主治】 补脾温肾，渗湿活血。用于脾肾阳虚、血瘀湿阻所致的水肿，症见浮肿、乏力、腰膝冷痛；慢性肾炎见上述证候者。

【用法与用量】 口服。一次5粒〔规格（1）〕或一次4粒〔规格（2）〕，一日3次。

【规格】 （1）每粒装0.35g （2）每粒装0.45g

【剂量推算】

处方	成药日用量，片	推算饮片日生药量，g	《药典》饮片日用量，g
黄芪	规格（1）：15 规格（2）：12	5.4	9～30
丹参		4.5	10～15
茯苓		4.5	10～15
泽泻		2.7	6～10
益母草		6.75	9～30
淡附片		2.7	3～15
锁阳		4.5	5～10
山药		0.75	15～30

肾康宁颗粒

Shenkangning Keli

【处方】 黄芪 360g　丹参 300g
茯苓 300g　泽泻 180g
益母草 450g　淡附片 180g
锁阳 300g　山药 50g

【制法】 以上八味，山药粉碎成细粉；其余黄芪等七味加水煎煮二次，第一次2小时，第二次1小时，合并煎液，滤过，滤液减压浓缩至相对密度约为1.30（60℃）的稠膏，加入山药细粉及糊精约700g、甜菊糖8g，混匀，制成颗粒，干燥，制成1000g，即得。

【功能与主治】 补脾温肾，渗湿活血。用于脾肾阳虚、血瘀湿阻所致的水肿，症见浮肿、乏力、腰膝冷痛；慢性肾炎见上述证候者。

【用法与用量】 开水冲服。一次1袋，一日3次。

【规格】 每袋装5g

【剂量推算】

处方	成药日用量，g	推算饮片日生药量，g	《药典》饮片日用量，g
黄芪	15	5.4	9～30
丹参		4.5	10～15
茯苓		4.5	10～15
泽泻		2.7	6～10
益母草		6.75	9～30
淡附片		2.7	3～15
锁阳		4.5	5～10
山药		0.75	15～30

昆明山海棠片

Kunming Shanhaitang Pian

【处方】 昆明山海棠 2500g

【制法】 取昆明山海棠，切成碎块，用50%乙醇浸泡1小时后，加热回流提取三次，每次1小时，滤过，滤液合并，减压回收乙醇，浓缩成稠膏，减压干燥成干浸膏。取干浸膏，粉碎，加辅料适量，混匀，制成颗粒，干燥，压制成1000片，包糖衣或薄膜衣，即得。

【功能与主治】 祛风除湿，舒筋活络，清热解毒。用于类风湿关节炎，红斑狼疮。

【用法与用量】 口服。一次2片，一日3次。

【注意】 肾功能不全者慎用。

【规格】 （1）薄膜衣片 每片重0.29g （2）糖衣片（片心重0.28g）

【剂量推算】

处方	成药日用量	推算饮片日生药量，g	《药典》饮片日用量，g
昆明山海棠	6片	15	6～15[1]

参考标准：

［1］湖南省中药材标准（2009年版）

明目上清片

Mingmu Shangqing Pian

【处方】 桔梗 70g　熟大黄 70g
天花粉 44g　石膏 44g

麦冬 44g	玄参 70g
栀子 44g	蒺藜 44g
蝉蜕 44g	甘草 44g
陈皮 70g	菊花 70g
车前子 44g	当归 44g
黄芩 70g	赤芍 44g
黄连 70g	枳壳 70g
薄荷脑 0.22g	连翘 44g
荆芥油 0.11ml	

【制法】 以上二十一味，桔梗、熟大黄、天花粉、石膏分别粉碎成细粉，过筛；陈皮提取挥发油，提油后的水溶液备用，将陈皮油与荆芥油、薄荷脑混匀后用乙醇适量溶解，备用；提取挥发油后的陈皮再加水煎煮 1 小时，滤过，滤液与提油后的水溶液合并；玄参、麦冬、连翘、蒺藜、栀子、甘草、菊花、蝉蜕加水煎煮二次，第一次 2 小时，第二次 1 小时，滤过，合并滤液，与上述陈皮提取液合并，浓缩成清膏；当归渗漉二次，第一次用乙醇作溶剂，第二次用 60%乙醇作溶剂；车前子、赤芍、黄芩、枳壳、黄连用 60%乙醇作溶剂，进行渗漉，合并以上渗漉液，回收乙醇，浓缩成清膏。合并上述两种清膏，继续浓缩成稠膏，加入桔梗等粉末及辅料适量，混匀，制粒，干燥，加入荆芥油、薄荷脑、陈皮油乙醇溶液，混匀，压制成 1000 片，或包薄膜衣，即得。

【功能与主治】 清热散风，明目止痛。用于外感风热所致的暴发火眼、红肿作痛、头晕目眩、眼边刺痒、大便燥结、小便赤黄。

【用法与用量】 口服。一次 4 片，一日 2 次。

【注意】 孕妇慎用；忌食辛辣油腻食物。

【规格】 （1）素片 每片重 0.60g （2）薄膜衣片 每片重 0.63g

【剂量推算】

处方	成药 日用量，片	推算饮片 日生药量，g	《药典》饮片 日用量，g
桔梗	8	0.56	3～10
熟大黄		0.56	3～15
天花粉		0.35	10～15
石膏		0.35	15～60
麦冬		0.35	6～12
玄参		0.56	9～15
栀子		0.35	6～10

续表

处方	成药 日用量，片	推算饮片 日生药量，g	《药典》饮片 日用量，g
蒺藜	8	0.35	6～10
蝉蜕		0.35	3～6
甘草		0.35	2～10
陈皮		0.56	3～10
菊花		0.56	5～10
车前子		0.35	9～15
当归		0.35	6～12
黄芩		0.56	3～10
赤芍		0.35	6～12
黄连		0.56	2～5
枳壳		0.56	3～10
薄荷脑		0.002	0.02～0.1[1]
连翘		0.35	6～15
荆芥油		0.00088ml	—

参考标准：

［1］中国药典（2005 年版）一部

明目地黄丸

Mingmu Dihuang Wan

【处方】

熟地黄 160g	酒萸肉 80g
牡丹皮 60g	山药 80g
茯苓 60g	泽泻 60g
枸杞子 60g	菊花 60g
当归 60g	白芍 60g
蒺藜 60g	煅石决明 80g

【制法】 以上十二味，粉碎成细粉，过筛，混匀。每 100g 粉末用炼蜜 35～50g 加适量的水制丸，干燥，制成水蜜丸；或加炼蜜 90～110g 制成小蜜丸或大蜜丸，即得。

【功能与主治】 滋肾，养肝，明目。用于肝肾阴虚，目涩畏光，视物模糊，迎风流泪。

【用法与用量】 口服。水蜜丸一次 6g，小蜜丸一次 9g，大蜜丸一次 1 丸，一日 2 次。

【规格】 大蜜丸 每丸重 9g

【剂量推算】

处方	成药 日用量，g	推算饮片 日生药量，g	《药典》饮片 日用量，g
熟地黄	水蜜丸：12 小蜜丸/大蜜丸：18	1.45～1.72	9～15
酒萸肉		0.73～0.86	6～12
牡丹皮		0.55～0.65	6～12
山药		0.73～0.86	15～30
茯苓		0.55～0.65	10～15
泽泻		0.55～0.65	6～10
枸杞子		0.55～0.65	6～12
菊花		0.55～0.65	5～10
当归		0.55～0.65	6～12
白芍		0.55～0.65	6～15
蒺藜		0.55～0.65	6～10
煅石决明		0.73～0.86	6～20

明目地黄丸（浓缩丸）

Mingmu Dihuang Wan

【处方】熟地黄 160g　　酒萸肉 80g
牡丹皮 60g　　山药 80g
茯苓 60g　　泽泻 60g
枸杞子 60g　　菊花 60g
当归 60g　　白芍 60g
蒺藜 60g　　煅石决明 80g

【制法】以上十二味，山药、茯苓、煅石决明及当归20g粉碎成细粉，备用；熟地黄切片，加水煎煮三次，第一次3小时，第二次2小时，第三次1小时，合并煎液，滤过，滤液浓缩成稠膏，备用；取酒萸肉、牡丹皮、白芍、菊花、剩余当归、蒺藜、枸杞子以70%乙醇为溶剂，泽泻以45%乙醇为溶剂，分别浸渍24小时后进行渗漉，收集渗漉液，合并，回收乙醇，浓缩成稠膏，与上述稠膏及山药等细粉混匀，制丸，干燥，打光，即得。

【功能与主治】滋肾、养肝、明目。用于肝肾阴虚，目涩畏光，视物模糊，迎风流泪。

【用法与用量】口服。一次8～10丸，一日3次。

【规格】每8丸相当于原生药3g

【剂量推算】

处方	成药 日用量，丸	推算饮片 日生药量，g	《药典》饮片 日用量，g
熟地黄	24～30	1.64～2.05	9～15
酒萸肉		0.61～0.77	6～12
牡丹皮		0.82～1.02	6～12
山药		0.61～0.77	15～30
茯苓		0.61～0.77	10～15
泽泻		0.61～0.77	6～10
枸杞子		0.82～1.02	6～12
菊花		0.61～0.77	5～10
当归		0.61～0.77	6～12
白芍		0.61～0.77	6～15
蒺藜		0.61～0.77	6～10
煅石决明		0.82～1.02	6～20

固本咳喘片

Guben Kechuan Pian

【处方】党参 151g　　白术（麸炒）151g
茯苓 100g　　麦冬 151g
盐补骨脂 151g　　炙甘草 75g
醋五味子 75g

【制法】以上七味，取茯苓34.5g，粉碎成细粉，备用；剩余的茯苓与其余党参等六味加水煎煮三次，第一次3小时，第二次2小时，第三次1小时，煎液滤过，滤液合并，静置24小时，取上清液，滤过，滤液减压浓缩至适量，冷却，加入茯苓细粉与适量的糊精，混匀，低温干燥，粉碎成细粉，加入适量的淀粉、饴糖，制成颗粒，压制成1000片，包薄膜衣，即得。

【功能与主治】益气固表，健脾补肾。用于脾虚痰盛、肾气不固所致的咳嗽、痰多、喘息气促、动则喘剧；慢性支气管炎、肺气肿、支气管哮喘见上述证候者。

【用法与用量】口服。一次3片，一日3次。

【规格】每片重0.4g

【剂量推算】

处方	成药 日用量，片	推算饮片 日生药量，g	《药典》饮片 日用量，g
党参	9	1.36	9～30

续表

处方	成药 日用量，片	推算饮片 日生药量，g	《药典》饮片 日用量，g
白术（麸炒）		1.36	6～12
茯苓		0.90	10～15
麦冬		1.36	6～12
盐补骨脂		1.36	6～10
炙甘草		0.68	2～10
醋五味子		0.68	2～6

固本统血颗粒

Guben Tongxue Keli

【处方】 锁阳 125g　菟丝子 150g
肉桂 25g　巴戟天 125g
黄芪 187.5g　山药 187.5g
附子 62.5g　枸杞子 150 g
党参 187.5g　淫羊藿 187.5g

【制法】 以上十味，肉桂提取挥发油，用适量倍他环糊精包合，研细，备用；药渣与其余锁阳等九味加水煎煮三次，煎液滤过，滤液合并，滤液浓缩至适量，放冷，加乙醇使含醇量为 50%，搅匀，静置，取上清液，回收乙醇并浓缩至适量，加入蔗糖粉、糊精适量，混匀，制粒，干燥，加入上述倍他环糊精包合物，制成 1000g，即得。

【功能与主治】 温肾健脾，填精益气。用于阳气虚损、血失固摄所致的紫斑，症见畏寒肢冷，腰瘦乏力，尿清便溏，皮下紫斑，其色淡暗。亦可用于轻型原发性血小板减少性紫癜见上述证候者。

【用法与用量】 饭前开水冲服。一次 1 袋，一日 2 次。1 个月为一疗程。

【注意】 孕妇慎用；高血压患者慎用。

【规格】 每袋装 20g

【剂量推算】

处方	成药 日用量，g	推算饮片 日生药量，g	《药典》饮片 日用量，g
锁阳	40	5	5～10
菟丝子		6	6～12
肉桂		1	1～5
巴戟天		5	3～10

续表

处方	成药 日用量，g	推算饮片 日生药量，g	《药典》饮片 日用量，g
黄芪	40	7.5	9～30
山药		7.5	15～30
附子		2.5	3～15
枸杞子		6	6～12
党参		7.5	9～30
淫羊藿		7.5	6～10

固本益肠片

Guben Yichang Pian

【处方】 党参 50g　麸炒白术 20g
补骨脂 35g　麸炒山药 50g
黄芪 70g　炮姜 15g
酒当归 35g　炒白芍 35g
醋延胡索 35g　煨木香 15g
地榆炭 35g　煅赤石脂 15g
儿茶 30g　炙甘草 15g

【制法】 以上十四味，麸炒白术、补骨脂、麸炒山药、炮姜、酒当归、炒白芍、醋延胡索、煨木香、煅赤石脂、儿茶粉碎成细粉；其余黄芪等四味，加水煎煮二次，煎液滤过，滤液合并，浓缩至适量，干燥，粉碎，再与上述细粉混匀，加入辅料适量，混匀，制成颗粒，压制成 1000 片（小片）或 500 片（大片），即得；或压制成 500 片（大片），包薄膜衣，即得。

【功能与主治】 健脾温肾、涩肠止泻。用于脾肾阳虚所致的泄泻，症见腹痛绵绵、大便清稀或有黏液及黏液血便、食少腹胀、腰瘦乏力、形寒肢冷、舌淡苔白、脉虚；慢性肠炎见上述证候者。

【用法与用量】 口服。一次小片 8 片，大片 4 片，一日 3 次。

【注意】 服药期间忌食生冷、辛辣、油腻食物。湿热下痢亦非本方所宜。

【规格】 （1）素片　每片重 0.32g（小片）（2）素片　每片重 0.60g（大片）　（3）薄膜衣片　每片重 0.62g（大片）

【剂量推算】

处方	成药 日用量，片	推算饮片 日生药量，g	《药典》饮片 日用量，g
党参	小片：24 大片：12	1.20	9～30
麸炒白术		0.48	6～12
补骨脂		0.84	6～10
麸炒山药		1.20	15～30
黄芪		1.68	9～30
炮姜		0.36	3～9
酒当归		0.84	6～12
炒白芍		0.84	6～15
醋延胡索		0.84	3～10
煨木香		0.36	3～6
地榆炭		0.84	9～15
煅赤石脂		0.36	9～12
儿茶		0.72	1～3
炙甘草		0.36	2～10

固肾定喘丸

Gushen Dingchuan Wan

【处方】 熟地黄 72g　附片（黑顺片）78g
牡丹皮 52g　牛膝 104g
盐补骨脂 156g　砂仁 42g
车前子 104g　茯苓 104g
盐益智仁 52g　肉桂 52g
山药 104g　泽泻 78g
金樱子肉 52g

【制法】 以上十三味，除砂仁、肉桂外，其余熟地黄等十一味，粉碎成粗粉，再加入砂仁、肉桂，粉碎成细粉，过筛，每100g粉末加炼蜜50～60g与适量水，制丸，用黑氧化铁包衣，干燥，即得。

【功能与主治】 温肾纳气，健脾化痰。用于肺脾气虚、肾不纳气所致的咳嗽、气喘、动则尤甚；慢性支气管炎、肺气肿、支气管哮喘见上述证候者。

【用法与用量】 口服。一次1.5～2.0g，一日2～3次，可在发病预兆前服用，也可预防久喘复发，一般服15天为一疗程。

【剂量推算】

处方	成药 日用量，g	推算饮片 日生药量，g	《药典》饮片 日用量，g
熟地黄	3～6	0.13～0.27	9～15
附片（黑顺片）		0.14～0.30	3～15
牡丹皮		0.09～0.20	6～12
牛膝		0.19～0.40	5～12
盐补骨脂		0.28～0.59	6～10
砂仁		0.08～0.16	3～6
车前子		0.19～0.40	9～15
茯苓		0.19～0.40	10～15
盐益智仁		0.09～0.20	3～10
肉桂		0.09～0.20	1～5
山药		0.19～0.40	15～30
泽泻		0.14～0.30	6～10
金樱子肉		0.09～0.20	6～12

固肠止泻胶囊

Guchang Zhixie Jiaonang

【处方】 乌梅 475g　黄连 152g
干姜 152g　木香 113g
罂粟壳 113g　延胡索 113g

【制法】 以上六味，除乌梅外，其余黄连等五味粉碎成细粉，备用；乌梅加水煎煮二次，第一次1.5小时，第二次1小时，滤过，合并滤液，滤液浓缩至相对密度为1.10（60℃）的清膏，与上述细粉混匀，干燥，粉碎，装入胶囊，制成1000粒，即得。

【功能与主治】 调和肝脾，涩肠止痛。用于肝脾不和，泻痢腹痛；慢性非特异性溃疡性结肠炎见上述证候者。

【用法与用量】 口服。一次6粒，一日3次。

【注意】 儿童禁用；本品易成瘾，不宜常服；忌食生冷、辛辣、油腻等刺激性食物。

【规格】 每粒装0.67g

【剂量推算】

处方	成药 日用量，粒	推算饮片 日生药量，g	《药典》饮片 日用量，g
乌梅	18	8.55	6～12
黄连		2.74	2～5
干姜		2.74	3～10
木香		2.03	3～6
罂粟壳		2.03	3～6
延胡索		2.03	3～10

固经丸

Gujing Wan

【处方】 盐关黄柏 300g　　酒黄芩 200g
麸炒椿皮 150g　　醋香附 150g
炒白芍 300g　　醋龟甲 400g

【制法】 以上六味，粉碎成细粉，过筛，混匀，用水泛丸，干燥，即得。

【功能与主治】 滋阴清热，固经止带。用于阴虚血热，月经先期，经血量多、色紫黑，赤白带下。

【用法与用曼】 口服。一次 6g，一日 2 次。

【剂量推算】

处方	成药 日用量，g	推算饮片 日生药量，g	《药典》饮片 日用量，g
盐关黄柏	12	2.4	3～12
酒黄芩		1.6	3～10
麸炒椿皮		1.2	6～9
醋香附		1.2	6～10
炒白芍		2.4	6～9
醋龟甲		3.2	9～24

罗布麻茶

Luobuma Cha

【处方】 罗布麻叶 3000g

【制法】 取罗布麻叶，除去杂质，杀青、揉捻、炒干，分装，制成 1000 袋，即得。

【功能与主治】 平肝安神，清热利水。用于肝阳眩晕，心悸失眠，浮肿尿少；高血压病，神经衰弱，肾炎浮肿。

【用法与用量】 开水冲泡代茶饮。一次 1～2 袋，一日 2～3 次。

【规格】 每袋装 3g

【剂量推算】

处方	成药 日用量，袋	推算饮片 日生药量，g	《药典》饮片 日用量，g
罗布麻叶	2～6	6～18	6～12

帕朱丸

Pazhu Wan

本品系藏族验方。

【处方】 寒水石（酒制） 200g　　肉桂 80g
石榴子 130g　　胡椒 40g
干姜 70g　　红花 100g
诃子（去核） 150g　　豆蔻 40g
荜茇 40g　　光明盐 30g
木香 80g

【制法】 以上十一味，粉碎成细粉，过筛，混匀，加适量水泛丸，干燥，即得。

【功能与主治】 健胃散寒，除痰，破痞瘤，养荣强壮。用于剑突痰病，胃痞瘤木布病引起的消化不良、胃胀、胃烧泛酸、胃肝不适。

【用法与用量】 口服。一次 2～3 丸，一日 1 次。

【规格】 每丸重 0.5g

处方	成药 日用量，丸	推算饮片 日生药量，g	《药典》饮片 日用量，g
寒水石（酒制）	2～3	0.21～0.31	4.5～9（寒水石）[1]
肉桂		0.08～0.13	1～5
石榴子		0.14～0.2	6～9[1]
胡椒		0.042～0.063	0.6～1.5
干姜		0.073～0.11	3～10
红花		0.1～0.16	3～10
诃子（去核）		0.16～0.23	3～10
豆蔻		0.042～0.063	1.5～6[1]
荜茇		0.042～0.063	3～5[1]
光明盐		0.031～0.047	3～5[1]
木香		0.083～0.13	3～6

参考标准：

［1］藏药标准（西藏、青海、四川、甘肃、云南、新疆六局合编）

败毒散

Baidu San

【处方】党参 100g　　茯苓 100g
枳壳 100g　　甘草 50g
川芎 100g　　羌活 100g
独活 100g　　柴胡 100g
前胡 100g　　桔梗 100g

【制法】以上十味，粉碎成粗粉，过筛，混匀，即得。

【功能与主治】发汗解表，散风祛湿。用于外感热病，憎寒壮热，项强头痛，四肢酸痛，噤口痢疾，无汗鼻塞，咳嗽有痰。

【用法与用量】另加生姜、薄荷少许炖，取汤服。一次 6～9g，一日 1～2 次。

【注意】忌生冷、油腻食物。

【规格】每袋装 9g

【剂量推算】

处方	成药日用量，g	推算饮片日生药量，g	《药典》饮片日用量，g
党参	6～18	0.63～1.89	9～30
茯苓		0.63～1.89	10～15
枳壳		0.63～1.89	3～10
甘草		0.32～0.95	2～10
川芎		0.63～1.89	3～10
羌活		0.63～1.89	3～10
独活		0.63～1.89	3～10
柴胡		0.63～1.89	3～10
前胡		0.63～1.89	3～10
桔梗		0.63～1.89	3～10

垂盆草颗粒

Chuipencao Keli

【处方】鲜垂盆草 20000g

【制法】取鲜垂盆草，加水煎煮 1 小时，煎液滤过，滤液减压浓缩至相对密度为 1.24（60～65℃）的清膏，加等量 92%乙醇，搅匀，静置 8～12 小时，取上清液，回收乙醇并浓缩至适量，加入蔗糖、糊精适量，混匀，制颗粒，干燥，制成 1000g；或加入糊精、甜菊素适量，混匀，制颗粒，干燥，制成 500g（无蔗糖），即得。

【功能与主治】清热解毒，活血利湿。用于急慢性肝炎湿热瘀结证。

【用法与用量】开水冲服。一次 1 袋，一日 2～3 次；或遵医嘱。

【规格】每袋装（1）10g　（2）5g（无蔗糖）

【剂量推算】

处方	成药日用量，袋	推算饮片日生药量，g	《药典》饮片日用量，g
鲜垂盆草	2～3	400～600	适量[1]

参考标准：

［1］安徽省中药饮片炮制规范（第三版）（2019 年版）

知柏地黄丸

Zhibai Dihuang Wan

【处方】知母 40g　　黄柏 40g
熟地黄 160g　　山茱萸（制） 80g
牡丹皮 60g　　山药 80g
茯苓 60g　　泽泻 60g

【制法】以上八味，粉碎成细粉，过筛，混匀。每 100g 粉末用炼蜜 35～50g 加适量的水泛丸，干燥，制成水蜜丸；或加炼蜜 80～110g 制成小蜜丸或大蜜丸，即得。

【功能与主治】滋阴降火。用于阴虚火旺，潮热盗汗，口干咽痛，耳鸣遗精，小便短赤。

【用法与用量】口服。水蜜丸一次 6g，小蜜丸一次 9g，大蜜丸一次 1 丸，一日 2 次。

【规格】大蜜丸　每丸重 9g

【剂量推算】

处方	成药日用量，g	推算饮片日生药量，g	《药典》饮片日用量，g
知母	水蜜丸：12 小蜜丸/大蜜丸：18	0.55～0.71	6～12
黄柏		0.83～1.07	6～12
熟地黄		0.55～0.71	3～12

续表

处方	成药 日用量，g	推算饮片 日生药量，g	《药典》饮片 日用量，g
山茱萸（制）	水蜜丸：12 小蜜丸/大蜜丸：18	1.1～1.42	15～30
牡丹皮		2.21～2.84	9～15
山药		0.83～1.07	10～15
茯苓		1.10～1.42	6～12
泽泻		0.83～1.07	6～10

知柏地黄丸（浓缩丸）

Zhibai Dihuang Wan

【处方】 知母 25.9g　黄柏 25.9g
熟地黄 103.4g　山茱萸（制）51.7g
牡丹皮 38.8g　山药 51.7g
茯苓 38.8g　泽泻 38.8g

【制法】 以上八味，取山药、牡丹皮 13g、山茱萸（制）21g 粉碎成细粉，备用；泽泻、茯苓、知母、黄柏粉碎成粗粉，加水煎煮二次，第一次 3 小时，第二次 2 小时，合并煎液，滤过，滤液浓缩成相对密度为 1.35～1.40（20℃）的清膏；取熟地黄加水煎煮三次，第一次 3 小时，第二次 2 小时，第三次 1 小时，合并煎液，滤过，滤液浓缩成相对密度为 1.35～1.40（20℃）的清膏；取剩余的牡丹皮、山茱萸（制），以 70%乙醇作溶剂，浸渍 24 小时后，进行渗漉，收集渗漉液，回收乙醇，浓缩成相对密度为 1.35～1.40（20℃）的清膏；将上述各清膏、药粉及适量淀粉混匀，制成 1000 丸，干燥，打光，即得。

【功能与主治】 滋阴降火。用于阴虚火旺，潮热盗汗，口干咽痛，耳鸣遗精，小便短赤。

【用法与用量】 口服。一次 8 丸，一日 3 次。

【规格】 每 10 丸重 1.7g

【剂量推算】

处方	成药 日用量，丸	推算饮片 日生药量，g	《药典》饮片 日用量，g
知母	24	0.62	6～12
黄柏		0.62	3～12
熟地黄		2.48	9～15
山茱萸（制）		1.24	6～12
牡丹皮		0.93	6～12
山药		1.24	15～30

续表

处方	成药 日用量，丸	推算饮片 日生药量，g	《药典》饮片 日用量，g
茯苓	24	0.93	10～15
泽泻		0.93	6～10

和中理脾丸

Hezhong Lipi Wan

【处方】 党参 24g　麸炒白术 72g
苍术（米泔炙）48g　茯苓 48g
甘草 12g　陈皮 96g
法半夏 24g　木香 12g
砂仁 24g　麸炒枳壳 48g
姜厚朴 48g　豆蔻 12g
醋香附 48g　广藿香 48g
南山楂 48g　六神曲（麸炒）48g
炒麦芽 48g　炒莱菔子 48g

【制法】 以上十八味，粉碎成细粉，过筛，混匀。每 100g 粉末加炼蜜 160～170g 制成大蜜丸，即得。

【功能与主治】 健脾和胃，理气化湿。用于脾胃不和所致的痞满、泄泻，症见胸膈痞满、脘腹胀闷、恶心呕吐、不思饮食、大便不调。

【用法与用量】 口服。一次 1 丸，一日 2 次。

【规格】 每丸重 9g

【剂量推算】

处方	成药 日用量，丸	推算饮片 日生药量，g	《药典》饮片 日用量，g
党参	2	0.21～0.22	9～30
麸炒白术		0.63～0.66	6～12
苍术（米泔炙）		0.42～0.44	5～10[1] 3～9[2]
茯苓		0.42～0.44	10～15
甘草		0.11～0.11	2～10
陈皮		0.85～0.88	3～10
法半夏		0.21～0.22	3～9
木香		0.11～0.11	3～6
砂仁		0.21～0.22	3～6
麸炒枳壳		0.42～0.44	3～10
姜厚朴		0.42～0.44	3～10
豆蔻		0.11～0.11	3～6

续表

处方	成药日用量，丸	推算饮片日生药量，g	《药典》饮片日用量，g
醋香附	2	0.42～0.44	6～10
广藿香		0.42～0.44	3～10
南山楂		0.42～0.44	9～12[3]
六神曲（麸炒）		0.42～0.44	6～15[4]
炒麦芽		0.42～0.44	10～15
炒莱菔子		0.42～0.44	5～12

参考标准：

［1］吉林省中药饮片炮制规范（2020年版）公示

［2］江苏省中药饮片炮制规范（2020 年版）（第二册）（第一批征求意见稿）

［3］安徽省中药饮片炮制规范（第三版）（2019年版）

［4］山东省中药饮片炮制规范（2012年版）

和血明目片

Hexue Mingmu Pian

【处方】 蒲黄 75g　丹参 75g
地黄 60g　墨旱莲 60g
菊花 50g　黄芩（炒炭） 45g
决明子 45g　车前子 45g
茺蔚子 45g　女贞子 45g
夏枯草 45g　龙胆 45g
郁金 30g　木贼 45g
赤芍 30g　牡丹皮 30g
山楂 30g　当归 30g
川芎 10g

【制法】 以上十九味，取菊花、黄芩（炒炭）、车前子 22.5g 、蒲黄 37.5g 混合粉碎成细粉，备用；其余丹参等15味与剩余车前子、蒲黄加水浸泡30分钟，煎煮二次，每次2小时，煎液滤过，滤液减压浓缩成相对密度为 1.10～1.15（60℃）的清膏，喷雾干燥，膏粉与上述细粉及适量辅料制成颗粒，加入硬脂酸镁1.5g，混匀，压制成1000片，包糖衣或薄膜衣，即得。

【功能与主治】 凉血止血、滋阴化瘀、养肝明目。用于阴虚肝旺，热伤络脉所引起的眼底出血。

【用法与用量】 口服。一次5片，一日3次。

【规格】 （1）糖衣片（片心重0.3g）　（2）薄膜衣片　每片重0.31g

【剂量推算】

处方	成药日用量，片	推算饮片日生药量，g	《药典》饮片日用量，g
蒲黄	15	1.13	5～10
丹参		1.13	10～15
地黄		0.9	10～15
墨旱莲		0.9	6～12
菊花		0.75	5～10
黄芩（炒炭）		0.68	3～10[1]
决明子		0.68	9～15
车前子		0.68	9～15
茺蔚子		0.68	5～10
女贞子		0.68	6～12
夏枯草		0.68	9～15
龙胆		0.68	3～6
郁金		0.45	3～10
木贼		0.68	3～9
赤芍		0.45	6～12
牡丹皮		0.45	6～12
山楂		0.45	9～12
当归		0.45	6～12
川芎		0.15	3～10

参考标准：

［1］山东省中药饮片炮制规范（2012年版）

和胃止泻胶囊

Hewei Zhixie Jiaonang

【处方】 铁苋菜 710g　鱼腥草 630g
石榴皮 68g　石菖蒲 55g
姜半夏 55g　甘草 32g

【制法】 以上六味，鱼腥草加水提取挥发油4小时，石菖蒲加水提取挥发油6小时，合并挥发油，以倍他环糊精（1:10）包合，研磨45分钟，包合物在40℃以下干燥2小时，备用；蒸馏后的水溶液滤过，备用。药渣与其余铁苋菜等四味加水煎煮三次，每次1小时，合并煎液，滤过，滤液与上述蒸馏后的滤液合并，浓缩成相对密度为 1.05～1.15（80℃）的清膏，加适量糊精，喷雾干燥，用80%乙醇制成颗粒，与上述包合物混匀，装入胶囊，制成1000粒，即得。

【功能与主治】 清热解毒，化湿和胃。用于因胃肠湿热所致的大便稀溏或腹泻，可伴腹痛、发热、口渴、肛门灼热、小便短赤。

【用法与用量】 口服。一次3粒，一日3次。疗程3天。

【规格】 每粒装0.33g

【剂量推算】

处方	成药日用量，粒	推算饮片日生药量，g	《药典》饮片日用量，g
铁苋菜	9	6.39	10～15[1]
鱼腥草		5.67	15～25
石榴皮		0.61	3～9
石菖蒲		0.5	3～10
姜半夏		0.5	3～9
甘草		0.29	2～10

参考标准：

[1]贵州省中药材民族药材质量标准(2003年版)

金贝痰咳清颗粒

Jinbei Tankeqing Keli

【处方】 浙贝母 475.7g　金银花 285.7g　前胡 285.7g　炒苦杏仁 238.6g　桑白皮 238.6g　桔梗 142.9g　射干 142.9g　麻黄 95.7g　川芎 24.3g　甘草 24.3g

【制法】 以上十味，取浙贝母适量粉碎成细粉，剩余浙贝母稍加破碎，炒苦杏仁压榨除油后，用乙醇回流提取三次，滤过，滤液合并，减压回收乙醇，并浓缩成清膏。另取前胡和川芎，用乙醇回流提取，滤过，得醇提取液，药渣与其余金银花等六味加水煎煮三次，滤过，合并滤液，浓缩成清膏，放冷。在搅拌下加入三倍量乙醇，放置，滤过，沉淀用60%乙醇洗涤，滤过，合并滤液和洗液，减压回收乙醇并浓缩成稠膏，与上述清膏合并，混合均匀。加入浙贝母细粉、淀粉和蔗糖粉适量，混匀，用上述前胡等提取液，制成颗粒；剩余前胡等提取液待颗粒稍干后，均匀喷洒在颗粒上，混匀，密闭2小时，低温干燥，制成颗粒1000g，即得。

【功能与主治】 清肺止咳，化痰平喘。用于痰热阻肺所致的咳嗽、痰黄黏稠、喘息；慢性支气管炎急性发作见上述证候者。

【用法与用量】 口服。一次1袋，一日3次，或遵医嘱。

【规格】 每袋装7g

【剂量推算】

处方	成药日用量，袋	推算饮片日生药量，g	《药典》饮片日用量，g
浙贝母	3	10	5～10
金银花		6	6～15
前胡		6	3～10
炒苦杏仁		5	5～10
桑白皮		5	6～12
桔梗		3	3～10
射干		3	3～10
麻黄		2	2～10
川芎		0.5	3～10
甘草		0.5	2～10

金芪降糖片

Jinqi Jiangtang Pian

【处方】 黄连 343g　黄芪 513g　金银花 2058g

【制法】 以上三味，黄连加50%乙醇加热提取二次，每次2小时，滤过，滤液合并，减压回收乙醇并浓缩（50～80℃）至相对密度为1.15～1.20（60℃）的浸膏，加1%醋酸约1.5倍量稀释，用盐酸调节pH值至1～2，加入药液总量5%的氯化钠，静置12小时，滤过，沉淀物加水2倍量稀释，用20%氢氧化钠调节pH值至6～7，滤过，取沉淀物减压干燥（50～80℃），备用；黄芪加75%乙醇加热提取二次，每次2小时，滤过，滤液合并，减压回收乙醇并浓缩（50～80℃）至相对密度为1.25～1.30（60℃）的浸膏，减压干燥（50～80℃），备用；金银花加水温浸（75℃±2℃）二次，每次1小时，滤过，滤液合并，减压浓缩（70～80℃）至相对密度为1.17～1.22（60℃）的浸膏，加乙醇使含醇量达70%，静置24小时，滤过，滤液减压回收乙醇并浓缩（70～80℃）至相对密度为1.22～1.28（60℃）的浸膏，减压干燥（70～80℃），备用。合并上述各干膏，粉碎成细粉，加入预胶化淀粉33～87g、微晶纤维素76g、交联羧甲基纤维素钠

6.75g，混匀，干法制粒，加入交联羧甲基纤维素钠6.75g及硬脂酸镁2.5g，混匀，压制成1000片，包薄膜衣，即得。

【功能与主治】 清热益气。用于消渴病气虚内热证，症见口渴喜饮，易饥多食，气短乏力。轻、中型2型糖尿病见上述证候者。

【用法与用量】 饭前半小时服用。一次2～3片，一日3次，疗程3个月或遵医嘱。

【规格】 每片重0.56g

【剂量推算】

处方	成药日用量，片	推算饮片日生药量，g	《药典》饮片日用量，g
黄连	6～9	2.06～3.09	2～5
黄芪		3.08～4.62	9～30
金银花		12.35～18.52	6～15

金果含片

Jinguo Hanpian

【处方】 地黄 163.7g　玄参 122.8g
西青果 40.9g　蝉蜕 61.4g
胖大海 40.9g　麦冬 122.8g
南沙参 122.8g　太子参 122.8g
陈皮 81.9g

【制法】 以上九味，地黄、玄参、西青果、蝉蜕加水煎煮二次，每次30分钟，煎液滤过，滤液合并，浓缩至相对密度为1.14（80℃），加2倍量乙醇，搅匀，静置24小时，取上清液，减压浓缩至适量，备用；其余胖大海等五味加水煎煮二次，每次30分钟，煎液滤过，滤液合并，浓缩至适量，与上述备用液合并，浓缩至适量，加入适量的蔗糖和甜菊素，混匀，制颗粒，干燥，喷入含薄荷素油的乙醇溶液，密闭2小时，加入适量的辅料，混匀，压制成1000片，或包薄膜衣，即得。

【功能与主治】 养阴生津，清热利咽。用于肺热阴伤所致的咽部红肿、咽痛、口干咽燥；急、慢性咽炎见上述证候者。

【用法与用量】 含服。一小时2～4片，一日10～20片。

【注意】 少数患者用药后偶有恶心、上腹不适感。

【规格】 （1）素片　每片重0.55g　（2）薄膜衣片　每片重0.57g

【剂量推算】

处方	成药日用量，片	推算饮片日生药量，g	《药典》饮片日用量，g
地黄	10～20	1.64～3.27	10～15
玄参		1.23～2.46	9～15
西青果		0.41～0.82	15～3
蝉蜕		0.61～1.23	3～6
胖大海		0.41～0.82	2～3枚
麦冬		1.23～2.46	6～12
南沙参		1.23～2.46	9～15
太子参		1.23～2.46	9～30
陈皮		0.82～1.64	3～10

金果饮

Jinguoyin

【处方】 地黄 73g　玄参 55g
西青果 18g　蝉蜕 27g
麦冬 55g　胖大海 18g
南沙参 55g　太子参 55g
陈皮 36g　薄荷素油 0.5ml

【制法】 以上十味，地黄、玄参、西青果、蝉蜕加水煎煮二次，每次30分钟，滤过，滤液浓缩至相对密度为1.14～1.19（80℃）的清膏，加2倍量乙醇搅匀，静置24小时，滤过，滤液减压浓缩至相对密度为1.13～1.15（80℃）的清膏，备用。麦冬、胖大海、南沙参、太子参、陈皮加水煎煮二次，第一次30分钟，第二次20分钟，滤过，合并滤液，浓缩至相对密度为1.03～1.08（80℃）的清膏，静置24小时，滤过，滤液与上述清膏合并，加入薄荷素油，甜菊素1g，苯甲酸钠3g及适量水，搅拌30分钟，加水至1000ml；或加蔗糖200g，滤过，滤液加薄荷素油、枸橼酸1g、苯甲酸钠2g，搅匀，加水至1000ml，即得。

【功能与主治】 养阴生津，清热利咽。用于肺热阴伤所致的咽部红肿、咽痛、口干咽燥；急、慢性咽炎见上述证候者。亦可用于放疗引起的咽干不适。

【用法与用量】 口服。一次15ml，一日3次或遵医嘱。

【注意】 忌食辛辣、油腻、厚味食物。

【规格】 （1）每支装15ml　（2）每瓶装90ml

（3）每瓶装165ml　（4）每支装15ml（无蔗糖）

【剂量推算】

处方	成药 日用量，ml	推算饮片 日生药量	《药典》饮片 日用量
地黄	45	3.29g	10～15g
玄参		2.48g	9～15g
西青果		0.81g	15～3g
蝉蜕		1.22g	3～6g
麦冬		2.48g	6～12g
胖大海		0.81g	2～3枚
南沙参		2.48g	9～15g
太子参		2.48g	9～30g
陈皮		1.62g	3～10g
薄荷素油		0.02ml	0.06～0.6ml[1]

参考标准：

［1］中国药典（2005年版）一部

金果饮咽喉片

Jinguoyin Yanhou Pian

【处方】地黄 137g　玄参 102g
西青果 34g　蝉蜕 52g
麦冬 102g　胖大海 34g
南沙参 102g　太子参 102g
陈皮 68g　薄荷素油 2ml

【制法】以上十味，薄荷素油用倍他环糊精包结，其余地黄等九味加水煎煮二次，每次30分钟，滤过，滤液合并，浓缩成稠膏，加蔗糖、矫味剂适量，混匀，制粒，干燥，加入薄荷素油包结物及香精、硬脂酸镁适量，混匀，压制成1000片〔规格（2）〕或2000片〔规格（1）〕，或包薄膜衣，即得。

【功能与主治】养阴生津，清热利咽。用于肺热阴伤所致的咽部红肿、咽痛、口干咽燥；急、慢性咽炎见上述证候者。亦可用于放疗引起的咽干不适。

【用法与用量】含服。每小时4片〔规格（1）〕每小时2片〔规格（2）〕。

【注意】忌食辛辣、油腻、厚味食物。

【规格】每片重（1）0.5g　（2）1g

【剂量推算】

处方	成药 日用量，片	推算饮片 日生药量	《药典》饮片 日用量
地黄	规格（1）：96 规格（2）：48	6.58g	10～15g
玄参		4.90g	9～15g
西青果		1.63g	15～3g
蝉蜕		2.50g	3～6g
麦冬		4.90g	6～12g
胖大海		1.63g	2～3枚
南沙参		4.90g	9～15g
太子参		4.90g	9～30g
陈皮		3.26g	3～10g
薄荷素油		0.1ml	0.06～0.6ml[1]

参考标准：

［1］中国药典（2005年版）一部

金莲花口服液

Jinlianhua Koufuye

【处方】金莲花 450g

【制法】取金莲花，加水煎煮三次，每次1.5小时，煎液滤过，滤液合并，减压浓缩至相对密度为1.15（50℃），静置24小时，滤过，滤液中加入蜂蜜或单糖浆适量及苯甲酸钠1.8g、羟苯乙酯0.2g，加水至1000ml，混匀，静置24小时，滤过，即得。

【功能与主治】清热解毒。用于风热邪毒袭肺，热毒内盛引起的上呼吸道感染、咽炎、扁桃体炎。

【用法与用量】口服。一次10ml，一日3次；用时摇匀。

【规格】每瓶装10ml

【剂量推算】

处方	成药 日用量，ml	推算饮片 日生药量，g	《药典》饮片 日用量，g
金莲花	30	13.5	10～15[1] 3～6[2]

参考标准：

［1］山西省中药材标准（2014年版）
［2］湖北省中药材质量标准（2018年版）

金莲花片

Jinlianhua Pian

【处方】 金莲花 1500g

【制法】 取金莲花，加水煎煮二次，每次1小时，煎液滤过，滤液合并，浓缩至相对密度为1.18～1.22（70～80℃），加入淀粉适量，制颗粒，干燥，加入硬脂酸镁适量，混匀，压制成1000片，包糖衣或薄膜衣，即得。

【功能与主治】 清热解毒。用于风热邪毒袭肺，热毒内盛引起的上呼吸道感染、咽炎、扁桃体炎。

【用法与用量】 口服。一次3～4片，一日3次。

【规格】 薄膜衣片（1）每片重0.31g （2）每片重0.4g

【剂量推算】

处方	成药 日用量，片	推算饮片 日生药量，g	《药典》饮片 日用量，g
金莲花	9～12	13.5～18	10～15[1] 3～6[2]

参考标准：

［1］山西省中药材标准（2014年版）

［2］湖北省中药材质量标准（2018年版）

金莲花胶囊

Jinlianhua Jiaonang

【处方】 金莲花 1000g

【制法】 取金莲花，加水煎煮二次，每次1小时，煎液滤过，滤液合并，浓缩至稠膏状，在60℃以下减压干燥，粉碎，加入糊精适量，混匀，装入胶囊，制成1000粒，即得。

【功能与主治】 清热解毒。用于风热邪毒袭肺，热毒内盛引起的上呼吸道感染、咽炎、扁桃体炎。

【用法与用量】 口服。一次4粒，一日2～3次；小儿酌减。

【规格】 每粒装0.35g

【剂量推算】

处方	成药 日用量，粒	推算饮片 日生药量，g	《药典》饮片 日用量，g
金莲花	8～12	8～12	10～15[1]

参考标准：

［1］山西省中药材标准（2014年版）

金莲花颗粒

Jinlianhua Keli

【处方】 金莲花 1000g

【制法】 金莲花，加水煎煮二次，每次1小时，煎液滤过，滤液合并，浓缩成相对密度为1.39～1.41（50℃）的稠膏，加入蔗糖1400g和适量糊精，混匀，用乙醇制颗粒，干燥，制成2350g〔规格（1）〕，或将滤液浓缩成相对密度为1.10～1.20（50℃），加入甜菊素6g和适量糊精，混匀，喷雾干燥制颗粒，制成880g〔规格（2）〕（无蔗糖），即得。

【功能与主治】 清热解毒。用于风热邪毒袭肺，热毒内盛引起的上呼吸道感染、咽炎、扁桃体炎。

【用法与用量】 开水冲服。一次1袋，一日2～3次，小儿酌减。

【规格】 （1）每袋装8g（2）每袋装3g（无蔗糖）

【剂量推算】

处方	成药 日用量，袋	推算饮片 日生药量，g	《药典》饮片 日用量，g
金莲花	2～3	6.81～10.23	10～15[1] 3～6[2]

参考标准：

［1］山西省中药材标准（2014年版）

［2］湖北省中药材质量标准（2018年版）

金莲花润喉片

Jinlianhua Runhou Pian

【处方】 金莲花 750g　　薄荷素油 4ml

【制法】 取金莲花，加水煎煮二次，煎液滤过，滤液合并，浓缩至适量，喷雾干燥，加入辅料适量，混匀，制颗粒，干燥，加入薄荷素油、硬脂酸镁等，混匀，压制成1000片，即得。

【功能与主治】 清热解毒，消肿止痛，利咽。用于热毒内盛所致的咽部红肿疼痛、牙龈肿胀、口舌生疮；急性咽炎、急性扁桃体炎、上呼吸道感染见上述证候者。

【用法与用量】 含服。一次1～2片，一日4～5次。

【注意】 忌食辛辣、油腻、厚味食物。

【规格】 每片重0.5g

【剂量推算】

处方	成药日用量，片	推算饮片日生药量，g	《药典》饮片日用量，g
金莲花	4～10	3～7.5	10～15[1] 3～6[2]
薄荷素油		0.016～0.04ml	0.06～0.6ml[2]

参考标准：

［1］山西省中药材标准（2014 年版）

［2］湖北省中药材质量标准（2018 年版）

［3］中国药典（2005 年版）一部

金莲清热颗粒

Jinlian Qingre Keli

【处方】 金莲花　600g　　大青叶 600g

石膏 450g　　知母 300g

地黄 300g　　玄参 300g

炒苦杏仁 450g

【制法】 以上七味，加水煎煮二次，滤过，滤液合并，减压浓缩至适量，喷雾干燥，加入适量的糊精和蛋白糖，制粒，低温干燥，制成颗粒 1000g，即得。

【功能与主治】清热解毒，生津利咽，止咳祛痰。用于感冒热毒壅盛证，症见高热、口渴，咽干，咽痛，咳嗽，痰稠；流行性感冒、上呼吸道感染见上述证候者。

【用法与用量】 口服。成人一次 5g，一日 4 次，高烧时每四小时服 1 次；小儿周岁以内一次 2.5g，一日 3 次，高烧时一日 4 次；一至十五岁一次 2.5～5g，一日 4 次，高烧时每四小时 1 次，或遵医嘱。

【注意】 虚寒泄泻者不宜用。

【规格】 每袋装（1）5g （2）2.5g

【剂量推算】

处方	成药日用量，g	推算饮片日生药量，g	《药典》饮片日用量，g
金莲花	7.5～30	4.5～18	10～15[1] 3～6[2]
大青叶		4.5～18	9～15
石膏		3.38～13.5	15～60
知母		2.25～9	6～12
地黄		2.25～9	10～15
玄参		2.25～9	9～15
炒苦杏仁		3.38～13.5	5～10

参考标准：

［1］山西省中药材标准（2014 年版）

［2］湖北省中药材质量标准（2018 年版）

金振口服液

Jinzhen Koufuye

【处方】 山羊角 94.5g　　平贝母 47.25g

大黄 31.50g　　黄芩 15.75g

青礞石 15.75g　　石膏 23.62g

人工牛黄 9.45g　　甘草 31.50g

【制法】 以上八味，山羊角粉碎成细粉，加水及氢氧化钠，水解，滤过；药渣加水及氢氧化钠，水解至几乎全溶，滤过，合并两次滤液，浓缩；青礞石、石膏粉碎成粗粉，加水煎煮二次，滤过，滤液合并，浓缩；人工牛黄用 70%乙醇回流提取二次，滤过，滤液合并，减压回收乙醇，浓缩；其余平贝母等四味，加水煎煮二次，滤过，滤液合并，浓缩至适量，离心，上清液加乙醇使沉淀，静置，取上清液，滤过，减压回收乙醇，浓缩，与上述浓缩液及适量的甜菊素混匀，加水搅匀，煮沸，冷藏，滤过，滤液加水至 1000ml，调节 pH 值，灌封，灭菌，即得。

【功能与主治】 清热解毒，祛痰止咳。用于小儿痰热蕴肺所致的发热、咳嗽、咳吐黄痰、咳吐不爽、舌质红、苔黄腻；小儿急性支气管炎见上述证候者。

【用法与用量】 口服。六个月至一岁，一次 5ml，一日 3 次；二至三岁，一次 10ml，一日 2 次；四至七岁，一次 10ml，一日 3 次；八至十四岁，一次 15ml，一日 3 次。疗程 5～7 天，或遵医嘱。

【注意】（1）偶见用药后便溏，停药后即可复常。（2）风寒咳嗽或体虚久咳者忌服。

【规格】 每支装 10ml

【剂量推算】

处方	成药日用量，ml	推算饮片日生药量，g	《药典》饮片日用量，g
山羊角	15～45	1.42～4.25	30～50；或磨粉，或烧焦研末，3～6[1]
平贝母		0.71～2.13	3～9
大黄		0.47～1.42	3～15
黄芩		0.24～0.71	3～10
青礞石		0.24～0.71	10～15
石膏		0.35～1.06	15～60
人工牛黄		0.14～0.43	0.15～0.35
甘草		0.47～1.42	2～10

参考标准：

[1] 广东省中药材标准第三册（2019年版）

金钱草片

Jinqiancao Pian

【处方】 金钱草 2000g

【制法】 取金钱草加水煎煮三次，每次1小时，合并煎液，滤过，滤液浓缩至相对密度为1.40～1.50（60～65℃）的稠膏，加淀粉、糊精适量，制粒，干燥，压制成1000片，或包薄膜衣，即得。

【功能与主治】 清热利湿，利尿通淋。用于湿热下注所致小便频数短涩，淋沥疼痛，尿色赤黄，腰腹疼痛，甚至尿挟砂石。

【用法与用量】 口服。一次4～8片，一日3次。

【规格】 （1）素片　每片重0.3g　（2）薄膜衣片　每片重0.32g

【剂量推算】

处方	成药 日用量，片	推算饮片 日生药量，g	《药典》饮片 日用量，g
金钱草	12～24	24～48	15～60

金黄利胆胶囊

Jinhuang Lidan Jiaonang

【处方】 川西獐牙菜 900g　金钱草 600g
大黄 90g

【制法】 以上三味，川西獐牙菜、金钱草酌予碎断，大黄粉碎成粗粉，混匀，用50%乙醇加热回流提取四次，每次2小时，合并提取液，减压回收乙醇并浓缩至相对密度为1.25～1.30（60℃）的清膏，干燥，粉碎，加入淀粉适量，混匀，装入胶囊，制成1000粒，即得。

【功能与主治】 舒肝利胆，清热解毒。用于急、慢性胆囊炎属肝胆湿热证者。

【用法与用量】 口服。一次2～3粒，一日3次。

【注意】 孕妇忌服。

【规格】 每粒装0.3g

【剂量推算】

续表

处方	成药 日用量，粒	推算饮片 日生药量，g	《药典》饮片 日用量，g
川西獐牙菜	6～9	5.4～8.1	3～5[1]
金钱草	6～9	3.6～5.4	15～60
大黄		0.54～0.81	3～15

参考标准：

[1] 中华人民共和国卫生部药品标准（藏药分册）

金银花露

Jinyinhua Lu

【处方】 金银花

【制法】 取金银花62.5g，用水蒸气蒸馏，收集蒸馏液约1000ml，取蒸馏液，调节pH值至约4.5，加矫味剂适量，滤过，制成1000ml，灌封，灭菌，或灭菌，灌封，即得〔规格（1）〕。

取金银花 100g，用水蒸气蒸馏，收集蒸馏液1400ml，加入单糖浆适量至1600ml，滤过，灌封，灭菌；或取蔗糖140g及苯甲酸钠3.2g，加水使溶解，兑入蒸馏液中，加水至1600ml，混匀，加适量枸橼酸调节pH值至4.0～4.5，混匀，滤过，灭菌，灌封，即得〔规格（2）〕。

取金银花 100g，用水蒸气蒸馏，收集蒸馏液1600ml，加入蔗糖 30g，混匀，滤过，灌封，灭菌，即得〔规格（3）〕。

【功能与主治】 清热解毒。用于暑热内犯肺胃所致的中暑、痱疹、疖肿，症见发热口渴、咽喉肿痛、痱疹鲜红、头部疖肿。

【用法与用量】 口服。一次60～120ml，一日2～3次。

【规格】（1）每瓶装60ml　100ml　150ml　340ml（无蔗糖）　（2）每瓶装60ml　100ml　150ml　340ml（含蔗糖）　（3）每瓶装100ml　300 ml（含蔗糖）

【剂量推算】

处方	成药 日用量，ml	推算饮片 日生药量，g	《药典》饮片 日用量，g
金银花	120～360	7.5～22.5	6～15

金蒲胶囊

Jinpu Jiaonang

【处方】 人工牛黄 0.6g　　金银花 38g

蜈蚣 1g　炮山甲 18g
蟾酥 2.5g　蒲公英 56g
半枝莲 8g　山慈菇 18g
莪术 18g　白花蛇舌草 38g
苦参 48g　龙葵 30g
珍珠 0.3g　大黄 18g
黄药子 6g　乳香（制） 3g
没药（制） 3g　醋延胡索 28g
红花 4g　姜半夏 38g
党参 54g　黄芪 66g
刺五加 56g　砂仁 12g

【制法】 以上二十四味，金银花、蒲公英、半枝莲、白花蛇舌草、苦参、龙葵、黄药子、黄芪和刺五加加水煎煮三次，第一次 2 小时，第二次 1.5 小时，第三次 1 小时，煎液滤过，滤液合并，减压浓缩至相对密度为 1.20～1.25（75℃）的清膏；乳香、没药加热溶化，用粗纱布滤过，滤液合并，加入上述清膏中；人工牛黄、珍珠研成极细粉；其余蜈蚣等十一味粉碎成细粉，与上述极细粉混匀，加入清膏中，搅拌均匀，干燥，粉碎成细粉，混匀，装入胶囊，制成 1000 粒，即得。

【功能与主治】 清热解毒，消肿止痛，益气化痰。用于晚期胃癌、食管癌患者痰湿瘀阻及气滞血瘀证。

【用法与用量】 饭后用温开水送服。一次 3 粒，一日 3 次，或遵医嘱。42 日为一疗程。

【注意】 孕妇忌服。用药早期偶有恶心，可自行缓解。超量服用时，少数患者可见恶心、纳差。

【规格】 每粒装 0.3g

【剂量推算】

处方	成药日用量，粒	推算饮片日生药量，g	《药典》饮片日用量，g
人工牛黄	9	0.0054	0.15～0.35
金银花		0.34	6～15
蜈蚣		0.0090	3～5
炮山甲		0.16	5～10
蟾酥		0.023	0.015～0.03
蒲公英		0.50	10～15
半枝莲		0.072	15～30
山慈菇		0.16	3～9
莪术		0.16	6～9
白花蛇舌草		0.34	15～30（～60）[1] 15～60[2] 15～30[3] 30～60[4] 9～15[5～6]
苦参		0.43	4.5～9
龙葵		0.27	6～12[7]
珍珠		0.0027	0.1～0.3
大黄		0.16	3～15
黄药子		0.054	3～6
乳香（制）		0.027	3～5[6]
没药（制）		0.027	3～5[6]
醋延胡索		0.25	3～10
红花		0.036	3～10
姜半夏		0.34	3～9
党参		0.49	9～30
黄芪		0.59	9～30
刺五加		0.50	9～27
砂仁		0.11	3～6

参考标准：

［1］江苏省中药饮片炮制规范（2019 年版）（第一册）
［2］吉林省中药饮片炮制规范（2020 年版）
［3］安徽省中药饮片炮制规范（第三版）（2019 年版）
［4］宁夏中药饮片炮制规范（2017 年版）
［5］天津市中药饮片炮制规范（2018 年版）
［6］上海市中药饮片炮制规范（2018 年版）
［7］辽宁省中药材标准第二册（2019 年版）

金嗓开音丸

Jinsang Kaiyin Wan

【处方】 金银花 125g　连翘 125g
玄参 125g　板蓝根 125g
赤芍 50g　黄芩 75g
桑叶 50g　菊花 50g
前胡 50g　焯苦杏仁 50g
牛蒡子 50g　泽泻 50g

胖大海 50g　　僵蚕（麸炒） 50g
蝉蜕 50g　　木蝴蝶 50g

【制法】 以上十六味，粉碎成细粉，过筛，混匀。每 100g 粉末加炼蜜 35～50g 与适量的水，制丸，干燥，用活性炭包衣，制成水蜜丸；或加炼蜜 110～130g 制成大蜜丸，即得。

【功能与主治】 清热解毒，疏风利咽。用于风热邪毒所致的咽喉肿痛，声音嘶哑；急性咽炎、亚急性咽炎、喉炎见上述证候者。

【用法与用量】 口服。水蜜丸一次 60～120 丸，大蜜丸一次 1～2 丸，一日 2 次。

【注意】 忌烟、酒及辛辣食物。

【规格】 水蜜丸　每 10 丸重 1g；大蜜丸　每丸重 9g

【剂量推算】

处方	成药日用量，丸	推算饮片日生药量，g	《药典》饮片日用量，g
金银花	水蜜丸：120～240 大蜜丸：2～4	0.87～1.98	6～15
连翘		0.87～1.98	6～15
玄参		0.87～1.98	9～15
板蓝根		0.87～1.98	9～15
赤芍		0.35～0.79	6～12
黄芩		0.52～1.19	3～10
桑叶		0.35～0.79	5～10
菊花		0.35～0.79	5～10
前胡		0.35～0.79	3～10
焯苦杏仁		0.35～0.79	5～10
牛蒡子		0.35～0.79	6～12
泽泻		0.35～0.79	6～10
胖大海		0.35～0.79	2～3 枚
僵蚕（麸炒）		0.35～0.79	5～10
蝉蜕		0.35～0.79	3～6
木蝴蝶		0.35～0.79	1～3

金嗓开音颗粒

Jinsang Kaiyin Keli

【处方】 金银花 163g　　连翘 163g
玄参 163g　　板蓝根 163g
赤芍 65g　　黄芩 98g
桑叶 65g　　菊花 65g
前胡 65g　　焯苦杏仁 65g
牛蒡子 65g　　泽泻 65g
胖大海 65g　　炒僵蚕 65g
蝉蜕 65g　　木蝴蝶 65g

【制法】 以上十六味，板蓝根、炒僵蚕粉碎成细粉，备用；金银花、连翘、赤芍、焯苦杏仁粉碎成粗粉，用 80%乙醇加热回流提取二次，每次 2 小时，合并提取液，滤过，滤液另器收集。将上述药渣与其余玄参等十味，加水煎煮二次，每次 2 小时，合并煎液，滤过，滤液浓缩至相对密度为 1.28～1.30（25℃）的清膏，加乙醇使含醇量达 70%，搅拌均匀，静置，滤过，滤液与上述乙醇提取液合并，回收乙醇并浓缩至适量，加入上述板蓝根等细粉、糖粉和糊精适量，混匀，制粒，干燥，制成颗粒 1000g，即得。

【功能与主治】 清热解毒，疏风利咽。用于风热邪毒所致的咽喉肿痛，声音嘶哑；急性咽炎、亚急性咽炎、喉炎见上述证候者。

【用法与用量】 开水冲服。一次 1 袋，一日 2 次。

【注意】 忌烟、酒及辛辣食物。

【规格）每袋装 4.5g

【剂量推算】

处方	成药日用量，袋	推算饮片日生药量，g	《药典》饮片日用量，g
金银花	2	1.47	6～15
连翘		1.47	6～15
玄参		1.47	9～15
板蓝根		1.47	9～15
赤芍		0.59	6～12
黄芩		0.88	3～10
桑叶		0.59	5～10
菊花		0.59	5～10
前胡		0.59	3～10
焯苦杏仁		0.59	5～10
牛蒡子		0.59	6～12
泽泻		0.59	6～10
胖大海		0.59	2～3 枚
炒僵蚕		0.59	5～10
蝉蜕		0.59	3～6
木蝴蝶		0.59	1～3

金嗓利咽丸

Jinsang Liyan Wan

【处方】茯苓 50g　法半夏 50g
枳实（炒） 50g　青皮（炒） 50g
胆南星 50g　橘红 50g
砂仁 50g　豆蔻 25g
槟榔 50g　合欢皮 50g
六神曲（炒） 50g　紫苏梗 50g
生姜 7.5g　蝉蜕 50g
木蝴蝶 50g　厚朴（制） 50g

【制法】以上十六味，粉碎成细粉，过筛，混匀。每 100g 粉末用炼蜜 35～50g 加适量的水泛丸，干燥，用活性炭包衣制成水蜜丸；或加炼蜜 150～170g 制成大蜜丸，即得。

【功能与主治】疏肝理气，化痰化咽。用于痰湿内阻、肝郁气滞所致的咽部异物感、咽部不适、声音嘶哑；声带肥厚见上述证候者。

【用法与用量】口服。水蜜丸一次 60～120 丸，大蜜丸一次 1～2 丸，一日 2 次。

【注意】忌烟酒及辛辣食物。

【规格】水蜜丸　每 10 丸重 1g；大蜜丸　每丸重 9g

【剂量推算】

处方	成药 日用量，丸	推算饮片 日生药量，g	《药典》饮片 日用量，g
茯苓	水蜜丸：120～240 大蜜丸：2～4	0.46～1.21	10～15
法半夏		0.46～1.21	3～9
枳实（炒）		0.46～1.21	3～9[1]
青皮（炒）		0.46～1.21	3～10[2]
胆南星		0.46～1.21	3～6
橘红		0.46～1.21	3～10
砂仁		0.46～1.21	3～6
豆蔻		0.23～0.61	3～6
槟榔		0.46～1.21	3～10；驱绦虫、姜片虫 30～60
合欢皮		0.46～1.21	6～12
六神曲（炒）		0.46～1.21	6～12[2]
紫苏梗		0.46～1.21	5～10
生姜		0.07～0.18	3～10
蝉蜕		0.46～1.21	3～6
木蝴蝶		0.46～1.21	1～3
厚朴（制）		0.46～1.21	3～10

参考标准：

[1] 福建省中药饮片炮制规范（2012 年版）
[2] 湖北省中药饮片炮制规范（2018 年版）

金嗓清音丸

Jinsang Qingyin Wan

【处方】玄参 100g　地黄 100g
麦冬 60g　黄芩 40g
牡丹皮 60g　赤芍 60g
川贝母 60g　泽泻 60g
薏苡仁（炒） 60g　石斛 60g
僵蚕（麸炒） 40g　薄荷 20g
胖大海 40g　蝉蜕 40g
木蝴蝶 40g　甘草 20g

【制法】以上十六味，粉碎成细粉，过筛，混匀。每 100g 粉末加炼蜜 35～50g 与适量的水，制成水蜜丸，即得。

【功能与主治】养阴清肺，化痰利咽。用于肺热阴虚所致的慢喉瘖、慢喉痹，症见声音嘶哑、咽喉肿痛、咽干；慢性喉炎、慢性咽炎见上述证候者。

【用法与用量】口服。一次 60～120 丸，一日 2 次。

【注意】忌烟酒及辛辣食物。

【规格】每 10 丸重 1g

【剂量推算】

处方	成药 日用量，丸	推算饮片 日生药量，g	《药典》饮片 日用量
玄参	120～240	0.93～2.07	9～15g
地黄		0.93～2.07	10～15g
麦冬		0.56～1.24	6～12g
黄芩		0.37～0.83	3～10g
牡丹皮		0.56～1.24	6～12g
赤芍		0.56～1.24	6～12g
川贝母		0.56～1.24	3～10g
泽泻		0.56～1.24	6～10g
薏苡仁（炒）		0.56～1.24	9～30g
石斛		0.56～1.24	6～12g
僵蚕（麸炒）		0.37～0.83	5～10g
薄荷		0.19～0.41	3～6g
胖大海		0.37～0.83	2～3 枚
蝉蜕		0.37～0.83	3～6g
木蝴蝶		0.37～0.83	1～3g
甘草		0.19～0.41	2～10g

金嗓清音胶囊

Jinsang Qingyin Jiaonang

【处方】玄参 250g　地黄 250g
麦冬 150g　黄芩 100g
牡丹皮 150g　赤芍 150g
川贝母 150g　泽泻 150g
麸炒薏苡仁 150g　石斛 150g
炒僵蚕 100g　薄荷 50g
胖大海 100g　蝉蜕 100g
木蝴蝶 100g　甘草 50g

【制法】以上十六味，取川贝母、牡丹皮粉碎成细粉，备用；黄芩加水煎煮三次，第一次加沸水煎煮2小时，第二、三次分别煎煮1小时，合并三次煎液，滤过，滤液减压浓缩至相对密度为1.05～1.10（80℃），80℃时加稀盐酸试液，调pH值至1.0～2.0，保温1小时后，静置24小时，滤过，沉淀物加6倍量的水，以氢氧化钠（1mol/L）溶液调pH值至7.0～7.5，搅拌使其充分溶解，滤过，滤液备用；其余十三味，第一次加水浸泡1小时，煎煮2小时，第二次煎煮1小时，合并两次煎液，滤过，滤液减压浓缩至相对密度为1.00～1.05（60℃），冷却至40℃，加乙醇使醇含量达60%，静置12小时，取上清液，回收乙醇至无醇味，加入上述黄芩提取液，减压浓缩至相对密度为1.15～1.20（60℃），喷雾干燥，所得药粉与川贝母及牡丹皮细粉混匀，制粒，烘干，装入胶囊，制成1000粒，即得。

【功能与主治】养阴清肺，化痰利咽。用于肺热阴虚所致的慢喉瘖、慢喉痹，症见声音嘶哑、咽喉肿痛、咽干；慢性喉炎、慢性咽炎见上述证候者。

【用法与用量】口服。一次3粒，一日2次。

【注意】热毒壅咽者慎用。

【规格】每粒装0.4g

【剂量推算】

处方	成药 日用量，粒	推算饮片 日生药量，g	《药典》饮片 日用量
玄参	6	1.5	9～15g
地黄		1.5	10～15g
麦冬		0.9	6～12g
黄芩		0.6	3～10g

续表

处方	成药 日用量，粒	推算饮片 日生药量，g	《药典》饮片 日用量
牡丹皮	6	0.9	6～12g
赤芍		0.9	6～12g
川贝母		0.9	3～10g
泽泻		0.9	6～10g
麸炒薏苡仁		0.9	9～30g
石斛		0.9	6～12g
炒僵蚕		0.6	5～10g
薄荷		0.3	3～6g
胖大海		0.6	2～3枚
蝉蜕		0.6	3～6g
木蝴蝶		0.6	1～3g
甘草		0.3	2～10g

金嗓散结丸

Jinsang Sanjie Wan

【处方】马勃 25g　醋莪术 50g
金银花 125g　焯桃仁 50g
玄参 125g　醋三棱 50g
红花 50g　丹参 75g
板蓝根 125g　麦冬 100g
浙贝母 75g　泽泻 75g
炒鸡内金 50g　蝉蜕 75g
木蝴蝶 75g　蒲公英 125g

【制法】以上十六味，粉碎成细粉，过筛，混匀。每100g粉末用炼蜜35～50g加适量的水泛丸，干燥，制成水蜜丸；或加炼蜜110～130g制成大蜜丸，即得。

【功能与主治】清热解毒，活血化瘀，利湿化痰。用于热毒蕴结、气滞血瘀所致的声音嘶哑、声带充血、肿胀；慢性喉炎、声带小结、声带息肉见上述证候者。

【用法与用量】口服。水蜜丸一次60～120粒，大蜜丸一次1～2丸。一日2次。

【规格】水蜜丸　每10丸重1g；大蜜丸　每丸重9g

【剂量推算】

处方	成药 日用量	推算饮片 日生药量，g	《药典》饮片 日用量，g
马勃	水蜜丸：120～240 粒 大蜜丸：2～4 丸	0.16～0.36	2～6
醋莪术		0.31～0.71	6～9
金银花		0.78～1.78	6～15
焯桃仁		0.31～0.71	5～10
玄参		0.78～1.78	9～15
醋三棱		0.31～0.71	5～10
红花		0.31～0.71	3～10
丹参		0.47～1.07	10～15
板蓝根		0.78～1.78	9～15
麦冬		0.63～1.42	6～12
浙贝母		0.47～1.07	5～10
泽泻		0.47～1.07	6～10
炒鸡内金		0.31～0.71	3～10
蝉蜕		0.47～1.07	3～6
木蝴蝶		0.47～1.07	1～3
蒲公英		0.78～1.78	10～15

金蝉止痒胶囊

Jinchan Zhiyang Jiaonang

【处方】 金银花 330.7g 栀子 330.7g
黄芩 330.7g 苦参 330.7g
黄柏 248g 龙胆 248g
白芷 330.7g 白鲜皮 330.7g
蛇床子 330.7g 蝉蜕 165.4g
连翘 330.7g 地肤子 330.7g
地黄 496g 青蒿 496g
广藿香 330.7g 甘草 165.4g

【制法】 以上十六味，广藿香、金银花、连翘、白芷、青蒿加水 8 倍量，提取挥发油 8 小时，蒸馏后的水溶液另器收集；药渣与其余黄芩等十一味，加水煎煮三次，第一次 2 小时，第二、三次各 1 小时，合并煎液，滤过，滤液与上述蒸馏后的水溶液合并，浓缩至相对密度 1.20～1.22（80℃）的清膏，加入淀粉适量，制粒，干燥，加入上述广藿香等挥发油及薄荷素油 1.3ml，混匀，装入胶囊，制成 1000 粒，即得。

【功能与主治】 清热解毒，燥湿止痒。用于湿热内蕴所引起的丘疹性荨麻疹，夏季皮炎皮肤瘙痒症状。

【用法与用量】 口服。一次 6 粒，一日 3 次，饭后服用。

【注意】 孕妇禁用；婴幼儿、脾胃虚寒者慎用。

【规格】 每粒装 0.5g

【剂量推算】

处方	成药 日用量，粒	推算饮片 日生药量，g	《药典》饮片 日用量，g
金银花	18	5.95	6～15
栀子		5.95	6～10
黄芩		5.95	3～10
苦参		5.95	4.5～9
黄柏		4.46	3～12
龙胆		4.46	3～6
白芷		5.95	3～10
白鲜皮		5.95	5～10
蛇床子		5.95	3～10
蝉蜕		2.98	3～6
连翘		5.95	6～15
地肤子		5.95	9～15
地黄		8.93	10～15
青蒿		8.93	6～12
广藿香		5.95	3～10
甘草		2.98	2～10

乳宁颗粒

Runing Keli

【处方】 柴胡 220g 当归 220g
醋香附 220g 丹参 264g
炒白芍 220g 王不留行 220g
赤芍 220g 炒白术 132g
茯苓 132g 青皮 66g
陈皮 66g 薄荷 66g

【制法】 以上十二味，柴胡、当归、醋香附、青皮、陈皮、薄荷提取挥发油；药渣与其余丹参等六味水煎煮二次，煎液滤过，滤液合并，浓缩至适量，放冷，加乙醇，使含醇量达 60%，静置，取上清液浓缩至适量；取清膏加辅料适量，混匀，制成颗粒，干燥后加入上述挥发油，制成 1000g，即得。

【功能与主治】 疏肝养血，理气解郁。用于肝气郁结所致的乳癖，症见经前乳房胀痛、两胁胀痛、乳房结节、经前疼痛加重；乳腺增生见上述证候者。

【用法与用量】 开水冲服。一次1袋，一日3次；20天为一疗程，或遵医嘱。

【注意】 孕妇慎服。

【规格】 每袋装15g

【剂量推算】

处方	成药日用量，袋	推算饮片日生药量，g	《药典》饮片日用量，g
柴胡	3	9.90	3～10
当归		9.90	6～12
醋香附		9.90	6～10
丹参		11.88	10～15
炒白芍		9.90	6～15
王不留行		9.90	5～10
赤芍		9.90	6～12
炒白术		5.94	6～12
茯苓		5.94	10～15
青皮		2.97	3～10
陈皮		2.97	3～10
薄荷		2.97	6～12

乳块消片

Rukuaixiao Pian

【处方】 橘叶 825g　　丹参 825g
皂角刺 550g　　炒王不留行 550g
川楝子 550g　　地龙 550g

【制法】 以上六味，除地龙、炒王不留行外，其余橘叶等四味加水煎煮二次，每次1小时，滤过，滤液合并，浓缩成清膏，放冷，备用；地龙、炒王不留行用70%乙醇回流提取二次，第一次2小时，第二次1小时，滤过，滤液合并，加入上述清膏中，加乙醇使含醇量达70%，搅拌均匀，静置，回收乙醇并浓缩至稠膏状，干燥，粉碎，加辅料适量，混匀，制成颗粒，干燥，压制成1000片，包糖衣或薄膜衣，即得。

【功能与主治】 疏肝理气，活血化瘀，消散乳块。用于肝气郁结，气滞血瘀，乳腺增生，乳房胀痛。

【用法与用量】 口服。一次4～6片，一日3次。

【注意】 孕妇忌服。

【规格】 （1）薄膜衣片　每片重0.36g
（2）糖衣片　片心重0.35g

【剂量推算】

处方	成药日用量，片	推算饮片日生药量，g	《药典》饮片日用量，g
橘叶	12～18	9.9～14.85	6～15[1]
丹参		9.9～14.85	10～15
皂角刺		6.6～9.9	3～10
炒王不留行		6.6～9.9	5～10
川楝子		6.6～9.9	5～10
地龙		6.6～9.9	5～10

参考标准：

［1］江苏省中药材标准（2016年版）

乳块消胶囊

Rukuaixiao Jiaonang

【处方】 橘叶 825g　　丹参 825g
皂角刺 550g　　王不留行 550g
川楝子 550g　　地龙 550g

【制法】 以上六味，除地龙、王不留行外，其余橘叶等四味加水煎煮二次，每次1小时，煎液滤过，滤液合并，浓缩至相对密度为1.25～1.30（85℃）的清膏，放冷，备用；地龙、王不留行用70%乙醇回流提取两次，第一次2小时，第二次1小时，滤过，合并滤液，加入上述浓缩液中，调整乙醇量达70%，搅拌均匀，静置，回收乙醇并浓缩至稠膏状，减压干燥成干浸膏，粉碎，加碳酸镁、硫酸钙、滑石粉适量，混匀，制成颗粒，装入胶囊，制成1000粒，即得。

【功能与主治】 疏肝理气，活血化瘀，消散乳块。用于肝气郁结，气滞血瘀，乳腺增生，乳房胀痛。

【用法与用量】 口服。一次4～6粒，一日3次。

【注意】 孕妇忌服。

【规格】 每粒装0.3g

【剂量推算】

处方	成药日用量，粒	推算饮片日生药量，g	《药典》饮片日用量，g
橘叶	12～18	9.9～14.85	6～15[1]
丹参		9.9～14.85	10～15

续表

处方	成药 日用量，粒	推算饮片 日生药量，g	《药典》饮片 日用量，g
皂角刺	12～18	6.6～9.9	3～10
王不留行		6.6～9.9	5～10
川楝子		6.6～9.9	5～10
地龙		6.6～9.9	5～10

参考标准：

[1] 江苏省中药材标准（2016年版）

乳块消颗粒

Rukuaixiao Keli

【处方】 橘叶 412.5g　丹参 412.5g
皂角刺 275g　王不留行 275g
川楝子 275g　地龙 275g

【制法】 以上六味，除地龙、王不留行外，其余橘叶等四味加水煎煮二次，每次1小时，合并煎液，滤过，滤液浓缩至相对密度为1.25～1.30（85℃），放冷，备用；地龙、王不留行用70%乙醇回流提取二次，第一次2小时，第二次1小时，滤过，滤液合并，加入上述浓缩液中，调整乙醇量达70%，搅拌均匀，静置，回收乙醇并浓缩成稠膏，加蔗糖500g与淀粉、糊精适量，混匀，制成颗粒，干燥，制成1000g，即得。

【功能与主治】 疏肝理气，活血化瘀，消散乳块。用于肝气郁结，气滞血瘀，乳腺增生，乳房胀痛。

【用法与用量】 开水冲服。一次1袋，一日3次或遵医嘱。

【注意】 孕妇忌服。

【规格】 每袋装10g

【剂量推算】

处方	成药 日用量，袋	推算饮片 日生药量，g	《药典》饮片 日用量，g
橘叶	3	12.38	6～15[1]
丹参		12.38	10～15
皂角刺		8.25	3～10
王不留行		8.25	5～10
川楝子		8.25	5～10
地龙		8.25	5～10

参考标准：

[1] 江苏省中药材标准（2016年版）

乳核散结片

Ruhe Sanjie Pian

【处方】 柴胡 164g　当归 219g
黄芪 219g　郁金 328g
光慈姑 219g　漏芦 219g
昆布 437g　海藻 437g
淫羊藿 546g　鹿衔草 546g

【制法】 以上十味，当归提取挥发油，挥发油备用，药渣和蒸馏后的水溶液与其余柴胡等九味加水煎煮二次，滤过，滤液合并，浓缩成稠膏，加适量的淀粉混匀，干燥，粉碎，过筛，加入适量淀粉、羧甲纤维素钠或糊精，制粒，干燥，混匀，加入乙醇稀释的当归挥发油和滑石粉、硬脂酸镁压制成1000片，包糖衣或薄膜衣，即得。

【功能与主治】 舒肝活血，祛痰软坚。用于肝郁气滞、痰瘀互结所致的乳癖，症见乳房肿块或结节、数目不等、大小不一、质软或中等硬、或乳房胀痛、经前疼痛加剧；乳腺增生病见上述证候者。

【用法与用量】 口服。一次4片，一日3次。

【注意】 孕妇慎用。

【规格】 （1）糖衣片（片心重0.34g）（2）薄膜衣片　每片重0.36g

【剂量推算】

处方	成药 日用量，片	推算饮片 日生药量，g	《药典》饮片 日用量，g
柴胡	12	1.97	3～10
当归		2.63	6～12
黄芪		2.63	9～30
郁金		3.94	3～10
光慈姑		2.63	3～6[1]
漏芦		2.63	5～9
昆布		5.24	6～12
海藻		5.24	6～12
淫羊藿		6.55	6～10
鹿衔草		6.55	9～15

参考标准：

[1] 安徽省中药饮片炮制规范（第三版）（2019年版）

乳康丸

Rukang Wan

【处方】 牡蛎 75g　　乳香 30g
瓜蒌 75g　　海藻 60g
黄芪 120g　　没药 30g
天冬 60g　　夏枯草 75g
三棱 30g　　玄参 60g
白术 60g　　浙贝母 30g
莪术 30g　　丹参 75g
炒鸡内金 30g

【制法】 以上十五味，炒鸡内金、浙贝母、乳香、没药粉碎成细粉，过筛，混匀；其余牡蛎等十一味加水煎煮二次，每次2小时，合并煎液，滤过，浓缩至840ml，加乙醇使含醇量达70%～75%，搅拌，静置24小时，滤过，滤液回收乙醇至稠膏状，加入上述细粉，混匀，干燥，粉碎成细粉，过筛，用水或乙醇泛丸，干燥；或包衣，打光，干燥，制成浓缩水丸或包衣浓缩水丸5000丸〔规格（1）〕；或加适量辅料，每100g粉末用炼蜜5～10g，制成浓缩水蜜丸3000丸，干燥，包薄膜衣〔规格（2）〕，即得。

【功能与主治】 舒肝活血，祛痰软坚。用于肝郁气滞、痰瘀互结所致的乳癖，症见乳房肿块或结节、或经前胀痛；乳腺增生病见上述证候者。

【用法与用量】 口服。一次10～15丸〔规格（1）〕，一次6～9丸〔规格（2）〕，一日2次，饭后服用；20天为一个疗程，间隔5～7天继续第二个疗程，亦可连续用药。

【注意】 （1）偶见患者服药后有轻度恶心、腹泻、月经期提前、量多及轻微药疹。一般停药后自愈。

（2）孕妇慎用（前三个月内禁用），女性患者宜于月经来潮前10～15天开始服用。经期停用。

【规格】 （1）每20丸重1g　（2）每10丸重1g

【剂量推算】

处方	成药 日用量，丸	推算饮片 日生药量，g	《药典》饮片 日用量，g
牡蛎	规格（1）：20～30 规格（2）：12～18	0.30～0.45	9～30
乳香		0.12～0.18	3～5
瓜蒌		0.30～0.45	9～15
海藻		0.24～0.36	6～12
黄芪		0.48～0.72	9～30

续表

处方	成药 日用量，丸	推算饮片 日生药量，g	《药典》饮片 日用量，g
没药	规格（1）：20～30 规格（2）：12～18	0.12～0.18	3～5
天冬		0.24～0.36	6～12
夏枯草		0.30～0.45	9～15
三棱		0.12～0.18	5～10
玄参		0.24～0.36	9～15
白术		0.24～0.36	6～12
浙贝母		0.12～0.18	5～10
莪术		0.12～0.18	6～9
丹参		0.30～0.45	10～15
炒鸡内金		0.12～0.18	3～10

乳康胶囊

Rukang Jiaonang

【处方】 牡蛎 75g　　乳香 30g
瓜蒌 75g　　海藻 60g
黄芪 120g　　没药 30g
天冬 60g　　夏枯草 75g
三棱 30g　　玄参 60g
白术 60g　　浙贝母 30g
莪术 30g　　丹参 75g
炒鸡内金 30g

【制法】 以上十五味，炒鸡内金、浙贝母、乳香、没药粉碎成细粉，过筛，混匀备用；其余牡蛎等十一味加水煎煮二次，每次2小时，合并煎液，滤过，滤液浓缩至840ml，放冷，加入乙醇使含醇量达70%～75%，搅拌，静置，滤过，滤液回收乙醇并浓缩至相对密度为1.30～1.35（60℃）的稠膏，加入上述细粉，混匀，减压干燥，粉碎成细粉，加适量乳糖、淀粉、硬脂酸镁，用乙醇制粒，装入胶囊，制成1000粒，即得。

【功能与主治】 舒肝活血，祛痰软坚。用于肝郁气滞、痰瘀互结所致的乳癖，症见乳房肿块或结节、或经前胀痛；乳腺增生病见上述证候者。

【用法与用量】 口服。一次2～3粒，一日2次，饭后服用。20天为一个疗程，间隔5～7天继续第二个疗程，亦可连续用药。

【注意】 （1）偶见患者服药后有轻度恶心、腹泻、月经期提前、量多及轻微药疹。一般停药后自愈。（2）孕妇慎服（前三个月内禁用）、女性患者宜于月经来潮前10～15天开始服用。经期停用。

【规格】 每粒装0.3g

【剂量推算】

处方	成药 日用量，粒	推算饮片 日生药量，g	《药典》饮片 日用量，g
牡蛎	4～6	0.30～0.45	9～30
乳香		0.12～0.18	3～5
瓜蒌		0.30～0.45	9～15
海藻		0.24～0.36	6～12
黄芪		0.48～0.72	9～30
没药		0.12～0.18	3～5
天冬		0.24～0.36	6～12
夏枯草		0.30～0.45	9～15
三棱		0.12～0.18	5～10
玄参		0.24～0.36	9～15
白术		0.24～0.36	6～12
浙贝母		0.12～0.18	5～10
莪术		0.12～0.18	6～9
丹参		0.30～0.45	10～15
炒鸡内金		0.12～0.18	3～10

乳康颗粒

Rukang Keli

【处方】 牡蛎 75g　乳香 30g
瓜蒌 75g　海藻 60g
黄芪 120g　没药 30g
天冬 60g　夏枯草 75g
三棱 30g　玄参 60g
白术 60g　浙贝母 30g
莪术 30g　丹参 75g
炒鸡内金 30g

【制法】 以上十五味，取炒鸡内金、浙贝母、乳香、没药粉碎成细粉，过筛，混匀；其余牡蛎等十一味加水煎煮二次，每次2小时，合并煎液，滤过，滤液浓缩至相对密度为1.10（60℃）的清膏，加入乙醇使含醇量达70%，静置24小时，滤过，滤液浓缩至相对密度为1.30～1.35（60℃）的稠膏，加入上述细粉，混匀，减压干燥，粉碎成细粉，加入适量蔗糖及乳糖，混匀，制粒，干燥，制成1000g，即得。

【功能与主治】 舒肝破血，祛痰软坚。用于肝郁气滞、痰瘀互结所致的乳癖，症见乳房肿块或结节、或经前胀痛；乳腺增生病见上述证候者。

【用法与用量】 口服。一次1袋，一日2次，饭后服用，20天为一个疗程，间隔5～7天继续第二个疗程，亦可连续用药。

【注意】 （1）偶见轻度恶心，腹泻，月经提前、量多及轻微药疹。（2）孕妇禁用。（3）月经期慎用。

【规格】 每袋装3g

【剂量推算】

处方	成药 日用量，袋	推算饮片 日生药量，g	《药典》饮片 日用量，g
牡蛎	2	0.45	9～30
乳香		0.18	3～5
瓜蒌		0.45	9～15
海藻		0.36	6～12
黄芪		0.72	9～30
没药		0.18	3～5
天冬		0.36	6～12
夏枯草		0.45	9～15
三棱		0.18	5～10
玄参		0.36	9～15
白术		0.36	6～12
浙贝母		0.18	5～10
莪术		0.18	6～9
丹参		0.45	10～15
炒鸡内金		0.18	3～10

乳增宁胶囊

Ruzengning Jiaonang

【处方】 艾叶 560g　淫羊藿 280g
柴胡 280g　川楝子 280g
天冬 280g　土贝母 340g

【制法】 以上六味，加水煎煮三次，合并煎液，滤过，滤液浓缩至适量，趁热加入三倍量乙醇，搅拌均匀，静置，滤过，滤液减压回收乙醇，并浓缩至适量，加干燥的磷酸氢钙与淀粉的混合细粉适量，混匀，置 80℃减压干燥，冷却，粉碎，加硬脂酸镁适量，混匀，加淀粉适量，混匀，装入胶囊，制成1000粒，即得。

【功能与主治】疏肝散结，调理冲任。用于冲任失调、气郁痰凝所致乳癖，症见乳房结节、一个或多个、大小形状不一、质柔软，或经前胀痛、或腰痠乏力、经少色淡；乳腺增生病见上述证候者。

【用法与用量】口服。一次4粒，一日3次。

【注意】孕妇慎用。

【规格】每粒装0.5g

【剂量推算】

处方	成药 日用量，粒	推算饮片 日生药量，g	《药典》饮片 日用量，g
艾叶	12	6.72	3～9
淫羊藿		3.36	6～10
柴胡		3.36	3～10
川楝子		3.36	5～10
天冬		3.36	6～12
土贝母		4.08	5～10

乳癖消片

Rupixiao Pian

【处方】鹿角 89.02g　　蒲公英 59.35g
昆布 231.45g　　天花粉 23.74g
鸡血藤 59.35g　　三七 59.35g
赤芍 17.8g　　海藻 115.73g
漏芦 35.6g　　木香 47.48g
玄参 59.35g　　牡丹皮 83.09g
夏枯草 59.35g　　连翘 23.74g
红花 35.6g

【制法】以上十五味，玄参、三七、鹿角分别粉碎成细粉；其余蒲公英等十二味加水煎煮二次，煎液滤过，滤液合并，浓缩至适量，与上述细粉和适量的辅料混匀，制成颗粒，干燥，压制成1000片，包糖衣或薄膜衣；或压制成500片，包薄膜衣，即得。

【功能与主治】软坚散结，活血消痈，清热解毒。用于痰热互结所致的乳癖、乳痈，症见乳房结节、数目不等、大小形态不一、质地柔软，或产后乳房结块、红热疼痛；乳腺增生、乳腺炎早期见上述证候者。

【用法与用量】口服。一次5～6片〔规格（1）、规格（3）〕，一次3片〔规格（2）〕，一日3次。

【注意】孕妇慎服。

【规格】（1）薄膜衣片　每片重0.34g　（2）薄膜衣片　每片重0.67g　（3）糖衣片（片心重0.32g）

【剂量推算】

处方	成药 日用量，片	推算饮片 日生药量，g	《药典》饮片 日用量，g
鹿角	规格（1）、规格（3）：15～18 规格（2）：9	1.34～1.60	6～15
蒲公英		0.89～1.07	10～15
昆布		3.47～4.17	6～12
天花粉		0.36～0.43	10～15
鸡血藤		0.89～1.07	9～15
三七		0.89～1.07	3～9
赤芍		0.27～0.32	6～12
海藻		1.74～2.08	6～12
漏芦		0.53～0.64	5～9
木香		0.71～0.85	3～6
玄参		0.89～1.07	9～15
牡丹皮		1.25～1.50	6～12
夏枯草		0.89～1.07	9～15
连翘		0.36～0.43	6～15
红花		0.53～0.64	3～10

乳癖消胶囊

Rupixiao Jiaonang

【处方】鹿角 89.1g　　蒲公英 59.4g
昆布 231.5g　　天花粉 23.7g
鸡血藤 59.4g　　三七 59.4g
赤芍 17.8g　　海藻 115.7g
漏芦 35.6g　　木香 47.5g
玄参 59.4g　　牡丹皮 83.1g
夏枯草 59.4g　　连翘 23.7g
红花 35.6g

【制法】以上十五味，玄参、三七、鹿角分别粉碎成细粉；其余蒲公英等十二味加水煎煮二次，煎液滤过，滤液合并，浓缩至适量，与上述细粉和辅料适量混匀，制成颗粒，装入胶囊，制成1000粒，即得。

【功能与主治】软坚散结，活血消痈，清热解毒。用于痰热互结所致的乳癖、乳痈，症见乳房结节、数目不等、大小形态不一、质地柔软，或产后乳房结块、红热疼痛；乳腺增生、乳腺炎早期见上述证候者。

【用法与用量】 口服。一次 5～6 粒，一日 3 次。

【注意】 孕妇慎服。

【规格】 每粒装 0.32g

【剂量推算】

处方	成药日用量，粒	推算饮片日生药量，g	《药典》饮片日用量，g
鹿角	15～18	1.34～1.60	6～15
蒲公英		0.89～1.07	10～15
昆布		3.47～4.17	6～12
天花粉		0.36～0.43	10～15
鸡血藤		0.89～1.07	9～15
三七		0.89～1.07	3～9
赤芍		0.27～0.32	6～12
海藻		1.74～2.08	6～12
漏芦		0.53～0.64	5～9
木香		0.71～0.86	3～6
玄参		0.89～1.07	9～15
牡丹皮		1.25～1.50	6～12
夏枯草		0.89～1.07	9～15
连翘		0.36～0.43	6～15
红花		0.53～0.64	3～10

乳癖消颗粒

Rupixiao Keli

【制法】 鹿角 66.8g　蒲公英 44.5g
昆布 173.5g　天花粉 17.8g
鸡血藤 44.5g　三七 44.5g
赤芍 13.4g　海藻 86.8g
漏芦 26.7g　木香 35.6g
玄参 44.5g　牡丹皮 62.3g
夏枯草 44.5g　连翘 17.8g
红花 26.7g

【制法】 以上十五味，鹿角、三七、玄参粉碎成细粉，其余蒲公英等十二味加水煎煮二次，第一次 4 小时，第二次 3 小时，合并煎液，滤过，滤液浓缩至相对密度为 1.30～1.35（50℃），与适量蔗糖及糊精混匀，制成颗粒，干燥，制成 1000g，即得。

【功能与主治】 软坚散结，活血消痈，清热解毒。用于痰热互结所致的乳癖、乳痈，症见乳房结节、数目不等、大小形态不一、质地柔软，或产后乳房结块、红热疼痛；乳腺增生、乳腺炎早期见上述证候者。

【用法与用量】 开水冲服。一次 1 袋，一日 3 次。

【注意】 孕妇慎服。

【规格】 每袋装 8g

【剂量推算】

处方	成药日用量，袋	推算饮片日生药量，g	《药典》饮片日用量，g
鹿角	3	1.60	6～15
蒲公英		1.07	10～15
昆布		4.16	6～12
天花粉		0.43	10～15
鸡血藤		1.07	9～15
三七		1.07	3～9
赤芍		0.32	6～12
海藻		2.08	6～12
漏芦		0.64	5～9
木香		0.85	3～6
玄参		1.07	9～15
牡丹皮		1.50	6～12
夏枯草		1.07	9～15
连翘		0.43	6～15
红花		0.64	3～10

乳癖散结胶囊

Rupi Sanjie Jiaonang

【处方】
夏枯草 297g　川芎（酒炙） 198g
僵蚕（麸炒） 119g　鳖甲（醋制） 297g
柴胡（醋制） 198g　赤芍（酒炒） 178g
玫瑰花 238g　莪术（醋制）178g
当归（酒炙） 198g　延胡索（醋制） 178g
牡蛎 297g

【制法】 以上十一味，僵蚕粉碎成细粉；鳖甲、牡蛎粉碎成最粗粉，加水煎煮 1 小时，备用；夏枯草、柴胡、赤芍、莪术粉碎成最粗粉，水蒸气蒸馏提取挥发油；药渣及水煎液与鳖甲、牡蛎的药渣和水煎液混合，加水煎煮三次，分别为 1.5 小时、2.5 小时、1 小时，煎液合并，滤过，滤液浓缩成稠膏；川芎、玫瑰花、当归水蒸气蒸馏提取挥发油；药渣和水煎液与延胡索合并，加乙醇使乙醇浓度达70%，溶剂总量为药材量的8倍量。65℃温浸提取三次，分别为1小时、2小时、0.5小时，药液合并，滤过，滤液回收乙醇并浓缩成稠膏，与上述稠膏合并，干燥，粉碎，加入僵蚕细粉，混匀，制颗粒，喷加上述挥发油密闭放置，加入适量硬脂酸镁，装入胶囊，制成1000粒，即得。

【功能与主治】 行气活血，软坚散结。用于气滞血瘀所致的乳腺增生病，症见乳房疼痛、乳房肿块、烦躁易怒、胸胁胀满。

【用法与用量】 口服。一次4粒，一日3次；45天为一疗程，或遵医嘱。

【注意】 （1）孕妇忌服。（2）月经量过多者，经期慎服。（3）偶见口干、恶心、便秘。一般不影响继续治疗，必要时对症处理。

【规格】 每粒装0.53g

【剂量推算】

处方	成药 日用量，粒	推算饮片 日生药量，g	《药典》饮片 日用量，g
夏枯草	12	3.56	9～15
川芎（酒炙）		2.38	3～10[1]
僵蚕（麸炒）		1.43	5～10
鳖甲（醋制）		3.56	9～24
柴胡（醋制）		2.38	3～10
赤芍（酒炒）		2.14	6～12
玫瑰花		2.86	3～6
莪术（醋制）		2.14	6～9
当归（酒炙）		2.38	6～12
延胡索（醋制）		2.14	3～10
牡蛎		3.56	9～30

参考标准：

［1］湖北省中药饮片炮制规范（2018年版）

肿节风片

Zhongjiefeng Pian

【处方】 肿节风浸膏250g

【制法】 取肿节风浸膏，加辅料适量，制成颗粒，干燥，压制成1000片，包糖衣；或压制成333片，包薄膜衣，即得。

【功能与主治】 清热解毒，消肿散结。用于肺炎、阑尾炎、蜂窝组织炎属热毒壅盛证候者，并可用于癌症辅助治疗。

【用法与用量】 口服。一次1片〔规格（1）〕或一次3片〔规格（2）〕，一日3次。

【规格】 （1）薄膜衣片　每片重0.75g

（2）糖衣片（片心重0.25g）

【剂量推算】

处方	成药 日用量，片	推算饮片 日生药量，g	《药典》饮片 日用量，g
肿节风*	规格（1）：3 规格（2）：9	22.52	9～30

注：*根据药典制法，1g肿节风浸膏相当于原药材10g，故处方用量推算以饮片计。

肥儿丸

Fei'er Wan

【处方】 煨肉豆蔻 50g　　木香 20g

六神曲（炒） 100g　　炒麦芽 50g

胡黄连 100g　　槟榔 50g

使君子仁 100g

【制法】 以上七味，粉碎成细粉，过筛，混匀。每100g粉末加炼蜜100～130g制成大蜜丸，即得。

【功能与主治】 健胃消积，驱虫。用于小儿消化不良，虫积腹痛，面黄肌瘦，食少腹胀泄泻。

【用法与用量】 口服。一次1～2丸，一日1～2次；三岁以内小儿酌减。

【规格】 每丸重3g

【剂量推算】

处方	成药 日用量，丸	推算饮片 日生药量，g	《药典》饮片 日用量，g
煨肉豆蔻	1～4	0.14～0.64	3～10[1]
木香		0.06～0.26	3～6
六神曲（炒）		0.28～1.28	6～12[2]
炒麦芽		0.14～0.64	10～15
胡黄连		0.28～1.28	3～10
槟榔		0.14～0.64	3～10；驱绦虫、姜片虫30～60
使君子仁		0.28～1.28	6～9

参考标准：

［1］天津市中药饮片炮制规范（2018年版）
［2］湖北省中药饮片炮制规范（2018年版）

周氏回生丸

Zhoushi Huisheng Wan

【处方】 五倍子 60g　檀香 9g
木香 9g　沉香 9g
丁香 9g　甘草 15g
千金子霜 30g　红大戟（醋制） 45g
山慈菇 45g　六神曲（麸炒） 150g
人工麝香 9g　雄黄 9g
冰片 1g　朱砂 18g

【制法】 以上十四味，雄黄、朱砂分别水飞成极细粉，人工麝香、冰片分别粉碎成细粉，除千金子霜外，其余六神曲（麸炒）等九味粉碎成细粉，与雄黄、人工麝香、冰片粉末及千金子霜配研，混匀，过筛，用水泛丸，低温干燥，用朱砂、适量桃胶化水包衣，打光，即得。

【功能与主治】 祛暑散寒，解毒辟秽，化湿止痛。用于霍乱吐泻，痧胀腹痛。

【用法与用量】 口服。一次 10 丸，一日 2 次。

【注意】 孕妇禁服；不宜久服。

【规格】 每 10 丸重 1.5g

【剂量推算】

处方	成药日用量，丸	推算饮片日生药量，g	《药典》饮片日用量，g
五倍子	20	0.43	3～6
檀香		0.065	2～5
木香		0.065	3～6
沉香		0.065	1～5
丁香		0.065	1～3
甘草		0.11	2～10
千金子霜		0.22	0.5～1
红大戟（醋制）		0.32	1.5～3[1]
山慈菇		0.32	3～9
六神曲（麸炒）		1.08	6～15[1]
人工麝香		0.065	0.03～0.1
雄黄		0.065	0.05～0.1
冰片		0.0072	0.15～0.3
朱砂		0.13	0.1～0.5

参考标准：

［1］山东省中药饮片炮制规范（2012 年版）

夜宁糖浆

Yening Tangjiang

【处方】 合欢皮 105g　灵芝 50g
首乌藤 105g　大枣 75g
女贞子 105g　甘草 30g
浮小麦 300g

【制法】 以上七味，浮小麦加水煮沸后，于 80～90℃温浸二次，每次 2 小时，滤过，合并滤液；灵芝粉碎成粗粉，用适量的乙醇浸泡 7 天，压榨滤过，滤液回收乙醇，备用；药渣与其余合欢皮等五味加水煎煮二次，每次 3 小时，滤过，滤液合并，与上述两种溶液合并，静置，滤过，滤液浓缩至适量，加入蔗糖 830g 与苯甲酸钠 3g，煮沸使溶解，滤过，加水至 1000ml，搅匀，即得。

【功能与主治】 养血安神。用于心血不足所致的失眠、多梦、头晕、乏力；神经衰弱见上述证候者。

【用法与用量】 口服。一次 40ml，一日 2 次。

【规格】 （1）每瓶装 20ml （2）每瓶装 200ml （3）每瓶装 250ml

【剂量推算】

处方	成药日用量，ml	推算饮片日生药量，g	《药典》饮片日用量，g
合欢皮	80	8.4	6～12
灵芝		4	6～12
首乌藤		8.4	9～15
大枣		6	6～15
女贞子		8.4	6～12
甘草		2.4	2～10
浮小麦		24	15～30[1]

参考标准：

［1］江苏省中药材标准（2016 年版）

炎宁糖浆

Yanning Tangjiang

【处方】 鹿茸草 1562.5g　白花蛇舌草 781.25g
鸭跖草 781.25g

【制法】 以上三味，加水煎煮二次，第一次1.5小时，第二次1小时，合并煎液，滤过，滤液浓缩至相对密度为1.10（85～95℃）的清膏，加乙醇使含醇量为60%，搅匀，静置12小时，滤过，滤液回收乙醇，浓缩至相对密度为1.10～1.30（75℃）的清膏；另取蔗糖650g，制成单糖浆，加至上述浓缩液中，混匀，浓缩至1000ml，加入0.15%山梨酸钾，混匀，即得。

【功能与主治】 清热解毒，消炎止痢。用于上呼吸道感染，扁桃体炎，尿路感染，急性菌痢，肠炎。

【用法与用量】 口服。一次10ml，一日3～4次；儿童酌减。

【规格】 （1）每瓶装3ml （2）每瓶装60ml （3）每瓶装100ml

【剂量推算】

处方	成药日用量，ml	推算饮片日生药量，g	《药典》饮片日用量，g
鹿茸草	30～40	46.88～62.50	10～15[1]
白花蛇舌草		23.44～31.25	15～30（～60）g[2] 15～60[3] 15～30[4] 30～60[5] 9～15[6～7]
鸭跖草		23.44～31.25	15～30

参考标准：

［1］湖南省中药材标准（2009年版）

［2］江苏省中药饮片炮制规范（2019年版）（第一册）

［3］吉林省中药饮片炮制规范（2020年版）

［4］安徽省中药饮片炮制规范（第三版）（2019年版）

［5］宁夏中药饮片炮制规范（2017年版）

［6］天津市中药饮片炮制规范（2018年版）

［7］上海市中药饮片炮制规范（2018年版）

泌石通胶囊

Mishitong Jiaonang

【处方】 槲叶干浸膏 225g　滑石粉 225g

【制法】 取槲叶干浸膏，粉碎成细粉，与滑石粉混合均匀，加入适量淀粉，装胶囊，制成1000粒，即得。

【功能与主治】 清热利湿，行气化瘀。用于气滞血瘀型及湿热下注型肾结石或输尿管结石，适用于结石在1.0cm以下者。

【用法与用量】 口服。一次2粒，一日3次。

【注意】 出现胃脘不适、头眩、血压升高者应停药；孕妇慎用。

【规格】 每粒装0.45g

【剂量推算】

处方	成药日用量，粒	推算饮片日生药量，g	《药典》饮片日用量，g
槲叶	6	2.7～6.75	10～15[1～2]
滑石粉		1.35	10～20

参考标准：

［1］根据药典制法，1g槲叶干浸膏相当于原药材2～5g，故处方用量推算以饮片计。

［2］辽宁省中药材标准第一册（2009年版）

泻青丸

Xieqing Wan

【处方】 龙胆 50g　酒大黄 50g
防风 50g　羌活 50g
栀子 50g　川芎 75g
当归 50g　青黛 25g

【制法】 以上八味，粉碎成细粉，过筛，混匀。每100g粉末加炼蜜140～160g制成大蜜丸；或加炼蜜65～85g与适量的水制成水蜜丸，干燥，即得。

【功能与主治】 清肝泻火。用于肝火上炎所致耳鸣耳聋，口苦头晕，两胁疼痛，小便赤涩。

【用法与用量】 口服，水蜜丸一次7g，大蜜丸一次1丸，一日2次。

【注意】 孕妇忌服。

【规格】 水蜜丸　每100丸重10g；大蜜丸　每丸重10g

【剂量推算】

处方	成药日用量	推算饮片日生药量，g	《药典》饮片日用量，g
龙胆	水蜜丸：14g 大蜜丸：2丸	0.95～1.06	3～6
酒大黄		0.95～1.06	3～15
防风		0.95～1.06	5～10
羌活		0.95～1.06	3～10
栀子		0.95～1.06	6～10
川芎		1.42～1.59	3～10
当归		0.95～1.06	6～12
青黛		0.47～0.53	1～3

泻肝安神丸

Xiegan Anshen Wan

【处方】龙胆 9g　黄芩 9g
栀子（姜炙） 9g　珍珠母 60g
牡蛎 15g　龙骨 15g
柏子仁 9g　炒酸枣仁 15g
制远志 9g　当归 9g
地黄 9g　麦冬 9g
蒺藜（去刺盐炙）9g　茯苓 9g
盐车前子 9g　盐泽泻 9g
甘草 3g

【制法】以上十七味，粉碎成细粉，过筛，混匀，用水泛丸，干燥，即得。

【功能与主治】清肝泻火，重镇安神。用于肝火亢盛，心神不宁所致的失眠多梦，心烦；神经衰弱症见上述证候者。

【用法与用量】口服。一次 6g，一日 2 次。

【规格】每 100 丸重 6g

【剂量推算】

处方	成药日用量，g	推算饮片日生药量，g	《药典》饮片日用量，g
龙胆	12	0.50	3～6
黄芩		0.50	3～10
栀子（姜炙）		0.50	6～9[1]
珍珠母		3.33	10～25
牡蛎		0.83	9～30
龙骨		0.83	10～15[2] 15～30[3]
柏子仁		0.50	3～10
炒酸枣仁		0.83	10～15
制远志		0.50	3～10
当归		0.50	6～12
地黄		0.50	10～15
麦冬		0.50	6～12
蒺藜（去刺盐炙）		0.50	6～9[4]
茯苓		0.50	10～15
盐车前子		0.50	9～15
盐泽泻		0.50	6～10
甘草		0.17	2～10

参考标准：

［1］福建省中药饮片炮制规范（2012 年版）

［2］安徽省中药饮片炮制规范（第三版）（2019 年版）

［3］天津市中药饮片炮制规范（2018 年版）

［4］广东省中药饮片炮制规范第一册

泻痢消胶囊

Xielixiao Jiaonang

【处方】酒黄连 404g　苍术（炒）404g
酒白芍 404g　木香 202g
吴茱萸（盐炙）202g　姜厚朴 303g
槟榔 202g　枳壳（炒）303g
陈皮 202g　泽泻 202g
茯苓 303g　甘草 202g

【制法】以上十二味，取酒黄连 160g、茯苓 90g 粉碎成细粉；木香、苍术（炒）、枳壳（炒）、姜厚朴、陈皮提取挥发油，残渣与剩余各药加水煎煮二次，第一次 2 小时，第二次 1.5 小时，合并煎液，滤过，滤液浓缩至相对密度为 1.1（60℃），放冷，加乙醇使含醇量为 65%，静置；取上清液回收乙醇，浓缩至适量，加入上述酒黄连、茯苓细粉，混匀，干燥，粉碎，制粒，喷加挥发油，装入胶囊，制成 1000 粒，即得。

【功能与主治】清热燥湿，行气止痛。用于大肠湿热所致的腹痛泄泻、大便不爽、下痢脓血、肛门灼热、里急后重、心烦口渴、小便黄赤、舌质红、苔薄黄或黄腻、脉濡数；急性肠炎、结肠炎、痢疾见上述证候者。

【用法与用量】口服。一次 3 粒，一日 3 次。

【注意】孕妇慎用。

【规格】每粒装 0.35g

【剂量推算】

处方	成药日用量，粒	推算饮片日生药量，g	《药典》饮片日用量，g
酒黄连	9	3.64	2～5
苍术（炒）		3.64	3～9[1]
酒白芍		3.64	6～15
木香		1.82	3～6
吴茱萸（盐炙）		1.82	2～5[2]
姜厚朴		2.73	3～10
槟榔		1.82	3～10；驱绦虫、姜片虫 30～60

续表

处方	成药日用量，粒	推算饮片日生药量，g	《药典》饮片日用量，g
枳壳（炒）	9	2.73	3～9[3]
陈皮		1.82	3～10
泽泻		1.82	6～10
茯苓		2.73	10～15
甘草		1.82	2～10

参考标准：

［1］云南省中药饮片标准（2005年版）(第二册)
［2］吉林省中药饮片炮制规范（2020年版）
［3］福建省中药饮片炮制规范（2012年版）

治伤胶囊

Zhishang Jiaonang

【处方】生关白附 176g　防风 15g
羌活 15g　虎掌南星（姜矾制）29g
白芷 15g

【制法】以上五味，除生关白附外，其余防风等四味粉碎成细粉；取生关白附粉碎成细粉与上述细粉配研，过筛，混匀，装入胶囊，制成1000粒，即得。

【功能与主治】祛风散结，消肿止痛。用于跌打损伤所致之外伤红肿，内伤胁痛。

【用法与用量】口服。用温黄酒或温开水送服，一次4～6粒，一日1～2次，或遵医嘱。外用，取内容物用白酒或醋调敷患处。

【注意】孕妇禁服；本品药性剧烈，必须按规定剂量服用。

【规格】每粒装 0.25g

【剂量推算】

处方	成药日用量，粒	推算饮片日生药量，g	《药典》饮片日用量，g
生关白附	4～12	0.70～2.11	1.5～4.5[1]
防风		0.06～0.18	5～10
羌活		0.06～0.18	3～10
虎掌南星（姜矾制）		0.12～0.35	3～9
白芷		0.06～0.18	3～10

参考标准：

［1］中华人民共和国卫生部药品标准中药材第一册（1992年版）

治咳川贝枇杷滴丸

Zhike Chuanbei Pipa Diwan

【处方】枇杷叶 226.7g　桔梗 20g
水半夏 66.7g　川贝母 23.3g
薄荷脑 0.5g

【制法】以上五味，枇杷叶加水煎煮二次，第一次2小时，第二次1小时，煎液滤过，合并滤液，浓缩至相对密度为1.20～1.25（85℃）的清膏，加入3倍量乙醇，充分搅拌，静置过夜。吸取上清液，备用；川贝母粉碎成粗粉，与桔梗、水半夏用70%乙醇加热回流提取二次，第一次3小时，第二次2小时，滤过，滤液与上述备用液合并，回收乙醇，浓缩至相对密度为1.20～1.25（85℃）的清膏，放冷，加入丁酮提取四次，合并提取液，回收丁酮并浓缩至稠膏状；另取聚乙二醇6000（26.7g），加热至90～100℃使全部熔化，加入上述稠膏，搅匀，加入薄荷脑，混匀，滴制成1000丸，包薄膜衣，即得。

【功能与主治】清热化痰止咳。用于感冒、支气管炎属痰热阻肺证，症见咳嗽、痰黏或黄。

【用法与用量】口服或含服。一次3～6丸，一日3次。

【注意】孕妇忌服。

【规格】每丸重 30mg

【剂量推算】

处方	成药日用量，丸	推算饮片日生药量，g	《药典》饮片日用量，g
枇杷叶	9～18	2.04～4.08	6～10
桔梗		0.18～0.36	3～10
水半夏		0.60～1.20	6～15[1]
川贝母		0.21～0.42	3～10
薄荷脑		0.0045～0.009	0.02～0.1[2]

参考标准：

［1］安徽省中药饮片炮制规范（2019年版）
［2］中国药典（2005年版）一部

治咳川贝枇杷露

Zhike Chuanbei Pipa Lu

【处方】枇杷叶 68g　桔梗 6g

水半夏 20g　　川贝母流浸膏 7ml
薄荷脑 0.15g

【制法】以上五味，取枇杷叶、桔梗、水半夏加水煎煮二次，第一次2小时，第二次1小时，滤过，合并滤液，浓缩至适量，加入枸橼酸 0.5g、苯甲酸 0.29g、羟苯乙酯 0.17g，煮沸，药液冷却至40℃以下，滤过，备用；另取蔗糖 682g 制成糖浆，加入苯甲酸 2.21g，煮沸，滤过，加入川贝母流浸膏，与药液混合，冷却至40℃以下，依次加入薄荷脑和适量食用香精、焦糖色，加水至1000ml，混匀，即得。

【功能与主治】清热化痰止咳。用于感冒、支气管炎属痰热阻肺证，症见咳嗽、痰黏或黄。

【用法与用量】口服。一次10～20ml，一日3次。

【注意】孕妇忌服。

【规格】（1）每瓶装150ml（2）每瓶装180ml

【剂量推算】

处方	成药日用量，ml	推算饮片日生药量，g	《药典》饮片日用量，g
枇杷叶	30～60	2.04～4.08	6～10
桔梗		0.18～0.36	3～10
水半夏		0.60～1.20	6～15[1]
川贝母		0.21～0.42	3～10[2]
薄荷脑		0.0045～0.009	0.02～0.1[3]

参考标准：

［1］安徽省中药饮片炮制规范（2019年版）

［2］根据药典制法，1ml 川贝流浸膏相当于原药材 1g，故处方用量推算以饮片计。

［3］中国药典（2005年版）一部

宝咳宁颗粒

Baokening Keli

【处方】紫苏叶 30g　　桑叶 30g
前胡 60g　　浙贝母 30g
麻黄 30g　　桔梗 30g
制天南星 60g　　陈皮 30g
炒苦杏仁 60g　　黄芩 60g
青黛 21g　　天花粉 60g
麸炒枳壳 60g　　炒山楂 45g
甘草 15g　　人工牛黄 3g

【制法】以上十六味，人工牛黄研细；紫苏叶、陈皮提取挥发油，蒸馏后的水溶液另器收集；其余桑叶等十三味加水煎煮二次，第一次2.5小时，第二次1.5小时，合并煎液，滤过，滤液与上述水溶液合并，浓缩成相对密度为1.32～1.35（50℃）的清膏。取清膏，加入适量的蔗糖和糊精，与人工牛黄细粉配研，制成颗粒，干燥，加入上述紫苏叶和陈皮的挥发油，混匀，制成900g，即得。

【功能与主治】清热解表，止嗽化痰。用于小儿外感风寒、内热停食引起的头痛身烧、咳嗽痰盛、气促作喘、咽喉肿痛、烦躁不安。

【用法与用量】开水冲服。一次半袋，一日2次；周岁以内小儿酌减。

【规格】每袋装5g

【剂量推算】

处方	成药日用量，袋	推算饮片日生药量，g	《药典》饮片日用量，g
紫苏叶	1	0.17	5～10
桑叶		0.17	5～10
前胡		0.33	3～10
浙贝母		0.17	5～10
麻黄		0.17	2～10
桔梗		0.17	3～10
制天南星		0.33	3～9
陈皮		0.17	3～10
炒苦杏仁		0.33	5～10
黄芩		0.33	3～10
青黛		0.12	1～3
天花粉		0.33	10～15
麸炒枳壳		0.33	3～10
炒山楂		0.25	9～12
甘草		0.083	2～10
人工牛黄		0.017	0.15～0.35

降脂灵片

Jiangzhiling Pian

【处方】制何首乌 222g　　枸杞子 222g
黄精 296g　　山楂 148g
决明子 44g

【制法】以上五味，黄精、枸杞子加水煎煮二次，第一次2小时，第二次1小时，滤过，滤液浓缩成稠膏，备用；其余制何首乌等三味，用50%乙醇加热回流提取二次，每次1小时，滤过，合并滤液，回收乙醇并浓缩成稠膏，与上述稠膏合并，加淀粉适量，混匀，制颗粒，压制成1000片，包糖衣或薄膜衣，即得。

【功能与主治】 补肝益肾，养血明目。用于肝肾不足型高脂血症，症见头晕、目眩、须发早白。

【用法与用量】 口服。一次5片，一日3次。

【规格】 （1）薄膜衣片　每片重0.31g　（2）糖衣片　片心重0.30g

【剂量推算】

处方	成药日用量，片	推算饮片日生药量，g	《药典》饮片日用量，g
制何首乌	15	3.33	6～12
枸杞子		3.33	6～12
黄精		4.44	9～15
山楂		2.22	9～12
决明子		0.66	9～15

降脂灵颗粒

Jiangzhiling Keli

【处方】 制何首乌 369.8g　枸杞子 369.8g
黄精 493.1g　山楂 246.6g
决明子 73.3g

【制法】 以上五味，黄精、枸杞子加水煎煮二次，第一次2小时，第二次1小时，滤过，滤液合并，浓缩至稠膏状，其余制何首乌等三味用50%乙醇加热回流提取二次，每次1小时，滤过，滤液合并，回收乙醇并浓缩至稠膏状。将上述两种稠膏合并，加淀粉适量，混匀，制粒，干燥，制成1000g，即得。

【功能与主治】 补肝益肾，养血明目，用于肝肾不足型高脂血症，症见头晕、目眩、须发早白。

【用法与用量】 口服。一次1袋，一日3次。

【规格】 每袋装3g

【剂量推算】

处方	成药日用量，袋	推算饮片日生药量，g	《药典》饮片日用量，g
制何首乌	3	3.33	6～12
枸杞子		3.33	6～12
黄精		4.44	9～15
山楂		2.22	9～12
决明子		0.66	9～15

降脂通络软胶囊

Jiangzhi Tongluo Ruanjiaonang

【处方】 姜黄提取物（以姜黄素类化合物计）50g

【制法】 取姜黄提取物，加入玉米油384g、蜂蜡16g混合制成的基质中，用胶体磨研磨成均匀的混悬液，制成软胶囊1000粒，即得。

【功能与主治】 活血行气，降脂祛浊。用于高脂血症属血瘀气滞证者，症见胸胁胀痛、心前区刺痛、胸闷、舌尖边有瘀点或瘀斑、脉弦或涩。

【用法与用量】 口服。一次2粒，一日3次，饭后服用；或遵医嘱。

【注意】 偶有腹胀、腹泻。

【规格】 每粒含姜黄素类化合物50mg

【剂量推算】

处方	成药日用量，粒	推算饮片日生药量，g	《药典》饮片日用量，g
姜黄*	6	21	3～10

注：*根据药典制法，1g 姜黄提取物相当于原药材 70g，故处方用量推算以饮片计。

降糖甲片

Jiangtangjia Pian

【处方】 黄芪 428.4g　酒黄精 428.4g
地黄 428.4g　太子参 428.4g
天花粉 428.4g

【制法】 以上五味，取太子参86g粉碎成细粉，剩余的太子参与黄芪等四味加水煎煮三次，第一次2小时，第二、三次各1小时，滤过，合并滤液并浓缩至约700ml，加乙醇使含醇量为75%，搅匀，静置48小时，滤过，滤液浓缩至相对密度为1.25～1.30（50℃）的稠膏，加入太子参细粉，混匀，干燥，粉碎成细粉，用 90%乙醇制粒，干燥，压制成 1000 片，包肠溶衣，即得。

【功能与主治】 补中益气，养阴生津。用于气阴两虚型消渴症（非胰岛素依赖型糖尿病）。

【用法与用量】 口服。一次 6 片，一日 3 次。

【规格】 每片重 0.31g

【剂量推算】

处方	成药日用量，片	推算饮片日生药量，g	《药典》饮片日用量，g
黄芪	18	7.71	9～30
酒黄精		7.71	9～15
地黄		7.71	10～15
太子参		7.71	9～30
天花粉		7.71	10～15

参乌健脑胶囊

Shenwu Jiannao Jiaonang

【处方】 人参 20g　制何首乌 166.7g
党参 66.7g　黄芪 133.3g
熟地黄 66.7g　山药 133.3g
丹参 133.3g　枸杞子 50g
白芍 133.3g　远志 83.3g
茯神 100g　石菖蒲 100g
黄芩 66.7g　葛根 50g
粉葛 50g　酸枣仁 33.3g
麦冬 83.3g　龙骨（粉） 66.7g
香附 133.3g　菊花 100g
卵磷脂 6.7g　维生素 E 0.33g

【制法】 以上二十二味，人参粉碎成细粉，备用。丹参、党参、黄芪、石菖蒲、制何首乌、熟地黄、白芍、枸杞子、香附、远志、酸枣仁、黄芩粉碎成粗粉，加 75%乙醇浸泡 16 小时后，加热回流三次，滤过，滤液合并，回收乙醇并减压浓缩成稠膏。山药、茯神、麦冬、葛根、粉葛、龙骨、菊花加水煎煮二次，滤过，滤液合并，滤液减压浓缩至适量，加乙醇使含醇量达 50%，放置，滤过，滤液减压浓缩成稠膏，与上述稠膏合并，加入人参细粉、卵磷脂，搅拌均匀，置 60℃以下干燥，粉碎，过筛，喷入用适量 95%乙醇溶解的维生素 E，混匀，低温干燥，装入胶囊，制成 1000 粒，即得。

【功能与主治】 补肾填精，益气养血，强身健脑。用于肾精不足，肝气血亏所引致的精神疲惫、失眠多梦、头晕目眩、体乏无力、记忆力减退。

【用法与用量】 口服。一次 5～6 粒，一日 3 次；儿童酌减或遵医嘱。

【规格】 每粒装 0.3g

【剂量推算】

处方	成药日用量，粒	推算饮片日生药量，g	《药典》饮片日用量，g
人参	15～18	0.30～0.36	3～9
制何首乌		2.50～3.00	6～12
党参		1.00～1.20	9～30
黄芪		2.00～2.40	9～30
熟地黄		1.00～1.20	9～15
山药		2.00～2.40	15～30
丹参		2.00～2.40	10～15
枸杞子		0.75～0.90	6～12
白芍		2.00～2.40	6～15
远志		1.25～1.50	3～10
茯神		1.50～1.80	9～15
石菖蒲		1.50～1.80	3～10
黄芩		1.00～1.20	3～10
葛根		0.75～0.90	10～15
粉葛		0.75～0.90	10～15
酸枣仁		0.50～0.60	10～15
麦冬		1.25～1.50	6～12
龙骨（粉）		1.00～1.20	10～15[1] 15～30[2]
香附		2.00～2.40	6～10
菊花		1.50～1.80	5～10
卵磷脂		0.10～0.12	0.9～1.5[3]
维生素 E		0.0050～0.0059	0.02～0.2[4]

参考标准：

［1］安徽省中药饮片炮制规范（第三版）(2019 年版)
［2］天津市中药饮片炮制规范（2018 年版）
［3］卵磷脂片说明书
［4］中国药典・临床用药须知（2015 年版）

参芍片

Shenshao Pian

【处方】 白芍 1950g　　人参茎叶总皂苷 13g

【制法】 以上二味，白芍加水煎煮三次，合并煎液，滤过，滤液减压浓缩至适量，喷雾干燥；或制成软材，干燥，粉碎成细粉，过筛。加入人参茎叶总皂苷、甜菊素 39g、淀粉适最，混匀，用适宜浓度乙醇适量，制粒，干燥，压制成 1000 片；或加入硬脂酸镁适量，混匀，压制成 1000 片。包糖衣或薄膜衣，即得。

【功能与主治】 活血化瘀，益气止痛。适用于气虚血瘀所致的胸闷，胸痛，心悸，气短；冠心病心绞痛见上述证候者。

【用法与用量】 口服。一次 4 片，一日 2 次。

【注意】 妇女经期及孕妇慎用。

【规格】 薄膜衣片　每片重 0.3g；糖衣片　片心重 0.3g

【剂量推算】

处方	成药日用量，片	推算饮片日生药量，g	《药典》饮片日用量，g
白芍	8	15.60	6～15
人参茎叶总皂苷		0.10	—

参芍胶囊

Shenshao Jiaonang

【处方】 白芍 1950g　　人参茎叶总皂苷 13g

【制法】 以上二味，白芍加水煎煮三次，每次 45 分钟，合并煎液，滤过，滤液减压浓缩至相对密度为 1.12～1.17（50℃），喷雾干燥，取干膏粉加入人参茎叶总皂苷，并加甜菊素 39g 及淀粉适量，混匀，用适量 75%乙醇制粒，干燥，装入胶囊，制成 1000 粒，即得。

【功能与主治】 活血化瘀，益气止痛。适用于气虚血瘀所致的胸闷，胸痛，心悸，气短；冠心病心绞痛见上述证候者。

【用法与用量】 口服。一次 4 粒，一日 2 次。

【注意】 妇女经期及孕妇慎用。

【规格】 每粒装 0.25g

【剂量推算】

处方	成药日用量，粒	推算饮片日生药量，g	《药典》饮片日用量，g
白芍	8	15.60	6～15
人参茎叶总皂苷		0.10	—

参芪十一味颗粒

Shenqi Shiyiwei Keli

【处方】 人参（去芦） 90g　黄芪 268g
当归 356g　天麻 178g
熟地黄 356g　泽泻 266g
决明子 356g　鹿角 88g
菟丝子 266g　细辛 10g
枸杞子 266g

【制法】 以上十一味，取黄芪 67g 及人参（去芦）、当归、细辛粉碎成细粉；鹿角锯成小块高压煎煮 20 小时，砸碎鹿角，再与煎煮液和其余药味加水煎煮二次，第一次 1.5 小时，第二次 1 小时，合并煎液，滤过，减压浓缩至相对密度为 1.20～1.25（55～60℃）的清膏，喷雾干燥，粉碎成细粉，加入上述人参等细粉及蔗糖粉适量，混匀，制成颗粒，干燥，制成 1000g，即得。

【功能与主治】 补脾益气。用于脾气虚所致的体弱、四肢无力。

【用法与用量】 口服。一次 1 袋，一日 3 次。

【规格】 每袋装 2g

【剂量推算】

处方	成药日用量，袋	推算饮片日生药量，g	《药典》饮片日用量，g
人参（去芦）	3	0.54	3～9
黄芪		1.61	9～30
当归		2.14	6～12
大麻		1.07	3～10
熟地黄		2.14	9～15
泽泻		1.60	6～10
决明子		2.14	9～15
鹿角		0.53	6～15
菟丝子		1.60	6～12
细辛		0.06	1～3
枸杞子		1.60	6～12

参芪口服液

Shenqi Koufuye

【处方】 党参 187.5g　　黄芪 187.5g

【制法】 以上二味，加水煎煮三次，每次4小时，合并煎液，滤过，滤液浓缩至约800ml，静置，滤过，滤液加入单糖浆154.6g、山梨酸钾2g，搅拌使溶解，加水调整总量至1000ml，搅匀，滤过，灌装，灭菌，即得。

【功能与主治】 补气扶正。用于体弱气虚，四肢无力。

【用法与用量】 口服。一次10ml，一日2次。

【规格】 每支装10ml

【剂量推算】

处方	成药日用量，ml	推算饮片日生药量，g	《药典》饮片日用量，g
党参	20	3.75	9～30
黄芪		3.75	9～30

参芪五味子片

Shenqi Wuweizi Pian

【处方】 南五味子 180g　　党参 60g
黄芪 120g　　炒酸枣仁 30g

【制法】 以上四味，党参与南五味子60g粉碎成细粉；黄芪、炒酸枣仁和剩余的南五味子分别用45%乙醇、70%乙醇和60%乙醇作溶剂，浸渍24小时后进行渗漉，收集渗漉液，回收乙醇后合并，浓缩至适量，加入上述细粉和适量的辅料，混匀，制成颗粒，干燥，压制成1000片，或包糖衣或薄膜衣，即得。

【功能与主治】 健脾益气，宁心安神。用于气血不足、心脾两虚所致的失眠、多梦、健忘、乏力、心悸、气短、自汗。

【用法与用量】 口服。一次3～5片，一日3次。

【规格】 素片　每片重0.25g；薄膜衣片　每片重0.26g

【剂量推算】

处方	成药日用量，片	推算饮片日生药量，g	《药典》饮片日用量，g
南五味子	9～15	1.62～2.70	2～6
党参		0.54～0.90	9～30
黄芪		1.08～1.80	9～30
炒酸枣仁		0.27～0.45	10～15

参芪五味子胶囊

Shenqi Wuweizi Jiaonang

【处方】 南五味子 180g　　党参 60g
黄芪 120g　　炒酸枣仁 30g

【制法】 以上四味，党参与南五味子60g粉碎成细粉；黄芪、炒酸枣仁和剩余的南五味子分别用45%乙醇、70%乙醇和60%乙醇作溶剂，进行渗漉，收集渗漉液回收乙醇后合并，浓缩成相对密度为1.30（20℃）的清膏，加入上述细粉，混匀，加辅料适量，混匀或制颗粒，干燥，装入胶囊，制成1000粒，即得。

【功能与主治】 健脾益气，宁心安神。用于气血不足、心脾两虚所致的失眠、多梦、健忘、乏力、心悸、气短、自汗。

【用法与用量】 口服。一次3～5粒，一日3次。

【规格】 每粒装（1）0.2g　（2）0.21g　（3）0.25g

【剂量推算】

处方	成药日用量，粒	推算饮片日生药量，g	《药典》饮片日用量，g
南五味子	9～15	1.62～2.70	2～6
党参		0.54～0.90	9～30
黄芪		1.08～1.80	9～30
炒酸枣仁		0.27～0.45	10～15

参芪五味子颗粒

Shenqi Wuweizi Keli

【处方】 南五味子 180g　　党参 60g
黄芪 120g　　炒酸枣仁 30g

【制法】 以上四味，取党参与南五味子60g粉碎成细粉；黄芪、炒酸枣仁和剩余的南五味子分别用45%乙醇、70%乙醇和60%乙醇作溶剂，进行渗漉，收集渗漉液，回收乙醇后合并，浓缩成相对密度为1.30

（20℃）的稠膏，加入上述细粉，加入蔗糖适量或加入糊精适量（无蔗糖），硬脂酸镁1g，混匀，制成颗粒，干燥，制成1000g，即得。

【功能与主治】 健脾益气，宁心安神。用于气血不足，心脾两虚所致的失眠、多梦、健忘、乏力、心悸、气短、自汗。

【用法与用量】 开水冲服。一次3～5g，一日3次。

【注意事项】 孕妇慎用。

【规格】 每袋装3g

【剂量推算】

处方	成药日用量，g	推算饮片日生药量，g	《药典》饮片日用量，g
南五味子	9～15	1.62～2.70	2～6
党参		0.54～0.90	9～30
黄芪		1.08～1.80	9～30
炒酸枣仁		0.27～0.45	10～15

参芪降糖片

Shenqi Jiangtang Pian

【处方】 人参茎叶总皂苷 6g　黄芪 124g
地黄 186g　山药 62g
天花粉 62g　覆盆子 31g
麦冬 62g　五味子 62g
枸杞子 124g　泽泻 62g
茯苓 62g

【制法】 以上十一味，山药、天花粉、覆盆子、茯苓粉碎成细粉；麦冬用温水浸渍二次，每次2小时，合并浸液，滤过，滤液浓缩至相对密度为1.25～1.35（55～60℃）的稠膏；五味子用50%乙醇渗漉，渗漉液回收乙醇，浓缩至相对密度为1.25～1.35（55～60℃）的稠膏；黄芪、地黄、枸杞子、泽泻等四味加水煎煮二次，每次2小时，合并煎液，滤过，滤液浓缩至相对密度为1.15～1.20（55～60℃）的清膏，放冷，加入乙醇使含醇量约为60%，静置，滤取上清液，回收乙醇，浓缩至相对密度为1.25～1.35（55～60℃）的稠膏。将上述山药等四味细粉、麦冬稠膏、五味子稠膏及黄芪等四味稠膏合并，混匀，干燥，粉碎成细粉，混匀，加入人参茎叶总皂苷及糊精等适量，制成颗粒，干燥，加入氢氧化铝、硬脂酸镁适量，混匀，压制成1000片，包薄膜衣，即得。

【功能与主治】 益气滋阴补肾。主治气阴不足肾虚消渴，用于2型糖尿病。

【用法与用量】 口服。一次3片，一日3次，一个月为一个疗程，效果不显著或治疗前症状较重者，每次用量可达8片，一日3次。

【注意】 实热证者禁用。

【规格】 每片重0.35g

【剂量推算】

处方	成药日用量，片	推算饮片日生药量，g	《药典》饮片日用量，g
人参茎叶总皂苷	9～24	0.05～0.14	—
黄芪		1.12～2.98	9～30
地黄		1.67～4.46	10～15
山药		0.56～1.49	15～30
天花粉		0.56～1.49	10～15
覆盆子		0.28～0.74	6～12
麦冬		0.56～1.49	6～12
五味子		0.56～1.49	2～6
枸杞子		1.12～2.98	6～12
泽泻		0.56～1.49	6～10
茯苓		0.56～1.49	10～15

参芪降糖胶囊

Shenqi Jiangtang Jiaonang

【处方】 人参茎叶总皂苷 6g　黄芪 124g
地黄 186g　山药 62g
天花粉 62g　覆盆子 31g
麦冬 62g　五味子 62g
枸杞子 124g　泽泻 62
茯苓 62g

【制法】 以上十一味，山药、天花粉、覆盆子、茯苓四味混合粉碎成细粉，或分别粉碎成细粉；麦冬用温水浸渍二次，每次2小时，合并浸液，滤过，滤液浓缩至相对密度为1.28～1.32（55～60℃）的稠膏；五味子用50%乙醇渗漉，漉液回收乙醇，浓缩至相对密度为1.30～1.35（55～60℃）的稠膏；黄芪、地黄、枸杞子、泽泻等四味加水煎煮二次，每次2小时，合并煎液，滤过，滤液浓缩至相对密度为1.18～1.22(55～60℃）的清膏放冷，加入乙醇使含醇量约为60%，静置，滤取上清液，回收乙醇，浓缩至相对密度为1.25～

1.30（55～60℃）的稠膏。将上述麦冬稠膏、五味子稠膏及黄芪等四味的稠膏与山药等细粉及人参茎叶总皂苷合并，混匀，干燥，加入淀粉适量，混匀或制粒，装入胶囊，制成1000粒，即得。或上述麦冬稠膏、五味子稠膏及黄芪等四味的稠膏与山药、天花粉细粉混匀，干燥，粉碎，加入人参茎叶总皂苷、覆盆子、茯苓细粉及硬脂酸镁等细粉适量，混匀，装入胶囊，制成1000粒，即得。

【功能与主治】 益气滋阴补肾。主治气阴不足肾虚消渴，用于2型糖尿病。

【用法与用量】 口服。一次3粒，一日3次，一个月为一个疗程，效果不显著或治疗前症状较重者，每次用量可达8粒，一日3次。

【注意】 实热证者禁用。

【规格】 每粒装0.35g

【剂量推算】

处方	成药日用量，粒	推算饮片日生药量，g	《药典》饮片日用量，g
人参茎叶总皂苷	9～24	0.054～0.14	—
黄芪		1.12～2.98	9～30
地黄		1.67～4.46	10～15
山药		0.56～1.49	15～30
天花粉		0.56～1.49	10～15
覆盆子		0.28～0.74	6～12
麦冬		0.56～1.49	6～12
五味子		0.56～1.49	2～6
枸杞子		1.12～2.98	6～12
泽泻		0.56～1.49	6～10
茯苓		0.56～1.49	10～15

参苏丸

Shensu Wan

【处方】 党参 75g　紫苏叶 75g
葛根 75g　前胡 75g
茯苓 75g　半夏（制） 75g
陈皮 50g　枳壳（炒） 50g
桔梗 50g　甘草 50g
木香 50g

【制法】 以上十一味，粉碎成细粉，过筛，混匀。另取生姜30g、大枣30g，分次加水煎煮，滤过。取上述粉末，用煎液泛丸，干燥，即得。

【功能与主治】 益气解表，疏风散寒，祛痰止咳。用于身体虚弱、感受风寒所致感冒，症见恶寒发热、头痛鼻塞、咳嗽痰多、胸闷呕逆、乏力气短。

【用法与用量】 口服。一次 6～9g，一日2～3次。

【剂量推算】

处方	成药日用量，g	推算饮片日生药量，g	《药典》饮片日用量，g
党参	12～27	1.29～2.89	9～30
紫苏叶		1.29～2.89	5～10
葛根		1.29～2.89	10～15
前胡		1.29～2.89	3～10
茯苓		1.29～2.89	10～15
半夏（制）		1.29～2.89	3～9
陈皮		0.86～1.93	3～10
枳壳（炒）		0.86～1.93	3～9[1]
桔梗		0.86～1.93	3～10
甘草		0.86～1.93	2～10
木香		0.86～1.93	3～6

参考标准：

［1］福建省中药饮片炮制规范（2012年版）

参附强心丸

Shenfu Qiangxin Wan

【处方】 人参 200g　附子（制） 160g
桑白皮 200g　猪苓 300g
葶苈子 240g　大黄 120g

【制法】 以上六味，粉碎成细粉，过筛，混匀。每100g粉末加炼蜜130～150g，制成大蜜丸；或用炼蜜110～120g加适量水制丸，干燥，制成水蜜丸，即得。

【功能与主治】 益气助阳，强心利水。用于慢性心力衰竭而引起的心悸、气短、胸闷喘促、面肢浮肿等症，属于心肾阳衰者。

【用法与用量】 口服。大蜜丸一次2丸，水蜜丸一次5.4g，一日2～3次。

【注意】 孕妇禁服；宜低盐饮食。

【规格】（1）大蜜丸　每丸重3g（2）水蜜丸　每

10 丸重 0.9g

【剂量推算】

处方	成药日用量	推算饮片日生药量，g	《药典》饮片日用量，g
人参	大蜜丸：4～6 丸 水蜜丸：10.8～16.2g	0.79～1.28	3～9
附子（制）		0.63～1.03	3～15
桑白皮		0.79～1.28	6～12
猪苓		1.18～1.92	6～12
葶苈子		0.94～1.54	3～10
大黄		0.47～0.77	3～15

参苓白术丸

Shenling Baizhu Wan

【处方】人参 100g　茯苓 100g
麸炒白术 100g　山药 100g
炒白扁豆 75 g　莲子 50g
麸炒薏苡仁 50g　砂仁 50g
桔梗 50g　甘草 100g

【制法】以上十味，粉碎成细粉，过筛，混匀，用水泛丸，干燥，即得。

【功能与主治】补脾胃，益肺气。用于脾胃虚弱，食少便溏，气短咳嗽，肢倦乏力。

【用法与用量】口服。一次 6g，一日 3 次。

【规格】每 100 粒重 6g

【剂量推算】

处方	成药日用量，g	推算饮片日生药量，g	《药典》饮片日用量，g
人参	18	2.32	3～9
茯苓		2.32	10～15
麸炒白术		2.32	6～12
山药		2.32	15～30
炒白扁豆		1.74	9～15
莲子		1.16	6～15
麸炒薏苡仁		1.16	9～30
砂仁		1.16	3～6
桔梗		1.16	3～10
甘草		2.32	2～10

参苓白术散

Shenling Baizhu San

【处方】人参 100g　茯苓 100g
白术（炒） 100g　山药 100g
白扁豆（炒） 75g　莲子 50g
薏苡仁（炒） 50g　砂仁 50g
桔梗 50g　甘草 100g

【制法】以上十味，粉碎成细粉，过筛，混匀，即得。

【功能与主治】补脾胃，益肺气。用于脾胃虚弱，食少便溏，气短咳嗽，肢倦乏力。

【用法与用量】口服。一次 6～9g，一日 2～3 次。

【剂量推算】

处方	成药日用量，g	推算饮片日生药量，g	《药典》饮片日用量，g
人参	12～27	1.55～3.48	3～9
茯苓		1.55～3.48	10～15
白术（炒）		1.55～3.48	6～12
山药		1.55～3.48	15～30
白扁豆（炒）		1.16～2.61	9～15
莲子		0.77～1.74	6～15
薏苡仁（炒）		0.77～1.74	9～30
砂仁		0.77～1.74	3～6
桔梗		0.77～1.74	3～10
甘草		1.55～3.48	2～10

参茸白凤丸

Shenrong Baifeng Wan

【处方】人参 8.2g　鹿茸（酒制） 9.4g
党参（炙） 40g　酒当归 39g
熟地黄 77.5g　黄芪（酒制） 39g
酒白芍 39g　川芎（酒制） 30g
延胡索（制） 23g　胡芦巴（盐炙） 30g
酒续断 30g　白术（制） 30g
香附（制） 31g　砂仁 23g

益母草（酒制）39g　酒黄芩 30g
桑寄生（蒸） 21g　炙甘草 30g

【制法】 以上十八味，鹿茸（酒制）粉碎成细粉；其余黄芪（酒制）等十七味粉碎成细粉，与鹿茸（酒制）细粉混匀。每100g粉末用炼蜜（或果葡糖浆）35～45g加适量的水泛丸，干燥，制成水蜜丸；或加炼蜜（或果葡糖浆）85～105g制成大蜜丸，即得。

【功能与主治】 益气补血，调经安胎。用于气血不足，月经不调，经期腹痛，经漏早产。

【用法与用量】 口服。水蜜丸一次6g，大蜜丸一次1丸，一日1次。

【注意】 感冒发热者忌服；孕妇遵医嘱服用。

【规格】 大蜜丸　每丸重9.4g

【剂量推算】

处方	成药日用量	推算饮片日生药量，g	《药典》饮片日用量，g
人参	水蜜丸：6g 大蜜丸：1丸	0.06～0.07	3～9
鹿茸（酒制）		0.07～0.08	1～2（鹿茸片）
党参（炙）		0.29～0.36	9～30[1]
酒当归		0.28～0.35	6～12
熟地黄		0.56～0.69	9～15
黄芪（酒制）		0.28～0.35	9～30
酒白芍		0.28～0.35	6～15
川芎（酒制）		0.22～0.27	3～10[1]
延胡索（制）		0.17～0.21	3～10
胡芦巴（盐炙）		0.22～0.27	5～10
酒续断		0.22～0.27	9～15
白术（制）		0.22～0.27	6～12
香附（制）		0.23～0.28	6～9[2]
砂仁		0.17～0.21	3～6
益母草（酒制）		0.28～0.35	9～30[3]
酒黄芩		0.22～0.27	3～10
桑寄生（蒸）		0.15～0.19	9～15[4]
炙甘草		0.22～0.27	2～10

参考标准：

［1］湖北省中药饮片炮制规范（2018年版）
［2］上海市中药饮片炮制规范（2018年版）
［3］吉林省中药饮片炮制规范（2020年版）
［4］福建省中药饮片炮制规范（2012年版）

参茸固本片

Shenrong Guben Pian

【处方】 当归 45g　山药（炒）60g
酒白芍 37.5g　茯苓 60g
山茱萸 60g　杜仲（炭） 45g
枸杞子 45g　牡丹皮 24g
鹿茸血 0.75g　盐泽泻 18g
熟地黄 120g　五味子 22.5g
鹿茸（去毛）2.5g　菟丝子（酒制）60g
红参 15g

【制法】 以上十五味，鹿茸（去毛）、鹿茸血、山药（炒）、当归粉碎成细粉，过筛；其余酒白芍等十一味加水煎煮二次，第一次3小时，第二次2小时，合并煎液，滤过，滤液浓缩成膏，与上述粉末混匀，干燥，粉碎，过筛，加入适量的辅料，混匀，制成颗粒，干燥，压制成1000片，包糖衣，即得。

【功能与主治】 补气养血。用于气血两亏所致的四肢倦怠、面色无华、耳鸣目眩。

【用法与用量】 口服。一次5～6片，一日3次。

【剂量推算】

处方	成药日用量，片	推算饮片日生药量，g	《药典》饮片日用量，g
当归	15～18	0.68～0.81	6～12
山药（炒）		0.90～1.08	15～30[1]
酒白芍		0.56～0.68	6～15
茯苓		0.90～1.08	10～15
山茱萸		0.90～1.08	6～12
杜仲（炭）		0.68～0.81	6～9[1]
枸杞子		0.68～0.81	6～12
牡丹皮		0.36～0.43	6～12
鹿茸血		0.01～0.01	1～2[2]
盐泽泻		0.27～0.32	6～10
熟地黄		1.80～2.16	9～15
五味子		0.34～0.41	2～6
鹿茸（去毛）		0.04～0.05	1～2
菟丝子（酒制）		0.90～1.08	6～12[3]
红参		0.23～0.27	3～9

参考标准：

［1］广东省中药饮片炮制规范（第一册）
［2］北京市中药炮制规范（1986年版）
［3］云南省中药饮片标准（2005年版）（第二册）

参茸保胎丸

Shenrong Baotai Wan

【处方】党参 66g　龙眼肉 20g
菟丝子（盐炙）33g　香附（醋制） 41g
茯苓 58g　山药 50g
艾叶（醋制） 41g　白术（炒） 50g
黄芩 66g　熟地黄 41g
白芍 41g　阿胶 41g
炙甘草 28g　当归 50g
桑寄生 41g　川芎（酒制） 41g
羌活 20g　续断 41g
鹿茸 20g　杜仲 58g
川贝母 20g　砂仁 33g
化橘红 41g

【制法】以上二十三味，粉碎成细粉，过筛，混匀。每100g粉末用炼蜜30～45g加适量的水泛丸，干燥，即得。

【功能与主治】滋养肝肾，补血安胎。用于肝肾不足，营血亏虚，身体虚弱，腰膝痠痛，少腹坠胀，妊娠下血，胎动不安。

【用法与用量】口服。一次15g，一日2次。

【剂量推算】

处方	成药日用量，g	推算饮片日生药量，g	《药典》饮片日用量，g
党参	30	1.45～1.62	9～30
龙眼肉		0.44～0.49	9～15
菟丝子（盐炙）		0.73～0.81	6～12
香附（醋制）		0.90～1.01	6～10
茯苓		1.28～1.42	10～15
山药		1.10～1.23	15～30
艾叶（醋制）		0.90～1.01	3～9[1]
白术（炒）		1.10～1.23	6～12
黄芩		1.45～1.62	3～10
熟地黄		0.90～1.01	9～15
白芍		0.90～1.01	6～15
阿胶		0.90～1.01	3～9
炙甘草		0.62～0.69	2～10
当归		1.10～1.23	6～12
桑寄生		0.90～1.01	9～15
川芎（酒制）		0.90～1.01	3～10[1]
羌活		0.44～0.49	3～10
续断		0.90～1.01	9～15
鹿茸		0.44～0.49	1～2
杜仲		1.28～1.42	6～10
川贝母		0.44～0.49	3～10
砂仁		0.73～0.81	3～6
化橘红		0.90～1.01	3～6

参考标准：

［1］湖北省中药饮片炮制规范（2018年版）

参桂胶囊

Shengui Jiaonang

【处方】红参 400g　川芎 450g
桂枝 300g

【制法】以上三味，取红参200g，粉碎成细粉，备用；剩余的红参粉碎成粗粉，用65%乙醇作溶剂进行渗漉，收集渗漉液约2000ml，备用；川芎、桂枝加水蒸馏提取挥发油，挥发油备用，蒸馏液滤过，滤液备用；药渣与上述红参药渣加水煎煮二次，每次1小时，滤过，滤液合并，浓缩至相对密度为1.03～1.08（60℃）的清膏，放冷，加乙醇使含醇量达65%，静置24小时以上，滤过，滤液与红参渗漉液合并，回收乙醇并浓缩至稠膏，加入红参细粉150g，拌匀，干燥，粉碎成细粉。挥发油用剩余的红参细粉吸附，混匀，再与上述细粉混匀，加入淀粉适量，混匀，装入胶囊，制成1000粒，即得。

【功能与主治】益气通阳，活血化瘀。用于心阳不振，气虚血瘀所致的胸痛。症见胸部刺痛，固定不移，入夜更甚，遇冷加重，或畏寒喜暖，面色少华；冠心病心绞痛见上述证候者。

【用法与用量】口服。一次4粒，一日3次。

【规格】 每粒装0.3g

【剂量推算】

处方	成药 日用量，粒	推算饮片 日生药量，g	《药典》饮片 日用量，g
红参	12	4.8	3～9
川芎		5.4	3～10
桂枝		3.6	3～10

参精止渴丸

Shenjing Zhike Wan

【处方】 红参 135g　　黄芪 135g
黄精 270g　　茯苓 135g
白术 135g　　葛根 135g
五味子 27g　　黄连 27g
大黄 27g　　甘草 27g

【制法】 以上十味，粉碎成细粉，过筛，混匀，用20%桃胶作黏合剂，用75%乙醇泛丸，干燥，用地黄炭粉包衣，打光，即得。

【功能与主治】 益气养阴，生津止渴。用于气阴两亏、内热津伤所致的消渴，症见少气乏力、口干多饮、易饥、形体消瘦；2型糖尿病见上述证候者。

【用法与用量】 口服。一次10g，一日2～3次。

【规格】 每100丸重7g

【剂量推算】

处方	成药 日用量，g	推算饮片 日生药量，g	《药典》饮片 日用量，g
红参	20～30	2.56～3.85	3～9
黄芪		2.56～3.85	9～30
黄精		5.13～7.69	9～15
茯苓		2.56～3.85	10～15
白术		2.56～3.85	6～12
葛根		2.56～3.85	10～15
五味子		0.51～0.77	2～6
黄连		0.51～0.77	2～5
大黄		0.51～0.77	3～15
甘草		0.51～0.77	2～10

驻车丸

Zhuche Wan

【处方】 黄连 360g　　炮姜 120g
当归 180g　　阿胶 180g

【制法】 以上四味，粉碎成细粉，过筛，混匀，用醋60ml加适量的水泛丸，干燥，即得。

【功能与主治】 滋阴，止痢。用于久痢伤阴，赤痢腹痛，里急后重，休息痢。

【用法与用量】 口服。一次6～9g，一日3次。

【注意】 湿热积滞、痢疾初起者忌服。

【规格】 每50丸重3g

【剂量推算】

处方	成药 日用量，g	推算饮片 日生药量，g	《药典》饮片 日用量，g
黄连	18～27	7.71～11.57	2～5
炮姜		2.57～3.86	3～9
当归		3.86～5.79	6～12
阿胶		3.86～5.79	3～9

春血安胶囊

Chunxue'an Jiaonang

【处方】 熟地黄 200g　　盐车前子 80g
茯苓 100g　　柴胡 66.67g
牛膝 100g　　五味子（酒蒸）100g
肉桂 40g　　泽泻 66.67g
三七 66.67g　　附片（黑顺片）40g
山药 80g　　黄连 20g
牡丹皮 66.67g

【制法】 以上十三味，附片、三七、柴胡、肉桂、黄连粉碎成细粉，过筛，混匀；其余熟地黄等八味加水煎煮三次，煎液滤过，滤液合并，浓缩成稠膏，与上述粉末混匀，制成颗粒，干燥，粉碎，过筛，装入胶囊，制成1000粒，即得。

【功能与主治】 益肾固冲，调经止血。用于肝肾不足，冲任失调所致的月经失调、崩漏、痛经，症见经行错后、经水量多或淋漓不净、经行小腹冷痛、腰部疼痛；青春期功能失调性子宫出血、上节育环后出血见上述证候者。

【用法与用量】 口服。一次4粒，一日3次；或遵医嘱。

【规格】 每粒装0.5g

【剂量推算】

处方	成药日用量，粒	推算饮片日生药量，g	《药典》饮片日用量，g
熟地黄	12	2.40	9～15
盐车前子		0.96	9～15
茯苓		1.20	10～15
柴胡		0.80	3～10
牛膝		1.20	5～12
五味子（酒蒸）		1.20	2～6[1]
肉桂		0.48	1～5
泽泻		0.80	6～10
三七		0.80	3～9
附片（黑顺片）		0.48	3～15
山药		0.96	15～30
黄连		0.24	2～5
牡丹皮		0.80	6～12

参考标准：

［1］天津市中药饮片炮制规范（2018年版）

珍珠胃安丸

Zhenzhu Wei'an Wan

【处方】 珍珠层粉 450g　甘草 350g

豆豉姜 50g　陈皮 100g

徐长卿 50g

【制法】 以上五味，粉碎成细粉，过筛，混匀，用水泛丸，包衣，干燥，即得。

【功能与主治】 行气止痛，宽中和胃。用于气滞所致的胃痛，症见胃脘疼痛胀满、泛吐酸水、嘈杂似饥；胃及十二指肠溃疡见上述证候者。

【用法与用量】 口服。一次1袋，一日4次。饭后及睡前服。

【注意】 忌辛辣、酸甜和难消化食物。

【规格】 每袋装1.5g

【剂量推算】

处方	成药日用量，袋	推算饮片日生药量，g	《药典》饮片日用量，g
珍珠层粉	4	2.7	3～6[1] 3～30[2]
甘草		2.1	2～10
豆豉姜		0.3	10～15[3]
陈皮		0.6	3～10
徐长卿		0.3	3～12

参考标准：

［1］湖南中药饮片炮制规范（2010年版）

［2］福建省中药饮片炮制规范（2012年版）

［3］广东省中药材标准（第一册）（2004年版）

珍黄胶囊

Zhenhuang Jiaonang

【处方】 珍珠 11g　人工牛黄 45g

三七 90g　黄芩浸膏粉 56g

冰片 2.8g　猪胆粉 8g

薄荷素油 5.6g

【制法】 以上七味，三七粉碎成细粉，珍珠研磨或水飞成极细粉，与人工牛黄、黄芩浸膏粉、猪胆粉混匀，备用；将冰片溶解于薄荷素油中，喷入上述粉末中，过筛，混匀，装入胶囊，制成1000粒，即得。

【功能与主治】 清热解毒，消肿止痛。用于肺胃热盛所致的咽喉肿痛、疮疡热疖。

【用法与用量】 口服。一次2粒，一日3次。外用，取药粉用米醋或冷开水调成糊状，敷患处。

【注意】 孕妇慎用；忌食辛辣、油腻、厚味食物。

【规格】 每粒装0.2g

【剂量推算】

处方	成药日用量，粒	推算饮片日生药量，g	《药典》饮片日用量
珍珠	6	0.066	0.1～0.3g
人工牛黄		0.27	0.15～0.35g
三七		0.54	3～9g
黄芩		0.68～1.7	3～10g[1]
冰片		0.017	0.15～0.3g

续表

处方	成药日用量，粒	推算饮片日生药量，g	《药典》饮片日用量
猪胆粉	6	0.048	0.3～0.6g
薄荷素油		0.034	0.06～0.6ml[2]

参考标准：

[1]根据药典制法，1g 黄芩浸膏相当于原药材 2～5g，故处方用量推算以饮片计。

[2] 中国药典（2005 年版）一部

草香胃康胶囊

Caoxiang Weikang Jiaonang

【处方】 鸡内金 83.3g　决明子 194.4g
海螵蛸 83.3g　牡蛎 111.1g
木香 27.8g　阿魏 55.5g

【制法】 以上六味，除阿魏外，其余鸡内金等五味粉碎成细粉，混匀，将阿魏用适量开水溶化，加入上述细粉中，混匀，在 60℃干燥，粉碎，装入胶囊，制成 1000 粒，即得。

【功能与主治】 泄肝和胃，行气止痛。用于肝气犯胃所致的胃痛，症见胃脘疼痛、饥后尤甚、泛吐酸水、食欲不佳、心烦易怒；胃及十二指肠球部溃疡、慢性胃炎见上述证候者。

【用法与用量】 口服。一次 2～4 粒，一日 3 次。

【规格】 每粒装 0.5g

【剂量推算】

处方	成药日用量，粒	推算饮片日生药量，g	《药典》饮片日用量，g
鸡内金	6～12	0.50～1.00	3～10
决明子		1.17～2.33	9～15
海螵蛸		0.50～1.00	5～10
牡蛎		0.67～1.33	9～30
木香		0.17～0.33	3～6
阿魏		0.33～0.67	1～1.5

茵山莲颗粒

Yinshanlian Keli

【处方】 茵陈 556g　半枝莲 1390g
五味子 278g　栀子 278g
甘草 278g　板蓝根 278g

【制法】 以上六味，加水煎煮二次，第一次 2 小时，第二次 1 小时，合并煎液，滤过，滤液浓缩至相对密度为 1.10～1.15（50℃）的清膏，取 1 份清膏加 1.3 份糊精及甜菊素适量，混匀，制成颗粒，干燥，制成 1000g，即得。

【功能与主治】 清热解毒利湿。用于湿热蕴毒所致的胁痛、口苦、尿黄、舌苔黄腻、脉弦滑数；急、慢性肝炎，胆囊炎见上述证候者。

【用法与用量】 开水冲服。一次 1～3 袋，一日 2 次；或遵医嘱。

【注意】 忌烟酒及辛辣油腻食物。

【规格】 每袋装 3g

【剂量推算】

处方	成药日用量，袋	推算饮片日生药量，g	《药典》饮片日用量，g
茵陈	2～6	3.34～10.01	6～15
半枝莲		8.34～25.02	15～30
五味子		1.67～5.00	2～6
栀子		1.67～5.00	6～10
甘草		1.67～5.00	2～10
板蓝根		1.67～5.00	9～15

茵芪肝复颗粒

Yinqi Ganfu Keli

【处方】 茵陈 275g　焦栀子 184g
大黄 110g　白花蛇舌草 275g
猪苓 275g　柴胡 220g
当归 184g　黄芪 367g
党参 275g　甘草 92g

【制法】 以上十味，当归、茵陈用水蒸气蒸馏提取挥发油，备用，蒸馏后的水溶液另器保存；药渣加水煎煮，滤过，滤液与提取挥发油后的水溶液合并，备用。其余焦栀子等八味，加水煎煮二次，滤过，合并滤液，滤液与上述药液合并，减压浓缩至相对密度为 1.15～1.20（60℃）的清膏，加乙醇使含醇量为 60%，搅匀，静置；取上清液，回收乙醇并减压浓缩至相对密度为 1.35～1.40（60℃）的稠膏，加入蔗糖粉及糊精适量，混匀，制成颗粒，干燥，喷入备用挥发油，混匀，制成1000g，即得。

【功能与主治】 清热解毒利湿，舒肝补脾。用于慢性乙型病毒性肝炎肝胆湿热兼脾虚肝郁证，症见右胁胀满、恶心厌油、纳差食少、口淡乏味。

【用法与用量】 口服。一次1袋，一日3次。

【注意】 孕妇禁服；少数病例可出现恶心，腹泻，一般不影响继续治疗。

【规格】 每袋装18g

【剂量推算】

处方	成药 日用量，袋	推算饮片 日生药量，g	《药典》饮片 日用量，g
茵陈	3	14.85	6～15
焦栀子		9.94	6～9
大黄		5.94	3～15
白花蛇舌草		14.85	15～30（～60）[1] 15～60[2] 15～30[3] 30～60[4] 9～15[5-6]
猪苓		14.85	6～12
柴胡		11.88	3～10
当归		9.94	6～12
黄芪		19.82	9～30
党参		14.85	9～30
甘草		4.97	2～10

参考标准：

［1］江苏省中药饮片炮制规范（2019年版）（第一册）

［2］吉林省中药饮片炮制规范（2020年版）

［3］安徽省中药饮片炮制规范（第三版）（2019年版）

［4］宁夏中药饮片炮制规范（2017年版）

［5］天津市中药饮片炮制规范（2018年版）

［6］上海市中药饮片炮制规范（2018年版）

茵胆平肝胶囊

Yindan Pinggan Jiaonang

【处方】 茵陈 500g　　龙胆 400g

黄芩 100g　　猪胆粉 100g

栀子 150g　　炒白芍 100g

当归 100g　　甘草 100g

【制法】 以上八味，取猪胆粉加水溶解，加盐酸适量并加热酸化，放冷，加水适量析出沉淀，沉淀物加1.5倍量氢氧化钠与适量水溶解，加热皂化12小时，放置过夜，加入盐酸酸化，析出沉淀，滤过，沉淀物用水洗至中性，烘干，粉碎成细粉，得精制猪胆粉；取当归，加70%乙醇浸渍过夜，循环动态提取2.5小时，滤过，滤液回收乙醇并浓缩成稠膏；取炒白芍粉碎成细粉；其余5味加水煎煮二次，每次2小时，滤过，合并滤液，滤液浓缩至适量，加乙醇使含醇量达70%，静置，滤过，滤液回收乙醇并浓缩成稠骨；与当归稠膏合并，加白芍细粉、精制猪胆粉、微晶纤维素、磷酸氢钙等适量，混匀，制颗粒，干燥，装入胶囊，制成1000粒，即得。

【功能与主治】 清热，利湿，退黄。用于肝胆湿热所致的胁痛、口苦、尿黄、身目发黄；急、慢性肝炎见上述证候者。

【用法与用量】 口服。一次2粒，一日3次。

【注意】 胆道完全阻塞者禁服；忌酒及辛辣油腻食物。

【规格】 每粒装0.5g

【剂量推算】

处方	成药 日用量，粒	推算饮片 日生药量，g	《药典》饮片 日用量，g
茵陈	6	3	6～15
龙胆		2.4	3～6
黄芩		0.6	3～10
猪胆粉		0.6	0.3～0.6
栀子		0.9	6～10
炒白芍		0.6	6～15
当归		0.6	6～12
甘草		0.6	2～10

茴香橘核丸

Huixiang Juhe Wan

【处方】 盐小茴香 40g　　八角茴香 40g

盐橘核 40g　　荔枝核 80g

盐补骨脂 20g　　肉桂 16g

川楝子 80g　　醋延胡索 40g

醋莪术 20g　　木香 20g

醋香附 40g　　醋青皮 40g

昆布 40g　槟榔 40g
乳香（制） 20g　桃仁 16g
穿山甲（制） 20g

【制法】 以上十七味，粉碎成细粉，过筛，混匀，用水泛丸，干燥，即得。

【功能与主治】 散寒行气，消肿止痛。用于寒凝气滞所致的寒疝，症见睾丸坠胀疼痛。

【用法与用量】 口服。一次6～9g，一日2 次。

【规格】 每100丸重6g

【剂量推算】

处方	成药 日用量，g	推算饮片 日生药量，g	《药典》饮片 日用量，g
盐小茴香	12～18	0.78～1.18	3～6
八角茴香		0.78～1.18	3～6
盐橘核		0.78～1.18	3～9
荔枝核		1.57～2.35	5～10
盐补骨脂		0.39～0.59	6～10
肉桂		0.31～0.47	1～5
川楝子		1.57～2.35	5～10
醋延胡索		0.78～1.18	3～10
醋莪术		0.39～0.59	6～9
木香		0.39～0.59	3～6
醋香附		0.78～1.18	6～10
醋青皮		0.78～1.18	3～10
昆布		0.78～1.18	6～12
槟榔		0.78～1.18	3～10；驱绦虫、姜片虫30～60
乳香（制）		0.39～0.59	3～5[1]
桃仁		0.31～0.47	5～10
穿山甲（制）		0.39～0.59	5～9

参考标准：

［1］上海市中药饮片炮制规范（2018年版）

荜铃胃痛颗粒

Biling Weitong Keli

【处方】 荜澄茄 503g　川楝子 503g
醋延胡索 302g　酒大黄 151g
黄连 151g　吴茱萸 76g
醋香附 503g　香橼 503g
佛手 302g　海螵蛸 503g
煅瓦楞子 503g

【制法】 以上十一味，加水煎煮二次，合并煎液，滤过，滤液浓缩成清膏。取清膏，加糊精、甜菊素、羟丙基纤维素适量，喷雾制粒，制成1000g，即得。

【功能与主治】 行气活血，和胃止痛。用于气滞血瘀所致的胃脘痛；慢性胃炎见有上述证候者。

【用法与用量】 开水冲服。一次1袋，一日3 次。

【注意】 孕妇慎用。

【规格】 每袋装5g

【剂量推算】

处方	成药 日用量，袋	推算饮片 日生药量，g	《药典》饮片 日用量，g
荜澄茄	3	7.55	1～3
川楝子		7.55	5～10
醋延胡索		4.53	3～10
酒大黄		2.27	3～15
黄连		2.27	2～5
吴茱萸		1.14	2～5
醋香附		7.55	6～10
香橼		7.55	3～10
佛手		4.53	3～10
海螵蛸		7.55	5～10
煅瓦楞子		7.55	9～15

荡石胶囊

Dangshi Jiaonang

【处方】 苘麻子 125g　石韦 100g
海浮石 125g　蛤壳 125g
茯苓 240g　小蓟 125g
玄明粉 83g　牛膝 125g
甘草 50g

【制法】 以上九味，玄明粉与茯苓160g粉碎成细粉，过筛，剩余茯苓与其余苘麻子等七味加水煎煮二次，第一次加10量倍量水煎煮1.5小时，第二次加8倍量水煎煮1小时，合并煎液，滤过，滤液浓缩至相对密度为1.10～1.15（60℃），与上述玄明粉等进行沸腾制粒，干燥，装入胶囊，制成1000粒，即得。

【功能与主治】 清热利尿，通淋排石。用于肾结石，输尿管、膀胱等泌尿系统结石。

【用法与用量】 口服。一次6粒，一日3 次。

【注意】 孕妇忌服。

【规格】 每粒装0.3g

【剂量推算】

处方	成药 日用量，粒	推算饮片 日生药量，g	《药典》饮片 日用量，g
茼麻子	18	2.25	3～9
石韦		1.80	6～12
海浮石		2.25	9～15[1]
蛤壳		2.25	6～15
茯苓		4.32	10～15
小蓟		2.25	5～12
玄明粉		1.49	3～9
牛膝		2.25	5～12
甘草		0.90	2～10

参考标准：

[1] 黑龙江省中药饮片炮制规范（2012年版）

枳术丸

Zhizhu Wan

【处方】 枳实（炒） 250g　麸炒白术 500g

【制法】 以上二味，粉碎成细粉，过筛，混匀。另取荷叶75g，加水适量煎煮，滤过得煎液。取上述粉末，用煎液泛丸，干燥，即得。

【功能与主治】 健脾消食，行气化湿。用于脾胃虚弱，食少不化，脘腹胀满。

【用法与用量】 口服。一次6g，一日2次。

处方	成药 日用量，g	推算饮片 日生药量，g	《药典》饮片 日用量，g
枳实（炒）	12	4	3～10[1]
麸炒白术		8	6～12
荷叶		—	3～10

参考标准：

[1] 福建省中药饮片炮制规范（2012年版）

枳术颗粒

Zhizhu Keli

【处方】 麸炒枳实 333g　麸炒白术 666g
荷叶 100g

【制法】 以上三味，加水煎煮二次，每次2小时，滤过，合并滤液，浓缩至相对密度为1.19～1.20（60℃）的清膏，加乙醇使含醇量达70%，静置6小时，滤过，滤液浓缩至相对密度为1.30～1.35（60℃）的稠膏，加糊精及糖粉适量，混匀，制粒，干燥，制成1000g，即得。

【功能与主治】 健脾消食，行气化湿。用于脾胃虚弱，食少不化，脘腹胀满。

【用法与用量】 开水冲服。一次1袋，一日3次；或遵医嘱。1周为一疗程。

【规格】 每袋装6g

【剂量推算】

处方	成药 日用量，袋	推算饮片 日生药量，g	《药典》饮片 日用量，g
麸炒枳实	3	6	3～10
麸炒白术		12	6～12
荷叶		1.8	3～10

枳实导滞丸

Zhishi Daozhi Wan

【处方】 枳实（炒） 100g　大黄 200g
黄连（姜汁炙）60g　黄芩 60g
六神曲（炒） 100g　白术（炒） 100g
茯苓 60g　泽泻 40g

【制法】 以上八味，粉碎成细粉，过筛，混匀，用水泛丸，干燥，即得。

【功能与主治】 消积导滞，清利湿热。用于饮食积滞、湿热内阻所致的脘腹胀痛、不思饮食、大便秘结、痢疾里急后重。

【用法与用量】 口服。一次6～9g，一日2次。

【剂量推算】

处方	成药 日用量，g	推算饮片 日生药量，g	《药典》饮片 日用量，g
枳实（炒）	12～18	1.67～2.50	3～9[1]
大黄		3.33～5.00	3～15
黄连（姜汁炙）		1.00～1.50	2～5
黄芩		1.00～1.50	3～10
六神曲（炒）		1.67～2.50	6～12[2]
白术（炒）		1.67～2.50	6～12
茯苓		1.00～1.50	10～15
泽泻		0.67～1.00	6～10

参考标准：
[1] 福建省中药饮片炮制规范（2012 年版）
[2] 湖北省中药饮片炮制规范（2018 年版）

柏子养心丸

Baizi Yangxin Wan

【处方】柏子仁 25g　党参 25g
炙黄芪 100g　川芎 100g
当归 100g　茯苓 200g
制远志 25g　酸枣仁 25g
肉桂 25g　醋五味子 25g
半夏曲 100g　炙甘草 10g
朱砂 30g

【制法】以上十三味，朱砂水飞成极细粉；其余柏子仁等十二味粉碎成细粉，与上述粉末配研，过筛，混匀。每 100g 粉末用炼蜜 25～40g 加适量的水制成水蜜丸，干燥；或加炼蜜 100～130g 制成小蜜丸或大蜜丸，即得。

【功能与主治】补气，养血，安神。用于心气虚寒，心悸易惊，失眠多梦，健忘。

【用法与用量】口服。水蜜丸一次 6g，小蜜丸一次 9g，大蜜丸一次 1 丸，一日 2 次。

【规格】大蜜丸　每丸重 9g

【剂量推算】

处方	成药日用量	推算饮片日生药量，g	《药典》饮片日用量，g
柏子仁	水蜜丸：12g 小蜜丸：18g 大蜜丸：2 丸	0.25～0.30	3～10
党参		0.25～0.30	9～30
炙黄芪		0.99～1.22	9～30
川芎		0.99～1.22	3～10
当归		0.99～1.22	6～12
茯苓		1.98～2.43	10～15
制远志		0.25～0.30	3～10
酸枣仁		0.25～0.30	10～15
肉桂		0.25～0.30	1～5
醋五味子		0.25～0.30	2～6
半夏曲		0.99～1.22	6～12[1]
炙甘草		0.10～0.12	2～10
朱砂		0.30～0.36	0.1～0.5

参考标准：
[1] 湖北省中药饮片炮制规范（2018 年版）

柏子养心片

Baizi Yangxin Pian

【处方】柏子仁 32g　党参 32g
炙黄芪 128g　川芎 128g
当归 128g　茯苓 256g
制远志 32g　酸枣仁 32g
肉桂 32g　醋五味子 32g
半夏曲 128g　炙甘草 13g
朱砂 38g

【制法】以上十三味，肉桂、党参及半夏曲 90g 粉碎成细粉；朱砂水飞成极细粉；当归、川芎、柏子仁用 70% 乙醇作溶剂，浸渍 24 小时后，渗漉，收集渗漉液约 1500ml，回收乙醇；醋五味子、制远志用 60% 乙醇为溶剂，浸渍 24 小时后，渗漉，收集漉液约 320ml，回收乙醇；剩余的半夏曲和上述二种渗漉后的药渣与炙黄芪、炙甘草、茯苓、酸枣仁加水煎煮二次，每次 2 小时，煎液滤过，滤液合并，与以上各药液合并，浓缩至适量，加入肉桂等细粉，混匀，干燥，研细，再加入朱砂极细粉，混匀，制颗粒，干燥，压制成 1000 片，包糖衣，即得。

【功能与主治】补气，养血，安神。用于心气虚寒，心悸易惊，失眠多梦，健忘。

【用法与用量】口服。一次 3～4 片，一日 2 次。

【规格】片心重 0.3g

【剂量推算】

处方	成药日用量，片	推算饮片日生药量，g	《药典》饮片日用量，g
柏子仁	6～8	0.19～0.26	3～10
党参		0.19～0.26	9～30
炙黄芪		0.77～1.02	9～30
川芎		0.77～1.02	3～10
当归		0.77～1.02	6～12
茯苓		1.54～2.05	10～15
制远志		0.19～0.26	3～10
酸枣仁		0.19～0.26	10～15
肉桂		0.19～0.26	1～5
醋五味子		0.19～0.26	2～6

续表

处方	成药 日用量，片	推算饮片 日生药量，g	《药典》饮片 日用量，g
半夏曲	6～8	0.77～1.02	6～12[1]
炙甘草		0.08～0.10	2～10
朱砂		0.23～0.30	0.1～0.5

参考标准：

［1］湖北省中药饮片炮制规范（2018年版）

栀子金花丸

Zhizi Jinhua Wan

【处方】栀子 116g　黄连 4.8g
黄芩 192g　黄柏 60g
大黄 116g　金银花 40g
知母 40g　天花粉 60g

【制法】以上八味，粉碎成细粉，过筛，混匀，用水泛丸，干燥，即得。

【功能与主治】清热泻火，凉血解毒。用于肺胃热盛，口舌生疮，牙龈肿痛，目赤眩晕，咽喉肿痛，吐血衄血，大便秘结。

【用法与用量】口服。一次9g，一日1次。

【注意】孕妇慎用。

【规格】每袋装9g

【剂量推算】

处方	成药 日用量，g	推算饮片 日生药量，g	《药典》饮片 日用量，g
栀子	9	1.66	6～10
黄连		0.07	2～5
黄芩		2.75	3～10
黄柏		0.86	3～12
大黄		1.66	3～15
金银花		0.57	6～15
知母		0.57	6～12
天花粉		0.86	10～15

栀芩清热合剂

Zhiqin Qingre Heji

【处方】栀子 400g　黄芩 400g
连翘 400g　淡竹叶 400g
甘草 200g　薄荷油 1ml

【制法】以上六味，除薄荷油外，栀子、黄芩、连翘、淡竹叶加水煎煮二次，每次2小时，合并煎液，滤过，滤液浓缩至相对密度为1.20～1.25（25～30℃）的清膏，加乙醇使含醇量达50%，搅匀，静置，滤过，滤液回收乙醇，浓缩至适量；甘草用沸水浸提二次，每次2小时，浸提液浓缩至适量，加适量浓氨试液，搅匀，静置，滤过，滤液浓缩至相对密度为1.20～1.25（25～30℃）的清膏，与上述浓缩液合并，混匀，静置，滤过，滤液中加入薄荷油（用适量乙醇溶解）及苯甲酸钠3.5g，混匀，加水使成1000ml，静置，滤过，即得。

【功能与主治】疏风散热，清热解毒。用于三焦热毒炽盛，发热头痛，口渴，尿赤等。

【用法与用量】口服。一次10～20ml，一日2次。

【规格】每瓶装（1）10ml（2）100ml

【剂量推算】

处方	成药 日用量，ml	推算饮片 日生药量	《药典》饮片 日用量
栀子	20～40	8～16g	6～10g
黄芩		8～16g	3～10g
连翘		8～16g	6～15g
淡竹叶		8～16g	6～10g
甘草		4～8g	2～10g
薄荷油		0.02～0.04ml	0.06～0.6ml[1]

参考标准：

［1］中国药典（2005年版）一部

厚朴排气合剂

Houpo Paiqi Heji

【处方】姜厚朴 300g　木香 200g
麸炒枳实 200g　大黄 100g

【制法】以上四味，姜厚朴、大黄粉碎成最粗粉，加65%乙醇浸泡12小时以上，加热回流提取二次，第一次2.5小时，第二次2小时，收集醇提液，用20%氢氧化钠溶液调节pH值至7.5～8.5，浓缩至相对密度约为1.10（80℃）的清膏，备用。木香加水浸泡1.5小时，水蒸气蒸馏，收集加水量60%的馏出液重蒸馏一次，收集第一次馏液量一半的重蒸馏液，备用。麸炒枳实与木香药渣合并，加水浸泡1.5小时，煎煮二次，第一次2.5小时，第二次2小时，收集水提液，浓缩至相对密度约为1.06（80℃）的清膏，加乙醇使含醇量达70%，静置24小时，滤过，浓缩至相对密度约为1.27（80℃）的清膏，备用。取木香重蒸馏液，在搅拌状态下加入姜厚朴、大黄清膏，木香、枳实清膏与甘油150ml，混匀，再加入0.1%羟苯乙酯与1.5%甜菊素搅拌使溶解，加水至1000ml搅匀，80℃保温1小时，冷至室温，立即分装，即得。

【功能与主治】 行气消胀，宽中除满。用于腹部非胃肠吻合术后早期肠麻痹，症见腹部胀满，胀痛不适，腹部膨隆，无排气、排便，舌质淡红，舌苔薄白或薄腻。

【用法与用量】 于术后6小时、10小时各服一次，每次50ml。服用时摇匀，稍加热后温服。

【规格】 每瓶装（1）50ml （2）100ml

【剂量推算】

处方	成药 日用量，ml	推算饮片 日生药量，g	《药典》饮片 日用量，g
姜厚朴	100	30	3～10
木香		20	3～6
麸炒枳实		20	3～10
大黄		10	3～15

胃乃安胶囊

Weinai'an Jiaonang

【处方】 黄芪 650g　　三七 72g
红参 23g　　珍珠层粉 87g
人工牛黄 11g

【制法】 以上五味，黄芪加水煎煮二次，滤过，滤液合并，浓缩成稠膏；三七、红参粉碎成细粉后与珍珠层粉混匀，与稠膏混合后干燥，粉碎，配研加入人工牛黄，过筛，混匀，装入胶囊，制成1000粒，即得。

【功能与主治】 补气健脾，活血止痛。用于脾胃气虚，瘀血阻滞所致的胃痛，症见胃脘隐痛或刺痛、纳呆食少；慢性胃炎、胃及十二指肠溃疡见上述证候者。

【用法与用量】 口服。一次4粒，一日3次。

【注意】 孕妇慎用；忌生冷、油腻、不易消化食物，戒烟酒。

【规格】 每粒装0.3g

【剂量推算】

处方	成药 日用量，粒	推算饮片 日生药量，g	《药典》饮片 日用量，g
黄芪	12	7.80	9～30
三七		0.86	3～9
红参		0.28	3～9
珍珠层粉		1.04	3～6[1] 3～30[2]
人工牛黄		0.13	0.15～0.35

参考标准：

[1] 湖南中药饮片炮制规范（2010年版）
[2] 福建省中药饮片炮制规范（2012年版）

胃立康片

Weilikang Pian

【处方】 广藿香 75g　　炒麦芽 75g
茯苓 75g　　六神曲（麸炒） 75g
苍术 60g　　姜厚朴 60g
白术 60g　　木香 45g
泽泻 45g　　猪苓 45g
陈皮 45g　　清半夏 45g
豆蔻 30g　　甘草 30g
人参 30g　　制吴茱萸 30g

【制法】 以上十六味，人参、泽泻、六神曲（麸炒）粉碎成细粉；广藿香、陈皮、豆蔻提取挥发油，药渣再与甘草、茯苓、制吴茱萸、猪苓、清半夏加水煎煮二次，第一次3小时，第二次2小时，滤过，合并滤液；姜厚朴、白术、木香、苍术用60%乙醇作溶剂进行渗漉，收集漉液，与上述滤液合并，减压浓缩成稠膏；炒麦芽热水浸二次，每次2小时，滤过，合并滤液，减压浓缩成稠膏；合并上述稠膏，加入人参等细粉及辅料适量，混匀，制成颗粒，60℃以下干燥，喷加广藿香、陈皮等挥发油，混匀，压制成1000片，包衣，即得。

【功能与主治】 健胃和中，顺气化滞。用于消化不良，倒饱嘈杂，呕吐胀满，肠鸣泻下。

【用法与用量】 口服。一次4片，一日2次。

【规格】 （1）糖衣片（片心重0.3g） （2）薄膜衣片　每片重0.31g

【剂量推算】

处方	成药日用量，片	推算饮片日生药量，g	《药典》饮片日用量，g
广藿香	8	0.60	3～10
炒麦芽		0.60	10～15
茯苓		0.60	10～15
六神曲（麸炒）		0.60	6～15[1]
苍术		0.48	3～9
姜厚朴		0.48	3～10
白术		0.48	6～12
木香		0.36	3～6
泽泻		0.36	6～10
猪苓		0.36	6～12
陈皮		0.36	3～10
清半夏		0.36	3～9
豆蔻		0.24	3～6
甘草		0.24	2～10
人参		0.24	3～9
制吴茱萸		0.24	2～5

参考标准：

［1］山东省中药饮片炮制规范（2012年版）

胃安胶囊

Wei'an Jiaonang

【处方】石斛 50g　黄柏 50g
南沙参 100g　山楂 100g
枳壳（炒）100g　黄精 100g
甘草 50g　白芍 50g

【制法】以上八味，石斛、白芍、黄柏粉碎成细粉；其余南沙参等五味加水煎煮二次，第一次3小时，第二次2小时，合并煎液，滤过，滤液浓缩，干燥，粉碎；与上述粉末混匀，加适量的辅料，制粒，干燥，装入胶囊，制成1000粒或500粒，即得。

【功能与主治】养阴益胃，柔肝止痛。用于肝胃阴虚、胃气不和所致的胃痛、痞满，症见胃脘隐痛、纳少嘈杂、咽干口燥、舌红少津、脉细数；萎缩性胃炎见上述证候者。

【用法与用量】饭后2小时服用。一次8粒〔规格（1）〕，或一次4粒〔规格（2）〕，一日3次。

【规格】（1）每粒装0.25g　（2）每粒装0.5g

【剂量推算】

处方	成药日用量，粒	推算饮片日生药量，g	《药典》饮片日用量，g
石斛	规格（1）：24 规格（2）：12	1.2	6～12
黄柏		1.2	3～12
南沙参		2.4	9～15
山楂		2.4	9～12
枳壳（炒）		2.4	3～9[1]
黄精		2.4	9～15
甘草		1.2	2～10
白芍		1.2	6～15

参考标准：

［1］福建省中药饮片炮制规范（2012年版）

胃苏颗粒

Weisu Keli

【处方】紫苏梗 166.7g　香附 166.7g
陈皮 100g　香橼 166.7g
佛手 100g　枳壳 166.7g
槟榔 100g　炒鸡内金 100g

【制法】以上八味，紫苏梗、香附、陈皮、香橼、佛手、枳壳蒸馏提取挥发油，挥发油另器保存；药渣与槟榔、炒鸡内金加水煎煮二次，第一次2小时，第二次1小时，煎液滤过，滤液合并，浓缩至相对密度为1.35～1.38（70～80℃），加入蔗糖与糊精的混合物（3.5份蔗糖与1份糊精）适量，混合均匀，制成颗粒，干燥，喷入挥发油，混匀，制成1000g〔规格（1）〕；或滤液合并，浓缩至相对密度为1.26～1.29（70～80℃），加入适量糊精、甜菊素2.7g、羧甲基淀粉钠0.7g，制颗粒，干燥，喷入挥发油，混匀，制成333g〔规格（2）〕即得。

【功能与主治】理气消胀，和胃止痛。主治气滞型胃脘痛，症见胃脘胀痛，窜及两胁，得嗳气或矢气则舒，情绪郁怒则加重，胸闷食少，排便不畅，舌苔薄白，脉弦；慢性胃炎及消化性溃疡见上述证候者。

【用法与用量】开水冲服。一次1袋，一日3次。15天为一个疗程，可服1～3个疗程或遵医嘱。

【规格】（1）每袋装15g　（2）每袋装5g（无蔗糖）

【剂量推算】

处方	成药日用量，袋	推算饮片日生药量，g	《药典》饮片日用量，g
紫苏梗	3	7.5	5～10
香附		7.5	6～10
陈皮		4.5	3～10
香橼		7.5	3～10
佛手		4.5	3～10
枳壳		7.5	3～10
槟榔		4.5	3～10；驱绦虫、姜片虫 30～60
炒鸡内金		4.5	3～10

胃肠安丸

Weichang'an Wan

【处方】 木香 300g　沉香 300g
枳壳（麸炒）300g　檀香 180g
大黄 180g　厚朴（姜炙）300g
人工麝香 9g　巴豆霜 120g
大枣（去核）1000g　川芎 180g

【制法】 以上十味，巴豆霜、人工麝香分别粉碎成细粉；其余沉香等八味粉碎成细粉，与巴豆霜、人工麝香粉末配研，混匀，过筛，用水泛丸，低温干燥，包薄膜衣即得。

【功能与主治】 芳香化浊，理气止痛，健胃导滞。用于湿浊中阻、食滞不化所致的腹泻、纳差、恶心、呕吐、腹胀、腹痛；消化不良、肠炎、痢疾见上述证候者。

【用法与用量】 口服。小丸：一次 20 丸，一日 3 次；小儿周岁内一次 4～6 丸，一日 2～3 次；一至三岁一次 6～12 丸，一日 3 次；三岁以上酌加。大丸：成人一次 4 丸，一日 3 次；小儿周岁内一次 1 丸，一日 2～3 次，一至三岁一次 1～2 丸，一日 3 次；三岁以上酌加。

【注意】 脾胃虚弱者慎用。

【规格】 （1）小丸　每 20 丸重 0.08g　（2）大丸　每 4 丸重 0.08g

【剂量推算】

处方	成药日用量，丸	推算饮片日生药量，g	《药典》饮片日用量，g
木香	小丸：8～60 大丸：2～12	0.0033～0.025	3～6
沉香		0.0033～0.025	1～5
枳壳（麸炒）		0.0033～0.025	3～10
檀香		0.002～0.015	2～5
大黄		0.002～0.015	3～15
厚朴（姜炙）		0.003～0.025	3～10
人工麝香		0.0001～0.00075	0.03～0.1
巴豆霜		0.001～0.01	0.1～0.3
大枣（去核）		0.011～0.083	6～15
川芎		0.002～0.015	3～10

胃肠复元膏

Weichang Fuyuan Gao

【处方】 麸炒枳壳 100g　太子参 100g
大黄 150g　蒲公英 300g
炒莱菔子 200g　木香 100g
赤芍 150g　紫苏梗 100g
黄芪 150g　桃仁 150g

【制法】 以上十味，除大黄粉碎成细粉外，其余麸炒枳壳等九味，加水煎煮二次，每次 2 小时，滤过，合并滤液，浓缩至相对密度为 1.15～1.25（60℃）的清膏，加入大黄细粉及炼蜜 1000g，混匀，即得。

【功能与主治】 益气活血，理气通下。用于胃肠术后腹胀、胃肠活动减弱，症见体乏气短、脘腹胀满、大便不下；亦可用于老年性便秘及虚性便秘。

【用法与用量】 口服，腹部手术前 1～3 天，一次 15～30g，一日 2 次或遵医嘱；术中胃肠吻合完成前，经导管注入远端肠管 40～60g（用水稀释 2～3 倍）或遵医嘱；术后 6～8 小时，口服，一次 20～30g，一日 2 次或遵医嘱；老年性便秘：一次 10～20g，一日 2 次或遵医嘱。

【注意】 孕妇禁用。

【规格】 每瓶装 100g

【剂量推算】

处方	成药日用量，g	推算饮片日生药量，g	《药典》饮片日用量，g
麸炒枳壳	30～60	1.2～2.4	3～10
太子参		1.2～2.4	9～30
大黄		1.8～3.6	3～15
蒲公英		3.6～7.2	10～15
炒莱菔子		2.4～4.8	5～12
木香		1.2～2.4	3～6
赤芍		1.8～3.6	6～12
紫苏梗		1.2～2.4	5～10
黄芪		1.8～3.6	9～30
桃仁		1.8～3.6	5～10

胃药胶囊

Weiyao Jiaonang

【处方】 醋延胡索 120g　海螵蛸（漂） 60g
土木香 60g　枯矾 90g
鸡蛋壳（炒） 120g　煅珍珠母 120g

【制法】 以上六味，醋延胡索加1%冰醋酸溶液，煎煮3次，滤过，合并滤液，滤液浓缩成稠膏；其余土木香等五味粉碎成细粉，混匀，与上述稠膏拌匀，加淀粉适量，制粒，混匀，装入胶囊，制成1000粒，即得。

【功能与主治】 制酸止痛。用于肝胃不和所致的胃脘疼痛、胃酸过多、嘈杂反酸；胃及十二指肠溃疡见上述证候者。

【用法与用量】 口服。一次2～3粒，一日3次。

【注意】 忌烟酒及辛辣等刺激性食物。

【规格】 每粒装0.5g

【剂量推算】

处方	成药日用量，粒	推算饮片日生药量，g	《药典》饮片日用量，g
醋延胡索	6～9	0.72～1.08	3～10
海螵蛸（漂）		0.36～0.54	5～10
土木香		0.36～0.54	3～9
枯矾		0.54～0.81	0.6～1.5
鸡蛋壳（炒）		0.72～1.08	1～9[1]
煅珍珠母		0.72～1.08	10～25

参考标准：

［1］辽宁省中药材标准（第二册）（2019年版）

胃复春片

Weifuchun Pian

【处方】 红参 131g　香茶菜 2500g
麸炒枳壳 250g

【制法】 以上三味，红参粉碎成细粉，备用；香茶菜、麸炒枳壳分别加水煎煮二次，香茶菜每次3小时，麸炒枳壳每次1小时，滤过，合并滤液，滤液浓缩至相对密度为1.13～1.18（20℃）的清膏，加入上述红参细粉和淀粉、硬脂酸镁适量，混匀，制粒，干燥，压制成1000片，包薄膜衣，即得。

【功能与主治】 健脾益气，活血解毒。用于胃癌癌前期病变、胃癌手术后辅助治疗、慢性浅表性胃炎属脾胃虚弱证者。

【用法与用量】 口服。一次4片，一日3次。

【规格】 每片重0.36g

【剂量推算】

处方	成药日用量，片	推算饮片日生药量，g	《药典》饮片日用量，g
红参	12	1.57	3～9
麸炒枳壳		3	3～10
香茶菜		30	10～15[1]

参考标准：

［1］安徽省中药饮片炮制规范（第三版）（2019年版）

胃疡灵颗粒

Weiyangling Keli

【处方】 黄芪 416.7g　炙甘草 333.3g
白芍 250g　大枣 166.7g
桂枝 133.3g　生姜 133.3g

【制法】 以上六味，生姜加水，蒸馏提取挥发油5小时，收集挥发油，备用；药渣与黄芪、炙甘草、白芍、桂枝加水煎煮二次，每次1.5小时，合并煎液，滤过，滤液减压浓缩至相对密度为1.10～1.15（70～80℃）的清膏，放冷，加乙醇使含醇量达50%，搅匀，静置，滤过，滤液减压回收乙醇，浓缩至相对密度为

1.30～1.35（70～80℃）的稠膏。大枣加水煎煮二次，每次1小时，合并煎液，滤过，滤液减压浓缩至相对密度为1.30～1.35（70～80℃）的稠膏，加入上述稠膏，加蔗糖粉830g、糊精适量，混匀，制粒，干燥，过筛，喷入上述生姜挥发油，混匀，制成1000g，即得。

【功能与主治】 温中益气，缓急止痛。用于脾胃虚寒、中气不足所致的胃痛，症见脘腹胀痛、喜温喜按、食少乏力、舌淡脉弱；胃及十二指肠溃疡、慢性胃炎见上述证候者。

【用法与用量】 开水冲服。一次1袋，一日3次。

【注意】 胃部灼热，口苦反酸者忌用。

【规格】 每袋装20g

【剂量推算】

处方	成药 日用量，袋	推算饮片 日生药量，g	《药典》饮片 日用量，g
黄芪	3	25	9～30
炙甘草		20	2～10
白芍		15	6～15
大枣		10	6～15
桂枝		8	3～10
生姜		8	3～10

胃祥宁颗粒

Weixiangning Keli

【处方】 女贞子 5000g

【制法】 取女贞子，粉碎成粗粉，加水适量，于95℃提取2小时，冷却至50℃以下，滤过，取滤液浓缩至相对密度为1.05～1.10（60℃）的清膏，喷雾干燥，加糊精适量，混匀，制成颗粒，干燥，制成1000g，即得。

【功能与主治】 养阴柔肝止痛，润燥通便。用于阴虚胃燥，胃脘胀痛，腹胀，嗳气，口渴，便秘；消化性溃疡，慢性胃炎见上述证候者。

【用法与用量】 口服。一次1袋，一日2次。

【规格】 每袋装3g

【剂量推算】

处方	成药 日用量，袋	推算饮片 日生药量，g	《药典》饮片 日用量，g
女贞子	2	30	6～12

胃脘舒颗粒

Weiwanshu Keli

【处方】 党参 260g　　白芍 260g
山楂（炭） 260g　　陈皮 130g
甘草 260g　　醋延胡索 130g

【制法】 以上六味，加水煎煮二次，每次1.5小时，滤过，合并滤液，滤液浓缩至相对密度为1.10（92℃）的清膏，放冷，加乙醇使含醇量达60%，静置，滤过，滤液浓缩至相对密度为1.27～1.30（62℃）稠膏，取稠膏1份，加蔗糖0.7份，糊精2.3份，制粒，干燥，制成颗粒1000g，即得。

【功能与主治】 益气阴，健脾胃，消痞满。用于脾虚气滞所致的胃脘痞满、嗳气纳差、时有隐痛；萎缩性胃炎见上述证候者。

【用法与用量】 开水冲服。一次1袋，一日2次，或遵医嘱。

【注意】 孕妇慎用。

【规格】 每袋装7g

【剂量推算】

处方	成药 日用量，袋	推算饮片 日生药量，g	《药典》饮片 日用量，g
党参	2	3.64	3～10
白芍		3.64	9～30
山楂（炭）		3.64	9～12[1]
陈皮		1.82	9～12
甘草		3.64	3～10
醋延胡索		1.82	2～10

参考标准：

［1］吉林省中药饮片炮制规范（2020年版）

胃康灵片

Weikangling Pian

【处方】 白芍 317.5g　　白及 238.1g
三七 9.9g　　甘草 317.5g
茯苓 238.1g　　延胡索 158.7g
海螵蛸 31.7g　　颠茄浸膏 2.1g

【制法】 以上八味，白及、三七、海螵蛸粉碎成细粉；甘草加水煎煮四次，第一、二次各3小时，第

三、四次各2小时，合并煎液，滤过，静置24小时，取上清液，备用；白芍、延胡索、茯苓加水煎煮二次，第一次3小时，第二次2小时，合并煎液，滤过，静置24小时，取上清液，与上述上清液合并，浓缩成相对密度为1.34～1.39（55～60℃）的清膏，加入上述细粉及颠茄浸膏，混匀，制成颗粒，干燥，压制成1000片，包薄膜衣，即得。

【功能与主治】 柔肝和胃，散瘀止血，缓急止痛，去腐生新。用于肝胃不和、瘀血阻络所致的胃脘疼痛、连及两胁、嗳气、泛酸；急、慢性胃炎，胃、十二指肠溃疡，胃出血见上述证候者。

【用法与用量】 口服。一次4片，一日3次。饭后服用。

【注意】 青光眼患者忌服。

【规格】 每片重0.4g

【剂量推算】

处方	成药日用量，片	推算饮片日生药量，g	《药典》饮片日用量，g
白芍	12	3.81	6～15
白及		2.86	6～15
三七		0.12	3～9
甘草		3.81	2～10
茯苓		2.86	10～15
延胡索		1.90	3～10
海螵蛸		0.38	5～10
颠茄浸膏		0.03	0.03～0.15[1]

参考标准：

[1] 中国药典（2005年版）一部

胃康灵胶囊

Weikangling Jiaonang

【处方】 白芍 317.5g　白及 238.1g
三七 9.9g　甘草 317.5g
茯苓 238.1g　延胡索 158.7g
海螵蛸 31.7g　颠茄浸膏 2.1g

【制法】 以上八味，白及、三七、海螵蛸粉碎成细粉；甘草加水煎煮四次，第一、二次每次3小时，第三、四次每次2小时，煎液滤过，滤液合并，备用；白芍、延胡索、茯苓加水煎煮二次，第一次3小时，第二次2小时，煎液滤过，滤液合并，与上述滤液合并，板框滤过，浓缩至适量，加入上述细粉及颠茄浸膏，搅匀，干燥，粉碎成细粉，加入适量的辅料，混匀，装入胶囊，制成1000粒，即得。

【功能与主治】 柔肝和胃，散瘀止血，缓急止痛，去腐生新。用于肝胃不和、瘀血阻络所致的胃脘疼痛、连及两胁、嗳气、泛酸；急、慢性胃炎，胃、十二指肠溃疡，胃出血见上述证候者。

【用法与用量】 口服。一次4粒，一日3次。饭后服用。

【注意】 青光眼患者忌服。

【规格】 每粒装0.4g

【剂量推算】

处方	成药日用量，粒	推算饮片日生药量，g	《药典》饮片日用量，g
白芍	12	3.81	6～15
白及		2.86	6～15
三七		0.12	3～9
甘草		3.81	2～10
茯苓		2.86	10～15
延胡索		1.90	3～10
海螵蛸		0.38	5～10
颠茄浸膏		0.03	0.03～0.09[1]

参考标准：

[1] 中国药典（2005年版）一部

胃康灵颗粒

Weikangling Keli

【处方】 白芍 317.5g　白及 238.1g
三七 9.9g　甘草 317.5g
茯苓 238.1g　延胡索 158.7g
海螵蛸 31.7g　颠茄浸膏 2.1g

【制法】 以上八味，白及、三七、海螵蛸粉碎成细粉或最细粉；甘草加水煎煮四次，第一、二次每次3小时，第三、四次每次2小时，煎液滤过，滤液合并，静置24小时，取上清液，备用；白芍、延胡索、茯苓加水煎煮二次，第一次3小时，第二次2小时，煎液滤过，滤液合并，静置24小时，取上清液，与上述上清液合并，浓缩至相对密度为1.20～1.25（50～55℃）的清膏，加入上述最细粉及颠茄浸膏，搅匀，干燥，粉碎成细粉，加入糊精和蔗糖适量，制成颗粒，干燥，制成1000g〔规格（1）〕；或浓缩成相对密度为1.34～1.39（55～60℃）的稠膏，加入上述细粉及颠茄浸膏，混匀，干燥，粉碎成细粉，加入糊精-蔗糖粉（1:3）约1095g，混匀，以50%乙醇制颗粒，干燥，制成1500g〔规格（2）〕；或浓缩成相对密度为1.34～1.39（55～60℃）的稠膏，加入上述细粉及颠茄浸膏，搅匀，干燥，粉碎成细粉，过筛，制成颗粒，干燥，制成400g〔规格（3）〕，即得。

【功能与主治】 柔肝和胃，散瘀止血，缓急止痛，去腐生新。用于肝胃不和、瘀血阻络所致的胃脘疼痛、连及两胁、嗳气、泛酸；急、慢性胃炎，胃、十二指肠溃疡，胃出血见上述证候者。

【用法与用量】 开水冲服。一次1袋，一日3次；饭后服用。

【注意】 青光眼患者忌服。

【规格】 （1）每袋装4g （2）每袋装6g （3）每袋装1.6g

【剂量推算】

处方	成药日用量，袋	推算饮片日生药量，g	《药典》饮片日用量，g
白芍	3	3.81	6～15
白及		2.86	6～15
三七		0.12	3～9
甘草		3.81	2～10
茯苓		2.86	10～15
延胡索		1.90	3～10
海螵蛸		0.38	5～10
颠茄浸膏		0.03	0.03～0.09[1]

参考标准：

［1］中国药典（2005年版）一部

胃康胶囊

Weikang Jiaonang

【处方】 白及 64g　海螵蛸 63g
香附 64g　黄芪 63g
白芍 64g　三七 64g
鸡内金 38g　鸡蛋壳（炒焦）1g
乳香 32g　没药 15g
百草霜 13g

【制法】 以上十一味，白及、海螵蛸、鸡内金、鸡蛋壳（炒焦）、乳香、没药、百草霜粉碎成细粉；三七、香附粉碎成粗粉，用75%～80%乙醇作溶剂，缓缓渗漉，收集渗漉液，回收乙醇，浓缩至稠膏状，残渣加水煎煮二次，滤过，合并滤液，浓缩至稠膏状；黄芪、白芍加水煎者三次，滤过，合并滤液，浓缩至稠膏状。合并上述稠膏，加入上述细粉，混匀，制成颗粒，干燥，装入胶囊，制成1000粒，即得。

【功能与主治】 行气健胃，化瘀止血，制酸止痛。用于气滞血瘀所致的胃脘疼痛、痛处固定、吞酸嘈杂，或见吐血、黑便；胃及十二指肠溃疡、慢性胃炎、上消化道出血见上述证候者。

【用法与用量】 口服。一次2～4粒，一日3次。

【注意】 孕妇及脾胃虚弱者慎用；忌食辛辣、油腻、生冷之品，戒烟酒。

【规格】 每粒装0.3g

【剂量推算】

处方	成药日用量，粒	推算饮片日生药量，g	《药典》饮片日用量，g
白及	6～12	0.38～0.77	6～15
海螵蛸		0.38～0.76	5～10
香附		0.38～0.77	6～10
黄芪		0.38～0.76	9～30
白芍		0.38～0.77	6～15
三七		0.38～0.77	3～9
鸡内金		0.23～0.46	3～10
鸡蛋壳（炒焦）		0.006～0.012	1～9[1]
乳香		0.19～0.38	3～5
没药		0.09～0.18	3～5
百草霜		0.08～0.16	3～9[2]

参考标准：

［1］辽宁省中药材标准（第二册）（2019年版）

［2］湖北省中药材质量标准（2018年版）

胃舒宁颗粒

Weishuning Keli

【处方】 甘草 595g　海螵蛸 595g
白芍 464g　白术 310g
延胡索 310g　党参 119g

【制法】 以上六味，加水煎煮二次，每次2小时，煎液滤过，滤液合并，静置，取上清液，浓缩至适量，加入适量的糊精，混匀，干燥，粉碎成细粉，制成颗粒，干燥，制成1000g〔规格（1）〕或600g〔规格（2）〕；或取上清液，减压浓缩至适量，喷雾干燥，加入适量的糊精和乳糖，制成颗粒，干燥，制成600g〔规格（3）〕，即得。

【功能与主治】 补气健脾，制酸止痛。用于脾胃气虚、肝胃不和所致的胃脘疼痛、喜温喜按、泛吐酸水；胃及十二指肠溃疡见上述证候者。

【用法与用量】 开水冲服。一次1袋，一日3次。

【规格】 每袋装（1）5g（2）3g（3）3g（含乳糖）

【剂量推算】

处方	成药 日用量，袋	推算饮片 日生药量，g	《药典》饮片 日用量，g
甘草	3	8.93	2～10
海螵蛸		8.93	5～10
白芍		6.96	6～15
白术		4.65	6～12
延胡索		4.65	3～10
党参		1.79	9～30

咳特灵片

Keteling Pian

【处方】 小叶榕干浸膏 180g
马来酸氯苯那敏 0.7g

【制法】 以上二味，取小叶榕干浸膏，粉碎成细粉，加入马来酸氯苯那敏及羧甲淀粉钠、氢氧化铝、淀粉、羟丙纤维素适量，混匀，制粒，干燥，加入适量硬脂酸镁，混匀，压制成1000片，包薄膜衣，即得。

【功能与主治】 镇咳平喘，消炎祛痰。用于咳喘及慢性支气管炎。

【用法与用量】 口服。一次3片，一日2次。

【注意】 用药期间不宜驾驶机、车、船，从事高空作业、机械作业及操作精密仪器。

【规格】 每片含小叶榕干浸膏180mg，马来酸氯苯那敏0.7mg

【剂量推算】

处方	成药 日用量，片	推算饮片 日生药量，g	《药典》饮片 日用量，g
小叶榕	6	2.16～5.4	9～15[1-2]
马来酸氯苯那敏		0.0042	0.012～0.024[3]

参考标准：

［1］根据药典制法，1g小叶榕干浸膏相当于原药材2～5g，故处方用量推算以饮片计。

［2］广东省中药材标准（第三册）（2019年版）

［3］中国药典·临床用药须知（2015年版）

咳特灵胶囊

Keteling Jiaonang

【处方】 小叶榕干浸膏360g　马来酸氯苯那敏1.4g

【制法】 以上二味，取小叶榕干浸膏，加入马来酸氯苯那敏及辅料适量，混匀或制成四色颗粒，装入胶囊，制成1000粒，即得。

【功能与主治】 镇咳平喘，消炎祛痰。用于咳喘及慢性支气管炎。

【用法与用量】 口服。一次1粒，一日3次。

【注意】 用药期间不宜驾驶机、车、船，从事高空作业、机械作业及操作精密仪器。

【规格】 每粒含小叶榕干浸膏360mg，马来酸氯苯那敏1.4mg

【剂量推算】

处方	成药 日用量，粒	推算饮片 日生药量，g	《药典》饮片 日用量，g
小叶榕	3	2.16～5.4	9～15[1-2]
马来酸氯苯那敏		0.0042	0.004～0.012[3]

参考标准：

［1］根据药典制法，1g小叶榕干浸膏相当于原药材2～5g，故处方用量推算以饮片计。

［2］广东省中药材标准（第三册）（2019年版）

［3］中国药典·临床用药须知（2015年版）

咳喘宁口服液

Kechuanning Koufuye

【处方】 麻黄 134g　石膏 67g
苦杏仁 133g　桔梗 67g
百部 67g　罂粟壳 67g
甘草 133g

【制法】 以上七味，石膏粉碎成细粉，加水煎煮1小时，滤过，滤液备用；药渣与其余麻黄等六味加水煎煮二次（每次加水后用盐酸调pH值至5），每次

1.5 小时，滤过，滤液合并，加入上述备用药液，浓缩至相对密度为 1.14（50℃）的清膏，放冷，加乙醇使含醇量达 75%，静置 48 小时，滤过，滤液回收乙醇，加聚山梨酯 80 4g、乙酰磺胺酸钾 1.5g、阿司帕坦 1.7g，加水至 1000ml，用氢氧化钠调节 pH 值至 6.5，放置 48 小时，滤过，灌封，灭菌，即得。

【功能与主治】 宣通肺气，止咳平喘。用于痰热阻肺所致的咳嗽频作、咯痰色黄、喘促胸闷。

【用法与用量】 口服。一次 10ml，一日 2 次，或遵医嘱。

【规格】 每瓶装 10ml

【剂量推算】

处方	成药日用量，ml	推算饮片日生药量，g	《药典》饮片日用量，g
麻黄	20	2.68	2～10
石膏		1.34	9～30
苦杏仁		2.66	5～10
桔梗		1.34	3～10
百部		1.34	3～9
罂粟壳		1.34	3～6
甘草		2.66	2～10

咳喘顺丸

Kechuanshun Wan

【处方】 紫苏子 120g　瓜蒌仁 180g　茯苓 150g　鱼腥草 300g　苦杏仁 90g　半夏（制）100g　款冬花 120g　桑白皮 150g　前胡 120g　紫菀 120g　陈皮 50g　甘草 100g

【制法】 以上十二味，紫苏子、前胡、半夏（制）、茯苓、陈皮、苦杏仁、款冬花粉碎成粗粉，其余瓜蒌仁等五味加水煎煮二次，滤过，滤液合并，浓缩成稠膏。加入上述粗粉，干燥，粉碎成细粉，混匀。每 100g 粉末加炼蜜 30～40g 与水适量，泛丸，干燥，用活性炭包衣，干燥，即得。

【功能与主治】 宣肺化痰，止咳平喘。用于痰浊壅肺、肺气失宣所致的咳嗽、气喘、痰多、胸闷；慢性支气管炎、支气管哮喘、肺气肿见上述证候者。

【用法与用量】 口服。一次 5g，一日 3 次，7 天为一个疗程。

【规格】 每 1g 相当于饮片 1.5g

【剂量推算】

处方	成药日用量，g	推算饮片日生药量，g	《药典》饮片日用量，g
紫苏子	15	1.69	3～10
陈皮		0.70	3～10
茯苓		2.11	10～15
瓜蒌仁		2.53	9～30
苦杏仁		1.27	5～10
鱼腥草		4.22	15～25
款冬花		1.69	5～10
半夏（制）		1.41	3～9
前胡		1.69	3～10
桑白皮		2.11	6～12
紫菀		1.69	5～10
甘草		1.41	2～10

骨仙片

Guxian Pian

【处方】 熟地黄 217g　枸杞子 69g　女贞子 102g　黑豆 135g　菟丝子 135g　骨碎补 102g　仙茅 69g　牛膝 69g　防己 102g

【制法】 以上九味，菟丝子加 70%乙醇冷浸三次，第一次 48 小时，第二、三次各 24 小时，合并浸液，滤过，滤液回收乙醇至适量；其余骨碎补等八味，加水煎煮二次，每次 2 小时，合并煎液，滤过，滤液与上述提取液合并。合并后的溶液浓缩成稠膏，干燥，粉碎；或浓缩成稠膏，加入淀粉适量，干燥，粉碎。加入滑石粉适量，混匀，用适量乙醇制成颗粒，干燥，加入硬脂酸镁适量，混匀，压制成 1000 片，包糖衣或薄膜衣，即得。

【功能与主治】 补益肝肾，强壮筋骨，通络止痛。用于肝肾不足所致的痹病，症见腰膝骨节疼痛、屈伸不利、手足麻木；骨质增生见上述证候者。

【用法与用量】 口服。一次 4～6 片，一日 3 次。

【注意】 孕妇慎服。感冒发热勿服。

【规格】 （1）糖衣片（片心重 0.32g）（2）薄

膜衣片　每片重0.33g　（3）薄膜衣片　每片重0.41g

【剂量推算】

处方	成药日用量，片	推算饮片日生药量，g	《药典》饮片日用量，g
熟地黄	12～18	2.60～3.91	9～15
枸杞子		0.83～1.24	6～12
女贞子		1.22～1.84	6～12
黑豆		1.62～2.43	9～30
菟丝子		1.62～2.43	6～12
骨碎补		1.22～1.84	3～9
仙茅		0.83～1.24	3～10
牛膝		0.83～1.24	5～12
防己		1.22～1.84	5～10

骨折挫伤胶囊

Guzhecuoshang Jiaonang

【处方】猪骨 250g　炒黄瓜子 200g
煅自然铜 25g　红花 25g
大黄 15g　当归 15g
醋乳香 10g　醋没药 10g
血竭 10g　土鳖虫 3g

【制法】以上十味，猪骨煎取胶汁，滤至澄清，缓缓加热浓缩至胶液不透纸为度，加入冰糖1.25g、黄酒3.75ml，混匀，浓缩成胶；炒黄瓜子去油后，与上述猪骨胶及其余红花等八味混合，粉碎成细粉，过筛，混匀，装入胶囊，制成1000粒，即得。

【功能与主治】舒筋活络，消肿散瘀，接骨止痛。用于跌打损伤，扭腰岔气，筋伤骨折属于瘀血阻络者。

【用法与用量】用温黄酒或温开水送服。一次4～6粒，一日3次；小儿酌减。

【注意】孕妇禁服。

【规格】每粒装0.29g

【剂量推算】

处方	成药日用量，粒	推算饮片日生药量，g	《药典》饮片日用量，g
猪骨	12～18	3～4.5	—[1]
炒黄瓜子		2.4～3.6	10～20[2]
煅自然铜		0.3～0.45	3～9
红花		0.3～0.45	3～10
大黄		0.18～0.27	3～15
当归		0.18～0.27	6～12
醋乳香		0.12～0.18	3～5
醋没药		0.12～0.18	3～5
血竭		0.12～0.18	1～2
土鳖虫		0.036～0.054	3～10

参考标准：

[1] 吉林省中药材标准（第二册）（2019年版），未载具体用量

[2] 吉林省中药饮片炮制规范（2020年版）

骨刺丸

Guci Wan

【处方】制川乌 500g　制草乌 500g
制天南星 500g　秦艽 500g
白芷 500g　当归 500g
甘草 500g　薏苡仁（炒）500g
穿山龙 1000g　绵萆薢 1000g
红花 1000g　徐长卿 1500g

【制法】以上十二味，粉碎成细粉，过筛，混匀，每100g粉末加炼蜜35～55g及适量的水制成水蜜丸，干燥；或加炼蜜100～130g制成大蜜丸，即得。

【功能与主治】祛风止痛。用于骨质增生，风湿性关节炎，风湿痛。

【用法与用量】口服。水蜜丸一次6g，大蜜丸一次1丸，一日2～3次。

【注意】孕妇禁用，肾病患者慎用。

【规格】（1）水蜜丸　每100丸重5g
（2）水蜜丸　每100丸重20g
（3）大蜜丸　每丸重9g

【剂量推算】

处方	成药日用量	推算饮片日生药量，g	《药典》饮片日用量，g
制川乌	水蜜丸：12～18g 大蜜丸：2～3丸	0.46～0.79	1.5～3
制草乌		0.46～0.79	1.5～3

续表

处方	成药 日用量	推算饮片 日生药量，g	《药典》饮片 日用量，g
制天南星	水蜜丸：12～18g 大蜜丸：2～3 丸	0.46～0.79	3～9
秦艽		0.46～0.79	3～10
白芷		0.46～0.79	3～10
当归		0.46～0.79	6～12
甘草		0.46～0.79	2～10
薏苡仁（炒）		0.46～0.79	9～30
穿山龙		0.91～1.59	9～15
绵萆薢		0.91～1.59	9～15
红花		0.91～1.59	3～10
徐长卿		1.36～2.38	3～12

骨刺宁胶囊

Gucining Jiaonang

【处方】 三七 204g　　土鳖虫 204g

【制法】 以上二味，三七全量、部分土鳖虫分别粉碎成细粉，混匀，备用。剩余土鳖虫加水煎煮 2 次，合并煎液，滤过，滤液浓缩至适量，放冷，加入上述备用细粉，混匀，制粒，干燥，装入胶囊，制成 1000 粒，即得。

【功能与主治】 活血化瘀，通络止痛。用于瘀阻脉络所致骨性关节炎，症见关节疼痛、肿胀、麻木、活动受限。

【用法与用量】 口服。一次 4 粒，一日 3 次，饭后服。

【注意】 孕妇禁用。

【规格】 每粒装 0.3g

【剂量推算】

处方	成药 日用量，粒	推算饮片 日生药量，g	《药典》饮片 日用量，g
三七	12	2.45	3～9
土鳖虫		2.45	3～10

骨刺消痛片

Guci Xiaotong Pian

【处方】 制川乌 53.25g　　制草乌 53.25g
秦艽 53.25g　　白芷 53.25g
甘草 53.25g　　粉萆薢 106.5g
穿山龙 106.5g　　薏苡仁 106.5g
制天南星 53.25g　　红花 106.5g
当归 53.25g　　徐长卿 159.75g

【制法】 以上十二味，白芷、当归、薏苡仁粉碎成细粉；制川乌、制草乌、秦艽加 8 倍量水，用盐酸调节 pH 值至 3～4，煎煮二次，每次 2 小时，煎液滤过，滤液备用；徐长卿用水蒸气蒸馏，收集蒸馏液，备用；蒸馏后的水溶液及药渣与其余红花等五味加水煎煮二次，每次 2 小时，滤过，滤液与上述滤液合并，静置 24 小时，取上清液，浓缩成稠膏状，加入白芷等三味的细粉，混匀，干燥，粉碎成细粉。用少量乙醇稀释上述蒸馏液，与上述细粉和适量的辅料混匀，制成颗粒，压制成 1000 片，包糖衣，即得。

【功能与主治】 祛风止痛。用于风湿痹阻、瘀血阻络所致的痹病，症见关节疼痛、腰腿疼痛、屈伸不利；骨性关节炎、风湿性关节炎、风湿痛见上述证候者。

【用法与用量】 口服。一次 4 片，一日 2～3 次。

【注意】 肾病患者慎用。

【剂量推算】

处方	成药 日用量，片	推算饮片 日生药量，g	《药典》饮片 日用量，g
制川乌	8～12	0.43～0.64	1.5～3
穿山龙		0.43～0.64	9～15
秦艽		0.43～0.64	3～10
制天南星		0.43～0.64	3～9
甘草		0.43～0.64	2～10
当归		0.43～0.64	6～12
制草乌		0.43～0.64	1.5～3
薏苡仁		0.85～1.28	9～30
白芷		0.85～1.28	3～10
红花		0.85～1.28	3～10
粉萆薢		0.85～1.28	9～15
徐长卿		1.28～1.92	3～12

骨疏康胶囊

Gushukang Jiaonang

【处方】 淫羊藿 1251g　　熟地黄 1656g

骨碎补 828g　黄芪 1251g
丹参 828g　木耳 663g
黄瓜子 663g

【制法】 以上七味，黄瓜子破碎，与木耳加水煎煮二次，第一次2.5小时，第二次1.5小时，滤过，滤液合并，减压浓缩至相对密度为1.05～1.10（65℃）的清膏；丹参用乙醇回流提取二次，第一次2小时，第二次1.5小时，滤过，滤液合并，回收乙醇并浓缩至相对密度为1.20～1.25（65℃）的清膏；丹参药渣与其余淫羊藿等四味加水煎煮三次，第一次1.5小时，第二、三次各1小时，合并煎液，静置8小时，取上清液，通过D101大孔吸附树脂，用70%乙醇洗脱，洗脱液回收乙醇，并浓缩至相对密度为1.15～1.20（65℃）的清膏；取上述清膏，混匀，干燥，粉碎，装入胶囊，制成1000粒，即得。

【功能与主治】 补肾益气，活血壮骨。用于肾虚气血不足所致的中老年骨质疏松症，症见腰脊酸痛、胫膝痠软、神疲乏力。

【用法与用量】 口服。一次4粒，一日2次，饭后服用。

【注意】 偶有轻度胃肠反应，一般不影响继续服药。

【规格】 每粒装0.32g

【剂量推算】

处方	成药日用量，粒	推算饮片日生药量，g	《药典》饮片日用量，g
淫羊藿	8	10.01	6～10
熟地黄		13.25	9～15
骨碎补		6.62	3～9
黄芪		10.01	9～30
丹参		6.62	10～15
木耳		5.30	15～50[1]
黄瓜子		5.30	15～25[1]

参考标准：

［1］安徽省中药饮片炮制规范（第三版）（2019年版）

骨疏康颗粒

Gushukang Keli

【处方】 淫羊藿 500.4g　熟地黄 662.4g
骨碎补 331.2g　黄芪 500.4g
丹参 331.2g　木耳 265.2g
黄瓜子 265.2g

【制法】 以上七味，除黄瓜子外，丹参用乙醇加热回流提取二次，第一次2小时，第二次1.5小时，滤过，合并滤液，回收乙醇至相对密度为1.15～1.18（60～70℃）的清膏，备用；丹参药渣与其余淫羊藿等五味，加水煎煮二次，第一次2小时，第二次1.5小时，合并煎液，滤过，滤液浓缩至相对密度为1.15～1.18（60～70℃）的清膏，与上述清膏、黄瓜子和糊精适量混合，在80℃以下干燥，粉碎，加甜菊素4.63g，混匀，制成颗粒，干燥，制成1000g，即得。

【功能与主治】 补肾益气，活血壮骨。用于肾虚气血不足所致的中老年人骨质疏松症，症见腰脊疼痛、胫膝痠软、神疲乏力。

【用法与用量】 口服。一次1袋，一日2次，饭后开水冲服。

【注意】 偶有轻度胃肠反应，一般不影响继续服药。

【规格】 每袋装10g

【剂量推算】

处方	成药日用量，袋	推算饮片日生药量，g	《药典》饮片日用量，g
淫羊藿	2	10.01	6～10
熟地黄		13.25	9～15
骨碎补		6.62	3～9
黄芪		10.01	9～30
丹参		6.62	10～15
木耳		5.30	15～50[1]
黄瓜子		5.30	15～25[2]

参考标准：

［1］卫生部药品标准中药材（第一册）（1992年版）
［2］安徽省中药饮片炮制规范（第三版）（2019年版）

香苏正胃丸

Xiangsu Zhengwei Wan

【处方】 广藿香 80g　紫苏叶 160g
香薷 80g　陈皮 40g
姜厚朴 80g　麸炒枳壳 20g
砂仁 20g　炒白扁豆 40g
炒山楂 20g　六神曲（炒） 20g

炒麦芽 20g　茯苓 20g
甘草 11g　滑石 66g
朱砂 3.3g

【制法】 以上十五味，朱砂水飞成极细粉；其余广藿香等十四味粉碎成细粉，与上述粉末配研，过筛，混匀。每100g粉末加炼蜜120～150g制成大蜜丸，即得。

【功能与主治】 解表化湿，和中消食。用于小儿暑湿感冒，症见头痛发热、停食停乳、腹痛胀满、呕吐泄泻、小便不利。

【用法与用量】 口服。一次1丸，一日1～2次；周岁以内小儿酌减。

【规格】 每丸重3g

【剂量推算】

处方	成药日用量，丸	推算饮片日生药量，g	《药典》饮片日用量，g
广藿香	1～2	0.14～0.32	3～10
紫苏叶		0.28～0.64	5～10
香薷		0.14～0.32	3～10
陈皮		0.071～0.16	3～10
姜厚朴		0.14～0.32	3～10
麸炒枳壳		0.035～0.080	3～10
砂仁		0.035～0.080	3～6
炒白扁豆		0.071～0.16	9～15
炒山楂		0.035～0.080	9～12
六神曲（炒）		0.035～0.080	6～12[1]
炒麦芽		0.035～0.080	10～15
茯苓		0.035～0.080	10～15
甘草		0.019～0.044	2～10
滑石		0.12～0.26	10～20
朱砂		0.0058～0.013	0.1～0.5

参考标准：

［1］湖北省中药饮片炮制规范（2018年版）

香苏调胃片

Xiangsu Tiaowei Pian

【处方】 广藿香 60g　香薷 96g
木香 15g　紫苏叶 120g
姜厚朴 60g　砂仁 15g
麸炒枳壳 15g　陈皮 30g
茯苓 15g　炒山楂 15g
炒麦芽 15g　白扁豆（去皮）48g
葛根 15g　甘草 8g
六神曲（麸炒）15g　生姜 30g

【制法】 以上十六味，六神曲（麸炒）、炒麦芽、麸炒枳壳、姜厚朴、砂仁、白扁豆（去皮）粉碎成细粉；广藿香、陈皮分别蒸馏提取挥发油，蒸馏后的水溶液合并，备用；炒山楂、葛根、甘草加水煎煮三次，第一次3小时，第二次1小时，第三次0.5小时，滤过，滤液合并，备用；紫苏叶、香薷加水热浸三次，第一次2小时，第二次1小时，第三次0.5小时，滤过，滤液合并，备用；茯苓、木香、生姜用70%乙醇加热回流提取二次，第一次3小时，第二次2小时，滤过，滤液合并，回收乙醇并浓缩至适量，滤过，与上述水溶液和滤液合并，减压浓缩至适量，加入上述细粉，混匀，干燥，粉碎成细粉，加入适量淀粉，混匀，制颗粒，干燥，加入挥发油和适量硬脂酸镁，混匀，压制成1000片，包糖衣，即得。

【功能与主治】 解表和中，健胃化滞。用于胃肠积滞、外感时邪所致的身热体倦、饮食少进、呕吐乳食、腹胀便泻、小便不利。

【用法与用量】 口服。周岁以内一次1～2片，一至三岁一次2～3片，三岁以上一次3～5片，一日2次，温开水送下。

【剂量推算】

处方	成药日用量，片	推算饮片日生药量，g	《药典》饮片日用量，g
广藿香	2～10	0.12～0.6	3～10
香薷		0.19～0.96	3～10
木香		0.03～0.15	3～6
紫苏叶		0.24～1.2	5～10
姜厚朴		0.12～0.6	3～10
砂仁		0.03～0.15	3～6
麸炒枳壳		0.03～0.15	3～10
陈皮		0.06～0.3	3～10
茯苓		0.03～0.15	10～15
炒山楂		0.03～0.15	9～12
炒麦芽		0.03～0.15	10～15
白扁豆（去皮）		0.1～0.48	9～15
葛根		0.03～0.15	10～15

续表

处方	成药 日用量，片	推算饮片 日生药量，g	《药典》饮片 日用量，g
甘草	2～10	0.02～0.08	2～10
六神曲（麸炒）		0.03～0.15	6～15[1]
生姜		0.06～0.3	3～10

参考标准：

［1］山东省中药饮片炮制规范（2012年版）

香连丸

Xianglian Wan

【处方】 萸黄连 800g　　木香 200g

【制法】 以上二味，粉碎成细粉，过筛，混匀，每100g粉末用米醋8g加适量的水泛丸，干燥，即得。

【功能与主治】 清热化湿，行气止痛。用于大肠湿热所致的痢疾，症见大便脓血、里急后重、发热腹痛；肠炎、细菌性痢疾见上述证候者。

【用法与用量】 口服。一次3～6g，一日2～3次；小儿酌减。

【剂量推算】

处方	成药 日用量，g	推算饮片 日生药量，g	《药典》饮片 日用量，g
萸黄连	6～18	4.8～14.4	2～5
木香		1.2～3.6	3～6

香连丸（浓缩丸）

Xianglian Wan

【处方】 萸黄连 400g　　木香 100g

【制法】 以上二味，木香粉碎成细粉；将萸黄连粉碎成粗粉或最粗粉，以45%乙醇为溶剂，浸渍24小时后进行渗漉，至渗漉液无色，收集漉液，回收乙醇，浓缩至适量，与上述细粉混匀，加适量淀粉或微晶纤维素制丸，制成1000丸，干燥，打光，即得。

【功能与主治】 清热化湿，行气止痛。用于大肠湿热所致的痢疾，症见大便脓血、里急后重、发热腹痛；肠炎、细菌性痢疾见上述证候者。

【用法与用量】 口服，一次6～12丸，一日2～3次。小儿酌减。

【规格】 （1）每10丸重1.7g　（2）每10丸重2g

【剂量推算】

处方	成药 日用量，丸	推算饮片 日生药量，g	《药典》饮片 日用量，g
萸黄连	12～36	4.8～14.4	2～5
木香		1.2～3.6	3～6

香连片

Xianglian Pian

【处方】 萸黄连 800g　　木香 200g

【制法】 以上二味，木香用水蒸气蒸馏法提取挥发油，收集挥发油，水煎液滤过，浓缩至稠膏状，干燥，粉碎成细粉；萸黄连用70%乙醇于75～80℃提取三次，第一次2小时，第二、三次每次1小时，合并提取液，回收乙醇并浓缩至稠膏状，干燥，粉碎成细粉，与上述细粉和适量的辅料混匀，制成颗粒，干燥，喷加木香挥发油，混匀，压制成2850片或1000片，包糖衣或薄膜衣，即得。

【功能与主治】 清热化湿，行气止痛。用于大肠湿热所致的痢疾，症见大便脓血、里急后重、发热腹痛；肠炎、细菌性痢疾见上述证候者。

【用法与用量】 口服。一次5片〔规格（2）、规格（4）〕，一日3次；小儿一次2～3片〔规格（1）、规格（3）〕，一日3次。

【规格】 （1）薄膜衣小片　每片重0.1g（相当于饮片0.35g）

（2）薄膜衣大片　每片重0.3g（相当于饮片1g）

（3）糖衣小片（片心重0.1g；相当于饮片0.35g）

（4）糖衣大片（片心重0.3g；相当于饮片1g）

【剂量推算】

处方	成药 日用量，片	推算饮片 日生药量，g	《药典》饮片 日用量，g
萸黄连	15 小儿：6～9	12 小儿：1.68～2.52	2～5
木香		3 小儿：0.42～0.63	3～6

香连化滞丸

Xianglian Huazhi Wan

【处方】黄连 60g　木香 60g
黄芩 75g　麸炒枳实 75g
陈皮 75g　醋青皮 75g
姜厚朴 75g　炒槟榔 60g
滑石 60g　炒白芍 150g
当归 150g　甘草 60g

【制法】以上十二味，粉碎成细粉，过筛，混匀。用水泛丸，低温干燥，制成水丸；或每100g粉末用炼蜜60～70g加适量的水制丸，干燥，制成水蜜丸；或每100g粉末加炼蜜140～160g制成大蜜丸，即得。

【功能与主治】清热利湿，行血化滞。用于大肠湿热所致的痢疾，症见大便脓血、里急后重、发热腹痛。

【用法与用量】口服。水丸一次5g，水蜜丸一次8g，大蜜丸一次2丸，一日2次；或遵医嘱。

【注意】忌食生冷油腻；孕妇忌服。

【规格】（1）水丸　每10丸重0.3g　（2）水蜜丸　每100粒重10g　（3）大蜜丸　每丸重6g

【剂量推算】

处方	成药日用量	推算饮片日生药量，g	《药典》饮片日用量，g
黄连	水丸：10g 水蜜丸：16g 大蜜丸：4丸	0.57～0.62	2～5
木香		0.57～0.62	3～6
黄芩		0.71～0.77	3～10
麸炒枳实		0.71～0.77	3～10
陈皮		0.71～0.77	3～10
醋青皮		0.71～0.77	3～10
姜厚朴		0.71～0.77	3～10
炒槟榔		0.57～0.62	3～10
滑石		0.57～0.62	10～20
炒白芍		1.42～1.54	6～15
当归		1.42～1.54	6～12
甘草		0.57～0.62	2～10

香附丸

Xiangfu Wan

【处方】醋香附 300g　当归 200g
川芎 50g　炒白芍 100g
熟地黄 100g　炒白术 100g
砂仁 25g　陈皮 50g
黄芩 50g

【制法】以上九味，粉碎成细粉，过筛，混匀。每100g粉末用炼蜜35～45g加适量的水泛丸，干燥，用玉米朊包衣，晾干，制成水蜜丸；或每100g粉末加炼蜜130～140g制成大蜜丸，即得。

【功能与主治】舒肝健脾，养血调经。用于肝郁血虚、脾失健运所致的月经不调、月经前后诸症，症见经行前后不定期、经量或多或少、有血块，经前胸闷、心烦、双乳胀痛、食欲不振。

【用法与用量】用黄酒或温开水送服。水蜜丸一次9～13g，大蜜丸一次1～2丸，一日2次。

【规格】（1）水蜜丸　每10丸重1g　（2）大蜜丸　每丸重9g

【剂量推算】

处方	成药日用量	推算饮片日生药量，g	《药典》饮片日用量，g
醋香附	水蜜丸：18～26g 大蜜丸：2～4丸	2.31～5.93	6～10
当归		1.54～3.95	6～12
川芎		0.38～0.99	3～10
炒白芍		0.77～1.98	6～15
熟地黄		0.77～1.98	9～15
炒白术		0.77～1.98	6～12
砂仁		0.19～0.49	3～6
陈皮		0.38～0.99	3～10
黄芩		0.38～0.99	3～10

香附丸（水丸）

Xiangfu Wan

【处方】醋香附 300g　当归 200g
川芎 50g　炒白芍 100g
熟地黄 100g　炒白术 100g
砂仁 25g　陈皮 50g
黄芩 50g

【制法】以上九味，粉碎成细粉，过筛，混匀，用适量的黄酒泛丸，低温干燥，即得。

【功能与主治】 舒肝健脾，养血调经。用于肝郁血虚、脾失健运所致的月经不调、月经前后诸症，症见经行前后不定期、经量或多或少、有血块，经前胸闷、心烦、双乳胀痛、食欲不振。

【用法与用量】 用黄酒或温开水送服。一次 6～9g，一日 2 次。

【剂量推算】

处方	成药日用量，g	推算饮片日生药量，g	《药典》饮片日用量，g
醋香附	12～18	3.69～5.54	6～10
砂仁		0.31～0.46	3～6
川芎		0.62～0.92	3～10
黄芩		0.62～0.92	3～10
熟地黄		1.23～1.85	9～15
当归		2.46～3.69	6～12
炒白芍		1.23～1.85	6～15
陈皮		0.62～0.92	3～10
炒白术		1.23～1.85	6～12

香砂六君丸

Xiangsha Liujun Wan

【处方】 木香 70g　砂仁 80g
党参 100g　炒白术 200g
茯苓 200g　炙甘草 70g
陈皮 80g　姜半夏 100g

【制法】 以上八味，粉碎成细粉，过筛，混匀。另取生姜 10g、大枣 20g，分次加水煎煮，滤过。取上述粉末，用煎液泛丸，低温干燥，即得。

【功能与主治】 益气健脾，和胃。用于脾虚气滞，消化不良，嗳气食少，脘腹胀满，大便溏泄。

【用法与用量】 口服。一次 6～9g，一日 2～3 次。

【剂量推算】

处方	成药日用量，g	推算饮片日生药量，g	《药典》饮片日用量，g
木香	12～27	0.93～2.1	3～6
砂仁		1.07～2.4	3～6
党参		1.33～3	9～30
炒白术		2.67～6	6～12
茯苓		2.67～6	10～15
炙甘草		0.93～2.1	2～10
陈皮		1.07～2.4	3～10
姜半夏		1.33～3	3～9

香砂平胃丸

Xiangsha Pingwei Wan

【处方】 苍术 200g　陈皮 200g
姜厚朴 200g　木香 100g
砂仁 100g　甘草 75g

【制法】 以上六味，粉碎成细粉，过筛，混匀，用水泛丸，干燥，即得。

【功能与主治】 健胃，舒气，止痛。用于胃肠衰弱，消化不良，胸膈满闷，胃痛呕吐。

【用法与用量】 口服。一次 6g，一日 1～2 次。

【规格】 每瓶装（1）6g （2）60g

【剂量推算】

处方	成药日用量，g	推算饮片日生药量，g	《药典》饮片日用量，g
苍术	6～12	1.37～2.74	3～9
陈皮		1.37～2.74	3～10
姜厚朴		1.37～2.74	3～10
木香		0.69～1.37	3～6
砂仁		0.69～1.37	3～6
甘草		0.51～1.03	2～10

香砂和中丸

Xiangsha Hezhong Wan

【处方】 陈皮 60g　姜厚朴 60g
苍术（土炒） 60g　麸炒枳壳 60g
醋青皮 90g　焦山楂 90g
砂仁 15g　炙甘草 12g

广藿香 60g　　清半夏 90g
白术（土炒） 90g　　茯苓 90g
六神曲（炒） 60g

【制法】 以上十三味，粉碎成细粉，过筛，混匀，用水泛丸，干燥，即得。

【功能与主治】 健脾燥湿，和中消食。用于脾胃不和，不思饮食，胸满腹胀，恶心呕吐，嗳气吞酸。

【用法与用量】 口服。一次 6～9g，一日 2～3 次。

【剂量推算】

处方	成药日用量，g	推算饮片日生药量，g	《药典》饮片日用量，g
陈皮	12～27	0.86～1.94	3～10
姜厚朴		0.86～1.94	3～10
苍术（土炒）		0.86～1.94	3～9[1]
麸炒枳壳		0.86～1.94	3～10
醋青皮		1.29～2.90	3～10
焦山楂		1.29～2.90	9～12
砂仁		0.22～0.48	3～6
炙甘草		0.17～0.39	2～10
广藿香		0.86～1.94	3～10
清半夏		1.29～2.90	3～9
白术（土炒）		1.29～2.90	6～12[2]
茯苓		1.29～2.90	10～15
六神曲（炒）		0.86～1.94	6～12[3]

参考标准：

［1］福建省中药饮片炮制规范（2012 年版）
［2］山东省中药饮片炮制规范（2012 年版）
［3］湖北省中药饮片炮制规范（2018 年版）

香砂枳术丸

Xiangsha Zhizhu Wan

【处方】 木香 150g　　麸炒枳实 150g
砂仁 150g　　白术（麸炒） 150g

【制法】 以上四味，粉碎成细粉，过筛，混匀，用水泛丸，干燥，即得。

【功能与主治】 健脾开胃，行气消痞。用于脾虚气滞，脘腹痞闷，食欲不振，大便溏软。

【用法与用量】 口服。一次 1 袋，一日 2 次。

【规格】 每袋装 10g

【注意】 忌食生冷食物。

【剂量推算】

处方	成药日用量，袋	推算饮片日生药量，g	《药典》饮片日用量，g
木香	2	5	3～6
麸炒枳实		5	3～10
砂仁		5	3～6
白术（麸炒）		5	6～12

香砂胃苓丸

Xiangsha Weiling Wan

【处方】 木香 50g　　砂仁 50g
麸炒苍术 150g　　姜厚朴 150g
麸炒白术 150g　　陈皮 150g
茯苓 150g　　泽泻 100g
猪苓 100g　　肉桂 50g
甘草 60g

【制法】 以上十一味，粉碎成细粉，过筛，混匀，用水泛丸，低温干燥，即得。

【功能与主治】 祛湿运脾，行气和胃。用于水湿内停之呕吐，泻泄，浮肿，眩晕，小便不利等症。

【用法与用量】 口服。一次 6g，一日 2 次。

【规格】 每 15 粒重 1g

【剂量推算】

处方	成药日用量，g	推算饮片日生药量，g	《药典》饮片日用量，g
木香	12	0.52	3～6
砂仁		0.52	3～6
麸炒苍术		1.55	3～9
姜厚朴		1.55	3～10
麸炒白术		1.55	6～12
陈皮		1.55	3～10
茯苓		1.55	10～15
泽泻		1.03	6～10
猪苓		1.03	6～12
肉桂		0.52	1～5
甘草		0.62	2～10

香砂养胃丸

Xiangsha Yangwei Wan

【处方】木香 210g　　砂仁 210g
白术 300g　　陈皮 300g
茯苓 300g　　半夏（制）300g
醋香附 210g　　枳实（炒）210g
豆蔻（去壳）210g　　姜厚朴 210g
广藿香 210g　　甘草 90g
生姜 90g　　大枣 150g

【制法】以上十四味，生姜、大枣切碎，分次加水煎煮，煎液滤过，备用。其余木香等十二味粉碎成细粉，过筛，混匀，用煎液泛丸，以总量 5%的滑石粉-四氧化三铁（1:1）的混合物包衣，低温干燥，即得。

【功能与主治】温中和胃。用于胃阳不足、湿阻气滞所致的胃痛、痞满，症见胃痛隐隐、脘闷不舒、呕吐酸水、嘈杂不适、不思饮食、四肢倦怠。

【用法与用量】口服。一次 9g，一日 2 次。

【剂量推算】

处方	成药日用量，g	推算饮片日生药量，g	《药典》饮片日用量，g
木香	18	1.30	3～6
砂仁		1.30	3～6
白术		1.86	6～12
陈皮		1.86	3～10
茯苓		1.86	10～15
半夏（制）		1.86	3～9
醋香附		1.30	6～10
枳实（炒）		1.30	3～10
豆蔻（去壳）		1.30	3～6
姜厚朴		1.30	3～10
广藿香		1.30	3～10
甘草		0.56	2～10
生姜		/	3～10
大枣		/	6～15

注：因无法计算生姜、大枣煎液泛丸重量，故推算的饮片日生药量大于实际用量。

香砂养胃丸（浓缩丸）

Xiangsha Yangwei Wan

【处方】木香 210g　　砂仁 210g
白术 300g　　陈皮 300g
茯苓 300g　　半夏（制）300g
醋香附 210g　　枳实（炒）210g
豆蔻（去壳）210g　　姜厚朴 210g
广藿香 210g　　甘草 90g
生姜 90g　　大枣 150g

【制法】以上十四味，木香 168g、陈皮、醋香附、枳实（炒）、姜厚朴、广藿香、生姜提取挥发油，药渣与白术、茯苓、半夏（制）60g、甘草、大枣加水煎煮二次，每次 2 小时，滤过，合并滤液，滤液浓缩至相对密度为 1.35～1.40（60℃）的稠膏，将剩余半夏（制）、木香及砂仁、豆蔻（去壳）粉碎成细粉，与上述稠膏、挥发油及适量饴糖混匀，制丸，烘干，打光，即得。

【功能与主治】温中和胃。用于胃阳不足、湿阻气滞所致的胃痛、痞满，症见胃痛隐隐、脘闷不舒、呕吐酸水、嘈杂不适、不思饮食、四肢倦怠。

【用法与用量】口服。一次 8 丸，一日 3 次。

【规格】8 丸相当于饮片 3g

【剂量推算】

处方	成药日用量，丸	推算饮片日生药量，g	《药典》饮片日用量，g
木香	24	0.63	3～6
砂仁		0.63	3～6
白术		0.9	6～12
陈皮		0.9	3～10
茯苓		0.9	10～15
半夏（制）		0.9	3～9
醋香附		0.63	6～10
枳实（炒）		0.63	3～10
豆蔻（去壳）		0.63	3～10
姜厚朴		0.63	3～10
广藿香		0.63	3～10
甘草		0.27	2～10
生姜		0.27	3～10
大枣		0.45	6～15

香砂养胃颗粒

Xiangsha Yangwei Keli

【处方】 木香 152.2g 砂仁 152.2g
白术 217.4g 陈皮 217.4g
茯苓 217.4g 姜半夏 217.4g
醋香附 152.2g 枳实（炒） 152.2g
豆蔻（去壳） 152.2g 姜厚朴 152.2g
广藿香 152.2g 甘草 65.2g

【制法】 以上十二味，姜半夏和生姜65.2g，用药材6倍量的70%乙醇作溶剂，浸渍24小时，缓慢渗漉，收集漉液备用。木香、砂仁、白术、陈皮、枳实（炒）、豆蔻（去壳）、姜厚朴、广藿香用蒸馏法提取挥发油，蒸馏后的水溶液另器收集；药渣与其余茯苓等三味、大枣108.7g，加水煎煮二次，每次1.5小时，合并煎液，滤过，滤液与上述水溶液合并，浓缩至约1900ml，放冷，加等量乙醇，静置，倾取上清液，滤过，滤液与上述漉液合并，回收乙醇，浓缩至相对密度为1.33～1.36（50～55℃）的清膏，与蔗糖375g、糊精与乙醇适量，制成颗粒，干燥，加入上述挥发油，混匀，制成1000g，即得。

【功能与主治】 温中和胃。用于胃阳不足、湿阻气滞所致的胃痛、痞满，症见胃痛隐隐、脘闷不舒、呕吐酸水、嘈杂不适、不思饮食、四肢倦怠。

【用法与用量】 开水冲服。一次1袋，一日2次。

【规格】 每袋装5g

【剂量推算】

处方	成药 日用量，袋	推算饮片 日生药量，g	《药典》饮片 日用量，g
木香	2	1.52	3～6
砂仁		1.52	3～6
白术		2.17	6～12
陈皮		2.17	3～10
茯苓		2.17	10～15
姜半夏		2.17	3～9
醋香附		1.52	6～10
枳实（炒）		1.52	3～10
豆蔻（去壳）		1.52	3～6
姜厚朴		1.52	3～10
广藿香		1.52	3～10
甘草		0.65	2～10

复方大青叶合剂

Fufang Daqingye Heji

【处方】 大青叶 400g 金银花 200g
羌活 100g 拳参 100g
大黄 100g

【制法】 以上五味，加水煎煮二次，每次1小时，煎液滤过，滤液合并，浓缩至相对密度为1.18～1.22（60℃）的清膏，加乙醇使含乙醇量达60%，静置，滤过，滤液回收乙醇并浓缩至相对密度为1.20～1.24（60℃）的稠膏，加入3倍量水，搅匀，冷藏12小时以上，滤过，滤液加热煮沸30分钟，待温度降至60℃时，加入苯甲酸钠3g，冷藏12小时以上，滤过；另取蔗糖150g，加水煮沸制成糖浆，加入0.6%甜蜜素使溶解，与上述药液合并，再加水调节至1000ml，灌装，灭菌，即得。

【功能与主治】 疏风清热，解毒消肿，凉血利胆。用于外感风热或瘟毒所致的发热头痛、咽喉红肿、耳下肿痛、胁痛黄疸；流感、腮腺炎、急性病毒性肝炎见上述证候者。

【用法与用量】 口服。一次10～20ml，一日2～3次。用于急性病毒性肝炎，一次30ml，一日3次。

【注意】 孕妇慎用。

【规格】 （1）每瓶装10ml （2）每瓶装100ml

【剂量推算】

处方	成药 日用量，ml	推算饮片 日生药量，g	《药典》饮片 日用量，g
大青叶	20～90	8～36	9～15
羌活		2～9	3～10
大黄		2～9	3～15
拳参		2～9	5～10
金银花		4～18	6～15

复方川贝精片

Fufang Chuanbeijing Pian

【处方】 麻黄浸膏 适量（相当于盐酸麻黄碱和盐酸伪麻碱的总量2.1g）
川贝母 25g　陈皮 94g
桔梗 94g　五味子 53g
甘草浸膏 15g　法半夏 75g
远志 53g

【制法】 以上八味，麻黄浸膏系取麻黄适量，加水煎煮二次，每次2小时，煎液滤过，滤液合并，减压浓缩成相对密度为1.40（50℃）的清膏，干燥，测定盐酸麻黄碱的含量，即得。麻黄浸膏粉碎成细粉，川贝母、法半夏粉碎成细粉；陈皮蒸馏提取挥发油，挥发油备用；药渣加水煎煮一次，滤过；五味子、远志、桔梗用65%乙醇加热回流提取二次，滤过，合并滤液，回收乙醇，与陈皮煎液合并，浓缩成稠膏，加入甘草浸膏、川贝母和法半夏的细粉及适量辅料，混匀，干燥，粉碎，加入麻黄浸膏细粉，混匀，干燥，喷加陈皮挥发油，混匀，制成颗粒，干燥，压制成1000片，包糖衣或薄膜衣，即得。

【功能与主治】 宣肺化痰，止咳平喘。用于风寒咳嗽、痰喘引起的咳嗽气喘、胸闷、痰多；急、慢性支气管炎见上述证候者。

【用法与用量】 口服。一次3～6片，一日3次。小儿酌减。

【注意】 高血压、心脏病患者及孕妇慎用。

【规格】 薄膜衣片　每片重0.26g

【剂量推算】

处方	成药日用量，片	推算饮片日生药量，g	《药典》饮片日用量，g
麻黄浸膏	9～18	—	—
川贝母		0.23～0.45	3～10
陈皮		0.85～1.69	3～10
桔梗		0.85～1.69	3～10
五味子		0.48～0.95	2～6
甘草		0.28～1.35	2～10[1]
法半夏		0.68～1.35	3～9
远志		0.48～0.95	3～10

参考标准：

[1]根据药典制法，1g甘草浸膏相当于原药材2～5g，故处方用量推算以饮片计。

复方川芎片

Fufang Chuanxiong Pian

【处方】 川芎 485g　当归 485g

【制法】 以上二味，用90%乙醇回流提取二次，每次2小时，滤过，滤液合并，减压回收乙醇并浓缩至相对密度为1.33～1.40（70℃）的稠膏。药渣加水煎煮二次，第一次1小时，第二次0.5小时，滤过，滤液合并，减压浓缩至相对密度为1.10（60℃），加乙醇使含醇量达70%，低温静置24小时，取上清液，减压回收乙醇并浓缩至相对密度为1.33～1.40（70℃）的稠膏，与上述稠膏合并，加入适量淀粉，真空干燥成干膏，粉碎，制粒，加入适量硬脂酸镁，混匀，压制成1000片，包薄膜衣，即得。

【功能与主治】 活血化瘀，通脉止痛。用于冠心病稳定型心绞痛属心血瘀阻证者。

【用法与用量】 口服。一次4片，一日3次；饭后服用或遵医嘱。

【注意】 孕妇或哺乳期妇女慎用。

【规格】 每片重0.412g

【剂量推算】

处方	成药日用量，片	推算饮片日生药量，g	《药典》饮片日用量，g
川芎	12	5.82	3～10
当归		5.82	6～12

复方川芎胶囊

Fufang Chuanxiong Jiaonang

【处方】 川芎 485g　当归 485g

【制法】 以上二味，用90%乙醇回流提取二次，每次2小时，滤过，滤液合并，减压回收乙醇并浓缩至相对密度为1.33～1.40（70℃）的稠膏。药渣加水煎煮二次，第一次1小时，第二次0.5小时，滤过，滤液合并，减压浓缩至相对密度为1.10（60℃），加乙醇使含醇量达70%，低温静置24小时，取上清液，减压回收乙醇并浓缩至相对密度为1.33～1.40（70℃）的稠膏，与上述稠膏合并，真空干燥成干膏，加入二氧化硅细粉适量，粉碎，混匀，装入胶囊，制成1000粒，即得。

【功能与主治】活血化瘀，通脉止痛。用于冠心病稳定型心绞痛属心血瘀阻证者。

【用法与用量】口服。一次4粒，一日3次；饭后服用或遵医嘱。

【注意】孕妇或哺乳期妇女慎用。

【规格】每粒装0.37g

【剂量推算】

处方	成药日用量，粒	推算饮片日生药量，g	《药典》饮片日用量，g
川芎	12	5.82	3～10
当归		5.82	6～12

复方牛黄消炎胶囊

Fufang Niuhuang Xiaoyan Jiaonang

【处方】人工牛黄 35.7g　黄芩 190.6g
栀子 62.3g　朱砂 50g
珍珠母 28.6g　郁金 66g
雄黄 50g　冰片 20g
石膏 71.4g　水牛角浓缩粉 95.4g
盐酸小檗碱 4.3g

【制法】以上十一味，除人工牛黄、水牛角浓缩粉、冰片、盐酸小檗碱外，石膏、珍珠母分别粉碎成极细粉；朱砂、雄黄分别水飞成极细粉；郁金加水煎煮1小时后，加入黄芩、栀子，加水煎煮二次，第一次2小时，第二次1.5小时，合并煎液，滤过，滤液浓缩至相对密度为1.25～1.26（80℃）的清膏，减压干燥或喷雾干燥，粉碎成细粉；将人工牛黄、水牛角浓缩粉、冰片、盐酸小檗碱研细，与上述粉末配研，过筛，混匀，装入胶囊，制成1000粒，即得。

【功能与主治】清热解毒，镇静安神。用于气分热盛，高热烦躁；上呼吸道感染、肺炎、气管炎见上述证候者。

【用法与用量】口服。一次3～4粒，一日2次。

【注意】不宜久服，孕妇禁服。

【规格】每粒装0.4g（含盐酸小檗碱4.3mg）

【剂量推算】

处方	成药日用量，粒	推算饮片日生药量，g	《药典》饮片日用量，g
人工牛黄	6～8	0.21～0.29	0.15～0.35
黄芩		1.14～1.52	3～10
栀子		0.37～0.50	6～10
朱砂		0.30～0.40	0.1～0.5
珍珠母		0.17～0.23	10～25
郁金		0.40～0.53	3～10
雄黄		0.30～0.40	0.05～0.1
冰片		0.12～0.16	0.15～0.3
石膏		0.43～0.57	15～60
水牛角浓缩粉		0.57～0.76	3～6[1]
盐酸小檗碱		0.025～0.034	0.3～0.9

参考标准：

[1] 中国药典（2005年版）一部
[2] 中国药典·临床用药须知（2015年版）

复方牛黄清胃丸

Fufang Niuhuang Qingwei Wan

【处方】大黄 240g　炒牵牛子 200g
栀子（姜炙）80g　石膏 120g
芒硝 80g　黄芩 80g
黄连 20g　连翘 80g
炒山楂 160g　陈皮 160g
姜厚朴 80g　枳实 80g
香附 40g　猪牙皂 120g
荆芥穗 40g　薄荷 40g
防风 40g　菊花 40g
白芷 120g　桔梗 80g
玄参 120g　甘草 40g
人工牛黄 13g　冰片 51.5g

【制法】以上二十四味，除人工牛黄、冰片外，其余大黄等二十二味粉碎成细粉；将人工牛黄、冰片研细，与上述粉末配研，过筛，混匀。每100g粉末加炼蜜160～180g制成大蜜丸，即得。

【功能与主治】 清热泻火，解毒通便。用于胃肠实热所致的口舌生疮、牙龈肿痛、咽膈不利、大便秘结、小便短赤。

【用法与用量】 口服。一次2丸，一日2次。

【注意】 孕妇禁用；老人、儿童及脾胃虚弱者慎用；忌食辛辣油腻之品。

【规格】 每丸重4.5g

【剂量推算】

处方	成药日用量，丸	推算饮片日生药量，g	《药典》饮片日用量，g
大黄	4	0.73～0.78	3～15
炒牵牛子		0.61～0.65	3～6
栀子（姜炙）		0.24～0.26	6～9[1]
石膏		0.36～0.39	15～60
芒硝		0.24～0.26	6～12
黄芩		0.24～0.26	3～10
黄连		0.06～0.07	2～5
连翘		0.24～0.26	6～15
炒山楂		0.48～0.52	9～12
陈皮		0.48～0.52	3～10
姜厚朴		0.24～0.26	3～10
枳实		0.24～0.26	3～10
香附		0.12～0.13	6～10
猪牙皂		0.36～0.39	1～1.5
荆芥穗		0.12～0.13	5～10
薄荷		0.12～0.13	3～6
防风		0.12～0.13	5～10
菊花		0.12～0.13	5～10
白芷		0.36～0.39	3～10
桔梗		0.24～0.26	3～10
玄参		0.36～0.39	9～15
甘草		0.12～0.13	2～10
人工牛黄		0.039～0.042	0.15～0.35
冰片		0.16～0.17	0.15～0.3

参考标准：

[1] 福建省中药饮片炮制规范（2012年版）

复方丹参丸（浓缩丸）

Fufang Danshen Wan

【处方】 丹参 1350g　　三七 423g

冰片 24g

【制法】 以上三味，丹参加乙醇加热回流1.5小时，提取液滤过，滤液回收乙醇并浓缩至适量，备用；药渣加50%乙醇加热回流1.5小时，提取液滤过，滤液回收乙醇并浓缩至适量，备用；药渣加水煎煮2小时，煎液滤过，滤液浓缩至适量，与上述浓缩液合并，浓缩至稠膏状；或浓缩至相对密度为1.14（60℃）的清膏，干燥，制成浸膏粉。三七粉碎成细粉，与上述丹参稠膏拌匀，干燥，粉碎成细粉；或与丹参浸膏粉混匀。冰片研细，与上述细粉及适量辅料混匀，泛丸或制丸，低温干燥，包薄膜衣或活性炭衣等，制成1000g〔规格（1）〕或三七粉碎成细粉，与上述丹参稠膏拌匀；将冰片研细，用乙醇溶解后与上述三七细粉和丹参稠膏混合均匀，制丸，低温干燥，包薄膜衣，制成700g〔规格（2）〕，即得。

【功能与主治】 活血化瘀，理气止痛。用于气滞血瘀所致的胸痹，症见胸闷、心前区刺痛；冠心病心绞痛见上述证候者。

【用法与用量】 口服。一次1g〔规格（1）〕或一次0.7g〔规格（2）〕，一日3次。

【注意】 孕妇慎用。

【规格】 （1）每1g相当于生药量1.80g

（2）每1g相当于生药量2.57g

【剂量推算】

处方	成药日用量，g	推算饮片日生药量，g	《药典》饮片日用量，g
丹参	规格（1）：3	4.06	10～15

续表

处方	成药 日用量，g	推算饮片 日生药量，g	《药典》饮片 日用量，g
三七	规格（2）：2.1	1.27	3～9
冰片		0.07	0.15～0.3

复方丹参片

Fufang Danshen Pian

【处方】 丹参 450g　　三七 141g
冰片 8g

【制法】 以上三味，丹参加乙醇加热回流1.5小时，提取液滤过，滤液回收乙醇并浓缩至适量，备用；药渣加50%乙醇加热回流1.5小时，提取液滤过，滤液回收乙醇并浓缩至适量，备用；药渣加水煎煮2小时，煎液滤过，滤液浓缩至适量。三七粉碎成细粉，与上述浓缩液和适量的辅料制成颗粒，干燥。冰片研细，与上述颗粒混匀，压制成333片，包薄膜衣；或压制成1000片，包糖衣或薄膜衣，即得。

【功能与主治】 活血化瘀，理气止痛。用于气滞血瘀所致的胸痹，症见胸闷、心前区刺痛；冠心病心绞痛见上述证候者。

【用法与用量】 口服，一次3片〔规格（1）、规格（3）〕或1片〔规格（2）〕，一日3次。

【注意】 孕妇慎用。

【规格】 （1）薄膜衣小片　每片重0.32g（相当于饮片0.6g）（2）薄膜衣大片　每片重0.8g（相当于饮片1.8g）（3）糖衣片（相当于饮片0.6g）

【剂量推算】

处方	成药 日用量，片	推算饮片 日生药量，g	《药典》饮片 日用量，g
丹参	规格（1）、规格（3）：9 规格（2）：3	4.06	10～15
三七		1.27	3～9
冰片		0.07	0.15～0.3

复方丹参胶囊

Fufang Danshen Jiaonang

【处方】 丹参 450g　　三七 141g
冰片 8g

【制法】 以上三味，三七粉碎成细粉；冰片用乙醇溶解，用倍他环糊精包合，备用；丹参用乙醇加热回流提取1.5小时，提取液滤过，滤液回收乙醇并浓缩至适量，备用；药渣用50%乙醇加热回流提取1.5小时，提取液滤过，滤液回收乙醇并浓缩至适量，备用；药渣加水煎煮2小时，煎液滤过，滤液浓缩至适量，与上述各浓缩液合并，浓缩，加入三七细粉，混匀，干燥，粉碎成细粉，再加入冰片倍他环糊精包合物，混匀，装入胶囊，制成1000粒，即得。

【功能与主治】 活血化瘀，理气止痛。用于气滞血瘀所致的胸痹，症见胸闷、心前区刺痛；冠心病、心绞痛见上述证候者。

【用法与用量】 口服。一次3粒，一日3次。

【注意】 孕妇慎用。

【规格】 每粒装0.3g

【剂量推算】

处方	成药 日用量，粒	推算饮片 日生药量，g	《药典》饮片 日用量，g
丹参	9	4.05	10～15
三七		1.27	3～9
冰片		0.072	0.15～0.3

复方丹参颗粒

Fufang Danshen Keli

【处方】 丹参 1350g　　三七 423g
冰片 24g

【制法】 以上三味，丹参加乙醇加热回流1.5小时，提取液滤过，滤液回收乙醇并浓缩至适量，备用；药渣加50%乙醇加热回流1.5小时，提取液滤过，滤液回收乙醇并浓缩至适量，备用；药渣加水煎煮2小时，煎液滤过，滤液浓缩至适量，与上述各浓缩液合并，喷雾干燥，制成干膏粉。三七粉碎成细粉，加入上述干膏粉和适量的糊精，混匀，制成颗粒，干燥。

冰片研细，用无水乙醇溶解，均匀地喷于颗粒上，包薄膜衣，制成1000g，即得。

【功能与主治】 活血化瘀，理气止痛。用于气滞血瘀所致的胸痹，症见胸闷、心前区刺痛；冠心病心绞痛见上述证候者。

【用法与用量】 口服。一次1袋，一日3次。

【注意】 孕妇慎用。

【规格】 每袋装1g

【剂量推算】

处方	成药日用量，袋	推算饮片日生药量，g	《药典》饮片日用量，g
丹参	3	4.05	10～15
三七		1.27	3～9
冰片		0.072	0.15～0.3

复方双花口服液

Fufang Shuanghua Koufuye

【处方】 金银花 250g　连翘 250g
穿心莲 250g　板蓝根 250g

【制法】 以上四味，加水煎煮二次，每次1小时，合并煎液，滤过，滤液减压浓缩至相对密度为1.32～1.35（50℃），放冷至室温，加3倍量乙醇，搅匀，静置24小时，滤过，滤液回收乙醇并减压浓缩至相对密度为1.2～1.3（50℃），加水600ml，混匀，冷藏48小时，滤过，加甜菊素8.5g、羟苯乙酯0.3g，调整总量至1000ml，混匀，冷藏72小时，滤过，灌封，灭菌，即得。

【功能与主治】 清热解毒，利咽消肿。用于风热外感、风热乳蛾。症见发热，微恶风，头痛，鼻塞流涕，咽红而痛或咽喉干燥灼痛，吞咽则加剧，咽扁桃体红肿，舌边尖红苔薄黄或舌红苔黄，脉浮数或数。

【用法与用量】 口服。成人一次20ml，一日4次。儿童三岁以下一次10ml，一日3次；三岁至七岁，一次10ml，一日4次；七岁以上一次20ml，一日3次，3天为一疗程。

【注意】 （1）忌食厚味、油腻。（2）脾胃虚寒者慎用。

【规格】 每支装10ml

【剂量推算】

处方	成药日用量，ml	推算饮片日生药量，g	《药典》饮片日用量，g
金银花	30～80	7.5～20	6～15
连翘		7.5～20	6～15
穿心莲		7.5～20	6～9
板蓝根		7.5～20	9～15

复方石韦片

Fufang Shiwei Pian

【处方】 石韦 569g　黄芪 569g
苦参 569g　萹蓄 569g

【制法】 以上四味，取石韦550g、黄芪531g、萹蓄550g及苦参，加水煎煮二次，第一次2小时，第二次1小时，煎液滤过，滤液合并，浓缩至适量；另取剩余的石韦、黄芪、萹蓄粉碎成细粉，与上述浓缩液和适量淀粉混匀，制成颗粒，压制成1000片，包糖衣或薄膜衣，即得。

【功能与主治】 清热燥湿，利尿通淋。用于下焦湿热所致的热淋，症见小便不利、尿频、尿急、尿痛、下肢浮肿；急性肾小球肾炎、肾盂肾炎、膀胱炎、尿道炎见上述证候者。

【用法与用量】 口服。一次5片，一日3次，15天为一疗程，可连服两个疗程。

【规格】 （1）薄膜衣片　每片重0.4g （2）糖衣片（片心重0.4g）

【剂量推算】

处方	成药日用量，片	推算饮片日生药量，g	《药典》饮片日用量，g
石韦	15	8.54	6～12
黄芪		8.54	9～30
苦参		8.54	4.5～9
萹蓄		8.54	9～15

复方龙血竭胶囊

Fufang Longxuejie Jiaonang

【处方】 龙血竭 260g　三七 140g
冰片 2g

【制法】 以上三味，三七粉碎成粗粉，用70%乙醇作溶剂，加适量湿润，密闭放置60分钟，再加入70%乙醇浸渍24小时，渗漉，收集渗漉液直至渗漉液无色（渗漉液3500ml），滤过，回收乙醇，浓缩至相对密度为1.10～1.20（60℃）的清膏，与龙血竭粉及冰片充分混匀，在60℃干燥，粉碎，装入胶囊，制成1000粒，即得。

【功能与主治】 活血化瘀，通窍止痛。用于稳定性劳力性冠心病心绞痛Ⅰ、Ⅱ级，中医辨证为心血瘀阻证，症见胸闷刺痛、绞痛，固定不移，入夜更甚，时或心悸不宁，舌质紫暗，脉沉。

【用法与用量】 口服。一次3粒，一日3次。饭后半小时服用。

【注意】 上消化道疾病的患者应慎服。

【规格】 每粒装0.3g

【剂量推算】

处方	成药 日用量，粒	推算饮片 日生药量，g	《药典》饮片 日用量，g
龙血竭	9	2.34	1～2
三七		1.26	3～9
冰片		0.018	0.15～0.3

复方仙鹤草肠炎胶囊

Fufang Xianhecao Changyan Jiaonang

【处方】 仙鹤草 1250g　　黄连 375g
木香 375g　　蝉蜕 375g
石菖蒲 375g　　桔梗 250g

【制法】 以上六味，木香、石菖蒲提取挥发油；提取挥发油后的水溶液及药渣与其余仙鹤草等四味加水煎煮三次，第一次1.5小时，第二、三次每次1小时，煎液滤过，滤液合并，浓缩至相对密度为1.30～1.35（25℃），加入乙醇使含醇量达76%，搅匀，静置48小时，滤过，滤液回收乙醇，并浓缩至适量，加入适量的辅料，制成颗粒，干燥，喷加挥发油，密闭2小时，装入胶囊，制成1000粒，即得。

【功能与主治】 清热燥湿，健脾止泻。用于脾虚湿热内蕴所致的泄泻急迫、泻而不爽，或大便溏泄、食少倦怠、腹胀腹痛；急、慢性肠炎见上述证候者。

【用法与用量】 口服。一次3粒，一日3次；饭后服用。

【规格】 每粒装0.4g

【剂量推算】

处方	成药 日用量，粒	推算饮片 日生药量，g	《药典》饮片 日用量，g
仙鹤草	9	11.25	6～12
黄连		3.38	2～5
木香		3.38	3～6
蝉蜕		3.38	3～6
石菖蒲		2.25	3～10
桔梗		2.25	3～10

复方瓜子金颗粒

Fufang Guazijin Keli

【处方】 瓜子金 150g　　大青叶 350g
野菊花 200g　　海金沙 250g
白花蛇舌草 250g　　紫花地丁 200g

【制法】 以上六味，加水煎煮二次，每次1.5小时，煎液滤过，滤液合并，减压浓缩至适量，加入适量的蔗糖及糊精，制成颗粒，干燥，制成1000g或700g；或加入适量的糊精及甜菊素0.75g，制成颗粒，干燥，制成250g，即得。

【功能与主治】 清热利咽，散结止痛，祛痰止咳。用于风热袭肺或痰热壅肺所致的咽部红肿、咽痛、发热、咳嗽；急性咽炎、慢性咽炎急性发作及上呼吸道感染见上述证候者。

【用法与用量】 开水冲服。一次20g〔规格（1）、规格（2）〕，一次14g〔规格（3）〕或一次5g〔规格（4）〕，一日3次；儿童酌减。

【规格】 （1）每袋装10g（相当于饮片14g） （2）每袋装20g（相当于饮片28g） （3）每袋装7g（相当于饮片14g） （4）每袋装5g（无蔗糖 相当于饮片28g）

【剂量推算】

处方	成药 日用量，g	推算饮片 日生药量，g	《药典》饮片 日用量，g
瓜子金	规格（1）、规格（2）：60	9	15～30
大青叶		21	9～15

续表

处方	成药日用量，g	推算饮片日生药量，g	《药典》饮片日用量，g
野菊花	规格（3）：42 规格（4）：15	12	9～15
海金沙		15	6～15
白花蛇舌草		15	15～30（～60）g[1] 15～60[2] 15～30[3] 30～60[4] 9～15[5-6]
紫花地丁		12	15～30

参考标准：

［1］江苏省中药饮片炮制规范（2019年版）（第一册）

［2］吉林省中药饮片炮制规范（2020年版）

［3］安徽省中药饮片炮制规范（第三版）（2019年版）

［4］宁夏中药饮片炮制规范（2017年版）

［5］天津市中药饮片炮制规范（2018年版）

［6］上海市中药饮片炮制规范（2018年版）

复方血栓通胶囊

Fufang Xueshuantong Jiaonang

【处方】三七 250g　　黄芪 80g
丹参 50g　　玄参 80g

【制法】以上四味，三七粉碎用50%乙醇浸渍提取二次，浸渍液滤过，滤液合并，回收乙醇并浓缩成清膏，备用，药渣烘干，粉碎成细粉，备用；其余黄芪等三味，用50%乙醇加热回流提取二次，提取液滤过，滤液合并，回收乙醇并浓缩至适量，与上述清膏、细粉及淀粉和滑石粉适量混匀，干燥，粉碎装入胶囊，制成1000粒，即得。

【功能与主治】活血化瘀，益气养阴。用于血瘀兼气阴两虚证的视网膜静脉阻塞，症见视力下降或视觉异常、眼底瘀血征象、神疲乏力、咽干、口干；以及用于血瘀兼气阴两虚的稳定性劳累型心绞痛，症见胸闷、胸痛、心悸、心慌、气短、乏力、心烦、口干。

【用法与用量】口服。一次3粒，一日3次。

【注意】孕妇慎用。

【规格】每粒装0.5g

【剂量推算】

处方	成药日用量，粒	推算饮片日生药量，g	《药典》饮片日用量，g
三七	9	2.25	3～9
黄芪		0.72	9～30
丹参		0.45	10～15
玄参		0.72	9～15

复方羊角片

Fufang Yangjiao Pian

【处方】山羊角 1050g　　川芎 350g
白芷 350g　　制川乌 250g

【制法】以上四味，山羊角镑片，加水煎煮二次，每次3小时，分次滤过，合并滤液，浓缩成膏（或浓缩成清膏，喷雾干燥成粉）；其余川芎等三味粉碎成粗粉，以70%乙醇为溶剂，进行渗漉，至漉液无色或无生物碱反应为止，收集漉液，回收乙醇，浓缩成膏（或浓缩成清膏，喷雾干燥成粉），与山羊角膏（粉）及糊精100g、淀粉50g、硬脂酸镁2g混匀，制粒，干燥，压制成1000片，包糖衣或薄膜衣，即得。

【功能与主治】平肝熄风，通络止痛。用于肝风上扰，瘀血阻络所致偏头痛，紧张性头痛。

【用法与用量】口服。一次5片，一日3次。

【注意】孕妇慎用。

【规格】（1）薄膜衣片 每片重0.32g （2）糖衣片（片心重0.31g） （3）糖衣片（片心重0. 35g）

【剂量推算】

处方	成药日用量，片	推算饮片日生药量，g	《药典》饮片日用量，g
山羊角	15	15.75	30～50；或磨粉，或烧焦研末，3～6[1]
川芎		5.25	3～10
白芷		5.25	3～10
制川乌		3.75	1.5～3

参考标准：
[1] 广东省中药材标准（第三册）（2019年版）

复方芩兰口服液

Fufang Qinlan Koufuye

【处方】 金银花 500g　　黄芩 500g
连翘 1000g　　板蓝根 500g

【制法】 以上四味，加水煎煮二次，第一次2小时，第二次1小时，合并煎液，滤过，滤液浓缩至相对密度为1.17～1.18（75℃）的清膏，加乙醇使含醇量达75%，充分搅拌，静置24小时，滤过，滤液回收乙醇至无醇味，加蔗糖100g或甜菊素10g（无蔗糖），搅拌使溶解，加水至规定量，煮沸15分钟，待温度降至80℃以下时调节pH值至6.8～7.2，滤过，灌装，灭菌，制成1000ml，即得。

【功能与主治】 辛凉解表，清热解毒。用于外感风热引起的发热、咳嗽、咽痛。

【用法与用量】 口服。一次10～20ml，一日3次；小儿酌减或遵医嘱。

【注意】 病重者应配合其他治疗措施。

【规格】 （1）每支装10ml　（2）每支装20ml

【剂量推算】

处方	成药日用量，ml	推算饮片日生药量，g	《药典》饮片日用量，g
金银花	30～60	15～30	6～15
黄芩		15～30	3～10
连翘		30～60	6～15
板蓝根		15～30	9～15

复方杏香兔耳风颗粒

Fufang Xingxiangtu'erfeng Keli

【处方】 杏香兔耳风 1389g　白术（漂） 556g

【制法】 以上二味，加水煎煮二次，每次2小时，合并煎液，滤过，滤液浓缩至相对密度为1.08（60℃）的清膏，放冷，加乙醇使含醇量为70%，静置24小时，取上清液，沉淀用70%乙醇洗涤2次，洗液与上清液合并，回收乙醇并浓缩至相对密度为1.38（60℃）的稠膏，加蔗糖、糊精及乙醇适量，制成颗粒，干燥，制成1000g；或加糊精及乙醇适量，制成颗粒，干燥，制成500g（无蔗糖），即得。

【功能与主治】 清热化湿，祛瘀生新。用于湿热下注所致的带下，症见带下量多、色黄，小腹隐痛；宫颈糜烂、阴道炎、慢性盆腔炎见上述证候者。

【用法与用量】 开水冲服。一次1袋，一日2次。

【规格】 （1）每袋装18g（含生药35g）　（2）每袋装9g（无蔗糖，含生药35g）

【剂量推算】

处方	成药日用量，袋	推算饮片日生药量，g	《药典》饮片日用量，g
杏香兔耳风	2	50	15～30[1] 9～15[2]
白术（漂）		20	6～12

参考标准：
[1] 江西省中药材标准（1996年版）
[2] 福建省中药饮片炮制规范（2012年版）

复方扶芳藤合剂

Fufang Fufangteng Heji

【处方】 扶芳藤 667g　　黄芪 333g
红参 40g

【制法】 以上三味，红参用65%乙醇加热回流提取三次，每次2小时，合并提取液，滤过，滤液备用；药渣加水煎煮三次，每次1.5小时，煎液滤过，滤液合并，浓缩至相对密度约为1.06（60℃），放冷，冷藏48小时以上，滤过，滤液备用；扶芳藤和黄芪加水煎煮二次，每次2小时，煎液滤过，滤液合并，浓缩至相对密度约为1.14（60℃），放冷，加2倍量乙醇，搅匀，静置48小时以上，滤过，滤液与红参的乙醇提取液合并，回收乙醇，加水至适量，混匀，加适量的50%鸡蛋清溶液，搅匀，煮沸，滤过，滤液与红参的水煎液合并，加入蔗糖，煮沸使溶解，加适量苯甲酸钠、香草醛和水，煮沸，滤过，加水至1000ml，搅匀，灌装，即得。

【功能与主治】 益气补血，健脾养心。用于气血不足，心脾两虚，症见气短胸闷、少气懒言、神疲乏力、自汗、心悸健忘、失眠多梦、面色不华、纳谷不馨、脘腹胀满、大便溏软、舌淡胖或有齿痕、脉细弱；神经衰弱、白细胞减少症见上述证候者。

【用法与用量】 口服。一次15ml，一日2次。

【注意】 周岁以内婴儿禁服；外感发热者忌服。

【规格】 （1）每支装15ml （2）每瓶装120ml

【剂量推算】

处方	成药日用量，ml	推算饮片日生药量，g	《药典》饮片日用量，g
扶芳藤	30	20	15～30[1]
黄芪		10	9～30
红参		1.2	3～9

参考标准：

［1］浙江省中药材标准（2017年版）（第一册）

复方陈香胃片

Fufang Chenxiangwei Pian

【处方】 陈皮 84g　木香 20g
石菖蒲 11g　大黄 20g
碳酸氢钠 17g　重质碳酸镁 17g
氢氧化铝 84g

【制法】 以上七味，陈皮、木香、石菖蒲、大黄粉碎成细粉；氢氧化铝、碳酸氢钠、重质碳酸镁分别过100目筛后，与上述细粉及适量的蔗糖、淀粉、糊精、二氧化硅、硬脂酸镁混匀，制颗粒，压制成1000片或500片，即得。

【功能与主治】 行气和胃，制酸止痛。用于脾胃气滞所致的胃脘疼痛、脘腹痞满、嗳气吞酸；胃及十二指肠溃疡、慢性胃炎见上述证候者。

【用法与用量】 口服。一次4片〔规格（1）〕或一次2片〔规格（2）〕，一日3次。

【注意】 孕妇慎服；胃大出血时禁用；忌酒及辛辣油腻、不宜消化的食物。

【规格】 （1）每片重0.28g（含碳酸氢钠17mg、重质碳酸镁17mg、氢氧化铝84mg）

（2）每片重0.56g（含碳酸氢钠34mg、重质碳酸镁34mg、氢氧化铝168mg）

【剂量推算】

处方	成药日用量，片	推算饮片日生药量，g	《药典》饮片日用量，g
陈皮	规格（1）：12 规格（2）：6	1.008	3～10
石菖蒲		0.132	3～10
碳酸氢钠		0.204	0.75～6[1]
大黄		0.24	3～15
氢氧化铝		1.008	1.5～3[1]
重质碳酸镁		0.204	—
木香		0.24	3～6

参考标准：

［1］中国药典·临床用药须知（2015年版）

复方青黛丸

Fufang Qingdai Wan

【处方】 青黛 40g　乌梅 133.3g
蒲公英 53.3g　紫草 53.3g
白芷 66.7g　丹参 66.7g
白鲜皮 66.7g　建曲 40g
绵马贯众 40g　土茯苓 133.3g
马齿苋 133.3g　绵萆薢 66.7g
焦山楂 40g　南五味子（酒蒸）66.7g

【制法】 以上十四味，青黛和土茯苓26.7g混合粉碎成细粉，混匀，备用；剩余的土茯苓和丹参等十二味混合粉碎成细粉，过筛，混匀，用水泛丸，用上述备用细粉包衣，干燥，制成1000g，即得。

【功能与主治】 清热凉血，解毒消斑。用于血热所致的白疕、血风疮，症见皮疹色鲜红、筛状出血明显、鳞屑多、瘙痒明显，或皮疹为圆形、椭圆形红斑，上附糠粃状鳞屑，有母斑；银屑病进行期、玫瑰糠疹见上述证候者。

【用法与用量】 口服。一次6g，一日3次。

【注意】 孕妇慎用。

【规格】 每袋装6g

【剂量推算】

处方	成药日用量，g	推算饮片日生药量，g	《药典》饮片日用量，g
青黛	18	0.72	1～3

续表

处方	成药日用量，g	推算饮片日生药量，g	《药典》饮片日用量，g
乌梅	18	2.40	6～12
蒲公英		0.96	10～15
紫草		0.96	5～10
白芷		1.20	3～10
丹参		1.20	10～15
白鲜皮		1.20	5～10
建曲		0.72	6～15[1]
绵马贯众		0.72	4.5～9
土茯苓		2.40	15～60
马齿苋		2.40	9～15
绵萆薢		1.20	9～15
焦山楂		0.72	9～12
南五味子（酒蒸）		1.20	2～6

参考标准：
［1］湖北省中药饮片炮制规范（2018年版）
［2］天津市中药饮片炮制规范（2018年版）

复方苦参肠炎康片

Fufang Kushen Changyankang Pian

【处方】 苦参 600g　黄连 350g
黄芩 350g　白芍 300g
车前子 300g　金银花 350g
甘草 250g　颠茄流浸膏 7ml

【制法】 以上八味，取白芍150g粉碎成细粉；黄芩加水煎煮三次，第一次2小时，第二、三次各1小时，煎液滤过，滤液合并，在80℃时用2mol/L盐酸调节pH值至2.0，静置24小时，滤过，取沉淀，用乙醇洗涤，离心，分离沉淀，干燥、粉碎，得黄芩苷粗品；苦参粉碎成粗粉，用0.1mol/L盐酸作溶剂，浸渍24小时后进行渗漉，至无生物碱反应时为止，收集渗漉液，用10%氢氧化钠溶液调节pH值至5.0，减压浓缩至适量，备用；黄连加水煎煮二次，每次2小时，再用水洗涤药渣，煎液与洗涤液滤过，滤液合并，减压浓缩至适量，备用；甘草与剩余白芍加水煎煮2小时，煎液滤过，药渣与车前子（包煎）加水煎煮1小时，煎液滤过，药渣再加入金银花煎煮1小时，滤过，三次滤液合并，减压浓缩至相对密度为1.10～1.15（60℃）的清膏，加乙醇使含醇量达65%，静置12小时，滤过，滤液浓缩至适量，备用。将上述各浸膏合并，加入颠茄流浸膏，充分搅拌均匀，减压干燥，粉碎成细粉，再加入上述白芍细粉和黄芩苷粗品，混匀，用乙醇制粒，加入硬脂酸镁适量，混匀，压制成1000片，包糖衣或薄膜衣，即得。

【功能与主治】 清热燥湿止泻。用于湿热泄泻，症见泄泻急迫或泻而不爽、肛门灼热、腹痛、小便短赤；急性胃肠炎见上述症候者。

【用法与用量】 口服。一次4片，一日3次；3天为一疗程，或遵医嘱。

【注意】 青光眼患者慎用。

【规格】 （1）薄膜衣　每片重0.42g　（2）糖衣片（片心重0.4g）

【剂量推算】

处方	成药日用量，片	推算饮片日生药量	《药典》饮片日用量
苦参	12	7.2g	4.5～9g
黄连		4.2g	2～5g
黄芩		4.2g	3～10g
白芍		3.6g	6～15g
车前子		3.6g	9～15g
金银花		4.2g	6～15g
甘草		3g	2～10g
颠茄流浸膏		0.084ml	0.03～0.2ml[1]

参考标准：
［1］中国药典（2005年版）一部

复方金钱草颗粒

Fufang Jinqiancao Keli

【处方】 广金钱草 218g　车前草 109g
光石韦 109g　玉米须 54.5g

【制法】 以上四味，广金钱草、车前草、玉米须加水煎煮二次，第一次2小时，第二次1小时，合并煎液，滤过，滤液浓缩至相对密度为1.16～1.22（70℃）的清膏；光石韦加水煎煮二次，第一次2小时，第二次1小时，合并煎液，滤过，滤液浓缩至相对密度为1.16～1.22（70℃）的清膏，放冷，加1.5倍量乙醇，搅匀，静置24小时，取上清液，回收乙醇，浓缩至适量，与上述清膏混匀，加蔗糖约975g，制成颗粒，干燥，制成1000g〔规格（1）〕；或与上述清膏混匀，继续浓缩至适量，加入糊精、乳糖各约137g及甜菊素适量，制成颗粒，干燥，制成300g〔规格（2）〕，即得。

【功能与主治】 清热利湿，通淋排石。用于湿热下注所致的热淋、石淋，症见尿频、尿急、尿痛、腰痛；泌尿系结石、尿路感染见上述证候者。

【用法与用量】 开水冲服。一次1～2袋，一日3次。

【规格】 （1）每袋装10g　（2）每袋装3g（无蔗糖）

【剂量推算】

处方	成药日用量，袋	推算饮片日生药量，g	《药典》饮片日用量，g
广金钱草	3～6	6.54～13.08	15～30
车前草		3.27～6.54	9～30
光石韦		3.27～6.54	6～12
玉米须		1.64～3.27	15～30[1]

参考标准：

[1] 广东省中药材标准（第三册）（2019年版）

复方金黄连颗粒

Fufang Jinhuanglian Keli

【处方】 连翘 625g　蒲公英 625g
黄芩 500g　金银花 375g
板蓝根 375g

【制法】 以上五味，连翘蒸馏提取挥发油，收集挥发油，备用；蒸馏后的水溶液另器收集，药渣备用；其余蒲公英等四味加水煎煮1.5小时，煎液滤过，滤液备用；药渣与连翘药渣合并，加水煎煮1.5小时，煎液滤过，滤液与上述两种水溶液合并，减压浓缩至相对密度为1.14～1.16（50℃），加入适量糊精、环拉酸钠12.5g，混匀，制成颗粒，喷加上述挥发油，混匀，密闭，制成1000g，即得。

【功能与主治】 清热疏风，解毒利咽。用于风热感冒，症见发热、恶风、头痛、鼻塞、流浊涕、咳嗽、咽痛。

【用法与用量】 开水冲服。一次1袋，一日3次。

【注意】 （1）空腹服用时偶有胃肠不适。（2）对本品过敏者禁用。（3）外感风寒者不宜使用。（4）脾胃虚寒者慎用。

【规格】 每袋装8g（无蔗糖）

【剂量推算】

处方	成药日用量，袋	推算饮片日生药量，g	《药典》饮片日用量，g
连翘	3	15	6～15
蒲公英		15	10～15
黄芩		12	3～10
金银花		9	6～15
板蓝根		9	9～15

复方鱼腥草片

Fufang Yuxingcao Pian

【处方】 鱼腥草 583g　黄芩 150g
板蓝根 150g　连翘 58g
金银花 58g

【制法】 以上五味，取鱼腥草200g，与连翘、金银花粉碎成细粉，剩余的鱼腥草与黄芩、板蓝根加水煎煮二次，每次2小时，合并煎液，滤过，滤液浓缩成稠膏，加入上述细粉，混匀，干燥，粉碎成细粉，制成颗粒，干燥，压制成1000片，包糖衣或薄膜衣，即得。

【功能与主治】 清热解毒。用于外感风热所致的急喉痹、急乳蛾，症见咽部红肿、咽痛；急性咽炎、急性扁桃体炎见上述证候者。

【用法与用量】 口服。一次4～6片，一日3次。

【规格】 薄膜衣片　每片重0.35g

【剂量推算】

处方	成药日用量，片	推算饮片日生药量，g	《药典》饮片日用量，g
鱼腥草	12～18	7～10.49	15～25
黄芩		1.8～2.7	3～10
板蓝根		1.8～2.7	9～15
连翘		0.7～1.04	6～15
金银花		0.7～1.04	6～15

复方鱼腥草合剂

Fufang Yuxingcao Heji

【处方】 鱼腥草 100g　黄芩 25g
板蓝根 25g　连翘 10g
金银花 10g

【制法】 以上五味，加水煎煮两次，每次2小时，合并煎液，滤过，滤液浓缩至相对密度为1.18～1.20（60～80℃）的清膏，加乙醇至含醇量为70%，搅匀，静置24小时，滤过，滤液减压回收乙醇并浓缩至适量。另取蔗糖60g，制成单糖浆，加入上述药液，加入蜂蜜200g、苯甲酸钠2g、羟苯乙酯0.5g，混匀，加水调整总量至1000ml，搅匀，滤过，灌装，灭菌，即得。

【功能与主治】 清热解毒。用于外感风热所致的急喉痹、急乳蛾，症见咽部红肿、咽痛；急性咽炎、急性扁桃体炎见上述证候者。

【用法与用量】 口服。一次20～30ml，一日3次。

【规格】 每瓶装 （1）10ml （2）120ml （3）150ml

【剂量推算】

处方	成药 日用量，ml	推算饮片 日生药量，g	《药典》饮片 日用量，g
鱼腥草	60～90	6～9	15～25
黄芩		1.5～2.25	3～10
板蓝根		1.5～2.25	9～15
连翘		0.6～0.9	6～15
金银花		0.6～0.9	6～15

复方珍珠口疮颗粒

Fufang Zhenzhu Kouchuang Keli

【处方】 珍珠 15g　五倍子 300g
苍术 450g　甘草 150g

【制法】 以上四味，取珍珠粉碎成细粉，备用。取苍术水蒸气蒸馏提取挥发油，备用。药渣与五倍子、甘草加水煎煮二次，第一次2小时，第二次1小时，合并煎液，与苍术提取挥发油后的水溶液合并，浓缩成相对密度为1.30～1.35（50℃）的稠膏。取稠膏加糊精适量及珍珠细粉，用乙醇适量，制成颗粒，干燥，喷入苍术挥发油，混匀，制成1000g，即得。

【功能与主治】 燥湿，生肌止痛。用于心脾湿热证口疮，症见口疮，周围红肿，中间凹陷，表面黄白，灼热疼痛，口干，口臭，舌红；复发性口腔溃疡见上述证候者。

【用法与用量】 口服。一次1袋，开水100ml溶解，分次含于口中，每口含1～2分钟后缓缓咽下；10分钟内服完。一日2次。饭后半小时服用。5天为一疗程。

【规格】 每袋装 10g

【剂量推算】

处方	成药 日用量，袋	推算饮片 日生药量，g	《药典》饮片 日用量，g
珍珠	2	0.3	0.1～0.3
五倍子		6	3～6
苍术		9	3～9
甘草		3	2～10

复方珍珠暗疮片

Fufang Zhenzhu Anchuang Pian

【处方】 山银花 28g　北沙参 50g
黄芩 106g　蒲公英 28g
黄柏 28g　地黄 84g
猪胆粉 0.65g　水牛角浓缩粉 10g
玄参 56g　当归尾 28g
山羊角 3g　酒大黄 56g
赤芍 50g　珍珠层粉 3g
川木通 112g

【制法】 以上十五味，除猪胆粉、水牛角浓缩粉、珍珠层粉外，山羊角镑研成细粉；黄芩50g、赤芍、北沙参粉碎成细粉；剩余的黄芩及其余山银花等九味加水煎煮二次，每次1小时，煎液滤过，滤液合并，加入猪胆粉，搅匀，浓缩至相对密度为1.10～1.15（60℃），干燥，与山羊角及黄芩等三味的细粉、水牛角浓缩粉、珍珠层粉及适量的淀粉等辅料制颗粒，干燥，压制成1000片，包糖衣或薄膜衣，即得。

【功能与主治】 清热解毒，凉血消斑。用于血热蕴阻肌肤所致的粉刺、湿疮，症见颜面部红斑、粉刺疙瘩、脓疱，或皮肤红斑丘疹、瘙痒；痤疮、红斑丘疹性湿疹见上述证候者。

【用法与用量】 口服。一次4片，一日3次。

【注意】 孕妇及脾胃虚寒者慎服；忌食辛辣、油腻及海鲜之品。

【规格】（1）薄膜衣片　每片重0.33g　（2）糖衣片（片心重0.3g）

【剂量推算】

处方	成药日用量，片	推算饮片日生药量，g	《药典》饮片日用量，g
山银花	12	0.34	6～15
北沙参		0.60	5～12
黄芩		1.27	3～10
蒲公英		0.34	10～15
黄柏		0.34	3～12
地黄		1.01	10～15
猪胆粉		0.01	0.3～0.6
水牛角浓缩粉		0.12	3～6[1]
玄参		0.67	9～15
当归尾		0.34	6～12
山羊角		0.04	30～50；或磨粉，或烧焦研末，3～6[2]
酒大黄		0.67	3～15
赤芍		0.60	6～12
珍珠层粉		0.04	3～6[3] 3～30[4]
川木通		1.34	3～6

参考标准：

［1］中国药典（2005年版）一部

［2］福建省中药材标准（2006年版）

［3］湖南中药饮片炮制规范（2010年版）

［4］福建省中药饮片炮制规范（2012年版）

复方草珊瑚含片

Fufang Caoshanhu Hanpian

【处方】肿节风浸膏 30g　薄荷脑 0.5g
薄荷素油 0.3ml

【制法】以上三味，肿节风浸膏系取肿节风，加水煎煮二次，第一次2小时，第二次1.5小时，合并煎液，滤过，滤液浓缩至相对密度为1.15（80℃），加乙醇至含醇量达65%，静置24小时，滤过，滤液减压回收乙醇，并浓缩成相对密度为1.24～1.26的清膏。取肿节风浸膏，加入辅料适量，制成颗粒，干燥；将薄荷脑与薄荷素油混合使溶解，与上述颗粒混匀，压制成1000片〔规格（1）〕或400片〔规格（2）〕，或包薄膜衣，即得。

【功能与主治】疏风清热，消肿止痛，清利咽喉。用于外感风热所致的喉痹，症见咽喉肿痛、声哑失音；急性咽喉炎见上述证候者。

【用法与用量】含服。一次2片〔规格（1）〕或一次1片〔规格（2）〕，每隔2小时1次，一日6次。

【规格】（1）每片重0.44g　（2）每片重1.0g

【剂量推算】

处方	成药日用量，片	推算饮片日生药量	《药典》饮片日用量
肿节风	6～12	3.6～4.5g	9～30g[1]
薄荷脑		0.006～0.0075g	0.02～0.1g[2]
薄荷素油		0.0036～0.0045ml	0.06～0.6ml[2]

参考标准：

［1］根据药典制法，1g肿节风浸膏相当于原药材10g，故处方用量推算以饮片计。

［2］中国药典（2005年版）一部

复方夏天无片

Fufang Xiatianwu Pian

【处方】
夏天无 60g　夏天无总碱 2.25g
制草乌 15g　人工麝香 4.5mg
乳香（制）3.75g　蕲蛇 0.75g
独活 7.5g　豨莶草 45g
安痛藤 45g　威灵仙 22.5g
丹参 22.5g　鸡矢藤 30g
鸡血藤 37.5g　山楂叶 7.5g
牛膝 7.5g　当归 15g
防己 7.5g　苍术 7.5g
五加皮 7.5g　川芎 7.5g
没药 3.75g　秦艽 3.75g
羌活 3.75g　木香 3.75g
赤芍 3.75g　防风 3.75g
骨碎补 3.75g　制马钱子 4.5g
僵蚕 1.5g　全蝎 1.5g
麻黄 1.5g　三七 1.5g
冰片 0.75g

【制法】以上三十三味，除夏天无总碱、鸡血藤、山楂叶、人工麝香和冰片外，豨莶草 22.5g、安痛藤

7.5g、威灵仙 7.5g、丹参 7.5g、鸡矢藤 15g 与其余夏天无等 23 味粉碎成细粉，过筛；剩余豨莶草、安痛藤、威灵仙、丹参、鸡矢藤与鸡血藤、山楂叶加水煎煮二次，每次 4 小时，合并煎液，滤过，滤液浓缩成稠膏，加入夏天无总碱、上述细粉及糊精适量制成颗粒，干燥，加入人工麝香、冰片，混匀，压制成 1000 片，包衣，即得。

【功能与主治】 祛风逐湿，舒筋活络，行血止痛。用于风湿瘀血阻滞，经络不通引起的关节肿痛、肢体麻木、屈伸不利、步履艰难；风湿性关节炎、坐骨神经痛、脑血栓形成后遗症及小儿麻痹后遗症见上述证候者。

【用法与用量】 口服。一次 2 片，一日 3 次，小儿酌减或遵医嘱。

【注意】 孕妇禁服。

【规格】（1）薄膜衣片 每片重 0.32g （2）糖衣片（片心重 0.3g）

【剂量推算】

处方	成药日用量，片	推算饮片日生药量，g	《药典》饮片日用量，g
夏天无	6	0.36	6～12
夏天无总碱		0.0135	—
制草乌		0.09	1.5～3
人工麝香		0.027	0.03～0.1
乳香（制）		0.0225	3～5[1]
蕲蛇		0.0045	3～9
独活		0.045	3～10
豨莶草		0.27	3～9
安痛藤		0.27	6～15[2]
威灵仙		0.135	9～12
丹参		0.135	10～15
鸡矢藤		0.18	6～10
鸡血藤		0.225	9～15
山楂叶		0.045	3～10
牛膝		0.045	5～12
当归		0.09	3～10
防己		0.045	5～10
苍术		0.045	6～12
五加皮		0.045	5～10
川芎		0.045	3～9
没药		0.0225	3～5

续表

处方	成药日用量，片	推算饮片日生药量，g	《药典》饮片日用量，g
秦艽	6	0.0225	3～10
羌活		0.0225	3～10
木香		0.0225	3～10
赤芍		0.0225	6～12
防风		0.0225	3～6
骨碎补		0.0225	3～9
制马钱子		0.027	5～10
僵蚕		0.009	5～10
全蝎		0.009	3～6
麻黄		0.009	2～10
三七		0.009	3～6
冰片		0.0045	0.15～0.3

参考标准：

［1］上海市中药饮片炮制规范（2018 年版）
［2］江西省中药材标准（1996 年版）

复方益母草胶囊

Fufang Yimucao Jiaonang

【处方】 益母草 2200g　熟地黄 275g
当归 825g

【制法】 以上三味，取当归加水，浸泡 2 小时，提取挥发油 4 小时，收集挥发油，用无水硫酸钠脱水，用 9 倍量的倍他环糊精包合（60℃搅拌 3 小时，搅拌速度 800 转/分钟），包合物于 40℃干燥，备用；蒸馏后的水溶液另器收集，备用；药渣与益母草、熟地黄加水煎煮二次，每次 1 小时，滤过，合并滤液，加入上述备用液，浓缩至相对密度为 1.05～1.08（80℃）的清膏，加入清膏 8%的 ZTC-天然澄清剂 B 组份，再加入清膏 4%的 ZTC-天然澄清剂 A 组份，离心，取上清液，浓缩至相对密度为 1.30～1.35（70℃热测）的稠膏，减压干燥，粉碎，加入当归挥发油包合物及 1%微粉硅胶，混合均匀，装入胶囊，制成 1000 粒，即得。

【功能与主治】 调经活血，祛瘀生新。用于瘀血所致月经过多、过少及经期延长，产后子宫复旧不全引起的恶露不绝。

【用法与用量】 口服。一次 2～3 粒，一日 2 次。

【注意】 孕妇禁用。

【规格】 每粒装0.4g（相当于饮片3.3g）

【剂量推算】

处方	成药日用量，粒	推算饮片日生药量，g	《药典》饮片日用量，g
益母草	4～6	8.8～13.2	9～30
熟地黄		1.1～1.65	9～15
当归		3.3～4.95	6～12

复方益肝丸

FufangYiganWan

【处方】 茵陈 75g　板蓝根 75g
龙胆 50g　野菊花 50g
蒲公英 50g　山豆根 75g
垂盆草 50g　蝉蜕 75g
苦杏仁 75g　人工牛黄 15g
夏枯草 50g　车前子 50g
土茯苓 75g　胡黄连 75g
牡丹皮 50g　丹参 100g
红花 25g　大黄 25g
香附 75g　青皮 75g
枳壳 25g　槟榔 35g
鸡内金 25g　人参 25g
桂枝 100g　五味子 50g
柴胡 25g　炙甘草 25g

【制法】 以上二十八味，除人工牛黄外，牡丹皮、柴胡、桂枝、香附粉碎成细粉；野菊花、蝉蜕、苦杏仁、胡黄连、大黄、红花、枳壳、槟榔、鸡内金、人参、五味子粉碎成细粉；其余龙胆等十二味加水煎煮三次，煎液滤过，滤液合并，浓缩至适量，与野菊花等十一味的细粉混匀，在60℃干燥，粉碎成细粉；取牡丹皮等四味的细粉，与人工牛黄混合均匀，再与上述粉末配研，混匀。每100g粉末加炼蜜15g，制成浓缩水蜜丸1000g，包衣，干燥，打光，即得。

【功能与主治】 清热利湿，疏肝理脾，化瘀散结。用于湿热毒蕴所致的胁肋胀痛、黄疸、口干口苦、苔黄脉弦；急、慢性肝炎见上述证候者。

【用法与用量】 口服。一次4g，一日3次，饭后服用。

【注意】 勿空腹服用；孕妇禁用；忌烟酒及辛辣油腻食物。

【规格】 每瓶装36g

【剂量推算】

处方	成药日用量，g	推算饮片日生药量，g	《药典》饮片日用量，g
茵陈	12	0.9	6～15
板蓝根		0.9	9～15
龙胆		0.6	3～6
野菊花		0.6	9～15
蒲公英		0.6	10～15
山豆根		0.9	3～6
垂盆草		0.6	15～30
蝉蜕		0.9	3～6
苦杏仁		0.9	5～10
人工牛黄		0.18	0.15～0.35
夏枯草		0.6	9～15
车前子		0.6	9～15
土茯苓		0.9	15～60
胡黄连		0.9	3～10
牡丹皮		0.6	6～12
丹参		1.2	10～15
红花		0.3	3～10
大黄		0.3	3～15
香附		0.9	6～10
青皮		0.9	3～10
枳壳		0.3	3～10
槟榔		0.42	3～10
鸡内金		0.3	3～10
人参		0.3	3～9
桂枝		1.2	3～10
五味子		0.6	2～6
柴胡		0.3	3～10
炙甘草		0.3	2～10

复方益肝灵胶囊

Fufang Yigan ling Jiaonang

【处方】 水飞蓟素 30g　五味子 700g

【制法】 以上二味，五味子加30%乙醇浸泡24小时，滤过，滤液弃去，药渣干燥，粉碎成粗粉，加75%乙醇加热回流提取三次，第一次3小时，第二次2

小时，第三次1小时，合并提取液，静置48小时，取上清液，回收乙醇至相对密度为1.25～1.35（50℃）的稠膏，加90%乙醇适量，加热回流2小时，滤过，滤液静置24小时，取上清液回收乙醇至相对密度为1.25～1.35（50℃）的稠膏，加入辅料适量，混匀，干燥，粉碎成细粉，与水飞蓟素及辅料适量混匀，制粒，干燥，装入胶囊，制成1000粒〔规格（1）〕，或750粒〔规格（2）〕，或500粒〔规格（3）〕，或250粒〔规格（4）〕，即得。

【功能与主治】 益肝滋肾，解毒祛湿。用于肝肾阴虚，湿毒未清所致的胁痛，症见胁痛、纳差、腹胀、腰酸乏力、尿黄；慢性肝炎见上述证候者。

【用法与用量】 口服。一次4粒〔规格（1）〕，一次3粒〔规格（2）〕，一次2粒〔规格（3）〕，一次1粒〔规格（4）〕，一日3次；饭后服用。

【规格】 （1）每粒装0.20g （2）每粒装0.27g （3）每粒装0.36g （4）每粒装0.30g

【剂量推算】

处方	成药日用量，粒	推算饮片日生药量，g	《药典》饮片日用量，g
水飞蓟素	规格（1）：12 规格（2）：9 规格（3）：6 规格（4）：3	0.36	—[1]
五味子		8.4	2～6

参考标准：

［1］贵州省中药材民族药材质量标准（2003年版），未载具体用量

复方消食茶

Fufang Xiaoshi Cha

【处方】 苍术 1500g　白术 1300g
神曲茶 1000g　广山楂 1000g
薏苡仁 700g　小槐花 1500g

【制法】 以上六味，加水煎煮三次，第一次1.5小时，第二、三次各1小时，合并煎液，滤过，滤液浓缩至相对密度为1.18～1.22（60℃）的清膏，放冷，加入85%乙醇使含醇量至55%，搅匀，静置，滤过，滤液浓缩至稠膏状，加入蔗糖粉适量，混匀，制成颗粒，压制成1000块，干燥，即得。

【功能与主治】 健脾利湿，开胃导滞。用于脾虚食滞，食欲不振，便溏消瘦。

【用法与用量】 开水冲服。一次14g，一日3次；周岁以内小儿酌减或遵医嘱。

【规格】 每块重7g

【剂量推算】

处方	成药日用量，g	推算饮片日生药量，g	《药典》饮片日用量，g
苍术	42	9	6～12
白术		7.8	3～9
神曲茶		6	6～12
广山楂		6	9～12[1]
薏苡仁		4.2	9～30
小槐花		9	9～30[2]

参考标准：

［1］广西壮族自治区壮药质量标准（第二卷）

［2］四川省中药饮片炮制规范（2015年版）

复方黄连素片

Fufang Huangliansu Pian

【处方】 盐酸小檗碱 30g　木香 116g
吴茱萸 40g　白芍 162g

【制法】 以上四味，木香80g与吴茱萸粉碎成细粉，过筛，未通过筛的粗粉与白芍及剩余的木香混匀，用70%乙醇作溶剂进行渗漉，收集渗漉液，漉液回收乙醇并浓缩成稠膏，加入上述细粉，混匀，干燥，粉碎，加入盐酸小檗碱，混匀，制成颗粒，干燥，压制成1000片，包糖衣，即得。

【功能与主治】 清热燥湿，行气止痛，止痢止泻。用于大肠湿热，赤白下痢，里急后重或暴注下泻，肛门灼热；肠炎、痢疾见上述证候者。

【用法与用量】 口服。一次4片，一日3次。

【规格】 每片含盐酸小檗碱30mg

【剂量推算】

处方	成药日用量，片	推算饮片日生药量，g	《药典》饮片日用量，g
盐酸小檗碱	12	0.36	0.3～0.9[1]
木香		1.39	3～6
吴茱萸		0.48	2～5
白芍		1.94	6～15

参考标准：

［1］中国药典·临床用药须知（2015年版）

复方羚角降压片

Fufang Lingjiao Jiangya Pian

【处方】羚羊角 8.6g　夏枯草 582g
黄芩 186g　槲寄生 582g

【制法】以上四味，羚羊角、黄芩粉碎成细粉；夏枯草、槲寄生加水煎煮二次，每次2小时，合并煎液，静置，滤过，滤液浓缩至适量，加入黄芩细粉，搅匀，干燥，研细，过筛，加入羚羊角细粉，配研，加辅料适量，混匀，制成颗粒，干燥，压制成1000片，或包薄膜衣，即得。

【功能与主治】平肝泄热。用于肝火上炎、肝阳上亢所致的头晕、头胀、头痛、耳鸣；高血压病见上述证候者。

【用法与用量】口服。一次4片，一日2～3次。

【规格】（1）素片　每片重0.35g　（2）薄膜衣片　每片重0.31g　（3）薄膜衣片　每片重0.35g

【剂量推算】

处方	成药日用量，片	推算饮片日生药量，g	《药典》饮片日用量，g
羚羊角	8～12	0.069～0.10	1～3
夏枯草		4.66～6.98	9～15
黄芩		1.49～2.23	3～10
槲寄生		4.66～6.98	9～15

复方蛤青片

Fufanghaqing Pian

【处方】干蟾 180g　黄芪 225g
白果 90g　紫菀 112.5g
苦杏仁 112.5g　前胡 67.5g
附片 22.5g　南五味子 67.5g
黑胡椒 22.5g

【制法】以上九味，取黄芪112.5g，粉碎成细粉；剩余黄芪与其余干蟾等八味加水煎煮三次，第一次2小时，第二次1.5小时，第三次1小时，煎液滤过，滤液合并，浓缩至适量，加入黄芪细粉及淀粉适量，制成颗粒，干燥，加入硬脂酸镁适量，混匀，压制成1000片，包糖衣，即得。

【功能与主治】补气敛肺，止咳平喘，温化痰饮。用于肺虚咳嗽，气喘痰多；老年慢性气管炎、肺气肿、喘息性支气管炎见上述证候者。

【用法与用量】口服。一次3片，一日3次。

【注意】孕妇慎用。

【剂量推算】

处方	成药日用量，片	推算饮片日生药量，g	《药典》饮片日用量，g
干蟾	9	1.62	1～3[1-2]
黄芪		2.03	9～30
白果		0.81	5～10
紫菀		1.01	5～10
苦杏仁		1.01	5～10
前胡		0.61	3～10
附片		0.20	3～15
南五味子		0.61	2～6
黑胡椒		0.20	0.6～1.5

参考标准：

［1］卫生部药品标准中药材（第一册）（1992年版）
［2］天津市中药饮片炮制规范（2018年版）

复方满山红糖浆

Fufang Manshanhong Tangjiang

【处方】满山红 200g　百部 100g
罂粟壳 50g　桔梗 100g
远志 100g

【制法】以上五味，粉碎成粗粉，用18%乙醇作溶剂，浸渍24小时后，以每分钟1～3ml的速度缓缓渗漉，收集初漉液700ml，另器保存，继续收集渗漉液4000ml，浓缩至80ml，与初漉液合并，加入蔗糖450g，煮沸，加苯甲酸钠3g，加水至1000ml，混匀，静置，滤过，即得。

【功能与主治】止咳，祛痰，平喘。用于痰浊阻肺引起的咳嗽，痰多，喘息；急、慢性支气管炎见上述证候者。

【用法与用量】口服。一次5～10ml，一日3次。

【注意】本品含罂粟壳不宜长期服用。

【规格】每瓶装100ml

【剂量推算】

处方	成药 日用量，ml	推算饮片 日生药量，g	《药典》饮片 日用量，g
满山红	15～30	3～6	25～50
百部		1.5～3	3～9
罂粟壳		0.75～1.5	3～6
桔梗		1.5～3	3～10
远志		1.5～3	3～10

复方滇鸡血藤膏

Fufang Dianjixuetenggao

【处方】滇鸡血藤膏粉 218.75g　川牛膝 59.5g
续断 53g　红花 5g
黑豆 12.5g

【制法】以上五味，滇鸡血藤膏粉系取滇鸡血藤，加水煎煮三次，第一次 4 小时，第二次 3 小时，第三次 2 小时，滤过，滤液浓缩成稠膏，烘干，粉碎成细粉。川牛膝、续断、红花和黑豆加水煎煮三次，合并煎液，滤过，滤液浓缩至适量。取糯米 437.5g，洗净，蒸熟，烘干，粉碎成细粉。取川牛膝等四味的浓缩液，加入滇鸡血藤膏粉、上述熟糯米粉及饴糖 300g，充分拌匀，制成块，干燥，制成 1000g，即得。

【功能与主治】活血养血，益肾。用于瘀血阻络、肾失所养所致的月经不调，症见经水后错、经量少、有血块，腰痠、小腹下坠、手足麻木、关节痠痛。

【用法与用量】将膏研碎，用水、酒各半炖化服。一次 6～10g，一日 2 次。

【注意】孕妇慎用。

【规格】每盒装 200g

【剂量推算】

处方	成药 日用量，g	推算饮片 日生药量，g	《药典》饮片 日用量，g
滇鸡血藤膏粉	12～20	2.63～4.38	—
川牛膝		0.71～1.19	5～10
续断		0.64～1.06	9～15
红花		0.06～0.10	3～10
黑豆		0.15～0.25	9～30

复方鲜竹沥液

Fufang Xianzhuli Ye

【处方】鲜竹沥 400ml　鱼腥草 150g
生半夏 25g　生姜 25g
枇杷叶 150g　桔梗 75g
薄荷素油 1ml

【制法】以上七味，生姜压榨取汁，加乙醇使含醇量达 65%，搅拌，放置 24 小时，取上清液，滤过，滤液回收乙醇，备用；鱼腥草加水蒸馏，收集蒸馏液 150ml，备用；生姜和鱼腥草的药渣与生半夏、枇杷叶、桔梗加水煎煮二次，第一次 1.5 小时，第二次 1 小时，合并煎液，滤过，滤液浓缩至约 420ml，放冷，加乙醇使含醇量达 65%，搅拌，放置 24 小时，取上清液，滤过，滤液回收乙醇至无醇味，加鲜竹沥、蔗糖 150g 或甜菊素 3g，加热煮沸 20 分钟，趁热滤过，滤液放冷，加入生姜汁、鱼腥草蒸馏液、薄荷素油和苯甲酸钠 3g，搅匀，加水至 1000ml，混匀，即得。

【功能与主治】清热化痰，止咳。用于痰热咳嗽，痰黄黏稠。

【用法与用量】口服。一次 20ml，一日 2～3 次。

【规格】每瓶装（1）10ml　（2）20ml　（3）30ml　（4）100ml　（5）120ml　（6）20ml（无蔗糖）

【剂量推算】

处方	成药 日用量，ml	推算饮片 日生药量	《药典》饮片 日用量
鲜竹沥	40～60	16～24ml	30～60ml[1]
鱼腥草		6～9g	15～25g
生半夏		1～1.5g	3～9g
生姜		1～1.5g	3～10g
枇杷叶		6～9g	6～10g
桔梗		3～4.5g	3～10g
薄荷素油		0.04～0.06ml	0.06～0.6ml[2]

参考标准：

[1] 上海市中药饮片炮制规范（2018 年版）
[2] 中国药典（2005 年版）一部

复芪止汗颗粒

Fuqizhihan Keli

【处方】黄芪 330g　党参 400g

麻黄根 160g　　炒白术 160g
煅牡蛎 500g　　五味子（蒸） 80g

【制法】 以上六味，加水煎煮二次，第一次 1 小时，第二次 0.5 小时，煎液滤过，滤液合并，浓缩至相对密度为 1.03（80℃），静置，取上清液，浓缩至适量，加入蔗糖 600g 和适量糊精，制粒，干燥，制成 1000g，即得。

【功能与主治】 益气，固表，敛汗。用于气虚不固，多汗，倦怠，乏力。

【用法与用量】 开水冲服。儿童五岁以下一次 1 袋，一日 2 次；五至十二岁一次 1 袋，一日 3 次；成人一次 2 袋，一日 2 次。

【注意】 佝偻病、结核病、甲状腺功能亢进、更年期综合征等患者，服用本品同时应作病因治疗。

【规格】 每袋装 20g

【剂量推算】

处方	成药日用量，袋	推算饮片日生药量，g	《药典》饮片日用量，g
黄芪	2～4	13.2～26.4	9～30
党参		16～32	0.3～0.9
麻黄根		6.4～12.8	3～9
炒白术		6.4～12.8	6～12
煅牡蛎		20～40	9～30
五味子（蒸）		3.2～6.4	1.5～6[1]

参考标准：

[1] 浙江省中药饮片炮制规范（2015年版）

复明片

Fuming Pian

【处方】 羚羊角 1g　　蒺藜 40g
木贼 25g　　菊花 50g
车前子 25g　　夏枯草 25g
决明子 40g　　人参 15g
酒萸肉 25g　　石斛 40g
枸杞子 40g　　菟丝子 25g
女贞子 25g　　石决明 50g
黄连 10g　　谷精草 25g
木通 25g　　熟地黄 25g
山药 25g　　泽泻 10g
茯苓 25g　　牡丹皮 25g
地黄 25g　　槟榔 25g

【制法】 以上二十四味，蒺藜、木贼、菊花、车前子、决明子、酒萸肉、人参、石斛粉碎成细粉，过筛，混匀；羚羊角粉碎成细粉，与上述细粉混匀；其余枸杞子等十五味，加水煎煮二次，每次 2 小时，煎液滤过，滤液合并，减压浓缩至相对密度为 1.12～1.15（60℃），与上述细粉及聚维酮 15g，喷雾制颗粒，加入硬脂酸镁 1.5g，混匀，压制成 1000 片，包糖衣或薄膜衣，即得。

【功能与主治】 滋补肝肾，养阴生津，清肝明目。用于肝肾阴虚所致的羞明畏光、视物模糊；青光眼，初、中期白内障见上述证候者。

【用法与用量】 口服。一次 5 片，一日 3 次。

【注意】 孕妇慎用；忌食辛辣刺激食物。

【规格】 （1）薄膜衣片　每片重 0.31g （2）糖衣片（片心重 0.3g）

【剂量推算】

处方	成药日用量，片	推算饮片日生药量，g	《药典》饮片日用量，g
羚羊角	15	0.015	1～3
蒺藜		0.38	6～10
木贼		0.38	3～9
菊花		0.23	5～10
车前子		0.38	9～15
夏枯草		0.60	9～15
决明子		0.60	9～15
人参		0.38	3～9
酒萸肉		0.38	6～12
石斛		0.75	6～12
枸杞子		0.6 0	6～12
菟丝子		0.38	6～12
女贞子		0.38	6～12
石决明		0.38	6～20
黄连		0.15	2～5
谷精草		0.15	5～10
木通		0.38	3～6
熟地黄		0.38	9～15
山药		0.38	15～30
泽泻		0.38	6～10
茯苓		0.38	10～15
牡丹皮		0.60	3～10
地黄		0.38	12～30
槟榔		0.75	3～10

复脉定胶囊

Fumaiding Jiaonang

【处方】 党参 1115.6g　黄芪 892.4g
远志 743.7g　桑椹 743.7g
川芎 371.9g

【制法】 以上五味，用 85%乙醇回流提取三次，提取液滤过，滤液合并，减压回收乙醇并浓缩至适量，加水溶解，煮沸 5 分钟，静置 48 小时使沉淀，取沉淀，与适量淀粉混匀，干燥，粉碎。将上清液通过 D101 型大孔吸附树脂柱，用 90%乙醇洗脱，收集洗脱液，减压回收乙醇并浓缩至适量，与适量淀粉混匀，干燥，粉碎，与上述粉末混匀，装入胶囊，制成 1000 粒，即得。

【功能与主治】 补气活血，宁心安神。用于气虚血瘀所致的怔忡、心悸、脉结代；轻、中度房性早搏或室性早搏见有上述证候者。

【用法与用量】 口服。一次 3 粒，一日 3 次。

【注意】 （1）多源性室性早搏、R 在 T 上的室性早搏及其他严重心律失常者非本品的适应症。

（2）长期应用西药而不能停药者，非本品的适应症。

【规格】 每粒装 0.35g

【剂量推算】

处方	成药日用量，粒	推算饮片日生药量，g	《药典》饮片日用量，g
党参	9	10.04	9～30
黄芪		8.03	9～30
远志		6.69	3～10
桑椹		6.69	9～15
川芎		3.35	3～10

便通片

Biantong Pian

【处方】 麸炒白术 296g　肉苁蓉 210g
当归 170g　桑椹 127g
枳实 127g　芦荟 65g

【制法】 以上六味，芦荟粉碎成细粉，过筛，备用；其余麸炒白术等五味加水煎煮二次，每次 2 小时，合并煎液，滤过，滤液静置 12 小时，取上清液浓缩至清膏状。取芦荟粉、清膏及淀粉适量混匀，制粒，制成的颗粒与微晶纤维素、羧甲基淀粉钠、硬脂酸镁适量混匀，压制成 1000 片，包薄膜衣，即得。

【功能与主治】 健脾益肾，润肠通便。用于脾肾不足，肠腑气滞所致的便秘。症见：大便秘结或排便乏力，神疲气短，头晕目眩，腰膝酸软；习惯性便秘，肛周疾病见上述证候者。

【用法与用量】 口服。一次 3 片，一日 2 次，或遵医嘱。

【注意】 （1）孕妇禁服。

（2）偶见轻度腹痛、腹泻及皮疹。

【规格】 每片重 0.46g

【剂量推算】

处方	成药日用量，片	推算饮片日生药量，g	《药典》饮片日用量，g
麸炒白术	6	1.78	6～12
肉苁蓉		1.26	6～10
当归		1.02	6～12
桑椹		0.76	9～15
枳实		0.76	3～10
芦荟		0.39	2～5

便通胶囊

Biantong Jiaonang

【处方】 麸炒白术 296g　肉苁蓉 210g
当归 170g　桑椹 127g
枳实 127g　芦荟 65g

【制法】 以上六味，芦荟粉碎成细粉，过筛，备用；其余麸炒白术等五味加水煎煮二次，每次 2 小时，合并煎液，滤过，滤液静置，取上清液浓缩至清膏状，备用；取上述细粉及淀粉适量，混匀，用上述清膏制粒，颗粒包衣，干燥，装入胶囊，制成 1000 粒，即得。

【功能与主治】 健脾益肾，润肠通便。用于脾肾不足，肠腑气滞所致的便秘。症见：大便秘结或排便乏力，神疲气短，头晕目眩，腰膝酸软；习惯性便秘，肛周疾病见上述证候者。

【用法与用量】 口服。一次 3 粒，一日 2 次。

【注意】 （1）孕妇禁服。

（2）偶见轻度腹痛、腹泻及皮疹。

【规格】 每粒装 0.35g

【剂量推算】

处方	成药日用量，粒	推算饮片日生药量，g	《药典》饮片日用量，g
麸炒白术	6	1.78	6～12
肉苁蓉		1.26	6～10
当归		1.02	6～12
桑椹		0.76	9～15
枳实		0.76	3～10
芦荟		0.39	2～5

保心片

Baoxin Pian

【处方】三七 45g　丹参 540g
川芎 360g　山楂 450g
制何首乌 157.5g　何首乌 292.5g

【制法】以上六味，三七和制何首乌粉碎成细粉，混匀；何首乌粉碎成粗粉，用70%乙醇作溶剂，浸渍24小时后，缓缓渗漉，收集渗漉液；丹参先后用70%乙醇和50%乙醇加热回收提取，每次1.5小时取液及上述渗漉液，回收乙醇，备用；药渣加水煎煮2小时，煎液滤过，滤液备用；川芎提取挥发油，药渣与山楂加水煎煮二次，每次2小时，合并煎液，滤过，滤液浓缩至适量，静置，取上清液，滤过，滤液与上述药液合并，浓缩至适量，加入三七和制何首乌细粉，拌匀，干燥，研细，加入淀粉适量，混匀，制颗粒，干燥，喷加川芎挥发油，混匀，压制成1000片，即得。

【功能与主治】滋补肝肾，活血化瘀。用于肝肾不足、瘀血内停所致的胸痹，症见胸闷、心前区刺痛；冠心病心绞痛见上述证候者。

【用法与用量】口服。一次4～6片，一日3次。

【注意】孕妇慎用。

【规格】每片重0.52g

【剂量推算】

处方	成药日用量，片	推算饮片日生药量，g	《药典》饮片日用量，g
三七	12～18	0.54～0.81	3～9
丹参		6.48～9.72	10～15
川芎		4.32～6.48	3～10
山楂		5.4～8.1	9～12
制何首乌		1.89～2.84	6～12
何首乌		3.51～5.27	3～6

保赤散

Baochi San

【处方】六神曲（炒）250g　巴豆霜 150g
天南星（制）400g　朱砂 250g

【制法】以上四味，朱砂水飞成极细粉；六神曲（炒）、天南星（制）粉碎成细粉；巴豆霜研细，与上述粉末配研，过筛，混匀，即得。

【功能与主治】消食导滞，化痰镇惊。用于小儿冷积，停乳停食，大便秘结，腹部胀满，痰多。

【用法与用量】口服。小儿六个月至一岁一次0.09g，二至四岁一次0.18g。

【注意】泄泻者忌服。

【规格】每瓶装0.09g

【剂量推算】

处方	成药日用量，g	推算饮片日生药量，g	《药典》饮片日用量，g
六神曲（炒）	0.09～0.18	0.021～0.043	6～12[1]
巴豆霜		0.013～0.026	0.1～0.3
天南星（制）		0.034～0.069	3～9
朱砂		0.021～0.043	0.1～0.5

参考标准：

[1] 湖北省中药饮片炮制规范（2018年版）

保和丸

Baohe Wan

【处方】焦山楂 300g　六神曲（炒）100g
半夏（制）100g　茯苓 100g
陈皮 50g　连翘 50g
炒莱菔子 50g　炒麦芽 50g

【制法】以上八味，粉碎成细粉，过筛，混匀。每100g粉末加炼蜜125～155g制成小蜜丸或大蜜丸，即得。

【功能与主治】消食，导滞，和胃。用于食积停滞，脘腹胀满，嗳腐吞酸，不欲饮食。

【用法与用量】口服。小蜜丸一次9～18g，大蜜丸一次1～2丸，一日2次；小儿酌减。

【规格】（1）小蜜丸　每100丸重20g　（2）大蜜丸　每丸重9g

【剂量推算】

处方	成药日用量	推算饮片日生药量，g	《药典》饮片日用量，g
焦山楂	小蜜丸：18～36g 大蜜丸：2～4丸	2.65～6	9～12
六神曲（炒）		0.88～2	6～12[1]
半夏（制）		0.88～2	3～9
茯苓		0.88～2	3～10
陈皮		0.44～1	6～15
连翘		0.44～1	5～12
炒莱菔子		0.44～1	5～12
炒麦芽		0.44～1	10～15

参考标准：

[1] 湖北省中药饮片炮制规范（2018年版）

保和丸（水丸）

Baohe Wan

【处方】焦山楂 300g　六神曲（炒） 100g
半夏（制） 100g　茯苓 100g
陈皮 50g　连翘 50g
炒莱菔子 50g　炒麦芽 50g

【制法】以上八味，粉碎成细粉，过筛，混匀。用水泛丸，干燥，即得。

【功能与主治】消食，导滞，和胃。用于食积停滞，脘腹胀满，嗳腐吞酸，不欲饮食。

【用法与用量】口服。一次6～9g，一日2次；小儿酌减。

【剂量推算】

处方	成药日用量，g	推算饮片日生药量，g	《药典》饮片日用量，g
焦山楂	12～18	4.5～6.75	9～12
六神曲（炒）		1.5～2.25	6～12[1]
半夏（制）		1.5～2.25	3～9
茯苓		1.5～2.25	3～10
陈皮		0.75～1.13	6～15
连翘		0.75～1.13	5～12
炒莱菔子		0.75～1.13	5～12
炒麦芽		0.75～1.13	10～15

参考标准：

[1] 湖北省中药饮片炮制规范（2018年版）

保和片

Baohe Pian

【处方】焦山楂 500g　六神曲（炒） 166.7g
姜半夏 166.7g　茯苓 166.7g
陈皮 83.3g　连翘 83.3g
炒麦芽 83.3g　炒莱菔子 83.3g

【制法】以上八味，六神曲（炒）粉碎成细粉；焦山楂加水温浸（40～50℃）24小时，浸出液浓缩至相对密度为1.15～1.20（60℃）的清膏，加4倍量80%乙醇，静置，取上清液，回收乙醇并浓缩至稠膏状；陈皮蒸馏提取挥发油，收集挥发油；蒸馏后的水溶液另器收集，药渣与其余姜半夏等五味加水煎煮二次，第一次1.5小时，第二次1小时，合并煎液，滤过，滤液加入陈皮蒸馏后的水溶液，浓缩成稠膏，与六神曲细粉和焦山楂稠膏混匀，干燥，粉碎，制颗粒，干燥，喷加陈皮挥发油，混匀，密闭，压制成1000片，或包薄膜衣，即得。

【功能与主治】消食，导滞，和胃。用于食积停滞，脘腹胀满，嗳腐吞酸，不欲饮食。

【用法与用量】口服。一次4片，一日3次。

【规格】薄膜衣片　每片重0.4g

【剂量推算】

处方	成药日用量，片	推算饮片日生药量，g	《药典》饮片日用量，g
焦山楂	12	6	9～12
六神曲（炒）		2	6～12[1]
姜半夏		2	3～9
茯苓		2	10～15
陈皮		1	3～10
连翘		1	6～15
炒麦芽		1	10～15
炒莱菔子		1	5～12

参考标准：

[1] 湖北省中药饮片炮制规范（2018年版）

保和颗粒

Baohe Keli

【处方】焦山楂 333g　六神曲（炒） 111g
姜半夏 111g　茯苓 111g

陈皮 56g　　　　连翘 56g

炒麦芽 56g　　　　炒莱菔子 56g

【制法】 以上八味，陈皮和连翘蒸馏提取挥发油，收集挥发油，备用；药渣和药液与其余焦山楂等六味加水煎煮二次，第一次2小时，第二次1小时，滤过，合并滤液，滤液浓缩至约2000ml，静置，取上清液，继续浓缩至适量，加入蔗糖、糊精适量，混匀，制颗粒，干燥，加入陈皮和连翘的挥发油，混匀，制成1000g，即得。

【功能与主治】 消食，导滞，和胃。用于食积停滞，脘腹胀满，嗳腐吞酸，不欲饮食。

【用法与用量】 开水冲服。一次1袋，一日2次；小儿酌减。

【规格】 每袋装4.5g

【剂量推算】

处方	成药日用量，袋	推算饮片日生药量，g	《药典》饮片日用量，g
焦山楂	2	3	9～12
六神曲（炒）		1	6～12[1]
姜半夏		1	3～9
茯苓		1	10～15
陈皮		0.5	3～10
连翘		0.5	6～15
炒麦芽		0.5	9～15
炒莱菔子		0.5	5～12

参考标准：

[1] 湖北省中药饮片炮制规范（2018年版）

保胎丸

Baotai Wan

【处方】 熟地黄 125g　　醋艾炭 200g

荆芥穗 50g　　平贝母 100g

槲寄生 150g　　菟丝子（酒炙）200g

黄芪 200g　　炒白术 200g

麸炒枳壳 150g　　砂仁 125g

黄芩 100g　　姜厚朴 50g

甘草 25g　　川芎 150g

白芍 200g　　羌活 25g

当归 200g

【制法】 以上十七味，粉碎成细粉，过筛，混匀。每100g粉末加炼蜜100～120g制成小蜜丸或大蜜丸，即得。

【功能与主治】 益气养血，补肾安胎。用于气血不足、肾气不固所致的胎漏、胎动不安，症见小腹坠痛，或见阴道少量出血，或屡经流产，伴神疲乏力、腰膝痠软。

【用法与用量】 口服。小蜜丸一次9g，大蜜丸一次1丸，一日2次。

【规格】 （1）小蜜丸　每100丸重20g （2）大蜜丸　每丸重9g

【剂量推算】

处方	成药日用量	推算饮片日生药量，g	《药典》饮片日用量，g
熟地黄	小蜜丸：18g 大蜜丸：2丸	0.45～0.5	9～15
醋艾炭		0.73～0.8	3～9
荆芥穗		0.18～0.2	5～10
平贝母		0.36～0.4	1～2
槲寄生		0.55～0.6	9～15
菟丝子（酒炙）		0.73～0.8	6～12[1]
黄芪		0.73～0.8	9～30
炒白术		0.73～0.8	6～12[2]
麸炒枳壳		0.55～0.6	3～10
砂仁		0.45～0.5	3～6
黄芩		0.36～0.4	3～10
姜厚朴		0.18～0.2	3～10
甘草		0.09～0.1	2～10
川芎		0.55～0.6	3～10
白芍		0.73～0.8	6～15
羌活		0.09～0.1	3～10
当归		0.73～0.8	6～12

参考标准：

[1] 云南省中药饮片标准（2005年版）（第二册）
[2] 陕西省中药饮片标准（第一册）

保济口服液

Baoji Koufuye

【处方】 钩藤 3.4g　　菊花 6.8g

蒺藜 3.4g　　厚朴 13.6g

木香 13.6g　　苍术 13.6g

天花粉 10.2g　　广藿香 13.6g
葛根 13.6g　　化橘红 6.8g
白芷 13.6g　　薏苡仁 17.1g
稻芽 10.2g　　薄荷 6.8g
茯苓 27.3g　　广东神曲 13.6g

【制法】 以上十六味，木香、苍术、薄荷、广藿香、化橘红用水蒸气蒸馏 2 小时，收集挥发油另器保存；药渣和提油后的水溶液加水煎煮二次，每次 1.5 小时，煎液滤过，滤液合并，浓缩至相对密度为 1.08～1.12（60℃），放冷，加入乙醇使含醇量达 45%，静置过夜，滤过，回收乙醇，浓缩成清膏，备用；钩藤、蒺藜、菊花、厚朴、广东神曲加水煎煮二次，第一次 2 小时，第二次 1.5 小时，合并煎液，滤过，滤液浓缩至相对密度为 1.02～1.05（60℃），放冷，加入乙醇使含醇量达 40%，静置过夜，滤过，回收乙醇并浓缩成清膏，备用；取薏苡仁、稻芽加水煎煮二次，每次 1 小时，合并煎液，滤过，滤液浓缩至相对密度为 1.02～1.05（60℃），放冷，加入乙醇使含醇量达 45%，静置过夜，滤过，回收乙醇，浓缩成清膏，备用；取茯苓、天花粉、白芷、葛根加水煎煮二次，第一次 2 小时，第二次 1 小时，合并煎液，滤过，滤液浓缩至相对密度为 1.02～1.05（60℃），放冷，加入乙醇使含醇量达 60%，静置过夜，滤过，回收乙醇，浓缩成清膏，备用。取上述清膏混合，加入水适量，搅拌均匀，加入蔗糖 90g，加热，搅拌，并煮沸 0.5 小时，滤过，滤液加入适量水并放冷至 60℃以下，加入已调配好的挥发油[挥发油:聚山梨酯 80（1:6）]，加水至 1000ml，混匀，封装，121℃热压灭菌 20 分钟，即得。

【功能与主治】 解表，祛湿，和中。用于暑湿感冒，症见发热头痛、腹痛腹泻、恶心呕吐、肠胃不适；亦可用于晕车晕船。

【用法与用量】 口服。一次 10～20ml，一日 3 次；儿童酌减。

【注意】 孕妇忌服。

【规格】 每支装 10ml

【剂量推算】

处方	成药日用量，ml	推算饮片日生药量，g	《药典》饮片日用量，g
钩藤	30～60	0.1～0.2	3～12
菊花		0.2～0.41	5～10
蒺藜		0.1～0.2	6～10
厚朴		0.41～0.82	3～10
木香		0.41～0.82	3～6
苍术		0.41～0.82	3～9
天花粉		0.31～0.61	10～15
广藿香		0.41～0.82	3～10
葛根		0.41～0.8	10～15
化橘红		0.2～0.41	3～6
白芷		0.41～0.8	3～10
薏苡仁		0.51～1.03	9～30
稻芽		0.31～0.61	9～15
薄荷		0.2～0.41	3～6
茯苓		0.82～1.64	10～15
广东神曲		0.41～0.82	30[1]

参考标准：

[1] 卫生部药品标准（中药成方制剂第十九册）

保济丸

Baoji Wan

【处方】 钩藤 34.1g　　菊花 68.2g
蒺藜 34.1g　　厚朴 136.4g
木香 136.4g　　苍术 136.4g
天花粉 102.3g　　广藿香 136.4g
葛根 136.4g　　化橘红 68.2g
白芷 136.4g　　薏苡仁 170.5g
稻芽 102.3g　　薄荷 68.2g
茯苓 272.8g　　广东神曲 136.4g

【制法】 以上十六味，粉碎成细粉，过筛，混匀，用水泛丸，干燥，以胭脂红、滑石粉及红氧化铁的混合物为着色剂和包衣材料，以糊精为黏合剂，包衣，干燥，即得。

【功能与主治】 解表，祛湿，和中。用于暑湿感冒，症见发热头痛、腹痛腹泻、恶心呕吐、肠胃不适；亦可用于晕车晕船。

【用法与用量】 口服。一次 1.85～3.7g，一日 3 次。

【注意】 外感燥热者不宜服用。

【规格】 每瓶装 （1）1.85g （2）3.7g

【剂量推算】

处方	成药日用量，g	推算饮片日生药量，g	《药典》饮片日用量，g
钩藤	5.55～11.1	0.1～0.2	3～12
菊花		0.2～0.4	5～10
蒺藜		0.1～0.2	6～10
厚朴		0.4～0.81	3～10
木香		0.4～0.81	3～6
苍术		0.4～0.81	3～9
天花粉		0.3～0.61	10～15
广藿香		0.4～0.81	3～10
葛根		0.4～0.81	10～15
化橘红		0.2～0.4	3～6
白芷		0.4～0.81	3～10
薏苡仁		0.5～1.01	9～30
稻芽		0.3～0.61	9～15
薄荷		0.2～0.4	3～6
茯苓		0.81～1.61	10～15
广东神曲		0.4～0.81	30[1]

参考标准：

［1］卫生部药品标准（中药成方制剂第十九册）

恒古骨伤愈合剂

Henggu Gushangyu Heji

【处方】陈皮 10g　红花 15g
三七 30g　杜仲 30g
人参 20g　黄芪 40g
洋金花 6g　钻地风 10g
鳖甲 10g

【制法】上述九味，加水冷浸12小时，煎煮三次，每次1小时，同时收集蒸馏液冷藏备用。合并煎液，滤过，滤液浓缩至相对密度为1.03～1.04（50℃），离心，静置12小时，滤过，将滤液与上述蒸馏液混匀，加对羟基苯甲酸乙酯0.4g，用0.05%碳酸氢钠溶液调节pH值至4.0～6.0，加水至1000ml，滤过，灌装，即得。

【功能与主治】活血益气、补肝肾、接骨续筋、消肿止痛、促进骨折愈合。用于新鲜骨折及陈旧骨折、股骨头坏死、骨关节病、腰椎间盘突出症。

【用法与用量】口服。成人一次25ml，六至十二岁一次12.5ml，每2日服用1次。饭后一小时服用，12天为一个疗程。

【注意】（1）骨折患者需固定复位后再用药。（2）心、肺、肾功能不全者慎用。（3）精神病史者、青光眼、孕妇忌用。（4）少数患者服药后出现口干、轻微头晕，可自行缓解。

【规格】每瓶（1）12.5ml（2）25ml（3）50ml

【剂量推算】

处方	成药日用量，ml	推算饮片日生药量，g	《药典》饮片日用量，g
陈皮	6.25～12.5	0.063～0.13	3～10
红花		0.094～0.19	3～10
三七		0.19～0.38	3～9
杜仲		0.19～0.38	6～10
人参		0.13～0.25	3～9
黄芪		0.25～0.50	9～30
洋金花		0.038～0.075	0.3～0.6
钻地风		0.063～0.13	9～15[1]
鳖甲		0.063～0.13	9～24

参考标准：

［1］四川省中药材标准（2010年版）

恒制咳喘胶囊

Hengzhi Kechuan Jiaonang

【处方】法半夏 480.8g　红花 14.4g
生姜 120.2g　白及 50.4g
佛手 14.4g　甘草 14.4g
紫苏叶 28.8g　薄荷 14.4g
香橼 14.4g　陈皮 14.4g
红参 28.8g　西洋参 28.8g
砂仁 14.4g　沉香 28.8g
丁香 14.4g　豆蔻 14.4g
肉桂 28.8g　煅赭石 4.2g

【制法】以上十八味，紫苏叶、薄荷、香橼、陈皮、红参、西洋参、砂仁、沉香、丁香、豆蔻、肉桂、煅赭石粉碎成细粉，混匀，备用；法半夏加60%乙醇回流提取三次，第一、二次各2小时，第三次1小时，合并提取液，滤过，滤液回收乙醇，备用；红花、生姜、白及、佛手、甘草五味，加水煎煮二次，每次2小时，合并煎液，滤过，滤液与法半夏提取液合并，浓缩至相对密度为1.12（70℃）的清膏，加入上述细粉，制粒，干燥，装入胶囊，制成1000粒，即得。

【功能与主治】 益气温阳，燥湿化痰，降气平喘。用于阳虚痰阻所致的咳嗽痰喘，胸脘满闷，倦怠乏力。

【用法与用量】 口服。一次2～4粒，一日2次。

【规格】 每粒装0.25g

【剂量推算】

处方	成药 日用量，粒	推算饮片 日生药量，g	《药典》饮片 日用量，g
法半夏	4～8	1.92～3.85	3～9
红花		0.058～0.12	3～10
生姜		0.48～0.96	3～10
白及		0.2～0.4	6～15
佛手		0.058～0.12	3～10
甘草		0.058～0.12	2～10
紫苏叶		0.12～0.24	5～10
薄荷		0.058～0.12	3～6
香橼		0.058～0.12	3～10
陈皮		0.058～0.12	3～10
红参		0.12～0.24	3～9
西洋参		0.12～0.24	3～6
砂仁		0.058～0.12	3～6
沉香		0.12～0.24	1～5
丁香		0.058～0.12	1～3
豆蔻		0.058～0.12	3～6
肉桂		0.12～0.24	1～5
煅赭石		0.017～0.034	9～30

追风透骨丸

Zhuifeng Tougu Wan

【处方】 制川乌 100g　白芷 100g
制草乌 100g　香附（制） 100g
甘草 100g　白术（炒） 50g
没药（制） 20g　麻黄 100g
川芎 100g　乳香（制） 50g
秦艽 50g　地龙 100g
当归 50g　茯苓 200g
赤小豆 100g　羌活 100g
天麻 50g　赤芍 100g
细辛 100g　防风 50g
天南星(制)100g　桂枝 50g
甘松 50g

【制法】 以上二十三味，粉碎成细粉，过筛，混匀。每100g粉末用炼蜜55～65g加适量水制成水蜜丸。另将滑石粉、红氧化铁、胭脂红适量，混匀，作包衣材料，包衣，干燥，即得。

【功能与主治】 祛风除湿，通经活络，散寒止痛。用于风寒湿痹，肢节疼痛，肢体麻木

【用法与用量】 口服，一次6g，一日2次

【注意】 不宜久服，属风热痹者及孕妇忌服。

【规格】 每10丸重1g

【剂量推算】

处方	成药 日用量，g	推算饮片 日生药量，g	《药典》饮片 日用量，g
制川乌	12	0.39～0.41	1.5～3
白芷		0.39～0.41	3～10
制草乌		0.39～0.41	1.5～3
香附（制）		0.39～0.41	6～9[1]
甘草		0.39～0.41	2～10
白术（炒）		0.19～0.21	6～12
没药（制）		0.075～0.083	3～5[1]
麻黄		0.39～0.41	2～10
川芎		0.39～0.41	3～10
乳香（制）		0.19～0.21	3～5[1]
秦艽		0.19～0.21	3～10
地龙		0.39～0.41	5～10
当归		0.19～0.21	6～12
茯苓		0.78～0. 83	10～15
赤小豆		0.39～0.41	9～30
羌活		0.39～0.41	3～10
天麻		0.19～0.21	3～10
赤芍		0.39～0.41	6～12
细辛		0.39～0.41	1～3
防风		0.19～0.21	5～10
天南星（制）		0.39～0.41	3～9
桂枝		0.19～0.21	3～10
甘松		0.19～0.21	3～6

参考标准：

［1］上海市中药饮片炮制规范（2018年版）

胆石通胶囊

Danshitong Jiaonang

【处方】蒲公英 825g　水线草 825g
绵茵陈 825g　广金钱草 550g
溪黄草 550g　大黄 415g
枳壳 275g　柴胡 275g
黄芩 275g　鹅胆粉 10g

【制法】以上十味，取部分大黄粉碎成细粉，剩余大黄加水温浸三次，合并浸渍液，滤过，滤液减压浓缩至适量，加入大黄细粉，混匀，减压干燥，粉碎，备用；黄芩加入沸水中煎煮二次，煎液滤过，滤液合并，浓缩至适量，醇沉，搅匀，静置，滤过，滤液回收乙醇，浓缩至适量，备用；除鹅胆粉外，其余蒲公英等七味加水煎煮二次，煎液滤过，滤液合并，浓缩至适量，醇沉，搅匀，静置，滤过，滤液回收乙醇，浓缩至适量，与黄芩浓缩液混合，干燥，粉粹，加入上述大黄粉和鹅胆粉，混匀，装入胶囊，制成1000粒，即得。

【功能与主治】清热利湿，利胆排石。用于肝胆湿热所致的胁痛、胆胀，症见右胁胀痛、痞满呕恶、尿黄口苦；胆石症、胆囊炎见上述证候者。

【用法与用量】口服。一次4～6粒，一日3次。

【注意】孕妇慎服。严重消化道溃疡、心脏病及重症肌无力者忌服。忌烟酒及辛辣油腻食物。

【规格】每粒装0.65g

【剂量推算】

处方	成药 日用量，粒	推算饮片 日生药量，g	《药典》饮片 日用量，g
蒲公英	12～18	9.9～14.85	10～15
水线草		9.9～14.85	15～30[1]
绵茵陈		9.9～14.85	6～15
广金钱草		6.6～9.9	15～30
溪黄草		6.6～9.9	15～30[2]
大黄		4.98～7.47	3～15
枳壳		3.3～4.95	3～10
柴胡		3.3～4.95	3～10
黄芩		3.3～4.95	3～10
鹅胆粉		0.12～0.18	0.3～0.6[1]

参考标准：
[1] 广东省中药材标准（第一册）(2004年版)
[2] 广东省中药材标准（第二册）(2011年版)

胆乐胶囊

Danle Jiaonang

【处方】猪胆汁酸 75g　陈皮 75g
南山楂 600g　郁金 240g
连钱草 600g

【制法】以上五味，郁金、南山楂、连钱草分别加水煎煮二次，第一次2小时，第二次1小时，合并煎液，静置，滤过，滤液减压浓缩成稠膏，干燥，粉碎成细粉；陈皮、猪胆汁酸分别粉碎成细粉，与上述细粉混匀，装入胶囊，制成1000粒，即得。

【功能与主治】理气止痛，利胆排石。用于肝郁气滞所致的胁痛、胆胀，症见胁肋胀痛、纳呆尿黄；慢性胆囊炎、胆石症见上述证候者。

【用法与用量】口服。一次4粒，一日3次。

【规格】每粒装0.3g

【剂量推算】

处方	成药 日用量，粒	推算饮片 日生药量，g	《药典》饮片 日用量，g
猪胆汁酸	12	0.9	未载具体用量
陈皮		0.9	3～10
南山楂		7.2	9～12
郁金		2.88	3～10
连钱草		7.2	15～30

胆宁片

Danning Pian

【处方】大黄 48g　虎杖 720g
青皮 288g　白茅根 432g
陈皮 288g　郁金 432g
山楂 720g

【制法】以上七味，大黄粉碎成细粉；陈皮提取挥发油；其余虎杖等五味用70%乙醇加热回流提取2次，每次1小时，提取液回收乙醇并浓缩至适量，减压干燥，粉碎，加入大黄细粉、陈皮挥发油及适量的辅料，混匀，制颗粒，压制成1000片，包薄膜衣，即得。

【功能与主治】疏肝利胆，清热通下。用于肝郁气滞、湿热未清所致的右上腹隐隐作痛、食入作胀、胃纳不香、嗳气、便秘；慢性胆囊炎见上述证候者。

【用法与用量】 口服。一次5片，一日3次。饭后服用。

【注意】 服用本品后，如每日排便增至3次以上者，应酌情减量。

【规格】 每片重0.36g

【剂量推算】

处方	成药日用量，片	推算饮片日生药量，g	《药典》饮片日用量，g
大黄	15	0.72	3～15
虎杖		10.8	9～15
青皮		4.32	3～10
白茅根		6.48	9～30
陈皮		4.32	3～10
郁金		6.48	3～10
山楂		10.8	9～12

胆康胶囊

Dankang Jiaonang

【处方】 柴胡 180g 蒲公英 360g
大黄 150g 郁金 180g
茵陈 380g 人工牛黄 40g
栀子 290g 薄荷素油 2g

【制法】 以上八味，除人工牛黄、薄荷素油外，大黄粉碎成细粉，其余柴胡等五味加水煎煮二次，每次1小时，合并煎液，滤过，滤液浓缩至相对密度为1.30～1.32（80℃）的稠膏，加入大黄细粉，干燥粉碎后加入人工牛黄及适量淀粉，混匀，喷入薄荷素油，混匀，装入胶囊，制成1000粒，即得。

【功能与主治】 舒肝利胆，清热解毒，理气止痛。用于急、慢性胆囊炎，胆道结石。

【用法与用量】 口服。一次4粒，一日3次；30日为一疗程。

【规格】 每粒装0.38g

【剂量推算】

处方	成药日用量，粒	推算饮片日生药量，g	《药典》饮片日用量，g
柴胡	12	2.16	3～10
蒲公英		4.32	10～15
大黄		1.8	3～15

续表

处方	成药日用量，粒	推算饮片日生药量，g	《药典》饮片日用量
郁金	12	2.16	3～10g
茵陈		4.56	6～15g
人工牛黄		0.48	0.15～0.35g
栀子		3.48	6～10g
薄荷素油		0.024	0.06～0.6ml[1]

参考标准：

［1］中国药典（2005年版）一部

脉络舒通丸

Mailuo Shutong Wan

【处方】 黄芪 833g 金银花 833g
黄柏 417g 苍术 417g
薏苡仁 833g 玄参 833g
当归 417g 白芍 417g
甘草 138g 水蛭 417g
蜈蚣 33g 全蝎 138g

【制法】 以上十二味，取水蛭208.5g、蜈蚣16.5g、全蝎69g粉碎成细粉；金银花、苍术、玄参、当归、白芍加水浸泡3小时，蒸馏提取7小时，收集挥发油，加倍他-环糊精适量制成包合物。蒸馏后的药渣与剩余的水蛭、蜈蚣、全蝎及其余黄芪等四味，加水煎煮二次，每次1.5小时，合并煎液及提取挥发油后的水溶液，滤过，滤液浓缩至相对密度为1.10～1.20（80℃）的清膏，加乙醇使含醇量达60%，静置24小时，滤过，减压回收乙醇并浓缩至相对密度为1.10～1.18（80℃）的清膏，喷雾干燥成细粉；与上述水蛭等细粉、挥发油包合物及淀粉适量混匀，制丸，干燥，制成1000g，即得。

【功能与主治】 清热解毒，化瘀通络，祛湿消肿。用于湿热瘀阻脉络所致的血栓性浅静脉炎，非急性期深静脉血栓形成所致的下肢肢体肿胀、疼痛、肤色暗红或伴有条索状物。

【用法与用量】 口服。一次1瓶，一日3次。

【注意】 （1）孕妇禁用。（2）肝肾功能不全者及有出血性疾病或凝血机制障碍者慎用。（3）深静脉血栓形成初发一周内的患者勿用。（4）忌食辛辣及刺激性食物。（5）部分患者服药后出现轻度恶心、呕吐、食欲不振等胃部不适。

【规格】 每瓶装 12g（每丸重约 0.056g）

【剂量推算】

处方	成药日用量，瓶	推算饮片日生药量，g	《药典》饮片日用量，g
黄芪	3	29.99	9～30
金银花		29.99	6～15
黄柏		15.01	3～12
苍术		15.01	3～9
薏苡仁		29.99	9～30
玄参		29.99	9～15
当归		15.01	6～12
白芍		15.01	6～15
甘草		4.97	2～10
水蛭		15.01	1～3
蜈蚣		1.19	3～5
全蝎		4.97	3～6

脉络舒通颗粒

Mailuo Shutong Keli

【处方】 黄芪 500g　金银花 500g
黄柏 250g　苍术 250g
薏苡仁 500g　玄参 500g
当归 250g　白芍 250g
甘草 83g　水蛭 250g
蜈蚣 20g　全蝎 83g

【制法】 以上十二味，取水蛭 130g、蜈蚣 10g 和全蝎 43g 粉碎成细粉，金银花、苍术、玄参、当归、白芍水蒸气蒸馏提取挥发油，挥发油另器保存；蒸馏后的水溶液及药渣与剩余的水蛭、蜈蚣和全蝎及其余黄芪等四味加水煎煮二次，第一次 1.5 小时，第二次 1 小时，合并煎液，滤过，滤液浓缩至相对密度为 1.15～1.20（80℃）的清膏，加乙醇使含醇量达 60%，静置 24 小时，滤过，滤液回收乙醇并减压浓缩至相对密度为 1.30～1.35（80℃）的稠膏，真空干燥，粉碎成细粉；与上述干膏粉及水蛭等细粉混匀，加入倍他-环糊精 140g、阿司帕坦 7g、羧甲基淀粉钠 75g 及糊精适量，混匀，制粒，干燥；用适量乙醇溶解挥发油，喷入颗粒中，混匀，制成 1000g，即得。

【功能与主治】 清热解毒，化瘀通络，祛湿消肿。用于湿热瘀阻脉络所致的血栓性浅静脉炎，非急性期深静脉血栓形成所致的下肢肢体肿胀、疼痛、肤色暗红或伴有条索状物。

【用法与用量】 口服。一次 1 袋，一日 3 次。

【注意】 （1）孕妇禁用。（2）肝肾功能不全者及有出血性疾病或凝血机制障碍者慎用。（3）深静脉血栓形成初发一周内的患者勿用。（4）忌食辛辣及刺激性食物。

【规格】 每袋装 20g（无蔗糖）

【剂量推算】

处方	成药日用量，袋	推算饮片日生药量，g	《药典》饮片日用量，g
黄芪	3	30	9～30
金银花		30	6～15
黄柏		15	3～12
苍术		15	3～9
薏苡仁		30	9～30
玄参		30	9～15
当归		15	6～12
白芍		15	6～15
甘草		4.98	2～10
水蛭		15	1～3
蜈蚣		1.2	3～5
全蝎		4.98	3～6

脉管复康片

Maiguan Fukang Pian

【处方】 丹参 526.24g　鸡血藤 526.24g
郁金 210.50g　乳香 84.2g
没药 84.2g

【制法】 以上五味，乳香、没药、郁金粉碎成细粉；丹参、鸡血藤加水煎煮三次，第一次 1.5 小时，第二、三次每次各 1 小时，煎液滤过，滤液合并，浓缩至相对密度为 1.35～1.40（60℃），加入上述细粉，混匀，制颗粒，干燥，加入适量硬脂酸镁，混匀，压制成 2000 片，包糖衣；或压制成 1000 片，包薄膜衣，即得。

【功能与主治】 活血化瘀、通经活络。用于瘀血阻滞，脉络不通引起的脉管炎、硬皮病、动脉硬化性下肢血管闭塞症，对冠心病、脑血栓后遗症属上述证候者也有一定治疗作用。

【用法与用量】 口服。一次8片〔规格（1）〕或一次4片〔规格（2）〕，一日3次。

【注意】 经期减量，孕妇及肺结核患者遵医嘱服用。

【规格】 （1）糖衣片（片心重0.3g，相当于饮片0.7g）

（2）薄膜衣片　每片重0.6g（相当于饮片1.4g）

【剂量推算】

处方	成药日用量，片	推算饮片日生药量，g	《药典》饮片日用量，g
丹参	规格（1）：24 规格（2）：12	6.31	10～15
鸡血藤		6.31	9～15
郁金		2.53	3～10
乳香		1.01	3～5
没药		1.01	3～5

独一味片

Duyiwei Pian

【处方】 独一味 1000g

【制法】 将独一味粉碎，加水煎煮三次，每次1小时，合并煎液，滤过，滤液浓缩至适量，在80℃以下干燥，粉碎，加入适量的淀粉，制成颗粒，干燥，压制成1000片，包薄膜衣或糖衣，即得。

【功能与主治】 活血止痛，化瘀止血。用于多种外科手术后的刀口疼痛、出血，外伤骨折，筋骨扭伤，风湿痹痛以及崩漏、痛经、牙龈肿痛、出血。

【用法与用量】 口服。一次3片，一日3次。7日为一疗程；或必要时服。

【注意】 孕妇慎用。

【规格】 （1）薄膜衣片　每片重0.28g

（2）糖衣片（片心重0.26g）

【剂量推算】

处方	成药日用量，片	推算饮片日生药量，g	《药典》饮片日用量，g
独一味	9	9	2～3

独一味胶囊

Duyiwei Jiaonang

【处方】 独一味 1000g

【制法】 将独一味粉碎，加水煎煮三次，每次1小时，合并煎液，滤过，滤液浓缩至适量，在80℃以下干燥，粉碎，加入适量的淀粉，制成颗粒，干燥，装入胶囊，制成1000粒，即得。

【功能与主治】 活血止痛，化瘀止血。用于多种外科手术后的刀口疼痛、出血，外伤骨折，筋骨扭伤，风湿痹痛以及崩漏、痛经、牙龈肿痛、出血。

【用法与用量】 口服。一次3粒，一日3次。7日为一疗程；或必要时服。

【注意】 孕妇慎用。

【规格】 每粒装0.3g

【剂量推算】

处方	成药日用量，粒	推算饮片日生药量，g	《药典》饮片日用量，g
独一味	9	9	2～3

独圣活血片

Dusheng Huoxue Pian

【处方】 三七 168g　香附（四炙） 336g
当归 280g　醋延胡索 420g
鸡血藤 560g　大黄 140g
甘草 84g

【制法】 以上七味，三七及部分香附（四炙）分别粉碎成细粉；当归提取挥发油，蒸馏后的水溶液另器收集；药渣与剩余的香附（四炙）及鸡血藤、大黄、甘草加水煎煮三次，煎液滤过，滤液合并，浓缩至适量；醋延胡索粉碎成粗粉，用三倍量的60%乙醇浸泡24小时，加热回流提取2小时，收集提取液，再加两倍量的60%乙醇加热回流提取2小时，收集提取液，与上述提取液合并，滤过，滤液回收乙醇，与上述浓缩液合并，浓缩成稠膏，加入三七和香附的细粉，混匀，制成颗粒，干燥，放冷，喷入当归挥发油，混匀，压制成1000片，包糖衣或薄膜衣，即得。

【功能与主治】 活血消肿，理气止痛。用于跌打损伤，瘀血肿胀及气滞血瘀所致的痛经。

【用法与用量】 口服。一次3片，一日3次。

【注意】 孕妇禁用。

【规格】 （1）薄膜衣片　每片重0.41g

（2）糖衣片（片心重0.4g）

【剂量推算】

处方	成药日用量，片	推算饮片日生药量，g	《药典》饮片日用量，g
三七	9	1.51	1～3
香附（四炙）		3.02	6～10[1]
当归		2.52	6～12
醋延胡索		3.78	3～10
鸡血藤		5.04	9～15
大黄		1.26	3～15
甘草		0.76	2～10

参考标准：

[1] 湖北省中药饮片炮制规范（2018年版）

独活寄生丸

Duhuo Jisheng Wan

【处方】独活 54g　桑寄生 54g
熟地黄 36g　牛膝 54g
细辛 54g　秦艽 54g
茯苓 54g　肉桂 54g
防风 54g　川芎 54g
党参 54g　甘草 36g
酒当归 36g　白芍 36g
盐杜仲 54g

【制法】以上十五味，粉碎成细粉，过筛，混匀，每100g粉末加炼蜜110～130g，制成大蜜丸；或每100g粉末加炼蜜40～50g，与适量的水制成水蜜丸，即得。

【功能与主治】养血舒筋，祛风除湿，补益肝肾。用于风寒湿闭阻，肝肾两亏，气血不足所致的痹病，症见腰膝冷痛，屈伸不利。

【用法与用量】口服。水蜜丸一次6g，大蜜丸一次1丸，一日2次。

【规格】（1）水蜜丸　每袋装6g（2）大蜜丸　每丸重9g

【剂量推算】

处方	成药日用量	推算饮片日生药量，g	《药典》饮片日用量，g
独活	大蜜丸：2丸 水蜜丸：12g	0.57～0.63	3～10
桑寄生		0.57～0.63	9～15
熟地黄		0.38～0.42	9～15
牛膝		0.57～0.63	5～12
细辛		0.57～0.63	1～3
秦艽		0.57～0.63	3～10
茯苓		0.57～0.63	10～15
肉桂		0.57～0.63	1～5
防风		0.57～0.63	5～10
川芎		0.57～0.63	3～10
党参		0.57～0.63	9～30
甘草		0.38～0.42	2～10
酒当归		0.38～0.42	6～12
白芍		0.38～0.42	6～15
盐杜仲		0.57～0.63	6～10

独活寄生合剂

Duhuo Jisheng Heji

【处方】独活 98g　桑寄生 65g
秦艽 65g　防风 65g
细辛 65g　当归 65g
白芍 65g　川芎 65g
熟地黄 65g　盐杜仲 65g
川牛膝 65g　党参 65g
茯苓 65g　甘草 65g
桂枝 65g

【制法】以上十五味，秦艽、白芍和盐杜仲，用70%乙醇作溶剂，浸渍，渗漉，收集渗漉液，回收乙醇；独活、细辛、桂枝、防风、川芎和当归提取挥发油；药渣与其余桑寄生等六味加水煎煮二次，第一次3小时，第二次2小时，煎液滤过，滤液合并，浓缩至适量，与上述浓缩液合并，静置，滤过，浓缩至约760ml，放冷，加入乙醇240ml和上述挥发油，加水至1000ml，搅匀，即得。

【功能与主治】养血舒筋，祛风除湿，补益肝肾。用于风寒湿闭阻、肝肾两亏、气血不足所致的痹病，症见腰膝冷痛、屈伸不利。

【用法与用量】口服。一次15～20ml，一日3次；用时摇匀。

【注意】孕妇慎用。

【规格】每瓶装（1）20ml　（2）100ml

【剂量推算】

处方	成药 日用量，ml	推算饮片 日生药量，g	《药典》饮片 日用量，g
独活	45～60	4.41～5.88	3～10
桑寄生		2.93～3.9	9～15
秦艽		2.93～3.9	3～10
防风		2.93～3.9	5～10
细辛		2.93～3.9	1～3
当归		2.93～3.9	6～12
白芍		2.93～3.9	6～15
川芎		2.93～3.9	3～10
熟地黄		2.93～3.9	9～15
盐杜仲		2.93～3.9	6～10
川牛膝		2.93～3.9	5～12
党参		2.93～3.9	9～30
茯苓		2.93～3.9	10～15
甘草		2.93～3.9	2～10
桂枝		2.93～3.9	1～5

急支糖浆

Jizhi Tangjiang

【处方】鱼腥草 150g　　金荞麦 150g
四季青 150g　　麻黄 30g
紫菀 75g　　前胡 45g
枳壳 45g　　甘草 15g

【制法】以上八味，鱼腥草、枳壳加水蒸馏，收集蒸馏液；药渣与其余金荞麦等六味加水煎煮二次，滤过，合并滤液，浓缩至适量；取适量蔗糖，加水煮沸，滤过，滤液与上述蒸馏液和浓缩液合并，加入苯甲酸和山梨酸钾适量，或加入苯甲酸、山梨酸钾和矫味剂适量，加水至 1000ml，混匀，分装，即得。

【功能与主治】清热化痰，宣肺止咳。用于外感风热所致的咳嗽，症见发热、恶寒、胸膈满闷、咳嗽咽痛；急性支气管炎、慢性支气管炎急性发作见上述证候者。

【用法与用量】口服。一次 20～30ml，一日 3～4 次；儿童周岁以内一次 5ml，一至三岁一次 7ml，三至七岁一次 10ml，七岁以上一次 15ml，一日 3～4 次。

【规格】（1）每瓶装 100ml　（2）每瓶装 200ml

【剂量推算】

处方	成药 日用量，ml	推算饮片 日生药量，g	《药典》饮片 日用量，g
鱼腥草	15～120	2.25～18	15～25
金荞麦		2.25～18	15～45
四季青		2.25～18	15～60
麻黄		0.45～3.6	2～10
紫菀		1.125～9	5～10
前胡		0.675～5.4	3～10
枳壳		0.675～5.4	3～10
甘草		0.225～1.8	2～10

姜酊

Jiang Ding

【处方】姜流浸膏 200ml

【制法】取姜流浸膏，加 90%乙醇，混匀，静置，滤过，制成 1000ml，分装，即得。

【功能与主治】健胃驱风。

【用法与用量】口服。一次 2～4ml，一日 6～12ml。

【剂量推算】

处方	成药 日用量，ml	推算饮片 日生药量，ml	《药典》饮片 日用量，ml
姜流浸膏	6～12	1.2～2.4	1.5～6

养心氏片

Yangxinshi Pian

【处方】黄芪 120g　　党参 100g
丹参 80g　　葛根 80g
淫羊藿 80g　　山楂 80g
地黄 60g　　当归 60g
黄连 60g　　醋延胡索 60g
灵芝 60g　　人参 25g
炙甘草 25g

【制法】以上十三味，人参、黄连、醋延胡索、山楂与黄芪 60g 粉碎成细粉。其余党参等八味与剩余黄芪加水煎煮二次，第一次 2 小时，第二次 1.5 小时，滤过，合并滤液，滤液浓缩至相对密度为 1.06～1.12（92℃），放冷，加一倍量乙醇使沉淀，静置，滤过，滤液回收乙醇，浓缩至相对密度为1.20～1.22（90℃）的清膏，与上述药粉混合，制成颗粒，干燥，压制成1000片（小片），包糖衣或薄膜衣片，或压制成500片（大片），包薄膜衣，即得。

【功能与主治】 益气活血，化瘀止痛。用于气虚血瘀所致的胸痹，症见心悸气短、胸闷、心前区刺痛；冠心病心绞痛见于上述证候者。

【用法与用量】 口服。一次4～6片〔规格（1）、规格（3）〕；一次2～3片〔规格（2）〕，一日3次。

【注意】 孕妇慎用。

【规格】 （1）薄膜衣片　每片重0.3g

（2）薄膜衣片　每片重0.6g

（3）糖衣片（片心重0.3g）

【剂量推算】

处方	成药日用量，片	推算饮片日生药量，g	《药典》饮片日用量，g
黄芪	规格（1）、规格（3）：12～18 规格（2）：6～9	1.44～2.16	9～30
党参		1.2～1.8	9～30
丹参		0.96～1.44	10～15
葛根		0.96～1.44	10～15
淫羊藿		0.96～1.44	6～10
山楂		0.96～1.44	9～12
地黄		0.72～1.08	鲜地黄12～30；生地黄10～15
当归		0.72～1.08	6～12
黄连		0.72～1.08	2～5
醋延胡索		0.72～1.08	3～10
灵芝		0.72～1.08	6～12
人参		0.3～0.45	3～9
炙甘草		0.3～0.45	2～10

养心定悸口服液

Yangxin Dingji Koufuye

【处方】 地黄 400g　麦冬 200g
红参 67g　大枣 200g
阿胶 67g　黑芝麻 167g
桂枝 100g　生姜 100g
炙甘草 133g

【制法】 以上九味，红参切段，用温水浸泡6～8小时后，煎煮二次，每次2小时，合并煎液，滤过，滤液备用；生姜绞汁，滤过，滤液备用；桂枝加水浸泡30分钟，提取挥发油2小时；除阿胶外，其余炙甘草等五味与上述红参、生姜、桂枝的药渣加水煎煮二次，每次2小时，合并煎液，滤过，滤液加入上述红参提取液，浓缩至适量；阿胶加水溶化，与上述浓缩液合并，加入生姜汁和桂枝挥发油，混匀，加水调整总量至1000ml，搅匀，灌装，灭菌，即得。

【功能与主治】 养血益气，复脉定悸。用于气虚血少，心悸气短，心律不齐，盗汗失眠，咽干舌燥，大便干结。

【用法与用量】 口服。一次20ml，一日2次。

【注意】 腹胀便溏、食少苔腻者忌服。

【规格】 （1）每支装10ml　（2）每支装20ml

【剂量推算】

处方	成药日用量，ml	推算饮片日生药量，g	《药典》饮片日用量，g
地黄	40	16	鲜地黄12～30；生地黄10～15
麦冬		8	6～12
红参		2.68	3～9
大枣		8	6～15
阿胶		2.68	3～9
黑芝麻		6.68	9～15
桂枝		4	3～10
生姜		4	3～10
炙甘草		5.32	2～10

养心定悸膏

Yangxin Dingji Gao

【处方】 地黄 120g　麦冬 60g
红参 20g　大枣 60g
阿胶 20g　黑芝麻 50g
桂枝 30g　生姜 30g
炙甘草 40g

【制法】 以上九味，除阿胶外，红参切片，用温水浸泡1小时后煎煮二次，每次2小时，煎液滤过，滤液合并；生姜绞汁；桂枝提取挥发油；其余炙甘草等五味与上述红参、生姜和桂枝的药渣加水煎煮二次，每次2小时，合并煎液，滤过，滤液加入红参的滤液，浓缩成稠膏；取黄酒30g，烊化阿胶。另取蔗糖120g，制成糖浆，加入上述稠膏、烊化阿胶及炼蜜 20g，浓缩至适量，放冷，加入生姜汁及桂枝挥发油，搅匀，制成约300g，即得。

【功能与主治】 养血益气，复脉定悸。用于气虚血少，心悸气短，心律不齐，盗汗失眠，咽干舌燥，大便干结。

【用法与用量】 口服。一次15～20g，一日2次。

【注意】 腹胀便溏、食少苔腻者忌服。

【剂量推算】

处方	成药 日用量，g	推算饮片 日生药量，g	《药典》饮片 日用量，g
地黄	30～40	12～16	鲜地黄 12～30； 生地黄 10～15
麦冬		6～8	6～12
红参		2～2.67	3～9
大枣		6～8	6～15
阿胶		2～2.67	3～9
黑芝麻		5～6.67	9～15
桂枝		3～4	3～10
生姜		3～4	3～10
炙甘草		4～5.33	2～10

养正消积胶囊

Yangzheng Xiaoji Jiaonang

【处方】 黄芪 250g　女贞子 200g
人参 65g　莪术 132g
灵芝 65g　绞股蓝 256g
炒白术 64g　半枝莲 128g
白花蛇舌草 128g　茯苓 65g
土鳖虫 20g　鸡内金 30g
蛇莓 128g　白英 128g
茵陈（绵茵陈）128g　徐长卿 128g

【制法】 以上十六味，女贞子、人参加70%乙醇提取2次，第一次3小时，第二次2小时，滤过，合并滤液，滤液回收乙醇至清膏，药渣备用；莪术、炒白术、徐长卿提取挥发油，水溶液及药渣备用；茯苓、土鳖虫、鸡内金粉碎成细粉备用；其余黄芪等八味与女贞子、莪术等的药渣合并，加水煎煮2次，每次2小时，滤过，滤液与女贞子等的清膏、莪术等的水溶液合并，浓缩至适宜的稠膏，与茯苓等细粉混匀，减压干燥成干膏，粉碎成细粉，喷入上述挥发油，混匀，密闭，装入胶囊，制成1000粒，即得。

【功能与主治】 健脾益肾、化瘀解毒。适用于不宜手术的脾肾两虚、瘀毒内阻型原发性肝癌辅助治疗，与肝内动脉介入灌注加栓塞化疗合用，有助于提高介入化疗疗效，减轻对白细胞、肝功能、血红蛋白的毒性作用，改善患者生存质量，改善脘腹胀满、纳呆食少、神疲乏力、腰膝酸软、溲赤便溏、疼痛。

【用法与用量】 口服。一次4粒，一日3次。

【规格】 每粒装0.39g

【剂量推算】

处方	成药 日用量，粒	推算饮片 日生药量，g	《药典》饮片 日用量，g
黄芪	12	3	9～30
女贞子		2.4	6～12
人参		0.78	3～9
莪术		1.58	6～9
灵芝		0.78	6～12
绞股蓝		3.07	6～10[1]
炒白术		0.77	6～12
半枝莲		1.54	15～30
白花蛇舌草		1.54	15～30 （～60）[2] 15～60[3] 15～30[4] 30～60[5] 9～15[6-7]
茯苓		0.78	10～15
土鳖虫		0.24	3～10
鸡内金		0.36	3～10
蛇莓		1.54	9～15[8]
白英		1.54	9～15[9]
茵陈（绵茵陈）		1.54	6～15
徐长卿		1.54	3～12

参考标准：

［1］湖北省中药材质量标准（2018年版）
［2］江苏省中药饮片炮制规范（2019年版）（第一册）
［3］吉林省中药饮片炮制规范（2020年版）
［4］安徽省中药饮片炮制规范（第三版）（2019年版）
［5］宁夏中药饮片炮制规范（2017年版）
［6］天津市中药饮片炮制规范（2018年版）

［7］上海市中药饮片炮制规范（2018年版）
［8］辽宁省中药材标准（第二册）（2019年版）
［9］广东省中药材标准（第三册）（2019年版）

养血生发胶囊

Yangxue Shengfa Jiaonang

【处方】 熟地黄 203.75g　当归 101.87g　羌活 40.75g　木瓜 61.12g　川芎 40.75g　白芍 101.87g　菟丝子 101.87g　天麻 20.37g　制何首乌 203.75g

【制法】 以上九味，当归、羌活、川芎、制何首乌、天麻粉碎成细粉；其余熟地黄等四味加水煎煮三次，第一、二次每次2小时，第三次1小时，合并煎液，滤过，滤液浓缩至适量，与上述细粉混匀，制成颗粒，干燥，过筛，装入胶囊，制成1000粒，即得。

【功能与主治】 养血祛风，益肾填精。用于血虚风盛、肾精不足所致的脱发，症见毛发松动或呈稀疏状脱落、毛发干燥或油腻、头皮瘙痒；斑秃、全秃、脂溢性脱发与病后、产后脱发见上述证候者。

【用法与用量】 口服。一次4粒，一日2次。

【规格】 每粒装0.5g

【剂量推算】

处方	成药日用量，粒	推算饮片日生药量，g	《药典》饮片日用量，g
熟地黄	8	1.63	9～15
当归		0.81	6～12
羌活		0.33	3～10
木瓜		0.49	6～9
川芎		0.33	3～10
白芍		0.81	6～15
菟丝子		0.81	6～12
天麻		0.16	3～10
制何首乌		1.63	6～12

养血当归胶囊

Yangxue Danggui Jiaonang

【处方】 当归 889g　白芍 56g　熟地黄 56g　茯苓 56g　炙甘草 28g　党参 56g　黄芪 56g　川芎 28g

【制法】 以上八味，白芍、茯苓粉碎成细粉；当归、川芎加80%乙醇，回流提取二次，每次1小时，合并醇提液，滤过，滤液减压回收乙醇，减压浓缩至相对密度1.30～1.35（50℃）的稠膏。其余四味加水煎煮二次，第一次2小时，第二次1小时，合并煎液，滤过，滤液浓缩至相对密度为1.28～1.30（80℃）的稠膏。合并上述稠膏，加入白芍、茯苓细粉，混匀，低温减压干燥（50℃，–0.07MPa），粉碎，过筛，装入胶囊，制成1000粒，即得。

【功能与主治】 补气养血，调经。用于气血两虚所致的月经不调，月经量少，行经腹痛及产后血虚，或见面黄肌瘦、贫血。

【用法与用量】 口服。一次3粒，一日3次，疗程4周。用于痛经，疗程15天，于经前7天给药，连用两个月经周期；用于产后气血亏虚，疗程30天；用于月经不调，疗程15天，连用两个月经周期，第一疗程从诊断后开始用药。第二疗程于月经周期第5天开始用药。

【规格】 每粒装0.5g

【剂量推算】

处方	成药日用量，粒	推算饮片日生药量，g	《药典》饮片日用量，g
当归	9	8	6～12
白芍		0.5	6～15
熟地黄		0.5	9～15
茯苓		0.5	10～15
炙甘草		0.25	2～10
党参		0.5	9～30
黄芪		0.5	9～30
川芎		0.25	3～10

养血饮口服液

Yangxueyin Koufuye

【处方】 当归 150g　黄芪 200g　鹿角胶 15g　阿胶 5g　大枣 100g

【制法】 以上五味，当归用蒸馏法提取挥发油，备用。当归药渣、黄芪、大枣加水煎煮二次，第一次

3 小时，第二次 2 小时，滤过，合并滤液，浓缩至相对密度为 1.17～1.19（50℃）的清膏，加乙醇使含醇量达 65%，回收乙醇，提取液加水 250ml，加热至微沸 30 分钟，冷却至 15℃以下，滤过，加入当归挥发油，混匀。阿胶、鹿角胶加水适量，加热烊化，备用。将蔗糖 400g 制成单糖浆，加入当归等提取液，阿胶、鹿角胶液，防腐剂适量，搅拌，加水至 1000ml，混匀，加热煮沸后 100℃保温 30 分钟，放冷，滤过，即得。

【功能与主治】 补气养血，益肾助脾。用于气血两亏，崩漏下血，体虚羸弱，血小板减少及贫血，对放疗和化疗后引起的白细胞减少症有一定的治疗作用。

【用法与用量】 口服。一次 1 支，一日 2 次。

【规格】 每支装 10ml

【剂量推算】

处方	成药 日用量，支	推算饮片 日生药量，g	《药典》饮片 日用量，g
当归		3	6～12
黄芪		4	9～30
鹿角胶	2	0.3	3～6
阿胶		0.1	3～9
大枣		2	6～15

养血荣筋丸

Yangxue Rongjin Wan

【处方】 当归 45g　鸡血藤 75g
何首乌（黑豆酒炙）150g　赤芍 75g
续断 75g　桑寄生 75g
铁丝威灵仙（酒炙）45g　伸筋草 75g
透骨草 45g　油松节 45g
盐补骨脂 60g　党参 75g
炒白术 60g　陈皮 45g
木香 45g　赤小豆 75g

【制法】 以上十六味，粉碎成细粉，过筛，混匀。每 100g 粉末加炼蜜 110～130g 制成大蜜丸，即得。

【功能与主治】 养血荣筋，祛风通络。用于陈旧性跌打损伤，症见筋骨疼痛、肢体麻木、肌肉萎缩、关节不利。

【用法与用量】 口服。一次 1～2 丸，一日 2 次。

【注意】 孕妇禁用。

【规格】 每丸重 9g

【剂量推算】

处方	成药 日用量，丸	推算饮片 日生药量，g	《药典》饮片 日用量，g
当归		0.33～0.72	6～12
鸡血藤		0.55～1.21	9～15
何首乌（黑豆酒炙）		1.1～2.41	6～12
赤芍		0.55～1.21	6～12
续断		0.55～1.21	9～15
桑寄生		0.55～1.21	9～15
铁丝威灵仙（酒炙）		0.33～0.72	6～10[1]
伸筋草	2～4	0.55～1.21	3～12
透骨草		0.33～0.72	9～15[2]
油松节		0.33～0.72	9～15
盐补骨脂		0.44～0.97	6～10
党参		0.55～1.21	9～30
炒白术		0.44～0.97	6～12
陈皮		0.33～0.72	3～10
木香		0.33～0.72	3～6
赤小豆		0.55～1.21	9～30

参考标准：

［1］湖北省中药饮片炮制规范（2018 年版）
［2］陕西省药材标准（2015 年版）

养血清脑丸

Yangxue Qingnao Wan

【处方】 当归 405.6g　川芎 405.6g
白芍 324.3g　熟地黄 324.3g
钩藤 810.8g　鸡血藤 810.8g
夏枯草 810.8g　决明子 810.8g
珍珠母 810.8g　延胡索 405.6g
细辛 80.8g

【制法】 以上十一味，当归、川芎、延胡索、决明子加 70%乙醇加热提取二次，第一次 2 小时，第二次 1 小时，滤过，回收乙醇并浓缩至适量，备用。白芍加 60%乙醇加热提取二次，第一次 2 小时，第二次 1 小时，滤过，回收乙醇并浓缩至适量，备用。熟地黄、钩藤、鸡血藤、夏枯草、珍珠母、细辛加水煎煮二次，第一次 2 小时，第二次 1 小时，滤过，滤液浓缩至相对密度为1.06～1.10（80℃）的清膏，加乙醇使含醇量达65%～70%，静置，滤过，回收乙醇，浓缩至适量，备用。取以上提取物，干燥，粉碎，加入适量辅料，制丸，干燥，包薄膜衣，制成1000g。

【功能与主治】 养血平肝，活血通络。用于血虚肝旺所致的头痛眩晕、心烦易怒、失眠多梦。

【用法与用量】 口服。一次1袋，一日3次。

【注意】 本品有平缓的降压作用，低血压者慎用；孕妇忌服。

【规格】 每袋装2.5g

【剂量推算】

处方	成药日用量，袋	推算饮片日生药量，g	《药典》饮片日用量，g
当归	3	3.04	6～12
川芎		3.04	3～10
白芍		2.43	6～15
熟地黄		2.43	9～15
钩藤		6.08	3～12
鸡血藤		6.08	9～15
夏枯草		6.08	9～15
决明子		6.08	9～15
珍珠母		6.08	10～25
延胡索		3.04	3～10
细辛		0.61	1～3

养血清脑颗粒

Yangxue Qingnao Keli

【处方】 当归 253.5g　川芎 253.5g
白芍 202.7g　熟地黄 202.7g
钩藤 506.8g　鸡血藤 506.8g
夏枯草 506.8g　决明子 506.8g
珍珠母 506.8g　延胡索 253.5g
细辛 50.5g

【制法】 以上十一味，当归、川芎、延胡索、决明子加70%乙醇加热提取二次，第一次2小时，第二次1小时，滤过，回收乙醇并浓缩至适量，备用。白芍加60%乙醇加热提取二次，第一次2小时，第二次1小时，滤过，回收乙醇并浓缩至适量，备用。熟地黄、钩藤、鸡血藤、夏枯草、珍珠母、细辛加水煎煮二次，第一次2小时，第二次1小时，滤过，滤液浓缩至相对密度为1.06～1.10（80℃）的清膏，加乙醇使含醇量达65%～70%，静置12～24小时，滤过，回收乙醇，浓缩至适量，备用。取以上提取物，加甜菊素、糊精适量，混匀，制粒，干燥，制成1000g，即得。

【功能与主治】 养血平肝，活血通络。用于血虚肝旺所致的头痛眩晕、心烦易怒、失眠多梦。

【用法与用量】 口服。一次1袋，一日3次。

【注意】 本品有轻度降压作用，低血压者慎用；孕妇忌服。

【规格】 每袋装4g

【剂量推算】

处方	成药日用量，袋	推算饮片日生药量，g	《药典》饮片日用量，g
当归	3	3.04	6～12
川芎		3.04	3～10
白芍		2.43	6～15
熟地黄		2.43	9～15
钩藤		6.08	3～12
鸡血藤		6.08	9～15
夏枯草		6.08	9～15
决明子		6.08	9～15
珍珠母		6.08	10～25
延胡索		3.04	3～10
细辛		0.61	1～3

养阴生血合剂

Yangyin Shengxue Heji

【处方】 地黄 400g　黄芪 500g
当归 200g　玄参 300g
麦冬 300g　石斛 200g
川芎 200g

【制法】 以上七味，当归、川芎提取挥发油，蒸馏后的水溶液另器收集，药渣与地黄、玄参、麦冬、石斛加水煎煮三次，第一次2小时，第二、三次各1小时，滤过，合并滤液，滤液减压浓缩至适量的清膏，加乙醇适量，静置24小时，滤过，滤液回收乙醇至无醇味，备用；黄芪加水煎煮三次，每次2小时，滤过，合并滤液，滤液减压浓缩至适量，离心，取上清液，与上述药液合并，静置48小时，滤过；当归和川芎挥发油加10ml聚山梨酯80，混匀，加入上述滤液中，加入山梨酸钾2.7g，溶解，混匀，用40%氢氧化钠溶液调节pH值至4.5～5.0，加水至1000ml，混匀，灭菌，即得。

【功能与主治】 养阴清热，益气生血。用于阴虚内热、气血不足所致的口干咽燥、食欲减退、倦怠无力；有助于减轻肿瘤患者白细胞下降，改善免疫功能，用于肿瘤患者放疗时见上述证候者。

【用法与用量】 口服。一次50ml，一日1次。放射治疗前3天开始服用，放疗期间，在每次放射治疗前1小时服用，至放疗结束。

【规格】 每瓶装50ml

【剂量推算】

处方	成药日用量，ml	推算饮片日生药量，g	《药典》饮片日用量，g
地黄	50	20	鲜地黄12～30；生地黄10～15
黄芪		25	9～30
当归		10	6～12
玄参		15	9～15
麦冬		15	6～12
石斛		10	6～12
川芎		10	3～10

养阴降糖片

Yangyin Jiangtang Pian

【处方】 黄芪 250g　党参 110g
葛根 145g　枸杞子 110g
玄参 145g　玉竹 110g
地黄 180g　知母 110g
牡丹皮 110g　川芎 145g
虎杖 180g　五味子 70g

【制法】 以上十二味，取黄芪125g粉碎成细粉；剩余的黄芪与党参等十一味加水煎煮二次，每次2小时，滤过，合并滤液，滤液浓缩至适量的清膏，加乙醇使含醇量为60%，混匀，静置使沉淀，滤过，滤液回收乙醇并浓缩成稠膏，加入黄芪细粉及淀粉适量，制成颗粒，干燥，加入硬脂酸镁适量，混匀，压制成1000片（小片），包薄膜衣或糖衣，或压制成500片（大片），包薄膜衣，即得。

【功能与主治】 养阴益气，清热活血。用于气阴不足、内热消渴，症见烦热口渴、多食多饮、倦怠乏力；2型糖尿病见上述证候者。

【用法与用量】 口服。一次8片〔规格（1）、规格（2）、规格（3）、规格（4）、规格（5）〕或一次4片〔规格（6）〕，一日3次。

【规格】 （1）糖衣片（片心重0.3g）
（2）糖衣片（片心重0.33g）
（3）糖衣片（片心重0.35g）
（4）薄膜衣片　每片重0.33g
（5）薄膜衣片　每片重0.36g
（6）薄膜衣片　每片重0.72g

【剂量推算】

处方	成药日用量，片	推算饮片日生药量，g	《药典》饮片日用量，g
黄芪	规格（1）、规格（2）、规格（3）、规格（4）、规格（5）：24 规格（6）：12	6	9～30
党参		2.64	9～30
葛根		3.48	10～15
枸杞子		2.64	6～12
玄参		3.48	9～15
玉竹		2.64	6～12
地黄		4.32	鲜地黄12～30；生地黄10～15
知母		2.64	6～12
牡丹皮		2.64	6～12
川芎		3.48	3～10
虎杖		4.32	9～15
五味子		1.68	2～6

养阴清肺丸

Yangyin Qingfei Wan

【处方】 地黄 200g　麦冬 120g
玄参 160g　川贝母 80g
白芍 80g　牡丹皮 80g
薄荷 50g　甘草 40g

【制法】 以上八味，粉碎成细粉，过筛，混匀。每100g粉末加炼蜜20～40g与适量水，制成水蜜丸，干燥，包衣；或加炼蜜70～90g制成大蜜丸，即得。

【功能与主治】 养阴润燥，清肺利咽。用于阴虚肺燥，咽喉干痛，干咳少痰或痰中带血。

【用法与用量】 口服。水蜜丸一次 6g，大蜜丸一次 1 丸，一日 2 次。

【规格】 水蜜丸　每 100 粒重 10g；大蜜丸　每丸重 9g

【剂量推算】

处方	成药日用量	推算饮片日生药量，g	《药典》饮片日用量，g
地黄	水蜜丸：12g 大蜜丸：2 丸	2.12～2.61	鲜地黄 12～30；生地黄 10～15
麦冬		1.27～1.57	6～12
玄参		1.69～2.09	9～15
川贝母		0.85～1.05	3～10
白芍		0.85～1.05	6～15
牡丹皮		0.85～1.05	6～12
薄荷		0.53～0.65	3～6
甘草		0.42～0.52	2～10

养阴清肺口服液

Yangyin Qingfei Koufuye

【处方】 地黄 100g　麦冬 60g
玄参 80g　川贝母 40g
白芍 40g　牡丹皮 40g
薄荷 25g　甘草 20g

【制法】 以上八味，川贝母用 70%乙醇浸渍 18 小时后，以每分钟 1～3ml 的速度缓缓渗漉，俟可溶性成分完全漉出，收集漉液，回收乙醇。牡丹皮与薄荷分别用水蒸气蒸馏，收集蒸馏液各 400ml，分取挥发性成分另器保存；药渣与其余地黄等五味加水煎煮二次，每次 2 小时，合并煎液，静置，滤过，滤液与川贝母提取液合并，浓缩至相对密度为 1.15～1.20（55℃），加 3 倍量乙醇，沉淀，收取上清液，回收乙醇，提取液浓缩至适量，备用。取蔗糖 80g 或甜菊素 2g（无蔗糖），加水适量溶解，加热至沸，放冷，滤过，加入牡丹皮、薄荷蒸馏液和以上各提取液及牡丹皮、薄荷的挥发性成分，加山梨酸 1g，聚山梨酯 80 2.4ml，混匀，静置，加水至 1000ml，滤过，灌封，灭菌，即得。

【功能与主治】 养阴润燥，清肺利咽。用于阴虚肺燥，咽喉干痛，干咳少痰，或痰中带血。

【用法与用量】 口服。一次 10ml，一日 2～3 次。

【规格】 每支装 10ml

【剂量推算】

处方	成药日用量，ml	推算饮片日生药量，g	《药典》饮片日用量，g
地黄	20～30	2～3	鲜地黄 12～30；生地黄 10～15
麦冬		1.2～1.8	6～12
玄参		1.6～2.4	9～15
川贝母		0.8～1.2	3～10
白芍		0.8～1.2	6～15
牡丹皮		0.8～1.2	6～12
薄荷		0.5～0.75	3～6
甘草		0.4～0.6	2～10

养胃颗粒

Yangwei Keli

【处方】 炙黄芪 500g　党参 333g
白芍 500g　甘草 281g
陈皮 250g　香附 500g
乌梅 167g　山药 500g

【制法】 以上八味，陈皮提取挥发油，药渣备用；其余炙黄芪等七味加水煎煮二次，第一次 2 小时，第二次 1 小时，第二次煎煮时加入上述陈皮药渣，滤过，合并滤液，静置，取上清液浓缩至相对密度为 1.25～1.30（60℃）的清膏，加蔗糖粉 446.7g 及适量的糊精，制成颗粒，干燥，喷入陈皮挥发油，混匀，制成 3000g；或清膏加适量的糊精、三氯蔗糖 1.2g 制成颗粒，干燥，喷入陈皮挥发油、桔子香精 2g，混匀，制成 1000g，即得。

【功能与主治】 养胃健脾，理气和中。用于脾虚气滞所致的胃痛，症见胃脘不舒、胀满疼痛、嗳气食少；慢性萎缩性胃炎见上述证候者。

【用法与用量】 开水冲服。一次 1 袋，一日 3 次。

【注意】 忌生冷、油腻、不易消化及刺激性食物，戒烟酒。

【规格】 （1）每袋装 15g　（2）每袋装 5g（无蔗糖）

【剂量推算】

处方	成药 日用量，袋	推算饮片 日生药量，g	《药典》饮片 日用量，g
炙黄芪	3	7.5	9～30
党参		5	9～30
白芍		7.5	6～15
甘草		4.22	2～10
陈皮		3.75	3～10
香附		7.5	6～10
乌梅		2.51	6～12
山药		7.5	15～30

前列欣胶囊

Qianliexin Jiaonang

【处方】 炒桃仁 84.3g　没药（炒） 84.3g
丹参 84.3g　赤芍 84.3g
红花 84.3g　泽兰 84.3g
炒王不留行 84.3g　皂角刺 84.3g
败酱草 281g　蒲公英 281g
川楝子 84.3g　白芷 84.3g
石韦 140.5　枸杞子 84.3g

【制法】 以上十四味，没药（炒）、皂角刺、白芷粉碎成细粉；其余炒桃仁等十一味加水煎煮二次，滤过，合并滤液，浓缩成稠膏；加入上述细粉，混匀，80℃以下干燥，粉碎成细粉，混匀，装入胶囊，制成1000粒，即得。

【功能与主治】 活血化瘀，清热利湿。用于瘀血凝聚、湿热下注所致的淋证，症见尿急、尿痛、排尿不畅、滴沥不净；慢性前列腺炎、前列腺增生见上述证候者。

【用法与用量】 口服。一次4～6粒，一日3次；或遵医嘱。

【注意】 偶见胃脘不适者，一般不影响继续治疗。

【规格】 每粒装0.5g

【剂量推算】

处方	成药 日用量，粒	推算饮片 日生药量，g	《药典》饮片 日用量，g
炒桃仁	12～18	1.01～1.52	5～10
没药（炒）		1.01～1.52	3～5[1]
丹参		1.01～1.52	10～15
赤芍		1.01～1.52	6～12
红花		1.01～1.52	3～10
泽兰		1.01～1.52	6～12
炒王不留行		1.01～1.52	5～10
皂角刺		1.01～1.52	3～10
败酱草		3.37～5.06	9～15[3]
蒲公英		3.37～5.06	10～15
川楝子		1.01～1.52	5～10
白芷		1.01～1.52	3～10
石韦		1.69～2.53	6～12
枸杞子		1.01～1.52	6～12

参考标准：

[1] 湖北省中药饮片炮制规范（2018年版）
[2] 四川省中药材标准（2010年版）

前列通片

Qianliexintong Pian

【处方】 广东王不留行 400g　黄芪 464g
车前子 264g　关黄柏 336g
两头尖 336g　蒲公英 336g
泽兰 336g　琥珀 75g
八角茴香油 1.7ml　肉桂油 0.88ml

【制法】 以上十味，除八角茴香油、肉桂油外，琥珀粉碎成细粉，其余广东王不留行等七味加水煎煮二次，每次2小时，滤过，合并滤液并浓缩成稠膏；加入琥珀粉和辅料适量，混匀，干燥，粉碎成细粉，加入辅料适量，混匀，制粒，喷入八角茴香油及肉桂油，混匀，压制成1000片，包糖衣；或1500片，包糖衣或薄膜衣，即得。

【功能与主治】 清利湿浊，化瘀散结。用于热瘀蕴结下焦所致的轻、中度癃闭，症见排尿不畅、尿流变细、小便频数，可伴尿急、尿痛或腰痛；前列腺炎和前列腺增生见上述证候者。

【用法与用量】 口服。一次6片〔规格（1）、规格（2）〕或一次4片〔规格（3）〕，一日3次，30～45日为一疗程。

【注意】 孕妇慎用。

【规格】（1）薄膜衣片　每片重0.34g

（2）糖衣片（片心重0.26g）

（3）糖衣片（片心重0.39g）

【剂量推算】

处方	成药 日用量，片	推算饮片 日生药量，g	《药典》饮片 日用量
广东王不留行	规格（1）、规格（2）：18 规格（3）：12	4.80	9～15g[1]
黄芪		5.57	9～30g
车前子		3.17	9～15g
关黄柏		4.03	3～12g
两头尖		4.03	1～3g
蒲公英		4.03	10～15g
泽兰		4.03	6～12g
琥珀		0.90	1～3g[2-3] 1.5g[4]
八角茴香油		0.020ml	0.06～0.6ml[5]
肉桂油		0.011ml	0.06～0.6ml[5]

参考标准：

［1］广东省中药材标准（第三册）（2019年版）

［2］辽宁省中药材标准（第二册）（2019年版）

［3］安徽省中药饮片炮制规范（第三版）（2019年版）

［4］新疆维吾尔自治区中药维吾尔药饮片炮制规范（2020年版）

［5］中国药典（2005年版）一部

前列舒丸

Qianlieshu Wan

【处方】熟地黄 120g　薏苡仁 120g　冬瓜子 75g　山茱萸 60g　山药 60g　牡丹皮 60g　苍术 60g　桃仁 60g　泽泻 45g　茯苓 45g　桂枝 15g　附子（制）15g　韭菜子 15g　淫羊藿 20g　甘草 15g

【制法】以上十五味，粉碎成细粉，过筛，混匀。每100g粉末用炼蜜35～45g加适量的水泛丸，干燥，制成水蜜丸；或加炼蜜110～130g制成大蜜丸，即得。

【功能与主治】扶正固本，益肾利尿。用于肾虚所致的淋证，症见尿频、尿急、排尿滴沥不尽；慢性前列腺炎及前列腺增生症见上述证候者。

【用法与用量】口服。水蜜丸一次6～12g，大蜜丸一次1～2丸，一日3次；或遵医嘱。

【注意】尿闭不通者不宜用本药。

【规格】水蜜丸　每10丸重1.3g；大蜜丸　每丸重9g

【剂量推算】

处方	成药 日用量	推算饮片 日生药量，g	《药典》饮片 日用量，g
熟地黄	水蜜丸：18～36g 大蜜丸：3～6丸	1.79～4.08	9～15
薏苡仁		1.79～4.08	9～30
冬瓜子		1.12～2.55	10～15
山茱萸		0.9～2.04	6～12
山药		0.9～2.04	15～30
牡丹皮		0.9～2.04	6～12
苍术		0.9～2.04	3～9
桃仁		0.9～2.04	5～10
泽泻		0.67～1.53	6～10
茯苓		0.67～1.53	10～15
桂枝		0.22～0.51	3～10
附子（制）		0.22～0.51	3～15
韭菜子		0.22～0.51	3～9
淫羊藿		0.3～0.68	6～10
甘草		0.22～0.51	2～10

洁白丸

Jiebai Wan

本品为藏族验方。

【处方】诃子（煨）370g　南寒水石 210g　翼首草 85g　五灵脂膏 178g　土木香 26g　石榴子 26g　木瓜 26g　沉香 19g　丁香 20g　石灰华 13g　红花 6g　肉豆蔻 13g　草豆蔻 13g　草果仁 13g

【制法】以上十四味，除五灵脂膏外，其余诃子（煨）等十三味粉碎成细粉，过筛，混匀，用五灵脂膏加炼蜜370g及适量的水泛丸，干燥，打光，或包薄膜衣，即得。

【功能与主治】健脾和胃，止痛止吐，分清泌浊。

用于胸腹胀满，胃脘疼痛，消化不良，呕逆泄泻，小便不利。

【用法与用量】 嚼碎吞服。一次 1 丸，一日 2～3 次；薄膜衣丸：一次 0.8g，一日 2～3 次。

【规格】 （1）每丸重 0.8g （2）薄膜衣丸 每 4 丸重 0.8g

【剂量推算】

处方	成药日用量	推算饮片日生药量，g	《药典》饮片日用量，g
诃子（煨）	水蜜丸：2～3 丸 薄膜衣丸：1.6～2.4g	0.43～0.64	3～10[1]
南寒水石		0.24～0.36	9～15[2]
翼首草		0.1～0.15	1～3
五灵脂膏		0.21～0.31	—
土木香		0.03～0.04	3～9
石榴子		0.03～0.04	5～12[3] 6～9[4]
木瓜		0.03～0.04	6～9
沉香		0.02～0.03	1～5
丁香		0.02～0.03	1～3
石灰华		0.01～0.02	3～9[3] 3[4]
红花		0.007～0.01	3～10
肉豆蔻		0.01～0.02	3～10
草豆蔻		0.01～0.02	3～6
草果仁		0.01～0.02	3～6

参考标准：

［1］湖北省中药饮片炮制规范（2018 年版）

［2］江苏省中药材标准（2016 年版）

［3］卫生部药品标准（藏药分册）

［4］藏药标准（西藏、青海、四川、甘肃、云南、新疆六局合编）

活力苏口服液

Huolisu Koufuye

【处方】 制何首乌 1000g 淫羊藿 300g
黄精（制）440g 枸杞子 300g
黄芪 440g 丹参 220g

【制法】 以上六味，制何首乌、丹参、枸杞子加水煎煮三次，第一次 2 小时，第二、三次每次 1.5 小时，滤过，合并滤液，浓缩至相对密度为 1.20～1.25（60℃）的清膏，放冷，加乙醇使含醇量达 70%，静置，滤过，滤液再加乙醇使含醇量达 80%，静置，滤过，以 10%氢氧化钠溶液调节 pH 值至 8.0，静置，滤过，滤液用 10%盐酸液调节 pH 值至 7.0，回收乙醇，药液备用；淫羊藿、黄精（制）加水煎煮二次，第一次 2 小时，第二次 1 小时，滤过，滤液合并，静置，取上清液浓缩至相对密度为 1.18～1.20（50℃）的清膏，放冷，加乙醇至含醇量达 65%，静置，滤过，滤液加乙醇使含醇量达 80%，静置，滤过，滤液用 10%氢氧化钠溶液调节 pH 值至 8.0，静置，滤过，滤液用 10%盐酸溶液调节 pH 值至 7.0，回收乙醇，药液备用；黄芪加水煎煮三次，第一次 2 小时，第二、三次每次 1.5 小时，滤过，合并滤液浓缩至约 95ml，药液备用。合并以上备用药液，搅匀，冷藏放置，滤过，加水至 1000ml，滤过，滤液用 10%氢氧化钠溶液调节 pH 值至 7.0～7.5，即得。

【功能与主治】 益气补血，滋养肝肾。用于年老体弱，精神萎靡，失眠健忘，眼花耳聋，脱发或头发早白属气血不足，肝肾亏虚者。

【用法与用量】 口服。一次 10ml，一日 1 次，睡前服用。3 个月为一疗程。

【规格】 每支装 10ml

【剂量推算】

处方	成药日用量，ml	推算饮片日生药量，g	《药典》饮片日用量，g
制何首乌	10	10	6～12
淫羊藿		3	6～10
黄精（制）		4.4	9～15
枸杞子		3	6～12
黄芪		4.4	9～30
丹参		2.2	10～15

活血止痛软胶囊

Huoxue Zhitong Ruanjiaonang

【处方】 当归 222g 三七 44g
醋乳香 44g 冰片 11g
土鳖虫 111g 煅自然铜 67g

【制法】 以上六味，当归加水提取 3 小时，收集挥发油，备用；水液减压浓缩至相对密度约为 1.20（50℃）；煅自然铜加水煎煮 0.5 小时，与土鳖虫、当归药渣加水煎煮二次，每次 1 小时，合并煎液，滤过，滤液减压浓缩至相对密度为 1.20（50℃），合并上述两种浓缩液，放至室温，加乙醇使含醇量达80%，搅匀，静置24小时，取上清液，回收乙醇至相对密度为1.16～1.20（50℃）的清膏，喷雾干燥，粉碎，过筛，制成干膏粉。取三七、醋乳香、冰片粉碎，过100目筛，与干浸膏粉合并，混匀，过筛，加入上述当归挥发油及含5%甘油的聚乙二醇400适量，研磨，滤过，混匀，装入软胶囊，制成1000粒，即得。

【功能与主治】 活血散瘀，消肿止痛。用于跌打损伤，瘀血肿痛。

【用法与用量】 口服。一次2粒，一日3次，温开水送服。疗程7天。

【注意】 孕妇禁用；临床试验期间个别患者出现血清转氨酶一过性升高；肝功能不全者慎用。

【规格】 每粒装0.65g

【剂量推算】

处方	成药日用量，粒	推算饮片日生药量，g	《药典》饮片日用量，g
当归	6	1.33	6～12
三七		0.26	1～3
醋乳香		0.26	3～5
冰片		0.066	0.15～0.3
土鳖虫		0.67	3～10
煅自然铜		0.4	3～9

活血止痛胶囊

Huoxue Zhitong Jiaonang

【处方】 当归 222g　　三七 44g
醋乳香 44g　　冰片 11g
土鳖虫 111g　　煅自然铜 67g

【制法】 以上六味，除冰片外，其余当归等五味粉碎成细粉；将冰片研细，与上述粉末配研，混匀，装入胶囊，制成1000粒〔规格（1）〕、1350粒〔规格（2）〕或2000粒〔规格（3）〕；或将冰片研细，加入微粉硅胶适量，与上述粉末配研，过筛，混匀，装入胶囊，制成2000粒〔规格（3）〕，即得。

【功能与主治】 活血散瘀，消肿止痛。用于跌打损伤，瘀血肿痛。

【用法与用量】 用温黄酒或温开水送服。一次3粒〔规格（1）〕或一次4粒〔规格（2）〕，一日2次；一次6粒〔规格（3）〕，一日2次，或一次4粒〔规格（3）〕，一日3次。

【注意】 孕妇禁用。

【规格】 （1）每粒装0.5g　（2）每粒装0.37g　（3）每粒装0.25g

【剂量推算】

处方	成药日用量，粒	推算饮片日生药量，g	《药典》饮片日用量，g
当归	规格（1）：6 规格（2）：8 规格（3）：12	1.33	6～12
三七		0.26	3～9
醋乳香		0.26	3～5
冰片		0.066	0.15～0.3
土鳖虫		0.67	3～10
煅自然铜		0.4	3～9

活血止痛散

Huoxue Zhitong San

【处方】 当归 400g　　三七 80g
乳香（制） 80g　　冰片 20g
土鳖虫 200g　　煅自然铜 120g

【制法】 以上六味，除冰片外，其余当归等五味粉碎成最细粉；将冰片研细，与上述粉末配研，过筛，混匀，即得。

【功能与主治】 活血散瘀，消肿止痛。用于跌打损伤，瘀血肿痛。

【用法与用量】 用温黄酒或温开水送服。一次1.5g，一日2次。

【注意】 孕妇禁用。

【剂量推算】

处方	成药日用量，g	推算饮片日生药量，g	《药典》饮片日用量，g
当归	3	1.33	6～12
三七		0.27	3～9
乳香（制）		0.27	3～5[1]
冰片		0.067	0.15～0.3
土鳖虫		0.67	3～10
煅自然铜		0.4	3～9

参考标准：

［1］上海市中药饮片炮制规范（2018年版）

活血通脉片

Huoxue Tongmai Pian

【处方】 鸡血藤 91g　桃仁 18g
丹参 91g　赤芍 45g
红花 36g　降香 36g
郁金 45g　三七 91g
川芎 27g　陈皮 91g
木香 36g　石菖蒲 45g
枸杞子 91g　酒黄精 182g
人参 45g　麦冬 91g
冰片 9g

【制法】 以上十七味，丹参、赤芍、石菖蒲、郁金、人参、三七粉碎成细粉；冰片研细；鸡血藤、麦冬、桃仁加水煎煮二次，第一次 3 小时，第二次 1 小时，滤过，滤液合并。酒黄精、川芎、枸杞子、红花用 70%乙醇回流提取二次，第一次 3 小时，第二次 2 小时，滤液合并，回收乙醇。陈皮、木香、降香提取挥发油至油尽，并滤取药液。合并以上各药液，减压浓缩至相对密度为 1.35～1.40（50℃）的稠膏。加入丹参、赤芍、石菖蒲、郁金、人参、三七等细粉，混匀，干燥，粉碎成细粉，制粒，干燥，加入陈皮、木香、降香挥发油与冰片细粉，混匀，压制成 1000 片（大片）或 1600 片（小片），或包糖衣、包薄膜衣，即得。

【功能与主治】 行气活血，通脉止痛。用于冠心病心绞痛气滞血瘀证。

【用法与用量】 口服。一次 5 片（大片）或一次 8 片（小片），一日 3～4 次；或遵医嘱。

【注意】 孕妇慎服。

【剂量推算】

处方	成药日用量，片	推算饮片日生药量，g	《药典》饮片日用量，g
鸡血藤	大片：15～20 小片：24～32	1.37～1.82	9～15
桃仁		0.27～0.36	5～10
丹参		1.37～1.82	10～15
赤芍		0.68～0.9	6～12
红花		0.54～0.72	3～10
降香		0.54～0.72	9～15
郁金		0.68～0.9	3～10
三七		1.37～1.82	1～3
川芎		0.41～0.54	3～10
陈皮		1.37～1.82	3～10
木香		0.54～0.72	3～6
石菖蒲		0.68～0.9	3～10
枸杞子		1.37～1.82	6～12
酒黄精		2.73～3.64	9～15
人参		0.68～0.9	3～9
麦冬		1.37～1.82	3～10
冰片		0.14～0.18	0.15～0.3

济生肾气丸

Jisheng shenqi Wan

【处方】 熟地黄 160g　山茱萸（制） 80g
牡丹皮 60g　山药 80g
茯苓 120g　泽泻 60g
肉桂 20g　附子（制） 20g
牛膝 40g　车前子 40g

【制法】 以上十味，粉碎成细粉，过筛，混匀。每 100g 粉末用炼蜜 35～50g 加适量的水泛丸，干燥，制成水蜜丸；或加炼蜜 90～110g 制成小蜜丸或大蜜丸，即得。

【功能与主治】 温肾化气，利水消肿。用于肾阳不足、水湿内停所致的肾虚水肿、腰膝痠重、小便不利、痰饮咳喘。

【用法与用量】 口服。水蜜丸一次 6g，小蜜丸一次 9g，大蜜丸一次 1 丸，一日 2～3 次。

【规格】 大蜜丸　每丸重 9g

【剂量推算】

处方	成药日用量	推算饮片日生药量，g	《药典》饮片日用量，g
熟地黄	水蜜丸：12～18g 小蜜丸：18～27g 大蜜丸：2～3 丸	1.88～3.34	9～15
山茱萸（制）		0.94～1.67	6～12
牡丹皮		0.71～1.25	6～12
山药		0.94～1.67	15～30
茯苓		1.42～2.51	10～15
泽泻		0.71～1.25	6～10
肉桂		0.24～0.42	1～5
附子（制）		0.24～0.42	3～15
牛膝		0.47～0.84	5～12
车前子		0.47～0.84	9～15

洋参保肺丸

Yangshen Baofei Wan

【处方】 罂粟壳 120g　五味子（醋炙） 30g
川贝母 60g　陈皮 60g
砂仁 30g　枳实 60g
麻黄 30g　苦杏仁 60g
石膏 30g　甘草 60g
玄参 60g　西洋参 45g

【制法】 以上十二味，西洋参粉碎成细粉；其余罂粟壳等十一味粉碎成细粉，过筛，混匀，与西洋参粉末配研，过筛，混匀。每100g粉末加炼蜜120～130g制成大蜜丸，即得。

【功能与主治】 滋阴补肺，止嗽定喘。用于阴虚肺热，咳嗽痰喘，胸闷气短，口燥咽干，睡卧不安。

【用法与用量】 口服。一次2丸，一日2～3次。

【注意】 感冒咳嗽者忌服。

【规格】 每丸重6g

【剂量推算】

处方	成药日用量，丸	推算饮片日生药量，g	《药典》饮片日用量，g
罂粟壳	4～6	1.94～3.04	3～6
五味子（醋炙）		0.49～0.76	2～6
川贝母		0.97～1.52	3～10
陈皮		0.97～1.52	3～10
砂仁		0.49～0.76	3～6
枳实		0.97～1.52	3～10
麻黄		0.49～0.76	2～10
苦杏仁		0.97～1.52	5～10
石膏		0.49～0.76	15～60
甘草		0.97～1.52	2～10
玄参		0.97～1.52	9～15
西洋参		0.73～1.14	3～6

津力达颗粒

Jinlida Keli

【处方】 人参 184.5g　黄精 244.5g
麸炒苍术 122.2g　苦参 100g
麦冬 244.5g　地黄 184.5g
制何首乌 149g　山茱萸 244.5g
茯苓 149g　佩兰 100g
黄连 100g　知母 122.2g
炙淫羊藿 100g　丹参 160g
粉葛 244.5g　荔枝核 244.5g
地骨皮 149g

【制法】 以上十七味，佩兰、麸炒苍术提取挥发油，蒸馏后水溶液过滤，备用；山茱萸用7倍量75%乙醇作溶剂，浸渍24小时后进行渗漉，收集渗漉液，回收乙醇并浓缩至相对密度为1.30～1.35（60℃）的稠膏，烘干，备用；人参、麦冬、炙淫羊藿、知母、粉葛加乙醇回流提取3次，每次2小时，合并提取液，滤过，滤液回收乙醇并浓缩至相对密度为1.30～1.35（60℃）的稠膏，烘干，备用；其余黄精等九味加水煎煮二次，每次2小时，煎液滤过，滤液合并，与上述蒸馏后的水溶液合并，浓缩至相对密度为1.10～1.15（60℃）的清膏，加乙醇使含醇量达60%，冷藏24小时，滤过，滤液回收乙醇并浓缩至相对密度为1.30～1.35（60℃）的稠膏，烘干，将上述各干膏合并，粉碎成细粉，加入乳糖粉、糊精适量，混匀，制粒，干燥，喷入挥发油，混匀，制成1000g，即得。

【功能与主治】 益气养阴，健脾运津。用于2型糖尿病气阴两虚证，症见：口渴多饮，消谷易饥，尿多，形体渐瘦，倦怠乏力，自汗盗汗，五心烦热，便秘等。

【用法与用量】 开水冲服。一次1袋，一日3次。8周为一疗程，或遵医嘱。对已经使用西药患者，可合并使用本品，并根据血糖情况，酌情调整西药用量。

【注意】 忌食肥甘厚味、油腻食物。孕妇慎用。

【规格】 每袋装9g

【剂量推算】

处方	成药日用量，g	推算饮片日生药量，g	《药典》饮片日用量，g
人参	27	4.98	3～9
黄精		6.6	9～15
麸炒苍术		3.3	3～9
苦参		2.7	4.5～9
麦冬		6.6	6～12
地黄		4.98	鲜地黄12～30；生地黄10～15

续表

处方	成药日用量，g	推算饮片日生药量，g	《药典》饮片日用量，g
制何首乌	27	4.02	6～12
山茱萸		6.6	6～12
茯苓		4.02	10～15
佩兰		2.7	3～10
黄连		2.7	2～5
知母		3.3	6～12
炙淫羊藿		2.7	6～10
丹参		4.32	10～15
粉葛		6.6	10～15
荔枝核		6.6	5～10
地骨皮		4.02	9～15

宣肺止嗽合剂

Xuanfei Zhisou Heji

【处方】 荆芥 50g　前胡 50g
桔梗 50g　蜜百部 50g
蜜紫菀 50g　陈皮 42g
鱼腥草 75g　薄荷 42g
蜜罂粟壳 50g　蜜甘草 42g

【制法】 以上十味，荆芥、前胡、蜜紫菀、陈皮、薄荷五味用水蒸气蒸馏提取挥发油备用，分取水煎液，药渣加水煎煮 1 小时，滤过，合并水煎液，备用。其余五味加水煎煮两次，第一次 2 小时，第二次 1 小时，滤过，滤液与上述水煎液合并，浓缩成相对密度为 1.17～1.22（50℃）的清膏，加乙醇使含醇量达 60%，搅匀，放置 12 小时，取上清液，余液经高速离心分取液体与上清液合并，减压回收乙醇至相对密度为 1.17～1.22（50℃）的清膏，加入挥发油，加蔗糖 200g，加水至近全量，搅匀，加苯甲酸钠 2g，用水调整总量至 1000ml，搅匀，即得。

【功能与主治】 疏风宣肺，止咳化痰。用于咳嗽属风邪犯肺证，症见咳嗽、咽痒、鼻塞流涕、恶寒发热、咯痰。

【用法与用量】 口服。一次 20ml，一日 3 次。

【规格】（1）每支装 20ml（2）每瓶装 100ml（3）每瓶装 120ml

【剂量推算】

处方	成药日用量，ml	推算饮片日生药量，g	《药典》饮片日用量，g
荆芥	60	3	5～10
前胡		3	3～10
桔梗		3	3～10
蜜百部		3	3～9
蜜紫菀		3	5～10
陈皮		2.52	3～10
鱼腥草		4.5	15～25
薄荷		2.52	3～6
蜜罂粟壳		3	3～6
蜜甘草		2.52	2～10

宫宁颗粒

Gongning Keli

【处方】 茜草 195g　蒲黄 156g
三七 78g　地榆 390g
黄芩 117g　地黄 195g
仙鹤草 390g　海螵蛸 390g
党参 234g　白芍 195g
甘草 78g

【制法】 以上十一味，三七粉碎成颗粒，加 70% 乙醇回流提取 3.5 小时，合并提取液，滤过，滤液减压回收乙醇，药液备用；药渣与其余茜草等十味加水煎煮二次，第一次 2 小时，第二次 1.5 小时，煎液滤过，滤液合并，浓缩至相对密度为 1.15～1.22（60℃）的清膏，与三七药液合并，加入甜菊素 5g 及糊精适量，混匀，喷雾制粒，制成 1000g，即得。

【功能与主治】 化瘀清热，固经止血。用于瘀热所致的月经过多、经期延长；放置宫内节育器后引起的子宫异常出血见上述证候者。

【用法与用量】 口服。一次 1 袋，一日 3 次，连服 7 天。月经过多者于经前 2 天或来经时开始服药，经期延长者于经期第 3 天开始服药。

【规格】 每袋装 10g

【剂量推算】

处方	成药 日用量，g	推算饮片 日生药量，g	《药典》饮片 日用量，g
茜草	30	5.85	6～10
蒲黄		4.68	5～10
三七		2.34	3～9
地榆		11.7	9～15
黄芩		3.51	3～10
地黄		5.85	鲜地黄 12～30；生地黄 10～15
仙鹤草		11.7	6～12
海螵蛸		11.7	5～10
党参		7.02	9～30
白芍		5.85	6～15
甘草		2.34	2～10

宫血宁胶囊

Gongxuening Jiaonang

【处方】 重楼 2000g

【制法】 重楼粉碎成粗粉，加入四倍量70%乙醇，回流提取三次，第一次5小时，第二次4小时，第三次3小时，合并提取液，滤过，滤液减压回收乙醇并浓缩成稠膏，将膏溶解，用陶瓷膜（0.2μm）过滤分离，并进行适当透析洗涤，膜截留液喷雾干燥，将干膏粉过五号筛，加入适量的辅料，混匀，装入胶囊，制成1000粒，即得。

【功能与主治】 凉血止血，清热除湿，化瘀止痛。用于崩漏下血，月经过多，产后或流产后宫缩不良出血及子宫功能性出血属血热妄行证者，以及慢性盆腔炎之湿热瘀结所致的少腹痛、腰骶痛、带下增多。

【用法与用量】 月经过多或子宫出血期：口服。一次1～2粒，一日3次，血止停服。慢性盆腔炎：口服。一次2粒，一日3次，4周为一疗程。

【规格】 每粒装0.13g

【剂量推算】

处方	成药 日用量，粒	推算饮片 日生药量，g	《药典》饮片 日用量，g
重楼	3～6	6～12	3～9

宫炎平片

Gongyanping Pian

【处方】 地稔 450g　两面针 170g
当归 140g　五指毛桃 100g
柘木 140g

【制法】 以上五味，除地稔外，其余两面针等四味粉碎成粗粉，与地稔加水煎煮二次，每次2小时，煎液滤过，滤液合并，减压浓缩至相对密度为1.23～1.28（55～60℃），加乙醇至含醇量达50%，搅匀，静置24小时，滤过，滤液回收乙醇，减压浓缩至相对密度为1.25～1.30（55～60℃），干燥，粉碎成细粉，加淀粉、滑石粉及硬脂酸镁适量，混匀，制成颗粒，干燥，压制成1000片，包糖衣或薄膜衣，即得。

【功能与主治】 清热利湿，祛瘀止痛，收敛止带。用于湿热瘀阻所致带下病，症见小腹隐痛，经色紫暗、有块，带下色黄质稠；慢性盆腔炎见上述证候者。

【用法与用量】 口服。一次3～4片，一日3次。

【规格】 （1）薄膜衣片　每片重0.26g
（2）糖衣片（片心重0.25g）

【剂量推算】

处方	成药 日用量，片	推算饮片 日生药量，g	《药典》饮片 日用量，g
地稔	9～12	4.05～5.4	9～15[1]
两面针		1.53～2.04	5～10
当归		1.26～1.68	6～12
五指毛桃		0.9～1.2	15～30[1]
柘木		1.26～1.68	5～15[2]

参考标准：

［1］湖南省中药材标准（2009年版）
［2］广东省中药材标准（第二册）（2011年版）

宫炎平滴丸

Gongyanping Diwan

【处方】 地稔 90g　两面针 34g
当归 28g　五指毛桃 20g
穿破石 28g

【制法】 以上五味，加水煎煮二次，每次2小时，滤过，合并滤液，浓缩至相对密度为1.25（55～60℃）

的清膏，加乙醇至含醇量达 50%，静置 24 小时，滤过，滤液回收乙醇，浓缩至稠膏状，干燥成干浸膏，粉碎成细粉，备用。取聚乙二醇适量，加热使熔融，加入上述细粉，混匀，滴入冷却的二甲硅油中，制成 1000 丸，即得。

【功能与主治】 清热利湿，祛瘀止痛，收敛止带。用于湿热瘀阻所致带下病，症见小腹隐痛，经色紫暗、有块，带下色黄质稠；慢性盆腔炎见上述证候者。

【用法与用量】 口服。一次 15～20 丸，一日 3 次。

【规格】 每丸重 50mg

【剂量推算】

处方	成药日用量，丸	推算饮片日生药量，g	《药典》饮片日用量，g
地稔	45～60	4.05～5.4	9～15[1]
两面针		1.53～2.04	5～10
当归		1.26～1.68	6～12
五指毛桃		0.9～1.2	15～30[1]
穿破石		1.26～1.68	6～15[2] 15～30[3]

参考标准：

［1］湖南省中药材标准（2009 年版）

［2］贵州省中药、民族药药材标准（2019 年版）（第一册）

［3］广西壮族自治区中药饮片炮制规范（2007 年版）

宫瘤清片

Gongliuqing Pian

【处方】 熟大黄 240g　土鳖虫 200g　水蛭 200g　桃仁 180g　蒲黄 160g　黄芩 120g　枳实 180g　牡蛎 240g　地黄 240g　白芍 180g　甘草 60g

【制法】 以上十一味，除桃仁、黄芩、牡蛎外，其余熟大黄等八味加水煎煮二次，第一次浸泡 2 小时，煮沸后再加入桃仁、黄芩煎煮 1 小时；第二次煎煮 1 小时，煎液滤过，滤液合并，减压浓缩成稠膏。牡蛎同法煎煮并减压浓缩至适量，与上述稠膏合并，减压干燥，干浸膏粉碎得浸膏粉。加入硬脂酸镁（或微晶纤维素、羧甲淀粉钠）以及淀粉适量，混匀，用 85% 乙醇制颗粒，干燥，压制成 1000 片，包薄膜衣，即得。

【功能与主治】 活血逐瘀，消癥破积。用于瘀血内停所致的妇女癥瘕，症见小腹胀痛、经色紫暗有块、经行不爽；子宫肌瘤见上述证候者。

【用法与用量】 口服。一次 3 片，一日 3 次，或遵医嘱。

【注意】 经期停服，孕妇禁用。

【规格】 （1）每片重 0.4g （2）每片重 0.37g

【剂量推算】

处方	成药日用量，片	推算饮片日生药量，g	《药典》饮片日用量，g
熟大黄	9	2.16	3～15
土鳖虫		1.8	3～10
水蛭		1.8	1～3
桃仁		1.62	5～10
蒲黄		1.44	5～10
黄芩		1.08	3～10
枳实		1.62	3～10
牡蛎		2.16	9～30
地黄		2.16	鲜地黄 12～30；生地黄 10～15
白芍		1.62	6～15
甘草		0.54	2～10

宫瘤清胶囊

Gongliuqing Jiaonang

【处方】 熟大黄 240g　土鳖虫 200g　水蛭 200g　桃仁 180g　蒲黄 160g　黄芩 120g　枳实 180g　牡蛎 240g　地黄 240g　白芍 180g　甘草 60g

【制法】 以上十一味，除桃仁、黄芩、牡蛎外，熟大黄等八味加水浸泡 2 小时后煎煮二次，每次 1 小时；第一次煮沸后再加入桃仁和黄芩，煎液滤过，滤液合并，浓缩至适量。牡蛎同法煎煮并浓缩，与上述浓缩液合并，加入适量的淀粉，制成颗粒，干燥，装入胶囊，制成1000粒，即得。

【功能与主治】 活血逐瘀，消癥破积。用于瘀血内停所致的妇女癥瘕，症见小腹胀痛、经色紫暗有块、经行不爽；子宫肌瘤见上述证候者。

【用法与用量】 口服。一次3粒，一日3次；或遵医嘱。

【注意】 经期停服，孕妇禁用。

【规格】 每粒装0.37g

【剂量推算】

处方	成药日用量，粒	推算饮片日生药量，g	《药典》饮片日用量，g
熟大黄	9	2.16	3～15
土鳖虫		1.8	3～10
水蛭		1.8	1～3
桃仁		1.62	5～10
蒲黄		1.44	5～10
黄芩		1.08	3～10
枳实		1.62	3～10
牡蛎		2.16	9～30
地黄		2.16	鲜地黄12～30；生地黄10～15
白芍		1.62	6～15
甘草		0.54	2～10

穿心莲片

Chuanxinlian Pian

【处方】 穿心莲 1000g

【制法】 取穿心莲，用85%乙醇热浸提取二次，每次2小时，合并提取液，滤过，滤液回收乙醇，浓缩至适量，干燥，加辅料适量，制成颗粒，干燥，压制成1000片（小片）或500片（大片），包糖衣或薄膜衣，即得。

【功能与主治】 清热解毒，凉血消肿。用于邪毒内盛，感冒发热，咽喉肿痛，口舌生疮，顿咳劳嗽，泄泻痢疾，热淋涩痛，痈肿疮疡，毒蛇咬伤。

【用法与用量】 口服。一次2～3片（小片），一日3～4次；或一次1～2片（大片），一日3次。

【剂量推算】

处方	成药日用量，片	推算饮片日生药量，g	《药典》饮片日用量，g
穿心莲	小片：6～12 大片：3～6	6～12	6～9

穿心莲胶囊

Chuanxinlian Jiaonang

【处方】 穿心莲 1000g

【制法】 取穿心莲，用85%乙醇热浸提取二次，每次2小时，合并提取液，滤过，滤液回收乙醇，浓缩成稠膏状，干燥，加辅料适量，制成颗粒，干燥，装入胶囊，制成1000粒，即得。

【功能与主治】 清热解毒，凉血消肿。用于邪毒内盛，感冒发热，咽喉肿痛，口舌生疮，顿咳劳嗽，泄泻痢疾，热淋涩痛，痈肿疮疡，毒蛇咬伤。

【用法与用量】 口服。一次2～3粒，一日3～4次。

【规格】 （1）每粒装0.19g （2）每粒装0.3g

【剂量推算】

处方	成药日用量，粒	推算饮片日生药量，g	《药典》饮片日用量，g
穿心莲	6～12	6～12	6～9

穿龙骨刺片

Chuanlong Guci Pian

【处方】 穿山龙 270g　淫羊藿 324g
狗脊 432g　川牛膝 432g
熟地黄 270g　枸杞子 162g

【制法】 以上六味，穿山龙粉碎，取180g细粉备用；剩余穿山龙粉用70%乙醇作溶剂，进行渗漉，收集渗漉液600ml，回收乙醇并浓缩至相对密度为1.20～1.25（70℃）；其余淫羊藿等五味加水煎煮三次，合并煎液，滤过，滤液浓缩至相对密度为1.20～1.25（70℃），与穿山龙提取物合并，浓缩至适量，与穿山龙细粉混匀，制成颗粒，干燥，压制成1000片，或包薄膜衣，即得。

【功能与主治】 补肾健骨，活血止痛。用于肾虚血瘀所致的骨性关节炎，症见关节疼痛。

【用法与用量】 口服。一次6～8片，一日3次。

【注意】孕妇慎用；服药期间遇有感冒发烧、腹泻者应暂停服用。

【规格】（1）素片　每片重0.5g（2）薄膜衣片　每片重0.5g

【剂量推算】

处方	成药日用量，片	推算饮片日生药量，g	《药典》饮片日用量
穿山龙	18～24	4.86～6.48	9～15
淫羊藿		5.83～7.78	6～10
狗脊		7.78～10.37	6～12
川牛膝		7.78～10.37	5～10
熟地黄		4.86～6.48	9～15
枸杞子		2.92～3.89	6～12

冠心丹参片

Guanxin Danshen Pian

【处方】丹参　200g　　三七　200g
降香油　1.75ml

【制法】以上三味，三七粉碎成细粉；丹参粉碎成中粉，用90%乙醇作溶剂进行渗漉，收集渗漉液，回收乙醇并浓缩成稠膏；丹参药渣加水煎煮二次，每次1小时，合并煎液，滤过，滤液浓缩至适量，加入三七细粉、上述稠膏及适量的辅料，混匀，制成颗粒，干燥，加入降香油，混匀，压制成1000片，包糖衣，即得。

【功能与主治】活血化瘀，理气止痛。用于气滞血瘀所致的胸闷、胸痹、心悸、气短；冠心病见上述证候者。

【用法与用量】口服。一次3片，一日3次。

【剂量推算】

处方	成药日用量，片	推算饮片日生药量	《药典》饮片日用量
丹参	9	1.8g	10～15g
三七		1.8g	3～9g
降香油		0.05ml	0.09～0.15ml[1-2]

参考标准：

［1］广东省中药材标准（第二册）（2011年版），降香油相对密度0.859～0.941

［2］降香《药典》日用量9～15g，含挥发油不得少于1.0%（ml/g），相当不得少于0.09～0.15ml

冠心丹参胶囊

Guanxin Danshen Jiaonang

【处方】丹参　200g　　三七　200g
降香油　1.75ml

【制法】以上三味，三七粉碎成细粉；丹参粉碎成中粉，用90%乙醇作溶剂进行渗漉，收集渗漉液约1400ml，回收乙醇并浓缩成稠膏；丹参药渣加水煎煮二次，每次1小时，合并煎液，滤过，滤液浓缩至适量，加入三七细粉、上述稠膏及适量的淀粉，混匀，制成颗粒，干燥，加入降香油，混匀，装入胶囊，制成1000粒，即得。

【功能与主治】活血化瘀，理气止痛。用于气滞血瘀所致的胸痹，症见胸闷刺痛、心悸气短；冠心病心绞痛见上述证候者。

【用法与用量】口服。一次3粒，一日3次。

【规格】每粒装0.3g

【剂量推算】

处方	成药日用量，粒	推算饮片日生药量	《药典》饮片日用量，g
丹参	9	1.8g	10～15
三七		1.8g	3～9
降香油		0.05ml	0.09～0.15ml[1-2]

参考标准：

［1］广东省中药材标准（第二册）（2011年版），降香油相对密度0.859～0.941

［2］降香《药典》日用量9～15g，含挥发油不得少于1.0%（ml/g），相当不得少于0.09～0.15ml

冠心生脉口服液

Guanxin Shengmai Koufuye

【处方】人参　45g　　麦冬　45g
醋五味子　15g　　丹参　75g
赤芍　60g　　郁金　45g
三七　3g

【制法】以上七味，粉碎成粗粉，人参用65%乙醇50ml浸渍24小时，与其余六味药混匀，用65%乙醇300ml作溶剂，浸渍24小时后进行渗漉，收集渗漉液，减压回收乙醇并浓缩至相对密度为1.08～1.12（50～55℃），加煮沸过的水调节至700ml，冷藏24小时，滤过，加入85%单糖浆300ml、山梨酸钾2g与10ml聚山梨酯80，加水至1000ml，搅匀，静置12小时，滤过，灌装，灭菌，即得。

【功能与主治】 益气生津，活血通脉。用于气阴不足，心脉瘀阻所致的心悸气短，胸闷作痛，自汗乏力，脉微结代。

【用法与用量】 口服。一次10～20ml，一日2次。

【注意】 孕妇慎用。

【规格】 每支装10ml

【剂量推算】

处方	成药日用量，ml	推算饮片日生药量，g	《药典》饮片日用量，g
人参	20～40	0.9～1.8	3～9
麦冬		0.9～1.8	6～12
醋五味子		0.3～0.6	2～6
丹参		1.5～3	10～15
赤芍		1.2～2.4	6～12
郁金		0.9～1.8	3～10
三七		0.06～0.12	3～9

冠心苏合丸

Guanxin Suhe Wan

【处方】 苏合香 50g　冰片 105g
乳香（制） 105g　檀香 210g
土木香 210g

【制法】 以上五味，除苏合香、冰片外，其余乳香（制）等三味粉碎成细粉，过筛。冰片研细，与上述粉末配研，过筛，混匀；另取炼蜜适量，微温后加入苏合香，搅匀，再与上述粉末混匀，制成1000丸；或冰片研细，与乳香（制）等三味的部分细粉混匀，制成丸心，剩余的细粉用苏合香和适量的炼蜜泛在丸心外层，制成1000丸，即得。

【功能与主治】 理气，宽胸，止痛。用于寒凝气滞、心脉不通所致的胸痹，症见胸闷、心前区疼痛；冠心病心绞痛见上述证候者。

【用法与用量】 嚼碎服。一次1丸，一日1～3次；或遵医嘱。

【注意】 孕妇禁用。

【剂量推算】

处方	成药日用量，丸	推算饮片日生药量，g	《药典》饮片日用量，g
苏合香	1～3	0.05～0.15	0.3～1
冰片		0.11～0.32	0.15～0.3
乳香（制）		0.11～0.32	3～5[1]
檀香		0.21～0.63	2～5
土木香		0.21～0.63	3～9

参考标准：

［1］上海市中药饮片炮制规范（2018年版）

冠心苏合胶囊

Guanxin Suhe Jiaonang

【处方】 苏合香 25g　冰片 52.5g
醋乳香 52.5g　檀香 105g
土木香 105g

【制法】 以上五味，醋乳香、冰片、檀香、土木香分别粉碎成细粉；苏合香与上述粉末配研，与适量的淀粉混匀，装入胶囊，制成1000粒。或以上五味，醋乳香、檀香、土木香粉碎成细粉，混匀；苏合香用适量的乙醇调匀，加入上述细粉中，加入适量淀粉浆，制颗粒，干燥；将冰片加入适量淀粉，粉碎成细粉，与上述颗粒混匀，装入胶囊，制成1000粒，即得。

【功能与主治】 理气，宽胸，止痛。用于寒凝气滞、心脉不通所致的胸痹，症见胸闷、心前区疼痛；冠心病心绞痛见上述证候者。

【用法与用量】 含服或吞服。一次2粒，一日1～3次。临睡前或发病时服用。

【注意】 孕妇禁用。

【规格】 每粒装0.35g

【剂量推算】

处方	成药日用量，粒	推算饮片日生药量，g	《药典》饮片日用量，g
苏合香	2～6	0.05～0.15	0.3～1
冰片		0.11～0.32	0.15～0.3
醋乳香		0.11～0.32	3～5
檀香		0.21～0.63	2～5
土木香		0.21～0.63	3～9

冠心舒通胶囊

Guanxin Shutong Jiaonang

【处方】广枣 480g　丹参 240g
丁香 60g　冰片 30g
天竺黄 30g

【制法】以上五味，取广枣120g粉碎成细粉，均分为两份备用；天竺黄粉碎成细粉，备用，剩余广枣粉碎成最粗粉，用70%乙醇作溶剂进行渗漉，收集渗漉液，回收乙醇并浓缩至相对密度为1.30～1.35（50℃）的稠膏，加入一份广枣细粉，拌匀，干燥，粉碎成细粉，备用。取丹参提取三次，第一次用乙醇加热回流1.5小时，滤过，滤液回收乙醇，并浓缩至相对密度为1.30～1.35（55～60℃）的稠膏，备用；第二次用50%乙醇加热回流1.5小时，滤过，滤液备用；第三次加水煎煮2小时，滤过，滤液与第二次提取的滤液合并，回收乙醇，并浓缩至相对密度为1.30～1.35（55～60℃）的稠膏，与第一次提取的稠膏合并，混匀，浓缩至相对密度为1.30～1.35（55～60℃）的稠膏，加入另一份广枣细粉，拌匀，干燥，粉碎成细粉。丁香用水蒸气蒸馏提取挥发油，将挥发油均匀喷入15g天竺黄细粉内，混匀，密闭；冰片与其余天竺黄细粉混合，研细，与上述各细粉混匀，装入胶囊，制成1000粒，即得。

【功能与主治】活血化瘀，通经活络，行气止痛。用于胸痹心血瘀阻证，症见胸痛、胸闷、心慌、气短；冠心病、心绞痛见上述证候者。

【用法与用量】口服。一次3粒，一日3次；4周为一疗程。

【规格】每粒装0.3g

【剂量推算】

处方	成药日用量，粒	推算饮片日生药量，g	《药典》饮片日用量，g
广枣	9	4.32	1.5～2.5
丹参		2.16	10～15
丁香		0.54	1～3
冰片		0.27	0.15～0.3
天竺黄		0.27	3～9

冠脉宁胶囊

Guanmaining Jiaonang

【处方】丹参 112.5g　没药（炒）25.5g
鸡血藤 112.5g　血竭 25.5g
醋延胡索 45g　当归 45g
郁金 45g　制何首乌 75g
炒桃仁 30g　酒黄精 75g
红花 30g　葛根 112.5g
乳香（炒）25.5g　冰片 4.5g

【制法】以上十四味，冰片研细，葛根、乳香（炒）、没药（炒）、血竭、郁金、醋延胡索粉碎成细粉，过筛，其余丹参等七味加水煎煮二次，第一次3小时，第二次2小时，滤过，合并滤液，浓缩成稠膏，与上述葛根等细粉混合，干燥，粉碎成细粉，过筛，制粒或加入适量辅料制粒，干燥，加入冰片，混匀，装入胶囊，制成1000粒〔规格（1）、规格（2）〕或800粒〔规格（3）〕，即得。

【功能与主治】活血化瘀，行气止痛。用于胸部刺痛、固定不移、入夜更甚，心悸不宁，舌质紫暗，脉沉弦；冠心病，心绞痛，冠状动脉供血不足见上述证候者。

【用法与用量】口服。〔规格（1）、规格（2）〕一次5粒，〔规格（3）〕一次4粒，一日3次或遵医嘱。

【注意】孕妇忌服。

【规格】每粒装（1）0.33g　（2）0.5g　（3）0.48g

【剂量推算】

处方	成药日用量，粒	推算饮片日生药量，g	《药典》饮片日用量，g
丹参	规格（1）、规格（2）：15 规格（3）：12	1.69	10～15
没药（炒）		0.38	3～5[1]
鸡血藤		1.69	9～15
血竭		0.38	1～2
醋延胡索		0.68	1.5～3
当归		0.68	6～12
郁金		0.68	3～10
制何首乌		1.13	6～12
炒桃仁		0.45	5～10
酒黄精		1.13	9～15
红花		0.45	3～10
葛根		1.69	10～15
乳香（炒）		0.38	3～5[1]
冰片		0.068	0.15～0.3

参考标准：

［1］湖北省中药饮片炮制规范（2018年版）

祛风止痛丸

Qufeng Zhitong Wan

【处方】老鹳草 334g　槲寄生 167g
续断 167g　威灵仙 83g
独活 83g　制草乌 83g
红花 83g

【制法】以上七味，威灵仙、独活粉碎成细粉，过筛；其余槲寄生等五味加水煎煮二次，每次3小时，煎液滤过，滤液合并，浓缩成相对密度为1.18～1.20（80℃）的清膏，与上述细粉混匀，干燥，粉碎成细粉，用乙醇泛丸；干燥，制成350g，包活性炭衣，即得。

【功能与主治】祛风寒，补肝肾，壮筋骨。用于风寒湿邪闭阻、肝肾亏虚所致的痹病，症见关节肿胀、腰膝疼痛、四肢麻木。

【用法与用量】口服。一次2.2g，一日2次。

【注意】孕妇忌服。

【规格】每袋装2.2g（每10丸重1.1g）

【剂量推算】

处方	成药日用量，g	推算饮片日生药量，g	《药典》饮片日用量，g
老鹳草	4.4	4.2	9～15
槲寄生		2.1	9～15
续断		2.1	9～15
威灵仙		1.04	6～10
独活		1.04	3～10
制草乌		1.04	1.5～3
红花		1.04	3～10

祛风止痛片

Qufeng Zhitong Pian

【处方】老鹳草 334g　槲寄生 167g
续断 167g　威灵仙 83g
独活 83g　制草乌 83g
红花 83g

【制法】以上七味，威灵仙、独活粉碎成细粉，过筛；其余槲寄生等五味加水煎煮二次，每次3小时，煎液滤过，滤液合并，浓缩成相对密度1.18～1.20（80℃）的清膏，与上述细粉混匀，干燥，粉碎，加入适量的蔗糖粉、淀粉、二水硫酸钙，用65%乙醇制粒，干燥，压制成1000片，包糖衣，即得。

【功能与主治】祛风寒，补肝肾，壮筋骨。用于风寒湿邪闭阻、肝肾亏虚所致的痹病，症见关节肿胀、腰膝疼痛、四肢麻木。

【用法与用量】口服。一次6片，一日2次。

【注意】孕妇忌服。

【剂量推算】

处方	成药日用量，片	推算饮片日生药量，g	《药典》饮片日用量，g
老鹳草	12	4	9～15
槲寄生		2	9～15
续断		2	9～15
威灵仙		1	6～10
独活		1	3～10
制草乌		1	1.5～3
红花		1	3～10

祛风止痛胶囊

Qufeng Zhitong Jiaonang

【处方】老鹳草 334g　槲寄生 167g
续断 167g　威灵仙 83g
独活 83g　制草乌 83g
红花 83g

【制法】以上七味，威灵仙、独活粉碎成细粉，过筛；其余槲寄生等五味加水煎煮二次，每次3小时，煎液滤过，滤液合并，浓缩成相对密度为1.18～1.20（80℃）的清膏，喷雾干燥，干粉与上述细粉混匀，用70%乙醇制成颗粒，沸腾干燥，装入胶囊，制成1000粒，即得。

【功能与主治】祛风寒，补肝肾，壮筋骨。用于风寒湿邪闭阻、肝肾亏虚所致的痹病，症见关节肿胀、腰膝疼痛、四肢麻木。

【用法与用量】口服。一次6粒，一日2次。

【注意】孕妇忌服。

【规格】每粒装0.3g

【剂量推算】

处方	成药 日用量，片	推算饮片 日生药量，g	《药典》饮片 日用量，g
老鹳草	12	4	9～15
槲寄生		2	9～15
续断		2	9～15
威灵仙		1	6～10
独活		1	3～10
制草乌		1	1.5～3
红花		1	3～10

祛风舒筋丸

Qufeng Shujin Wan

【处方】防风 50g　桂枝 50g
麻黄 50g　威灵仙 50g
制川乌 50g　制草乌 50g
麸炒苍术 50g　茯苓 50g
木瓜 50g　秦艽 50g
烫骨碎补 50g　牛膝 50g
甘草 50g　海风藤 50g
青风藤 50g　穿山龙 50g
老鹳草 50g　茄根 50g

【制法】以上十八味，粉碎成细粉，过筛，混匀。每100g粉末加炼蜜160～180g制成大蜜丸或小蜜丸，即得。

【功能与主治】祛风散寒，除湿活络。用于风寒湿闭阻所致的痹病，症见关节疼痛、局部畏恶风寒、屈伸不利、四肢麻木、腰腿疼痛。

【用法与用量】口服。小蜜丸一次12丸，大蜜丸一次1丸，一日2次。

【注意】孕妇慎用。

【规格】小蜜丸　每100丸重60g；大蜜丸　每丸重7g

【剂量推算】

处方	成药 日用量，丸	推算饮片 日生药量，g	《药典》饮片 日用量，g
防风	小蜜丸：24 大蜜丸：2	0.28～0.3	5～10
桂枝		0.28～0.3	3～10
麻黄		0.28～0.3	2～10
威灵仙		0.28～0.3	6～10
制川乌		0.28～0.3	1.5～3

续表

处方	成药 日用量，丸	推算饮片 日生药量，g	《药典》饮片 日用量，g
制草乌	小蜜丸：24 大蜜丸：2	0.28～0.3	1.5～3
麸炒苍术		0.28～0.3	3～9
茯苓		0.28～0.3	10～15
木瓜		0.28～0.3	6～9
秦艽		0.28～0.3	3～10
烫骨碎补		0.28～0.3	3～9
牛膝		0.28～0.3	5～12
甘草		0.28～0.3	2～10
海风藤		0.28～0.3	6～12
青风藤		0.28～0.3	6～12
穿山龙		0.28～0.3	9～15
老鹳草		0.28～0.3	9～15
茄根		0.28～0.3	9～18[1]

参考标准：

［1］广东省中药材标准（第三册）（2019年版）

祛痰灵口服液

Qutanling Koufuye

【处方】鲜竹沥 450ml　鱼腥草 180g

【制法】以上二味，鱼腥草加3倍量水，蒸馏，收集蒸馏液250ml；另取蔗糖125g，加水煮沸1小时，滤过，滤液与鲜竹沥及鱼腥草蒸馏液混匀，加入苯甲酸钠1.4g，用酒石酸调节pH值至4.2～5.3，加水至1000ml，搅匀，滤过，灭菌，灌封，即得。

【功能与主治】清肺化痰。用于痰热壅肺所致的咳嗽、痰多、喘促；急、慢性支气管炎见上述证候者。

【用法与用量】口服。一次30ml，一日3次；二岁以下一次15ml，一日2次；二至六岁一次30ml，一日2次；六岁以上一次30ml，一日2～3次；或遵医嘱。

【注意】便溏者慎用。

【规格】每支装30ml

【剂量推算】

处方	成药 日用量，ml	推算饮片 日生药量	《药典》饮片 日用量
鲜竹沥	30～90	13.5～40.5ml	30～60ml[1]
鱼腥草		5.4～16.2g	15～25g

参考标准：

[1] 上海市中药饮片炮制规范（2018年版）

祖师麻片

Zushima Pian

【处方】祖师麻 1100g

【制法】取祖师麻，加水煎煮三次，第一次2小时，第二次、第三次1小时，合并煎液，滤过，滤液浓缩至相对密度为1.22～1.26（50℃）的清膏，加乙醇使含醇量达75%，静置使沉淀，取上清液，回收乙醇并浓缩至适量，加入碳酸钙10g、淀粉、糊精适量，混匀，制成颗粒，干燥，压制成1000片，包薄膜衣或糖衣，即得。

【功能与主治】祛风除湿，活血止痛。用于风湿痹症，关节炎，类风湿关节炎。也可用于坐骨神经痛、肩周炎寒湿阻络证，症见：关节痛，遇寒痛增，得热痛减，以及腰腿肩部疼痛重着者等。

【用法与用量】口服。一次3片，一日3次。坐骨神经痛、肩周炎疗程4周。

【注意】孕妇及风湿热痹者慎用；有胃病者可饭后服用，并配合健胃药使用。

【规格】（1）薄膜衣片　每片重0.3g

（2）糖衣片（片心重0.29g）

【剂量推算】

处方	成药日用量，片	推算饮片日生药量，g	《药典》饮片日用量，g
祖师麻	9	9.9	5～10[1]

参考标准：

[1] 甘肃省中药材标准（2009年版）

神香苏合丸

Shenxiang Suhe Wan

【处方】人工麝香 50g　冰片 50g
水牛角浓缩粉 400g　乳香（制） 100g
安息香 100g　白术 200g
香附 200g　木香 200g
沉香 200g　丁香 200g
苏合香 200g

【制法】以上十一味，除水牛角浓缩粉外，苏合香隔水炖化，用适量的乙醇稀释；人工麝香、冰片分别粉碎成最细粉；其余乳香（制）等七味粉碎成细粉；人工麝香和冰片的最细粉与上述细粉及水牛角浓缩粉配研，过筛，混匀。每1700g粉末加入淀粉13.4g，混匀，用水和苏合香的乙醇稀释液制丸，低温干燥，即得。

【功能与主治】温通宣痹，行气化浊。用于寒凝心脉、气机不畅所致的胸痹，症见心痛、胸闷、胀满、遇寒加重；冠心病心绞痛见上述证候者。

【用法与用量】口服。一次0.7g，一日1～2次。

【注意】孕妇禁用。

【规格】每瓶装0.7g

【剂量推算】

处方	成药日用量，g	推算饮片日生药量，g	《药典》饮片日用量，g
人工麝香	0.7～1.4	0.018～0.037	0.03～0.1
冰片		0.018～0.037	0.15～0.3
水牛角浓缩粉		0.15～0.29	3～6[1]
乳香（制）		0.037～0.073	3～5[2]
安息香		0.037～0.073	0.6～1.5
白术		0.073～0.15	6～12
香附		0.073～0.15	6～10
木香		0.073～0.15	3～6
沉香		0.073～0.15	1～5
丁香		0.073～0.15	1～3
苏合香		0.073～0.15	0.3～1

参考标准：

[1] 中国药典（2005年版）一部
[2] 上海市中药饮片炮制规范（2018年版）

除湿白带丸

Chushi Baidai Wan

【处方】党参 80g　炒白术 100g
山药 100g　白芍 50g
芡实 50g　车前子（炒） 50g
当归 30g　苍术 30g
陈皮 30g　白果仁 50g
荆芥炭 15g　柴胡 12g
黄柏炭 12g　茜草 12g
海螵蛸 40g　煅牡蛎 40g

【制法】以上十六味，粉碎成细粉，过筛，混匀，用水泛丸，干燥，即得。

【功能与主治】 健脾益气，除湿止带。用于脾虚湿盛所致带下病，症见带下量多、色白质稀、纳少、腹胀、便溏。

【用法与用量】 口服。一次 6～9g，一日 2 次。

【规格】 每 20 丸重 1g

【剂量推算】

处方	成药 日用量，g	推算饮片 日生药量，g	《药典》饮片 日用量，g
党参	12～18	1.37～2.05	9～30
炒白术		1.71～2.57	6～12
山药		1.71～2.57	15～30
白芍		0.86～1.28	6～15
芡实		0.86～1.28	9～15
车前子（炒）		0.86～1.28	9～15[1]
当归		0.51～0.77	6～12
苍术		0.51～0.77	3～9
陈皮		0.51～0.77	3～10
白果仁		0.86～1.28	5～10
荆芥炭		0.26～0.39	5～10
柴胡		0.21～0.31	3～10
黄柏炭		0.21～0.31	3～12
茜草		0.21～0.31	6～10
海螵蛸		0.68～1.03	5～10
煅牡蛎		0.68～1.03	9～30

参考标准：

[1] 湖北省中药饮片炮制规范（2018 年版）

蚕蛾公补片

Can'egong Bu Pian

【处方】 雄蚕蛾（制）156.25g 人参 15.625g
熟地黄 75g 炒白术 75g
当归 56.25g 枸杞子 56.25g
盐补骨脂 56.25g 盐菟丝子 37.5g
蛇床子 37.5g 仙茅 37.5g
肉苁蓉 37.5g 淫羊藿 37.5g

【制法】 以上十二味，人参、炒白术粉碎成细粉；其余雄蚕蛾（制）等十味用 50%乙醇回流提取三次，提取液滤过，合并滤液，回收乙醇，浓缩成稠膏，加入上述细粉和适量的淀粉，混匀，制成颗粒，干燥，压制成 1000 片，包糖衣，即得。

【功能与主治】 补肾壮阳，养血，填精。用于肾阳虚损，阳痿早泄，性功能衰退。

【用法与用量】 口服。一次 3～6 片，一日 3 次。

【剂量推算】

处方	成药 日用量，片	推算饮片 日生药量，g	《药典》饮片 日用量，g
雄蚕蛾（制）	9～18	1.41～2.81	3～9[1]
人参		0.14～0.28	3～9
熟地黄		0.68～1.35	9～15
炒白术		0.68～1.35	6～12
当归		0.51～1.01	6～12
枸杞子		0.51～1.01	6～12
盐补骨脂		0.51～1.01	6～10
盐菟丝子		0.34～0.68	6～12
蛇床子		0.34～0.68	3～10
仙茅		0.34～0.68	3～10
肉苁蓉		0.34～0.68	6～10
淫羊藿		0.34～0.68	6～10

参考标准：

[1] 陕西省药材标准（2015 年版）

都梁丸

Duliang Wan

【处方】 白芷（酒炖）500g 川芎 125g

【制法】 以上二味，粉碎成细粉，过筛，混匀。每 100g 粉末加炼蜜 100～120g 制成大蜜丸，即得。

【功能与主治】 祛风散寒，活血通络。用于风寒瘀血阻滞脉络所致的头痛，症见头胀痛或刺痛、痛有定处、反复发作、遇风寒诱发或加重。

【用法与用量】 口服。一次 1 丸，一日 3 次。

【注意】 忌食辛辣食物。

【规格】 每丸重 9g

【剂量推算】

处方	成药 日用量，丸	推算饮片 日生药量，g	《药典》饮片 日用量，g
白芷（酒炖）	3	9.82～10.8	3～10
川芎		2.45～2.7	3～10

都梁软胶囊

Duliang Ruanjiaonang

【处方】 白芷 1128g　　川芎 282g

【制法】 以上二味，粉碎成块状，加水提取挥发油5小时，收集挥发油，药渣备用；水提液浓缩至相对密度不低于1.20（60℃）的清膏，清膏用8倍量乙醇回流提取1小时，滤过，滤液备用。药渣加6倍量乙醇回流提取1小时，滤过，合并滤液，减压浓缩至相对密度不低于1.30（60℃）的稠膏，加入淀粉适量，混匀，真空干燥（70℃以下），粉碎，加入挥发油及植物油适量，混匀，制成软胶囊1000粒，即得。

【功能与主治】 祛风散寒，活血通络。用于风寒瘀血阻滞脉络所致的头痛，症见头胀痛或刺痛，痛有定处，反复发作，遇风寒诱发或加重。

【用法与用量】 口服。一次3粒，一日3次。

【注意】 忌食辛辣食物。

【规格】 每粒装0.54g

【剂量推算】

处方	成药日用量，粒	推算饮片日生药量，g	《药典》饮片日用量，g
白芷	9	10.15	3～10
川芎		2.54	3～10

都梁滴丸

Duliang Diwan

【处方】 白芷 90g　　川芎 22.5g

【制法】 以上二味，分别粉碎成粗粉，白芷用85%乙醇、川芎用90%乙醇分别浸渍后进行渗漉，收集渗漉液，将渗漉液在55℃以下减压回收乙醇，白芷渗漉液回收至乙醇用量的1/20体积，静置收集上层油状物，备用。川芎渗漉液回收至相对密度为1.20～1.30（50℃）的稠膏，备用。取聚乙二醇4000 9.0g与聚乙二醇6000 13.5g，加热使熔融，加入上述两种提取物，混匀，密闭并保温，滴入液体石蜡中，制成滴丸，制成1000丸，或包薄膜衣，即得。

【功能与主治】 祛风散寒，活血通络。用于风寒瘀血阻滞脉络所致的头痛，症见头胀痛或刺痛，痛有定处，反复发作，遇风寒诱发或加重。

【用法与用量】 口服或舌下含服。一次6丸，一日4次。

【注意】 忌食辛辣食物。

【规格】 （1）每丸重30mg （2）薄膜衣滴丸 每丸重31mg

【剂量推算】

处方	成药日用量，丸	推算饮片日生药量，g	《药典》饮片日用量，g
白芷	24	2.16	3～10
川芎		0.54	3～10

荷丹片

Hedan Pian

【处方】 荷叶 7500g　　丹参 1250g
山楂 3750g　　番泻叶 375g
盐补骨脂 1250g

【制法】 以上五味，番泻叶用90℃热水浸泡三次，每次30分钟，合并浸泡液，滤过，滤液备用；丹参粉碎成粗粉，用乙醇加热回流提取1.5小时，滤过，滤液回收乙醇，备用；荷叶、盐补骨脂、山楂及丹参药渣加水煎煮二次，每次2小时，煎液滤过，滤液合并，减压浓缩至相对密度为1.20（60℃）的清膏，放置，待药液温度降至约40℃时，加入2倍量的乙醇，搅匀，静置48小时，取上清液，滤过，滤液回收乙醇，与上述丹参乙醇提取液合并，浓缩至适量，真空干燥，加入适量的辅料，混匀，制成颗粒，压制成2500片，包糖衣；或压制成1000片，包薄膜衣，即得。

【功能与主治】 化痰降浊，活血化瘀。用于高脂血症属痰浊挟瘀证候者。

【用法与用量】 口服。糖衣片一次5片，薄膜衣片一次2片，一日3次。饭前服用。8周为一疗程，或遵医嘱。

【注意】 偶见腹泻、恶心、口干。脾胃虚寒、便溏者忌服。孕妇禁服。

【规格】 薄膜衣片 每片重0.73g

【剂量推算】

处方	成药日用量，片	推算饮片日生药量，g	《药典》饮片日用量，g
荷叶	糖衣片：15 薄衣片：6	45	3～10
丹参		7.5	10～15
山楂		22.5	9～12
番泻叶		2.25	2～6
盐补骨脂		7.5	6～10

荷叶丸

Heye Wan

【处方】荷叶 320g　藕节 64g
大蓟炭 48g　小蓟炭 48g
知母 64g　黄芩炭 64g
地黄（炭） 96g　棕榈炭 96g
栀子（焦） 64g　茅根炭 96g
玄参 96g　白芍 64g
当归 32g　香墨 8g

【制法】以上十四味，将荷叶 160g 炒炭，剩余的荷叶用黄酒 240g 浸拌，置罐中，加盖封闭，隔水炖至酒尽，取出，低温干燥，与其余藕节等十三味粉碎成细粉，过筛，混匀。每 100g 粉末加炼蜜 140～150g 制成大蜜丸，即得。

【功能与主治】凉血止血。用于血热所致的咯血、衄血、尿血、便血、崩漏。

【用法与用量】口服。一次 1 丸，一日 2～3 次。

【规格】每丸重 9g

【剂量推算】

处方	成药 日用量，丸	推算饮片 日生药量，g	《药典》饮片 日用量，g
荷叶	2～3	1.99～3.1	3～10
白芍		0.4～0.62	6～15
大蓟炭		0.3～0.47	5～10
藕节		0.4～0.62	9～15
知母		0.4～0.62	6～12
小蓟炭		0.3～0.47	5～12
地黄（炭）		0.6～0.93	9～15[1]
黄芩炭		0.4～0.62	3～10[2]
栀子（焦）		0.4～0.62	6～9
棕榈炭		0.6～0.93	3～9
玄参		0.6～0.93	9～15
茅根炭		0.6～0.93	9～30[3]
当归		0.2～0.31	6～12
香墨		0.05～0.078	3～9[4]

参考标准：

[1] 广东省中药饮片炮制规范（第一册）
[2] 湖北省中药饮片炮制规范（2018 年版）
[3] 北京市中药饮片炮制规范（2008 年版）
[4] 天津市中药饮片炮制规范（2018 年版）

桂龙咳喘宁胶囊

Guilong kechuanning Jiaonang

【处方】桂枝 143.7g　龙骨 287.4g
白芍 143.7g　生姜 143.7g
大枣 143.7g　炙甘草 86.2g
牡蛎 287.4g　黄连 28.7g
法半夏 129.3g　瓜蒌皮 143.7g
炒苦杏仁 129.3g

【制法】以上十一味，桂枝与部分白芍粉碎成细粉，过筛，混匀；剩余的白芍与其余生姜等九味加水煎煮三次，第一次 2 小时，第二次 1 小时，第三次半小时，合并煎液，滤过，滤液减压浓缩至相对密度为 1.25～1.30（60℃），加入上述细粉，混匀，低温干燥，粉碎成细粉，过筛，混匀，装入胶囊，制成 1000 粒，即得。

【功能与主治】止咳化痰，降气平喘。用于外感风寒、痰湿阻肺引起的咳嗽、气喘、痰涎壅盛；急慢性支气管炎见上述证候者。

【用法与用量】口服。一次 3 粒，一日 3 次。

【注意】服药期间忌烟、酒、猪肉及生冷食物。

【规格】每粒装 0.5g（相当于饮片 1.67g）

【剂量推算】

处方	成药 日用量，粒	推算饮片 日生药量，g	《药典》饮片 日用量，g
桂枝	9	1.29	3～10
龙骨		2.59	10～15[1] 15～30[2]
白芍		1.29	6～15
生姜		1.29	3～10
大枣		1.29	6～15
炙甘草		0.78	2～10
牡蛎		2.59	9～30
黄连		0.26	2～5
法半夏		1.16	3～9
瓜蒌皮		1.29	6～10
炒苦杏仁		1.16	5～10

参考标准：

［1］安徽省中药饮片炮制规范（第三版）（2019年版）

［2］天津市中药饮片炮制规范（2018年版）

桂龙咳喘宁颗粒

Guilong Kechuanning Keli

【处方】 桂枝 83.3g　龙骨 166.67g
白芍 83.3g　生姜 83.3g
大枣 83.3g　炙甘草 50g
牡蛎 166.67g　黄连 16.67g
法半夏 75g　瓜蒌皮 83.33g
炒苦杏仁 75g

【制法】 以上十一味，桂枝以90%乙醇为溶剂进行渗漉，收集渗漉液；渗漉后的药渣与其余白芍等十味加水煎煮三次，第一次2小时，第二次1小时，第三次0.5小时，合并煎液，滤过，滤液浓缩至相对密度为1.33～1.38（60℃），加入上述渗漉液，混匀，加入蔗糖粉720g和适量的糊精，制成颗粒，于60℃以下干燥，制成1000g，即得。

【功能与主治】 止咳化痰，降气平喘。用于外感风寒、痰湿阻肺引起的咳嗽、气喘、痰涎壅盛；急、慢性支气管炎见上述证候者。

【用法与用量】 开水冲服。一次1袋，一日3次。

【注意】 用药期间忌烟、酒、猪肉及生冷食物。

【规格】 每袋装6g

【剂量推算】

处方	成药日用量，袋	推算饮片日生药量，g	《药典》饮片日用量，g
桂枝	3	1.5	3～10
龙骨		3	10～15[1] 15～30[2]
白芍		1.5	6～15
生姜		1.5	3～10
大枣		1.5	6～15
炙甘草		0.9	2～10
牡蛎		3	9～30
黄连		0.3	2～5
法半夏		1.35	3～9
瓜蒌皮		1.5	6～10
炒苦杏仁		1.35	5～10

参考标准：

［1］安徽省中药饮片炮制规范（第三版）（2019年版）

［2］天津市中药饮片炮制规范（2018年版）

桂芍镇痫片

Guishao Zhenxian Pian

【处方】 桂枝 296g　白芍 444g
党参 222g　半夏（制） 296g
柴胡 296g　黄芩 222g
甘草 148g　生姜 148g
大枣 296g

【制法】 以上九味，加水煎煮二次，第一次1.5小时，第二次1小时，煎液滤过，滤液合并，浓缩至适盘，80℃以下干燥成干浸膏，粉碎，加淀粉、硫酸钙及交联羟甲基纤维素钠适量，制成颗粒，干燥，加硬脂酸镁适量，压制成1000片，包糖衣或薄膜衣，即得。

【功能与主治】 调和营卫，清肝胆。用于治疗各种发作类型的癫痫。

【用法与用量】 口服。一次6片，一日3次。

【规格】 薄膜衣片　每片重0.32g

【剂量推算】

处方	成药日用量，片	推算饮片日生药量，g	《药典》饮片日用量，g
桂枝	18	5.33	3～10
白芍		7.99	6～15
党参		4	9～30
半夏（制）		5.33	3～9
柴胡		5.33	3～10
黄芩		4	3～10
甘草		2.66	2～10
生姜		2.66	3～10
大枣		5.33	6～15

桂附地黄口服液

Guifu Dihuang Koufuye

【处方】 肉桂 20g　附子（制） 20g
熟地黄 160g　酒萸肉 80g

牡丹皮 60g　　山药 80g
茯苓 60g　　泽泻 60g

【制法】以上八味，分别粉碎成粗粉，酒萸肉加乙醇提取 4 小时，滤过，滤液浓缩后备用；滤渣和其余肉桂等七味合并后加水，煎煮三次，第一次 1.5 小时，第一次煎煮收集蒸馏液约 400ml，备用。第二、三次各 0.5 小时，滤过，滤液合并，滤液浓缩至 1:1，待冷，加乙醇约 2 倍量使沉淀，静置 24 小时，滤过，滤液回收乙醇，冷藏 24 小时，滤过；滤液与上述蒸馏液及酒萸肉提取液合并，加蔗糖 50g、苯甲酸钠 3g、吐温 80 1g，加水至 1000ml，搅匀，分装，即得。

【功能与主治】温补肾阳。用于肾阳不足，腰膝痠冷，肢体浮肿，小便不利或反多，痰饮喘咳，消渴。

【用法与用量】口服。一次 10ml，一日 2 次。

【规格】每支装 10ml

【剂量推算】

处方	成药 日用量，ml	推算饮片 日生药量，g	《药典》饮片 日用量，g
肉桂	20	0.4	1～5
附子（制）		0.4	3～15
熟地黄		3.2	9～15
酒萸肉		1.6	6～12
牡丹皮		1.2	6～12
山药		1.6	15～30
茯苓		1.2	10～15
泽泻		1.2	6～10

桂附地黄丸

Guifu Dihuang Wan

【处方】肉桂 20g　　附子（制） 20g
熟地黄 160g　　酒萸肉 80g
牡丹皮 60g　　山药 80g
茯苓 60g　　泽泻 60g

【制法】以上八味，粉碎成细粉，过筛，混匀。每 100g 粉末用炼蜜 35～50g 加适量的水泛丸，干燥，制成水蜜丸；或加炼蜜 80～110g 制成小蜜丸或大蜜丸，即得。

【功能与主治】温补肾阳。用于肾阳不足，腰膝痠冷，肢体浮肿，小便不利或反多，痰饮喘咳，消渴。

【用法与用量】口服。水蜜丸一次 6g，小蜜丸一次 9g，大蜜丸一次 1 丸，一日 2 次。

【规格】大蜜丸每丸重 9g

【剂量推算】

处方	成药 日用量	推算饮片 日生药量，g	《药典》饮片 日用量，g
肉桂	水蜜丸：12g 小蜜丸：18g 大蜜丸：2 丸	0.3～0.37	1～5
附子（制）		0.3～0.37	3～15
熟地黄		2.37～2.96	9～15
酒萸肉		1.19～1.48	6～12
牡丹皮		0.89～1.11	6～12
山药		1.19～1.48	15～30
茯苓		0.89～1.11	10～15
泽泻		0.89～1.11	6～10

桂附地黄胶囊

Guifu Dihuang Jiaonang

【处方】肉桂 22.22g　　附子（制） 22.22g
熟地黄 177.77g　　酒萸肉 88.88g
牡丹皮 66.66g　　山药 88.88g
茯苓 66.66g　　泽泻 66.66g

【制法】以上八味，茯苓、山药粉碎成最细粉，其余肉桂等六味用乙醇回流提取二次，每次 1.5 小时，提取液滤过，滤液回收乙醇并浓缩至适量，备用；药渣加水煎煮二次，每次 1 小时，煎液滤过，滤液合并，浓缩至适量，与上述浓缩液合并，加入茯苓、山药最细粉及适量二氧化硅，混匀，干燥，过筛，装入胶囊，制成 1000 粒，即得。

【功能与主治】温补肾阳。用于肾阳不足，腰膝痠冷，肢体浮肿，小便不利或反多，痰饮喘咳，消渴。

【用法与用量】口服。一次 7 粒，一日 2 次。

【规格】每粒装 0.34g

【剂量推算】

处方	成药 日用量，粒	推算饮片 日生药量，g	《药典》饮片 日用量，g
肉桂	14	0.31	1～5
附子（制）		0.31	3～15
熟地黄		2.49	9～15
酒萸肉		1.24	6～12
牡丹皮		0.93	6～12
山药		1.24	15～30
茯苓		0.93	10～15
泽泻		0.93	6～10

桂附理中丸

Guifu Lizhong Wan

【处方】肉桂 30g　附片 30g
党参 90g　炒白术 90g
炮姜 90g　炙甘草 90g

【制法】以上六味，粉碎成细粉，过筛，混匀。每100g粉末加炼蜜40～50g和适量的水制丸，干燥，制成水蜜丸；或每100g粉末加炼蜜120～140g制成小蜜丸或大蜜丸，即得。

【功能与主治】补肾助阳，温中健脾。用于肾阳衰弱，脾胃虚寒，脘腹冷痛，呕吐泄泻，四肢厥冷。

【用法与用量】用姜汤或温开水送服。水蜜丸一次5g，小蜜丸一次9g，大蜜丸一次1丸，一日2次。

【注意】孕妇慎用。

【规格】（1）水蜜丸　每10丸重0.24g
（2）大蜜丸　每丸重9g

【剂量推算】

处方	成药日用量	推算饮片日生药量，g	《药典》饮片日用量，g
肉桂	水蜜丸：10g 小蜜丸：18g 大蜜丸：2丸	0.48～0.58	1～5
附片		0.48～0.58	3～15
党参		1.43～1.75	9～30
炒白术		1.43～1.75	6～12
炮姜		1.43～1.75	3～9
炙甘草		1.43～1.75	2～10

桂枝茯苓丸

Guizhi Fuling Wan

【处方】桂枝 100g　茯苓 100g
牡丹皮 100g　赤芍 100g
桃仁 100g

【制法】以上五味，粉碎成细粉，过筛，混匀。每100g粉末加炼蜜90～110g制成大蜜丸，即得。

【功能与主治】活血，化瘀，消癥。用于妇人宿有癥块，或血瘀经闭，行经腹痛，产后恶露不尽。

【用法与用量】口服。一次1丸，一日1～2次。

【注意】孕妇忌用，或遵医嘱；经期停服；偶见药后胃脘不适、隐痛，停药后可自行消失。

【规格】每丸重6g

【剂量推算】

处方	成药日用量，丸	推算饮片日生药量，g	《药典》饮片日用量，g
桂枝	1～2	0.57～1.26	3～10
茯苓		0.57～1.26	10～15
牡丹皮		0.57～1.26	6～12
赤芍		0.57～1.26	6～12
桃仁		0.57～1.26	5～10

桂枝茯苓片

Guizhi Fuling Pian

【处方】桂枝 240g　茯苓 240g
牡丹皮 240g　白芍 240g
桃仁 240g

【制法】以上五味，牡丹皮粉碎成粗粉，用流通水蒸气蒸馏提取，收集7倍量馏出液，药渣备用；馏出液冷藏静置，待析出结晶后，滤过，滤液再重蒸馏，收集3倍量的馏出液，冷藏，待析出结晶后，滤过，滤液弃去，合并两次丹皮酚结晶，阴干后粉碎成细粉，低温密闭储藏，备用。桂枝、白芍、桃仁及茯苓48g粉碎成粗粉，混匀，加入牡丹皮药渣，再加90%乙醇，浸泡30分钟，加热提取2小时，滤过，药渣再加90%乙醇，加热提取2小时，滤过，滤液合并；药渣加水煎煮二次，每次1小时，滤过，滤液合并。醇提液和水提液分别减压浓缩至相对密度为1.20～1.25（80～85℃）的清膏。合并两浓缩液，加入剩余的茯苓细粉，混匀，干燥，粉碎，加70%糖浆适量，制粒，加入丹皮酚细粉，混匀，压制成1000片，包薄膜衣，即得。

【功能与主治】活血，化瘀，消癥。用于妇人瘀血阻络所致癥块、经闭、痛经、产后恶露不尽；子宫肌瘤，慢性盆腔炎包块，痛经，子宫内膜异位症，卵巢囊肿见上述证候者。

【用法与用量】口服。一次3片，一日3次。饭后服。经期停服。3个月为一疗程，或遵医嘱。

【注意】孕妇忌用，或遵医嘱；经期停服；偶见药后胃脘不适、隐痛，停药后可自行消失。

【规格】每片重0.32g

【剂量推算】

处方	成药 日用量，片	推算饮片 日生药量，g	《药典》饮片 日用量，g
桂枝	9	2.16	3～10
茯苓		2.16	10～15
牡丹皮		2.16	6～12
白芍		2.16	6～12
桃仁		2.16	5～10

桂枝茯苓胶囊

Guizhi Fuling Jiaonang

【处方】桂枝 240g　　茯苓 240g
牡丹皮 240g　　桃仁 240g
白芍 240g

【制法】以上五味，取茯苓 192g，粉碎成细粉；牡丹皮用水蒸气蒸馏，收集蒸馏液，分取挥发性成分，备用；药渣与桂枝、白芍、桃仁及剩余的茯苓用 90%乙醇提取二次，合并提取液，回收乙醇至无醇味，减压浓缩至适量；药渣再加水煎煮二次，滤过，合并滤液，减压浓缩至适量，上述二种浓缩液，与茯苓细粉混匀，干燥，粉碎，加入适量的糊精，制颗粒，干燥，加入牡丹皮挥发性成分，混匀，装入胶囊，制成 1000 粒，即得。

【功能与主治】活血，化瘀，消癥。用于妇人瘀血阻络所致癥块、经闭、痛经、产后恶露不尽；子宫肌瘤，慢性盆腔炎包块，痛经，子宫内膜异位症，卵巢囊肿见上述证候者；也可用于女性乳腺囊性增生病属瘀血阻络证，症见乳房疼痛、乳房肿块、胸胁胀闷；或用于前列腺增生属瘀阻膀胱证，症见小便不爽、尿细如线、或点滴而下、小腹胀痛者。

【用法与用量】口服。一次 3 粒，一日 3 次。饭后服。前列腺增生疗程 8 周，其余适应症疗程 12 周，或遵医嘱。

【注意】孕妇忌服，或遵医嘱；经期停服；偶见药后胃脘不适、隐痛，停药后可自行消失。

【规格】每粒装 0.31g

【剂量推算】

处方	成药 日用量，粒	推算饮片 日生药量，g	《药典》饮片 日用量，g
桂枝	9	2.16	3～10
茯苓		2.16	10～15
牡丹皮		2.16	6～12
桃仁		2.16	5～10
白芍		2.16	6～15

桔梗冬花片

Jiegeng Donghua Pian

【处方】桔梗 300g　　款冬花 37g
制远志 63g　　甘草 20g

【制法】以上四味，桔梗 150g 粉碎成细粉，剩余桔梗与款冬花、制远志、甘草加水煎煮三次，每次 2 小时，煎液滤过，合并滤液，静置，取上清液浓缩成稠膏，加入桔梗细粉，混匀，干燥，研细，制成颗粒，干燥，或加入硬脂酸镁适量，压制成 1000 片，包糖衣或薄膜衣，即得。

【功能与主治】止咳祛痰。用于痰浊阻肺所致的咳嗽痰多；支气管炎见上述证候者。

【用法与用量】口服。一次 6～8 片，一日 3 次。

【规格】薄膜衣片　每片重 0.25g

【剂量推算】

处方	成药 日用量，片	推算饮片 日生药量，g	《药典》饮片 日用量，g
桔梗	18～24	5.4～7.2	3～10
款冬花		0.67～0.89	5～10
制远志		1.13～1.51	3～10
甘草		0.36～0.48	2～10

根痛平颗粒

Gentongping Keli

【处方】白芍 200g　　葛根 50g
桃仁（燀）50g　　红花 50g
乳香（醋炙）50g　　没药（醋炙）50g
续断 75g　　烫狗脊 75g
伸筋草 75g　　牛膝 50g
地黄 50g　　甘草 25g

【制法】以上十二味，加水煎煮三次，第一次 1.5 小时，第二、三次每次 1 小时，煎液滤过，滤液合并，减压浓缩至适量，加入适量的蔗糖粉和糊精，混匀，干燥，粉碎成细粉，制成颗粒，干燥，制成 1000g；或加入适量的糊精和甜菊素 3.3g，混匀，制成颗粒，干燥，制成 650g，即得。

【功能与主治】活血，通络，止痛。用于风寒阻络所致颈、腰椎病，症见肩颈疼痛、活动受限、上肢麻木。

【用法与用量】 开水冲服。一次1袋，一日2次。饭后服用。或遵医嘱。

【注意】 本品对胃肠道有轻度刺激作用，宜饭后服用。孕妇忌用。

【规格】 每袋装（1）12g （2）8g（无蔗糖）

【剂量推算】

处方	成药日用量，袋	推算饮片日生药量，g	《药典》饮片日用量，g
白芍	2	4.80～4.92	6～15
葛根		1.20～1.23	10～15
桃仁（焯）		1.20～1.23	5～10
红花		1.20～1.23	3～10
乳香（醋炙）		1.20～1.23	3～5
没药（醋炙）		1.20～1.23	3～5
续断		1.80～1.85	9～15
烫狗脊		1.80～1.85	6～12
伸筋草		1.80～1.85	3～12
牛膝		1.20～1.23	5～12
地黄		1.20～1.23	鲜地黄 12～30；生地黄 10～15
甘草		0.60～0.62	2～10

速效牛黄丸

Suxiao Niuhuang Wan

【处方】 人工牛黄 25g 水牛角浓缩粉 50g
黄连 25g 冰片 5g
栀子 25g 黄芩 25g
朱砂 25g 珍珠母 25g
郁金 25g 雄黄 25g
石菖蒲 25g

【制法】 以上十一味，珍珠母水飞或粉碎成极细粉；朱砂、雄黄分别水飞成极细粉；黄连、栀子、黄芩、郁金、石菖蒲粉碎成细粉；将人工牛黄、水牛角浓缩粉、冰片分别研细，与上述粉末配研，过筛，混匀，每100g粉末加炼蜜90～110g制成大蜜丸，即得。

【功能与主治】 清热解毒，开窍镇惊。用于痰火内盛所致烦躁不安、神志昏迷及高血压引起的头目眩晕。

【用法与用量】 口服。一次1丸，一日2次，小儿酌减。

【注意】 孕妇慎用。

【规格】 每丸重3g

【剂量推算】

处方	成药日用量，丸	推算饮片日生药量，g	《药典》饮片日用量，g
人工牛黄	2	0.26～0.28	0.15～0.35
水牛角浓缩粉		0.51～0.56	3～6[1]
黄连		0.26～0.28	2～5
冰片		0.05～0.06	0.3～0.9
栀子		0.26～0.28	6～10
黄芩		0.26～0.28	3～10
朱砂		0.26～0.28	0.1～0.5
珍珠母		0.26～0.28	10～25
郁金		0.26～0.28	3～10
雄黄		0.26～0.28	0.05～0.1
石菖蒲		0.26～0.28	3～10

参考标准：

[1] 中国药典（2005年版）一部

唇齿清胃丸

Chunchi Qingwei Wan

【处方】 大黄 100g 黄芩 60g
龙胆 60g 黄柏 60g
栀子 60g 知母 40g
升麻 20g 防风 40g
陈皮 40g 白芷 20g
冰片 2g 薄荷脑 2g
地黄 60g 石膏 40g

【制法】 以上十四味，除冰片、薄荷脑外，其余大黄等十二味粉碎成细粉；将冰片、薄荷脑分别研细，与上述粉末配研，过筛，混匀。每100g粉末加炼蜜10～25g制成水蜜丸，包炭衣；或每100g粉末加炼蜜130～140g制成小蜜丸或大蜜丸，即得。

【功能与主治】 清胃火。用于由胃火引起的牙龈肿痛，口干唇裂，咽喉痛。

【用法与用量】 口服。水蜜丸一次 1 袋，小蜜丸一次 9g，大蜜丸一次 1 丸，一日 1～2 次。

【注意】 孕妇忌服。

【规格】 （1）水蜜丸　每袋装 4.5g （2）小蜜丸　每 100 丸重 20g （3）大蜜丸　每丸重 9g

【剂量推算】

处方	成药日用量	推算饮片日生药量，g	《药典》饮片日用量，g
大黄	水蜜丸：1～2 袋 小蜜丸：9～18g 大蜜丸：1～2 丸	0.60～1.35	3～15
黄芩		0.36～0.81	3～10
龙胆		0.36～0.81	3～6
黄柏		0.36～0.81	3～12
栀子		0.36～0.81	6～10
知母		0.24～0.54	6～12
升麻		0.12～0.27	3～10
防风		0.24～0.54	5～10
陈皮		0.24～0.54	3～10
白芷		0.12～0.27	3～10
冰片		0.01～0.03	0.3～0.9
薄荷脑		0.01～0.03	0.02～0.01[1]
地黄		0.36～0.81	鲜地黄 12～30；生地黄 10～15
石膏		0.24～0.54	15～60

参考标准：

［1］中国药典（2005 年版）一部

夏天无片

Xiatianwu Pian

【处方】 夏天无 600g

【制法】 取夏天无 250g，粉碎成细粉，备用；另取夏天无 350g，粉碎成粗粉，用 1%盐酸溶液作溶剂，浸渍 48 小时后进行渗漉，收集渗漉液至生物碱反应呈阴性时为止，用 10%氢氧化钠溶液调节 pH 值至中性，浓缩成稠膏，加入夏天无细粉及辅料适量，混匀，制成颗粒，干燥，压制成 1000 片，包糖衣，即得。

【功能与主治】 活血通络，行气止痛。用于瘀血阻络、气行不畅所致的中风，症见半身不遂、偏身麻木，或跌扑损伤、气血瘀阻所致的肢体疼痛、肿胀麻木；风湿性关节炎、坐骨神经痛见上述证候者。

【用法与用量】 口服。一次 4～6 片，一日 3 次。

【注意】 孕妇慎用。

【剂量推算】

处方	成药日用量，片	推算饮片日生药量，g	《药典》饮片日用量，g
夏天无	12～18	7.2～10.8	6～12

夏枯草口服液

Xiakucao Koufuye

【处方】 夏枯草 800g

【制法】 取夏枯草加水煎煮三次，合并煎液，滤过，滤液浓缩至适量，静置 24 小时，滤过，滤液加蔗糖 200g 及苯甲酸钠 3g，加热使溶解，加水至 1000ml，混匀，冷藏 24 小时，滤过，灌封，灭菌，即得。

【功能与主治】 清火，散结，消肿。用于火热内蕴所致的头痛、眩晕、瘰疬、瘿瘤、乳痈肿痛；甲状腺肿大、淋巴结核、乳腺增生病见上述证候者。

【用法与用量】 口服。一次 10ml，一日 2 次。

【规格】 每支装 10ml

【剂量推算】

处方	成药日用量，ml	推算饮片日生药量，g	《药典》饮片日用量，g
夏枯草	20	16	6～15

夏枯草膏

Xiakucao Gao

【处方】 夏枯草 2500g

【制法】 取夏枯草，加水煎煮三次，每次 2 小时，合并煎液，滤过，滤液浓缩成相对密度为 1.21～1.25（80～85℃）的清膏。每 100g 清膏加炼蜜 200g 或蔗糖 200g，加热溶化，混匀，浓缩，制成 1000g，即得。

【功能与主治】 清火，散结，消肿。用于火热内蕴所致的头痛、眩晕、瘰疬、瘿瘤、乳痈肿痛；甲状腺肿大、淋巴结核、乳腺增生病见上述证候者。

【用法与用量】 口服。一次 9g，一日 2 次。

【剂量推算】

处方	成药日用量，g	推算饮片日生药量，g	《药典》饮片日用量，g
夏枯草	18	45	6～15

夏桑菊颗粒

Xiasangju Keli

【处方】夏枯草 500g　野菊花 80g
桑叶 175g

【制法】以上三味，加水煎煮二次；或取野菊花8g，用乙醇浸渍，得野菊花浸渍液，备用；余下野菊花与夏枯草等二味，加水煎煮二次，每次1.5小时，合并煎液，滤过，滤液浓缩至相对密度为1.06～1.10（80℃）的清膏，加85%以上的乙醇使含醇量达63%，充分搅拌，静置过夜，滤过，滤液回收乙醇，减压浓缩至适量，加入蔗糖粉适量或加入蔗糖粉适量和上述野菊花浸渍液，混匀，制成颗粒，干燥，制成1000g，即得。

【功能与主治】清肝明目，疏风散热，除湿痹，解疮毒。用于风热感冒，目赤头痛，高血压，头晕耳鸣，咽喉肿痛，疔疮肿毒。

【用法与用量】开水冲服。一次1～2袋，一日3次。

【规格】每袋装10g

【剂量推算】

处方	成药日用量，袋	推算饮片日生药量，g	《药典》饮片日用量，g
夏枯草	3～6	15～30	6～15
野菊花		2.4～4.8	9～15
桑叶		5.25～10.5	5～10

热炎宁片

Reyanning Pian

【处方】蒲公英 600g　虎杖 600g
北败酱 600g　半枝莲 300g

【制法】以上四味，加水煎煮二次，第一次2小时，第二次1小时，合并煎液，滤过，滤液浓缩至适量，干燥，粉碎成细粉；加适量的淀粉、羧甲淀粉钠，混匀，制粒，压制成1000片，包糖衣或薄膜衣，即得。

【功能与主治】清热解毒。用于外感风热、内郁化火所致的风热感冒、发热、咽喉肿痛、口苦咽干、咳嗽痰黄、尿黄便结；化脓性扁桃体炎、急性咽炎、急性支气管炎、单纯性肺炎见上述证候者。

【用法与用量】口服。一次3～6片，一日2～4次；或遵医嘱。

【规格】（1）薄膜衣片　每片重0.26g
（2）糖衣片（片心重0.25g）

【剂量推算】

处方	成药日用量，片	推算饮片日生药量，g	《药典》饮片日用量，g
蒲公英	6～24	3.6～14.4	10～15
虎杖		3.6～14.4	9～15
北败酱		3.6～14.4	9～15[1]
半枝莲		1.8～7.2	15～30

参考标准：

[1] 甘肃省中药材标准（2020年版）

热炎宁合剂

Reyanning Heji

【处方】蒲公英 372g　虎杖 372g
北败酱 372g　半枝莲 186g

【制法】以上四味，加水煎煮二次，第一次2小时，第二次1小时，煎液滤过，滤液减压浓缩至适量，合并浓缩液，离心，滤过，加入甜菊素1.5g与羟苯乙酯0.5g，加热至沸，制成1000ml，即得。

【功能与主治】清热解毒。用于外感风热、内郁化火所致的风热感冒、发热、咽喉肿痛、口苦咽干、咳嗽痰黄、尿黄便结；化脓性扁桃体炎、急性咽炎、急性支气管炎、单纯性肺炎见上述证候者。

【用法与用量】口服。一次10～20ml，一日2～4次；或遵医嘱。

【规格】每瓶装100ml

【剂量推算】

处方	成药日用量，ml	推算饮片日生药量，g	《药典》饮片日用量，g
蒲公英	20～80	7.44～29.76	10～15
虎杖		7.44～29.76	9～15
北败酱		7.44～29.76	9～15[1]
半枝莲		3.72～14.88	15～30

参考标准:

[1] 甘肃省中药材标准（2020年版）

热炎宁颗粒

Reyanning Keli

【处方】 蒲公英 232.14g　虎杖 232.14g
北败酱 232.14g　半枝莲 116.0g

【制法】 以上四味，加水煎煮二次，第一次2小时，第二次1小时，合并煎液，滤过，滤液浓缩至适量，加入糊精适量，蔗糖粉或甜菊素（无蔗糖）适量，混匀，减压干燥，粉碎成细粉，制成颗粒，干燥，制成1000g；或滤液浓缩至适量，喷雾干燥，取干膏粉，加入糊精和甜菊素适量，混匀，真空干燥，粉碎成细粉，制成颗粒，干燥，制成250g（无蔗糖），即得。

【功能与主治】 清热解毒。用于外感风热、内郁化火所致的风热感冒、发热、咽喉肿痛、口苦咽干、咳嗽痰黄、尿黄便结；化脓性扁桃体炎、急性咽炎、急性支气管炎、单纯性肺炎见上述证候者。

【用法与用量】开水冲服。一次1～2袋，一日2～4次；或遵医嘱。

【规格】 （1）每袋装16g （2）每袋装4g（无蔗糖）

【剂量推算】

处方	成药日用量，袋	推算饮片日生药量，g	《药典》饮片日用量，g
蒲公英	2～8	7.43～29.71	10～15
虎杖		7.43～29.71	9～15
北败酱		7.43～29.71	9～15[1]
半枝莲		3.71～14.86	15～30

参考标准:

[1] 甘肃省中药材标准（2020年版）

热淋清颗粒

Relinqing Keli

【处方】 头花蓼 1250g

【制法】 取头花蓼，加水煎煮二次，每次1.5小时，煎液滤过，滤液合并，浓缩至适量，滤过，喷雾干燥，与适量的可溶性淀粉混匀，制成颗粒，干燥，制成500g；或与适量的蔗糖混匀，制成颗粒，干燥，制成1000g，即得。

【功能与主治】 清热泻火，利尿通淋。用于下焦湿热所致的热淋，症见尿频、尿急、尿痛；尿路感染、肾盂肾炎见上述证候者。

【用法与用量】 开水冲服。一次1～2袋，一日3次。

【规格】 （1）每袋装4g（无蔗糖）
（2）每袋装8g

【剂量推算】

处方	成药日用量，袋	推算饮片日生药量，g	《药典》饮片日用量，g
头花蓼	3～6	30～60	15～30[1]

参考标准:

[1] 湖南省中药材标准（2009年版）

柴连口服液

Chailian Koufuye

【处方】 麻黄 300g　柴胡 600g
广藿香 200g　肉桂 200g
连翘 600g　桔梗 200g

【制法】 以上六味，广藿香和肉桂分别用水蒸气蒸馏法提取挥发油。其余麻黄等四味加水10倍量，置多功能提取罐煎煮3小时，同时收集挥发油。煎液滤过，70℃减压浓缩至相对密度为1.05～1.07（80℃）。加1%ZTC-Ⅲ天然澄清剂溶液处理，离心，滤过得清膏。另取蔗糖330g制成单糖浆，加入阿司帕坦3g，与上述清膏混匀。再将广藿香、肉桂及柴胡、连翘等挥发油混合，加入聚山梨酯80 30ml，充分搅拌后，缓缓加入混合液中，加水至1000ml，搅匀，滤过，灌装，灭菌，即得。

【功能与主治】 解表宣肺，化湿和中。用于感冒风寒挟湿证，症见恶寒发热，头痛鼻塞，咳嗽，咽干，脘闷，恶心。

【用法与用量】 饭后半小时口服。一次10ml，一日3次，或遵医嘱。

【注意】 （1）高血压、冠心病患者慎用或遵医嘱。（2）孕妇慎用。

【规格】 每支装10ml

【剂量推算】

处方	成药 日用量，ml	推算饮片 日生药量，g	《药典》饮片 日用量，g
麻黄	30	9	2～10
柴胡		18	3～10
广藿香		6	3～10
肉桂		6	1～5
连翘		18	6～15
桔梗		6	3～10

柴胡口服液

Chaihu Koufuye

【处方】 柴胡 1000g

【制法】柴胡粉碎成粗粉，加四倍量的水，于80℃温浸半小时，加热回流1小时，用水蒸气蒸馏（蒸馏过程中补充四倍量的水），收集初馏液适量，加入氯化钠使浓度达到12%，盐析12小时，再进行重蒸馏，收集重蒸馏液适量，加丙二醇30ml，振摇，放置，备用；再收集重蒸馏液适量，备用。将收集初馏液后的药材水煎液滤过，滤液浓缩至适量，冷藏24小时，滤过，滤液中加入蔗糖，温热使溶解，冷却后与重蒸馏液合并，滤过，加入香精及续蒸馏液至1000ml，滤过，灌封，经100℃流通蒸汽灭菌30分钟，即得。

【功能与主治】解表退热。用于外感发热，症见身热面赤、头痛身楚、口干而渴。

【用法与用量】口服。一次10～20ml，一日3次。小儿酌减。

【规格】 每支装10ml

【剂量推算】

处方	成药 日用量，ml	推算饮片 日生药量，g	《药典》饮片 日用量，g
柴胡	30～60	30～60	3～10

柴胡舒肝丸

Chaihu Shugan Wan

【处方】 茯苓 100g　　麸炒枳壳 50g
豆蔻 40g　　酒白芍 50g
甘草 50g　　醋香附 75g
陈皮 50g　　桔梗 50g
姜厚朴 50g　　炒山楂 50g
防风 50g　　六神曲（炒） 50g
柴胡 75g　　黄芩 50g
薄荷 50g　　紫苏梗 75g
木香 25g　　炒槟榔 75g
醋三棱 50g　　酒大黄 50g
青皮（炒） 50g　　当归 50g
姜半夏 75g　　乌药 50g
醋莪术 50g

【制法】 以上二十五味，粉碎成细粉，过筛，混匀。每100g粉末加炼蜜180～190g制成小蜜丸或大蜜丸，即得。

【功能与主治】 舒肝理气，消胀止痛。用于肝气不舒，胸胁痞闷，食滞不清，呕吐酸水。

【用法与用量】 口服。小蜜丸一次10g，大蜜丸一次1丸，一日2次。

【规格】 （1）小蜜丸　每100丸重20g　（2）大蜜丸　每丸重10g

【剂量推算】

处方	成药 日用量	推算饮片 日生药量，g	《药典》饮片 日用量，g
茯苓	小蜜丸：20g 大蜜丸：2丸	0.51～0.55	10～15
麸炒枳壳		0.26～0.27	3～10
豆蔻		0.21～0.22	2～10
酒白芍		0.26～0.27	6～10
甘草		0.26～0.27	3～6
醋香附		0.39～0.41	6～15
陈皮		0.26～0.27	3～10
桔梗		0.26～0.27	3～10
姜厚朴		0.26～0.27	3～10
炒山楂		0.26～0.27	9～12
防风		0.26～0.27	5～10
六神曲（炒）		0.26～0.27	6～12[1]
柴胡		0.39～0.41	3～10
黄芩		0.26～0.27	3～10
薄荷		0.26～0.27	3～6
紫苏梗		0.39～0.41	5～10
木香		0.13～0.14	3～6
炒槟榔		0.39～0.41	3～10

续表

处方	成药 日用量	推算饮片 日生药量，g	《药典》饮片 日用量，g
醋三棱	小蜜丸：20g 大蜜丸：2丸	0.26～0.27	5～10
酒大黄		0.26～0.27	3～15
青皮（炒）		0.26～0.27	3～10
当归		0.26～0.27	6～12
姜半夏		0.39～0.41	3～9
乌药		0.26～0.27	6～10
醋莪术		0.26～0.27	6～9

参考标准：

［1］湖北省中药饮片炮制规范（2018年版）

柴胡滴丸

Chaihu Diwan

【处方】柴胡 3571g

【制法】取柴胡，加水煎煮二次，第一次2小时，第二次1小时，合并煎液，滤过，滤液浓缩至相对密度为1.15～1.20（80℃），加乙醇使含醇量达70%，静置过夜，取上清液，减压浓缩至适量，加入适量的聚乙二醇，加热使熔化，混匀，滴制成1000g，或包薄膜衣，制成薄膜衣滴丸，即得。

【功能与主治】解表退热。用于外感发热，症见身热面赤、头痛身楚、口干而渴。

【用法与用量】含服。一次1袋，一日3次。

【规格】（1）滴丸：每袋装0.525g

（2）薄膜衣滴丸：每袋装0.551g

【剂量推算】

处方	成药 日用量，袋	推算饮片 日生药量，g	《药典》饮片 日用量，g
柴胡	3	5.62～5.90	3～10

柴黄口服液

Chaihuang Koufuye

【处方】柴胡 500g　　黄芩 500g

【制法】以上二味，黄芩加水煎煮二次，每次1小时，合并煎液，滤过，滤液加硫酸调节pH值至2.0，静置，滤取沉淀，用乙醇适量洗涤后干燥，备用；柴胡用水蒸气蒸馏法提取挥发油；蒸馏后的水溶液与药渣加水煎煮二次，第一次2小时，第二次1小时，合并煎液，滤过，滤液浓缩至相对密度为1.16～1.24（60℃），加入乙醇使含醇量达60%，搅匀，冷藏24小时，滤过，滤液回收乙醇，得相对密度为1.14～1.16（60℃）的浓缩液；加入上述黄芩提取物，调节pH值至5.6～5.8，加水至约900ml，冷藏48小时，加入柴胡挥发油，滤过，加入蔗糖150g，苯甲酸钠3g，加水调至1000ml，搅匀，灌装，即得。

【功能与主治】清热解表。用于风热感冒，症见发热、周身不适、头痛、目眩、咽喉肿痛。

【用法与用量】口服。一次10～20ml，一日3次，或遵医嘱。

【规格】每支装10ml

【剂量推算】

处方	成药 日用量，ml	推算饮片 日生药量，g	《药典》饮片 日用量，g
柴胡	30～60	15～30	3～10
黄芩		15～30	3～10

柴黄片

Chaihuang Pian

【处方】柴胡 1000g　　黄芩 1000g

【制法】以上二味，取黄芩333g粉碎成细粉，剩余的黄芩加水煎煮二次，第一次2小时，第二次1小时，煎液滤过，滤液合并，放置至80℃时，用盐酸调节pH值至1.0～2.0，析出沉淀，放置，滤过，沉淀用水洗至中性，干燥，备用；柴胡加水煎煮二次，每次2小时，煎液滤过，滤液合并，浓缩至适量，与黄芩细粉、黄芩提取物及适量辅料混匀，制成颗粒，干燥，压制成1000片，包糖衣或薄膜衣，即得。

【功能与主治】清热解表。用于风热感冒，症见发热、周身不适、头痛、目眩、咽喉肿痛。

【用法与用量】口服。一次3～5片，一日2次。

【规格】（1）薄膜衣片　每片重0.5g

（2）糖衣片（片心重0.5g）

【剂量推算】

处方	成药 日用量，片	推算饮片 日生药量，g	《药典》饮片 日用量，g
柴胡	6～10	6～10	3～10
黄芩		6～10	3～10

柴银口服液

Chaiyin Koufuye

【处方】 柴胡 100g　　金银花 75g
黄芩 60g　　葛根 50g
荆芥 50g　　青蒿 75g
连翘 75g　　桔梗 50g
苦杏仁 50g　　薄荷 75g
鱼腥草 75g

【制法】 以上十一味，苦杏仁破碎为粗颗粒，与柴胡、金银花、青蒿、连翘、荆芥、薄荷、鱼腥草等七味，加水浸泡1小时，加热蒸馏，收集流出液2875ml，重蒸馏，收集重蒸馏液575ml，另器保存；蒸馏后的药液另器保存；药渣与其余黄芩等三味，加水煎煮三次，每次2小时，煎液与上述蒸馏后的药液合并，滤过，滤液浓缩至相对密度为1.11～1.14（50℃）的清膏，加乙醇使含醇量达60%，搅匀，冷藏24小时，取上清液减压回收乙醇，浓缩至相对密度为1.13～1.15（50℃）的清膏，加入上述重蒸馏液、倍他环糊精5g及苯甲酸钠3g，搅拌使完全溶解，再加入蔗糖200g，加水至1000ml，搅匀，冷藏24小时，滤过，用氢氧化钠溶液调节pH值至5.5～7.5，灌装，灭菌，即得。

【功能与主治】 清热解毒，利咽止咳。用于上呼吸道感染外感风热证，症见：发热恶风，头痛、咽痛，汗出，鼻塞流涕，咳嗽，舌边尖红，苔薄黄。

【用法与用量】 口服。一次20ml，一日3次，连服3天。

【注意】 脾胃虚寒者宜温服。

【规格】 每瓶装20ml

【剂量推算】

处方	成药 日用量，ml	推算饮片 日生药量，g	《药典》饮片 日用量，g
柴胡	60	6	3～10
金银花		4.5	6～15
黄芩		3.6	3～10
葛根		3	10～15
荆芥		3	5～10
青蒿		4.5	6～12
连翘		4.5	6～15
桔梗		3	3～10
苦杏仁		3	5～10
薄荷		4.5	3～6
鱼腥草		4.5	15～25

致康胶囊

Zhikang Jiaonang

【处方】 大黄 65g　　黄连 50g
三七 50g　　白芷 31g
阿胶 50g　　龙骨（煅） 44g
白及 44g　　醋没药 31g
海螵蛸 44g　　茜草 50g
龙血竭 12g　　甘草 11g
珍珠 4g　　冰片 4g

【制法】 以上十四味，取大黄、黄连、白芷，加80%乙醇，加热回流二次，每次2小时，合并醇提液，滤过，回收乙醇，清膏备用。药渣与茜草、甘草混合加水煎煮二次，每次2小时，合并煎液，滤过。滤液与上述醇提取物混合，减压浓缩成相对密度为1.35～1.38（60℃）的稠膏，干燥，粉碎成细粉，备用。取三七、海螵蛸、白及在60℃干燥后与龙骨（煅）、醋没药、阿胶混合粉碎，细粉备用。龙血竭、珍珠分别单独粉碎成细粉，与上述二细粉混匀，加淀粉适量，用80%乙醇制颗粒，加入冰片细粉，混匀，装入胶囊，制成1000粒，即得。

【功能与主治】 清热凉血止血，化瘀生肌定痛。用于创伤性出血，崩漏、呕血及便血等。

【用法与用量】 口服。一次2～4粒，一日3次；或遵医嘱。

【注意】 孕妇禁服；过敏体质者慎用。

【规格】 每粒装0.3g

【剂量推算】

处方	成药 日用量，粒	推算饮片 日生药量，g	《药典》饮片 日用量，g
大黄	6～12	0.39～0.78	3～15
黄连		0.30～0.60	2～5
三七		0.30～0.60	3～9
白芷		0.19～0.37	3～10

续表

处方	成药 日用量，粒	推算饮片 日生药量，g	《药典》饮片 日用量，g
阿胶	6～12	0.30～0.60	3～9
龙骨（煅）		0.26～0.53	15～30[1]
白及		0.26～0.53	6～15
醋没药		0.19～0.37	3～5
海螵蛸		0.26～0.53	5～10
茜草		0.30～0.60	6～10
龙血竭		0.072～0.144	15～25
甘草		0.066～0.132	2～10
珍珠		0.024～0.048	0.1～0.3
冰片		0.024～0.048	0.3～0.9

参考标准：

［1］湖北省中药饮片炮制规范（2018 年版）

逍遥丸

Xiaoyao Wan

【处方】 柴胡 100g　当归 100g
白芍 100g　炒白术 100g
茯苓 100g　炙甘草 80g
薄荷 20g

【制法】 以上七味，粉碎成细粉，过筛，混匀。每 100g 粉末加炼蜜 135～145g 制成小蜜丸或大蜜丸，即得。

【功能与主治】 疏肝健脾，养血调经。用于肝郁脾虚所致的郁闷不舒、胸胁胀痛、头晕目眩、食欲减退、月经不调。

【用法与用量】 口服。小蜜丸一次 9g，大蜜丸一次 1 丸，一日 2 次。

【规格】 （1）小蜜丸　每 100 丸重 20g　（2）大蜜丸　每丸重 9g

【剂量推算】

处方	成药 日用量	推算饮片 日生药量，g	《药典》饮片 日用量，g
柴胡	小蜜丸：18g 大蜜丸：2 丸	1.22～1.28	3～10
当归		1.22～1.28	6～12
白芍		1.22～1.28	6～15
炒白术		1.22～1.28	6～12[1]
茯苓		1.22～1.28	10～15
炙甘草		0.98～1.02	2～10
薄荷		0.24～0.26	3～6

参考标准：

［1］陕西省中药饮片标准（第一册）

逍遥丸（水丸）

Xiaoyao Wan

【处方】 柴胡 100g　当归 100g
白芍 100g　炒白术 100g
茯苓 100g　炙甘草 80g
薄荷 20g

【制法】 以上七味，粉碎成细粉，过筛，混匀。另取生姜 100g，加水煎煮二次，每次 20 分钟，煎液滤过，备用。取上述粉末，用煎液泛丸，或与煎液混合后制丸，干燥，即得。

【功能与主治】 疏肝健脾，养血调经。用于肝郁脾虚所致的郁闷不舒、胸胁胀痛、头晕目眩、食欲减退、月经不调。

【用法与用量】 口服。一次 6～9g，一日 1～2 次。

【剂量推算】

处方	成药 日用量，g	推算饮片 日生药量，g	《药典》饮片 日用量，g
柴胡	6～18	1～3	3～10
当归		1～3	6～12
白芍		1～3	6～15
炒白术		1～3	6～12[1]
茯苓		1～3	10～15
炙甘草		0.8～2.4	2～10
薄荷		0.2～0.6	3～6

参考标准：

［1］陕西省中药饮片标准（第一册）

逍遥片

Xiaoyao Pian

【处方】 柴胡 357.5g　当归 357.5g
白芍 357.5g　炒白术 357.5g
茯苓 357.5g　炙甘草 286g
薄荷 71.5g　生姜 357.5g

【制法】 以上八味，薄荷提取挥发油，挥发油以倍他环糊精包合，蒸馏后的水溶液备用；药渣与其余柴胡等七味加水煎煮二次，第一次2小时，第二次1小时，煎液滤过，滤液与上述蒸馏后的水溶液合并，减压浓缩至相对密度为1.10～1.15（60℃）的清膏，喷雾干燥，加入淀粉适量，制成颗粒，干燥，加入上述挥发油包合物，混匀，压制成1000片，包薄膜衣，即得。

【功能与主治】 疏肝健脾，养血调经。用于肝郁脾虚所致的郁闷不舒、胸胁胀痛、头晕目眩、食欲减退、月经不调。

【用法与用量】 口服。一次4片，一日2次。

【规格】 每片重0.35g

【剂量推算】

处方	成药日用量，片	推算饮片日生药量，g	《药典》饮片日用量，g
柴胡	8	2.86	3～10
当归		2.86	6～12
白芍		2.86	6～15
炒白术		2.86	6～12[1]
茯苓		2.86	10～15
炙甘草		2.288	2～10
薄荷		0.572	3～6
生姜		2.86	3～10

参考标准：

［1］陕西省中药饮片标准（第一册）

逍遥胶囊

Xiaoyao Jiaonang

【处方】 柴胡 286g　当归 286g
白芍 286g　炒白术 286g
茯苓 286g　炙甘草 228.8g
薄荷 57.2g　生姜 286g

【制法】 以上八味，薄荷提取挥发油备用或用倍他环糊精包合，备用；蒸馏后的水溶液备用；药渣与其余柴胡等七味加水煎煮二次，第一次2小时，第二次1小时，煎液滤过，滤液与上述蒸馏后的水溶液合并，减压浓缩至相对密度为1.26～1.30（90℃）的稠膏，减压干燥，粉碎，薄荷挥发油用适量的微晶纤维素吸收后与干浸膏混匀，装入胶囊，制成1000粒〔规格（1）〕；或减压浓缩至相对密度为1.10～1.15（60℃）的清膏，喷雾干燥得干膏粉，加入淀粉适量，制成颗粒，干燥，加入上述挥发油包合物，混匀，装入胶囊，制成800粒〔规格（2）〕，即得。

【功能与主治】 疏肝健脾，养血调经。用于肝郁脾虚所致的郁闷不舒、胸胁胀痛、头晕目眩、食欲减退、月经不调。

【用法与用量】 口服。一次5粒〔规格（1）〕，一次4粒〔规格（2）〕，一日2次。

【规格】 每粒装（1）0.4g　（2）0.34g

【剂量推算】

处方	成药日用量，粒	推算饮片日生药量，g	《药典》饮片日用量，g
柴胡	规格（1）：10 规格（2）：8	2.86	3～10
当归		2.86	6～12
白芍		2.86	6～15
炒白术		2.86	6～12[1]
茯苓		2.86	10～15
炙甘草		2.29	2～10
薄荷		0.57	3～6
生姜		2.86	3～10

参考标准：

［1］陕西省中药饮片标准（第一册）

逍遥颗粒

Xiaoyao Keli

【处方】 柴胡 143g　当归 143g
白芍 143g　炒白术 143g
茯苓 143g　炙甘草 114.4g
薄荷 28.6g　生姜 143g

【制法】 以上八味，薄荷提取挥发油，蒸馏后的水溶液备用；药渣与柴胡等七味加水煎煮二次，第一次2小时，第二次1小时，煎液滤过，滤液与上述蒸馏后的水溶液合并，浓缩至适量，加入蔗糖1200～1350g及适量糊精，混匀，制成颗粒，干燥，喷入薄荷挥发油，混匀，制成1500g〔规格（1）〕；或浓缩液干燥，加入乳糖150g和硬脂酸镁，混匀，干燥，喷入薄荷挥发油，混匀，制成颗粒，制成400g〔规格（2）〕；或加入适量糊精及甜蜜素，混匀，制成颗粒，干燥，喷入薄荷挥发油，混匀，制成500g〔规格（3）〕或600g〔规格（4）〕或800g〔规格（5）〕，即得。

【功能与主治】 疏肝健脾，养血调经。用于肝郁脾虚所致的郁闷不舒、胸胁胀痛，头晕目眩，食欲减退，月经不调。

【用法与用量】 开水冲服。一次1袋，一日2次。

【规格】 （1）每袋装15g （2）每袋装4g （3）每袋装5g （4）每袋装6g （5）每袋装8g

【剂量推算】

处方	成药日用量，袋	推算饮片日生药量，g	《药典》饮片日用量，g
柴胡	2	2.86	3～10
当归		2.86	6～12
白芍		2.86	6～15
炒白术		2.86	6～12
茯苓		2.86	10～15
炙甘草		2.288	2～10
薄荷		0.572	3～6
生姜		2.86	3～10

蚝贝钙咀嚼片

Haobeigai Jujuepian

【处方】 牡蛎 1000g

【制法】 取牡蛎，粉碎成细粉，干燥。加蔗糖粉515g及5%淀粉糊80g，混匀，制成颗粒，干燥，整粒，再加入淀粉54g、硬脂酸镁8g、甜橙油香精5ml，混匀，放置，压制成1000片，包薄膜衣，即得。

【功能与主治】 补肾壮骨。用于儿童钙质缺乏及老年骨质疏松症的辅助治疗。

【用法与用量】 嚼服。一次1片，一日3次，儿童酌减或遵医嘱。

【规格】 每片重1.60g〔每片含钙（Ca）量300mg〕

【剂量推算】

处方	成药日用量，片	推算饮片日生药量，g	《药典》饮片日用量，g
牡蛎	3	3	9～30

钻山风糖浆

Zuanshanfeng Tangjiang

【处方】 钻山风 1000g　黄鳝藤 63g
四块瓦 25g　威灵仙 63g
千斤拔 125g　丰城鸡血藤 125g
山姜 30g

【制法】 以上七味，取四块瓦、山姜粉碎成粗粉，用含乙醇50%的白酒渗漉至无色，收集渗漉液备用。其余钻山风等五味加水煎煮二次，每次3小时，合并煎液，浓缩至相对密度为1.06～1.10（70℃），放冷，加入上述渗漉液中，搅匀，静置48小时，滤过。另取蔗糖500g，制成单糖浆加入，搅匀，再加入苯甲酸2g，加水至1000ml，搅匀，滤过，即得。

【功能与主治】 祛风除湿，散瘀镇痛，舒筋活络。用于风寒湿痹引起的腰膝冷痛，肢体麻木，伸屈不利等症。

【用法与用量】 口服。一次20～30ml，一日2～3次。

【规格】 （1）每支装10ml （2）每瓶装50ml （3）每瓶装160ml （4）每瓶装200ml （5）每瓶装250ml

【剂量推算】

处方	成药日用量，ml	推算饮片日生药量，g	《药典》饮片日用量，g
钻山风	40～90	40～90	5～10[1]
黄鳝藤		2.52～5.67	15～30[2]
四块瓦		1～2.25	3～9[2]
威灵仙		2.52～5.67	6～10
千斤拔		5～11.25	15～30[3]
丰城鸡血藤		5～11.25	9～15[2]
山姜		1.2～2.7	3～6[1] 5～10[4]

参考标准：

［1］湖南省中药材标准（2009年版）
［2］江西省中药饮片炮制规范（2008年版）
［3］广东省中药材标准（第三册）（2019年版）
［4］湖北省中药材质量标准（2018年版）

铁笛口服液

Tiedi Koufuye

【处方】 麦冬 25g　玄参 25g
瓜蒌皮 25g　诃子肉 25g
青果 10g　凤凰衣 2.5g
桔梗 50g　浙贝母 50g
茯苓 25g　甘草 50g

【制法】 以上十味，麦冬、瓜蒌皮、诃子肉、青果、凤凰衣、甘草等六味，加水煎煮三次，第一次2小时，第二、三次各1小时，煎液静置，滤过，滤液合并，减压浓缩至相对密度为1.10（50℃）的清膏，茯苓粉碎成小块，加水煮沸，80℃温浸二次，第一次3小时，第二次2小时，滤过，滤液合并；玄参、桔梗、浙贝母等三味，粉碎成粗粉，用60%乙醇作溶剂，浸渍24小时后进行渗漉，收集漉液，与上述两种提取液合并，混匀，冷藏，滤过，滤液回收乙醇，减压浓缩至约200ml，加炼蜜125g，苯甲酸钠1.04g，加水至400ml，混匀，冷藏，滤过，加薄荷脑0.025g（用适量薄荷油溶解），混匀，加水至1000ml，搅匀，静置，取上清液，即得。

【功能与主治】 润肺利咽，生津止渴。用于阴虚肺热津亏引起的咽干声哑、咽喉疼痛、口渴烦躁。

【用法与用量】 口服。一次10ml，一日2次，小儿酌减。

【注意】 忌烟、酒及辛辣食物。

【规格】 每支10ml

【剂量推算】

处方	成药日用量，ml	推算饮片日生药量，g	《药典》饮片日用量，g
麦冬	20	0.5	6～12
玄参		0.5	9～15
瓜蒌皮		0.5	6～10
诃子肉		0.5	3～10
青果		0.2	5～10
凤凰衣		0.05	3～9[1]
桔梗		1	3～10
浙贝母		1	5～10
茯苓		0.5	10～15
甘草		1	2～10

参考标准：

［1］广东省中药材标准（第三册）（2019年版）

铁笛丸

Tiedi Wan

【处方】 麦冬 150g　玄参 150g
瓜蒌皮 150g　诃子肉 150g
青果 60g　凤凰衣 15g
桔梗 300g　浙贝母 300g
茯苓 150g　甘草 300g

【制法】 以上十味，粉碎成细粉，过筛，混匀。每100g粉末加炼蜜110～130g，制成大蜜丸，即得。

【功能与主治】 润肺利咽，生津止渴。用于阴虚肺热津亏引起的咽干声哑、咽喉疼痛、口渴烦躁。

【用法与用量】 口服或含化。一次2丸，一日2次。

【注意】 忌烟、酒及辛辣食物。

【规格】 每丸重3g

【剂量推算】

处方	成药日用量，丸	推算饮片日生药量，g	《药典》饮片日用量，g
麦冬	4	0.45～0.5	6～12
玄参		0.45～0.5	9～15
瓜蒌皮		0.45～0.5	6～10
诃子肉		0.45～0.5	3～10
青果		0.18～0.2	5～10
凤凰衣		0.045～0.05	3～9[1]
桔梗		0.91～0.99	3～10
浙贝母		0.91～0.99	5～10
茯苓		0.45～0.5	10～15
甘草		0.91～0.99	2～10

参考标准：

［1］广东省中药材标准（第三册）（2019年版）

射麻口服液

Shema Koufuye

【处方】 麻黄 150g　胆南星 150g
石膏 500g　蜜桑白皮 250g
射干 250g　炒莱菔子 200g
苦杏仁 250g　白前 250g
黄芩 250g　醋五味子 150g

【制法】 以上十味，取麻黄、苦杏仁、醋五味子粉碎成粗粉，水蒸气蒸馏，收集馏液约450ml备用；药渣与其余射干等七味加水煎煮二次，第一次2小时，第二次1.5小时，合并煎液，滤过，滤液减压浓缩至相对密度为1.10～1.20（50℃）的清膏，放冷，加乙醇使含醇量为70%，搅匀，以浓氨溶液调pH值至7.5～

7.8，静置48小时，滤过，减压浓缩至约900ml，加等量水，搅匀，冷藏48小时，滤过，滤液浓缩至250ml，与上述馏液合并，加炼蜜450g、β-环糊精30g、山梨酸1.5g，混匀，加水至1000ml，搅匀，灌封，灭菌，即得。

【功能与主治】 清肺化痰，止咳平喘。用于外邪犯肺、入里化热所致咳嗽、痰多稠粘，胸闷气喘，喉中痰鸣，发热或不发热，舌苔黄或黄白，或舌质红，脉弦滑或滑数。

【用法与用量】 口服。一次10ml，一日3次，或遵医嘱。

【注意】 心脏病患者及运动员慎用。

【规格】 每支装10ml

【剂量推算】

处方	成药日用量，ml	推算饮片日生药量，g	《药典》饮片日用量，g
麻黄	30	4.5	2～10
胆南星		4.5	3～6
石膏		15	15～60
蜜桑白皮		7.5	6～12
射干		7.5	3～10
炒莱菔子		6	5～12
苦杏仁		7.5	5～10
白前		7.5	3～10
黄芩		7.5	3～10
醋五味子		4.5	2～6

健儿乐颗粒

Jian'erle Keli

【处方】 山楂 250g　竹心 150g
钩藤 50g　白芍 250g
甜叶菊 150g　鸡内金 5g

【制法】 以上六味，鸡内金粉碎成细粉，其余钩藤等五味加水煎煮二次，每次2小时，滤过，合并滤液，浓缩至相对密度为1.14～1.18（75℃），加入乙醇使含醇量为60%～65%，混匀，静置使沉淀，上清液备用，沉淀加适量65%乙醇洗涤，静置，合并两次上清液，回收乙醇并浓缩成稠膏，测定稠膏干固物的量，加入鸡内金粉及蔗糖适量（稠膏干固物:蔗糖=1:10.16），制粒，干燥，制成颗粒1000g，即得。

【功能与主治】 健脾消食，清心安神。用于脾失健运、心肝热盛所致厌食、夜啼，症见纳呆食少、消化不良、夜惊夜啼、夜眠不宁。

【用法与用量】 口服。三岁以下小儿一次5g，三至六岁一次10g，一日2次；七至十二岁一次10g，一日3次。

【规格】 每袋装10g

【剂量推算】

处方	成药日用量，g	推算饮片日生药量，g	《药典》饮片日用量，g
山楂	10～30	2.5～7.5	9～12
竹心		1.5～4.5	2～4[1]
钩藤		0.5～1.5	3～12
白芍		2.5～7.5	6～15
甜叶菊		1.5～4.5	3～10[2]
鸡内金		0.05～0.15	3～10

参考标准：

［1］广西中药材标准（1990年版）
［2］湖南省中药材标准（2009年版）

健儿消食口服液

Jian'er Xiaoshi Koufuye

【处方】 黄芪 66.7g　炒白术 33.4g
陈皮 33.4g　麦冬 66.7g
黄芩 33.4g　炒山楂 33.4g
炒莱菔子 33.4g

【制法】 以上七味，加水煎煮二次，每次2小时，滤过，合并滤液并浓缩至相对密度为1.01～1.05（60℃）的清膏，冷藏48小时，滤过，滤液加炼蜜300g，山梨酸钾0.67g（加适量水热溶），加水至1000ml，搅匀，静置48小时，取上清液，滤过，灌封，灭菌，即得。

【功能与主治】 健脾益胃，理气消食。用于小儿饮食不节损伤脾胃引起的纳呆食少，脘胀腹满，手足心热，自汗乏力，大便不调，以至厌食、恶食。

【用法与用量】 口服。三岁以内一次5～10ml，三岁以上一次10～20ml，一日2次，用时摇匀。

【规格】 每支装10ml

【剂量推算】

处方	成药日用量，ml	推算饮片日生药量，g	《药典》饮片日用量，g
黄芪	10～40	0.67～2.67	9～30
炒白术		0.33～1.34	6～12
陈皮		0.33～1.34	3～10
麦冬		0.67～2.67	6～12
黄芩		0.33～1.34	3～10
炒山楂		0.33～1.34	9～12
炒莱菔子		0.33～1.34	5～12

健民咽喉片

Jianmin Yanhou Pian

【处方】 玄参 50g　麦冬 34g
蝉蜕 20g　诃子 34g
桔梗 34g　板蓝根 34g
胖大海 2g　地黄 50g
西青果 10g　甘草 20g
薄荷素油 0.5ml　薄荷脑 3.5g

【制法】 以上十二味，薄荷素油、薄荷脑用适量乙醇溶解；其余玄参等十味和适量的甜菊叶加水煎煮三次，第一、二次每次2小时，第三次1小时，滤过，滤液合并，浓缩成稠膏；加入适量的蔗糖粉、淀粉和可可粉，混匀，制粒，干燥，放冷，喷加含薄荷素油、薄荷脑的乙醇溶液，加入适量的奶油香精；或加入适量的蔗糖粉、淀粉和枸橼酸，混匀，制粒，干燥，放冷，喷加含薄荷素油、薄荷脑和橙油的乙醇溶液，加入适量的橙粉，压制成1500片〔规格（1）〕或1000片〔规格（2）〕或包糖衣或薄膜衣，即得。

【功能与主治】 清利咽喉，养阴生津，解毒泻火。用于热盛津伤、热毒内盛所致的咽喉肿痛、失音及上呼吸道炎症。

【用法与用量】 含服。一次2～4片〔规格（1）〕或2片〔规格（2）〕，每隔1小时1次。

【规格】 （1）每片相当于饮片0.195g （2）每片相当于饮片0.292g

【剂量推算】

处方	成药日用量，片	推算饮片日生药量，g	《药典》饮片日用量
玄参	规格（1）：24～48 规格（2）：24	0.8～1.6	9～15g
麦冬		0.54～1.09	6～12g
蝉蜕		0.32～0.64	3～6g
诃子		0.54～1.09	3～10g
桔梗		0.54～1.09	3～10g
板蓝根		0.54～1.09	9～15g
胖大海		0.032～0.064	2～3枚
地黄		0.8～1.6	鲜地黄12～30g；生地黄10～15g
西青果		0.16～0.32	1.5～3g
甘草		0.32～0.64	2～10g
薄荷素油		0.008～0.016	0.06～0.6ml[1]
薄荷脑		0.056～0.11	0.02～0.1g[1]

参考标准：

［1］中国药典（2005年版）一部

健步丸

Jianbu Wan

【处方】 盐黄柏 40g　盐知母 20g
熟地黄 20g　当归 10g
酒白芍 15g　牛膝 35g
豹骨（制） 10g　醋龟甲 40g
陈皮（盐炙） 7.5g　干姜 5g
锁阳 10g　羊肉 320g

【制法】 以上十二味，将羊肉洗净，剔去筋、膜、油，加黄酒40g和水，煮烂，与盐黄柏等十一味捣和，干燥，粉碎成细粉，过筛，混匀。每100g粉末用糯米粉5～10g与适量的水调成的稀糊泛丸，干燥，即得。

【功能与主治】 补肝肾，强筋骨。用于肝肾不足，腰膝酸软，下肢痿弱，步履艰难。

【用法与用量】 口服。一次9g，一日2次。

【剂量推算】

处方	成药日用量，g	推算饮片日生药量，g	《药典》饮片日用量，g
盐黄柏	18	1.23～1.29	3～12
盐知母		0.61～0.64	6～12
熟地黄		0.61～0.64	9～15
当归		0.31～0.32	6～12
酒白芍		0.46～0.48	6～15
牛膝		1.08～1.13	5～12
豹骨（制）		0.31～0.32	3～6[1]
醋龟甲		1.23～1.29	9～24
陈皮（盐炙）		0.23～0.24	3～6[2]
干姜		0.15～0.16	3～10
锁阳		0.31～0.32	5～10
羊肉		9.83～10.3	120～250[3]

参考标准：

［1］湖南省中药材标准（1993 年版）

［2］甘肃省中药饮片炮制规范（1980 年版）

［3］湖南省中药材标准（2009 年版）

健胃片

Jianwei Pian

【处方】炒山楂 16g　六神曲（炒） 16g
炒麦芽 16g　焦槟榔 32g
醋鸡内金 16g　苍术（制） 79g
草豆蔻 47g　陈皮 47g
生姜 16g　柴胡 47g
白芍 79g　川楝子 47g
醋延胡索 32g　甘草浸膏 9g

【制法】以上十四味，醋鸡内金、白芍、醋延胡索、甘草浸膏粉碎成细粉，过筛；草豆蔻，陈皮提取挥发油，蒸馏后的水溶液另器收集；炒山楂、六神曲（炒）、炒麦芽、焦槟榔、柴胡加水煎煮三次，每次 2 小时，合并煎液，滤过；苍术（制）、生姜、川楝子用 70%乙醇加热回流二次，每次 2 小时，滤过，合并滤液，回收乙醇。合并以上各药液，减压浓缩至相对密度为 1.35～1.40（50℃）的清膏，加入醋鸡内金等细粉，混匀，干燥，粉碎成细粉，加入适量辅料，制成颗粒，干燥，放冷，加入挥发油，混匀，压制成 1000 片，包糖衣或薄膜衣，即得。

【功能与主治】舒肝和胃，消食导滞，理气止痛。用于肝胃不和，饮食停滞所致的胃痛，痞满，症见胃脘胀痛，嘈杂食少，嗳气口臭，大便不调。

【用法与用量】口服。一次 6 片，一日 3 次。

【注意】孕妇慎服；不宜久服，肝功能不良者慎服。

【规格】（1）薄膜衣片　每片重 0.32g　（2）糖衣片（片心重 0.3g）

【剂量推算】

处方	成药日用量，片	推算饮片日生药量，g	《药典》饮片日用量，g
炒山楂	18	0.29	9～12
六神曲（炒）		0.29	6～12[1]
炒麦芽		0.29	10～15
焦槟榔		0.58	3～10
醋鸡内金		0.29	3～10
苍术（制）		1.42	3～9
草豆蔻		0.85	3～6
陈皮		0.85	3～10
生姜		0.29	3～10
柴胡		0.85	3～10
白芍		1.42	6～15
川楝子		0.85	5～10
醋延胡索		0.58	3～10
甘草		0.32～0.81	2～10[2]

参考标准：

［1］湖北省中药饮片炮制规范（2018 年版）

［2］根据药典制法，1g 甘草浸膏相当于原药材 2～5g，故处方用量推算以饮片计。

健胃消食片

Jianwei Xiaoshi Pian

【处方】太子参 228.6g　陈皮 22.9g
山药 171.4g　炒麦芽 171.4g
山楂 114.3g

【制法】以上五味，取太子参半量与山药粉碎成细粉，其余陈皮等三味及剩余太子参加水煎煮二次，每次 2 小时，合并煎液，滤过，滤液低温浓缩至稠膏状，或浓缩成相对密度为1.08～1.12（65℃）的清膏，喷雾干燥。加入上述细粉、蔗糖和糊精适量，混匀，制成颗粒，干燥，压制成1000片〔规格（1）〕或1600片〔规格（2）〕，或包薄膜衣，即得。

【功能与主治】 健胃消食。用于脾胃虚弱所致的食积，症见不思饮食、嗳腐酸臭、脘腹胀满；消化不良见上述证候者。

【用法与用量】 口服或咀嚼。〔规格（1）〕一次3片，一日3次，小儿酌减。〔规格（2）〕成人一次4～6片，儿童二至四岁一次2片，五至八岁一次3片，九至十四岁一次4片；一日3次。

【规格】 （1）每片重0.8g （2）每片重0.5g

【剂量推算】

处方	成药日用量，片	推算饮片日生药量，g	《药典》饮片日用量，g
太子参	规格（1）：9 规格（2）：6～18	0.86～2.57	9～30
陈皮		0086～0.26	3～10
山药		0.64～1.93	15～30
炒麦芽		0.64～1.93	10～15
山楂		0.43～1.29	9～12

健胃愈疡片

Jianwei Yuyang Pian

【处方】 柴胡 208.5g　党参 208.5g
白芍 208.5g　延胡索 208.5g
白及 208.5g　珍珠层粉 62.5g
青黛 62.5g　甘草 62.5g

【制法】 以上八味，柴胡、党参、白芍、延胡索、甘草及部分白及加水煎煮二次，滤过，合并滤液并浓缩至适量；剩余的白及粉碎成细粉，加入珍珠层粉、青黛及上述浸膏，混合，干燥，粉碎，加入辅料适量，混匀，制粒，干燥，再加入辅料适量，混匀，压片，制成1000片，或包薄膜衣，即得。

【功能与主治】 疏肝健脾，生肌止痛。用于肝郁脾虚、肝胃不和所致的胃痛，症见脘腹胀痛、嗳气吞酸、烦躁不适、腹胀便溏；消化性溃疡见上述证候者。

【用法与用量】 口服。一次4～5片，一日4次。

【注意】 忌酒及辛辣、油腻、酸性食物。

【规格】 薄膜衣片　每片重0.3g

【剂量推算】

处方	成药日用量，片	推算饮片日生药量，g	《药典》饮片日用量，g
柴胡	16～20	3.34～4.17	3～10
党参		3.34～4.17	9～30
白芍		3.34～4.17	6～15
延胡索		3.34～4.17	3～10
白及		3.34～4.17	6～15
珍珠层粉		1～1.25	3～6[1] 3～30[2]
青黛		1～1.25	1～3
甘草		1～1.25	2～10

参考标准：

［1］湖南中药饮片炮制规范（2010年版）

［2］福建省中药饮片炮制规范（2012年版）

健胃愈疡颗粒

Jianwei Yuyang Keli

【处方】 柴胡 463g　党参 463g
白芍 463g　延胡索 463g
白及 463g　珍珠层粉 139g
青黛 139g　甘草 139g

【制法】 以上八味，取部分白及粉碎成细粉，青黛水飞去浮油及杂质，干燥，粉碎成细粉；剩余的白及和其他药材加水煎煮二次，滤过，合并滤液并浓缩至适量，喷雾干燥；加入珍珠层粉、白及细粉、青黛细粉，混匀，制粒，干燥，制成颗粒1000g，即得。

【功能与主治】 疏肝健脾，生肌止痛。用于肝郁脾虚、肝胃不和所致的胃痛，症见脘腹胀痛、嗳气吞酸、烦躁不适、腹胀便溏；消化性溃疡见上述证候者。

【用法与用量】 温开水冲服。一次1袋，一日3次。

【注意】 忌酒及辛辣，油腻，酸性食物。

【规格】 每袋装3g

【剂量推算】

处方	成药 日用量，袋	推算饮片 日生药量，g	《药典》饮片 日用量，g
柴胡	3	4.17	3～10
党参		4.17	9～30
白芍		4.17	6～15
延胡索		4.17	3～10
白及		4.17	6～15
珍珠层粉		1.25	3～6[1] 3～30[2]
青黛		1.25	1～3
甘草		1.25	2～10

参考标准：

［1］湖南中药饮片炮制规范（2010年版）

［2］福建省中药饮片炮制规范（2012年版）

健脑丸

Jiannao Wan

【处方】当归 25g　天竺黄 10g
肉苁蓉（盐炙）20g　龙齿（煅）10g
山药 20g　琥珀 10g
五味子（酒蒸）15g　天麻 5g
柏子仁（炒）4g　丹参 5g
益智仁（盐炒）15g　人参 5g
远志(甘草水炙)10g　菊花 5g
九节菖蒲 10g　赭石 7.5g
胆南星 10g　酸枣仁(炒)40g
枸杞子 20g

【制法】以上十九味，赭石、琥珀、天竺黄单研成细粉，其余当归等十六味粉碎成细粉，再与赭石3.75g、琥珀、天竺黄细粉混匀，加适量海藻酸钠，混匀，用水制丸，干燥，用适量桃胶和剩余的赭石包衣，干燥，即得。

【功能与主治】补肾健脑，养血安神。用于心肾亏虚所致的记忆减退、头晕目眩、心悸失眠、腰膝痠软；老年轻度认知障碍见上述证候者。

【用法与用量】口服。一次5丸，一日2～3次，饭后服。

【注意】孕妇慎用。

【规格】每10丸重1.5g

【剂量推算】

处方	成药 日用量，丸	推算饮片 日生药量，g	《药典》饮片 日用量，g
当归	10～15	0.15～0.23	6～12
天竺黄		0.061～0.091	3～9
肉苁蓉（盐炙）		0.12～0.18	3～9[1]
龙齿（煅）		0.061～0.091	9～15[2]
山药		0.12～0.18	15～30
琥珀		0.061～0.091	1～3[3-4] 1.5[5]
五味子（酒蒸）		0.091～0.14	2～6[6]
天麻		0.03～0.046	3～10
柏子仁（炒）		0.024～0.037	3～9[7]
丹参		0.03～0.046	10～15
益智仁（盐炒）		0.091～0.14	3～10
人参		0.03～0.046	3～9
远志（甘草水炙）		0.061～0.091	3～10
菊花		0.03～0.046	5～10
九节菖蒲		0.061～0.091	2～6[8]
赭石		0.046～0.068	9～30
胆南星		0.061～0.091	3～6
酸枣仁（炒）		0.24～0.37	10～15
枸杞子		0.12～0.18	6～12

参考标准：

［1］江西省中药饮片炮制规范（2008年版）

［2］湖北省中药饮片炮制规范（2018年版）

［3］辽宁省中药材标准（第二册）(2019年版）

［4］安徽省中药饮片炮制规范（第三版）(2019年版）

［5］新疆维吾尔自治区中药维吾尔药饮片炮制规范（2020年版）

［6］天津市中药饮片炮制规范（2018年版）

［7］浙江省中药炮制规范（2015年版）

［8］安徽省中药饮片炮制规范（第三版）(2019年版）

健脑安神片

Jiannao Anshen Pian

【处方】酒黄精 47g　淫羊藿 39g
枸杞子 16g　鹿茸 0.8g
鹿角胶 2g　鹿角霜 5g
红参 2g　大枣（去核） 16g
茯苓 8g　麦冬 8g
龟甲 4g　炒酸枣仁 8g
南五味子 31g　制远志 16g
熟地黄 8g　苍耳子 31g

【制法】以上十六味，红参、鹿茸、鹿角胶、鹿角霜和茯苓粉碎成细粉，过筛，混匀；龟甲加水煎煮二次，每次 3 小时，滤过，合并滤液，浓缩至相对密度为 1.31～1.32（80℃）的稠膏，残渣干燥后粉碎成细粉，过筛；南五味子、苍耳子、枸杞子破碎与淫羊藿加 50%乙醇回流提取二次，第一次 2 小时，第二次 1.5 小时，滤过，合并滤液，回收乙醇并浓缩至相对密度为 1.31～1.32（80℃）的稠膏；炒酸枣仁破碎与其余熟地黄等五味加水煎煮二次，每次 4 小时，滤过，合并滤液并浓缩至相对密度为 1.31～1.32（80℃）的稠膏，与上述稠膏合并，加入上述细粉及淀粉 120g、蔗糖 21g、糊精适量，混匀，制粒，干燥，压制成 1000 片，包糖衣，即得。

【功能与主治】滋补强壮，镇静安神。用于神经衰弱，头痛，头晕，健忘失眠，耳鸣。

【用法与用量】口服。一次 5 片，一日 2 次。

【注意】高血压患者忌服。

【规格】片心重 0.20g

【剂量推算】

处方	成药日用量，片	推算饮片日生药量，g	《药典》饮片日用量，g
酒黄精	10	0.47	9～15
淫羊藿		0.39	6～10
枸杞子		0.16	6～12
鹿茸		0.008	1～2
鹿角胶		0.02	3～6
鹿角霜		0.05	9～15
红参		0.02	3～9
大枣（去核）		0.16	6～15
茯苓		0.08	10～15
麦冬		0.08	6～12
龟甲		0.04	9～24
炒酸枣仁		0.08	10～15
南五味子		0.31	2～6
制远志		0.16	3～10
熟地黄		0.08	9～15
苍耳子		0.31	3～10

健脑补肾丸

Jiannao Bushen Wan

【处方】红参 30g　鹿茸 7g
狗鞭 14g　肉桂 30g
金牛草 12g　炒牛蒡子 18g
金樱子 12g　杜仲炭 36g
川牛膝 36g　金银花 26g
连翘 24g　蝉蜕 24g
山药 48g　制远志 42g
炒酸枣仁 42g　砂仁 42g
当归 36g　龙骨（煅） 35g
煅牡蛎 42g　茯苓 84g
炒白术 42g　桂枝 35g
甘草 28g　豆蔻 35g
酒白芍 35g

【制法】以上二十五味，粉碎成细粉，过筛，混匀，用水制丸，干燥，用红氧化铁和滑石粉等的混合物包衣，或包薄膜衣，即得。

【功能与主治】健脑补肾，益气健脾，安神定志。用于脾肾两虚所致的健忘、失眠、头晕目眩、耳鸣、心悸、腰膝痠软、遗精；神经衰弱和性功能障碍见上述证候者。

【用法与用量】口服。用淡盐水或温开水送服，一次 15 丸，一日 2 次。

【注意】忌食生冷食物。

【规格】（1）薄膜衣丸　每 15 丸重 1.85g

（2）红氧化铁包衣丸（每15丸丸心重1.7g）

【剂量推算】

处方	成药日用量，丸	推算饮片日生药量，g	《药典》饮片日用量，g
红参	30	0.13～0.14	3～9
鹿茸		0.029～0.032	1～2
狗鞭		0.058～0.064	5～15[1]
肉桂		0.13～0.14	1～5
金牛草		0.05～0.054	9～15
炒牛蒡子		0.075～0.082	6～12
金樱子		0.05～0.054	6～12
杜仲炭		0.15～0.16	6～9[3]
川牛膝		0.15～0.16	5～10
金银花		0.11～0.12	6～15
连翘		0.1～0.11	6～15
蝉蜕		0.1～0.11	3～6
山药		0.2～0.22	15～30
制远志		0.18～0.19	3～10
炒酸枣仁		0.18～0.19	10～15
砂仁		0.18～0.19	3～6
当归		0.15～0.16	6～12
龙骨（煅）		0.15～0.16	15～30[4]
煅牡蛎		0.18～0.19	9～30
茯苓		0.35～0.38	10～15
炒白术		0.18～0.19	6～12
桂枝		0.15～0.16	3～10
甘草		0.12～0.13	2～10
豆蔻		0.15～0.16	3～6
酒白芍		0.15～0.16	6～15

参考标准：

［1］辽宁省中药材标准（第一册）（2009年版）

［2］湖北省中药材质量标准（2018年版）

［3］广东省中药饮片炮制规范（第一册）

［4］湖北省中药饮片炮制规范（2018年版）

健脑胶囊

Jiannao Jiaonang

【处方】 当归 33.3g　天竺黄 13.3g　肉苁蓉（盐制）26.7g　龙齿（煅）13.3g　山药 26.7g　琥珀 13.3g　五味子（酒制）20g　丹参 6.7g　柏子仁（炒）5.3g　天麻 6.7g　益智仁（盐炒）20g　人参 6.7g　制远志 13.3g　菊花 6.7g　九节菖蒲 13.3g　赭石 10g　胆南星 13.3g　炒酸枣仁 53.3g　枸杞子 26.7g

【制法】 以上十九味，除赭石、琥珀、天竺黄分别研成细粉外，其余当归等十六味粉碎成细粉，与上述细粉混匀，制粒，干燥，装入胶囊，制成1000粒，即得。

【功能与主治】 补肾健脑，养血安神。用于心肾亏虚所致的记忆减退、头晕目眩、心悸失眠、腰膝痠软；老年轻度认知障碍见上述证候者。

【用法与用量】 口服。一次2粒，一日3次。

【注意】 孕妇慎用。

【规格】 每粒装0.3g

【剂量推算】

处方	成药日用量，粒	推算饮片日生药量，g	《药典》饮片日用量，g
当归	6	0.20	6～12
天竺黄		0.08	3～9
肉苁蓉（盐制）		0.16	3～9[1]
龙齿（煅）		0.08	9～15[2]
山药		0.16	15～30
琥珀		0.08	1～3[3-4] 1.5[5]
五味子（酒制）		0.12	2～6[6]
天麻		0.04	3～10
柏子仁（炒）		0.03	3～9[7]
丹参		0.04	10～15
益智仁（盐炒）		0.12	3～10
人参		0.04	3～9
制远志		0.08	3～10
菊花		0.042	5～10
九节菖蒲		0.08	2～6[8]
赭石		0.06	9～30
胆南星		0.08	3～6
炒酸枣仁		0.32	10～15
枸杞子		0.16	6～12

参考标准：

[1] 江西省中药饮片炮制规范（2008年版）

[2] 湖北省中药饮片炮制规范（2018年版）

[3] 辽宁省中药材标准（第二册）（2019年版）

[4] 安徽省中药饮片炮制规范（第三版）（2019年版）

[5] 新疆维吾尔自治区中药维吾尔药饮片炮制规范（2020年版）

[6] 天津市中药饮片炮制规范（2018年版）

[7] 浙江省中药炮制规范（2015年版）

[8] 安徽省中药饮片炮制规范（第三版）（2019年版）

健脾丸

Jianpi Wan

【处方】 党参 200g　炒白术 300g
陈皮 200g　枳实（炒） 200g
炒山楂 150g　炒麦芽 200g

【制法】 以上六味，粉碎成细粉，过筛，混匀。每100g粉末加练蜜130～160g制成小蜜丸或大蜜丸，即得。

【功能与主治】 健脾开胃。用于脾胃虚弱，脘腹胀满，食少便溏。

【用法与用量】 口服。小蜜丸一次9g，大蜜丸一次1丸，一日2次；小儿酌减。

【规格】 大蜜丸每丸重9g

【剂量推算】

处方	成药日用量	推算饮片日生药量，g	《药典》饮片日用量，g
党参	小蜜丸：18g 大蜜丸：2丸	1.11～1.25	9～30
炒白术		1.66～1.88	6～12
陈皮		1.11～1.25	3～10
枳实（炒）		1.11～1.25	3～9[1]
炒山楂		0.83～0.94	9～12
炒麦芽		1.11～1.25	10～15

参考标准：

[1] 福建省中药饮片炮制规范（2012年版）

健脾糖浆

Jianpi Tangjiang

【处方】 党参 51.3g　炒白术 76.9g
陈皮 51.3g　枳实（炒） 51.3g
炒山楂 38.5g　炒麦芽 51.3g

【制法】 以上六味，将陈皮提取挥发油，药渣与其余党参等五味加水煎煮三次，每次1.5小时，滤过，合并滤液，浓缩至450ml。另取蔗糖650g加水适量煮沸，滤过，与浓缩液合并，加入苯甲酸钠3g，混匀，放冷，加入陈皮挥发油，加水至1000ml，混匀，即得。

【功能与主治】 健脾开胃。用于脾胃虚弱，脘腹胀满，食少便溏。

【用法与用量】 口服。一次10～15ml，一日2次。

【规格】 每瓶装120ml

【剂量推算】

处方	成药日用量，ml	推算饮片日生药量，g	《药典》饮片日用量，g
党参	20～30	1.03～1.54	9～30
炒白术		1.54～2.31	6～12
陈皮		1.03～1.54	3～10
枳实（炒）		1.03～1.54	3～9[1]
炒山楂		0.77～1.16	9～12
炒麦芽		1.03～1.54	10～15

参考标准：

[1] 福建省中药饮片炮制规范（2012年版）

健脾生血片

Jianpi Shengxue Pian

【处方】 党参 225g　甘草 67.5g
炒白术 135g　山药 270g
黄芪 112.5g　醋龟甲 67.5g
炒鸡内金 112.5g　醋南五味子 135g
山麦冬 225g　煅牡蛎 67.5g
龙骨 67.5g　硫酸亚铁
大枣 112.5g　（$FeSO_4 \cdot 7H_2O$）100g
茯苓 225g

【制法】 以上十四味，除硫酸亚铁外，龙骨、牡蛎、醋龟甲、炒鸡内金加水煎煮四次，滤过，合并滤液，静置，取上清液备用；其余黄芪等九味，加水煎煮三次，滤过，合并滤液，静置，取上清液与上述上清液合并，滤过，滤液浓缩成清膏，加入硫酸亚铁、维生素C和淀粉，混匀，喷雾制粒，压制成1000片，包薄膜衣，即得。

【功能与主治】 健脾和胃，养血安神。用于脾胃虚弱及心脾两虚所致的血虚证，症见面色萎黄或皖白、食少纳呆、脘腹胀闷、大便不调、烦躁多汗、倦怠乏力、舌胖色淡、苔薄白、脉细弱；缺铁性贫血见上述证候者。

【用法与用量】 饭后口服。周岁以内一次 0.5 片，一至三岁一次 1 片，三至五岁一次 1.5 片，五至十二岁一次 2 片，成人一次 3 片，一日 3 次；或遵医嘱，4 周为一疗程。

【注意】 忌茶；勿与含鞣酸类药物合用；用药期间，部分患儿可出现牙齿颜色变黑，停药后可逐渐消失。少数患儿服药后，可见短暂性食欲下降、恶心、呕吐、轻度腹泻，多可自行缓解。

【规格】 每片重 0.6g

【剂量推算】

处方	成药日用量，片	推算饮片日生药量，g	《药典》饮片日用量，g
党参	1.5～9	0.34～2.03	9～30
茯苓		0.34～2.03	10～15
炒白术		0.20～1.22	6～12
甘草		0.10～0.61	2～10
黄芪		0.17～1.01	9～30
山药		0.41～2.43	15～30
炒鸡内金		0.17～1.01	3～10
醋龟甲		0.10～0.61	9～24
山麦冬		0.34～2.03	9～15
醋南五味子		0.20～1.22	2～6
龙骨		0.10～0.61	10～15[1] 15～30[2]
煅牡蛎		0.10～0.61	9～30
大枣		0.17～1.01	6～15
硫酸亚铁（$FeSO_4 \cdot 7H_2O$）		0.15～0.9	0.9（成人）[3]

参考标准：

［1］安徽省中药饮片炮制规范（第三版）（2019 年版）

［2］天津市中药饮片炮制规范（2018 年版）

［3］中国药典·临床用药须知（2015 年版）

健脾生血颗粒

Jianpi Shengxue Keli

【处方】 党参 45g　甘草 13.5g
炒白术 27g　山药 54g
黄芪 22.5g　醋龟甲 13.5g
炒鸡内金 22.5g　醋南五味子 27g
山麦冬 45g　煅牡蛎 13.5g
龙骨 13.5g　硫酸亚铁（$FeSO_4 \cdot 7H_2O$） 20g
大枣 22.5g
茯苓 45g

【制法】 以上十四味，除硫酸亚铁外，龙骨、煅牡蛎、醋龟甲、炒鸡内金加水煎煮二次，每次 4 小时，煎液滤过，滤液合并，静置，取上清液，备用；其余黄芪等九味，加水煎煮三次，每次 2 小时，煎液滤过，滤液合并，静置，取上清液与上述备用上清液合并，滤过，滤液浓缩至相对密度约为 1.30（55～65℃），加入蔗糖粉、硫酸亚铁、维生素 C 10.1g 及枸橼酸 0.9g，混匀，制颗粒，干燥，制成 1000g，即得。

【功能与主治】 健脾和胃，养血安神。用于小儿脾胃虚弱及心脾两虚型缺铁性贫血；成人气血两虚型缺铁性贫血。症见面色萎黄或皖白，食少纳呆，腹胀脘闷，大便不调，烦躁多汗，倦怠乏力，舌胖色淡，苔薄白，脉细弱。

【用法与用量】 饭后用开水冲服。周岁以内一次 2.5g（半袋），一至三岁一次 5g（1 袋），三至五岁一次 7.5g（1.5 袋），五至十二岁一次 10g（2 袋），成人一次 15g（3 袋），一日 3 次或遵医嘱。

【注意】 忌茶；勿与含鞣酸类药物合用。服药期间，部分患儿可出现牙齿颜色变黑，停药后可逐渐消失；少数患儿服药后，可见短暂性食欲下降、恶心、呕吐、轻度腹泻，多可自行缓解。

【规格】 每袋装 5g

【剂量推算】

处方	成药日用量，g	推算饮片日生药量，g	《药典》饮片日用量，g
党参	7.5～45	0.34～2.03	9～30
茯苓		0.34～2.03	10～15
炒白术		0.2～1.22	6～12
甘草		0.1～0.61	2～10
黄芪		0.17～1.01	9～30

续表

处方	成药 日用量，g	推算饮片 日生药量，g	《药典》饮片 日用量，g
山药	7.5～45	0.41～2.43	15～30
炒鸡内金		0.17～1.01	3～10
醋龟甲		0.1～0.61	9～24
山麦冬		0.34～2.03	9～15
醋南五味子		0.2～1.22	2～6
龙骨		0.1～0.61	10～15[1] 15～30[2]
煅牡蛎		0.1～0.61	9～30
大枣		0.17～1.01	6～15
硫酸亚铁（$FeSO_4 \cdot 7H_2O$）		0.15～0.9	0.9（成人）[3]

参考标准：

［1］安徽省中药饮片炮制规范（第三版）（2019年版）

［2］天津市中药饮片炮制规范（2018年版）

［3］中国药典·临床用药须知（2015年版）

脂脉康胶囊

Zhimaikang Jiaonang

【处方】普洱茶 100g　莱菔子 50g
山楂 100g　槐花 100g
荷叶 50g　葛根 50g
菊花 50g　黄芪 50g
黄精 50g　何首乌 100g
茺蔚子 50g　杜仲 50g
大黄（酒制）30g　三七 50g
刺五加 100g　桑寄生 50g

【制法】以上十六味，黄芪、葛根粉碎成细粉；其余普洱茶等十四味，加水煎煮三次，第一次3小时，第二次2小时，第三次1小时，合并煎液，滤过，滤液浓缩成稠膏，干燥，粉碎成细粉，加入黄芪和葛根的细粉，混匀，装入胶囊，制成1000粒，即得。

【功能与主治】消食，降脂，通血脉，益气血。用于瘀浊内阻、气血不足所致的动脉硬化症、高脂血症。

【用法与用量】口服。一次5粒，一日3次。

【规格】每粒装0.3g

【剂量推算】

处方	成药 日用量，粒	推算饮片 日生药量，g	《药典》饮片 日用量，g
普洱茶	15	1.5	—[1]
刺五加		1.5	9～27
山楂		1.5	9～12
莱菔子		0.75	5～12
荷叶		0.75	3～10
葛根		0.75	10～15
菊花		0.75	5～10
黄芪		0.75	9～30
黄精		0.75	9～15
何首乌		1.5	3～6
茺蔚子		0.75	5～10
杜仲		0.75	6～10
大黄（酒制）		0.45	3～15
三七		0.75	3～9
槐花		1.5	5～10
桑寄生		0.75	9～15

参考标准：

［1］中华人民共和国卫生部药品标准（中药成方制剂第十三册），未载具体用量

脂康颗粒

Zhikang Keli

【处方】决明子 462g　枸杞子 462g
桑椹 462g　红花 154g
山楂 462g

【制法】以上五味，加水煎煮二次，第一次1.5小时，第二次1小时，滤过，滤液合并，减压浓缩成相对密度为1.05～1.10（60℃）的清膏，加入麦芽糊精适量，混匀，喷雾干燥；浸膏粉中加入麦芽糊精适量和硬脂酸镁5g，混匀，干法制粒，制成1000g，即得。

【功能与主治】滋阴清肝，活血通络。用于肝肾阴虚挟瘀之高血脂症，症见头晕或胀或痛，耳鸣眼花，腰膝酸软，手足心热，胸闷，口干，大便干结。

【用法与用量】开水冲服。一次1袋，一日2次。

【注意】（1）妇女妊娠期、月经过多忌用；（2）禁烟酒及高脂饮食。

【规格】 每袋装8g

【剂量推算】

处方	成药 日用量，袋	推算饮片 日生药量，g	《药典》饮片 日用量，g
决明子	2	7.39	9～15
枸杞子		7.39	6～12
桑椹		7.39	9～15
红花		2.46	3～10
山楂		7.39	9～12

脏连丸

Zanglian Wan

【处方】 黄连 25g　黄芩 150g
地黄 75g　赤芍 50g
当归 50g　槐角 100g
槐花 75g　荆芥穗 50g
地榆炭 75g　阿胶 50g

【制法】 以上十味，粉碎成粗粉。另取鲜猪大肠350g，洗净，切段，与粗粉拌匀，蒸透，干燥，粉碎成细粉，过筛，混匀。每100g粉末用炼蜜6～10g加适量的水泛丸，干燥，制成水蜜丸；或加炼蜜80～100g制成小蜜丸或大蜜丸，即得。

【功能与主治】 清肠止血。用于肠热便血，肛门灼热，痔疮肿痛。

【用法与用量】 口服。水蜜丸一次6～9g，小蜜丸一次9g，大蜜丸一次1丸，一日2次。

【规格】 大蜜丸每丸重9g

【剂量推算】

处方	成药 日用量	推算饮片 日生药量，g	《药典》饮片 日用量，g
猪大肠	水蜜丸：12～18g 小蜜丸：18g 大蜜丸：2丸	3～5.66	煮食适量，或入丸、散剂[1]
黄连		0.21～0.4	2～5
黄芩		1.29～2.43	3～10
地黄		0.64～1.21	鲜地黄12～30； 生地黄10～15
赤芍		0.43～0.81	6～12
当归		0.43～0.81	6～12
槐角		0.86～1.62	6～9

续表

处方	成药 日用量	推算饮片 日生药量，g	《药典》饮片 日用量，g
槐花	水蜜丸：12～18g 小蜜丸：18g 大蜜丸：2丸	0.64～1.21	5～10
荆芥穗		0.43～0.81	5～10
地榆炭		0.64～1.21	9～15
阿胶		0.43～0.81	3～9

参考标准：

[1]甘肃省中药材标准（2009年版）

脑心通胶囊

Naoxintong Jiaonang

【处方】 黄芪 66g　赤芍 27g
丹参 27g　当归 27g
川芎 27g　桃仁 27g
红花 13g　醋乳香 13g
醋没药 13g　鸡血藤 20g
牛膝 27g　桂枝 20g
桑枝 27g　地龙 27g
全蝎 13g　水蛭 27g

【制法】 以上十六味，取地龙、全蝎，粉碎成细粉；其余黄芪等十四味粉碎成细粉，与上述粉末配研，过筛，混匀，装入胶囊，制成1000粒，即得。

【功能与主治】 益气活血，化瘀通络。用于气虚血滞、脉络瘀阻所致中风中经络，半身不遂、肢体麻木、口眼歪斜、舌强语謇及胸痹心痛、胸闷、心悸、气短；脑梗塞、冠心病心绞痛属上述证候者。

【用法与用量】 口服。一次2～4粒，一日3次。

【注意】 孕妇禁用。

【规格】 每粒装0.4g

【剂量推算】

处方	成药 日用量，粒	推算饮片 日生药量，g	《药典》饮片 日用量，g
黄芪	6～12	0.40～0.79	9～30
赤芍		0.16～0.32	6～12
丹参		0.16～0.32	10～15
当归		0.16～0.32	6～12
川芎		0.16～0.32	3～10
桃仁		0.16～0.32	5～10

续表

处方	成药 日用量，粒	推算饮片 日生药量，g	《药典》饮片 日用量，g
红花	6～12	0.08～0.16	3～10
醋乳香		0.08～0.16	3～5
醋没药		0.08～0.16	3～5
鸡血藤		0.12～0.24	9～15
牛膝		0.16～0.32	5～12
桂枝		0.12～0.24	3～10
桑枝		0.16～0.32	9～15
地龙		0.16～0.32	5～10
全蝎		0.08～0.16	3～6
水蛭		0.16～0.32	1～3

脑乐静

Naolejing

【处方】 甘草浸膏 35.4g　大枣 125g
小麦 416g

【制法】 以上三味，甘草浸膏加水适量，加热溶解，滤过，滤液浓缩至适量。大枣加水煎煮二次，每次2小时，合并煎液，滤过，滤液浓缩至相对密度为1.10（80℃）的清膏，冷却后加等量的乙醇，搅匀，静置24小时；小麦加水煮沸10分钟后，于70～80℃温浸二次，每次2小时，合并浸液，滤过，滤液浓缩至相对密度为1.10（80℃）的清膏，加等量的乙醇，搅匀，静置24小时；取上述大枣和小麦的上清液，合并，滤过，回收乙醇并浓缩至相对密度为1.05～1.10（80℃）的清膏，加入蔗糖750g、甘草浸膏浓缩液及苯甲酸钠适量，煮沸使溶解，滤过，加水至1000ml，混匀，即得。

【功能与主治】 养心安神。用于心神失养所致的精神忧郁、易惊不寐、烦躁。

【用法与用量】 口服。一次30ml，一日3次；小儿酌减。

【剂量推算】

处方	成药 日用量，ml	推算饮片 日生药量，g	《药典》饮片 日用量，g
甘草	90	6.37～15.93	2～10[1]
大枣		11.25	6～15
小麦		37.44	50～100[2]

参考标准：

［1］根据药典制法，1g甘草浸膏相当于原药材2～5g，故处方用量推算以饮片计。

［2］宁夏中药材标准（2018年版）

脑立清丸

Naoliqing Wan

【处方】 磁石 200g　清半夏 200g
珍珠母 100g　酒曲（炒） 200g
酒曲 200g　薄荷脑 50g
牛膝 200g　猪胆汁 350g（或猪胆粉 50g）
冰片 50g
赭石 350g

【制法】 以上十味，先将磁石、赭石、珍珠母、清半夏、牛膝、酒曲、酒曲（炒）分别粉碎成细粉，过筛，取出赭石粉100g留作包衣用。薄荷脑、冰片研成细粉，与上述粉末配研，过筛。猪胆汁加水适量，煮沸，滤过，用胆汁水泛丸；或薄荷脑、冰片研成细粉，与上述粉末及猪胆粉配研均匀，过筛，用水泛丸。用赭石粉包衣，40℃干燥，即得。

【功能与主治】 平肝潜阳，醒脑安神。用于肝阳上亢，头晕目眩，耳鸣口苦，心烦难寐；高血压见上述证候者。

【用法与用量】 口服。一次10丸，一日2次。

【注意】 孕妇及体弱虚寒者忌服。

【规格】 每10丸重1.1g

【剂量推算】

处方	成药 日用量，丸	推算饮片 日生药量，g	《药典》饮片 日用量，g
磁石	20	0.23～0.28	9～30
赭石		0.41～0.48	9～30
珍珠母		0.12～0.14	10～25
清半夏		0.23～0.28	3～9
酒曲		0.23～0.28	10～15[1]
酒曲（炒）		0.23～0.28	10～15[1]
牛膝		0.23～0.28	5～12
薄荷脑		0.058～0.069	0.02～0.1[2]
冰片		0.058～0.069	0.3～0.9
猪胆汁/猪胆粉		0.41/0.069	3～6[3]/0.3～0.6

参考标准：
［1］湖北省中药饮片炮制规范（2018年版）
［2］中国药典（2005年版）一部
［3］湖北省中药材质量标准（2018年版）

脑立清胶囊

Naoliqing Jiaonang

【处方】 磁石 42.4g　牛膝 42.4g
冰片 10.8g　酒曲 42.4g
珍珠母 20.8g　赭石 73.3g
薄荷脑 10.8g　猪胆汁 74g（或猪胆粉 10.6g）
清半夏 42.4g
熟酒曲 42.4g

【制法】 以上十味，除薄荷脑、冰片外，取磁石、赭石分别水飞或粉碎成极细粉；另取猪胆汁与熟酒曲拌匀，低温干燥，与清半夏等四味粉碎成细粉。将冰片和薄荷脑研磨，加少量无水乙醇使溶解，与上述粉末混匀，装入胶囊，制成1000粒，即得。

【功能与主治】 平肝潜阳，醒脑安神。用于肝阳上亢，头晕目眩，耳鸣口苦，心烦难寐；高血压见上述证候者。

【用法与用量】 口服。一次3粒，一日2次。

【注意】 孕妇及体弱虚寒者忌服。

【规格】 每粒装0.33g

【剂量推算】

处方	成药日用量，粒	推算饮片日生药量，g	《药典》饮片日用量，g
磁石	6	0.25	9～30
熟酒曲		0.25	10～15[1]
冰片		0.065	0.3～0.9
牛膝		0.25	5～12
珍珠母		0.12	10～25
酒曲		0.25	10～15[1]
薄荷脑		0.065	0.02～0.1[3]
赭石		0.44	9～30
清半夏		0.25	3～9
猪胆汁/猪胆粉		0.44/0.064	3～6[2]/0.3～0.6

参考标准：
［1］湖北省中药饮片炮制规范（2018年版）
［2］湖北省中药材质量标准（2018年版）
［3］中国药典（2005年版）一部

脑安胶囊

Nao'an Jiaonang

【处方】 川芎 1000g　当归 800g
红花 500g　人参 100g
冰片 1g

【制法】 以上五味，将人参粉碎成细粉，川芎、当归加入90%乙醇回流提取二次，滤过，合并滤液，回收乙醇后加入人参细粉，拌匀，70℃干燥，粉碎成细粉；药渣加水煎煮二次，滤过，合并滤液；红花加水煮沸后70～80℃热浸二次，滤过，合并滤液与上述川芎、当归煎液合并，浓缩至适量，冷却，加乙醇至含醇量为60%，放置过夜，滤过，滤液回收乙醇，浓缩成稠膏，干燥，粉碎成细粉，冰片研细，与上述两种干膏粉混匀，装入胶囊，制成1000粒，即得。

【功能与主治】 活血化瘀，益气通络。用于脑血栓形成急性期，恢复期属气虚血瘀证候者，症见急性起病、半身不遂、口舌歪斜、舌强语謇、偏身麻木、气短乏力、口角流涎、手足肿胀、舌暗或有瘀斑、苔薄白。

【用法与用量】 口服。一次2粒，一日2次，4周为一疗程，或遵医嘱。

【注意】 出血性中风慎用。

【规格】 每粒装0.4g

【剂量推算】

处方	成药日用量，粒	推算饮片日生药量，g	《药典》饮片日用量，g
川芎	4	4	3～10
当归		3.2	6～12
红花		2	3～10
人参		0.4	3～9
冰片		0.004	0.3～0.9

脑脉泰胶囊

Naomaitai Jiaonang

【处方】 红参 155g　三七 180g
当归 120g　丹参 165g
鸡血藤 150g　红花 120g
银杏叶 180g　山楂 150g

菊花 120g　　石决明 120g
制何首乌 150g　　石菖蒲 105g
葛根 150g

【制法】 以上十三味，取红参、三七各50g粉碎成细粉，剩余的红参、三七和丹参、银杏叶用60%乙醇加热回流2小时，滤过，滤液回收乙醇。药渣与其余当归等九味，加水煎煮二次，每次2小时，合并煎液，滤过，滤液与醇提取液合并，浓缩至相对密度为1.24～1.26（60℃）的清膏，干燥，粉碎，加入上述细粉及适量辅料，混匀，制粒，装入胶囊，制成1000粒，即得。

【功能与主治】 益气活血，熄风豁痰。用于中风气虚血瘀，风痰瘀血闭阻脉络证，症见半身不遂、口舌歪斜、言语謇涩、头晕目眩、半身麻木、气短乏力；缺血性中风恢复期及急性期轻症见上述证候者。

【用法与用量】 口服。一次2粒，一日3次。

【注意】 孕妇慎服。

【规格】 每粒装0.5g（相当于饮片1.87g）

【剂量推算】

处方	成药日用量，粒	推算饮片日生药量，g	《药典》饮片日用量，g
红参	6	0.93	3～9
三七		1.08	3～9
当归		0.72	6～12
丹参		0.99	10～15
鸡血藤		0.9	9～15
红花		0.72	3～10
银杏叶		1.08	9～12
山楂		0.9	9～12
菊花		0.72	5～10
石决明		0.72	6～20
制何首乌		0.9	6～12
石菖蒲		0.63	3～10
葛根		0.9	10～15

脑栓通胶囊

Naoshuantong Jiaonang

【处方】 蒲黄 890g　　赤芍 635g
郁金 510g　　天麻 255g
漏芦 380g

【制法】 以上五味，赤芍加70%乙醇加热回流提取二次，每次1小时，合并提取液，滤过，滤液回收乙醇并浓缩至适量，干燥，粉碎，加入磷酸氢钙适量，混合，干膏粉备用；郁金加80%乙醇加热回流提取二次，每次1小时，合并提取液，滤过，滤液备用；药渣与蒲黄（布袋装）、天麻、漏芦加水煎煮二次，每次1小时，合并煎液，滤过，滤液浓缩至相对密度1.04～1.10（40℃）的清膏，加乙醇使含醇量达70%，冷藏48小时，取上清液与郁金的醇提取液合并，回收乙醇，浓缩至适量，干燥，粉碎，加入磷酸氢钙适量，与赤芍干膏粉合并，用羟丙甲纤维素乙醇溶液制粒，干燥，加入滑石粉、二氧化硅、硬脂酸镁适量，混匀，装入胶囊，制成1000粒，即得。

【功能与主治】 活血通络，祛风化痰。用于风痰瘀血痹阻脉络引起的缺血性中风中经络急性期和恢复期。症见半身不遂，口舌歪斜，语言不利或失语，偏身麻木，气短乏力或眩晕耳鸣，舌质暗淡或暗红，苔薄白或白腻，脉沉细或弦细、弦滑。脑梗塞见上述证候者。

【用法与用量】 口服。一次3粒，一日3次，4周为一疗程。

【注意】 （1）少数患者服药后可出现胃脘部嘈杂不适感，便秘等。（2）产妇慎用。（3）孕妇禁用。

【规格】 每粒装0.4g

【剂量推算】

处方	成药日用量，粒	推算饮片日生药量，g	《药典》饮片日用量，g
蒲黄	9	8.01	5～10
赤芍		5.72	6～12
郁金		4.59	3～10
天麻		2.30	3～10
漏芦		3.42	5～9

脑得生丸

Naodesheng Wan

【处方】 三七 78g　　川芎 78g
红花 91g　　葛根 261g
山楂（去核） 157g

【制法】 以上五味，粉碎成细粉，过筛，混匀。每100g粉末加炼蜜140～150g制成大蜜丸，即得。

【功能与主治】 活血化瘀，通经活络。用于瘀血阻络所致的眩晕、中风，症见肢体不用、言语不利及头晕目眩；脑动脉硬化、缺血性中风及脑出血后遗症见上述证候者。

【用法与用量】 口服。一次1丸，一日3次。

【规格】 每丸重9g

【剂量推算】

处方	成药日用量，丸	推算饮片日生药量，g	《药典》饮片日用量，g
三七	3	1.27～1.32	9～30
川芎		1.27～1.32	6～12
红花		1.48～1.54	3～10
葛根		4.24～4.42	3～10
山楂（去核）		2.55～2.66	9～12

脑得生片

Naodesheng Pian

【处方】 三七 78g　川芎 78g
红花 91g　葛根 261g
山楂（去核）157g

【制法】 以上五味，取三七、葛根130.5g分别粉碎成细粉，其余红花等三味与剩余的葛根加水煎煮二次，第一次1.5小时，第二次1小时，滤过，合并滤液，滤液浓缩至相对密度为1.22～1.25（80℃）的清膏，加入葛根细粉与三七细粉，混匀，制成颗粒，干燥，压制成1000片，包糖衣或薄膜衣，即得。

【功能与主治】 活血化瘀，通经活络。用于瘀血阻络所致的眩晕、中风，症见肢体不用、言语不利及头晕目眩；脑动脉硬化、缺血性中风及脑出血后遗症见上述证候者。

【用法与用量】 口服。一次6片，一日3次。

【规格】 （1）薄膜衣片　每片重0.35g
（2）薄膜衣片　每片重0.38g
（3）糖衣片（片心重0.3g）

【剂量推算】

处方	成药日用量，片	推算饮片日生药量，g	《药典》饮片日用量，g
三七	18	1.40	3～9
川芎		1.40	3～10
红花		1.64	3～10
葛根		4.70	10～15
山楂（去核）		2.83	9～12

脑得生胶囊

Naodesheng Jiaonang

【处方】 三七 117g　川芎 117g
红花 136g　葛根 392g
山楂（去核）235g

【制法】 以上五味，取三七117g、葛根196g，分别粉碎成细粉；其余红花、川芎、山楂与剩余的葛根，加水煎煮二次，第一次1.5小时，第二次1小时，滤过，合并滤液，浓缩成相对密度为1.22～1.25（80℃）的清膏，加入上述细粉及糊精适量，混匀，干燥，粉碎，装入胶囊，制成1000粒或1500粒，即得。

【功能与主治】 活血化瘀，通经活络。用于瘀血阻络所致的眩晕、中风，症见肢体不用、言语不利及头晕目眩；脑动脉硬化、缺血性中风及脑出血后遗症见上述证候者。

【用法与用量】 口服。一次4粒〔规格（1）〕或一次6粒〔规格（2）〕，一日3次。

【规格】 （1）每粒装0.45g　（2）每粒装0.3g

【剂量推算】

处方	成药日用量，粒	推算饮片日生药量，g	《药典》饮片日用量，g
三七	规格（1）：12 规格（2）：18	1.40	3～9
川芎		1.40	3～10
红花		1.63	3～10
葛根		4.70	10～15
山楂（去核）		2.82	9～12

脑得生颗粒

Naodesheng Keli

【处方】 三七 156g　川芎 156g
红花 182g　葛根 522g
山楂（去核）314g

【制法】 以上五味，取三七、葛根261g分别粉碎成细粉，其余红花等三味及剩余的葛根加水煎煮二次，第一次1.5小时，第二次1小时，合并煎液，滤过，滤液浓缩至相对密度为1.28～1.30（80℃）的清膏，加入葛根细粉与三七细粉及糊精、预胶化淀粉，混匀，制成颗粒，干燥，制成1000g，即得。

【功能与主治】活血化瘀，通经活络。用于瘀血阻络所致的眩晕、中风，症见肢体不用、言语不利及头晕目眩；脑动脉硬化、缺血性中风及脑出血后遗症见上述证候者。

【用法与用量】口服。一次1袋，一日3次。

【规格】每袋装3g

【剂量推算】

处方	成药日用量，袋	推算饮片日生药量，g	《药典》饮片日用量，g
三七	3	1.40	3～9
川芎		1.40	3～10
红花		1.64	3～10
葛根		4.70	10～15
山楂（去核）		2.83	9～12

狼疮丸

Langchuang Wan

【处方】金银花 53.6g　黄连 13.4g　蒲公英 53.6g　大黄（酒炒）20.1g　地黄 53.6g　蜈蚣（去头尾足）2.42g　甘草 13.4g　赤芍 26.8g　当归 13.4g　丹参 13.4g　玄参 53.6g　炒桃仁 26.8g　红花 20.1g　蝉蜕 53.6g　浙贝母 26.8g　连翘 53.6g

【制法】以上十六味，粉碎成细粉，过筛，混匀。每100g粉末加炼蜜10～30g与适量的水泛丸，干燥，包地榆炭衣，制成水蜜丸；或加炼蜜90～110g制成小蜜丸或大蜜丸；即得。

【功能与主治】清热解毒，凉血活血。用于热毒壅滞、气滞血瘀所致的系统性红斑狼疮。

【用法与用量】口服。水蜜丸一次5.4g，小蜜丸一次10g，大蜜丸一次2丸，一日2次；系统性红斑狼疮急性期：一次服用量加1倍，一日3次。

【注意】孕妇禁用。

【规格】水蜜丸　每100丸重30g；大蜜丸　每丸重5g

【剂量推算】

处方	成药日用量	推算饮片日生药量，g	《药典》饮片日用量，g
金银花	水蜜丸：10.8～32.4g 小蜜丸：20～60g 大蜜丸：4～12丸	0.89～3.4	6～15
连翘		0.89～3.4	6～15
蒲公英		0.89～3.4	10～15
黄连		0.22～0.85	2～5
地黄		0.89～3.4	鲜地黄 12～30；生地黄 10～15
大黄（酒炒）		0.34～1.27	3～15
甘草		0.22～0.85	2～10
蜈蚣（去头尾足）		0.04～0.15	3～5
赤芍		0.45～1.7	6～12
当归		0.22～0.85	6～12
丹参		0.22～0.85	10～15
玄参		0.89～3.4	9～15
炒桃仁		0.45～1.7	5～10
红花		0.34～1.27	3～10
蝉蜕		0.89～3.4	3～6
浙贝母		0.45～1.7	5～10

疳积散

Ganji San

【处方】石燕（煅）100g　煅石决明 100g　使君子仁 100g　炒鸡内金 50g　谷精草 50g　威灵仙 50g　茯苓 100g

【制法】以上七味，粉碎成细粉，过筛，混匀，即得。

【功能与主治】消积化滞。用于食滞脾胃所致的疳证，症见不思乳食、面黄肌瘦、腹部膨胀、消化不良。

【用法与用量】用热米汤加少量糖调服。一次9g，一日2次；三岁以内小儿酌减。

【剂量推算】

处方	成药日用量，g	推算饮片日生药量，g	《药典》饮片日用量，g
石燕（煅）	18	3.27	3～9[1]
煅石决明		3.27	6～20
使君子仁		3.27	9～12
炒鸡内金		1.64	3～10
谷精草		1.64	5～10
威灵仙		1.64	6～10
茯苓		3.27	10～15

参考标准：

[1] 山东省中药饮片炮制规范（2012年版）

益元散

Yiyuan San

【处方】 滑石 600g　甘草 100g
朱砂 30g

【制法】 以上三味，滑石、甘草粉碎成细粉；朱砂水飞成极细粉，与上述粉末配研，过筛，混匀，即得。

【功能与主治】 清暑利湿。用于感受暑湿，身热心烦，口渴喜饮，小便短赤。

【用法与用量】 调服或煎服。一次6g，一日1～2次。

【剂量推算】

处方	成药日用量，g	推算饮片日生药量，g	《药典》饮片日用量，g
滑石	6～12	4.93～9.86	3～9
甘草		0.82～1.64	3～10
朱砂		0.25～0.49	3～10

益气养血口服液

Yiqi Yangxue Koufuye

【处方】 人参 8.3g　黄芪 83.4g
党参 75g　麦冬 50g
当归 33.3g　炒白术 33.3g
地黄 33.3g　制何首乌 30g
五味子 25g　陈皮 33.3g
地骨皮 25g　鹿茸 1.7g
淫羊藿 50g

【制法】 以上十三味，鹿茸切片，加水煎煮二次，每次3小时，合并煎液，滤过，滤液浓缩至相对密度为1.20～1.25（20℃），加三倍量乙醇，静置24小时，滤过，回收乙醇，备用；其余党参等十二味，加水煎煮二次，第一次3小时，第二次2小时，合并煎液，滤过，滤液浓缩至适量，与鹿茸提取液合并，加入蔗糖133g、炼蜜267g，煮沸30分钟，放冷，加入橘子香精0.5ml、羟苯乙酯1g，加水至1000ml，搅匀，滤过，即得。

【功能与主治】 益气养血。用于气血不足所致的气短心悸、面色不华、体虚乏力。

【用法与用量】 口服。一次15～20ml，一日3次。

【规格】 每支装10ml

【剂量推算】

处方	成药日用量，ml	推算饮片日生药量，g	《药典》饮片日用量，g
人参	45～60	0.37～0.50	3～9
黄芪		3.75～5.00	9～30
党参		3.38～4.5	9～30
麦冬		2.25～3	6～12
当归		1.50～2.00	6～12
炒白术		1.20～2.0	6～12[1]
地黄		1.20～2.0	鲜地黄 12～30；生地黄 10～15
制何首乌		1.35～1.8	6～12
五味子		1.13～1.5	2～6
陈皮		1.50～2.0	3～10
地骨皮		1.13～1.5	9～15
鹿茸		0.08～0.10	1～2
淫羊藿		2.25～3	6～10

参考标准：

[1] 陕西省中药饮片标准（第一册）

益气通络颗粒

Yiqi Tongluo Keli

【处方】 黄芪 833g　丹参 417g
川芎 250g　红花 250g
地龙 83g

【制法】以上五味，取丹参、川芎，加3倍量70%乙醇浸泡三次，每次48小时，合并乙醇提取液，滤过，回收乙醇至无乙醇味，备用；药渣与其余黄芪等三味，加水煎煮三次，每次煎煮1小时，合并煎液，滤过，滤液浓缩至相对密度为1.04～1.06（60℃），与醇提部分合并，继续浓缩至相对密度为1.25～1.30（80℃）的清膏。取清膏加入糊精、甜菊素适量，喷雾干燥，制成颗粒1000g，即得。

【功能与主治】益气活血，祛瘀通络。用于中风病中经络（轻中度脑梗死）恢复期气虚血瘀证。症见半身不遂、口舌歪斜、言语謇涩或不语、偏身麻木、面色㿠白、气短乏力、自汗。

【用法与用量】冲服。一次1袋，一日3次。疗程4周。

【规格】每袋装12g

【剂量推算】

处方	成药日用量，g	推算饮片日生药量，g	《药典》饮片日用量，g
黄芪	36	30	9～30
丹参		15	10～15
川芎		9	3～10
红花		9	3～10
地龙		3	5～10

益气维血颗粒

Yiqi Weixue Keli

【处方】猪血提取物 130g　黄芪 100g
大枣 100g

【制法】以上三味，猪血提取物粉碎成细粉，黄芪、大枣加水煎煮二次，每次2小时，合并煎液，滤过，滤液浓缩至相对密度为1.18～1.21（60℃）的清膏；加入猪血提取物细粉，蔗糖、糊精、香兰素等适量，混匀，制成颗粒，干燥，加入甜橙油2.33g，混匀，制成1000g，即得。

【功能与主治】补血益气。用于气血两虚所致的面色萎黄或苍白、眩晕、神疲乏力、少气懒言、自汗、唇舌色淡、脉细弱；缺铁性贫血见于上述证候者。

【用法与用量】口服，成人一次10g，一日3次；儿童一次10g，一日2次；三岁以下儿童一次5g，一日2次；或遵医嘱。

【注意】偶见恶心、呕吐、腹泻、便秘。可自行缓解或停药后症状消失。

【规格】每袋装10g

【剂量推算】

处方	成药日用量，g	推算饮片日生药量，g	《药典》饮片日用量，g
猪血提取物	10～30	1.3～3.9	—
黄芪		1～3	9～30
大枣		1～3	6～15

益气聪明丸

Yiqi Congming Wan

【处方】升麻 60g　葛根 60g
黄柏（炒）20g　白芍 20g
蔓荆子 30g　党参 100g
黄芪 100g　炙甘草 100g

【制法】以上八味，粉碎成细粉，过筛，混匀。每100g粉末加炼蜜40～50g与适量水制丸，干燥，即得。

【功能与主治】益气升阳，聪耳明目。用于视物昏花，耳聋耳鸣。

【用法与用量】口服。一次9g，一日1次。

【剂量推算】

处方	成药日用量，g	推算饮片日生药量，g	《药典》饮片日用量，g
升麻	9	0.73～0.79	3～10
葛根		0.73～0.79	10～15
黄柏（炒）		0.24～0.26	3～12[1]
白芍		0.24～0.26	6～15
蔓荆子		0.37～0.39	5～10
党参		1.22～1.31	9～30
黄芪		1.22～1.31	9～30
炙甘草		1.22～1.31	2～10

参考标准：

[1] 上海市中药饮片炮制规范（2008年版）

益心丸

Yixin Wan

【处方】红参 882g 牛角尖粉 294g
蟾酥 147g 冰片 176g
红花 59g 人工牛黄 353g
附片（黑顺片）353g 人工麝香 59g
三七 382g 安息香 176g
珍珠 206g

【制法】以上十一味，红参、红花、蟾酥、附片（黑顺片）分别粉碎成粗粉，用60%乙醇作溶剂，浸渍24小时，渗漉，收集渗漉液，回收乙醇，浓缩成稠膏；珍珠、三七分别粉碎成细粉；冰片研细，与牛角尖粉、人工牛黄、人工麝香混匀，过筛；安息香用75%乙醇溶化，与上述稠膏、药粉搅拌混匀，加入淀粉200～400g，搅匀，制成软材，制成10万丸，于60℃以下干燥，用活性炭包衣，打光，即得。

【功能与主治】益气温阳，活血止痛。用于心气不足、心阳不振、瘀血闭阻所致的胸痹，症见胸闷心痛，心悸气短、畏寒肢冷、乏力自汗；冠心病心绞痛见上述证候者。

【用法与用量】舌下含服或吞服。一次1～2丸，一日1～2次。

【注意】孕妇禁用，月经期慎用。

【规格】每10丸重0.22g

【剂量推算】

处方	成药日用量，丸	推算饮片日生药量，g	《药典》饮片日用量，g
红参	1～4	0.0088～0.035	3～9
牛角尖粉		0.0029～0.012	3～15[1]
蟾酥		0.0015～0.0059	0.015～0.03
冰片		0.0018～0.0070	0.3～0.9
红花		0.00059～0.0024	3～10
人工牛黄		0.00353～0.01412	0.15～0.35
附片（黑顺片）		0.0035～0.014	3～15
人工麝香		0.00059～0.0024	0.03～0.1
三七		0.0038～0.015	3～9
安息香		0.0018～0.0070	0.6～1.5
珍珠		0.0021～0.0082	0.1～0.3

参考标准：

［1］广东省中药材标准（第二册）（2011年版）

益心宁神片

Yixin Ningshen Pian

【处方】人参茎叶总皂苷 10g 藤合欢 1000g
五味子 500g 灵芝 500g

【制法】以上四味，五味子粉碎成粗粉，加75%乙醇，温浸30分钟，回流提取2次，第一次2.5小时，第二次2小时，合并提取液，浓缩至稠膏状；取藤合欢、灵芝，加水煎煮2次，第一次2小时，第二次1.5小时，滤过，合并滤液，浓缩至稠膏状，与上述稠膏合并，干燥，粉碎成细粉，加入人参茎叶总皂苷及适量淀粉、硬脂酸镁、滑石粉，混匀，制成颗粒，压制成1000片，包糖衣或薄膜衣；或压制成600片，包薄膜衣，即得。

【功能与主治】补气生津，养心安神。用于心气不足、心阴亏虚所致的失眠多梦、心悸、记忆力减退；神经衰弱见上述证候者。

【用法与用量】口服。一次5片（小片），或一次3片（大片），一日3次。

【规格】（1）薄膜衣小片 每片重0.31g （2）薄膜衣大片 每片重0.52g

【剂量推算】

处方	成药日用量，片	推算饮片日生药量，g	《药典》饮片日用量，g
人参茎叶总皂苷	小片：15 大片：9	0.15	—
藤合欢		15	15～25[1]
五味子		7.5	2～6
灵芝		7.5	6～12

参考标准：

［1］吉林省中药材标准（第一册）（2019年版）

益心通脉颗粒

Yixin Tongmai Keli

【处方】黄芪 266g 人参 44g
北沙参 333g 玄参 222g
丹参 333g 川芎 222g
郁金 222g 炙甘草 133g

【制法】以上八味，丹参、人参加75%乙醇，加热回流4小时，滤过，滤液减压回收乙醇，并浓缩至适量；药渣与其余川芎等六味加水煎煮二次，每次1.5小时，合并煎液，滤过，滤液减压浓缩至适量；与丹参和人参的提取物合并，减压干燥，粉碎成细粉，与适量糊精混匀，制成颗粒，干燥，制成1000g，即得。

【功能与主治】益气养阴，活血通络。用于气阴两虚、瘀血阻络所致的胸痹，症见胸闷心痛、心悸气短、倦怠汗出、咽喉干燥；冠心病心绞痛见上述证候者。

【用法与用量】温开水冲服。一次1袋，一日3次。4周为一疗程，或遵医嘱。

【规格】每袋装10g

【剂量推算】

处方	成药日用量，袋	推算饮片日生药量，g	《药典》饮片日用量，g
黄芪	3	7.98	9～30
人参		1.32	3～9
北沙参		9.99	5～12
玄参		6.66	9～15
丹参		9.99	10～15
川芎		6.66	3～10
郁金		6.66	3～10
炙甘草		3.99	2～10

益心舒丸

Yixinshu Wan

【处方】人参 300g　麦冬 300g
黄芪 300g　五味子 200g
丹参 400g　川芎 200g
山楂 300g

【制法】以上七味，人参粉碎成细粉；五味子、丹参用85%乙醇加热回流提取二次，第一次3小时，第二次1.5小时，滤过，滤液合并，减压回收乙醇并浓缩至相对密度为1.12～1.15（20℃）的清膏；其余麦冬等四味加水煎煮二次，第一次2.5小时，第二次1.5小时，合并煎液，滤过，滤液浓缩至约1000ml，加入一倍量的85%乙醇，混匀，静置过夜，滤过，滤液回收乙醇并浓缩至相对密度为1.30～1.36（80℃）的稠膏，与上述五味子和丹参清膏合并，加入人参细粉及适量甘露醇、微晶纤维素，混匀，制丸，制成1000g，干燥，即得。

【功能与主治】益气复脉，活血化瘀，养阴生津。用于气阴两虚，瘀血阻脉所致的胸痹，症见胸痛胸闷，心悸气短，脉结代；冠心病心绞痛见上述证候者。

【用法与用量】口服。一次1袋，一日3次。

【规格】每袋装2g

【剂量推算】

处方	成药日用量，袋	推算饮片日生药量，g	《药典》饮片日用量，g
人参	3	1.8	3～9
麦冬		1.8	6～12
黄芪		1.8	9～30
五味子		1.2	2～6
丹参		2.4	10～15
川芎		1.2	3～10
山楂		1.8	9～12

益心舒片

Yixinshu Pian

【处方】人参 300g　麦冬 300g
黄芪 300g　五味子 200g
丹参 400g　川芎 200g
山楂 300g

【制法】以上七味，人参粉碎成细粉；五味子、丹参用85%乙醇加热回流提取二次，第一次3小时，第二次1.5小时，滤过，滤液合并，减压回收乙醇并浓缩至相对密度为1.12～1.15（55℃）的清膏；其余麦冬等四味加水煎煮二次，第一次2.5小时，第二次1.5小时，合并煎液，滤过，滤液浓缩至相对密度为1.05～1.16（60℃）的清膏，加入一倍量的85%乙醇，混匀，静置过夜，滤过，滤液回收乙醇并浓缩至相对密度为1.30～1.36（60℃）的稠膏，与上述五味子和丹参清膏合并，加入人参细粉及淀粉适量，混匀，制粒，干燥，加入硬脂酸镁适量，压制成1000片，包薄膜衣，即得。

【功能与主治】益气复脉，活血化瘀，养阴生津。用于气阴两虚，瘀血阻脉所致的胸痹，症见胸痛胸闷，心悸气短，脉结代；冠心病心绞痛见上述证候者。

【用法与用量】口服。一次2片，一日3次。

【规格】每片重0.6g

【剂量推算】

处方	成药 日用量，片	推算饮片 日生药量，g	《药典》饮片 日用量，g
人参	6	1.8	3～9
麦冬		1.8	6～12
黄芪		1.8	9～30
五味子		1.2	2～6
丹参		2.4	10～15
川芎		1.2	3～10
山楂		1.8	9～12

益心舒胶囊

Yixinshu Jiaonang

【处方】人参 200g　麦冬 200g
五味子 133g　黄芪 200g
丹参 267g　川芎 133g
山楂 200g

【制法】以上七味，人参粉碎成细粉；五味子、丹参用 85%乙醇回流提取二次，第一次 3 小时，第二次 1.5 小时，滤过，合并滤液，减压回收乙醇并浓缩至相对密度为 1.25～1.30（80℃）；其余麦冬等四味加水煎煮二次，第一次 2.5 小时，第二次 1.5 小时，滤过，合并滤液，浓缩至相对密度为 1.10～1.15（80℃），加入一倍量的 85%乙醇，混匀，静置，滤过，滤液回收乙醇并浓缩至适量，与上述五味子和丹参的提取物合并，加入人参细粉及适量淀粉，混匀，干燥，粉碎成细粉，装胶囊，制成 1000 粒，即得。

【功能与主治】益气复脉，活血化瘀，养阴生津。用于气阴两虚，瘀血阻脉所致的胸痹，症见胸痛胸闷、心悸气短、脉结代；冠心病心绞痛见上述证候者。

【用法与用量】口服。一次 3 粒，一日 3 次。

【规格】每粒装 0.4g

【剂量推算】

处方	成药 日用量，粒	推算饮片 日生药量，g	《药典》饮片 日用量，g
人参	9	1.8	3～9
麦冬		1.8	6～12
五味子		1.2	2～6
黄芪		1.8	9～30
丹参		2.4	10～15
川芎		1.2	3～10
山楂		1.8	9～12

益心舒颗粒

Yixinshu Keli

【处方】人参 150g　麦冬 150g
黄芪 150g　五味子 100g
丹参 200g　川芎 100g
山楂 150g

【制法】以上七味，人参粉碎成细粉；五味子、丹参用 85%乙醇加热回流提取二次，第一次 3 小时，第二次 1.5 小时，滤过，滤液合并，减压回收乙醇并浓缩至相对密度为 1.12～1.15（60℃）的清膏；其余麦冬等四味加水煎煮二次，第一次 2.5 小时，第二次 1.5 小时，合并煎液，滤过，滤液浓缩至相对密度为 1.20～1.30（60℃）的清膏，加入一倍量的 85%乙醇，混匀，静置过夜，滤过，滤液回收乙醇并浓缩至相对密度为 1.30～1.36（80℃）的稠膏，与上述五味子和丹参清膏合并，加入人参细粉、蔗糖 600g 及糊精 140g，混匀，制成颗粒，干燥，制成 1000g；或加入人参细粉及适量糊精、甜菊苷，混匀，制成颗粒，干燥，制成 1000g（无蔗糖），即得。

【功能与主治】益气复脉，活血化瘀，养阴生津。用于气阴两虚，瘀血阻脉所致的胸痹，症见胸痛胸闷，心悸气短，脉结代；冠心病心绞痛见上述证候者。

【用法与用量】开水冲服。一次 1 袋，一日 3 次。

【规格】（1）每袋装 4g（2）每袋装 4g（无蔗糖）

【剂量推算】

处方	成药 日用量，袋	推算饮片 日生药量，g	《药典》饮片 日用量，g
人参	3	1.8	3～9
麦冬		1.8	6～12
黄芪		1.8	9～30
五味子		1.2	2～6
丹参		2.4	10～15
川芎		1.2	3～10
山楂		1.8	9～12

益母丸

Yimu Wan

【处方】 益母草 480g　当归 240g

川芎 120g　木香 45g

【制法】 以上四味，粉碎成细粉，过筛，混匀。每100g粉末加炼蜜200～220g制成小蜜丸或大蜜丸，即得。

【功能与主治】 行气活血，调经止痛。用于气滞血瘀所致的月经量少、错后、有血块、小腹疼痛、经行痛减、产后恶露不净。

【用法与用量】 口服。小蜜丸一次9g（45丸），大蜜丸一次1丸，一日2次。

【注意】 孕妇及月经过多者禁用。

【规格】 小蜜丸　每100丸重20g；大蜜丸　每丸重9g

【剂量推算】

处方	成药 日用量	推算饮片 日生药量，g	《药典》饮片 日用量，g
益母草	小蜜丸：18g 大蜜丸：2丸	3.05～3.25	9～30
当归		1.53～1.63	6～12
川芎		0.76～0.81	3～10
木香		0.29～0.31	3～6

益母草口服液

Yimucao Koufuye

【处方】 益母草 500g

【制法】 取益母草，加水煎煮三次，第一次2小时，第二次1.5小时，第三次1小时，煎液滤过，滤液合并，浓缩至相对密度为1.06～1.08（80℃），冷却，加等量的乙醇，搅匀，静置24小时，滤过，滤液减压回收乙醇并浓缩至相对密度为1.10～1.12（70℃），加水稀释至约900ml，冷藏，滤过，滤液中加0.4g糖精钠使溶解，加水至1000ml，搅匀，滤过，灌装，灭菌，即得。

【功能与主治】 活血调经。用于血瘀所致的月经不调、产后恶露不绝，症见经水量少、淋漓不净、产后出血时间过长；产后子宫复旧不全见上述证候者。

【用法与用量】 口服。一次10～20ml，一日3次；或遵医嘱。

【注意】 孕妇禁用。

【规格】 每支装10ml

【剂量推算】

处方	成药 日用量，ml	推算饮片 日生药量，g	《药典》饮片 日用量，g
益母草	30～60	15～30	9～30

益母草胶囊

Yimucao Jiaonang

【处方】 益母草 2500g

【制法】 取益母草，切碎，加水煎煮三次，第一次1小时，第二、三次每次1小时，合并煎液，滤过，滤液浓缩至相对密度为1.14～1.18（60～70℃），放冷，加入等量的乙醇，搅匀，静置12小时，滤过，滤渣用45%乙醇洗涤，洗液与滤液合并，减压回收乙醇，浓缩成稠膏，加入适量的淀粉，混匀，于60～80℃干燥，粉碎，过筛，装入胶囊，制成1000粒，即得。

【功能与主治】 活血调经。用于血瘀所致的月经不调、产后恶露不绝，症见经水量少，淋漓不净、产后出血时间过长；产后子宫复旧不全见上述证候者。

【用法与用量】 口服。一次2～4粒，一日3次。

【注意】 孕妇禁用。

【规格】 每粒装0.36g（相当于饮片2.5g）

【剂量推算】

处方	成药 日用量，粒	推算饮片 日生药量，g	《药典》饮片 日用量，g
益母草	6～12	15～30	9～30

益母草颗粒

Yimucao Keli

【处方】 益母草 1350g

【制法】 取益母草，切碎，加水煎煮3小时，煎液滤过，滤液浓缩至相对密度为1.04（90～95℃）的清膏，静置，取上清液，浓缩至相对密度为1.36～1.38（83℃）的稠膏；或浓缩至相对密度为1.15～1.18（50℃）的清膏，清膏经喷雾干燥成浸膏粉，加蔗糖600g和适量的糊精，混匀，制成颗粒，干燥，制成1000g〔规格（1）〕；或加糊精、甜菊素适量；或加糊精、淀粉适量，分别制成颗粒，干燥，制成333g〔规格（2）〕；或加糊精及淀粉适量，制成颗粒，干燥，制成267g〔规格（3）〕。或取益母草，切碎，加水适量，于95℃±3℃动态浸提2小时，浸出液经固液分离，超速离心，澄清液减压浓缩至相对密度为1.10（50℃）的清膏，喷雾干燥成细粉，加糊精、麦芽糊精及甜菊素适量，混匀，制成颗粒，干燥，制成133g〔规格（4）〕，即得。

【功能与主治】活血调经。用于血瘀所致的月经不调、产后恶露不绝，症见经水量少、淋漓不净、产后出血时间过长；产后子宫复旧不全见上述证候者。

【用法与用量】开水冲服。一次1袋，一日2次。

【注意】孕妇禁用。

【规格】每袋装（1）15g　（2）5g（无蔗糖）　（3）4g（无蔗糖、甜菊素）　（4）2g（无蔗糖）

【剂量推算】

处方	成药日用量，袋	推算饮片日生药量，g	《药典》饮片日用量，g
益母草	2	40.45～40.60	9～30

益肾化湿颗粒

Yishen Huashi Keli

【处方】人参 170.5g　黄芪 341g
白术 51.1g　茯苓 51.1g
泽泻 51.1g　清半夏 170.5g
羌活 85.2g　独活 85.2g
防风 85.2g　柴胡 51.1g
黄连 34.1g　白芍 85.2g
陈皮 68.2g　炙甘草 170.5g
生姜 50g　大枣 100g

【制法】以上十六味，人参、黄芪、茯苓、大枣，加水煎煮三次，每次1小时，煎液滤过，滤液浓缩至相对密度约1.2（60～65℃）的稠膏。其余白术等十二味加水煎煮三次，第一次2小时，同时提取挥发油，另器保存。第二、三次各1小时，煎液滤过，滤液浓缩至相对密度约1.15（60～65℃）的稠膏，放冷后，加乙醇使含醇量为60%，搅匀，静置12小时以上，取上清液，减压浓缩至相对密度约1.2（60～65℃）的稠膏，与人参等的稠膏合并，加糊精适量，喷雾制粒，干燥，喷入挥发油（溶于少量乙醇），混匀，制成1000g，即得。

【功能与主治】升阳补脾，益肾化湿，利水消肿。用于慢性肾小球肾炎（肾功能：SCr＜2mg/dl）脾虚湿盛证出现的蛋白尿，兼见水肿，疲倦乏力，畏寒肢冷，纳少。

【用法与用量】开水冲服。一次1袋，一日3次。疗程为2个月。

【规格】每袋装10g

【剂量推算】

处方	成药日用量，g	推算饮片日生药量，g	《药典》饮片日用量，g
人参	30	5.12	3～9
黄芪		10.23	9～30
白术		1.53	6～12
茯苓		1.53	10～15
泽泻		1.53	6～10
清半夏		5.12	3～9
羌活		2.56	3～10
独活		2.56	3～10
防风		2.56	5～10
柴胡		1.53	3～10
黄连		1.02	2～5
白芍		2.56	6～15
陈皮		2.05	3～10
炙甘草		5.12	2～10
生姜		1.5	3～10
大枣		3	6～15

益肾灵颗粒

Yishenling Keli

【处方】枸杞子 200g　女贞子 300g
附子（制） 20g　芡实（炒） 300g
车前子（炒）100g　补骨脂（炒） 200g
覆盆子 200g　五味子 50g
桑椹 200g　沙苑子 250g
韭菜子（炒） 100g　淫羊藿 150g
金樱子 200g

【制法】以上十三味，加水煎煮二次，每次2小时，合并煎液，滤过，滤液静置12小时，滤取上清液，浓缩至适量，加适量的蔗糖粉，搅匀，制成颗粒，低温干燥，制成 2500g；或加适量的糊精、甜菊素，混匀，干燥，制成颗粒 1000g，即得。

【功能与主治】 温阳补肾。用于肾气亏虚、阳气不足所致的阳痿、早泄、遗精或弱精症。

【用法与用量】 开水冲服。一次 1 袋，一日 3 次。

【规格】 （1）每袋装 20g （2）每袋装 8g（无蔗糖）

【剂量推算】

处方	成药日用量，袋	推算饮片日生药量，g	《药典》饮片日用量，g
枸杞子	3	4.8	6～12
女贞子		7.2	6～12
附子（制）		0.48	3～15
芡实（炒）		7.2	9～15
车前子（炒）		2.4	9～15
补骨脂（炒）		4.8	6～10
覆盆子		4.8	6～12
五味子		1.2	2～6
桑椹		4.8	9～15
沙苑子		6	9～15
韭菜子（炒）		2.4	3～9
淫羊藿		3.6	6～10
金樱子		4.8	6～12

益脑片

Yinao Pian

【处方】 龟甲胶 38.6g　远志 193.3g
龙骨 387.3g　灵芝 387.3g
五味子 49.3g　麦冬 193.3g
石菖蒲 193.3g　党参 111.0g
人参 66.6g　茯苓 387.3g

【制法】 以上十味，除龟甲胶外，人参、茯苓 96.8g 分别粉碎成细粉，剩余茯苓及远志等其余七味加水煎煮二次，第一次 3 小时，第二次 2 小时，滤过，合并滤液，浓缩成相对密度为 1.20（60℃）的稠膏，加入人参、茯苓细粉与溶化后的龟甲胶，充分混匀，干燥，粉碎成细粉，用 50%乙醇制成颗粒，干燥，压制成 1000 片，包薄膜衣，即得。

【功能与主治】 补气养阴，滋肾健脑，益智安神。用于心肝肾不足，气阴两虚所致的体倦头晕，失眠多梦，记忆力减退；神经衰弱，脑动脉硬化见上述证候者。

【用法与用量】 口服。一次 3 片，一日 3 次。

【规格】 每片重 0.3g

【剂量推算】

处方	成药日用量，片	推算饮片日生药量，g	《药典》饮片日用量，g
龟甲胶	9	0.35	3～9
远志		1.74	3～10
龙骨		3.49	10～15[1] 15～30[2]
灵芝		3.49	6～12
五味子		0.44	2～6
麦冬		1.74	6～12
石菖蒲		1.74	3～10
党参		1.00	9～30
人参		0.60	3～9
茯苓		3.49	10～15

参考标准：

［1］安徽省中药饮片炮制规范（第三版）（2019 年版）

［2］天津市中药饮片炮制规范（2018 年版）

益脑宁片

Yinaoning Pian

【处方】 炙黄芪 100g　党参 100g
麦芽 100g　制何首乌 100g
灵芝 100g　女贞子 70g
墨旱莲 70g　槲寄生 70g
天麻 30g　钩藤 40g
丹参 70g　赤芍 40g
地龙 30g　山楂 100g
琥珀 10g

【制法】 以上十五味，天麻、琥珀、麦芽及制何首乌 50g 粉碎成细粉；丹参、女贞子及槲寄生用 70%乙醇回流提取三次，第一次 3 小时，第二次 2 小时，第三次 1 小时，滤过，合并滤液，回收乙醇并浓缩成稠膏，干燥，粉碎；丹参等三味的药渣与剩余制何首乌 50g 及其余炙黄芪等八味加水煎煮三次，第一、二次每次2小时，第三次1小时，煎液滤过，滤液合并，浓缩至相对密度为1.30～1.32（80℃），干燥，粉碎，加入上述细粉及适量辅料，制颗粒，干燥，压制成1000片，包糖衣或薄膜衣，即得。

【功能与主治】益气补肾，活血通脉，用于气虚血瘀、肝肾不足所致的中风、胸痹，症见半身不遂、口舌歪斜、言语謇涩、肢体麻木或胸痛、胸闷、憋气；中风后遗症、冠心病心绞痛及高血压病见上述证候者。

【用法与用量】口服。一次4～5片，一日3次。

【注意】孕妇慎用。

【规格】（1）薄膜衣片　每片重0.37g　（2）糖衣片（片心重0.35g）

【剂量推算】

处方	成药日用量，片	推算饮片日生药量，g	《药典》饮片日用量，g
炙黄芪	12～15	1.2～1.5	9～30
党参		1.2～1.5	9～30
麦芽		1.2～1.5	10～15
制何首乌		1.2～1.5	6～12
灵芝		1.2～1.5	6～12
女贞子		0.84～1.05	6～12
墨旱莲		0.84～1.05	6～12
槲寄生		0.84～1.05	9～15
天麻		0.36～0.45	3～10
钩藤		0.48～0.6	3～12
丹参		0.84～1.05	10～15
赤芍		0.48～0.6	6～12
地龙		0.36～0.45	5～10
山楂		1.2～1.5	9～12
琥珀		0.12～0.15	1～3[1-2] 1.5[3]

参考标准：

［1］辽宁省中药材标准（第二册）（2019年版）
［2］安徽省中药饮片炮制规范（第三版）（2019年版）
［3］新疆维吾尔自治区中药维吾尔药饮片炮制规范（2020年版）

凉解感冒合剂

Liangjie Ganmao Heji

【处方】大青叶 206g　　牛蒡子 176g
紫荆皮 147g　　荆芥 147g
马勃 118g　　薄荷 118g
桔梗 88g

【制法】以上七味，紫荆皮、荆芥、薄荷加水蒸馏，收集挥发油、芳香水100ml，备用；药渣与其余大青叶等四味，加水煎煮二次，第一次2小时，第二次1.5小时，合并煎液，滤过，滤液浓缩至相对密度为1.10～1.15（55℃）的清膏，加入挥发油、芳香水、聚山梨酯80适量、单糖浆200ml、甜菊糖1g、山梨酸钾2g，加水至1000ml，搅匀，滤过，灌装，灭菌，即得。

【功能与主治】辛凉解表、疏风清热。用于风热感冒引起的发热、恶风、头痛、鼻塞流涕、咳嗽、咽喉肿痛。

【用法与用量】口服。一次10ml，一日2次。

【注意】（1）风寒表证忌用。（2）忌食辛辣油腻。

【规格】每支装10ml

【剂量推算】

处方	成药日用量，ml	推算饮片日生药量，g	《药典》饮片日用量，g
大青叶	20	4.12	9～15
牛蒡子		3.52	6～12
紫荆皮		2.94	4.5～9[1]
荆芥		2.94	5～10
马勃		2.36	2～6
薄荷		2.36	3～6
桔梗		1.76	3～10

参考标准：

［1］山东省中药材标准（2012年版）

消肿止痛酊

Xiaozhong Zhitong Ding

【处方】木香 71g　　防风 71g
荆芥 71g　　细辛 71g
五加皮 71g　　桂枝 71g
牛膝 71g　　川芎 71g
徐长卿 71g　　白芷 106g
莪术 71g　　红杜仲 106g
大罗伞 152g　　小罗伞 106g
两面针 152g　　黄藤 144g
栀子 152g　　三棱 106g
沉香 49g　　樟脑 83g
薄荷脑 83g

【制法】 以上二十一味，除樟脑、薄荷脑外，其余木香等十九味粉碎成粗粉，用53%乙醇作溶剂，浸渍28小时后，缓缓渗漉，收集漉液8700ml，另器保存；取樟脑、薄荷脑加适量乙醇使溶解，与上述漉液混匀，加53%乙醇至10000ml，混匀，静置，滤过，即得。

【功能与主治】 舒筋活络，消肿止痛。用于跌打扭伤，风湿骨痛，无名肿毒及腮腺炎肿痛。用于治疗手、足、耳部位的Ⅰ度冻疮（急性期），症见局部皮肤肿胀、瘙痒、疼痛。

【用法与用量】 外用，擦患处。口服，一次5～10ml，一日1～2次；必要时饭前服用。用于冻疮：外用，擦患处，待自然干燥后，再涂搽一遍，一日2次，疗程7天。

【注意】（1）偶见局部刺痛。（2）孕妇禁用。（3）对本品过敏者禁用。（4）破损皮肤禁用。（5）对乙醇过敏者禁用。（6）过敏体质或对多种药物过敏者慎用。

【剂量推算】

处方	成药日用量，ml	推算饮片日生药量，g	《药典》饮片日用量，g
木香	5～20	0.036～0.14	3～6
防风		0.036～0.14	5～10
荆芥		0.036～0.14	5～10
细辛		0.036～0.14	1～3
五加皮		0.036～0.14	5～10
桂枝		0.036～0.14	3～10
牛膝		0.036～0.14	5～12
川芎		0.036～0.14	3～10
徐长卿		0.036～0.14	3～12
白芷		0.053～0.21	3～10
莪术		0.036～0.14	6～9
红杜仲		0.053～0.21	6～9[1-3]
大罗伞		0.076～0.30	—
小罗伞		0.053～0.21	9～15[4]
两面针		0.076～0.30	5～10
黄藤		0.072～0.29	30～60
栀子		0.076～0.30	6～10
三棱		0.053～0.21	5～10
沉香		0.025～0.10	1～5
樟脑		0.042～0.17	0.3～0.6[5]
薄荷脑		0.042～0.17	0.02～0.1[6]

参考标准：

［1］广西省中药材标准（1990年版）

［2］广西壮族自治区瑶药材质量标准（第一卷）

［3］广西壮族自治区壮药质量标准（第二卷）

［4］广东省中药材标准（第二册）（2011年版）

［5］广西壮族自治区中药饮片炮制规范（2007年版）

［6］中国药典（2005年版）一部

消炎止咳片

Xiaoyan Zhike Pian

【处方】 胡颓子叶 167g　桔梗 125g
太子参 167g　百部 83g
罂粟壳 10g　麻黄 21g
黄荆子 104g　南沙参 31g
穿心莲 104g

【制法】 以上九味，太子参、桔梗、百部加水煎煮三次，第一次4小时，第二次3小时，第三次2小时；合并煎液，滤过；胡颓子叶加水煎煮4小时，滤过，与上述滤液合并，浓缩成清膏；其余麻黄等五味粉碎成细粉，过筛，混匀，与上述清膏混合，搅匀，加辅料适量，制成颗粒，干燥，压制成1000片，包糖衣或薄膜衣，即得。

【功能与主治】 消炎，镇咳，化痰，定喘。用于咳嗽痰多，胸满气逆。气管炎见上述证候者。

【用法与用量】 口服。一次2片，一日3次。

【注意】 儿童禁服；孕妇忌服；不宜常服。

【规格】（1）糖衣片（片心重0.3g、0.4g）（2）薄膜衣片（每片重0.3g、0.31g、0.35g、0.41g、0.42g）

【剂量推算】

处方	成药日用量，片	推算饮片日生药量，g	《药典》饮片日用量，g
胡颓子叶	6	1.00	9～15[1]
桔梗		0.75	3～10
太子参		1.00	9～30
百部		0.50	3～9
罂粟壳		0.06	3～6
麻黄		0.13	2～10
黄荆子		0.62	5～10[2]
南沙参		0.19	9～15
穿心莲		0.62	6～9

参考标准：

［1］安徽省中药饮片炮制规范（第三版）（2019年版）

［2］贵州省中药、民族药药材标准（2019年版）（第一册）

消炎利胆片

Xiaoyan Lidan Pian

【处方】 穿心莲 868g　溪黄草 868g　苦木 868g

【制法】 以上三味，穿心莲、苦木用80%～85%乙醇加热提取二次，每次2小时，提取液滤过，滤液合并，回收乙醇并浓缩成稠膏；溪黄草加水煎煮二次，煎液滤过，滤液合并，浓缩至相对密度为1.20～1.25（55～60℃），加五倍量70%乙醇，搅匀，静置24小时，滤过，滤液回收乙醇并浓缩至适量，与上述稠膏合并，混匀，干燥，加适量辅料，混匀，制成颗粒，干燥，压制成1000片或500片，包糖衣或薄膜衣，即得。

【功能与主治】 清热，祛湿，利胆。用于肝胆湿热所致的胁痛、口苦；急性胆囊炎、胆管炎见上述证候者。

【用法与用量】 口服。一次6片〔规格（1）、规格（3）〕或3片〔规格（2）〕，一日3次。

【注意】 服药期间忌烟酒及油腻厚味食物。

【规格】 （1）薄膜衣小片（0.26g，相当于饮片2.6g）

（2）薄膜衣大片（0.52g，相当于饮片5.2g）

（3）糖衣片（片心重0.25g，相当于饮片2.6g）

【剂量推算】

处方	成药日用量，片	推算饮片日生药量，g	《药典》饮片日用量，g
穿心莲	18	15.62	6～9
溪黄草		15.62	15～30[1]
苦木		15.62	3～4.5

参考标准：

［1］广东省中药材标准（第二册）（2011年版）

消炎退热颗粒

Xiaoyan Tuire Keli

【处方】 大青叶 400g　紫花地丁 150g　蒲公英 400g　甘草 50g

【制法】 以上四味，加水煎煮二次，每次2小时，煎液滤过，滤液合并，浓缩至相对密度为1.25～1.30（80℃），加3倍量乙醇，搅拌，静置24小时，滤过，滤液浓缩至相对密度为1.20（80℃），加蔗糖950g及淀粉适量，制成颗粒，干燥，制成1000g；或加淀粉适量，制成300g，即得。

【功能与主治】 清热解毒，凉血消肿。用于外感热病、热毒壅盛证，症见发热头痛、口干口渴、咽喉肿痛；上呼吸道感染见上述证候者，亦用于疮疖肿痛。

【用法与用量】 口服。一次1袋，一日4次。

【注意】 服药期间忌辛辣。

【规格】 每袋装 （1）3g（无蔗糖） （2）10g

【剂量推算】

处方	成药日用量，袋	推算饮片日生药量，g	《药典》饮片日用量，g
大青叶	4	16	9～15
蒲公英		16	10～15
紫花地丁		6	15～30
甘草		2	2～10

消咳喘胶囊

Xiaokechuan Jiaonang

【处方】 满山红 1000g

【制法】 取满山红，加40%乙醇约5000ml，密闭，温浸（30～40℃）7日，每日搅拌2～3次，滤过，药渣压榨，榨出液与滤液合并，静置，滤过，滤液回收乙醇，喷雾干燥，粉末加淀粉适量，混匀，装入胶囊或混匀，制成颗粒，装入胶囊，制成1000粒，即得。

【功能与主治】 止咳，祛痰，平喘。用于寒痰阻肺所致的咳嗽气喘、咯痰色白；慢性支气管炎见上述证候者。

【用法与用量】 口服。一次2粒；一日3次，小儿酌减。

【注意】 偶见口干、恶心、呕吐及头晕等，一般1～3日后可自行消失。

【规格】 每粒装0.35g

【剂量推算】

处方	成药日用量，粒	推算饮片日生药量，g	《药典》饮片日用量，g
满山红	6	6	25～50

消咳喘糖浆

Xiaokechuan Tangjiang

【处方】 满山红 200g

【制法】 **含醇糖浆** 取满山红，加 40%乙醇 950ml，密闭，温浸（30～40℃）7 日，每日搅拌 2～3 次，滤过，药渣压榨，榨出液与滤液合并，静置，滤过，加蔗糖 350g，加热搅拌使溶解，煮沸 30 分钟，冷却至 30℃，加 40%乙醇至 1000ml，混匀，静置，滤过，即得。

无醇糖浆 取满山红，加 40%乙醇 950ml 及 1.9ml 聚乙二醇 400，密闭，温浸（30～40℃）7 日，每日搅拌 2～3 次，滤过，药渣压榨，榨出液与滤液合并，回收乙醇，静置，滤过，加蔗糖 600g，加热搅拌使溶解，煮沸 30 分钟，冷却至 30℃，加入山梨酸钾 3g、薄荷脑 0.1g，搅拌使溶解，加水至 1000ml，混匀，静置，滤过，即得。

【功能与主治】 止咳，祛痰，平喘。用于寒痰阻肺所致的咳嗽气喘、咯痰色白；慢性支气管炎见上述证候者。

【用法与用量】 口服。一次 10ml，一日 3 次；小儿酌减。

【规格】 每瓶装 （1）50ml （2）100ml

【剂量推算】

处方	成药 日用量，ml	推算饮片 日生药量，g	《药典》饮片 日用量，g
满山红	30	6	25～50

消食退热糖浆

Xiaoshi Tuire Tangjiang

【处方】 柴胡 100g　　黄芩 150g
知母 100g　　青蒿 150g
槟榔 100g　　厚朴 100g
水牛角浓缩粉 33g　　牡丹皮 50g
荆芥穗 50g　　大黄 50g

【制法】 以上十味，牡丹皮、荆芥穗、厚朴，加 60%乙醇，加热回流提取二次，每次 1.5 小时，合并提取液，滤过，滤液备用；水牛角浓缩粉装袋，与其余柴胡等六味加水煎煮二次，每次 2 小时，合并煎液，滤过，滤液浓缩至适量，与上述滤液合并，混匀，静置，滤过，滤液回收乙醇，浓缩至适量，加入单糖浆 590ml 和苯甲酸钠 2.9g，制成 1000ml，搅匀，灌装，即得。

【功能与主治】 清热解毒，消食通便。用于小儿外感时邪、内兼食滞所致的感冒，症见高热不退、脘腹胀满、大便不畅；上呼吸道感染、急性胃肠炎见上述证候者。

【用法与用量】 口服。周岁以内一次 5ml，一至三岁一次 10ml，四至六岁一次 15ml，七至十岁一次 20ml，十岁以上一次 25ml，一日 2～3 次。

【注意】 脾虚腹泻者忌服。

【规格】 每瓶装 （1）60ml （2）100ml （3）120ml

【剂量推算】

处方	成药 日用量，ml	推算饮片 日生药量，g	《药典》饮片 日用量，g
柴胡	10～75	1～7.5	3～10
黄芩		1.5～11.25	3～10
知母		1～7.5	6～12
青蒿		1.5～11.25	6～12
槟榔		1～7.5	3～10
厚朴		1～7.5	3～10
水牛角浓缩粉		0.33～2.48	3～6[1]
牡丹皮		0.5～3.75	6～12
荆芥穗		0.5～3.75	5～10
大黄		0.5～3.75	3～15

参考标准：

[1] 中国药典（2005 年版）一部

消络痛片

Xiaoluotong Pian

【处方】 芫花条 1500g　　绿豆 150g

【制法】 以上两味，将芫花条切成 5～10cm 的短条，与绿豆（包煎）加水煎煮二次，每次 2 小时，合并煎液，滤过，滤液浓缩至稠膏状，干燥，粉碎成细粉，加糊精、淀粉适量，混匀，制成颗粒，压制成 1000 片，包糖衣，即得。

【功能与主治】 散风祛湿。用于风湿阻络所致的痹病，症见肢体关节疼痛；风湿性关节炎见上述证候者。

【用法与用量】 口服。一次 2～4 片，一日 3 次。

饭后服用。

【注意】 孕妇禁用；用药后如出现月经过多、胃部发热感或关节疼痛加剧现象，可适当减量或遵医嘱；忌食辛辣等刺激性食物。

【规格】 片心重0.25g

【剂量推算】

处方	成药日用量，片	推算饮片日生药量，g	《药典》饮片日用量，g
芫花条	6～12	9～18	1.5～3[1]
绿豆		0.9～1.8	15～30[2]

参考标准：

[1] 山东省中药材标准（2012年版）

[2] 吉林省中药材标准（第二册）(2019年版）

消络痛胶囊

Xiaoluotong Jiaonang

【处方】 芫花条 3000g　　绿豆 300g

【制法】 以上两味，将芫花条切成5～10cm的短条，与绿豆（包煎）加水煎煮二次，每次2小时，合并煎液，滤过，滤液浓缩至稠膏状，干燥，粉碎成细粉，取绿豆药渣70℃干燥，粉碎成细粉，取适量与干膏粉混匀，装入胶囊，制成1000粒，即得。

【功能与主治】 散风祛湿。用于风湿阻络所致的痹病，症见肢体关节疼痛；风湿性关节炎见上述证候者。

【用法与用量】 口服。一次1～2粒，一日3次。饭后服用。

【注意】 孕妇禁用；用药后如出现月经过多、胃部发热感或关节疼痛加剧现象，可适当减量或遵医嘱；忌食辛辣等刺激性食物。

【规格】 每粒装0.3g

【剂量推算】

处方	成药日用量，粒	推算饮片日生药量，g	《药典》饮片日用量，g
芫花条	3～6	9～18	1.5～3[1]
绿豆		0.9～1.8	15～30[2]

参考标准：

[1] 山东省中药材标准（2012年版）

[2] 吉林省中药材标准（第二册）(2019年版）

消栓口服液

Xiaoshuan Koufuye

【处方】 黄芪 2000g　　桃仁 100g
赤芍 200g　　当归 200g
川芎 100g　　地龙 100g
红花 100g

【制法】 以上七味，加水煎煮三次，第一次1.5小时，第二、三次各1小时，合并煎液，滤过，滤液减压浓缩至相对密度为1.18～1.22（50℃）的清膏，加乙醇使含醇量达75%，静置，取上清液，回收乙醇，浓缩至约400ml，加蔗糖180g，加热溶解，放冷，滤过，加入苯甲酸钠3g，加水至1000ml，混匀，灌封，灭菌，即得。

【功能与主治】 补气活血通络。用于中风气虚血瘀证，症见半身不遂、口舌歪斜、言语謇涩、气短乏力、面色㿠白；缺血性中风见上述证候者。

【用法与用量】 口服。一次10ml，一日3次。

【注意】 （1）孕妇禁服。（2）凡阴虚阳亢，风火上扰，痰浊蒙蔽者禁用。

【规格】 每支装10ml

【剂量推算】

处方	成药日用量，ml	推算饮片日生药量，g	《药典》饮片日用量，g
黄芪	30	60	9～30
当归		6	6～12
赤芍		6	6～12
地龙		3	5～10
川芎		3	3～10
桃仁		3	5～10
红花		3	3～10

消栓肠溶胶囊

Xiaoshuan Changrong Jiaonang

【处方】 黄芪 900g　　桃仁 45g
赤芍 90g　　当归 90g
川芎 45g　　地龙 45g
红花 45g

【制法】 以上七味，黄芪、当归与川芎加3倍量

70%乙醇，浸渍1小时后，加热回流二次，每次2小时，滤过，合并滤液，备用；药渣与赤芍、桃仁、红花加水煎煮三次，每次2小时，滤过，合并滤液，加入上述醇提液，浓缩成相对密度为1.15～1.25（83℃）的清膏，加乙醇使含醇量达65%，静置，取上清液，浓缩至适量，加入辅料适量，干燥，粉碎成细粉。地龙用水洗净，匀浆，加水静置提取二次，合并上清液，浓缩，干燥，粉碎成细粉。合并上述细粉，混匀，装入胶囊，制成1000粒，即得。

【功能与主治】 补气，活血，通络。用于缺血性中风气虚血瘀证，症见眩晕，肢麻，瘫软，昏厥，半身不遂，口眼歪斜，语言謇涩，面色㿠白，气短乏力。

【用法与用量】 口服。一次2粒，一日3次。饭前半小时服用。或遵医嘱。

【注意】 （1）孕妇忌服。（2）阴虚阳亢证及出血性倾向者慎服。

【规格】 每粒装0.2g

【剂量推算】

处方	成药 日用量，粒	推算饮片 日生药量，g	《药典》饮片 日用量，g
黄芪	6	5.4	9～30
当归		0.54	6～12
赤芍		0.54	6～12
地龙		0.27	5～10
川芎		0.27	3～10
桃仁		0.27	5～10
红花		0.27	3～10

消栓颗粒

Xiaoshuan Keli

【处方】 黄芪 5000g　桃仁 250g
赤芍 500g　当归 500g
川芎 250g　地龙 250g
红花 250g

【制法】 以上七味，加水煎煮三次，第一次1.5小时；第二、三次各1小时，合并煎液，滤过，滤液浓缩至相对密度为1.07～1.12（50℃）的浸膏，喷雾干燥，制成颗粒1000g，即得。

【功能与主治】 补气活血通络。用于中风气虚血瘀证，症见半身不遂，口舌歪斜，言语謇涩，气短乏力，面色㿠白；缺血性中风见上述证候者。

【用法与用量】 开水冲服。一次1袋，一日3次。

【注意】 （1）孕妇禁服。（2）凡阴虚阳亢，风火上扰，痰浊蒙蔽者禁用。

【规格】 每袋装4g

【剂量推算】

处方	成药 日用量，袋	推算饮片 日生药量，g	《药典》饮片 日用量，g
黄芪	3	60	9～30
当归		6	6～12
赤芍		6	6～12
地龙		3	5～10
红花		3	3～10
川芎		3	3～10
桃仁		3	5～10

消栓通络片

Xiaoshuan Tongluo Pian

【处方】 川芎 287g　丹参 215g
黄芪 431g　泽泻 144g
三七 144g　槐花 72g
桂枝 144g　郁金 144g
木香 72g　冰片 5.7g
山楂 144g

【制法】 以上十一味，冰片研细，三七粉碎成细粉；其余川芎等九味加水煎煮三次，合并煎液，滤过，滤液减压浓缩成相对密度为1.17～1.19（80℃）的清膏，加入三七细粉，干燥，制成颗粒，干燥，加入冰片细粉，混匀，压制成1000片，包糖衣或薄膜衣，即得。

【功能与主治】 活血化瘀，温经通络。用于瘀血阻络所致的中风，症见神情呆滞、言语謇涩、手足发凉、肢体疼痛；缺血性中风及高脂血症见上述证候者。

【用法与用量】 口服。一次6片，一日3次。

【注意】 禁食生冷、辛辣、动物油脂食物。

【规格】 薄膜衣片　每片重0.38g

【剂量推算】

处方	成药 日用量，片	推算饮片 日生药量，g	《药典》饮片 日用量，g
川芎	18	5.17	3～10
丹参		3.87	10～15
黄芪		7.76	9～30
泽泻		2.59	6～10
三七		2.59	3～9
槐花		1.30	5～10
桂枝		2.59	3～10
郁金		2.59	3-10
木香		1.30	3～6
冰片		0.10	0.3～0.9
山楂		2.59	9～12

消栓通络胶囊

Xiaoshuan Tongluo Jiaonang

【处方】川芎 287g　丹参 215g
黄芪 431g　泽泻 144g
三七 144g　槐花 72g
桂枝 144g　郁金 144g
木香 72g　冰片 5.7g
山楂 144g

【制法】以上十一味，冰片研细，三七粉碎成细粉，其余川芎等九味加水煎煮三次，合并煎液，滤过，滤液减压浓缩至相对密度为 1.17～1.19（80℃）的清膏，加入三七细粉，干燥，粉碎，制粒，干燥，加入冰片细粉，混匀，装入胶囊，制成1000粒，即得。

【功能与主治】活血化瘀，温经通络。用于瘀血阻络所致的中风，症见神情呆滞、言语謇涩、手足发凉、肢体疼痛；缺血性中风及高脂血症见上述证候者。

【用法与用量】口服。一次6粒，一日3次；或遵医嘱。

【注意】禁食生冷、辛辣、动物油脂食物。

【规格】每粒装 0.37g

【剂量推算】

处方	成药 日用量，粒	推算饮片 日生药量，g	《药典》饮片 日用量，g
川芎	18	5.17	3～10
丹参		3.87	10～15
黄芪		7.76	9～30
泽泻		2.59	6～10
三七		2.59	3～9
槐花		1.30	5～10
桂枝		2.59	3～10
郁金		2.59	3～10
木香		1.30	3～6
冰片		0.10	0.3～0.9
山楂		2.59	9～12

消栓通络颗粒

Xiaoshuantongluo Keli

【处方】川芎 120g　丹参 90g
黄芪 180g　泽泻 60g
三七 60g　槐花 30g
桂枝 60g　郁金 60g
木香 30g　冰片 2.4g
山楂 60g

【制法】以上十一味，冰片研细，三七粉碎成细粉，其余川芎等九味加水煎煮三次，煎液滤过，滤液合并，减压浓缩成稠膏，加入可溶性淀粉，与上述冰片、三七细粉及甜菊素混匀，制颗粒，干燥，制成500g；或取稠膏，加入蔗糖和糊精适量，与上述冰片、三七细粉混匀，制颗粒，干燥，制成1000g，即得。

【功能与主治】活血化瘀、温经通络。用于瘀血阻络所致的中风，症见神情呆滞、言语謇涩、手足发凉、肢体疼痛；缺血性中风及高脂血症见上述证候者。

【用法与用量】口服。一次1袋，一日3次。

【注意】禁食生冷、辛辣，动物油脂食物。

【规格】（1）每袋装 6g（无蔗糖）（2）每袋装 12g

【剂量推算】

处方	成药 日用量，袋	推算饮片 日生药量，g	《药典》饮片 日用量，g
川芎	3	4.32	3～10
丹参		3.24	10～15
黄芪		6.48	9～30
泽泻		2.16	6～10
三七		2.16	3～9
槐花		1.08	5～10
桂枝		2.16	3～10
郁金		2.16	3～10
木香		1.08	3～6
冰片		0.09	0.3～0.9
山楂		2.16	9～12

消眩止晕片

Xiaoxuan Zhiyun Pian

【处方】火炭母 400g　鸡矢藤 100g
姜半夏 50g　白术 50g
天麻 50g　丹参 100g
当归 25g　白芍 40g
茯苓 50g　木瓜 40g
枳实 25g　砂仁 5g
石菖蒲 50g　白芷 15g

【制法】以上十四味，天麻、茯苓、砂仁、白芷粉碎成细粉，过筛；白术、当归、石菖蒲、姜半夏、枳实水蒸气蒸馏提取挥发油，水溶液另器收集；蒸馏后的药渣与其余火炭母、鸡矢藤等五味混合，加水煎煮四次，第一次加10倍量的水，浸泡半小时，以后各次均用8倍量的水，每次煎煮40分钟。合并煎煮液与蒸馏后的水溶液，静置、滤过，滤液减压浓缩成相对密度为1.35～1.38（50℃）的稠膏，加入上述天麻、茯苓等细粉及淀粉、糊精适量，混匀，制成颗粒，干燥，放冷。喷加白术、当归等提取的挥发油及适量硬脂酸镁、滑石粉，混匀，压制成1000片，包糖衣，即得。

【功能与主治】豁痰，化瘀，平肝。用于因肝阳挟痰瘀上扰所致眩晕；脑动脉硬化见上述证候者。

【用法与用量】口服。一次5片，一日3次，4周为一个疗程。

【规格】片心重0.35g（相当于饮片1g）

【剂量推算】

处方	成药 日用量，片	推算饮片 日生药量，g	《药典》饮片 日用量，g
火炭母	15	6	15～30[1]
鸡矢藤		1.5	30～60[1]
姜半夏		0.75	3～9
白术		0.9	6～12
天麻		0.75	3～10
丹参		1.5	10～15
当归		0.38	6～12
白芍		0.6	6～15
茯苓		0.75	10～15
木瓜		0.6	6～9
枳实		0.38	3～10
砂仁		0.08	3～6
石菖蒲		0.75	3～10
白芷		0.23	3～10

参考标准：

［1］广东省中药材标准（第三册）（2019年版）

消银片

Xiaoyin Pian

【处方】地黄 91g　牡丹皮 46g
赤芍 46g　当归 46g
苦参 46g　金银花 46g
玄参 46g　牛蒡子 46g
蝉蜕 23g　白鲜皮 46g
防风 23g　大青叶 46g
红花 23g

【制法】以上十三味，金银花、红花粉碎成细粉；其余地黄等十一味酌予碎断，用70%乙醇浸渍12小时，滤过，滤液备用；药渣再加70%乙醇适量，加热回流12小时，滤过，合并滤液，回收乙醇至无醇味，浓缩成稠膏，与上述细粉及适量的淀粉、硬脂酸镁混匀，干燥，粉碎，制成颗粒，干燥，压制成1000片，包糖衣或薄膜衣，即得。

【功能与主治】清热凉血，养血润肤，祛风止痒。用于血热风燥型白疕和血虚风燥型白疕，症见皮疹为点滴状、基底鲜红色、表面覆有银白色鳞屑、或皮疹表面覆有较厚的银白色鳞屑、较干燥、基底淡红色、瘙痒较甚。

【用法与用量】口服。一次5～7片，一日3次。

一个月为一疗程。

【规格】（1）薄膜衣片　每片重0.32g

（2）糖衣片（片心重0.3g）

【剂量推算】

处方	成药日用量，片	推算饮片日生药量，g	《药典》饮片日用量，g
地黄	15～21	1.37～1.91	鲜地黄12～30；生地黄10～15
牡丹皮		0.69～0.97	6～12
赤芍		0.69～0.97	6～12
当归		0.69～0.97	6～12
苦参		0.69～0.97	4.5～9
金银花		0.69～0.97	6～15
玄参		0.69～0.97	9～15
牛蒡子		0.69～0.97	6～12
蝉蜕		0.35～0.48	3～6
白鲜皮		0.69～0.97	5～10
防风		0.35～0.48	5～10
大青叶		0.69～0.97	9～15
红花		0.35～0.48	3～10

消银胶囊

Xiaoyin Jiaonang

【处方】地黄 91g　牡丹皮 46g

赤芍 46g　当归 46g

苦参 46g　金银花 46g

玄参 46g　牛蒡子 46g

蝉蜕 23g　白鲜皮 46g

防风 23g　大青叶 46g

红花 23g

【制法】以上十三味，金银花、红花粉碎成细粉；其余地黄等十一味酌予碎断，用7倍量70%乙醇浸渍12小时，滤过，滤液备用；药渣再加70%乙醇适量，加热回流12小时，滤过，合并滤液，回收乙醇至无醇味，浓缩成稠膏，与上述细粉混匀，低温干燥，粉碎成细粉，加入适量辅料，混匀，制粒，干燥，装入胶囊，制成1000粒，即得。

【功能与主治】清热凉血，养血润肤，祛风止痒。用于血热风燥型白疕和血虚风燥型白疕，症见皮疹为点滴状、基底鲜红色、表面覆有银白色鳞屑、或皮疹表面覆有较厚的银白色鳞屑、较干燥、基底淡红色、瘙痒较甚。

【用法与用量】口服。一次5～7粒，一日3次。一个月为一疗程。

【规格】每粒装0.3g

【剂量推算】

处方	成药日用量，粒	推算饮片日生药量，g	《药典》饮片日用量，g
地黄	15～21	1.37～1.91	鲜地黄12～30；生地黄10～15
牡丹皮		0.69～0.97	6～12
赤芍		0.69～0.97	6～12
当归		0.69～0.97	6～12
苦参		0.69～0.97	4.5～9
金银花		0.69～0.97	6～15
玄参		0.69～0.97	9～15
牛蒡子		0.69～0.97	6～12
蝉蜕		0.35～0.48	3～6
白鲜皮		0.69～0.97	5～10
防风		0.35～0.48	5～10
大青叶		0.69～0.97	9～15
红花		0.35～0.48	3～10

消痤丸

Xiaocuo Wan

【处方】升麻 9.47g　柴胡 30.31g

麦冬 34.10g　野菊花 22.73g

黄芩 28.42g　玄参 39.79g

石膏 56.84g　石斛 39.79g

龙胆 39.79g　大青叶 39.79g

金银花 28.42g　竹茹 18.95g

蒲公英 28.42g　淡竹叶 22.73g

夏枯草 22.73g　紫草 22.73g

【制法】以上十六味，取升麻、柴胡、麦冬、黄芩、玄参、石斛、龙胆、金银花、石膏九味的各二分之一量混合，粉碎成细粉，过筛；将以上九味剩余部分与其余野菊花等七味加水煎煮二次，每次2小时，合并煎液，滤过，滤液减压浓缩至相对密度为1.21～1.25（80℃）的稠膏，取稠膏的三分之二量，加入上述粉末，混匀，干燥，过筛，混匀，用剩余的三分之一量稠膏加适量水泛丸，制成1000丸，干燥，包衣，即得。

【功能与主治】清热利湿，解毒散结。用于湿热毒邪聚结肌肤所致的粉刺，症见颜面皮肤光亮油腻、黑头粉刺、脓疱、结节，伴有口苦、口黏、大便干；痤疮见上述证候者。

【用法与用量】 口服。一次30粒，一日3次。

【注意】 孕妇及脾胃虚寒者慎用；忌食辛辣、油腻之品。

【规格】 每10丸重2g

【剂量推算】

处方	成药 日用量，粒	推算饮片 日生药量，g	《药典》饮片 日用量，g
升麻	90	0.85	3～10
柴胡		2.73	3～10
麦冬		3.07	6～12
野菊花		2.05	9～15
黄芩		2.56	3～10
玄参		3.58	9～15
石膏		5.12	15～60
石斛		3.58	6～12
龙胆		3.58	3～6
大青叶		3.58	9～15
金银花		2.56	6～15
竹茹		1.71	5～10
蒲公英		2.56	10～15
淡竹叶		2.05	6～10
夏枯草		2.05	9～15
紫草		2.05	5～10

消渴丸

Xiaoke Wan

【处方】 葛根 265g　地黄 159g
黄芪 53g　天花粉 265g
玉米须 265g　南五味子 53g
山药 26.5g　格列本脲 0.25g

【制法】 以上八味，葛根、地黄、玉米须、天花粉加水煎煮5小时，滤过，滤液浓缩至适量；黄芪、南五味子、山药粉碎成细粉，与上述部分浓缩液拌匀，干燥，粉碎，过筛，混匀，用剩余浓缩液制丸，干燥，加入格列本脲，用黑氧化铁和滑石粉的糊精液包衣，制成1000丸，即得。

【功能与主治】 滋肾养阴，益气生津。用于气阴两虚所致的消渴病，症见多饮、多尿、多食、消瘦、体倦乏力、眠差、腰痛；2型糖尿病见上述证候者。

【用法与用量】 口服。一次5～10丸，一日2～3次。饭前用温开水送服。或遵医嘱。

【注意】 本品含格列本脲，严格按处方药使用，并注意监测血糖。

【规格】 每10丸重2.5g（含格列本脲2.5mg）

【剂量推算】

处方	成药 日用量，丸	推算饮片 日生药量	《药典》饮片 日用量
葛根	10～30	2.65～7.95g	10～15
地黄		1.59～4.77g	鲜地黄12～30g；生地黄10～15g
黄芪		0.53～1.59g	9～30g
天花粉		2.65～7.95g	10～15g
玉米须		2.65～7.95g	15～30g[1]
南五味子		0.53～1.59g	2～6g
山药		0.27～0.80g	15～30g
格列本脲		2.5～7.5mg	5～15mg[2]

参考标准：
［1］广东省中药材标准（第三册）（2019年版）
［2］中国药典·临床用药须知（2015年版）

消渴平片

Xiaokeping Pian

【处方】 人参 15g　黄连 15g
天花粉 375g　天冬 38g
黄芪 375g　丹参 112g
枸杞子 90g　沙苑子 112g
葛根 112g　知母 75g
五倍子 38g　五味子 38g

【制法】 以上十二味，取天花粉120g、人参、黄连粉碎成细粉；剩余天花粉与黄芪、天冬、枸杞子、沙苑子加水煎煮三次，第一次1.5小时，第二次45分钟，第三次30分钟，合并煎液，滤过，浓缩至适量；其余丹参等五味粉碎成粗粉，用60%乙醇回流提取二次，每次2小时，合并提取液，滤过，滤液回收乙醇后与上述浓缩液合并，继续浓缩至适量，干燥，粉碎，与天花粉等细粉混匀或加入适量淀粉和羟丙基纤维素或糊精，制粒，干燥，压制成1000片，包薄膜衣，即得。

【功能与主治】 益气养阴，清热泻火。用于阴虚燥热，气阴两虚所致的消渴病，症见口渴喜饮、多食、多尿、消瘦、气短、乏力、手足心热；2型糖尿病见上述证候者。

【用法与用量】 口服。一次6～8片；一日3次，或遵医嘱。

【注意】 孕妇慎用。

【规格】 （1）每片重0.34g （2）每片重0.55g

【剂量推算】

处方	成药日用量，片	推算饮片日生药量，g	《药典》饮片日用量，g
人参	18～24	0.27～0.36	3～9
黄连		0.27～0.36	2～5
天花粉		6.75～9.00	10～15
天冬		0.68～0.91	6～12
黄芪		6.75～9.00	9～30
丹参		2.02～2.69	10～15
枸杞子		1.62～2.16	6～12
沙苑子		2.02～2.69	9～15
葛根		2.02～2.69	10～15
知母		1.35～1.80	6～12
五倍子		0.68～0.91	3～6
五味子		0.68～0.91	2～6

消渴灵片

Xiaokeling Pian

【处方】 地黄 208g　五味子 16g
麦冬 104g　牡丹皮 16g
黄芪 104g　黄连 10g
茯苓 18g　红参 10g
天花粉 104g　石膏 52g
枸杞子 104g

【制法】 以上十一味，茯苓、天花粉、石膏、红参、黄连、牡丹皮粉碎成细粉，其余地黄等五味加水煎煮二次，第一次3小时，第二次2小时，煎液滤过，滤液合并，静置12小时，取上清液，减压浓缩至适量，与上述粉末混合，干燥，粉碎成细粉，加入糊精、淀粉适量混匀，制成颗粒，干燥，压制成1000片，或包薄膜衣，即得。

【功能与主治】 益气养阴，清热泻火，生津止渴。用于气阴两虚所致的消渴病，症见多饮、多食、多尿、消瘦、气短乏力；2型轻型、中型糖尿病见上述证候者。

【用法与用量】 口服。一次8片，一日3次。

【注意】 孕妇忌服，忌食辛辣。

【规格】 （1）素片　每片重0.36g
（2）薄膜衣片　每片重0.37g

【剂量推算】

处方	成药日用量，片	推算饮片日生药量，g	《药典》饮片日用量，g
地黄	24	4.99	鲜地黄12～30；生地黄10～15
五味子		0.38	2～6
麦冬		2.50	6～12
牡丹皮		0.38	6～12
黄芪		2.50	9～30
黄连		0.24	2～5
茯苓		0.67	10～15
红参		0.24	3～9
天花粉		2.50	10～15
石膏		1.25	15～60
枸杞子		2.50	6～12

消瘀康片

Xiaoyukang Pian

【处方】 当归 125g　苏木 125g
木香 100g　赤芍 125g
泽兰 125g　乳香 37.5g
地黄 125g　泽泻 125g
没药 37.5g　川芎 125g
川木通 125g　川牛膝 187.5g
桃仁 125g　续断 125g
甘草 62.5g　红花 125g
香附 100g

【制法】 以上十七味，取乳香、没药粉碎成细粉，其余当归等十五味加85%乙醇回流提取二次，每次1.5小时，合并提取液，滤过，滤液减压回收乙醇至相对密度约为1.32（60℃）的清膏，60℃减压干燥，干膏粉碎成细粉；药渣加水煎煮二次，每次2小时，合并药液，滤过，滤液减压浓缩至相对密度为1.35～1.38（60℃）的稠膏，80℃以下减压干燥，干膏粉碎成细粉，加入上述乳香、没药细粉及低取代羟丙纤维素、交联聚维酮、微晶纤维素、淀粉适量，混匀，制成颗粒，干燥，加入微晶硅胶适量，混匀，压制成1000片，包薄膜衣，即得。

【功能与主治】 活血化瘀，消肿止痛。用于治疗颅内血肿吸收期。

【用法与用量】 口服。一次3～4片，一日3次，或遵医嘱。

【注意】 孕妇忌服。

【规格】 每片重 0.62g

【剂量推算】

处方	成药日用量，片	推算饮片日生药量，g	《药典》饮片日用量，g
当归	9～12	1.13～1.50	6～12
苏木		1.13～1.50	3～9
木香		0.90～1.20	3～6
赤芍		1.13～1.50	6～12
泽兰		1.13～1.50	6～12
乳香		0.34～0.45	3～5
地黄		1.13～1.50	鲜地黄 12～30；生地黄 10～15
泽泻		1.13～1.50	6～10
没药		0.34～0.45	3～5
川芎		1.13～1.50	3～10
川木通		1.13～1.50	3～6
川牛膝		1.69～2.25	5～10
桃仁		1.13～1.50	5～10
续断		1.13～1.50	9～15
甘草		0.56～0.75	2～10
红花		1.13～1.50	3～10
香附		0.90～1.20	6～10

消瘀康胶囊

Xiaoyukang Jiaonang

【处方】 当归 125g　苏木 125g
木香 100g　赤芍 125g
泽兰 125g　乳香 37.5g
地黄 125g　泽泻 125g
没药 37.5g　川芎 125g
川木通 125g　川牛膝 187.5g
桃仁 125g　续断 125g
甘草 62.5g　红花 125g
香附 100g

【制法】 以上十七味，取乳香、没药粉碎成细粉，其余当归等十五味加 85%乙醇回流提取二次，每次 1.5 小时，合并提取液，滤过，滤液回收乙醇，浓缩，干燥成干浸膏；药渣加水煎煮二次，每次 2 小时，滤过，浓缩，干燥成干浸膏；合并上述干膏，粉碎成细粉，与上述乳香、没药细粉混匀，装入胶囊，制成 1000 粒，即得。

【功能与主治】 活血化瘀，消肿止痛。用于治疗颅内血肿吸收期。

【用法与用量】 口服。一次 3～4 粒，一日 3 次，或遵医嘱。

【注意】 孕妇忌服。

【规格】 每粒装 0.4g

【剂量推算】

处方	成药日用量，粒	推算饮片日生药量，g	《药典》饮片日用量，g
当归	9～12	1.13～1.50	6～12
苏木		1.13～1.50	3～9
木香		0.90～1.20	3～6
赤芍		1.13～1.50	6～12
泽兰		1.13～1.50	6～12
乳香		0.34～0.45	3～5
地黄		1.13～1.50	鲜地黄 12～30；生地黄 10～15
泽泻		1.13～1.50	6～10
没药		0.34～0.45	3～5
川芎		1.13～1.50	3～10
川木通		1.13～1.50	3～6
川牛膝		1.69～2.25	5～10
桃仁		1.13～1.50	5～10
续断		1.13～1.50	9～15
甘草		0.56～0.75	2～10
红花		1.13～1.50	3～10
香附		0.90～1.20	6～10

消瘿丸

Xiaoying Wan

【处方】 昆布 300g　海藻 200g
蛤壳 50g　浙贝母 50g
桔梗 100g　夏枯草 50g
陈皮 100g　槟榔 100g

【制法】 以上八味，粉碎成细粉，过筛，混匀。每 100g 粉末加炼蜜 110～130g 制成大蜜丸，即得。

【功能与主治】 散结消瘿。用于痰火郁结所致的瘿瘤初起；单纯型地方性甲状腺肿见上述证候者。

【用法与用量】 口服。一次 1 丸，一日 3 次，饭前服用；小儿酌减。

【规格】每丸重3g

【剂量推算】

处方	成药日用量，丸	对应饮片日剂量	《药典》饮片日用量，g
昆布	3	1.24～1.35	6～12
海藻		0.82～0.90	6～12
蛤壳		0.21～0.23	6～15
浙贝母		0.21～0.23	5～10
桔梗		0.41～0.45	3～10
夏枯草		0.21～0.23	9～15
陈皮		0.41～0.45	3～10
槟榔		0.41～0.45	3～10

消癥丸

Xiaozheng Wan

【处方】柴胡 125g　香附 125g
酒大黄 83.4g　青皮 83.4g
川芎 83.4g　莪术 83.4g
土鳖虫 83.4g　浙贝母 83.4g
当归 125g　白芍 125g
王不留行 83.4g

【制法】以上十一味，取酒大黄半量，粉碎成细粉，备用。浙贝母、王不留行加70%乙醇，回流提取二次，每次2小时，滤过，合并滤液，静置约16小时，滤过，滤液回收乙醇并浓缩成清膏，备用。香附、青皮、川芎、莪术和当归水蒸气蒸馏6小时提取挥发油，蒸馏后的水溶液滤过，备用；挥发油用倍他环糊精包结，包结物低温干燥。其余半量酒大黄等四味，加水煎煮三次，每次1小时，滤过，合并滤液，与上述蒸馏后的水溶液，浓缩至相对密度为1.05～1.10（50℃），静置约16小时，离心，取上清液浓缩成清膏，和上述醇提清膏混合后，继续浓缩至相对密度为1.15～1.20（50℃）的清膏，取90%左右的清膏喷雾干燥，其余清膏继续浓缩至1.35～1.38（50℃）的稠膏。将喷雾干燥粉和适量酒大黄细粉、倍他环糊精包结物混合，加入适量糊精混匀，用55%～75%浓度的乙醇制丸，再取剩余酒大黄细粉、适量稠膏将丸滚圆，干燥，用剩余稠膏、适量滑石粉和活性炭包衣，虫白蜡打光，制成1000丸，即得。

【功能与主治】舒肝行气、活血化瘀、软坚散结。用于气滞血瘀痰凝所致的乳腺增生病。症见乳房肿块，乳房胀痛或刺痛，可伴胸胁疼痛，善郁易怒，胸闷，脘痞纳呆，月经量少色暗，经行腹痛，舌暗红或有瘀点、瘀斑，苔薄白或白腻，脉弦或涩。

【用法与用量】口服。饭后服用。一次10粒，一日3次，8周为一个疗程。

【注意】（1）经期停用；妊娠期、哺育期以及准备妊娠的妇女禁用。（2）严重月经紊乱或功能性子宫出血者禁用。（3）出现腹痛、腹泻及胃部不适可减量服用或停用。

【规格】每丸重0.2g

【剂量推算】

处方	成药日用量，粒	推算饮片日生药量，g	《药典》饮片日用量，g
柴胡	30	3.75	3～10
香附		3.75	6～10
酒大黄		2.5	3～15
青皮		2.5	3～10
川芎		2.5	3～10
莪术		2.5	6～9
土鳖虫		2.5	3～10
浙贝母		2.5	5～10
当归		3.75	6～12
白芍		3.75	6～15
王不留行		2.5	5～10

润肺止嗽丸

Runfei Zhisou Wan

【处方】天冬 15g　地黄 9g
天花粉 15g　瓜蒌子（蜜炙）15g
蜜桑白皮 15g　炒紫苏子 9g
炒苦杏仁 6g　紫菀 15g
浙贝母 9g　款冬花 15g
桔梗 6g　醋五味子 15g
前胡 6g　醋青皮 15g
陈皮 9g　炙黄芪 9g
炒酸枣仁 9g　黄芩 15g
知母 9g　淡竹叶 9g
炙甘草 6g

【制法】以上二十一味，粉碎成细粉，过筛，混匀。每 100g 粉末加炼蜜 110～120g 制成大蜜丸，干燥，即得。

【功能与主治】 润肺定喘，止嗽化痰。用于肺气虚弱所致的咳嗽喘促、痰涎壅盛、久嗽声哑。

【用法与用量】 口服。一次 2 丸，一日 2 次。

【注意】 忌食油腻食物。

【规格】 每丸重 6g

【剂量推算】

处方	成药日用量，丸	推算饮片日生药量，g	《药典》饮片日用量，g
天冬	4	0.71～0.74	6～12
地黄		0.43～0.45	鲜地黄 12～30；生地黄 10～15
天花粉		0.71～0.74	10～15
瓜蒌子（蜜炙）		0.71～0.74	9～15
蜜桑白皮		0.71～0.74	6～12
炒紫苏子		0.43～0.45	3～10
炒苦杏仁		0.28～0.30	5～10
紫菀		0.71～0.74	5～10
浙贝母		0.43～0.45	5～10
款冬花		0.71～0.74	5～10
桔梗		0.28～0.30	3～10
醋五味子		0.71～0.74	2～6
前胡		0.28～0.30	3～10
醋青皮		0.71～0.74	3～10
陈皮		0.43～0.45	3～10
炙黄芪		0.43～0.45	9～30
炒酸枣仁		0.43～0.45	10～15
黄芩		0.71～0.74	3～10
知母		0.43～0.45	6～12
淡竹叶		0.43～0.45	6～10
炙甘草		0.28～0.30	2～10

参考标准：

[1] 吉林省中药饮片炮制规范（2020 年版）

调经丸

Tiaojing Wan

【处方】 当归 75g　酒白芍 75g
川芎 50g　熟地黄 100g
醋艾炭 50g　醋香附 200g
陈皮 50g　清半夏 50g
茯苓 59g　甘草 15g
炒白术 75g　制吴茱萸 25g
盐小茴香 25g　醋延胡索 25g
醋没药 25g　益母草 100g
牡丹皮 50g　续断 50g
酒黄芩 50g　麦冬 50g
阿胶 100g

【制法】 以上二十一味，粉碎成细粉，过筛，混匀。每 100g 粉末加炼蜜 30～50g 及适量的水，制丸，干燥，制成水蜜丸；或加炼蜜 100～120g 制成大蜜丸，即得。

【功能与主治】 理气活血，养血调经。用于气滞血瘀所致月经不调、痛经，症见月经延期、经期腹痛、经血量少、或有血块，或见经前乳胀、烦躁不安、崩漏带下。

【用法与用量】 口服。水蜜丸一次 6g，大蜜丸一次 1 丸，一日 2 次。

【注意】 孕妇禁服。

【规格】 （1）水蜜丸　每 100 粒重 10g

（2）大蜜丸　每丸重 9g

【剂量推算】

处方	成药日用量	推算饮片日生药量，g	《药典》饮片日用量，g
当归	水蜜丸：12g 大蜜丸：2 丸	0.64～0.74	6～12
酒白芍		0.64～0.74	6～15
川芎		0.43～0.49	3～10
熟地黄		0.09～0.10	9～15
醋艾炭		0.43～0.49	3～9
醋香附		0.17～0.20	6～10
陈皮		0.43～0.49	3～10
清半夏		0.43～0.49	3～9
茯苓		0.50～0.58	10～15
甘草		0.13～0.15	2～10
炒白术		0.64～0.74	6～12
制吴茱萸		0.21～0.25	2～5
盐小茴香		0.21～0.25	3～6
醋延胡索		0.21～0.25	3～10
醋没药		0.21～0.25	3～5
益母草		0.86～0.99	9～30
牡丹皮		0.43～0.49	6～12
续断		0.43～0.49	9～15
酒黄芩		0.43～0.49	3～10
麦冬		0.43～0.49	6～12
阿胶		0.05～0.06	3～9

调经止痛片

Tiaojing Zhitong Pian

【处方】当归 320g　党参 213g
川芎 80g　香附（炒） 80g
益母草 213g　泽兰 80g
大红袍 213g

【制法】以上七味，川芎、香附（炒）、泽兰粉碎成细粉，其余当归等四味加水煎煮三次，每次 2 小时，煎液滤过，滤液合并，浓缩成稠膏状，加入上述细粉，混匀，干燥，粉碎成细粉，制颗粒，干燥，压制成 1000 片，包糖衣或薄膜衣，即得。

【功能与主治】益气活血，调经止痛。用于气虚血瘀所致的月经不调、痛经、产后恶露不绝，症见经行后错、经水量少、有血块、行经小腹疼痛、产后恶露不净。

【用法与用量】口服。一次 6 片，一日 3 次。

【注意】孕妇禁用。

【规格】（1）薄膜衣片　每片重 0.35g　（2）糖衣片（片心重 0.4g）

【剂量推算】

处方	成药日用量，片	推算饮片日生药量，g	《药典》饮片日用量，g
当归	18	5.76	6～12
党参		3.83	9～30
川芎		1.44	3～10
香附（炒）		1.44	6～10（香附）*
益母草		3.83	9～30
泽兰		1.44	6～12
大红袍		3.83	15～45[1]

注：*未找到其他规范，暂按药典标准。

参考标准：

［1］湖南省中药材标准（2009 年版）

调经促孕丸

Tiaojing Cuyun Wan

【处方】鹿茸（去毛） 5g　炙淫羊藿 10g
仙茅 10g　续断 10g
桑寄生 10g　菟丝子 15g
枸杞子 10g　覆盆子 10g
山药 30g　莲子（去芯） 10g
茯苓 15g　黄芪 10g
白芍 15g　炒酸枣仁 10g
钩藤 10g　丹参 15g
赤芍 15g　鸡血藤 30g

【制法】以上十八味，粉碎成细粉，过筛，混匀。每 100g 粉末用炼蜜 40～50g 加适量的水泛丸，干燥，制成水蜜丸，包胶衣，即得。

【功能与主治】温肾健脾，活血调经。用于脾肾阳虚、瘀血阻滞所致的月经不调、闭经、痛经、不孕，症见月经后错、经水量少、有血块、行经小腹冷痛、经水日久不行、久不受孕、腰膝冷痛。

【用法与用量】口服。一次 5g（50 丸），一日 2 次。自月经周期第五天起连服 20 天；无周期者每月连服 20 天，连服三个月或遵医嘱。

【注意】阴虚火旺、月经量过多者不宜服用。

【规格】每 100 丸重 10g

【剂量推算】

处方	成药日用量，g（丸）	推算饮片日生药量，g	《药典》饮片日用量，g
鹿茸（去毛）	10（100）	0.14～0.15	1～2
炙淫羊藿		0.28～0.30	9～30
仙茅		0.28～0.30	3～10
续断		0.28～0.30	6～10
桑寄生		0.28～0.30	9～15
菟丝子		0.42～0.45	6～12
枸杞子		0.28～0.30	6～12
覆盆子		0.28～0.30	6～12
山药		0.83～0.89	15～30
莲子（去芯）		0.28～0.30	6～15
茯苓		0.42～0.45	10～15
黄芪		0.28～0.30	9～30
白芍		0.42～0.45	6～15
炒酸枣仁		0.28～0.30	10～15
钩藤		0.28～0.30	3～12
丹参		0.42～0.45	10～15
赤芍		0.42～0.45	6～12
鸡血藤		0.83～0.89	9～15

调经养血丸

Tiaojing yangxue Wan

【处方】当归 60g　炒白芍 30g
香附（制）100g　陈皮 10 g
熟地黄 60g　川芎 30g
炙甘草 15g　大枣 80g
白术（炒）60g　续断 30g
砂仁 15g　酒黄芩 20g

【制法】以上十二味，砂仁粉碎成细粉；大枣煮熟去皮、核，制成枣泥；其余当归等十味粉碎成粗粉，与上述枣泥搅匀，烘干，粉碎成细粉，过筛，再与上述砂仁细粉混匀，另取生姜 20g，加水煎煮二次，每次 30 分钟，煎液滤过；每 100g 粉末加炼蜜 35g 与生姜煎液泛丸或制丸，干燥，即得。

【功能与主治】补血，理气，调经。用于血虚气滞，月经不调，腰酸腹胀，赤白带下。

【用法与用量】口服。一次 9g，一日 2 次。

【规格】每 100 丸重 7.5g

【剂量推算】

处方	成药日用量，g	推算饮片日生药量，g	《药典》饮片日用量，g
当归	18	1.57	6～12
炒白芍		0.78	6～15
香附（制）		2.61	6～9[1]
陈皮		0.26	3～10
熟地黄		1.57	9～15
川芎		0.78	3～10
炙甘草		0.39	2～10
大枣		2.09	6～15
白术（炒）		1.57	6～12
续断		0.78	9～15
砂仁		0.39	3～6
酒黄芩		0.52	3～10

参考标准：

[1] 上海市中药饮片炮制规范（2018 年版）

调经活血片

Tiaojing Huoxue Pian

【处方】木香 33.3g　川芎 33.3g
醋延胡索 33.3g　当归 100g
熟地黄 66.7g　赤芍 66.7g
红花 50g　乌药 50g
白术 50g　丹参 100g
醋香附 100g　制吴茱萸 16.7g
泽兰 100g　鸡血藤 100g
菟丝子 133.3g

【制法】以上十五味，将木香、川芎、醋延胡索及当归 66.7g 粉碎成细粉；剩余当归与其余熟地黄等十一味加水煎煮二次，第一次 3 小时，第二次 2 小时，滤过，合并滤液，浓缩，喷雾干燥，加入上述细粉和羧甲基淀粉钠，混匀，制粒，干燥，加入硬脂酸镁适量，混匀，压制成 1000 片，包糖衣，即得。

【功能与主治】养血活血，行气止痛。用于气滞血瘀兼血虚所致月经不调、痛经，症见经行错后、经水量少、行经小腹胀痛。

【用法与用量】口服。一次 5 片，一日 3 次。

【注意】孕妇禁服。

【规格】糖衣片（片心重 0.34g）

【剂量推算】

处方	成药日用量，片	推算饮片日生药量，g	《药典》饮片日用量，g
木香	15	0.5	3～6
川芎		0.5	3～10
醋延胡索		0.5	3～10
当归		1.5	6～12
熟地黄		1	9～15
赤芍		1	6～12
红花		0.75	3～10
乌药		0.75	6～10
白术		0.75	6～12
丹参		1.5	10～15
醋香附		1.5	6～10
制吴茱萸		0.25	2～5
泽兰		1.5	6～12
鸡血藤		1.5	9～15
菟丝子		2	6～12

调经活血胶囊

Tiaojing Huoxue Jiaonang

【处方】木香 33.3g　川芎 33.3g
醋延胡索 33.3g　当归 100g
熟地黄 66.7g　赤芍 66.7g
红花 50g　乌药 50g
白术 50g　丹参 100g
醋香附 100g　制吴茱萸 16.7g
泽兰 100g　鸡血藤 100g
菟丝子 133.3g

【制法】以上十五味，木香、川芎、醋延胡索及当归 66.7g 粉碎成细粉，备用。剩余当归与其余熟地黄等十一味加水煎煮二次，第一次 3 小时，第二次 2 小时，合并煎液，滤过，滤液浓缩至适量，喷雾干燥，得干膏粉，加入上述细粉，混匀，制粒，干燥，加入羧甲基淀粉钠 8g、硬脂酸镁 2g，混匀，装入胶囊，制成 1000 粒〔规格（1）〕；或滤液浓缩成相对密度约为 1.32～1.35（60℃）的稠膏，加入上述细粉，混匀，制粒，60℃干燥，混匀，装入胶囊；或滤液浓缩成相对密度为 1.05～1.17（70℃）的清膏，喷雾干燥，与上述细粉混匀，制粒，干燥，装入胶囊，制成 800 粒〔规格（2）〕，即得。

【功能与主治】养血活血，行气止痛。用于气滞血瘀兼血虚所致月经不调、痛经，症见经行错后、经水量少、行经小腹胀痛。

【用法与用量】口服。〔规格（1）〕一次 5 粒；〔规格（2）〕一次 4 粒，一日 3 次。

【注意】孕妇禁服。

【规格】（1）每粒含饮片 1.033g（每粒装 0.4g，每粒装 0.41g）（2）每粒含饮片 1.292g（每粒装 0.38g）

【剂量推算】

处方	成药日用量，粒	推算饮片日生药量，g	《药典》饮片日用量，g
木香	规格（1）：15 规格（2）：12	0.5	3～6
川芎		0.5	3～10
醋延胡索		0.5	3～10
当归		1.5	6～12
熟地黄		1	9～15
赤芍		1	6～12
红花		0.75	3～10
乌药		0.75	6～10
白术		0.75	6～12
丹参		1.5	10～15
醋香附		1.5	6～10
制吴茱萸		0.25	2～5
泽兰		1.5	6～12
鸡血藤		1.5	9～15
菟丝子		2	6～12

调胃消滞丸

Tiaowei Xiaozhi Wan

【处方】姜厚朴 60g　羌活 60g
广东神曲 60g　枳壳 30g
香附（四制）6g　姜半夏 60g
防风 60g　前胡 60g
川芎（白酒蒸）6g　白芷 60g
薄荷 60g　砂仁 60g
草果 30g　木香 6g
豆蔻 60g　茯苓 60g
苍术（泡）60g　广藿香 6g
乌药（醋蒸）60g　甘草 30g
紫苏叶 60g　陈皮（蒸）60g

【制法】以上二十二味，粉碎，过筛，混匀。用水泛丸，干燥，用黑氧化铁和滑石粉包衣，干燥，即得。

【功能与主治】疏风解表，散寒化湿，健胃消食。用于感冒属风寒夹湿、内伤食滞证，症见恶寒发热、头痛身困、食少纳呆、嗳腐吞酸、腹痛泄泻。

【用法与用量】口服。一次 2.2g，一日 2 次。

【规格】每瓶或每袋装 2.2g

【剂量推算】

处方	成药日用量，g	推算饮片日生药量，g	《药典》饮片日用量，g
姜厚朴	4.4	0.25	3～10
羌活		0.25	3～10
广东神曲		0.25	30[1]
枳壳		0.12	3～10

续表

处方	成药日用量，g	推算饮片日生药量，g	《药典》饮片日用量，g
香附（四制）	4.4	0.25	6～10[2]
姜半夏		0.25	3～9
防风		0.25	5～10
前胡		0.25	3～10
川芎（白酒蒸）		0.02	3～10[3]
白芷		0.25	3～10
薄荷		0.25	3～6
砂仁		0.25	3～6
草果		0.12	3～6
木香		0.02	3～6
豆蔻		0.25	3～6
茯苓		0.25	10～15
苍术（泡）		0.25	3～9（漂苍术）[4]
广藿香		0.02	3～10
乌药（醋蒸）		0.25	—
甘草		0.12	2～10
紫苏叶		0.25	5～10
陈皮（蒸）		0.25	3～9[3]

参考标准：

［1］卫生部药品标准（中药成方制剂第十九册）
［2］湖北省中药饮片炮制规范（2018年版）
［3］四川省中药饮片炮制规范（2015年版）
［4］广东省中药炮制规范（1984年版）

通天口服液

Tongtian Koufuye

【处方】川芎 127g　赤芍 53g
天麻 21g　羌活 42g
白芷 42g　细辛 10g
菊花 53g　薄荷 84g
防风 15g　茶叶 63g
甘草 21g

【制法】以上十一味，川芎、羌活、细辛、菊花、防风、薄荷加水蒸馏，收集蒸馏液800ml，蒸馏后的水溶液另器收集；药渣与赤芍、天麻、白芷、甘草加水煎煮二次，每次1小时，合并煎液，滤过；茶叶加新鲜沸水浸泡二次，每次20分钟，合并浸出液，滤过，加入上述滤液及蒸馏后的水溶液，减压浓缩至相对密度为1.14（70℃）的清膏，静置；冷至室温后加乙醇使含醇量达65%，搅匀，冷藏24小时，滤过，滤液减压回收乙醇至相对密度为1.18（70℃）的清膏，加入上述蒸馏液（用适量聚山梨酯80增溶），加水至980ml，再用10%氢氧化钠溶液调节pH值至4.5～6.5，加水至1000ml，搅匀，静置，滤过，即得。

【功能与主治】活血化瘀，祛风止痛。用于瘀血阻滞、风邪上扰所致的偏头痛，症见头部胀痛或刺痛、痛有定处、反复发作、头晕目眩、或恶心呕吐、恶风。

【用法与用量】口服。第一日：即刻、服药1小时后、2小时后、4小时后各服10ml，以后每6小时服10ml。第二日、三日：一次10ml，一日3次。3天为一疗程，或遵医嘱。

【注意】出血性脑血管病、阴虚阳亢患者和孕妇禁服。

【规格】每支装10ml

【剂量推算】

处方	成药日用量，ml	推算饮片日生药量，g	《药典》饮片日用量，g
川芎	30～70	3.81～8.89	3～10
赤芍		1.59～3.71	6～12
天麻		0.63～1.47	3～10
羌活		1.26～2.94	3～10
白芷		1.26～2.94	3～10
细辛		0.30～0.70	1～3
菊花		1.59～3.71	5～10
薄荷		2.52～5.88	3～6
防风		0.45～1.05	5～10
茶叶		1.89～4.41	3～10[1]
甘草		0.63～1.47	2～10

参考标准：

［1］江苏省中药材标准（2016年版）

通乐颗粒

Tongle Keli

【处方】何首乌 600g　地黄 600g
当归 300g　麦冬 300g
玄参 300g　麸炒枳壳 150g

【制法】 以上六味，加水煎煮二次，合并煎液，滤过，滤液浓缩至适量，加入糊精适量或加入糊精和乳糖适量，搅匀，干燥，制粒，制成 1000g，即得。

【功能与主治】 滋阴补肾，润肠通便。用于阴虚便秘，症见大便秘结、口干、咽燥、烦热，以及习惯性、功能性便秘见于上述证候者。

【用法与用量】 开水冲服。一次 2 袋，一日 2 次。2 周为一疗程，或遵医嘱。

【注意】 偶见上腹部不适或大便难以控制，一般不影响继续治疗。

【规格】 每袋装 6g

【剂量推算】

处方	成药日用量，袋	推算饮片日生药量，g	《药典》饮片日用量，g
何首乌	4	14.4	3～6
地黄		14.4	鲜地黄 12～30；生地黄 10～15
当归		7.2	6～12
麦冬		7.2	6～12
玄参		7.2	9～15
麸炒枳壳		3.6	3～10

通乳颗粒

Tongru Keli

【处方】 黄芪 44.44g　熟地黄 33.33g
通草 44.44g　瞿麦 44.44g
天花粉 33.33g　路路通 44.44g
漏芦 44.44g　党参 44.44g
当归 44.44g　川芎 33.33g
白芍（酒炒）33.33g　王不留行 66.67g
柴胡 33.33g　穿山甲（烫）3.17g
鹿角霜 22.22g

【制法】 以上十五味，除漏芦、当归、川芎、柴胡外，其余黄芪等十一味，加水煎煮二次，第一次 2 小时，第二次 1.5 小时，合并煎液，滤过，滤液浓缩成稠膏，备用。取漏芦等四味，加 6 倍量 70%乙醇加热回流二次，每次 1 小时，滤过，合并滤液，回收乙醇并浓缩成稠膏，与上述稠膏合并。加入蔗糖适量，制成颗粒，干燥，制成 1000g；或加入适量的可溶性淀粉、糊精、甜菊素，制成颗粒，干燥，制成 333g（无蔗糖），即得。

【功能与主治】 益气养血，通络下乳。用于产后气血亏损，乳少，无乳，乳汁不通。

【用法与用量】 口服。一次 30g 或 10g（无蔗糖），一日 3 次。

【规格】（1）每袋装 15g （2）每袋装 30g （3）每袋装 5g（无蔗糖）

【剂量推算】

处方	成药日用量，g	推算饮片日生药量，g	《药典》饮片日用量，g
黄芪	90 无蔗糖：30	4	9～30
熟地黄		3	9～15
通草		4	3～5
瞿麦		4	9～15
路路通		4	5～10
天花粉		3	10～15
党参		4	9～30
漏芦		4	5～9
川芎		3	3～10
当归		4	6～12
白芍（酒炒）		3	6～15
王不留行		6	5～10
柴胡		3	3～10
穿山甲（烫）		0.29	5～10[1]
鹿角霜		2.00	9～15

参考标准：

［1］中国药典（2015 年版）一部

通幽润燥丸

Tongyou Runzao Wan

【处方】 麸炒枳壳 80g　木香 10g
姜厚朴 80g　桃仁（去皮） 20g
红花 20g　当归 20g
炒苦杏仁 20g　火麻仁 20g
郁李仁 20g　熟地黄 20g
地黄 20g　黄芩 80g
槟榔 20g　熟大黄 80g
大黄 40g　甘草 10g

【制法】 以上十六味，粉碎成细粉，过筛，混匀。每 100g 粉末加炼蜜 110～120g 制成大蜜丸，即得。

【功能与主治】 清热导滞，润肠通便。用于胃肠积热所致的便秘，症见大便不通、脘腹胀满、口苦尿黄。

【用法与用量】 口服。一次1～2丸，一日2次。

【注意】 孕妇禁用；年老体弱者慎用。

【规格】 每丸重6g

【剂量推算】

处方	成药 日用量，丸	推算饮片 日生药量，g	《药典》饮片 日用量，g
麸炒枳壳	2～4	0.78～1.63	3～10
木香		0.10～0.20	3～6
姜厚朴		0.78～1.63	3～10
桃仁（去皮）		0.19～0.41	5～10
红花		0.19～0.41	3～10
当归		0.19～0.41	6～12
炒苦杏仁		0.19～0.41	5～10
火麻仁		0.19～0.41	10～15
郁李仁		0.19～0.41	6～10
熟地黄		0.19～0.41	9～15
地黄		0.19～0.41	鲜地黄12～30； 生地黄10～15
黄芩		0.78～1.63	3～10
槟榔		0.19～0.41	3～10
熟大黄		0.78～1.63	3～15
大黄		0.39～0.82	3～15
甘草		0.10～0.20	2～10

通脉养心口服液

Tongmai Yangxin Koufuye

【处方】 地黄 100g　　鸡血藤 100g

麦冬 60g　　甘草 60g

制何首乌 60g　　阿胶 60g

五味子 60g　　党参 60g

醋龟甲 40g　　大枣 40g

桂枝 20g

【制法】 以上十一味，醋龟甲加水煎煮2小时后，加入鸡血藤、党参、大枣煎煮二次，第一次4小时，第二次2小时，煎液滤过，滤液合并，浓缩至相对密度为1.05～1.15（50℃），加80%乙醇使含醇量达60%，取适量，加入阿胶，加热溶解，并入上述乙醇液中，混匀，静置24小时，滤过，滤液备用；其余地黄等六味用80%乙醇作溶剂，浸渍48小时后进行渗漉，收集渗漉液1200ml，与上述提取液合并，静置24小时，滤过，滤液减压回收乙醇至相对密度为1.01～1.05（60℃），加入蜂蜜160g、苯甲酸钠3g，加水至1000ml，混匀，静置7天，滤过，即得。

【功能与主治】 益气养阴，通脉止痛。用于冠心病气阴两虚证，症见胸痛、胸闷、心悸、气短、脉弦细。

【用法与用量】 口服。一次10ml，一日2次。

【注意】 孕妇慎用。

【规格】 每支装10ml

【剂量推算】

处方	成药 日用量，ml	推算饮片 日生药量，g	《药典》饮片 日用量，g
地黄	20	2	鲜地黄12～30； 生地黄10～15
鸡血藤		2	9～15
麦冬		1.2	6～12
甘草		1.2	2～10
制何首乌		1.2	6～12
阿胶		1.2	3～9（法半夏、清半夏、姜半夏）
五味子		1.2	2～6
党参		1.2	9～30
醋龟甲		0.8	9～24
大枣		0.8	6～15
桂枝		0.4	3～10

通脉养心丸

Tongmai Yangxin Wan

【处方】 地黄 100g　　鸡血藤 100g

麦冬 60g　　甘草 60g

制何首乌 60g　　阿胶 60g

五味子 60g　　党参 60g

醋龟甲 40g　　大枣 40g

桂枝 20g

【制法】 以上十一味，地黄、麦冬、甘草、制何首乌、阿胶、桂枝粉碎成细粉；其余鸡血藤等五味加水煎煮二次，每次3小时，滤过，滤液合并，滤液浓缩成稠膏，加入上述细粉，搅匀，制丸，外层加滑石粉适量，干燥，制成450g，包糖衣或薄膜衣，即得。

【功能与主治】 益气养阴，通脉止痛。用于冠心病心绞痛及心律不齐之气阴两虚证，症见胸痛、胸闷、心悸、气短、脉结代。

【用法与用量】 口服。一次 40 丸，一日 1～2 次。

【规格】 每 10 丸重 1g

【剂量推算】

处方制成	成药日用量，丸	推算饮片日生药量，g	《药典》饮片日用量，g
地黄	40～80	0.89～1.78	鲜地黄 12～30；生地黄 10～15
鸡血藤		0.89～1.78	9～15
麦冬		0.53～1.07	6～12
甘草		0.53～1.07	2～10
制何首乌		0.53～1.07	6～12
阿胶		0.53～1.07	3～9
五味子		0.53～1.07	2～6
党参		0.53～1.07	9～30
醋龟甲		0.36～0.71	9～24
大枣		0.36～0.71	6～15
桂枝		0.18～0.36	3～10

通宣理肺丸

Tongxuan Lifei Wan

【处方】 紫苏叶 144g　前胡 96g
桔梗 96g　苦杏仁 72g
麻黄 96g　甘草 72g
陈皮 96g　半夏（制） 72g
茯苓 96g　枳壳（炒） 96g
黄芩 96g

【制法】 以上十一味，粉碎成细粉，过筛，混匀。每 100g 粉末用炼蜜 35～45g 加适量的水泛丸，干燥，制成水蜜丸；或加炼蜜 130～160g 制成大蜜丸，即得。

【功能与主治】 解表散寒，宣肺止嗽。用于风寒束表、肺气不宣所致的感冒咳嗽，症见发热、恶寒、咳嗽、鼻塞流涕、头痛、无汗、肢体酸痛。

【用法与用量】 口服。水蜜丸一次 7g，大蜜丸一次 2 丸，一日 2～3 次。

【规格】（1）水蜜丸　每 100 丸重 10g　（2）大蜜丸　每丸重 6g

【剂量推算】

处方	成药日用量，丸	推算饮片日生药量，g	《药典》饮片日用量，g
紫苏叶	水蜜丸：14～21 大蜜丸：2～6	1.29～2.18	5～10
前胡		0.86～1.46	3～10
桔梗		0.86～1.46	3～10
苦杏仁		0.64～1.09	5～10
麻黄		0.86～1.46	2～10
甘草		0.64～1.09	2～10
陈皮		0.86～1.46	3～10
半夏（制）		0.64～1.09	3～9（法半夏、清半夏、姜半夏）
茯苓		0.86～1.46	10～15
枳壳（炒）		0.86～1.46	3～9[1]
黄芩		0.86～1.46	3～10

参考标准：

[1] 福建省中药饮片炮制规范（2012 年版）

通宣理肺片

Tongxuan Lifei Pian

【处方】 紫苏叶 180g　前胡 120g
桔梗 120g　苦杏仁 90g
麻黄 120g　甘草 90g
陈皮 120g　半夏（制）90g
茯苓 120g　麸炒枳壳 120g
黄芩 120g

【制法】 以上十一味，取半夏（制）及麸炒枳壳 48g 粉碎成细粉，备用；紫苏叶、陈皮用水蒸气蒸馏法提取挥发油，收集挥发油，备用；药液滤过，药渣再加水煎煮 2 小时，滤过，合并滤液，备用；苦杏仁压榨去油，药渣与剩余的麸炒枳壳，用 85%乙醇加热回流提取二次，每次 2 小时，合并 85%乙醇提取液，滤过，滤液回收乙醇，备用；其余前胡等六味加水煎煮二次，每次 2 小时，合并煎液，滤过，滤液与上述两种备用药液合并，减压浓缩至相对密度为 1.34～1.38（50℃）的稠膏，加入上述半夏（制）、麸炒枳壳细粉，混匀，干燥；干膏加淀粉适量，粉碎成细粉，混匀，制成颗粒，干燥，喷入上述挥发油，加入硬脂酸镁适量，混匀，压制成 1000 片，包糖衣或薄膜衣，即得。

【功能与主治】 解表散寒，宣肺止咳。用于风寒束表、肺气不宣所致的感冒咳嗽，症见发热、恶寒、咳嗽、鼻塞流涕、头痛、无汗、肢体痠痛。

【用法与用量】口服。一次4片，一日2～3次。

【规格】（1）薄膜衣　每片重0.3g　（2）糖衣片（片心重0.29g）

【剂量推算】

处方	成药日用量，片	推算饮片日生药量，g	《药典》饮片日用量，g
紫苏叶	8～12	1.44～2.16	5～10
前胡		0.96～1.44	3～10
桔梗		0.96～1.44	3～10
苦杏仁		0.72～1.08	5～10
麻黄		0.96～1.44	2～10
甘草		0.72～1.08	2～10
陈皮		0.96～1.44	3～10
半夏（制）		0.72～1.08	3～9（法半夏、清半夏、姜半夏）
茯苓		0.96～1.44	10～15
麸炒枳壳		0.96～1.44	3～10
黄芩		0.96～1.44	3～10

通宣理肺胶囊

Tongxuan Lifei Jiaonang

【处方】紫苏叶 343g　前胡 229g
桔梗 229g　苦杏仁 171g
麻黄 229g　甘草 171g
陈皮 229g　姜半夏 171g
茯苓 229g　枳壳（炒） 229g
黄芩 229g

【制法】以上十一味，取茯苓76.3g粉碎成细粉；紫苏叶提取挥发油，挥发油用倍他环糊精包结，蒸馏后的水溶液另器收集；剩余茯苓、苦杏仁和姜半夏，加80%乙醇回流提取二次，每次2小时，上清液减压回收乙醇，浓缩成相对密度为1.10～1.15（80℃）的清膏。药渣加入上述紫苏叶的药液及药渣，与前胡等其余七味加水煎煮二次，每次2小时，合并煎液，滤过，滤液浓缩至相对密度为1.14～1.16（85℃)），加乙醇使含醇量达70%，取上清液减压回收乙醇，浓缩至相对密度为1.20～1.25（85℃）的稠膏，与上述清膏合并，继续浓缩至相对密度为1.35～1.40（85℃）的稠膏，加入上述茯苓细粉，混匀，干燥，粉碎，加入挥发油包结物及适量淀粉，混匀，装入胶囊，制成1000粒，即得。

【功能与主治】解表散寒，宣肺止嗽。用于风寒束表、肺气不宣所致的感冒咳嗽，症见发热、恶寒、咳嗽、鼻塞流涕、头痛、无汗、肢体痠痛。

【用法与用量】口服。一次2粒，一日2～3次。

【规格】每粒装0.36g

【剂量推算】

处方	成药日用量，粒	推算饮片日生药量，g	《药典》饮片日用量，g
紫苏叶	4～6	1.37～2.06	5～10
前胡		0.92～1.37	3～10
桔梗		0.92～1.37	3～10
苦杏仁		0.68～1.03	5～10
麻黄		0.92～1.37	2～10
甘草		0.68～1.03	2～10
陈皮		0.92～1.37	3～10
姜半夏		0.68～1.03	3～9
茯苓		0.92～1.37	10～15
枳壳（炒）		0.92～1.37	3～9[1]
黄芩		0.92～1.37	3～10

参考标准：

［1］福建省中药饮片炮制规范（2012年版）

通宣理肺颗粒

Tongxuan Lifei Keli

【处方】紫苏叶 144g　前胡 96g
桔梗 96g　苦杏仁 72g
麻黄 96g　甘草 72g
陈皮 96g　半夏（制）72g
茯苓 96g　麸炒枳壳 96g
黄芩 96g

【制法】以上十一味，紫苏叶蒸馏提取挥发油，收集挥发油；蒸馏后的水溶液另器收集；药渣与其余前胡等十味加水煎煮二次，每次2小时，煎液滤过，滤液合并，静置6～8小时，上清液与蒸馏后的水溶液合并，浓缩成稠膏，加蔗糖粉适量，混匀，制成颗粒；或上清液与蒸馏后的水溶液合并，浓缩至相对密度为1.05～1.06（80～85℃），加入蔗糖640g和糊精210g，制成颗粒；或上清液与蒸馏后的水溶液合并，浓缩至相对密度为1.12～1.13（50℃）的清膏，取清膏，加糊精适量，制成颗粒，干燥，喷加紫苏叶挥发油，制成 1000g 或 333g（无蔗糖），即得。

【功能与主治】 解表散寒，宣肺止咳。用于风寒束表、肺气不宣所致的感冒咳嗽，症见发热、恶寒、咳嗽、鼻塞流涕、头痛、无汗、肢体痠痛。

【用法与用量】 开水冲服。一次 1 袋，一日 2 次。

【注意】 高血压、癫痫、中风、心律不齐患者慎用。

【规格】（1）每袋装 9g （2）每袋装 3g（无蔗糖）

【剂量推算】

处方	成药 日用量，袋	推算饮片 日生药量，g	《药典》饮片 日用量，g
紫苏叶	2	2.59	5～10
前胡		1.73	3～10
桔梗		1.73	3～10
苦杏仁		1.30	5～10
麻黄		1.73	2～10
甘草		1.30	2～10
陈皮		1.73	3～10
半夏（制）		1.30	3～9（法半夏、清半夏、姜半夏）
茯苓		1.73	10～15
麸炒枳壳		1.73	3～10
黄芩		1.73	3～10

通窍耳聋丸

Tongqiao Erlong Wan

【处方】 北柴胡 60g　龙胆 48g
芦荟 48g　熟大黄 48g
黄芩 120g　青黛 48g
天南星（矾炙）48g　木香 60g
醋青皮 90g　陈皮 48g
当归 90g　栀子（姜炙）60g

【制法】 以上十二味，粉碎成细粉，过筛，混匀，用水泛丸，干燥，将滑石粉碎成极细粉，包衣，打光，即得。

【功能与主治】 清肝泻火，通窍润便。用于肝经热盛，头目眩晕，耳聋蝉鸣，耳底肿痛，目赤口苦，胸膈满闷，大便燥结。

【用法与用量】 口服。一次 6g，一日 2 次。

【注意】 忌食辛辣，孕妇忌服。

【规格】 每 100 粒重 6g

处方	成药 日用量，g	推算饮片 日生药量，g	《药典》饮片 日用量，g
北柴胡	12	0.94	3～10
龙胆		0.75	3～6
芦荟		0.75	2～5
熟大黄		0.75	3～15
黄芩		1.88	3～10
青黛		0.75	1～3
天南星（矾炙）		0.75	3～9
木香		0.94	3～6
醋青皮		1.41	3～10
陈皮		0.75	3～10
当归		1.41	6～12
栀子（姜炙）		0.94	6～9[1]

参考标准：

[1] 福建省中药饮片炮制规范（2012 年版）

通窍鼻炎片

Tongqiao Biyan Pian

【处方】 炒苍耳子 200g　防风 150g
黄芪 250g　白芷 150g
辛夷 150g　炒白术 150g
薄荷 50g

【制法】 以上七味，取白芷、炒白术 80g 粉碎成细粉，剩余炒白术及其余炒苍耳子等五味，加水煎煮二次，每次 2 小时，合并煎液，滤过，滤液减压浓缩至适量，与上述粉末混匀，干燥，粉碎，制成颗粒，压制成 1000 片，包糖衣或薄膜衣，即得。

【功能与主治】 散风固表，宣肺通窍。用于风热蕴肺、表虚不固所致的鼻塞时轻时重、鼻流清涕或浊涕、前额头痛；慢性鼻炎、过敏性鼻炎、鼻窦炎见上述证候者。

【用法与用量】 口服。一次 5～7 片，一日 3 次。

【规格】 薄膜衣片　每片重 0.3g（相当于饮片 1.1g）

【剂量推算】

处方	成药 日用量，片	推算饮片 日生药量，g	《药典》饮片 日用量，g
炒苍耳子	15～21	3.00～4.20	3～10
防风		2.25～3.15	5～10
黄芪		3.75～5.25	9～30
白芷		2.25～3.15	3～10
辛夷		2.25～3.15	3～10
炒白术		2.25～3.15	6～12
薄荷		0.75～1.05	3～6

通窍鼻炎胶囊

Tongqiao Biyan Jiaonang

【处方】 炒苍耳子 300g　防风 225g
黄芪 375g　白芷 225g
辛夷 225g　炒白术 225
薄荷 75g

【制法】 以上七味，白芷、炒白术 125g，粉碎成细粉，剩余炒白术与其余炒苍耳子等五味，加水煎煮二次，每次 2 小时，合并煎液，滤过，滤液减压浓缩至相对密度为 1.28～1.32（80℃）的清膏，与上述粉末混匀，干燥，粉碎，装入胶囊，制成 1000 粒，即得。

【功能与主治】 散风固表，宣肺通窍。用于风热蕴肺、表虚不固所致的鼻塞时轻时重、鼻流清涕或浊涕、前额头痛；慢性鼻炎、过敏性鼻炎、鼻窦炎见上述证候者。

【用法与用量】 口服。一次 4～5 粒，一日 3 次。

【规格】 每粒装 0.4g

【剂量推算】

处方	成药 日用量，粒	推算饮片 日生药量，g	《药典》饮片 日用量，g
炒苍耳子	12～15	3.60～4.50	3～10
防风		2.70～3.38	5～10
黄芪		4.50～5.63	9～30
白芷		2.70～3.38	3～10
辛夷		2.70～3.38	3～10
炒白术		2.70～3.38	6～12
薄荷		0.90～1.13	3～6

通窍鼻炎颗粒

Tongqiao Biyan Keli

【处方】 炒苍耳子 600g　防风 450g
黄芪 750g　白芷 450g
辛夷 450g　炒白术 450g
薄荷 150g

【制法】 以上七味，白芷、炒白术 250g，粉碎成细粉，剩余炒白术与其余炒苍耳子等五味，加水煎煮二次，每次 2 小时，合并煎液，滤过，滤液减压浓缩至相对密度为 1.28～1.32（80℃）的清膏，与上述粉末混匀，干燥，粉碎，制成颗粒 1000g，即得。

【功能与主治】 散风固表，宣肺通窍。用于风热蕴肺、表虚不固所致的鼻塞时轻时重、鼻流清涕或浊涕、前额头痛；慢性鼻炎、过敏性鼻炎、鼻窦炎见上述证候者。

【用法与用量】 开水冲服。一次 1 袋，一日 3 次。

【规格】 每袋装 2g

【剂量推算】

处方	成药 日用量，袋	推算饮片 日生药量，g	《药典》饮片 日用量，g
炒苍耳子	3	3.6	3～10
防风		2.7	5～10
黄芪		4.5	9～30
白芷		2.7	3～10
辛夷		2.7	3～10
炒白术		2.7	6～12
薄荷		0.9	3～6

通窍镇痛散

Tongqiao Zhentong San

【处方】 石菖蒲 125g　郁金 125g
荜茇 125g　醋香附 125g
木香 125g　丁香 125g
檀香 125g　沉香 125g
苏合香 125g　安息香 125g
冰片 37.5g　乳香 125g

【制法】 以上十二味，乳香、安息香、冰片分别研细；苏合香用乙醇溶解，滤过；其余石菖蒲等八味粉碎成细粉，加苏合香乙醇液，搅匀，低温干燥，粉碎成细粉，过筛，混匀，与上述乳香等三味细粉配研，过筛，混匀，即得。

【功能与主治】 行气活血，通窍止痛。用于痰瘀闭阻，心胸憋闷疼痛，或中恶气闭，霍乱，吐泻。

【用法与用量】 姜汤或温开水送服。一次3g，一日2次。

【注意】 孕妇禁用；忌气恼，辛辣食物。

【规格】 每瓶装3g

【剂量推算】

处方	成药日用量	推算饮片日生药量，g	《药典》饮片日用量，g
石菖蒲	6	0.53	3～10
郁金		0.53	3～10
荜茇		0.53	1～3
醋香附		0.53	6～10
木香		0.53	3～6
丁香		0.53	1～3
檀香		0.53	2～5
沉香		0.53	1～5
苏合香		0.53	0.3～1
安息香		0.53	0.6～1.5
冰片		0.16	0.3～0.9
乳香		0.53	3～5

通痹片

Tongbi Pian

【处方】 制马钱子 13.28g　金钱白花蛇 2.21g
蜈蚣 2.21g　全蝎 2.21g
地龙 2.21g　僵蚕 2.21g
乌梢蛇 2.21g　天麻 2.21g
人参 0.74g　黄芪 8.86g
当归 13.28g　羌活 2.21g
独活 2.21g　防风 2.21g
麻黄 2.21g　桂枝 2.21g
附子(黑顺片)2.21g　制川乌 2.21g
薏苡仁 13.28g　麸炒苍术 13.28g
麸炒白术 13.28g　桃仁 4.43g
红花 2.95g　炒没药 2.21g
炮山甲 2.21g　醋延胡索 2.21g
牡丹皮 2.21g　北刘寄奴 2.21g
王不留行 2.21g　鸡血藤 4.43g
酒香附 2.21g　木香 2.21g
枳壳 2.21g　砂仁 1.85g
路路通 2.21g　木瓜 2.21g
川牛膝 2.21g　续断 2.21g
伸筋草 2.21g　大黄 2.21g
朱砂 2.21g

【制法】 以上四十一味，除朱砂外，其余四十味粉碎成细粉，朱砂水飞成极细粉，与上述药粉配研，加辅料适量混匀，制粒，压制成1000片，包糖衣，即得。

【功能与主治】 祛风胜湿，活血通络，散寒止痛，调补气血。用于寒湿闭阻、瘀血阻络、气血两虚所致的痹病，症见关节冷痛、屈伸不利；风湿性关节炎、类风湿性关节炎见上述证候者。

【用法与用量】 口服。一次2片，一日2～3次，饭后服用或遵医嘱。

【注意】 孕妇、儿童禁用。肝肾功能损害与高血压患者慎用；不可过量、久服；忌食生冷油腻食物。

【规格】 片心重0.3g

【剂量推算】

处方	成药日用量，片	推算饮片日生药量，g	《药典》饮片日用量，g
制马钱子	4～6	0.053～0.080	0.3～0.6
金钱白花蛇		0.0088～0.013	2～5
蜈蚣		0.0088～0.013	3～5
全蝎		0.0088～0.013	3～6
地龙		0.0088～0.013	5～10
僵蚕		0.0088～0.013	5～10
乌梢蛇		0.0088～0.013	6～12
天麻		0.0088～0.013	3～10
人参		0.0030～0.0044	3～9
黄芪		0.035～0.053	9～30
当归		0.053～0.080	6～12
羌活		0.0088～0.013	3～10
独活		0.0088～0.013	3～10
防风		0.0088～0.013	5～10

续表

处方	成药日用量，片	推算饮片日生药量，g	《药典》饮片日用量，g
麻黄	4～6	0.0088～0.013	2～10
桂枝		0.0088～0.013	3～10
附子（黑顺片）		0.0088～0.013	3～15
制川乌		0.0088～0.013	1.5～3
薏苡仁		0.053～0.080	9～30
麸炒苍术		0.053～0.080	3～9
麸炒白术		0.053～0.080	6～12
桃仁		0.018～0.027	5～10
红花		0.012～0.018	3～10
炒没药		0.0088～0.013	3～5[1]
炮山甲		0.0088～0.013	5～9[2]
醋延胡索		0.0088～0.013	3～10
牡丹皮		0.0088～0.013	6～12
北刘寄奴		0.0088～0.013	6～9
王不留行		0.0088～0.013	5～10
鸡血藤		0.018～0.027	9～15
酒香附		0.0088～0.013	6～10[3]
木香		0.0088～0.013	3～6
枳壳		0.0088～0.013	3～10
砂仁		0.0074～0.011	3～6
路路通		0.0088～0.013	5～10
木瓜		0.0088～0.013	6～9
川牛膝		0.0088～0.013	5～10
续断		0.0088～0.013	9～15
伸筋草		0.0088～0.013	3～12
大黄		0.0088～0.013	3～15
朱砂		0.0088～0.013	0.1～0.5

参考标准：

［1］湖北省中药饮片炮制规范（2018年版）

［2］中国药典（2015年版）一部

［3］山东省中药饮片炮制规范（2012年版）

通痹胶囊

Tongbi Jiaonang

【处方】 制马钱子 26.56g　金钱白花蛇 4.42g
蜈蚣 4.42g　全蝎 4.42g
地龙 4.42g　僵蚕 4.42g
乌梢蛇 4.42g　天麻 4.42g
人参 1.48g　黄芪 17.72g
当归 26.56g　羌活 4.42g
独活 4.42g　防风 4.42g
麻黄 4.42g　桂枝 4.42g
附子(黑顺片)4.42g　制川乌 4.42g
薏苡仁 26.56g　苍术（炒）26.56g
麸炒白术 26.56g　桃仁 8.86g
红花 5.90g　没药（炒）4.42g
炮山甲 4.42g　醋延胡索 4.42g
牡丹皮 4.42g　北刘寄奴 4.42g
王不留行 4.42g　鸡血藤 8.86g
香附（酒制）4.42g　木香 4.42g
枳壳 4.42g　砂仁 3.70g
路路通 4.42g　木瓜 4.42g
川牛膝 4.42g　续断 4.42g
伸筋草 4.42g　大黄 4.42g
朱砂 4.42g

【制法】 以上四十一味，除制马钱子、附子（黑顺片）、制川乌和朱砂外，其余三十七味粉碎成细粉，制马钱子、附子（黑顺片）、制川乌粉碎成细粉，朱砂水飞成极细粉，与上述粉末混匀，制成颗粒，干燥，装入胶囊，制成1000粒，即得。

【功能与主治】 祛风胜湿，活血通络，散寒止痛，调补气血。用于寒湿闭阻，瘀血阻络，气血两虚所致痹病，症见关节冷痛，屈伸不利；风湿性关节炎，类风湿性关节炎见有上述证候者。

【用法与用量】 口服。一次1粒，一日2～3次，饭后服用或遵医嘱。

【注意】 （1）孕妇、儿童禁用。（2）肝肾功能损害与高血压患者慎用。（3）不可过量久服。（4）忌食生冷油腻食物。

【规格】 每粒装0.31g

【剂量推算】

处方	成药日用量，粒	推算饮片日生药量，g	《药典》饮片日用量，g
制马钱子	2～3	0.053～0.080	0.3～0.6
金钱白花蛇		0.0088～0.013	2～5
蜈蚣		0.0088～0.013	3～5
全蝎		0.0088～0.013	3～6
地龙		0.0088～0.013	5～10
僵蚕		0.0088～0.013	5～10
乌梢蛇		0.0088～0.013	6～12

续表

处方	成药 日用量，粒	推算饮片 日生药量，g	《药典》饮片 日用量，g
天麻	2～3	0.0088～0.013	3～10
人参		0.0030～0.0044	3～9
黄芪		0.036～0.053	9～30
当归		0.053～0.080	6～12
羌活		0.0088～0.013	3～10
独活		0.0088～0.013	3～10
防风		0.0088～0.013	5～10
麻黄		0.0088～0.013	2～10
桂枝		0.0088～0.013	3～10
附子（黑顺片）		0.0088～0.013	3～15
制川乌		0.0088～0.013	1.5～3
薏苡仁		0.053～0.080	9～30
苍术（炒）		0.053～0.080	3～9
麸炒白术		0.053～0.080	6～12
桃仁		0.018～0.027	5～10
红花		0.012～0.018	3～10
没药（炒）		0.0088～0.013	3～5[1]
炮山甲		0.0088～0.013	5～9[2]
醋延胡索		0.0088～0.013	3～10
牡丹皮		0.0088～0.013	6～12
北刘寄奴		0.0088～0.013	6～9
王不留行		0.0088～0.013	5～10
鸡血藤		0.018～0.027	9～15
香附（酒制）		0.0088～0.013	6～10[3]
木香		0.0088～0.013	3～6
枳壳		0.0088～0.013	3～10
砂仁		0.0074～0.011	3～6
路路通		0.0088～0.013	5～10
木瓜		0.0088～0.013	6～9
川牛膝		0.0088～0.013	5～10
续断		0.0088～0.013	9～15
伸筋草		0.0088～0.013	3～12
大黄		0.0088～0.013	3～15
朱砂		0.0088～0.013	0.1～0.5

参考标准：

［1］湖北省中药饮片炮制规范（2018年版）

［2］中国药典（2015年版）一部

［3］山东省中药饮片炮制规范（2012年版）

桑姜感冒片

Sangjiang Ganmao Pian

【处方】 桑叶 300g　菊花 120g
紫苏叶 160g　连翘 160g
苦杏仁 160g　干姜 100g

【制法】 以上六味，取桑叶150g粉碎成细粉；剩余桑叶与其余菊花等五味加水煎煮三次，第一次1.5小时，第二、三次各1小时，合并煎液，滤过，滤液浓缩至适量，加入桑叶细粉，混匀，干燥，粉碎，制成颗粒，干燥，压制成1000片，包糖衣；或压制成500片，包薄膜衣，即得。

【功能与主治】 散风清热，宣肺止咳。用于外感风热、痰浊阻肺所致的感冒，症见发热头痛、咽喉肿痛、咳嗽痰白。

【用法与用量】 口服。一次3～4片（糖衣片）或1～2片（薄膜衣片），一日3次。

【规格】（1）糖衣片（片心重0.25g）（2）薄膜衣片　每片重0.5g

【剂量推算】

处方	成药 日用量，片	推算饮片 日生药量，g	《药典》饮片 日用量，g
桑叶	糖衣片：9～12 薄膜衣片：3～6	1.80～3.60	5～10
菊花		0.72～1.44	5～10
紫苏叶		0.96～1.92	5～10
连翘		0.96～1.92	6～15
苦杏仁		0.96～1.92	5～10
干姜		0.60～1.20	3～10

桑菊感冒片

Sangju Ganmao Pian

【处方】 桑叶 465g　菊花 185g
连翘 280g　薄荷素油 1ml
苦杏仁 370g　桔梗 370g
甘草 150g　芦根 370g

【制法】 以上八味，除薄荷素油外，桔梗粉碎成细粉；连翘提取挥发油；药渣与其余桑叶等五味加水煎煮二次（苦杏仁压榨去油后，在水沸时加入），每次2小时，合并煎液，滤过，滤液浓缩成稠膏，加入桔梗细粉及适量辅料，混匀，制成颗粒，干燥，放冷，喷加薄荷素油和连翘挥发油，混匀，压制成 1000 片，或包糖衣或薄膜衣，即得。

【功能与主治】 疏风清热，宣肺止咳。用于风热感冒初起，头痛，咳嗽，口干，咽痛。

【用法与用量】 口服。一次 4～8 片，一日 2～3 次。

【规格】 薄膜衣片　每片重 0.62g

【剂量推算】

处方	成药日用量，片	推算饮片日生药量，g	《药典》饮片日用量，g
桑叶	8～24	3.72～11.16	5～10
菊花		1.48～4.44	5～10
连翘		2.24～6.72	6～15
薄荷素油		0.008～0.024ml	0.06～0.6ml[1]
苦杏仁		2.96～8.88	5～10
桔梗		2.96～8.88	3～10
甘草		1.20～3.60	2～10
芦根		2.96～8.88	15～30

参考标准：

[1] 中国药典（2005 年版）一部

桑菊感冒合剂

Sangju Ganmao Heji

【处方】 桑叶 200g　菊花 80g　连翘 120g　薄荷 64g　苦杏仁 160g　桔梗 160g　甘草 64g　芦根 160g

【制法】 以上八味，苦杏仁压榨去脂肪油后，用水蒸气蒸馏，收集蒸馏液 160ml；薄荷提取挥发油后，备用，药渣与其余桑叶等六味加水煎煮三次，第一次 2 小时，第二次 1.5 小时，第三次 1 小时，煎液滤过，滤液合并，浓缩至 840ml，加入苯甲酸钠 3g 或羟苯乙酯 0.5g，放冷，加入上述蒸馏液、挥发油，加水至 1000ml，搅匀，即得。

【功能与主治】 疏风清热，宣肺止咳。用于风热感冒初起，头痛，咳嗽，口干，咽痛。

【用法与用量】 口服。一次 15～20ml，一日 3 次，用时摇匀。

【规格】 （1）每支装 10ml　（2）每瓶装 100ml

【剂量推算】

处方	成药日用量，ml	推算饮片生药量	《药典》饮片日用量，g
桑叶	45～60	9.00～12.00	5～10
菊花		3.60～4.80	5～10
连翘		5.40～7.20	6～15
薄荷		2.88～3.84	3～6
苦杏仁		7.20～9.60	5～10
桔梗		7.20～9.60	3～10
甘草		2.88～3.84	2～10
芦根		7.20～9.60	15～30

桑葛降脂丸

Sangge Jiangzhi Wan

【处方】 桑寄生 252g　葛根 252g　山药 210g　大黄 42g　山楂 210g　丹参 252g　红花 126g　泽泻 168g　茵陈 168g　蒲公英 168g

【制法】 以上十味，红花与其余九味各取半量，粉碎成细粉。其余加水煎煮二次，合并煎液，滤过。滤液浓缩至适量，与上述细粉混匀，干燥，粉碎成细粉，过筛，混匀，用水泛丸，干燥，制成 1000g，即得。

【功能与主治】 补肾健脾，通下化瘀，清热利湿。用于脾肾两虚、痰浊血瘀型高脂血症。

【用法与用量】 口服。一次 4g，一日 3 次；或遵医嘱。

【注意】 脾虚便溏者慎服；孕妇禁用。

【规格】 每 30 丸重 1g

【剂量推算】

处方	成药日用量，g	推算饮片日生药量，g	《药典》饮片日用量，g
桑寄生	12	3.02	9～15
葛根		3.02	10～15
山药		2.52	15～30
大黄		0.50	3～15
山楂		2.52	9～12
丹参		3.02	10～15

续表

处方	成药日用量，g	推算饮片日生药量，g	《药典》饮片日用量，g
红花	12	1.51	3～10
泽泻		2.02	6～10
茵陈		2.02	6～15
蒲公英		2.02	10～15

理中丸

Lizhong Wan

【处方】党参 75g　土白术 75g
炙甘草 75g　炮姜 50g

【制法】以上四味，粉碎成细粉，过筛，混匀。每100g粉末加炼蜜110～120g制成大蜜丸，即得。

【功能与主治】温中散寒，健胃。用于脾胃虚寒，呕吐泄泻，胸满腹痛，消化不良。

【用法与用量】口服。一次1丸，一日2次。小儿酌减。

【注意】忌食生冷油腻，不宜消化的食物。

【规格】每丸重9g

【剂量推算】

处方	成药日用量，丸	推算饮片日生药量，g	《药典》饮片日用量，g
党参	2	2.23～2.34	9～30
土白术		2.23～2.34	6～12[1]
炙甘草		2.23～2.34	2～10
炮姜		1.49～1.56	3～9

参考标准：

[1]吉林省中药饮片炮制规范（2020年版）公示

培元通脑胶囊

Peiyuan Tongnao Jiaonang

【处方】制何首乌 429g　熟地黄 286g
天冬 286g　醋龟甲 46g
鹿茸 23g　酒苁蓉 114g
肉桂 24g　赤芍 49g
全蝎 48g　烫水蛭 96g
地龙 49g　炒山楂 142g
茯苓 48g　炙甘草 29g

【制法】以上十四味，鹿茸、全蝎、烫水蛭、地龙、肉桂分别粉碎成细粉；醋龟甲加水煎煮三次，每次6小时，滤过，滤液合并；其余制何首乌等八味加水浸泡1小时，煎煮三次，每次1.5小时，滤过，合并滤液，加入上述醋龟甲煎液，减压浓缩至相对密度为1.28～1.33（60～70℃）的稠膏；加入全蝎、地龙粉末，混匀，干燥，粉碎成细粉，加入鹿茸、烫水蛭、肉桂细粉，混匀，加辅料适量，装入胶囊，制成1000粒，即得。

【功能与主治】益肾填精，息风通络。用于肾元亏虚，瘀血阻络证，症见半身不遂、口眼歪斜、言语謇涩、半身麻木、眩晕耳鸣、腰膝酸软、脉沉细；缺血性中风中经络恢复期见上述证候者。

【用法与用量】口服。一次3粒，一日3次。

【注意】孕妇禁用，产妇慎用。忌辛辣、油腻，禁烟酒。个别患者服药后出现恶心，一般不影响继续服药。偶见嗜睡、乏力，继续服药能自行缓解。

【规格】每粒装0.6g

【剂量推算】

处方	成药日用量，粒	推算饮片日生药量，g	《药典》饮片日用量，g
制何首乌	9	3.86	6～12
熟地黄		2.57	9～15
天冬		2.57	6～12
醋龟甲		0.41	9～24
鹿茸		0.21	1～2
酒苁蓉		1.03	6～10
肉桂		0.22	1～5
赤芍		0.44	6～12
全蝎		0.43	3～6
烫水蛭		0.86	1～3
地龙		0.44	5～10
炒山楂		1.28	9～12
茯苓		0.43	10～15
炙甘草		0.26	2～10

培坤丸

Peikun Wan

【处方】炙黄芪 48g　陈皮 32g
炙甘草 8g　炒白术 48g

北沙参 16g　　茯苓 32g
酒当归 80g　　麦冬 32g
川芎 16g　　炒酸枣仁 32g
酒白芍 16g　　砂仁 9g
杜仲炭 32g　　核桃仁 20g
盐胡芦巴 40g　　醋艾炭 16g
龙眼肉 32g　　山茱萸（制）32g
制远志 4g　　熟地黄 64g
五味子（蒸）8g

【制法】 以上二十一味，粉碎成细粉，过筛，混匀。另取酥油 4g，熔化，加入上述粉末，混匀。每 100g 粉末加炼蜜 90～100g 制成小蜜丸或大蜜丸，即得。

【功能与主治】 补气血，滋肝肾。用于妇女血亏，消化不良，月经不调，赤白带下，小腹冷痛，气血衰弱，久不受孕。

【用法与用量】 用黄酒或温开水送服。小蜜丸一次 9g，大蜜丸一次 1 丸，一日 2 次。

【注意】 抑郁气滞，内有湿者忌服。

【规格】 小蜜丸每 45 丸重 9g；大蜜丸每丸重 9g

【剂量推算】

处方	成药日用量	推算饮片日生药量，g	《药典》饮片日用量，g
炙黄芪	小蜜丸：18g 大蜜丸：2 丸	0.70～0.73	9～30
陈皮		0.46～0.49	3～10
炙甘草		0.12～0.12	2～10
炒白术		0.70～0.73	6～12
北沙参		0.23～0.24	5～12
茯苓		0.46～0.49	10～15
酒当归		1.16～1.22	6～12
麦冬		0.46～0.49	6～12
川芎		0.23～0.24	3～10
炒酸枣仁		0.46～0.49	10～15
酒白芍		0.23～0.24	6～15
砂仁		0.13～0.14	3～6
杜仲炭		0.46～0.49	6～9[1]
核桃仁		0.29～0.31	6～9
盐胡芦巴		0.58～0.61	5～10
醋艾炭		0.23～0.24	3～9
龙眼肉		0.46～0.49	9～15
山茱萸（制）		0.46～0.49	6～12
制远志		0.06～0.06	3～10
熟地黄		0.93～0.98	9～15
五味子（蒸）		0.12～0.12	2～6[2]

参考标准：

［1］广东省中药饮片炮制规范（第一册）
［2］浙江省中药炮制规范（2015 年版）

黄芪生脉颗粒

Huangqi Shengmai Keli

【处方】 炙黄芪 600g　　党参 400g
麦冬 400g　　五味子 100g
南五味子 100g

【制法】 以上五味，加水煎煮二次，第一次 2 小时，第二次 1.5 小时，滤过，滤液合并，离心，取上清液减压浓缩至适量，加糊精适量，混匀，干燥，制成 1000g，即得。

【功能与主治】 益气滋阴，养心行滞。用于气阴两虚，血脉瘀阻引起的胸痹心痛，症见胸痛、胸闷、心悸、气短；冠心病、心绞痛见上述证候者。

【用法与用量】 口服。一次 1 袋，一日 3 次。

【注意】 根据病情需要，必要时，应配合其他治疗措施。

【规格】 每袋装 5g

【剂量推算】

处方	成药日用量，袋	推算饮片日生药量，g	《药典》饮片日用量，g
炙黄芪	3	9	9～30
党参		6	9～30
麦冬		6	6～12
五味子		1.5	2～6
南五味子		1.5	2～6

黄芪健胃膏

Huangqi Jianwei Gao

【处方】 黄芪 407g　　白芍 244g
桂枝 122g　　生姜 122g
甘草 122g　　大枣 122g

【制法】 以上六味，生姜、桂枝用水蒸气蒸馏提取挥发油；蒸馏后的水溶液收集备用；药渣与其余黄芪等四味加水煎煮二次，每次 2 小时，合并煎液并与蒸馏后的水溶液合并，滤过，滤液静置，倾取上清液，浓缩至相对密度为 1.18～1.20（80℃）的稠膏，另取饴糖814g制成糖浆，加入稠膏，搅匀，继续浓缩至规定量，待冷，加入苯甲酸钠3g及上述挥发油，搅匀，制成1000g，即得。

【功能与主治】 补气温中，缓急止痛。用于脾胃虚寒所致的胃痛，症见胃痛拘急、畏寒肢冷、喜温喜按、心悸自汗；胃、十二指肠溃疡见上述证候者。

【用法与用量】 口服，一次15～20g，一日2次。

【注意】 消化道出血时慎服。

【规格】 每瓶装100g

【剂量推算】

处方	成药日用量，g	推算饮片日生药量，g	《药典》饮片日用量，g
黄芪	30～40	12.21～16.28	9～30
白芍		7.32～9.76	6～15
桂枝		3.66～4.88	3～10
生姜		3.66～4.88	3～10
甘草		3.66～4.88	2～10
大枣		3.66～4.88	6～15

黄芪颗粒

Huangqi Keli

【处方】 黄芪 1000g

【制法】 取黄芪加水煎煮二次，第一次3小时，第二次2小时，合并煎液，滤过，滤液浓缩至相对密度约为1.21～1.24（60℃），加乙醇使含乙醇量为70%，搅匀，静置，取上清液回收乙醇，浓缩成相对密度为1.31～1.33（60℃）的清膏。加蔗糖粉及糊精适量，制成颗粒，低温干燥，制成1000g〔规格（1）〕或667g〔规格（2）〕；或加辅料适量，制成颗粒，低温干燥，制成267g（无蔗糖）〔规格（3）〕，即得。

【功能与主治】 补气固表，利尿，托毒排脓，生肌。用于气短心悸，虚脱，自汗，体虚浮肿，久泻，脱肛，子宫脱垂，痈疽难溃，疮口久不愈合。

【用法与用量】 开水冲服。一次1袋，一日2次。

【规格】（1）每袋装15g　（2）每袋装10g　（3）每袋装4g（无蔗糖）

【剂量推算】

处方	成药日用量，袋	推算饮片日生药量，g	《药典》饮片日用量，g
黄芪	2	30	9～30

黄连上清丸

Huanglian Shangqing Wan

【处方】 黄连 10g　栀子（姜制）80g　连翘 80g　炒蔓荆子 80g　防风 40g　荆芥穗 80g　白芷 80g　黄芩 80g　菊花 160g　薄荷 40g　酒大黄 320g　黄柏（酒炒）40g　桔梗 80g　川芎 40g　石膏 40g　旋覆花 20g　甘草 40g

【制法】 以上十七味，粉碎成细粉，过筛，混匀。用水制丸，干燥，制成水丸；或每100g粉末用炼蜜30～40g加适量的水制丸，干燥，制成水蜜丸；或每100g粉末加炼蜜150～170g制成大蜜丸或小蜜丸，即得。

【功能与主治】 散风清热，泻火止痛。用于风热上攻、肺胃热盛所致的头晕目眩、暴发火眼、牙齿疼痛、口舌生疮、咽喉肿痛、耳痛耳鸣、大便秘结、小便短赤。

【用法与用量】 口服。水丸或水蜜丸一次3～6g，小蜜丸一次6～12g（30～60丸），大蜜丸一次1～2丸，一日2次。

【注意】 忌食辛辣食物；孕妇慎用；脾胃虚寒者禁用。

【规格】 水丸　每袋装6g；水蜜丸　每40丸重3g；小蜜丸　每100丸重20g；大蜜丸每丸重6g

【剂量推算】

处方	成药日用量	推算饮片日生药量，g	《药典》饮片日用量，g
黄连	水丸、水蜜丸：6～12g 小蜜丸：12～24g（60～120丸） 大蜜丸：2～4丸	0.033～0.07	2～5
栀子（姜制）		0.26～0.59	6～9[1]
连翘		0.26～0.59	6～15
炒蔓荆子		0.26～0.59	5～10
防风		0.13～0.29	5～10
荆芥穗		0.26～0.59	5～10
白芷		0.26～0.59	3～10
黄芩		0.26～0.59	3～10
菊花		0.52～1.17	5～10
薄荷		0.13～0.29	3～6

续表

处方	成药日用量	推算饮片日生药量，g	《药典》饮片日用量，g
酒大黄	水丸、水蜜丸：6～12g 小蜜丸：12～24g（60～120丸） 大蜜丸：2～4丸	1.05～2.35	3～15
黄柏（酒炒）		0.13～0.29	3～12[2]
桔梗		0.26～0.59	3～10
川芎		0.13～0.29	3～10
石膏		0.13～0.29	15～60
旋覆花		0.065～0.15	3～9
甘草		0.13～0.29	2～10

参考标准：

［1］福建省中药饮片炮制规范（2012年版）
［2］山东省中药饮片炮制规范（2012年版）

黄连上清片

Huanglian Shangqing Pian

【处方】 黄连 5g　栀子 40g
连翘 40g　炒蔓荆子 40g
防风 20g　荆芥穗 40g
白芷 40g　黄芩 40g
菊花 80g　薄荷 20g
大黄 160g　黄柏 20g
桔梗 40g　川芎 20g
石膏 20g　旋覆花 10g
甘草 20g

【制法】 以上十七味，大黄、白芷、黄连、石膏粉碎成细粉；连翘、荆芥穗、薄荷提取挥发油，药渣加水煎煮二次，每次1小时，滤过，合并滤液并浓缩成清膏；其余旋覆花等十味用70%乙醇加热回流2小时，滤过，滤液回收乙醇并浓缩成清膏，药渣再加水煎煮二次，每次1小时，滤过，合并滤液并浓缩成清膏；合并三种清膏，浓缩至适量，与大黄等粉末混匀；或清膏喷雾干燥后，与大黄等粉末混匀；加入适量辅料，制成颗粒，干燥，喷入连翘等挥发油，混匀，压制成1000片，包糖衣或薄膜衣，即得。

【功能与主治】 散风清热，泻火止痛。用于风热上攻、肺胃热盛所致的头晕目眩、暴发火眼、牙齿疼痛、口舌生疮、咽喉肿痛、耳痛耳鸣、大便秘结、小便短赤。

【用法与用量】 口服。一次6片，一日2次。

【注意】 忌食辛辣食物；孕妇慎用；脾胃虚寒者禁用。

【规格】（1）薄膜衣片　每片重0.31g　（2）糖衣片（片心重0.3g）

【剂量推算】

处方	成药日用量，片	推算饮片日生药量，g	《药典》饮片日用量，g
黄连	12	0.06	2～5
栀子		0.48	6～10
连翘		0.48	6～15
炒蔓荆子		0.48	5～10
防风		0.24	5～10
荆芥穗		0.48	5～10
白芷		0.48	3～10
黄芩		0.48	3～10
菊花		0.96	5～10
薄荷		0.24	3～6
大黄		1.92	3～15
黄柏		0.24	3～12
桔梗		0.48	3～10
川芎		0.24	3～10
石膏		0.24	15～60
旋覆花		0.12	3～9
甘草		0.24	2～10

黄连上清胶囊

Huanglian Shangqing Jiaonang

【处方】 黄连 8.78g　栀子（姜制）70.23g
连翘 70.23g　炒蔓荆子 70.23g
防风 35.11g　荆芥穗 70.23g
白芷 70.23g　黄芩 70.23g
菊花 140.46g　薄荷 35.11g
酒大黄 280.92g　黄柏（酒炙）35.11g
桔梗 70.23g　川芎 35.11g
石膏 35.11g　旋覆花 17.57g
甘草 35.11g

【制法】 以上十七味，酒大黄、黄连粉碎成细粉；连翘、荆芥穗、薄荷加水蒸馏4小时，收集挥发油，挥发油用倍他环糊精包合，备用；蒸馏后的水溶液另器收集，其余栀子等十二味加水煎煮二次，每次2小时（第一次煎沸后加入黄芩），煎液滤过，滤液合并，与蒸馏后的水溶液合并，浓缩，加入酒大黄和黄连的细粉，制成颗粒，干燥，加入挥发油包合物，混匀，制成1000粒，即得。

【功能与主治】 散风清热、泻火止痛。用于风热上攻、肺胃热盛所致的头晕目眩、暴发火眼、牙齿疼痛、口舌生疮、咽喉肿痛、耳痛耳鸣、大便秘结、小便短赤。

【用法与用量】 口服。一次2粒，一日2次。

【注意】 忌食辛辣食物；孕妇慎用；脾胃虚寒者禁用。

【规格】 每粒装0.4g

【剂量推算】

处方	成药日用量，粒	推算饮片日生药量，g	《药典》饮片日用量，g
黄连	4	0.035	2～5
栀子（姜制）		0.28	6～9[1]
连翘		0.28	6～15
炒蔓荆子		0.28	5～10
防风		0.14	5～10
荆芥穗		0.28	5～10
白芷		0.28	3～10
黄芩		0.28	3～10
菊花		0.56	5～10
薄荷		0.14	3～6
酒大黄		1.12	3～15
黄柏（酒炙）		0.14	3～12[2]
桔梗		0.28	3～10
川芎		0.14	3～10
石膏		0.14	15～60
旋覆花		0.07	3～9
甘草		0.14	2～10

参考标准：

［1］福建省中药饮片炮制规范（2012年版）

［2］山东省中药饮片炮制规范（2012年版）

黄连上清颗粒

Huanglian Shangqing Keli

【处方】 黄连 24g　栀子（姜制） 192g
连翘 192g　炒蔓荆子 192g
防风 96g　荆芥穗 192g
白芷 192g　黄芩 192g
菊花 384g　薄荷 96g
酒大黄 768g　黄柏（酒炙） 96g
桔梗 192g　川芎 96g
石膏 96g　旋覆花 48g
甘草 96

【制法】 以上十七味，酒大黄576g与黄连、黄柏（酒炙）、白芷粉碎，过筛，混匀，取细粉600g，备用；剩余粗粒与防风、桔梗、剩余的酒大黄用70%乙醇作溶剂，浸渍24小时后进行渗漉，收集渗漉液，回收乙醇后浓缩至适量；荆芥穗、薄荷、川芎蒸馏提取挥发油，收集挥发油；蒸馏后的水溶液另器收集；药渣与其余旋覆花等八味加水煎煮二次，第一次2小时，第二次1.5小时，煎液滤过，滤液合并，浓缩至适量，与渗漉浓缩液和荆芥穗等三味的水溶液合并，浓缩，加入上述细粉，混匀，制成颗粒，干燥，喷入上述挥发油，混匀，密闭8小时，制成1000g，即得。

【功能与主治】 散风清热、泻火止痛。用于风热上攻、肺胃热盛所致的头晕目眩、暴发火眼、牙齿疼痛、口舌生疮、咽喉肿痛、耳痛耳鸣、大便秘结、小便短赤。

【用法与用量】 口服。一次1袋，一日2次。

【注意】 忌食辛辣食物；孕妇慎用；脾胃虚寒者禁用。

【规格】 每袋装2g

【剂量推算】

处方	成药日用量，袋	推算饮片日生药量，g	《药典》饮片日用量，g
黄连	2	0.096	2～5
栀子（姜制）		0.77	6～9[1]
连翘		0.77	6～15
炒蔓荆子		0.77	5～10
防风		0.38	5～10
荆芥穗		0.77	5～10
白芷		0.77	3～10
黄芩		0.77	3～10
菊花		1.54	5～10
薄荷		0.38	3～6
酒大黄		3.07	3～15
黄柏（酒炙）		0.38	3～12[2]
桔梗		0.77	3～10

续表

处方	成药日用量，袋	推算饮片日生药量，g	《药典》饮片日用量，g
川芎	2	0.38	3～10
石膏		0.38	15～60
旋覆花		0.19	3～9
甘草		0.38	2～10

参考标准：

［1］福建省中药饮片炮制规范（2012年版）

［2］山东省中药饮片炮制规范（2012年版）

黄连胶囊

Huanglian Jiaonang

【处方】黄连 250g

【制法】取黄连，粉碎成细粉，混匀，装入胶囊，制成1000粒，即得。

【功能与主治】清热燥湿，泻火解毒。用于湿热蕴毒所致的痢疾、黄疸，症见发热、黄疸、吐泻、纳呆、尿黄如茶、目赤吞酸、牙龈肿痛或大便脓血。

【用法与用量】口服。一次2～6粒，一日3次。

【注意】脾胃虚寒者慎用；忌辛辣、油腻、黏滑及不易消化的食品。

【规格】每粒装0.25g

【剂量推算】

处方	成药日用量，粒	推算饮片日生药量，g	《药典》饮片日用量，g
黄连	6～18	1.5～4.5	2～5

黄疸肝炎丸

Huangdan Ganyan Wan

【处方】茵陈 64g　滇柴胡 48g
炒栀子 48g　青叶胆 16g
醋延胡索 48g　郁金（醋炙）32g
醋香附 48g　麸炒枳壳 48g
槟榔 48g　青皮 32g
佛手 32g　酒白芍 64g
甘草 16g

【制法】以上十三味，粉碎成细粉，过筛，混匀。每100g粉末加炼蜜160～180g制成大蜜丸，即得。

【功能与主治】舒肝理气，利胆退黄。用于肝气不舒、湿热蕴结所致的黄疸，症见皮肤黄染、胸胁胀痛、小便短赤；急性肝炎、胆囊炎见上述证候者。

【用法与用量】口服。一次1～2丸，一日3次。

【注意】孕妇、肝硬化及脾胃虚寒者慎用。

【规格】每丸重9g

【剂量推算】

处方	成药日用量，丸	推算饮片日生药量，g	《药典》饮片日用量，g
茵陈	3～6	1.13～2.44	6～15
滇柴胡		0.85～1.83	6～12[1]
炒栀子		0.85～1.83	6～10
青叶胆		0.28～0.61	10～15
醋延胡索		0.85～1.83	3～10
郁金（醋炙）		0.57～1.22	3～9[1]
醋香附		0.85～1.83	6～10
麸炒枳壳		0.85～1.83	3～10
槟榔		0.85～1.83	3～10
青皮		0.57～1.22	3～10
佛手		0.57～1.22	3～10
酒白芍		1.13～2.44	6～15
甘草		0.28～0.61	2～10

参考标准：

［1］云南省中药饮片标准（2005年版）（第一册）

萆薢分清丸

Bixie Fenqing Wan

【处方】粉萆薢 320g　石菖蒲 60g
甘草 160g　乌药 80g
盐益智仁 40g

【制法】以上五味，粉碎成细粉，过筛，混匀，用水泛丸，干燥。将滑石粉碎成极细粉包衣，打光，干燥，即得。

【功能与主治】分清化浊，温肾利湿。用于肾不化气、清浊不分所致的白浊、小便频数。

【用法与用量】口服。一次6～9g，一日2次。

【注意】忌食油腻、茶、醋及辛辣刺激性物。

【规格】 每20丸重1g

【剂量推算】

处方	成药日用量	推算饮片日生药量，g	《药典》饮片日用量，g
粉萆薢	12～18	5.82～8.73	9～15
石菖蒲		1.09～1.64	3～10
甘草		2.91～4.36	2～10
乌药		1.45～2.18	6～10
盐益智仁		0.73～1.09	3～10

梅花点舌丸

Meihua Dianshe Wan

【处方】 牛黄 60g　珍珠 90g　人工麝香 60g　蟾酥（制） 60g　熊胆粉 30g　雄黄 30g　朱砂 60g　硼砂 30g　葶苈子 30g　乳香（制） 30g　没药（制） 30g　血竭 30g　沉香 30g　冰片 30g

【制法】 以上十四味，除人工麝香、牛黄、蟾酥（制）、熊胆粉、冰片外，珍珠水飞或粉碎成极细粉；朱砂、雄黄分别水飞成极细粉，其余硼砂等六味粉碎成细粉。将人工麝香、牛黄、蟾酥（制）、熊胆粉、冰片研细，与上述粉末（朱砂除外）配研，过筛，混匀。取上述粉末，用水泛丸，低温干燥，用朱砂粉末包衣，打光，即得。

【功能与主治】 清热解毒，消肿止痛。用于火毒内盛所致的疔疮痈肿初起、咽喉牙龈肿痛、口舌生疮。

【用法与用量】 口服。一次3丸，一日1～2次；外用，用醋化开，敷于患处。

【注意】 孕妇忌服。

【规格】 每10丸重1g

【剂量推算】

处方	成药日用量，丸	推算饮片日生药量，g	《药典》饮片日用量，g
牛黄	3～6	0.03～0.06	0.15～0.35
珍珠		0.05～0.09	0.1～0.3
人工麝香		0.03～0.06	0.03～0.1
蟾酥（制）		0.03～0.06	0.015～0.03[1]

续表

处方	成药日用量，丸	推算饮片日生药量，g	《药典》饮片日用量，g
熊胆粉	3～6	0.02～0.03	0.6～0.9[2] 1～2.5[3]
雄黄		0.02～0.03	0.05～0.1
朱砂		0.03～0.06	0.1～0.5
硼砂		0.02～0.03	1.5～3[4]
葶苈子		0.02～0.03	3～10
乳香（制）		0.02～0.03	3～5[5]
没药（制）		0.02～0.03	3～5[5]
血竭		0.02～0.03	1～2
沉香		0.02～0.03	1～5
冰片		0.02～0.03	0.3～0.9

参考标准：

[1] 黑龙江省中药饮片炮制规范（2012年版）

[2] 云南省中药材标准补充

[3] 湖南省中药饮片炮制规范（2010年版）

[4] 甘肃省中药材标准（2020年版）

[5] 上海市中药饮片炮制规范（2018年版）

排石颗粒

Paishi Keli

【处方】 连钱草 1038g　盐车前子 156g　木通 156g　徐长卿 156g　石韦 156g　忍冬藤 260g　滑石 260g　瞿麦 156g　苘麻子 156g　甘草 260g

【制法】 以上十味，取连钱草156g，加水煎煮二次，第一次3小时，第二次2小时，合并煎液，滤过，滤液浓缩至相对密度约为1.20（50℃）的清膏，备用；取剩余的连钱草及其余车前子等九味，加水煎煮二次，第一次3小时，第二次2小时，合并煎液，滤过，滤液浓缩至相对密度约为1.24（50℃）的清膏，放冷，加乙醇适量，静置，取上清液，回收乙醇并浓缩至相对密度约为1.20（50℃）的清膏，与上述清膏合并，混匀。取清膏喷雾干燥，加蔗糖适量制成颗粒；或取清膏加蔗糖及其他辅料适量，制粒，干燥，制成1000g；或取清膏加糊精适量制成颗粒，干燥，制成250g（无蔗糖），即得。

【功能与主治】 清热利水，通淋排石。用于下焦湿热所致的石淋，症见腰腹疼痛、排尿不畅或伴有血尿；泌尿系结石见上述证候者。

【用法与用量】 开水冲服。一次1袋，一日3次；或遵医嘱。

【规格】（1）每袋装20g （2）每袋装5g（无蔗糖）

【剂量推算】

处方	成药 日用量，袋	推算饮片 日生药量，g	《药典》饮片 日用量，g
连钱草	3	62.28	15～30
盐车前子		9.36	9～15
木通		9.36	3～6
徐长卿		9.36	3～12
石韦		9.36	6～12
忍冬藤		15.60	9～30
滑石		15.60	10～20
瞿麦		9.36	9～15
苘麻子		9.36	3～9
甘草		15.60	2～10

控涎丸

Kongxian Wan

【处方】 醋甘遂 300g　红大戟 300g
白芥子 300g

【制法】 以上三味，粉碎成细粉，过筛，混匀。另取米粉或黄米粉240g，调稀糊。取上述粉末，用稀糊泛丸，干燥，即得。

【功能与主治】 涤痰逐饮。用于痰涎水饮停于胸膈，胸胁隐痛，咳喘痛甚，痰不易出，瘰疬，痰核。

【用法与用量】 用温开水或枣汤、米汤送服。一次1～3g，一日1～2次。

【注意】 孕妇忌服；体虚者慎用。

【剂量推算】

处方	成药 日用量	推算饮片 日生药量，g	《药典》饮片 日用量，g
醋甘遂	1～6	0.26～1.58	0.5～1.5
红大戟		0.26～1.58	1.5～3
白芥子		0.26～1.58	3～9

虚寒胃痛颗粒

Xuhan Weitong Keli

【处方】 炙黄芪 335.8g　炙甘草 224.0g
桂枝 224.0g　党参 335.8g
白芍 335.8g　高良姜 134.4g
大枣 224.0g　干姜 44.8g

【制法】 以上八味，高良姜、干姜水蒸气蒸馏提取挥发油，蒸馏后的水溶液另器收集；其余炙黄芪等六味加水煎煮二次，第一次2小时，第二次1小时，合并煎液，与提取挥发油后的水溶液合并，滤过，滤液浓缩至适量，加3倍量乙醇，静置12小时，取上清液，回收乙醇，浓缩至适量，加适量蔗糖粉及糊精，制成颗粒，干燥，放冷，喷入挥发油，混匀，制成1000g；或加入适量糊精，制成颗粒，干燥，放冷，喷入挥发油，混匀，制成600g，即得。

【功能与主治】 益气健脾，温胃止痛。用于脾虚胃弱所致的胃痛，症见胃脘隐痛、喜温喜按、遇冷或空腹加重；十二指肠球部溃疡、慢性萎缩性胃炎见上述证候者。

【用法与用量】 开水冲服。一次1袋，一日3次。

【规格】（1）每袋装5g （2）每袋装3g（无蔗糖）

【剂量推算】

处方	成药 日用量，袋	推算饮片 日生药量，g	《药典》饮片 日用量，g
炙黄芪	3	5.04	9～30
炙甘草		3.36	2～10
桂枝		3.36	3～10
党参		5.04	9～30
白芍		5.04	6～15
高良姜		2.02	3～6
大枣		3.36	6～15
干姜		0.67	3～10

蛇胆川贝软胶囊

Shedan Chuanbei Ruanjiaonang

【处方】 蛇胆汁 21.4g　川贝母 128.6g

【制法】 以上二味，川贝母粉碎成细粉，与蛇胆汁混匀，干燥，粉碎成细粉，加入适量聚山梨酯80，植物油等辅料，用胶体磨研细，制成软胶囊1000粒，即得。

【功能与主治】清肺，止咳，除痰。用于肺热咳嗽，痰多。

【用法与用量】口服。一次2～4粒，一日2～3次。

【规格】每粒装0.3g

【剂量推算】

处方	成药日用量，粒	推算饮片日生药量，g	《药典》饮片日用量，g
蛇胆汁	4～12	0.086～0.26	0.5～1[1]
川贝母		0.51～1.54	3～10

参考标准：

[1] 广东省中药材标准（第二册）(2011年版)

蛇胆川贝胶囊

Shedan Chuanbei Jiaonang

【处方】蛇胆汁 49g　　川贝母 295g

【制法】以上二味，川贝母粉碎成细粉，与蛇胆汁混匀，干燥，粉碎，过筛，装入胶囊，制成1000粒，即得。

【功能与主治】清肺，止咳，祛痰。用于肺热咳嗽，痰多。

【用法与用量】口服。一次1～2粒，一日2～3次。

【规格】每粒装0.3g

【剂量推算】

处方	成药日用量，粒	推算饮片日生药量，g	《药典》饮片日用量，g
蛇胆汁	2～6	0.098～0.29	0.5～1[1]
川贝母		0.59～1.77	3～10

参考标准：

[1] 广东省中药材标准（第二册）(2011年版)

蛇胆川贝散

Shedan Chuanbei San

【处方】蛇胆汁 100g　　川贝母 600g

【制法】以上二味，川贝母粉碎成细粉，与蛇胆汁混匀，干燥，粉碎，过筛，即得。

【功能与主治】清肺，止咳，除痰。用于肺热咳嗽，痰多。

【用法与用量】口服。一次0.3～0.6g，一日2～3次。

【规格】每瓶装 (1) 0.3g (2) 0.6g

【剂量推算】

处方	成药日用量	推算饮片日生药量，g	《药典》饮片日用量，g
蛇胆汁	0.6～1.8	0.086～0.26	0.5～1[1]
川贝母		0.51～1.54	3～10

参考标准：

[1] 广东省中药材标准（第二册）(2011年版)

蛇胆陈皮片

Shedan Chenpi Pian

【处方】蛇胆汁 26g　　陈皮 156g

【制法】以上二味，陈皮粉碎成细粉，过筛，与蛇胆汁混匀，干燥，研成细粉，加糊精等适量，制成颗粒，干燥，压制成1000片；或压制成500片，包薄膜衣，即得。

【功能与主治】理气化痰，祛风和胃。用于痰浊阻肺，胃失和降，咳嗽、呕逆。

【用法与用量】口服。一次2～4片或1～2片（薄膜衣片），一日3次。

【规格】(1) 素片　每片重0.22g (2) 素片　每片重0.32g (3) 薄膜衣片　每片重0.4g

【剂量推算】

处方	成药日用量，片	推算饮片日生药量，g	《药典》饮片日用量，g
蛇胆汁	素片：6～12 薄膜衣片：3～6	0.16～0.31	0.5～1[1]
陈皮		0.94～1.87	3～10

参考标准：

[1] 广东省中药材标准（第二册）(2011年版)

蛇胆陈皮胶囊

Shedan Chenpi Jiaonang

【处方】蛇胆汁 49g　　陈皮（蒸） 295g

【制法】 以上二味，陈皮（蒸）粉碎成细粉，与蛇胆汁混匀，干燥，粉碎，过筛，装入胶囊，制成1000粒，即得。

【功能与主治】 理气化痰，祛风和胃。用于痰浊阻肺，胃失和降，咳嗽、呕逆。

【用法与用量】 口服。一次1～2粒，一日2～3次。

【规格】 每粒装0.3g

【剂量推算】

处方	成药日用量，粒	推算饮片日生药量，g	《药典》饮片日用量，g
蛇胆汁	2～6	0.098～0.29	0.5～1[1]
陈皮（蒸）		0.59～1.77	3～10[2]

参考标准：

［1］广东省中药材标准（第二册）（2011年版）

［2］四川省中药饮片炮制规范（2015年版）

蛇胆陈皮散

Shedan Chenpi San

【处方】 蛇胆汁 100g　陈皮（蒸） 600g

【制法】 以上二味，陈皮（蒸）粉碎成细粉，与蛇胆汁混匀，干燥，粉碎，过筛，即得。

【功能与主治】 理气化痰，祛风和胃。用于痰浊阻肺，胃失和降，咳嗽，呕逆。

【用法与用量】 口服。一次0.3～0.6g，一日2～3次。

【规格】 每瓶装 （1）0.3g （2）0.6g

【剂量推算】

处方	成药日用量，g	推算饮片日生药量	《药典》饮片日用量，g
蛇胆汁	0.6～1.8	0.0086～0.26	0.5～1[1]
陈皮（蒸）		0.51～1.54	3～10[2]

参考标准：

［1］广东省中药材标准（第二册）（2011年版）

［2］四川省中药饮片炮制规范（2015年版）

银丹心脑通软胶囊

Yindan Xinnaotong Ruanjiaonang

【处方】 银杏叶 500g　丹参 500g
灯盏细辛 300g　绞股蓝 300g
山楂 400g　大蒜 400g
三七 200g　艾片 10g

【制法】 以上八味，艾片研成极细粉；大蒜提取大蒜油；三七破碎成粗粉备用；银杏叶粉碎，加稀乙醇加热回流提取二次，每次2小时，合并提取液，回收乙醇并浓缩至适量，加在已处理好的大孔吸附树脂柱上，依次用水及80%乙醇洗脱，收集相应的洗脱液，回收乙醇，减压干燥，粉碎成极细粉；丹参加乙醇加热回流提取二次，每次1.5小时，滤过，合并滤液，回收乙醇，浓缩，干燥，粉碎成极细粉；药渣加水煎煮二次，每次2小时，滤过，合并滤液，浓缩至相对密度为1.13～1.15（50℃）的清膏，加入乙醇使含醇量达70%，搅匀，静置，回收乙醇，浓缩，干燥，粉碎成极细粉；灯盏细辛加水煎煮二次，每次2小时，滤过，合并滤液，浓缩至相对密度为1.12～1.15（50℃），加入乙醇使醇量达70%，搅匀，静置，取上清液，回收乙醇，浓缩，干燥，粉碎成极细粉；其余绞股蓝、山楂及三七粗粉，加水煎煮二次，每次2小时，滤过，合并滤液，浓缩至相对密度为1.13～1.15（50℃），加入乙醇使含醇量达70%，搅匀，静置，取上清液，回收乙醇，浓缩，干燥，粉碎成极细粉；将上述极细粉、大蒜油及蜂蜡25g、大豆磷脂8.4g、植物油220g混合均匀，压制成1000粒，即得。

【功能与主治】 苗医：蒙修，蒙柯，陇蒙柯，给俄，告俄蒙给。中医：活血化瘀、行气止痛，消食化滞。用于气滞血瘀引起的胸痹，胸闷，气短，心悸等；冠心病心绞痛、高脂血症、脑动脉硬化、中风、中风后遗症见上述证候者。

【用法与用量】 口服。一次2～4粒，一日3次。

【规格】 每粒装0.4g

【剂量推算】

处方	成药日用量，粒	推算饮片日生药量，g	《药典》饮片日用量，g
银杏叶	6～12	3～6	9～12
丹参		3～6	10～15
灯盏细辛		1.8～3.6	9～15
绞股蓝		1.8～3.6	6～10[1]
山楂		2.4～4.8	9～12
大蒜		2.4～4.8	9～15
三七		1.2～2.4	3～9
艾片		0.06～0.12	0.15～0.3

参考标准：

[1] 湖北省中药材质量标准（2018年版）

银屑灵膏

Yinxieling Gao

【处方】 苦参 40g　甘草 40g
白鲜皮 54g　防风 40g
土茯苓 81g　蝉蜕 54g
黄柏 27g　地黄 54g
山银花 54g　赤芍 27g
连翘 40g　当归 40g

【制法】 以上十二味，将山银花、连翘、防风、蝉蜕加水煎煮二次，每次1小时，滤过，合并煎液；其余苦参等八味，加水煎煮三次，每次1小时，滤过，合并煎液；合并以上药液，减压浓缩至相对密度为1.23（20℃）的清膏；另取蔗糖600g，加水适量，加热溶解，滤过，与上述清膏混匀，加苯甲酸钠2g，混匀，制成1000g，即得。

【功能与主治】 清热燥湿，活血解毒。用于湿热蕴肤，郁滞不通所致的白疕，症见皮损呈红斑湿润、偶有浅表小脓疱，多发于四肢屈侧部位；银屑病见上述证候者。

【用法与用量】 口服。一次33g，一日2次。或遵医嘱。

【注意】 孕妇禁用；忌食刺激性食物。

【规格】（1）每袋装33g　（2）每瓶装100g　（3）每瓶装300g

【剂量推算】

处方	成药日用量，g	推算饮片日生药量，g	《药典》饮片日用量，g
苦参	66	2.64	4.5～9
甘草		2.64	2～10
白鲜皮		3.56	5～10
防风		2.64	5～10
土茯苓		5.35	15～60
蝉蜕		3.56	3～6
黄柏		1.78	3～12
地黄		3.56	鲜地黄12～30；生地黄10～15
山银花		3.56	6～15
赤芍	66	1.78	6～12
连翘		2.64	6～15
当归		2.64	6～12

银黄清肺胶囊

Yinhuang Qingfei Jiaonang

【处方】 葶苈子 60g　蜜麻黄 37.5g
苦杏仁 45g　浙贝母 45g
枇杷叶 45g　大青叶 30g
石菖蒲 45g　穿山龙 45g
一枝蒿 30g　银杏叶 45g
五味子 15g　枳实 15g
生石膏 60g　甘草 15g

【制法】 以上十四味，蜜麻黄粉碎成最细粉，备用；葶苈子、苦杏仁、浙贝母、枳实、五味子加70%乙醇室温浸渍三次，每次24小时，滤过，合并滤液，回收乙醇并减压浓缩至相对密度为1.00～1.10（50℃）的浸膏，备用；药渣与其余枇杷叶等八味，加水煎煮二次，每次1小时，合并煎液，减压浓缩至相对密度为1.05～1.15（50℃）的浸膏；将上述两种浸膏合并，浓缩至相对密度为1.15～1.25（50℃）的浸膏，真空干燥成干浸膏，粉碎成细粉，加入上述蜜麻黄最细粉及淀粉适量，混匀，制粒，装入胶囊，制成1000粒，即得。

【功能与主治】 清肺化痰，止咳平喘。用于慢性支气管炎急性发作之痰热壅肺证，症见咳嗽咳痰，痰黄而粘，胸闷气喘，发热口渴，便干尿黄，舌红，苔黄腻。

【用法与用量】 口服。一次3粒，一日3次。7天为一疗程。

【注意】（1）孕妇忌服。（2）本品成分中含有麻黄碱，心动过速、高血压患者慎用。（3）注意慎与强心苷类药物合用。（4）请注意掌握疗程和用量，勿长时间连续使用。（5）少数患者用药后出现心悸。

【规格】 每粒装0.15g

【剂量推算】

处方	成药日用量，粒	推算饮片日生药量，g	《药典》饮片日用量，g
葶苈子	9	0.54	3～10
蜜麻黄		0.34	2～10

续表

处方	成药日用量，粒	推算饮片日生药量，g	《药典》饮片日用量，g
苦杏仁	9	0.41	5～10
浙贝母		0.41	5～10
枇杷叶		0.41	6～10
大青叶		0.27	9～15
石菖蒲		0.41	3～10
穿山龙		0.41	9～15
一枝蒿		0.27	6～20[1]
银杏叶		0.41	9～12
五味子		0.14	2～6
枳实		0.14	3～10
生石膏		0.54	15～60
甘草		0.14	2～10

参考标准：

[1] 卫生部药品标准（中药材第一册）(1992年版)

银翘伤风胶囊

Yinqiao Shangfeng Jiaonang

【处方】山银花 132g　桔梗 79g
牛蒡子 79g　薄荷 79g
芦根 79g　甘草 66g
淡豆豉 66g　荆芥 53g
淡竹叶 53g　连翘 132g
人工牛黄 5g

【制法】以上十一味，荆芥、薄荷及连翘66g提取挥发油，药渣与淡竹叶、芦根、牛蒡子、山银花、淡豆豉加水煎煮二次，每次2小时，滤过，合并滤液，浓缩成稠膏。桔梗、甘草及剩余的连翘粉碎成细粉，与稠膏混匀，干燥，粉碎，配研加入人工牛黄，过筛，混匀，再喷入薄荷等三味的挥发油，混匀，装入胶囊，制成1000粒，即得。

【功能与主治】疏风解表，清热解毒。用于外感风热，温病初起，发热恶寒，高热口渴，头痛目赤，咽喉肿痛。

【用法与用量】口服。一次4粒，一日3次。

【规格】每粒装0.3g

【剂量推算】

处方	成药日用量，粒	推算饮片日生药量，g	《药典》饮片日用量，g
山银花	12	1.58	6～15
桔梗		0.95	3～10
牛蒡子		0.95	6～12
薄荷		0.95	3～6
芦根		0.95	15～30
甘草		0.79	2～10
淡豆豉		0.79	6～12
荆芥		0.64	5～10
淡竹叶		0.64	6～10
连翘		1.58	6～15
人工牛黄		0.060	0.15～0.35

银翘散

Yinqiao San

【处方】金银花 100g　连翘 100g
桔梗 60g　薄荷 60g
淡豆豉 50g　淡竹叶 40g
牛蒡子 60g　荆芥 40g
芦根 100g　甘草 40g

【制法】以上十味，粉碎成细粉，过筛，混匀，即得。

【功能与主治】辛凉透表，清热解毒。用于外感风寒，发热头痛，口干咳嗽，咽喉疼痛，小便短赤。

【用法与用量】温开水吞服或开水泡服。一次1袋，一日2～3次。

【规格】每袋装6g

【剂量推算】

处方	成药日用量，袋	推算饮片日生药量，g	《药典》饮片日用量，g
金银花	2～3	1.85～2.77	6～15
连翘		1.85～2.77	6～15
桔梗		1.11～1.66	3～10
薄荷		1.11～1.66	3～6
淡豆豉		0.92～1.38	6～12
淡竹叶		0.74～1.11	6～10
牛蒡子		1.11～1.66	6～12
荆芥		0.74～1.11	5～10
芦根		1.85～2.77	15～30
甘草		0.74～1.11	2～10

银翘解毒片

Yinqiao Jiedu Pian

【处方】 金银花 200g　连翘 200g　薄荷 120g　荆芥 80g　淡豆鼓 100g　牛蒡子（炒）120g　桔梗 120g　淡竹叶 80g　甘草 100g

【制法】 以上九味，金银花、桔梗分别粉碎成细粉，过筛；薄荷、荆芥提取挥发油，蒸馏后的水溶液另器收集；药渣与连翘、牛蒡子（炒）、淡竹叶、甘草加水煎煮二次，每次2小时，滤过，合并滤液；淡豆豉加水煮沸后，于80℃温浸二次，每次2小时，合并浸出液，滤过。合并以上各药液，浓缩成稠膏，加入金银花、桔梗细粉及淀粉或滑石粉适量，混匀，制成颗粒，干燥，放冷，加入硬脂酸镁，喷加薄荷、荆芥挥发油，混匀，压制成1000片，或包薄膜衣，即得。

【功能与主治】 疏风解表，清热解毒。用于风热感冒，症见发热头痛、咳嗽口干、咽喉疼痛。

【用法与用量】 口服。一次4片，一日2～3次。

【规格】（1）素片　每片重0.5g　（2）薄膜衣片　每片重0.52g

【剂量推算】

处方	成药日用量，片	推算饮片日生药量，g	《药典》饮片日用量，g
金银花	8～12	1.60～2.40	6～15
连翘		1.60～2.40	6～15
薄荷		0.96～1.44	3～6
荆芥		0.64～0.96	5～10
淡豆豉		0.80～1.20	6～12
牛蒡子（炒）		0.96～1.44	6～12
桔梗		0.96～1.44	3～10
淡竹叶		0.64～0.96	6～10
甘草		0.80～1.20	2～10

银翘解毒软胶囊

Yinqiao Jiedu Ruanjiaonang

【处方】 金银花 400g　连翘 400g　薄荷 240g　荆芥 160g　淡豆鼓 200g　牛蒡子（炒）240g　桔梗 240g　淡竹叶 160g　甘草 200g

【制法】 以上九味，金银花加80%乙醇回流提取二次，每次1小时，滤过，合并滤液，回收乙醇，浓缩至相对密度为1.28～1.30（80℃）的稠膏；淡豆豉加水煮沸后，于80℃温浸二次，每次2小时，滤过，合并滤液，备用；薄荷、荆芥、连翘提取挥发油，蒸馏后的水溶液另器收集；药渣与牛蒡子（炒）、淡竹叶、甘草、桔梗加水煎煮二次，每次2小时，滤过，合并滤液；合并以上药液，浓缩至相对密度为1.18～1.20（80℃）的清膏，离心，上清液浓缩至相对密度为1.28～1.30（80℃）的稠膏，与金银花稠膏合并，减压干燥，粉碎成细粉，加入挥发油与适量大豆油及辅料适量，混匀，过筛，压制成软胶囊1000粒，即得。

【功能与主治】 疏风解表，清热解毒。用于风热感冒，症见发热头痛、咳嗽口干、咽喉疼痛。

【用法与用量】 口服。一次2粒，一日3次。

【规格】 每粒装0.45g

【剂量推算】

处方	成药日用量，粒	推算饮片日生药量，g	《药典》饮片日用量，g
金银花	6	2.40	6～15
连翘		2.40	6～15
薄荷		1.44	3～6
荆芥		0.96	5～10
淡豆豉		1.20	6～12
牛蒡子（炒）		1.44	6～12
桔梗		1.44	3～10
淡竹叶		0.96	6～10
甘草		1.20	2～10

银翘解毒胶囊

Yinqiao Jiedu Jiaonang

【处方】 金银花 200g　连翘 200g　薄荷 120g　荆芥 80g　淡豆鼓 100g　牛蒡子（炒）120g　桔梗 120g　淡竹叶 80g　甘草 100g

【制法】 以上九味，金银花、桔梗分别粉碎成细粉；薄荷、荆芥提取挥发油，蒸馏后的水溶液另器收集；药渣与连翘、牛蒡子（炒）、淡竹叶、甘草加水煎煮二次，每次2小时，合并滤液，滤过，滤液备用；淡豆豉加水煮沸后，于80℃温浸二次，每次2小时，合并浸出液，滤过，滤液与上述滤液及蒸馏后的水溶液合并，浓缩成稠膏，加入金银花、桔梗细粉，混匀，制成颗粒，干燥，放冷，喷加薄荷等挥发油，混匀，装入胶囊，压制成1000粒，即得。

【功能与主治】 疏风解表，清热解毒。用于风热感冒，症见发热头痛、咳嗽口干、咽喉疼痛。

【用法与用量】 口服。一次4粒，一日2～3次。

【规格】 每粒装0.4g

【剂量推算】

处方	成药日用量，粒	推算饮片日生药量，g	《药典》饮片日用量，g
金银花	8～12	1.60～2.40	6～15
连翘		1.60～2.40	6～15
薄荷		0.96～1.44	3～6
荆芥		0.64～0.96	5～10
淡豆豉		0.80～1.20	6～12
牛蒡子（炒）		0.96～1.44	6～12
桔梗		0.96～1.44	3～10
淡竹叶		0.64～0.96	6～10
甘草		0.80～1.20	2～10

银翘解毒颗粒

Yinqiao Jiedu Keli

【处方】 金银花 200g　　连翘 200g
薄荷 120g　　荆芥 80g
淡豆豉 100g　　牛蒡子（炒） 120g
桔梗 120g　　淡竹叶 80g
甘草 100g

【制法】 以上九味，取薄荷、荆芥、连翘蒸馏提取挥发油，蒸馏后的水溶液另器收集；其余金银花等六味分别粉碎，加水煎煮二次，每次1小时，滤过；合并滤液及上述水溶液，浓缩成相对密度为1.33～1.35（80℃）的清膏，取清膏，加蔗糖粉、糊精及乙醇适量，制成颗粒，干燥，制成1120g，喷加上述薄荷等挥发油，混匀；或浓缩至相对密度为1.08～1.10（60℃）的清膏，喷雾干燥，制成干膏粉，取干膏粉加乳糖和硬脂酸镁适量，混合，喷入上述薄荷等挥发油，混匀，制成颗粒373.3g（含乳糖），即得。

【功能与主治】 疏风解表，清热解毒。用于风热感冒，症见发热头痛、咳嗽口干、咽喉疼痛。

【用法与用量】 开水冲服。一次15g或5g（含乳糖），一日3次；重症者加服1次。

【规格】 每袋装 （1）15g （2）2.5g（含乳糖）

【剂量推算】

处方	成药日用量	推算饮片日生药量，g	《药典》饮片日用量，g
金银花	45～60 含乳糖： 15～20	8.04～10.71	6～15
连翘		8.04～10.71	6～15
薄荷		4.82～6.43	3～6
荆芥		3.21～4.29	5～10
淡豆豉		4.02～5.36	6～12
牛蒡子（炒）		4.82～6.43	6～12
桔梗		4.82～6.43	3～10
淡竹叶		3.21～4.29	6～10
甘草		4.02～5.36	2～10

银蒲解毒片

Yinpu Jiedu Pian

【处方】 山银花 562.5g　　蒲公英 750g
野菊花 562.5g　　紫花地丁 937.5g
夏枯草 562.5g

【制法】 以上五味，取部分蒲公英粉碎成细粉，备用；剩余的蒲公英与其余四味加水煎煮二次，滤过，合并滤液，滤液减压浓缩至适量，冷却，加乙醇2.5倍量，充分搅拌，静置，滤过，滤液回收乙醇并浓缩至稠膏，加入蒲公英细粉及硬脂酸镁适量，制成颗粒，干燥，压制成1000片，包糖衣，即得。

【功能与主治】 清热解毒。用于风热型急性咽炎，症见咽痛、充血，咽干或具灼热感，舌苔薄黄；湿热型肾盂肾炎，症见尿频短急，灼热疼痛，头身疼痛，小腹坠胀，肾区叩击痛。

【用法与用量】 口服。一次4～5片，一日3～4次，小儿酌减。

【规格】 糖衣片（片心重0.35g）

【剂量推算】

处方	成药 日用量，片	推算饮片 日生药量，g	《药典》饮片 日用量，g
山银花	12～20	6.75～11.25	6～15
蒲公英		9.00～15.00	10～15
野菊花		6.75～11.25	9～15
紫花地丁		11.25～18.75	15～30
夏枯草		6.75～11.25	9～15

甜梦口服液（甜梦合剂）

Tianmeng Koufuye

【处方】刺五加 53g　黄精 67g
蚕蛾 13g　桑椹 33g
党参 40g　黄芪 40g
砂仁 5g　枸杞子 40g
山楂 160g　熟地黄 27g
炙淫羊藿 27g　陈皮 27g
茯苓 27g　制马钱子 1.3g
法半夏 27g　泽泻 40g
山药 27g

【制法】以上十七味，加水煎煮二次，第一次1.5小时，第二次1小时，合并煎液，滤过，滤液浓缩至相对密度为1.18～1.20（70℃）的清膏，加乙醇使含醇量达65%，静置，取上清液回收乙醇，浓缩至相对密度为1.16～1.20（65℃）的清膏，加水适量，冷藏，滤过，加山梨酸钾2g，加水至1000ml，灭菌，灌封，即得。

【功能与主治】益气补肾，健脾和胃，养心安神。用于头晕耳鸣，视减听衰，失眠健忘，食欲不振，腰膝酸软，心慌气短，中风后遗症；对脑功能减退，冠状血管疾患，脑血管栓塞及脱发也有一定作用。

【用法与用量】口服。一次10～20ml，一日2次

【规格】每支装 (1) 10ml (2) 20ml (3) 100ml

【剂量推算】

处方	成药 日用量，ml	推算饮片 日生药量，g	《药典》饮片 日用量，g
刺五加	20～40	1.06～2.12	9～27
黄精		1.34～2.68	9～15
蚕蛾		0.26～0.52	3～9[1]
桑椹		0.66～1.32	9～15

续表

处方	成药 日用量，ml	推算饮片 日生药量，g	《药典》饮片 日用量，g
党参	20～40	0.80～1.60	9～30
黄芪		0.80～1.60	9～30
砂仁		0.10～0.20	3～6
枸杞子		0.80～1.60	6～12
山楂		3.20～6.40	9～12
熟地黄		0.54～1.08	9～15
炙淫羊藿		0.54～1.08	6～10
陈皮		0.54～1.08	3～10
茯苓		0.54～1.08	10～15
制马钱子		0.026～0.052	0.3～0.6
法半夏		0.54～1.08	3～9
泽泻		0.80～1.60	6～10
山药		0.54～1.08	15～30

参考标准：

[1] 山东省中药材标准（2012年版）

甜梦胶囊

Tianmeng Jiaonang

【处方】刺五加 178g　黄精 222g
蚕蛾 44g　桑椹 111g
党参 133g　黄芪 133g
砂仁 18g　枸杞子 133g
山楂 533g　熟地黄 89g
炙淫羊藿 89g　陈皮 89g
茯苓 89g　制马钱子 4.4g
法半夏 89g　泽泻 133g
山药 89g

【制法】以上十七味，加水煎煮二次，第一次1.5小时，第二次1小时，合并煎液，滤过，滤液浓缩至相对密度为1.18～1.20（70℃），加乙醇使含醇量达65%，静置，取上清液，回收乙醇，浓缩至稠膏状，减压干燥，粉碎，加入淀粉、微晶纤维素、硬脂酸镁及滑石粉适量，混匀，制颗粒，装入胶囊，制成1000粒，即得。

【功能与主治】益气补肾，健脾和胃，养心安神。用于头晕耳鸣，视减听衰，失眠健忘，食欲不振，腰

膝酸软，心慌气短，中风后遗症；对脑功能减退，冠状血管疾患，脑血管栓塞及脱发也有一定作用。

【用法与用量】 口服。一次3粒，一日2次。

【规格】 每粒装0.4g

【剂量推算】

处方	成药日用量，粒	推算饮片日生药量，g	《药典》饮片日用量，g
刺五加	6	1.07	9～27
黄精		1.33	9～15
蚕蛾		0.26	3～9[1]
桑椹		0.67	9～15
党参		0.80	9～30
黄芪		0.80	9～30
砂仁		0.11	3～6
枸杞子		0.80	6～12
山楂		3.20	9～12
熟地黄		0.53	9～15
炙淫羊藿		0.53	6～10
陈皮		0.53	3～10
茯苓		0.53	10～15
制马钱子		0.026	0.3～0.6
法半夏		0.53	3～9
泽泻		0.80	6～10
山药		0.53	15～30

参考标准：

[1] 山东省中药材标准（2012年版）

得生丸

Desheng Wan

【处方】 益母草 600g　　当归 200g
白芍 200g　　柴胡 100g
木香 50g　　川芎 50g

【制法】 以上六味，粉碎成细粉，过筛，混匀。每100g粉末加炼蜜190～210g制成大蜜丸，即得。

【功能与主治】 养血化瘀，舒肝调经。用于气滞血瘀所致的月经不调、痛经，症见月经量少有血块、经行后期或前后不定、经行小腹胀痛，或有癥瘕痞块。

【用法与用量】 口服。一次1丸，一日2次。

【注意】 孕妇忌服。

【规格】 每丸重9g

【剂量推算】

处方	成药日用量，丸	推算饮片日生药量，g	《药典》饮片日用量，g
益母草	2	2.90～3.10	9～30
当归		0.97～1.03	6～12
白芍		0.97～1.03	6～15
柴胡		0.48～0.52	3～10
木香		0.24～0.26	3～6
川芎		0.24～0.26	3～10

麻仁丸

Maren Wan

【处方】 火麻仁 200g　　苦杏仁 100g
大黄 200g　　枳实（炒） 200g
姜厚朴 100g　　炒白芍 200g

【制法】 以上六味，除火麻仁、苦杏仁外，其余大黄等四味粉碎成细粉，再与火麻仁、苦杏仁掺研成细粉，过筛，混匀。每100g粉末用炼蜜30～40g加适量的水制丸，干燥，制成水蜜丸；或加炼蜜90～110g制成小蜜丸或大蜜丸，即得。

【功能与主治】 润肠通便。用于肠热津亏所致的便秘，症见大便干结难下、腹部胀满不舒；习惯性便秘见上述证候者。

【用法与用量】 口服。水蜜丸一次6g，小蜜丸一次9g，大蜜丸一次1丸，一日1～2次。

【规格】 大蜜丸　每丸重9g

【剂量推算】

处方	成药日用量	推算饮片日生药量，g	《药典》饮片日用量，g
火麻仁	水蜜丸：6～12g 小蜜丸：9～18g 大蜜丸：1～2丸	0.86～1.89	10～15
苦杏仁		0.43～0.95	5～10
大黄		0.86～1.89	3～15
枳实（炒）		0.86～1.89	3～9[1]
姜厚朴		0.43～0.95	3～10
炒白芍		0.86～1.89	6～15

参考标准：

[1] 福建省中药饮片炮制规范（2012年版）

麻仁润肠丸

Maren Runchang Wan

【处方】火麻仁 120g　炒苦杏仁 60g
大黄 120g　木香 60g
陈皮 120g　白芍 60g

【制法】以上六味，粉碎成细粉，过筛，混匀。每100g粉末加炼蜜140～160g制成大蜜丸，即得。

【功能与主治】润肠通便。用于肠胃积热，胸腹胀满，大便秘结。

【用法与用量】口服。一次1～2丸，一日2次。

【注意】孕妇忌服。

【规格】每丸重6g

【剂量推算】

处方	成药日用量，丸	推算饮片日生药量，g	《药典》饮片日用量，g
火麻仁	2～4	1.03～2.22	10～15
炒苦杏仁		0.51～1.11	5～10
大黄		1.03～2.22	3～15
木香		0.51～1.11	3～6
陈皮		1.03～2.22	3～10
白芍		0.51～1.11	6～15

麻仁滋脾丸

Maren Zipi Wan

【处方】大黄（制）160g　火麻仁 80g
当归 80g　姜厚朴 40g
炒苦杏仁 40g　麸炒枳实 40g
郁李仁 40g　白芍 30g

【制法】以上八味，大黄（制）、当归、姜厚朴、麸炒枳实、白芍分别粉碎成细粉，再与其余火麻仁等三味共同粉碎成细粉，过筛，混匀。每100g粉末加炼蜜80～100g，制成小蜜丸或大蜜丸，即得。

【功能与主治】润肠通便，消食导滞。用于胃肠积热、肠燥津伤所致的大便秘结、胸腹胀满、饮食无味、烦躁不宁、舌红少津。

【用法与用量】口服。小蜜丸一次9g（45丸），大蜜丸一次1丸，一日2次。

【注意】孕妇慎用。

【规格】（1）小蜜丸　每100丸重20g　（2）大蜜丸　每丸重9g

【剂量推算】

处方	成药日用量	推算饮片日生药量，g	《药典》饮片日用量，g
大黄（制）	小蜜丸：18g 大蜜丸：2丸	2.82～3.14	3～15
火麻仁		1.41～1.57	10～15
当归		1.41～1.57	6～12
姜厚朴		0.71～0.78	3～10
炒苦杏仁		0.71～0.78	5～10
麸炒枳实		0.71～0.78	3～10
郁李仁		0.71～0.78	6～10
白芍		0.53～0.59	6～15

痔宁片

Zhining Pian

【处方】地榆炭 417.0g　侧柏叶炭 417.0g
地黄 333.4g　槐米 280.0g
酒白芍 280.0g　荆芥炭 166.8g
当归 280.0g　黄芩 280.0g
枳壳 166.8g　刺猬皮（制）166.8g
乌梅 166.8g　甘草 83.4g

【制法】以上十二味，当归、枳壳提取挥发油，蒸馏后的水溶液另器收集，药渣与其余地榆炭等十味，加水煎煮二次，每次3小时，滤过，合并滤液，滤液与上述蒸馏后的水溶液合并，减压浓缩至相对密度为1.30～1.35（80℃）的清膏，低温干燥，粉碎，制粒，喷入上述挥发油，压片，制成1000片，包薄膜衣，即得。

【功能与主治】清热凉血，润燥疏风。用于实热内结或湿热瘀滞所致的痔疮出血、肿痛。

【用法与用量】口服。一次3～4片，一日3次。

【注意】孕妇慎用；忌食辛辣食物。

【规格】每片重0.48g

【剂量推算】

处方	成药日用量，片	推算饮片日生药量，g	《药典》饮片日用量，g
地榆炭	9～12	3.75～5	9～15
侧柏叶炭		3.75～5	6～12
地黄		3～4	鲜地黄 12～30；生地黄 10～15

续表

处方	成药 日用量，片	推算饮片 日生药量，g	《药典》饮片 日用量，g
槐米	9～12	2.52～3.36	5～10
酒白芍		2.52～3.36	6～15
荆芥炭		1.5～2	5～10
当归		2.52～3.36	6～12
刺猬皮（制）		1.5～2	6～10[1]
枳壳		1.5～2	3～10
甘草		0.75～1	2～10
乌梅		1.5～2	6～12

参考标准：

[1] 湖南省中药材标准（2009年版）

痔炎消颗粒

Zhiyanxiao Keli

【处方】火麻仁 150g　紫珠叶 150g　槐花 75g　山银花 75g　地榆 75g　白芍 60g　三七 5g　白茅根 150g　茵陈 75g　枳壳 50g

【制法】以上十味，除三七外，其余火麻仁等九味药材，粉碎，加水煎煮二次，每次2小时，滤过，合并滤液并浓缩至相对密度为1.07～1.12（90℃）的清膏，加入乙醇使含醇量达70%，搅匀，静置，滤过，残渣再用70%乙醇适量洗涤，合并滤液，回收乙醇，并继续浓缩至相对密度为1.20～1.26（30℃）的清膏。另取三七粗粉，用70%乙醇加热提取三次，每次2小时，提取液滤过，滤液回收乙醇后，浓缩至相对密度为1.20～1.26（30℃）的清膏，上述二种清膏合并，加入适量蔗糖粉，混匀，制成颗粒，干燥，制成1000g。或加入甘露醇、阿司帕坦、甜菊素适量，制粒（无蔗糖），干燥，制成颗粒300g，即得。

【功能与主治】清热解毒，润肠通便，止血，止痛，消肿。用于血热毒盛所致的痔疮肿痛、肛裂疼痛及痔疮手术后大便困难、便血及老年人便秘。

【用法与用量】口服。一次1～2袋，一日3次。

【注意】孕妇慎用；忌食辛辣食物。

【规格】（1）每袋装 10g　（2）每袋装 3g（无蔗糖）

【剂量推算】

处方	成药 日用量，袋	推算饮片 日生药量，g	《药典》饮片 日用量，g
火麻仁	3～6	4.5～9	10～15
紫珠叶		4.5～9	3～15
槐花		2.25～4.5	5～10
山银花		2.25～4.5	6～15
地榆		2.25～4.5	9～15
白芍		1.8～3.6	6～15
三七		0.15～0.3	3～9
白茅根		4.5～9	9～30
茵陈		2.25～4.5	6～15
枳壳		1.5～3	3～10

痔疮片

Zhichuang Pian

【处方】大黄 323g　蒺藜 323g　功劳木 645g　白芷 323g　冰片 16g　猪胆粉 4g

【制法】以上六味，取白芷162g粉碎成细粉；剩余白芷与蒺藜、功劳木加水煎煮二次，每次2小时，滤过，合并滤液；大黄加水煎煮二次，每次1小时，滤过，合并滤液；上述两种滤液合并，浓缩成稠膏，再加入白芷粉、猪胆粉，混匀，制粒，干燥；将冰片研细与适量淀粉混匀，再研细，与上述颗粒混匀后，加淀粉、滑石粉适量，混匀，压制成1000片，包糖衣或薄膜衣，即得。

【功能与主治】清热解毒，凉血止痛，祛风消肿。用于各种痔疮，肛裂，大便秘结。

【用法与用量】口服。一次4～5片，一日3次。

【规格】（1）薄膜衣片　每片重0.3g　（2）糖衣片（片心重0.3g）

【剂量推算】

处方	成药 日用量，片	推算饮片 日生药量，g	《药典》饮片 日用量，g
大黄	12～15	3.88～4.85	3～15
蒺藜		3.88～4.85	6～10
功劳木		7.74～9.68	9～15
白芷		3.88～4.85	3～10
冰片		0.19～0.24	0.15～0.3
猪胆粉		0.048～0.060	0.3～0.6

痔疮胶囊

Zhichuang Jiaonang

【处方】大黄 323g　蒺藜 323g
功劳木 645g　白芷 323g
冰片 16g　猪胆粉 4g

【制法】以上六味，取白芷 161.5g 粉碎成细粉；剩余白芷与蒺藜、功劳木加水煎煮二次，每次 2 小时，滤过，合并滤液；大黄加水煎煮二次，每次 1 小时，滤过，合并滤液。合并上述两种滤液，加入猪胆粉，浓缩成相对密度为 1.25～1.30（60℃）的稠膏，真空干燥，粉碎成细粉，加入上述白芷粉及适量淀粉，或适量微晶纤维素和交联羧甲基纤维素钠，混匀，制成颗粒。冰片研细，与适量辅料混匀后加入上述颗粒中，混合均匀，装入胶囊，制成 1000 粒，即得。

【功能与主治】清热解毒，凉血止痛，祛风消肿。用于各种痔疮，肛裂，大便秘结。

【用法与用量】口服。一次 4～5 粒，一日 3 次。

【规格】每粒装（1）0.38g（2）0.4g

【剂量推算】

处方	成药日用量，粒	推算饮片日生药量，g	《药典》饮片日用量，g
大黄	12～15	3.88～4.85	3～15
蒺藜		3.88～4.85	6～10
功劳木		7.74～9.68	9～15
白芷		3.88～4.85	3～10
冰片		0.19～0.24	0.15～0.3
猪胆粉		0.048～0.060	0.3～0.6

痔康片

Zhikang Pian

【处方】豨莶草 360g　金银花 216g
槐花 216g　地榆炭 216g
黄芩 216g　大黄 96g

【制法】以上六味，大黄粉碎成细粉；地榆炭加水煎煮二次，第一次 2 小时，第二次 1 小时，合并煎液，滤过，滤液备用；其余豨莶草等四味加水煎煮二次，第一次 2 小时，第二次 1 小时，合并煎液，滤过，滤液浓缩至相对密度为 1.08～1.15（80℃）的清膏，加乙醇使含醇量约为 70%，放置过夜，滤过，滤液回收乙醇，与上述滤液合并，浓缩至相对密度为 1.38（40℃）的稠膏，加入大黄细粉，混匀，在 70℃干燥，粉碎，加入辅料适量，制成颗粒，压制成 1000 片，包薄膜衣，即得。

【功能与主治】清热凉血，泻热通便。用于热毒风盛或湿热下注所致的便血、肛门肿痛、有下坠感；一、二期内痔见上述证候者。

【用法与用量】口服。一次 3 片，一日 3 次。7 天为一疗程，或遵医嘱。

【注意】（1）孕妇禁用。

（2）部分患者服药后可有轻度腹泻，减少服药量后可缓解。

（3）本品不宜用于门静脉高压症，习惯性便秘导致的内痔需配合原发病治疗。

【规格】每片重 0.3g

【剂量推算】

处方	成药日用量，片	推算饮片日生药量，g	《药典》饮片日用量，g
豨莶草	9	3.24	9～12
金银花		1.94	6～15
槐花		1.94	5～10
地榆炭		1.94	9～15
黄芩		1.94	3～10
大黄		0.86	3～15

康尔心胶囊

Kang'erxin Jiaonang

【处方】三七 150g　人参 80g
麦冬 80g　丹参 120g
枸杞子 150g　何首乌 120g
山楂 230g

【制法】以上七味，三七粉碎成细粉，其余人参等六味，加水适量浸渍过夜，80℃温浸两次，第一次 1 小时，第二次 2 小时，浸液滤过，合并滤液，浓缩成相对密度为 1.25～1.30（70℃）的清膏，加入淀粉适量或淀粉和磷酸氢钙适量，低温干燥，粉碎成细粉，加入三七粉混匀，制粒，装入胶囊，制成 1000 粒，即得。

【功能与主治】益气养阴，活血止痛。用于气阴两虚、瘀血阻络所致的胸痹，症见胸闷心痛、心悸气短、腰膝酸软、耳鸣眩晕；冠心病心绞痛见上述证候者。

【用法与用量】口服。一次4粒，一日3次。

【规格】每粒装0.4g

【剂量推算】

处方	成药日用量，粒	推算饮片日生药量，g	《药典》饮片日用量，g
三七	12	1.80	3～9
人参		0.96	3～9
麦冬		0.96	6～12
丹参		1.44	10～15
枸杞子		1.80	6～12
何首乌		1.44	3～6
山楂		2.76	9～12

羚羊角胶囊

Lingyangjiao Jiaonang

【处方】羚羊角 150g

【制法】取羚羊角，锉研成最细粉，混匀，装入胶囊，制成1000粒或500粒，即得。

【功能与主治】平肝息风，清肝明目，散血解毒。用于肝风内动，肝火上扰，血热毒盛所致的高热惊痫，神昏痉厥，子痫抽搐，癫痫发狂，头痛眩晕，目赤，翳障，温毒发斑。

【用法与用量】口服。一次0.3～0.6g，一日1次。

【规格】每粒装（1）0.15g（2）0.3g

【剂量推算】

处方	成药日用量，g	推算饮片日生药量，g	《药典》饮片日用量，g
羚羊角	0.3～0.6	0.3～0.6	0.3～0.6

羚羊清肺丸

Lingyang Qingfei Wan

【处方】浙贝母 40g　蜜桑白皮 25g
前胡 25g　麦冬 25g
天冬 25g　天花粉 50g
地黄 50g　玄参 50g
石斛 100g　桔梗 50g
蜜枇杷叶 50g　炒苦杏仁 25g
金果榄 25g　金银花 50g
大青叶 25g　栀子 50g
黄芩 25g　板蓝根 25g
牡丹皮 25g　薄荷 25g
甘草 15g　熟大黄 25g
陈皮 30g　羚羊角粉 6g

【制法】以上二十四味，除羚羊角粉外，其余浙贝母等二十三味，粉碎成细粉，过筛。将羚羊角粉与浙贝母等细粉配研，过筛，混匀。每100g粉末加炼蜜140～160g制成小蜜丸或大蜜丸，即得。

【功能与主治】清肺利咽，清瘟止嗽。用于肺胃热盛，感受时邪，身热头晕，四肢酸懒，咳嗽痰盛，咽喉肿痛，鼻衄咳血，口干舌燥。

【用法与用量】口服。小蜜丸一次6g（30丸），大蜜丸一次1丸，一日3次。

【规格】（1）小蜜丸　每100丸重20g　（2）大蜜丸　每丸重6g

【剂量推算】

处方	成药日用量	推算饮片日生药量，g	《药典》饮片日用量，g
浙贝母	小蜜丸：18g 大蜜丸：3丸	0.33～0.36	5～10
蜜桑白皮		0.21～0.22	6～12
前胡		0.21～0.22	3～10
麦冬		0.21～0.22	6～12
天冬		0.21～0.22	6～12
天花粉		0.41～0.45	10～15
地黄		0.41～0.45	鲜地黄12～30；生地黄10～15
玄参		0.41～0.45	9～15
石斛		0.82～0.89	6～12
桔梗		0.41～0.45	3～10
蜜枇杷叶		0.41～0.45	6～10
炒苦杏仁		0.21～0.22	5～10
金果榄		0.21～0.22	3～9
金银花		0.41～0.45	6～15
大青叶		0.21～0.22	9～15
栀子		0.41～0.45	6～10
黄芩		0.21～0.22	3～10
板蓝根		0.21～0.22	9～15
牡丹皮		0.21～0.22	6～12

续表

处方	成药日用量	推算饮片日生药量，g	《药典》饮片日用量，g
薄荷	小蜜丸：18g 大蜜丸：3 丸	0.21～0.22	3～6
甘草		0.12～0.13	2～10
熟大黄		0.21～0.22	3～15
陈皮		0.25～0.27	3～10
羚羊角粉		0.049～0.054	0.3～0.6

羚羊清肺颗粒

Lingyang Qingfei Keli

【处方】浙贝母 31.7g　蜜桑白皮 19.8g
前胡 19.8g　麦冬 19.8g
天冬 19.8g　天花粉 39.6g
地黄 39.6g　玄参 39.6g
石斛 79.3g　桔梗 39.6g
蜜枇杷叶 39.6g　炒苦杏仁 19.8g
金果榄 19.8g　金银花 39.6g
大青叶 19.8g　栀子 39.6g
黄芩 19.8g　板蓝根 19.8g
牡丹皮 19.8g　薄荷 19.8g
甘草 11.9g　熟大黄 19.8g
陈皮 23.8g　羚羊角粉 4.8g

【制法】以上二十四味，除羚羊角粉外，薄荷、陈皮提取挥发油，蒸馏后的水溶液另器收集；其余浙贝母等二十一味，加水煎煮二次，第一次 2 小时，第二次 1 小时，滤过，滤液合并，与上述蒸馏后的水溶液合并，浓缩至相对密度为 1.30（50℃）的稠膏。取稠膏 1 份，加入蔗糖粉 3 份，糊精 1 份及羚羊角粉，制粒，干燥，加入上述薄荷等挥发油，混匀，制成颗粒 1000g，即得。

【功能与主治】清肺利咽，清瘟止嗽。用于肺胃热盛，感受时邪，身热头晕，四肢酸懒，咳嗽痰盛，咽喉肿痛，鼻衄咳血，口干舌燥。

【用法与用量】开水冲服。一次 1 袋，一日 3 次。

【规格】每袋装 6g

【剂量推算】

处方	成药日用量，袋	推算饮片日生药量，g	《药典》饮片日用量，g
浙贝母	3	0.57	5～10
蜜桑白皮		0.36	6～12
前胡		0.36	3～10
麦冬		0.36	6～12
天冬		0.36	6～12
天花粉		0.71	10～15
地黄		0.71	鲜地黄 12～30； 生地黄 10～15
玄参		0.71	9～15
石斛		1.43	6～12
桔梗		0.71	3～10
蜜枇杷叶		0.71	6～10
炒苦杏仁		0.36	5～10
金果榄		0.36	3～9
金银花		0.71	6～15
大青叶		0.36	9～15
栀子		0.71	6～10
黄芩		0.36	3～10
板蓝根		0.36	9～15
牡丹皮		0.36	6～12
薄荷		0.36	3～6
甘草		0.21	2～10
熟大黄		0.36	3～15
陈皮		0.43	3～10
羚羊角粉		0.086	0.3～0.6

羚羊感冒片

Lingyang Ganmao Pian

【处方】羚羊角 3.4g　牛蒡子 109g
淡豆豉 68g　金银花 164g
荆芥 82g　连翘 164g
淡竹叶 82g　桔梗 109g
薄荷素油 0.68ml　甘草 68g

【制法】以上十味，羚羊角锉研成细粉；桔梗及金银花 82g 粉碎成细粉，过筛，与羚羊角粉配研，混匀；荆芥、连翘提取挥发油，蒸馏后的水溶液另器保存；药渣与淡竹叶、牛蒡子、甘草、淡豆豉加水煎煮二次，每次 2 小时，合并煎液，滤过，滤液加入上述水溶液，浓缩至适量；剩余金银花热浸二次，每次2小时，合并浸出液，滤过，滤液浓缩至适量，与上述浓缩液合并，继续浓缩，成稠膏，加入羚羊角、桔梗等细粉及辅料适量，混匀，制成颗粒，干燥；或将合并后的浓缩液喷雾干燥成干膏粉，加入羚羊角、桔梗等细粉及辅料适量，混匀，制成颗粒。喷加薄荷素油及上述挥发油，混匀，压制成1000片，包糖衣或薄膜衣，即得。

【功能与主治】 清热解表。用于流行性感冒，症见发热恶风、头痛头晕、咳嗽、胸闷、咽喉肿痛。

【用法与用量】 口服。一次4～6片，一日2次。

【规格】（1）薄膜衣片　每片重0.32g　（2）薄膜衣片　每片重0.36g

【剂量推算】

处方	成药日用量，片	推算饮片日生药量，g	《药典》饮片日用量，g
羚羊角	8～12	0.027～0.041	1～3
金银花		1.31～1.97	6～15
淡豆豉		0.54～0.82	6～12
连翘		1.31～1.97	6～15
荆芥		0.66～0.98	5～10
桔梗		0.87～1.31	3～10
淡竹叶		0.66～0.98	6～10
牛蒡子		0.87～1.31	6～12
薄荷素油		0.0050～0.0080ml	0.06～0.6ml[1]
甘草		0.54～0.82	2～10

参考标准：
[1] 中国药典（2005年版）一部

断血流片

Duanxueliu Pian

【处方】 断血流 4500g

【制法】 取断血流，切段，加水煎煮二次，每次1.5小时，合并煎液，滤过，滤液浓缩至相对密度为1.15（80℃），加1.7倍量的乙醇，充分搅拌，静置24小时，取上清液，减压浓缩成稠膏状，干燥成干膏，加辅料适量，制成颗粒，压制成1000片，包糖衣或薄膜衣，即得。

【功能与主治】 凉血止血。用于血热妄行所致的月经过多、崩漏、吐血、衄血、咯血、尿血、便血，血色鲜红或紫红；功能失调性子宫出血、子宫肌瘤出血及多种出血症、单纯性紫癜、原发性血小板减少性紫癖见上述证候者。

【用法与用量】 口服。一次3～6片，一日3次。

【规格】 薄膜衣片　每片重0.35g

【剂量推算】

处方	成药日用量，片	推算饮片日生药量，g	《药典》饮片日用量，g
断血流	9～18	40.5～81	9～15

断血流胶囊

Duanxueliu Jiaonang

【处方】 断血流 4500g

【制法】 取断血流，加水煎煮二次，每次1.5小时，煎液滤过，滤液合并，浓缩至相对密度为1.15（80℃）的清膏，加1.7倍量的乙醇，充分搅拌，静置24小时，取上清液，浓缩至适量，干燥成干膏，粉碎，加淀粉适量，装入胶囊，制成1000粒，即得。

【功能与主治】 凉血止血。用于血热妄行所致的月经过多、崩漏、吐血、衄血、咯血、尿血、便血，血色鲜红或紫红；功能失调性子宫出血、子宫肌瘤出血及多种出血症、单纯性紫癜、原发性血小板减少性紫癜见上述证候者。

【用法与用量】 口服。一次3～6粒，一日3次。

【规格】 每粒装0.35g

【剂量推算】

处方	成药日用量，粒	推算饮片日生药量，g	《药典》饮片日用量，g
断血流	9～18	40.5～81	9～15

断血流颗粒

Duanxueliu Keli

【处方】 断血流 1200g

【制法】 取断血流，加水煎煮二次，每次1.5小时，合并煎液，滤过，滤液浓缩至相对密度为1.15（85℃）的清膏，加入乙醇使含醇量为63%，搅匀，静置24小时，取上清液回收乙醇并浓缩至相对密度为1.25（80℃）的清膏。取清膏加蔗糖、糊精及甜菊素适量，混匀，制成颗粒，干燥，制成1000g；或取清膏加蔗糖、糊精，混匀，制成颗粒，干燥，制成 650g，即得。

【功能与主治】 凉血止血。用于血热妄行所致的月经过多、崩涌、吐血、衄血、咯血、尿血、便血，血色鲜红或紫红；功能失调性子宫出血、子宫肌瘤出血及多种出血症、单纯性紫癜、原发性血小板减少性紫癜见上述证候者。

【用法与用量】 口服。一次 1 袋，一日 3 次。

【规格】 每袋装 （1）10g （2）6.5g

【剂量推算】

处方	成药日用量，袋	推算饮片日生药量，g	《药典》饮片日用量，g
断血流	3	36	9～15

清开灵口服液

Qingkailing Koufuye

【处方】 胆酸 3.25g　珍珠母 50.0g
猪去氧胆酸 3.75g　栀子 25.0g
水牛角 25.0g　板蓝根 200.0g
黄芩苷 5.0g　金银花 60.0g

【制法】 以上八味，水牛角磨粉；板蓝根、栀子、金银花加水煎煮二次，每次 1 小时，合并煎液，滤过，滤液浓缩至相对密度为 1.15～1.20（50℃）的清膏，放冷，加乙醇适量，静置，滤过，回收乙醇，加水适量，静置。将水牛角粉、珍珠母加硫酸适量，水解，滤过，滤液用 15%氢氧化钙溶液调节 pH 值至 4，滤过，滤液浓缩至相对密度为 1.05～1.10（50℃），放冷，加乙醇适量，静置，滤过，回收乙醇，加水适量，静置。胆酸、猪去氧胆酸加乙醇适量使溶解。将上述药材提取液与水解液合并，混匀，加至胆酸、猪去氧胆酸乙醇液中，加乙醇适量，静置，滤过，滤液回收乙醇，加水适量，静置，加入黄芩苷，调节 pH 值使溶解，加入矫味剂适量并加水至 1000ml，用氢氧化钠调节 pH 值至 7.2～7.5，搅匀，静置，滤过，即得。

【功能与主治】 清热解毒，镇静安神。用于外感风热时毒、火毒内盛所致高热不退、烦躁不安、咽喉肿痛、舌质红绛、苔黄、脉数者；上呼吸道感染、病毒性感冒、急性化脓性扁桃体炎、急性咽炎、急性气管炎、高热等病症属上述证候者。

【用法与用量】 口服。一次 20～30ml，一日 2 次；儿童酌减。

【注意】 久病体虚患者如出现腹泻时慎用。

【规格】 每支装 10ml

【剂量推算】

处方	成药日用量，ml	推算饮片日生药量，g	《药典》饮片日用量，g
胆酸	40～60	0.13～0.20	0.3～1.0[1]
珍珠母		2～3	10～25
猪去氧胆酸		0.15～0.23	0.45～0.9[2]
栀子		1～1.5	6～10
水牛角		1～1.5	15～30
板蓝根		8～12	9～15
黄芩苷		0.2～0.3	0.24～0.80[3]
金银花		2.4～3.6	6～15

参考标准：

[1] 北京市中药材标准（1998 年版）

[2] 猪脱氧胆酸片说明书

[3] 黄芩片《药典》日用量 3～10g，含黄芩苷不得少于 8.0%，相当于黄芩苷日用量不得少于 0.24～0.80g

清开灵片

Qingkailing Pian

【处方】 胆酸 13g　珍珠母 200g
猪去氧胆酸 15g　栀子 100g
水牛角 100g　板蓝根 800g
黄芩苷 20g　金银花 240g

【制法】 以上八味，板蓝根、栀子加水煎煮二次，滤过，合并滤液并浓缩成清膏，放冷，加乙醇适量，静置，滤过，回收乙醇，浓缩成稠膏，备用。金银花加热水浸泡，滤过，药渣加水煎煮，滤过，合并滤液并浓缩成流浸膏，放冷，加乙醇适量，静置，滤过，回收乙醇，浓缩成稠膏，备用。水牛角磨粉，加到 2mol/L 氢氧化钡溶液中，加热水解，水解液滤过备用。珍珠母磨粉，加到 2mol/L 硫酸溶液中，加热水解，趁热滤过，放冷后除去析出结晶，滤液在温热条件下加到水牛角水解液中，加氢氧化钡调节 pH 值至 4，放置，除去沉淀，滤液浓缩至适量，放冷，用 20%氢氧化钠溶液调节 pH 值至 7，冷藏，滤过，滤液浓缩成稠膏，与上述浓缩液合并，加入黄芩苷、胆酸、猪去氧胆酸及辅料，混匀，低温干燥，粉碎成细粉，制粒，压制成

1000片，包薄膜衣，即得。

【功能与主治】 清热解毒，镇静安神。用于外感风热时毒、火毒内盛所致高热不退、烦躁不安、咽喉肿痛、舌质红绛、苔黄、脉数者；上呼吸道感染、病毒性感冒、急性化脓性扁桃体炎、急性咽炎、急性气管炎、高热等病症属上述证候者。

【用法与用量】 口服。一次1～2片，一日3次。儿童酌减或遵医嘱。

【注意】 久病体虚患者如出现腹泻时慎用。

【规格】 每片重0.5g（含黄芩苷20mg）

【剂量推算】

处方	成药日用量，片	推算饮片日生药量，g	《药典》饮片日用量，g
胆酸	3～6	0.039～0.078	0.3～1.0[1]
珍珠母		0.6～1.2	10～25
猪去氧胆酸		0.045～0.09	0.45～0.9[2]
栀子		0.3～0.6	6～10
水牛角		0.3～0.6	15～30
板蓝根		2.4～4.8	9～15
黄芩苷		0.06～0.12	0.24～0.80[3]
金银花		0.72～1.44	6～15

参考标准：

[1] 北京市中药材标准（1998年版）

[2] 猪脱氧胆酸片说明书

[3] 黄芩片《药典》日用量3～10g，含黄芩苷不得少于8.0%，相当于黄芩苷日用量不得少于0.24～0.80g

清开灵软胶囊

Qingkailing Ruanjiaonang

【处方】 胆酸 13g　珍珠母 200g
猪去氧胆酸 15g　栀子 100g
水牛角 100g　板蓝根 800g
黄芩苷 20g　金银花 240g

【制法】 以上八味，板蓝根加水煎煮，滤过，滤液浓缩成清膏，加乙醇使含醇量达60%，冷藏，取上清液减压回收乙醇至无醇味，放冷，用浓氨试液调节pH值至8.5～9.0，冷藏，滤过，滤液除去氨后，备用。栀子加水煎煮，滤过，滤液浓缩成清膏，加乙醇使含醇量达60%，冷藏，滤过，滤液减压回收乙醇后备用。金银花加水煮沸后保温1小时，滤过，滤液浓缩成清膏，用20%石灰乳调节pH值至12，取沉淀物，加入乙醇使混悬，用50%硫酸溶液调节pH值至3～4，滤过，滤液用40%氢氧化钠溶液中和，使pH值至6.5～7.0，滤过，滤液加去离子水使含醇量达60%，冷藏，滤过，滤液减压回收乙醇后备用。取水牛角粉碎，加入2mol/L的氢氧化钡溶液，加热水解6～7小时，放置，倾取上清液备用。取珍珠母粉碎，加入2mol/L的硫酸溶液，加热水解6～7小时，放置，倾取上清液备用。取水牛角水解液，在搅拌下加于珍珠母水解液中，如混合液偏碱性再补加适量硫酸，使溶液呈酸性，放置，抽取上清液，沉淀用水煮沸洗涤，合并水解液与洗涤液，用氢氧化钠调pH值至6.0～7.0，滤过，滤液减压浓缩至原药材总量的2～3倍量时，加乙醇使含醇量达60%，冷藏24小时以上，滤过，滤液回收乙醇至无醇味。将上述备用药液顺序加入混合水解液中。取75%乙醇溶入猪去氧胆酸、胆酸，加入混合药液中，浓缩成稠膏，加入以玉米油、大豆磷脂、蜂蜡制成的混合油基质适量，充分混合，用胶体磨研磨至完全均匀后，再加入黄芩苷，研磨至均匀，制成1000粒或2000粒，即得。

【功能与主治】 清热解毒，镇静安神。用于外感风热时毒、火毒内盛所致高热不退、烦躁不安、咽喉肿痛、舌质红绛、苔黄、脉数者；上呼吸道感染、病毒性感冒、急性化脓性扁桃体炎、急性咽炎、急性气管炎、高热等病症属上述证候者。

【用法与用量】 口服。一次1～2粒〔规格（1）〕或2～4粒〔规格（2）〕，一日3次；儿童酌减或遵医嘱。

【注意】 久病体虚患者如出现腹泻时慎用。

【规格】（1）每粒装0.4g（含黄芩苷20mg）
（2）每粒装0.2g（含黄芩苷10mg）

【剂量推算】

处方	成药日用量，粒	推算饮片日生药量，g	《药典》饮片日用量，g
胆酸	规格（1）：3～6 规格（2）：6～12	0.039～0.078	0.3～1.0[1]
珍珠母		0.6～1.2	10～25
猪去氧胆酸		0.045～0.09	0.45～0.9[2]
栀子		0.3～0.6	6～10
水牛角		0.3～0.6	15～30
板蓝根		2.4～4.8	9～15
黄芩苷		0.06～0.12	0.24～0.80[3]
金银花		0.72～1.44	6～15

参考标准：

［1］北京市中药材标准（1998年版）

［2］猪脱氧胆酸片说明书

［3］黄芩片《药典》日用量3～10g，含黄芩苷不得少于8.0%，相当于黄芩苷日用量不少于0.24～0.80g

清开灵泡腾片

Qingkailing Paotengpian

【处方】 胆酸 6.5g　珍珠母 100g　猪去氧胆酸 7.5g　栀子 50g　水牛角 50g　板蓝根 400g　黄芩苷 10g　金银花 120g

【制法】 以上八味，板蓝根、栀子加水煎煮二次，分次滤过，合并滤液并浓缩成清膏，放冷，加乙醇适量，静置，分取上清液，回收乙醇，浓缩成稠膏，备用。金银花加热水浸泡，滤过，药渣加水煎煮，滤过，合并滤液并浓缩成流浸膏，放冷，加乙醇适量，静置，滤过，回收乙醇，浓缩成稠膏，备用。水牛角磨粉，加到2mol/L氢氧化钡溶液中，加热水解，水解液滤过备用。珍珠母磨粉，加到2mol/L硫酸溶液中，加热水解，趁热滤过，放冷后除去析出结晶，滤液在温热条件下加到水牛角水解液中，加氢氧化钡调节pH值至4，放置，除去沉淀，滤液浓缩至适量，放冷，用20%氢氧化钠溶液调节pH值至7，冷藏，滤过，滤液浓缩成稠膏，与上述浓缩液合并，加入黄芩苷、胆酸、猪去氧胆酸及糊精适量，混匀，低温干燥，粉碎成细粉，备用。聚乙二醇6000加热熔融后，加入碳酸氢钠，混匀，放冷凝固后，粉碎成细粉，备用。将柠檬酸、甜蜜素过80目筛与上述备用细粉混匀，用乙醇制粒，低温干燥，压制成1000片，即得。

【功能与主治】 清热解毒，镇静安神。用于外感风热时毒、火毒内盛所致高热不退、烦躁不安、咽喉肿痛、舌质红绛、苔黄、脉数者；上呼吸道感染、病毒性感冒、急性化脓性扁桃体炎、急性咽炎、急性气管炎、高热等病症属上述证候者。

【用法与用量】 热水中泡腾溶解后服用。一次2～4片，一日3次。儿童酌减或遵医嘱。

【注意】 久病体虚患者如出现腹泻时慎用。

【规格】 每片重1g（含黄芩苷10mg）

【剂量推算】

处方	成药 日用量，片	推算饮片 日生药量，g	《药典》饮片 日用量，g
胆酸	6～12	0.039～0.078	0.3～1.0[1]
珍珠母		0.6～1.2	10～25
猪去氧胆酸		0.045～0.09	0.45～0.9[2]
栀子		0.3～0.6	6～10
水牛角		0.3～0.6	15～30
板蓝根		2.4～4.8	9～15
黄芩苷		0.060～0.12	0.24～0.80[3]
金银花		0.72～1.44	6～15

参考标准：

［1］北京市中药材标准（1998年版）

［2］猪脱氧胆酸片说明书

［3］黄芩片《药典》日用量3～10g，含黄芩苷不得少于8.0%，相当于黄芩苷日用量不得少于0.24～0.80g

清开灵胶囊

Qingkailing Jiaonang

【处方】 胆酸 6.5g　珍珠母 100g　猪去氧胆酸 7.5g　栀子 50g　水牛角 50g　板蓝根 400g　黄芩苷 10g　金银花 120g

【制法】 以上八味，将金银花、栀子、板蓝根分别用水煎煮，滤过，合并滤液，浓缩，减压干燥，分别研成细粉；将珍珠母磨粉后用酸水解、水牛角磨粉后用碱水解，合并水解液，中和，浓缩，减压干燥，研成细粉。将胆酸、猪去氧胆酸、黄芩苷及适量辅料加入上述四种粉末中，混匀，装入胶囊，制成胶囊1000粒〔规格（1）〕或500粒〔规格（2）〕即得。

【功能与主治】 清热解毒，镇静安神。用于外感风热时毒、火毒内盛所致高热不退、烦躁不安、咽喉肿痛、舌质红绛、苔黄、脉数者；上呼吸道感染、病毒性感冒、急性化脓性扁桃体炎、急性咽炎、急性气管炎、高热等病症属上述证候者。

【用法与用量】 口服。一次2～4粒〔规格（1）〕，一次1～2粒〔规格（2）〕，一日3次。儿童酌减或遵医嘱。

【注意】 久病体虚患者如出现腹泻时慎用。

【规格】（1）每粒装0.25g（含黄芩苷10mg）（2）每粒装0.40g（含黄芩苷20mg）

【剂量推算】

处方	成药 日用量，粒	推算饮片 日生药量，g	《药典》饮片 日用量，g
胆酸	规格（1）：6～12 规格（2）：3～6	0.039～0.078	0.3～1.0[1]
珍珠母		0.6～1.2	10～25
猪去氧胆酸		0.045～0.09	0.45～0.9[2]
栀子		0.3～0.6	6～10
水牛角		0.3～0.6	15～30
板蓝根		2.4～4.8	9～15
黄芩苷		0.060～0.12	0.24～0.80[3]
金银花		0.72～1.44	6～15

参考标准：

［1］北京市中药材标准（1998年版）

［2］猪脱氧胆酸片说明书

［3］黄芩片《药典》日用量3～10g，含黄芩苷不得少于8.0%，相当于黄芩甘日用量不得少于0.24～0.80g

清开灵颗粒

Qingkailing Keli

【处方】胆酸 13g　　珍珠母 200g
猪去氧胆酸 15g　　栀子 100g
水牛角 100g　　板蓝根 800g
黄芩苷 20g　　金银花 240g

【制法】（1）以上八味，板蓝根、栀子加水煎煮二次，第一次1.5小时，第二次1小时，合并煎液，滤过，滤液浓缩至相对密度为1.12～1.16（80℃），加乙醇使含醇量达60%，静置24小时，滤过，滤液回收乙醇，浓缩，干燥；金银花加水温浸半小时后，加水煎煮二次，每次1.5小时，合并煎液，滤过，滤液浓缩至相对密度为1.20～1.25（80℃），加乙醇使含醇量达60%，静置24小时，滤过，滤液回收乙醇，浓缩，干燥；水牛角磨粉，加入4mol/L氢氧化钡溶液中，煎煮7小时，趁热滤过；珍珠母加入到4mol/L硫酸溶液中，煎煮7小时，趁热滤过，滤液放冷后与水牛角滤液合并，滤过，滤液浓缩至相当于原料量的2～3倍时放冷，加乙醇使含醇量达60%，搅匀，静置24小时，滤过，滤液回收乙醇，用20%氢氧化钠溶液调节至pH 7，冷藏，滤过，滤液浓缩至相对密度为1.36～1.40（60℃），用倍他环糊精包合，干燥，得水牛角、珍珠母包合粉。猪去氧胆酸、胆酸用适量乙醇溶解，滤过，取滤液，或在滤液中加入橙油香精〔规格（2）〕，用倍他环糊精包合，干燥，得胆酸、猪去氧胆酸包合粉。将板蓝根和栀子浸膏粉、金银花浸膏粉、黄芩苷和上述两种包合粉与适量甘露醇、糊精和甜味剂混匀，制颗粒，干燥，制成1500g〔规格（1）〕；或将板蓝根和栀子浸膏粉、金银花浸膏粉、黄芩苷和上述两种包合粉与适量蔗糖、糊精混匀，制颗粒，干燥，制成3000g〔规格（2）〕即得。

（2）以上八味，黄芩苷研成细粉；水牛角和珍珠母磨粉后制成水解液；猪去氧胆酸、胆酸溶于碱性水溶液中，加入倍他环糊精，包合；其余栀子等三味加水煎煮二次，煎液滤过，滤液合并，与上述水解液及胆酸液混匀，浓缩，与蔗糖粉、黄芩苷细粉混匀，干燥，制成颗粒3000g〔规格（2）〕；或混匀后制颗粒，干燥，制成10000g〔规格（3）〕，即得。

【功能与主治】清热解毒，镇静安神。用于外感风热时毒、火毒内盛所致高热不退、烦躁不安、咽喉肿痛、舌质红绛、苔黄、脉数者；上呼吸道感染，病毒性感冒，急性化脓性扁桃体炎，急性咽炎，急性气管炎，高热等症属上述证候者。

【用法与用量】口服。一次1～2袋，一日2～3次。儿童酌减，或遵医嘱。

【注意】久病体虚患者如出现腹泻时慎用。

【规格】（1）每袋装1.5g（含黄芩苷20mg，无蔗糖）（2）每袋装3g（含黄芩苷20mg；含黄芩苷20mg，橙香型）（3）每袋装10g（含黄芩苷20mg）

【剂量推算】

处方	成药 日用量，袋	推算饮片 日生药量，g	《药典》饮片 日用量，g
胆酸	2～6	0.026～0.078	0.3～1.0[1]
珍珠母		0.4～1.2	10～25
猪去氧胆酸		0.03～0.09	0.45～0.9[2]
栀子		0.2～0.6	6～10
水牛角		0.2～0.6	15～30
板蓝根		1.6～4.8	9～15
黄芩苷		0.04～0.12	0.24～0.80[3]
金银花		0.48～1.44	6～15

参考标准：

［1］北京市中药材标准（1998年版）

［2］猪脱氧胆酸片说明书

［3］黄芩片《药典》日用量3～10g，含黄芩苷不

得少于 8.0%，相当于黄芩苷日用量不得少于 0.24～0.80g

清气化痰丸

Qingqi Huatan Wan

【处方】酒黄芩 100g　　瓜蒌仁霜 100g
半夏（制）150g　胆南星 150g
陈皮 100g　　苦杏仁 100g
枳实 100g　　茯苓 100g

【制法】以上八味，除瓜蒌仁霜外，其余酒黄芩等七味粉碎成细粉，与瓜蒌仁霜混匀，过筛。另取生姜 100g，捣碎，加水适量，压榨取汁，与上述粉末泛丸，干燥，即得。

【功能与主治】清肺化痰。用于痰热阻肺所致的咳嗽痰多、痰黄稠黏、胸腹满闷。

【用法与用量】口服。一次 6～9g，一日 2 次；小儿酌减。

【规格】无

【剂量推算】

处方	成药 日用量	推算饮片 日生药量，g	《药典》饮片 日用量，g
酒黄芩	12～18	1.33～2	3～10
瓜蒌仁霜		1.33～2	5～9[1]
半夏（制）		2～3	3～9
胆南星		2～3	3～6
陈皮		1.33～2	3～10
苦杏仁		1.33～2	5～10
枳实		1.33～2	3～10
茯苓		1.33～2	10～15

参考标准：

［1］山东省中药饮片炮制规范（2012 年版）

清火栀麦丸

Qinghuo Zhimai Wan

【处方】穿心莲 2000g　栀子 250g
麦冬 250g

【制法】以上三味，取穿心莲 350g 与栀子粉碎成细粉，过筛；剩余的穿心莲与麦冬加水煎煮二次，每次 2 小时，合并煎液，滤过，滤液浓缩到相对密度为 1.25～1.35 的稠膏，加入上述细粉及辅料适量，混匀，制粒，制丸，过筛，干燥，制成 1000g，即得。

【功能与主治】清热解毒，凉血消肿。用于肺胃热盛所致的咽喉肿痛、发热、牙痛、目赤。

【用法与用量】口服。一次 0.8g，一日 2 次。

【规格】每袋装 0.8g

【剂量推算】

处方	成药 日用量，g	推算饮片 日生药量，g	《药典》饮片 日用量，g
穿心莲	1.6	3.2	6～9
栀子		0.4	6～10
麦冬		0.4	6～12

清火栀麦片

Qinghuo Zhimai Pian

【处方】穿心莲 800g　　栀子 100g
麦冬 100g

【制法】以上三味，取穿心莲 140g 与栀子粉碎成细粉，过筛；剩余的穿心莲与麦冬加水煎煮二次，每次 2 小时，合并煎液，滤过，滤液浓缩至相对密度为 1.30～1.40 的稠膏，加入上述细粉及辅料适量，混匀，制成颗粒，压制成 1000 片，包糖衣或薄膜衣，即得。

【功能与主治】清热解毒，凉血消肿。用于肺胃热盛所致的咽喉肿痛、发热、牙痛、目赤。

【用法与用量】口服。一次 2 片，一日 2 次。

【规格】薄膜衣片　每片重（1）0.27g（2）0.31g（3）0.34g（4）0.4g（5）0.42g

【剂量推算】

处方	成药 日用量，片	推算饮片 日生药量，g	《药典》饮片 日用量，g
穿心莲	4	3.20	6～9
栀子		0.40	6～10
麦冬		0.40	6～12

清火栀麦胶囊

Qinghuo Zhimai Jiaonang

【处方】穿心莲 800g　　栀子 100g
麦冬 100g

【制法】以上三味，取穿心莲135g与栀子粉碎成细粉，过筛；剩余的穿心莲与麦冬加水煎煮二次，每次2小时，合并煎液，滤过，滤液浓缩至相对密度为1.25～1.35的稠膏，加入上述细粉及辅料适量，混匀，制成颗粒，装入胶囊，制成1000粒，即得。

【功能与主治】清热解毒，凉血消肿。用于肺胃热盛所致的咽喉肿痛、发热、牙痛、目赤。

【用法与用量】口服。一次2粒，一日2次。

【规格】每粒装0.25g

【剂量推算】

处方	成药 日用量，粒	推算饮片 日生药量，g	《药典》饮片 日用量，g
穿心莲	4	3.2	6～9
栀子		0.4	6～10
麦冬		0.4	6～12

清肝利胆口服液

Qinggan Lidan Koufuye

【处方】茵陈 428g　山银花 286g
栀子 71.5g　厚朴 71.5g
防己 143g

【制法】以上五味，加水煎煮二次，滤过，合并滤液并浓缩至适量，加乙醇使含醇量达70%，静置24小时，滤过，滤液回收乙醇，加水至1000ml，搅拌静置，取上清液，加辅料适量，加水调整至1000ml，搅匀，灌封，灭菌，即得。

【功能与主治】清利肝胆湿热。用于湿热蕴结肝胆所致的纳呆、胁痛、疲倦、乏力、尿黄、苔腻、脉弦。

【用法与用量】口服。一次20～30ml，一日2次，10天为一疗程。

【注意】忌烟酒及辛辣油腻食物。

【规格】每支装10ml

【剂量推算】

处方	成药 日用量，ml	推算饮片 日生药量，g	《药典》饮片 日用量，g
茵陈	40～60	17.12～25.68	6～15
山银花		11.44～17.16	6～15
栀子		2.86～4.29	6～10
厚朴		2.86～4.29	3～10
防己		5.72～8.58	5～10

清肝利胆胶囊

Qinggan Lidan Jiaonang

【处方】茵陈 2140g　山银花 1430g
栀子 357.5g　厚朴 357.5g
防己 715g

【制法】以上五味，加水煎煮二次，滤过，合并滤液并浓缩至适量，加乙醇使含醇量达70%，静置24小时，滤过，滤液浓缩至适量，喷雾干燥，取干膏，加淀粉适量，粉碎，混匀，装入胶囊，制成1000粒，即得。

【功能与主治】清利肝胆湿热。用于湿热蕴结肝胆所致的纳呆、胁痛、疲倦、乏力、尿黄、苔腻、脉弦。

【用法与用量】口服。一次4～6粒，一日2次，10天为一疗程。

【注意】忌烟酒及辛辣油腻食物。

【规格】每粒装0.35g

【剂量推算】

处方	成药 日用量，粒	推算饮片 日生药量，g	《药典》饮片 日用量，g
茵陈	8～12	17.12～25.68	6～15
山银花		11.44～17.16	6～15
栀子		2.86～4.29	6～10
厚朴		2.86～4.29	3～10
防己		5.72～8.58	5～10

清肺化痰丸

Qingfei Huatan Wan

【处方】酒黄芩 60g　苦杏仁 60g
瓜蒌子 60g　川贝母 30g
胆南星（砂炒）30g　法半夏（砂炒）60g
陈皮 60g　茯苓 60g
麸炒枳壳 60g　蜜麻黄 30g
桔梗 60g　白苏子 30g
炒莱菔子 30g　蜜款冬花 30g
甘草 30g

【制法】以上十五味，粉碎成细粉，过筛，混匀。每100g粉末用炼蜜35～50g与适量的水，制成水蜜丸；

或加炼蜜 140～160g 制成大蜜丸，即得。

【功能与主治】 降气化痰，止咳平喘。用于肺热咳嗽，痰多作喘，痰涎壅盛，肺气不畅。

【用法与用量】 口服。水蜜丸一次 6g，大蜜丸一次 1 丸，一日 2 次。

【规格】 (1) 水蜜丸　每袋装 6g (2) 大蜜丸　每丸重 9g

【剂量推算】

处方	成药日用量	推算饮片日生药量，g	《药典》饮片日用量，g
酒黄芩	水蜜丸：12g 大蜜丸：2 丸	0.60～0.77	3～10
苦杏仁		0.60～0.77	5～10
瓜蒌子		0.60～0.77	9～15
川贝母		0.30～0.39	1～2
胆南星（砂炒）		0.30～0.39	3～6（胆南星）*
法半夏（砂炒）		0.60～0.77	3～9（法半夏）*
陈皮		0.60～0.77	3～10
茯苓		0.60～0.77	10～15
麸炒枳壳		0.60～0.77	3～10
蜜麻黄		0.30～0.39	2～10
桔梗		0.60～0.77	3～10
白苏子		0.30～0.39	3～9[1]
炒莱菔子		0.30～0.39	5～12
蜜款冬花		0.30～0.39	5～10
甘草		0.30～0.39	2～10

注：*未查到其他规范，暂按药典标准。

参考标准：

[1] 上海市中药饮片炮制规范（2018 年版）

清肺抑火丸

Qingfei Yihuo Wan

【处方】 黄芩 140g　栀子 80g
知母 60g　浙贝母 90g
黄柏 40g　苦参 60g
桔梗 80g　前胡 40g
天花粉 80g　大黄 120g

【制法】 以上十味，粉碎成细粉，过筛，混匀。用水泛丸，干燥，制成水丸；或每 100g 粉末加炼蜜 130～150g 制成大蜜丸，即得。

【功能与主治】 清肺止咳，化痰通便。用于痰热阻肺所致的咳嗽、痰黄稠黏、口干咽痛、大便干燥。

【用法与用量】 口服。水丸一次 6g，大蜜丸一次 1 丸，一日 2～3 次。

【注意】 孕妇慎用。

【规格】 大蜜丸　每丸重 9g

【剂量推算】

处方	成药日用量	推算饮片日生药量，g	《药典》饮片日用量，g
黄芩	水丸：12～18g 大蜜丸：2～3 丸	1.28～3.19	3～10
栀子		0.73～1.82	6～10
知母		0.55～1.37	6～12
浙贝母		0.82～2.05	5～10
黄柏		0.36～0.91	3～12
苦参		0.55～1.37	4.5～9
桔梗		0.73～1.82	3～10
前胡		0.36～0.91	3～10
天花粉		0.73～1.82	10～15
大黄		1.09～2.73	3～15

清肺消炎丸

Qingfei Xiaoyan Wan

【处方】 麻黄 250g　石膏 750g
地龙 750g　牛蒡子 250g
葶苈子 250g　人工牛黄 100g
炒苦杏仁 60g　羚羊角 30g

【制法】 以上八味，除人工牛黄外，羚羊角粉碎成极细粉，其余麻黄等六味粉碎成细粉，与上述羚羊角及人工牛黄粉末配研，混匀，过筛。加适量水，制成水丸，干燥；或每 100g 粉末用炼蜜 60～80g 加适量水泛丸，制成水蜜丸，干燥，即得。

【功能与主治】 清肺化痰，止咳平喘。用于痰热阻肺，咳嗽气喘，胸胁胀痛，吐痰黄稠；上呼吸道感染、急性支气管炎、慢性支气管炎急性发作及肺部感染见上述证候者。

【用法与用量】 口服。周岁以内一次 10 丸，一至三岁一次 20 丸，三至六岁一次 30 丸，六至十二岁一次 40 丸，十二岁以上及成人一次 60 丸，一日 3 次。

【注意】 风寒表证引起的咳嗽、心功能不全者慎用。

【规格】 水丸　每 60 丸重 5g；水蜜丸　每 60 丸重 8g

【剂量推算】

处方	成药日用量 丸	推算饮片 日生药量，g	《药典》饮片 日用量，g
麻黄	30～180	0.23～1.54	3～15
石膏		0.68～4.61	5～10
地龙		0.68～4.61	2～10
牛蒡子		0.23～1.54	15～60
葶苈子		0.23～1.54	5～10
人工牛黄		0.091～0.61	6～12
炒苦杏仁		0.055～0.37	3～10
羚羊角		0.027～0.18	0.15～0.35

清泻丸

Qingxie Wan

【处方】 大黄 826g　　黄芩 165g
枳实 83g　　甘草 17g
朱砂粉 14g

【制法】 以上五味，除朱砂粉外，其余大黄等四味粉碎成细粉，过筛，混匀，用水泛丸，干燥，用朱砂粉等包衣，即得。

【功能与主治】 清热，通便，消滞。用于实热积滞所致的大便秘结。

【用法与用量】 口服。一次5.4g。

【注意】 孕妇禁用。

【规格】 每袋装5.4g

【剂量推算】

处方	成药 日用量，g	推算饮片 日生药量，g	《药典》饮片 日用量，g
大黄	5.4	4.04	3～15
黄芩		0.81	3～10
枳实		0.41	3～10
甘草		0.08	2～10
朱砂粉		0.07	0.1～0.5

清降片

Qingjiang Pian

【处方】 蚕沙 21g　　大黄 21g
青黛 10g　　玄参 21g
皂角子 21g　　赤芍 21g
板蓝根 21g　　麦冬 21g
连翘 21g　　牡丹皮 14g
地黄 21g　　甘草 7g
白茅根 21g　　金银花 21g
薄荷脑 0.052g　　川贝母 3g

【制法】 以上十六味，蚕沙、大黄、青黛、川贝母粉碎成细粉，过筛；玄参、皂角子用80%乙醇提取二次，每次1.5小时，合并乙醇提取液，浓缩成稠膏，相对密度为1.30～1.35（60℃）。白茅根、金银花加水煎煮二次，第一次30分钟，第二次15分钟；赤芍、板蓝根、麦冬、连翘、牡丹皮、地黄、甘草加水煎煮二次，每次1.5小时，滤过，合并滤液，浓缩至相对密度为1.30～1.40（60℃）的稠膏，与上述醇提稠膏合并，加入蚕沙等细粉及辅料适量，混匀，制粒，干燥，放冷，加入薄荷脑，混匀，压制成1000片（小片）或500片（大片），包薄膜衣，即得。

【功能与主治】 清热解毒，利咽止痛。用于肺胃蕴热所致咽喉肿痛，发热烦躁，大便秘结；小儿急性咽炎，急性扁桃腺炎见以上证候者。

【用法与用量】 口服。小片：周岁一次3片，一日2次；三岁一次4片，一日3次；六岁一次6片，一日3次。大片：周岁一次1.5片，一日2次；三岁一次2片，一日3次；六岁一次3片，一日3次。

【规格】（1）薄膜衣片　每片重0.125g（小片）（2）薄膜衣片　每片重0.25g（大片）

【剂量推算】

处方	成药 日用量，片	推算饮片 日生药量，g	《药典》饮片 日用量，g
蚕沙	小片：6～18 大片：3～9	0.13～0.38	9～15[1]
大黄		0.13～0.38	3～15
青黛		0.060～0.18	1～3
玄参		0.13～0.38	9～15
皂角子		0.13～0.38	4.5～9[2]
赤芍		0.13～0.38	6～12
板蓝根		0.13～0.38	9～15
麦冬		0.13～0.38	6～12
连翘		0.13～0.38	6～15
牡丹皮		0.084～0.25	6～12
地黄		0.13～0.38	鲜地黄 12～30； 生地黄 10～15
甘草		0.042～0.13	2～10

续表

处方	成药日用量，片	推算饮片日生药量，g	《药典》饮片日用量，g
白茅根	小片：6～18 大片：3～9	0.13～0.38	9～30
金银花		0.13～0.38	6～15
薄荷脑		0.00031～0.00094	0.02～0.1[3]
川贝母		0.018～0.054	3～10

参考标准：

［1］福建省中药材标准（2006年版）

［2］山东省中药材标准（2012年版）

［3］中国药典（2005年版）一部

清胃保安丸

Qingwei Baoan Wan

【处方】麸炒白术 90g　六神曲（麸炒）90g
陈皮 90g　茯苓 90g
砂仁 90g　醋青皮 90g
姜厚朴 90g　炒麦芽 90g
甘草 90g　槟榔 90g
麸炒枳壳 90g　枳实 90g
白酒曲 180g　炒山楂 360g

【制法】以上十四味，粉碎成细粉，过筛，混匀。每100g粉末加炼蜜120～130g制成大蜜丸或小蜜丸，即得。

【功能与主治】消食化滞，和胃止呕。用于食滞胃肠所致积滞，症见小儿停食、停乳、脘腹胀满、呕吐、心烦、口渴。

【用法与用量】口服。小蜜丸一次3g，大蜜丸一次1丸，一日2次。

【规格】（1）小蜜丸　每袋装3g（2）大蜜丸　每丸重3g

【剂量推算】

处方	成药日用量	推算饮片日生药量，g	《药典》饮片日用量，g
麸炒白术	小蜜丸：6g 大蜜丸：2丸	0.14～0.15	6～12
六神曲（麸炒）		0.14～0.15	6～15[1]
陈皮		0.14～0.15	3～10
茯苓		0.14～0.15	10～15
砂仁		0.14～0.15	3～6
醋青皮		0.14～0.15	3～10

续表

处方	成药日用量	推算饮片日生药量，g	《药典》饮片日用量，g
姜厚朴	小蜜丸：6g 大蜜丸：2丸	0.14～0.15	3～10
炒麦芽		0.14～0.15	10～15
甘草		0.14～0.15	2～10
槟榔		0.14～0.15	3～10
麸炒枳壳		0.14～0.15	3～10
枳实		0.14～0.15	3～10
白酒曲		0.29～0.30	1～3入丸散用[2]
炒山楂		0.58～0.61	9～12

参考标准：

［1］山东省中药饮片炮制规范（2012年版）

［2］北京市中药炮制规范（1986年版）

清胃黄连丸（大蜜丸）

Qingwei Huanglian Wan

【处方】黄连 80g　石膏 80g
桔梗 80g　甘草 40g
知母 80g　玄参 80g
地黄 80 g　牡丹皮 80g
天花粉 80g　连翘 80g
栀子 200g　黄柏 200g
黄芩 200g　赤芍 80g

【制法】以上十四味，粉碎成细粉，过筛，混匀。每100g粉末加炼蜜110～130g制成大蜜丸，即得。

【功能与主治】清胃泻火，解毒消肿。用于肺胃火盛所致的口舌生疮，齿龈、咽喉肿痛。

【用法与用量】口服。一次1～2丸，一日2次。

【注意】孕妇慎用。

【规格】每丸重9g

【剂量推算】

处方	成药日用量，丸	推算饮片日生药量，g	《药典》饮片日用量，g
黄连	2～4	0.43～0.95	2～5
石膏		0.43～0.95	15～60
桔梗		0.43～0.95	3～10
甘草		0.22～0.48	2～10
知母		0.43～0.95	6～12
玄参		0.43～0.95	9～15

续表

处方	成药日用量，丸	推算饮片日生药量，g	《药典》饮片日用量，g
地黄	2～4	0.43～0.95	鲜地黄 12～30；生地黄 10～15
牡丹皮		0.43～0.95	6～12
天花粉		0.43～0.95	10～15
连翘		0.43～0.95	6～15
栀子		1.09～2.38	6～10
黄柏		1.09～2.38	3～12
黄芩		1.09～2.38	3～10
赤芍		0.43～0.95	6～12

清胃黄连丸（水丸）

Qingwei Huanglian Wan

【处方】黄连 80g　石膏 80g
桔梗 80g　甘草 40g
知母 80g　玄参 80g
地黄 80g　牡丹皮 80g
天花粉 80g　连翘 80g
栀子 200g　黄柏 200g
黄芩 200g　赤芍 80g

【制法】以上十四味，粉碎成细粉，过筛，混匀，用水泛丸，干燥，即得。

【功能与主治】清胃泻火，解毒消肿。用于肺胃火盛所致的口舌生疮，齿龈、咽喉肿痛。

【用法与用量】口服。一次 9g，一日 2 次。

【规格】每袋装 9g

【注意】孕妇慎用。

【剂量推算】

处方	成药日用量，g	推算饮片日生药量，g	《药典》饮片日用量，g
黄连	18	1	2～5
石膏		1	15～60
桔梗		1	3～10
甘草		0.5	2～10
知母		1	6～12
玄参		1	9～15

续表

处方	成药日用量，g	推算饮片日生药量，g	《药典》饮片日用量，g
地黄	18	1	鲜地黄 12～30；生地黄 10～15
牡丹皮		1	6～12
天花粉		1	10～15
连翘		1	6～15
栀子		2.5	6～10
黄柏		2.5	3～12
黄芩		2.5	3～10
赤芍		1	6～12

清胃黄连片

Qingwei Huanglian Pian

【处方】黄连 62g　石膏 62g
桔梗 62g　甘草 31g
知母 62g　玄参 62g
地黄 62g　牡丹皮 62g
天花粉 62g　连翘 62g
栀子 156g　黄柏 156g
黄芩 156g　赤芍 62g

【制法】以上十四味，取石膏 31g 粉碎成细粉，备用；黄芩照本版黄芩提取物的制备方法，制得黄芩提取物，备用；剩余石膏和黄连等十二味加水煎煮二次，每次 2 小时，滤过，合并滤液并浓缩成相对密度为 1.20（50～60℃）的稠膏，或将浓缩液喷雾干燥成干膏粉，加入石膏、黄芩提取物细粉及辅料适量，混匀，制成颗粒，干燥，压制成 1000 片，包糖衣〔规格（1）〕或薄膜衣〔规格（2）〕，即得。

以上十四味，加水热浸（80℃）0.5 小时后煎煮 1 小时，滤过，滤液浓缩成相对密度为 1.30～1.32（60～65℃）的清膏，干燥，加淀粉、糊精适量制成颗粒，压制成 500 片，包薄膜衣，即得〔规格（3）〕。

【功能与主治】清胃泻火，解毒消肿。用于肺胃火盛所致的口舌生疮，齿龈、咽喉肿痛。

【用法与用量】口服。一次 8 片〔规格（1）、规格（2）〕或一次 4 片〔规格（3）〕，一日 2 次。

【规格】（1）糖衣片（片心重 0.32g）（2）薄膜衣片　每片重 0.33g　（3）薄膜衣片　每片重 0.33g

【剂量推算】

处方	成药 日用量，片	推算饮片 日生药量，g	《药典》饮片 日用量，g
黄连	规格（1）：16 规格（2）：16 规格（3）：8	0.99	2～5
石膏		0.99	15～60
桔梗		0.99	3～10
甘草		0.50	2～10
知母		0.99	6～12
玄参		0.99	9～15
地黄		0.99	鲜地黄 12～30； 生地黄 10～15
牡丹皮		0.99	6～12
天花粉		0.99	10～15
连翘		0.99	6～15
栀子		2.50	6～10
黄柏		2.50	3～12
黄芩		2.50	3～10
赤芍		0.99	6～12

清咽丸

Qingyan Wan

【处方】 桔梗 100g　北寒水石 100g
薄荷 100g　诃子肉 100g
甘草 100g　乌梅肉 100g
青黛 20g　硼砂（煅）20g
冰片 20g

【制法】 以上九味，青黛、冰片研细，其余桔梗等七味粉碎成细粉，与上述粉末配研，过筛，混匀。每 100g 粉末加炼蜜 100～130g 制成小蜜丸或大蜜丸，即得。

【功能与主治】 清热利咽，生津止渴。用于肺胃热盛所致的咽喉肿痛、声音嘶哑、口舌干燥、咽下不利。

【用法与用量】 口服或含化。小蜜丸一次 6g，大蜜丸一次 1 丸，一日 2～3 次。

【注意】 忌食烟、酒、辛辣之物。

【规格】 小蜜丸　每 30 丸重 6g；大蜜丸　每丸重 6g

【剂量推算】

处方	成药 日用量	推算饮片 日生药量，g	《药典》饮片 日用量，g
桔梗	小蜜丸： 12～18g 大蜜丸： 2～6 丸	0.79～1.36	3～10
北寒水石		0.79～1.36	9～15[1]
薄荷		0.79～1.36	3～6
诃子肉		0.79～1.36	3～10
甘草		0.79～1.36	2～10
乌梅肉		0.79～1.36	6～12
青黛		0.16～0.27	1～3
硼砂（煅）		0.16～0.27	1.5～3[2]
冰片		0.16～0.27	0.15～0.3

参考标准：

［1］天津市中药饮片炮制规范（2018 年版）
［2］吉林省中药饮片炮制规范（2020 年版）

清咽利膈丸

Qingyan Lige Wan

【处方】 射干 100g　连翘 100g
栀子 100g　黄芩 100g
熟大黄 25g　炒牛蒡子 100g
薄荷 100g　天花粉 100g
玄参 100g　荆芥穗 100g
防风 100g　桔梗 200g
甘草 150g

【制法】 以上十三味，粉碎成细粉，过筛，混匀，用水泛丸，干燥，即得。

【功能与主治】 清热利咽，消肿止痛。用于外感风邪、脏腑积热所致的咽部红肿、咽痛、面红腮肿、痰涎壅盛、胸膈不利、口苦舌干、大便秘结、小便黄赤。

【用法与用量】 口服。一次 6g，一日 2 次。

【注意】 忌食辛辣、油腻、厚味食物。

【规格】 每 100 粒重 6g

【剂量推算】

处方	成药 日用量，g	推算饮片 日生药量，g	《药典》饮片 日用量，g
射干	12	0.87	3～10
连翘		1.28	6～15
栀子		0.92	6～10
黄芩		1.33	3～10
熟大黄		0.24	3～15

续表

处方	成药 日用量，g	推算饮片 日生药量，g	《药典》饮片 日用量，g
炒牛蒡子	12	1.49	6～12
薄荷		0.98	3～6
天花粉		1.64	10～15
玄参		1.04	9～15
荆芥穗		1.85	5～10
防风		1.09	5～10
桔梗		4.15	3～10
甘草		1.75	2～10

清咽润喉丸

Qingyan Runhou Wan

【处方】 射干 30g　山豆根 30g
桔梗 30g　炒僵蚕 15g
栀子（姜炙） 15g　牡丹皮 30g
青果 30g　金果榄 15g
麦冬 45g　玄参 45g
知母 30g　地黄 45g
白芍 60g　浙贝母 30g
甘草 60g　冰片 6g
水牛角浓缩粉 3g

【制法】 以上十七味，除水牛角浓缩粉外，冰片研成细粉，其余射干等十五味粉碎成细粉，过筛，混匀，与上述粉末配研，过筛，混匀。每100g粉末加炼蜜45～65g及适量水，制成水蜜丸，干燥，或每100g粉末加炼蜜100～120g，制成大蜜丸，即得。

【功能与主治】 清热利咽，消肿止痛。用于风热外袭、肺胃热盛所致的胸膈不利、口渴心烦、咳嗽痰多、咽部红肿、咽痛、失音声哑。

【用法与用量】 温开水送服或含化。水蜜丸一次4.5g，大蜜丸一次2丸，一日2次。

【注意】 孕妇及儿童慎用；忌食辛辣、油腻、厚味食物。

【规格】 水蜜丸　每100粒重10g；大蜜丸　每丸重3g

【剂量推算】

处方	成药 日用量	推算饮片 日生药量，g	《药典》饮片 日用量，g
射干	水蜜丸：9g 大蜜丸：4丸	0.32～0.36	3～10
山豆根		0.32～0.36	3～6
桔梗		0.32～0.36	3～10

续表

处方	成药 日用量	推算饮片 日生药量，g	《药典》饮片 日用量，g
炒僵蚕	水蜜丸：9g 大蜜丸：4丸	0.16～0.18	5～10
栀子（姜炙）		0.16～0.18	6～9[1]
牡丹皮		0.32～0.36	6～12
青果		0.32～0.36	5～10
金果榄		0.16～0.18	3～9
麦冬		0.47～0.54	6～12
玄参		0.47～0.54	9～15
知母		0.32～0.36	6～12
地黄		0.47～0.54	鲜地黄12～30； 生地黄10～15
白芍		0.63～0.72	6～15
浙贝母		0.32～0.36	5～10
甘草		0.63～0.72	2～10
冰片		0.063～0.072	0.15～0.3
水牛角浓缩粉		0.03～0.04	3～6[2]

参考标准：

［1］福建省中药饮片炮制规范（2012年版）
［2］中国药典（2005年版）一部

清音丸

Qingyin Wan

【处方】 诃子肉 300g　川贝母 600g
百药煎 600g　乌梅肉 300g
葛根 600g　茯苓 300g
甘草 600g　天花粉 300g

【制法】 以上八味，粉碎成细粉，过筛，混匀。每100g粉末用炼蜜40～50g加适量的水泛丸，干燥，制成水蜜丸；或加炼蜜110～130g制成大蜜丸，即得。

【功能与主治】 清热利咽，生津润燥。用于肺热津亏，咽喉不利，口舌干燥，声哑失音。

【用法与用量】 口服，温开水送服或噙化。水蜜丸一次2g，大蜜丸一次1丸，一日2次。

【注意】 忌食辛辣食物。

【规格】 水蜜丸　每100粒重10g；大蜜丸　每丸重3g

【剂量推算】

处方	成药 日用量	推算饮片 日生药量，g	《药典》饮片 日用量，g
诃子肉	水蜜丸：4g 大蜜丸：2丸	0.22～0.24	3～10
川贝母		0.43～0.48	研粉冲服，一次1～2

续表

处方	成药日用量	推算饮片日生药量，g	《药典》饮片日用量，g
百药煎	水蜜丸：4g 大蜜丸：2丸	0.43～0.48	3～9[1]
乌梅肉		0.22～0.24	6～12
葛根		0.43～0.48	10～15
茯苓		0.22～0.24	10～15
甘草		0.43～0.48	2～10
天花粉		0.22～0.24	10～15

参考标准：

［1］北京市中药材标准（1998年版）

清宣止咳颗粒

Qingxuan Zhike Keli

【处方】桑叶 180g　薄荷 90g

炒苦杏仁 90g　桔梗 120g

白芍 120g　枳壳 90g

陈皮 120g　紫菀 120g

甘草 90g

【制法】以上九味，薄荷、陈皮、枳壳提取挥发油，挥发油用倍他环糊精包结。蒸馏后的水液及药渣与其余桑叶等六味加水煎煮二次，每次1小时，合并煎液，滤过，滤液浓缩成稠膏，减压低温干燥成干膏约250g，粉碎成细粉，加蔗糖粉、糊精适量，加入上述包结物，混匀，制成颗粒，干燥，制成1000g，即得。

【功能与主治】疏风清热，宣肺止咳。用于小儿外感风热咳嗽，症见咳嗽，咯痰，发热或鼻塞，流涕，微恶风寒，咽红或痛，苔薄黄。

【用法与用量】开水冲服。一岁至三岁一次5g；四岁至六岁一次7.5g，七岁至十四岁一次10g，一日3次。

【规格】每袋装10g

【剂量推算】

处方	成药日用量，g	推算饮片日生药量，g	《药典》饮片日用量，g
桑叶	15～30	2.7～5.4	5～10
薄荷		1.35～2.7	3～6
炒苦杏仁		1.35～2.7	5～10
桔梗		1.8～3.6	3～10
白芍		1.8～3.6	6～15
枳壳		1.35～2.7	3～10

续表

处方	成药日用量，g	推算饮片日生药量，g	《药典》饮片日用量，g
陈皮	15～30	1.8～3.6	3～10
紫菀		1.8～3.6	5～10
甘草		1.35～2.7	2～10

清热灵颗粒

Qingreling Keli

【处方】黄芩 250g　连翘 250g

大青叶 250g　甘草 50g

【制法】以上四味，加水煎煮二次，每次1.5小时，合并煎液，滤过，滤液浓缩至相对密度为1.20～1.25（80℃）的清膏，放冷，加入乙醇使含醇量达58%～60%，静置12小时以上，取上清液滤过，滤液回收乙醇并浓缩至相对密度为1.29～1.31（80℃）的稠膏，加入蔗糖粉740g及糊精适量制成颗粒，干燥，制成1000g；或加入三氯蔗糖0.42g、枸橼酸1.67g及糊精适量，制成颗粒，干燥，喷入甜橙香精0.67g，制成333g（无蔗糖），即得。

【功能与主治】清热解毒。用于感冒热邪壅肺证，症见发热、咽喉肿痛。

【用法与用量】开水冲服。周岁以内一次5g，一至六岁一次10g，一日3次；七岁以上一次15g，一日3～4次。七岁以上一次5g（无蔗糖），一日3～4次。

【规格】（1）每袋装5g （2）每袋装15g （3）每袋装5g（无蔗糖）

【剂量推算】

处方	成药日用量，g	推算饮片日生药量，g	《药典》饮片日用量，g
黄芩	规格（1）、规格（2）：15～60 规格（3）：15～20	3.75～15	3～10
连翘		3.75～15	6～15
大青叶		3.75～15	9～15
甘草		0.75～3	2～10

清热凉血丸

Qingre Liangxue Wan

【处方】黄芩 500g　地黄 500g

【制法】 以上二味，粉碎成细粉，过筛，混匀，用水泛丸，干燥，即得。

【功能与主治】 滋阴，清热，凉血。用于孕妇上焦火盛，头晕目眩，口舌生疮，耳鸣，牙痛，子烦。

【用法与用量】 口服。一次6g，一日1～2次。

【注意】 痰湿气郁之子烦者忌服。

【规格】 每瓶装6g

【剂量推算】

处方	成药 日用量，g	推算饮片 日生药量，g	《药典》饮片 日用量，g
黄芩	6～12	3～6	3～10
地黄		3～6	鲜地黄12～30； 生地黄10～15

清热银花糖浆

Qingre Yinhua Tangjiang

【处方】 山银花 100g　菊花 100g

白茅根 100g　通草 20g

大枣 50g　甘草 20g

绿茶叶 8g

【制法】 以上七味，加水煎煮二次，第一次4小时，第二次3小时，煎液滤过，合并滤液，浓缩至适量，加入蔗糖650g，煮沸使溶解，滤过，加入苯甲酸钠2g使溶解，加水至1000ml，混匀，即得。

【功能与主治】 清热解毒，通利小便。用于外感暑湿所致的头痛如裹、目赤口渴、小便不利。

【用法与用量】 口服。一次20ml，一日3次。

【规格】（1）每支装10ml （2）每支装20ml （3）每瓶装60ml （4）每瓶装100ml （5）每瓶装120ml

【剂量推算】

处方	成药 日用量，ml	推算饮片 日生药量，g	《药典》饮片 日用量，g
山银花	60	6	6～15
菊花		6	5～10
白茅根		6	9～30
通草		1.2	3～5
大枣		3	6～15
甘草		1.2	2～10
绿茶叶		0.48	3～9[1]

参考标准：

[1] 安徽省中药饮片炮制规范（第三版）（2019年版）

清热解毒口服液

Qingre Jiedu Koufuye

【处方】 石膏 670g　金银花 134g

玄参 107g　地黄 80g

连翘 67g　栀子 67g

甜地丁 67g　黄芩 67g

龙胆 67g　板蓝根 67g

知母 54g　麦冬 54g

【制法】 以上十二味，除金银花、黄芩外，其余石膏等十味先加水温浸1小时，煎煮（待煮沸后，再加入金银花和黄芩）二次，第一次1小时，第二次40分钟，滤过，合并滤液，滤液浓缩至相对密度约为1.17（80℃），加入乙醇使含醇量达65%～70%，冷藏48小时，滤过，滤液回收乙醇，加矫味剂适量，加入活性炭5g，加热30分钟，滤过，加水至1000ml，滤过，灌封，灭菌，即得。

【功能与主治】 清热解毒。用于热毒壅盛所致的发热面赤、烦躁口渴、咽喉肿痛；流感、上呼吸道感染见上述证候者。

【用法与用量】 口服。一次10～20ml，一日3次；儿童酌减，或遵医嘱。

【规格】 每支装10ml

【剂量推算】

处方	成药 日用量，ml	推算饮片 日生药量，g	《药典》饮片 日用量，g
石膏	30～60	20.10～40.20	15～60
地黄		2.40～4.80	鲜地黄12～30； 生地黄10～15
玄参		3.21～6.42	9～15
栀子		2.01～4.02	6～10
连翘		2.01～4.02	6～15
黄芩		2.01～4.02	3～10
甜地丁		2.01～4.02	9～15[1]
板蓝根		2.01～4.02	9～15
龙胆		2.01～4.02	3～6
麦冬		1.62～3.24	6～12
金银花		4.02～8.04	6～15

参考标准：

［1］甘肃省中药材标准（2009年版）

清热解毒片

Qingre Jiedu Pian

【处方】生石膏 670g 金银花 134g
玄参 107g 地黄 80g
连翘 67g 栀子 67g
甜地丁 67g 黄芩 67g
龙胆 67g 板蓝根 67g
知母 54g 麦冬 54g

【制法】以上十二味，连翘、黄芩粉碎成细粉；其余生石膏等十味加水煎煮三次，第一次温浸2小时后煎煮1.5小时，第二次1.5小时，第三次1小时。煎液滤过，合并滤液，浓缩成稠膏，加入上述细粉，混匀，干燥，粉碎成细粉，制粒，加1%硬脂酸镁混匀，压制成1000片，包糖衣或薄膜衣，即得。

【功能与主治】清热解毒。用于热毒壅盛所致的发热面赤、烦躁口渴、咽喉肿痛；流感、上呼吸道感染见上述证候者。

【用法与用量】口服。一次4片，一日3次，儿童酌减。

【规格】薄膜衣片 每片重（1）0.52g （2）0.37g （3）0.35g

【剂量推算】

处方	成药日用量，片	推算饮片日生药量，g	《药典》饮片日用量，g
生石膏	12	8.04	15～60
金银花		1.61	6～15
玄参		1.28	9～15
地黄		0.96	鲜地黄 12～30；生地黄 10～15
连翘		0.80	6～15
栀子		0.80	6～10
甜地丁		0.80	9～15[1]
黄芩		0.80	3～10
龙胆		0.80	3～6
板蓝根		0.80	9～15
知母		0.65	6～12
麦冬		0.65	6～12

参考标准：

［1］甘肃省中药材标准（2009年版）

清热镇咳糖浆

Qingre Zhenke Tangjiang

【处方】葶苈子 26g 矮地茶 26g
鱼腥草 44g 荆芥 35g
知母 26g 前胡 35g
板栗壳 44g 浮海石 44g

【制法】以上八味，加水煎煮二次，第一次2小时，第二次1.5小时，滤过，合并滤液并浓缩至约650ml，静置，滤过，滤液备用。另取蔗糖450g加水适量煮沸溶解，加入上述浓缩液、苯甲酸2.5g、羟苯乙酯0.5g（苯甲酸和羟苯乙酯用少量乙醇溶解）和香精适量，加水至1000ml，搅匀，即得。

【功能与主治】清热、镇咳、祛痰。用于痰热蕴肺所致的咳嗽痰黄；感冒、咽炎见上述证候者。

【用法与用量】口服。一次15～20ml，一日3次。

【注意】不宜久服。

【规格】无

【剂量推算】

处方	成药日用量，ml	推算饮片日生药量，g	《药典》饮片日用量，g
葶苈子	45～60	1.17～1.56	3～10
矮地茶		1.17～1.56	15～30
鱼腥草		1.98～2.64	15～25
荆芥		1.58～2.10	5～10
知母		1.17～1.56	6～12
前胡		1.58～2.10	3～10
板栗壳		1.98～2.64	30～60[1]
浮海石		1.98～2.64	9～15[2]

参考标准：

［1］广东省中药材标准（第三册）（2019年版）
［2］天津市中药饮片炮制规范（2012年版）

清眩丸

Qingxuan Wan

【处方】川芎 200g 白芷 200g
薄荷 100g 荆芥穗 100g
石膏 100g

【制法】以上五味，粉碎成细粉，过筛，混匀。每100g粉末加炼蜜110～130g制成小蜜丸或大蜜丸，即得。

【功能与主治】 散风清热。用于风热头晕目眩，偏正头痛，鼻塞牙痛。

【用法与用量】 口服。小蜜丸一次6～12g（30～60丸），大蜜丸一次1～2丸，一日2次。

【规格】（1）小蜜丸　每100丸重20g　（2）大蜜丸　每丸重6g

【剂量推算】

处方	成药日用量	推算饮片日生药量，g	《药典》饮片日用量，g
川芎	小蜜丸：6～12g 大蜜丸：2～4丸	2.01～4.40	3～10
白芷		2.01～4.40	3～10
薄荷		1.01～2.20	3～6
荆芥穗		1.01～2.20	5～10
石膏		1.01～2.20	15～60

清眩片

Qingxuan Pian

【处方】 川芎 400g　白芷 400g
薄荷 200g　荆芥穗 200g
石膏 200g

【制法】 以上五味，石膏40g、白芷粉碎成细粉，剩余的石膏加水煎煮二次，第一次3小时，第二次1小时，滤过，合并滤液；川芎用70%乙醇回流提取二次，第一次3小时，第二次2小时，滤过，合并滤液，回收乙醇；薄荷、荆芥穗提取挥发油至油尽，并滤取药液；合并以上各药液，减压浓缩至相对密度为1.35～1.40（50℃）的稠膏，加入石膏、白芷细粉，混匀，干燥，与适量淀粉粉碎成细粉，混匀。加入淀粉糊及适量乙醇制粒，干燥，过筛整粒，加入0.5%硬脂酸镁和薄荷、荆芥穗挥发油混匀，压制成1000片，即得。

【功能与主治】 散风解热。用于风热头晕目眩，偏正头痛，鼻塞牙痛。

【用法与用量】 口服。一次4片，一日2次。

【规格】 每片重0.55g

【剂量推算】

处方	成药日用量，片	推算饮片日生药量，g	《药典》饮片日用量，g
川芎	8	3.2	3～10
白芷		3.2	3～10
薄荷		1.6	3～6
荆芥穗		1.6	5～10
石膏		1.6	15～60

清眩治瘫丸

Qingxuan Zhitan Wan

【处方】 天麻 24g　酒蕲蛇 24g
僵蚕 24g　全蝎 12g
地龙 24g　铁丝威灵仙 28g
制白附子 24g　决明子 36g
牛膝 36g　没药（醋炙） 24g
血竭 24g　丹参 36g
川芎 36g　赤芍 24g
玄参 24g　桑寄生 36g
葛根 28g　醋香附 36g
骨碎补 28g　槐米 28g
郁金 24g　沉香 12g
枳壳（炒）72g　安息香 10g
人参（去芦）12g　炒白术 36g
麦冬 24g　茯苓 36g
黄连 24g　黄芩 24g
地黄 24g　泽泻 36g
法半夏 20g　黄芪 72g
山楂 36g　水牛角浓缩粉 12g
人工牛黄 10g　珍珠 10g
冰片 3g

【制法】 以上三十九味，除安息香、水牛角浓缩粉、人工牛黄、冰片外，珍珠水飞或粉碎成极细粉；其余天麻等三十四味粉碎成细粉；将安息香、水牛角浓缩粉、人工牛黄、冰片研细，与上述粉末，混匀。每100g粉末加炼蜜140～160g制成大蜜丸，即得。

【功能与主治】 平肝息风，化痰通络。用于肝阳上亢、肝风内动所致的头目眩晕、项强头胀、胸中闷热、惊恐虚烦、痰涎壅盛、言语不清、肢体麻木、口眼歪斜、半身不遂。

【用法与用量】 用温开水或黄酒送服。一次1丸，一日2次。

【注意】 孕妇禁用。

【规格】 每丸重9g

【剂量推算】

处方	成药日用量，丸	推算饮片日生药量，g	《药典》饮片日用量，g
天麻	2	0.16～0.17	3～10
酒蕲蛇		0.16～0.17	2～4.5
僵蚕		0.16～0.17	5～10

续表

处方	成药日用量，丸	推算饮片日生药量，g	《药典》饮片日用量，g
全蝎	2	0.079～0.085	3～6
地龙		0.16～0.17	5～10
铁丝威灵仙		0.18～0.20	6～9[1]
制白附子		0.16～0.17	3～6
决明子		0.24～0.26	9～15
牛膝		0.24～0.26	5～12
没药（醋炙）		0.16～0.17	3～5
血竭		0.16～0.17	1～2
丹参		0.24～0.26	10～15
川芎		0.24～0.26	3～10
赤芍		0.16～0.17	6～12
玄参		0.16～0.17	9～15
桑寄生		0.24～0.26	9～15
葛根		0.18～0.20	10～15
醋香附		0.24～0.26	6～10
骨碎补		0.18～0.20	3～9
槐米		0.18～0.20	5～10
郁金		0.16～0.17	3～10
沉香		0.079～0.085	1～5
枳壳（炒）		0.47～0.51	3～9[2]
安息香		0.066～0.071	0.6～1.5
人参（去芦）		0.079～0.085	4
炒白术		0.24～0.26	6～12
麦冬		0.16～0.17	2，一日2次
茯苓		0.24～0.26	10～15
黄连		0.16～0.17	2～5
黄芩		0.16～0.17	3～10
地黄		0.16～0.17	鲜地黄 12～30；生地黄 10～15
泽泻		0.24～0.26	6～10
法半夏		0.13～0.14	3～9
黄芪		0.47～0.51	9～30
山楂		0.24～0.26	9～12
水牛角浓缩粉		0.079～0.085	3～6[3]
人工牛黄		0.066～0.071	0.15～0.35
珍珠		0.066～0.071	0.1～0.3
冰片		0.020～0.021	0.15～0.3

参考标准：

［1］陕西省药材标准（2015年版）
［2］福建省中药饮片炮制规范（2012年版）
［3］中国药典（2005年版）一部

清脑降压片

Qingnao Jiangya Pian

【处方】 黄芩 100g　夏枯草 60g　槐米 60g　珍珠母 40g　牛膝 60g　当归 100g　地黄 40g　丹参 40g　水蛭 20g　钩藤 60g　决明子 100g　地龙 20g　煅磁石 60g

【制法】 以上十三味，珍珠母、煅磁石、当归、钩藤粉碎成细粉，其余黄芩等九味加水煎煮二次，第一次3小时，第二次2小时，滤过，合并滤液，减压浓缩成膏，加入珍珠母等细粉和淀粉等辅料适量，混匀，制粒，干燥，压制成1000片，包糖衣或薄膜衣，即得。

【功能与主治】 平肝潜阳。用于肝阳上亢所致的眩晕，症见头晕、头痛、项强、血压偏高。

【用法与用量】 口服。一次4～6片，一日3次。

【注意】 孕妇忌服。

【规格】（1）薄膜衣片　每片重0.33g（2）糖衣片（片心重0.30g）

【剂量推算】

处方	成药日用量，片	推算饮片日生药量，g	《药典》饮片日用量，g
黄芩	12～18	1.20～1.80	3～10
夏枯草		0.72～1.08	9～15
槐米		0.72～1.08	5～10
珍珠母		0.48～0.72	10～25
牛膝		0.72～1.08	5～12
当归		1.20～1.80	6～12
地黄		0.48～0.72	鲜地黄 12～30；生地黄 10～15
丹参		0.48～0.72	10～15
水蛭		0.24～0.36	1～3
钩藤		0.72～1.08	3～12
决明子		1.20～1.80	9～15
地龙		0.24～0.36	5～10
煅磁石		0.72～1.08	9～30

清脑降压胶囊

Qingnao Jiangya Jiaonang

【处方】 黄芩 132g 夏枯草 79g
槐米 79g 煅磁石 79g
牛膝 79g 当归 132g
地黄 53g 丹参 53g
水蛭 26g 钩藤 79g
决明子 132g 地龙 26g
珍珠母 53g

【制法】 以上十三味，珍珠母、煅磁石、当归、钩藤粉碎成细粉；黄芩加水煎煮3小时，滤过，滤液浓缩成稠膏；药渣与其余夏枯草等八味加水煎煮二次，第一次3小时，第二次2小时，滤过，合并滤液，减压浓缩成稠膏；合并上述两种稠膏，加入珍珠母等细粉及淀粉适噩，混匀，干燥，粉碎成细粉，装人胶囊，制成1000粒，即得。

【功能与主治】 平肝潜阳。用于肝阳上亢所致的眩晕，症见头晕、头痛、项强、血压偏高。

【用法与用量】 口服。一次3～5粒，一日3次。

【注意】 孕妇忌服。

【规格】 每粒装0.55g

【剂量推算】

处方	成药日用量，粒	推算饮片日生药量，g	《药典》饮片日用量，g
黄芩	9～15	1.19～1.98	3～10
夏枯草		0.71～1.19	9～15
槐米		0.71～1.19	5～10
珍珠母		0.71～1.19	9～30
牛膝		0.71～1.19	5～12
当归		1.19～1.98	6～12
地黄		0.48～0.80	鲜地黄12～30；生地黄10～15
丹参		0.48～0.80	10～15
水蛭		0.23～0.39	1～3
钩藤		0.71～1.19	3～12
决明子		1.19～1.98	9～15
地龙		0.23～0.39	5～10
煅磁石		0.48～0.80	9～30

清脑降压颗粒

Qingnao Jiangya Keli

【处方】 黄芩 200g 夏枯草 120g
槐米 120g 煅磁石 120g
牛膝 120g 当归 200g
地黄 80g 丹参 80g
水蛭 40g 钩藤 120g
决明子 200g 地龙 40g
珍珠母 80g

【制法】 以上十三味，珍珠母、煅磁石、当归、钩藤粉碎成细粉；其余黄芩等九味加水煎煮二次，滤过，滤液合并，减压浓缩成稠膏，加入珍珠母等细粉及糊精和蔗糖粉适量，混匀，干燥，粉碎成细粉，制粒，干燥，制成颗粒1000g，即得。

【功能与主治】 平肝潜阳。用于肝阳上亢所致的眩晕，症见头晕、头痛、项强、血压偏高。

【用法与用量】 开水冲服。一次2～3g，一日3次。

【注意】 孕妇忌服。

【规格】 每袋装2g

【剂量推算】

处方	成药日用量，g	推算饮片日生药量，g	《药典》饮片日用量，g
黄芩	6～9	1.20～1.80	3～10
夏枯草		0.72～1.08	9～15
槐米		0.72～1.08	5～10
珍珠母		0.72～1.08	9～30
牛膝		0.72～1.08	5～12
当归		1.20～1.80	6～12
地黄		0.48～0.72	鲜地黄12～30；生地黄10～15
丹参		0.48～0.72	10～15
水蛭		0.24～0.36	1～3
钩藤		0.72～1.08	3～12
决明子		1.20～1.80	9～15
地龙		0.24～0.36	5～10
煅磁石		0.48～0.72	9～30

清淋颗粒

Qinglin Keli

【处方】 瞿麦 111g　　萹蓄 111g
木通 111g　　盐车前子 111g
滑石 111g　　栀子 111g
大黄 111g　　炙甘草 111g

【制法】 以上八味，加水煎煮三次，每次 1 小时，合并煎液，滤过，滤液浓缩至 1332ml，加乙醇使含醇量达 65%，充分搅拌，静置 24 小时，取上清液滤过，沉淀再加 65%乙醇适量，充分搅拌，静置 4 小时，取上清液滤过，并与上述滤液合并，减压回收乙醇，浓缩至相对密度为 1.28～1.30（80℃）的清膏，加蔗糖粉适量，混匀，用 45%乙醇制成颗粒，干燥，制成 1000g，即得。

【功能与主治】 清热泻火，利水通淋。用于膀胱湿热所致的淋症、癃闭，症见尿频涩痛、淋沥不畅、小腹胀满、口干咽燥。

【用法与用量】 开水冲服。一次 1 袋。一日 2 次，小儿酌减。

【注意】 孕妇忌服，体质虚弱者不宜服。

【规格】 每袋装 10g

【剂量推算】

处方	成药日用量，袋	推算饮片日生药量，g	《药典》饮片日用量，g
瞿麦	2	2.22	9～15
萹蓄		2.22	9～15
木通		2.22	3～6
盐车前子		2.22	9～15
滑石		2.22	10～20
栀子		2.22	6～10
大黄		2.22	3～15
炙甘草		2.22	2～10

清暑益气丸

Qingshu Yiqi Wan

【处方】 人参 36g　　黄芪（蜜炙） 150g
炒白术 360g　　苍术（米泔炙）144g
麦冬 72g　　泽泻 60g
醋五味子 36g　　当归 48g
黄柏 60g　　葛根 348g
醋青皮 72g　　陈皮 72g
六神曲（麸炒）84g　　升麻 60g
甘草 120g

【制法】 以上十五味，粉碎成细粉，过筛，混匀。每 100g 粉末加炼蜜 120～130g，制成大蜜丸，即得。

【功能与主治】 祛暑利湿，补气生津。用于中暑受热，气津两伤，症见头晕身热、四肢倦怠、自汗心烦、咽干口渴。

【用法与用量】 姜汤或温开水送服。一次 1 丸，一日 2 次。

【注意】 忌食辛辣油腻之品。

【规格】 】 每丸重 9g

【剂量推算】

处方	成药日用量，丸	推算饮片日生药量，g	《药典》饮片日用量，g
人参	2	0.16～0.17	3～9
黄芪（蜜炙）		0.68～0.71	9～30
炒白术		1.64～1.71	6～12
苍术（米泔炙）		0.65～0.68	5～10[1] 3～9[2]
麦冬		0.33～0.34	6～12
泽泻		0.27～0.29	6～10
醋五味子		0.16～0.17	2～6
当归		0.22～0.23	6～12
黄柏		0.27～0.29	3～12
葛根		1.58～1.65	10～15
醋青皮		0.33～0.34	3～10
陈皮		0.33～0.34	3～10
六神曲（麸炒）		0.38～0.40	6～15[3]
升麻		0.27～0.29	3～10
甘草		0.55～0.57	2～10

参考标准：

［1］吉林省中药饮片炮制规范（2020 年版公示）
［2］江苏省中药饮片炮制规范（2020 年版）（第二册）（第一批征求意见稿）
［3］山东省中药饮片炮制规范（2012 年版）

清喉利咽颗粒

Qinghou Liyan Keli

【处方】黄芩 36g　西青果 90g
桔梗 54g　竹茹 36g
胖大海 36g　橘红 36g
枳壳 36g　桑叶 36g
醋香附 36g　紫苏子 9g
紫苏梗 9g　沉香 5.4g
薄荷脑 0.054g

【制法】以上十三味，除薄荷脑外，沉香提取挥发油备用，蒸馏后的水溶液滤过，备用；胖大海温浸，滤过，滤液备用；其余黄芩等十味加水煎煮，煎液滤过。合并以上滤液，静置，滤过，滤液浓缩成稠膏。取稠膏加入蔗糖粉适量，制成颗粒，干燥，过筛，加入薄荷脑、沉香挥发油，过筛，混匀，制成 1155g；或取稠膏干燥，加入乳糖及蛋白糖适量，制成颗粒，干燥，过筛，加入薄荷脑、沉香挥发油，过筛，混匀，制成 578g（含乳糖），即得。

【功能与主治】清热利咽，宽胸润喉。用于外感风热所致的咽喉发干、声音嘶哑；急慢性咽炎、扁桃体炎见上述证候者，常用有保护声带作用。

【用法与用量】开水冲服。一次 1 袋，一日 2～3 次。

【规格】（1）每袋装 10g（2）每袋装 5g（含乳糖）

【剂量推算】

处方	成药 日用量，袋	推算饮片 日生药量，g	《药典》饮片 日用量
黄芩	2～3	0.62～0.94	3～10g
西青果		1.56～2.34	1.5～3g
桔梗		0.94～1.40	3～10g
竹茹		0.62～0.94	5～10g
胖大海		0.62～0.94	2～3 枚
橘红		0.62～0.94	3～10g
枳壳		0.62～0.94	3～10g
桑叶		0.62～0.94	5～10g
醋香附		0.62～0.94	6～10g
紫苏子		0.16～0.23	3～10g
紫苏梗		0.16～0.23	5～10g
沉香		0.094～0.14	1～5g
薄荷脑		0.00094～0.0014	0.02～0.1g[1]

参考标准：

[1] 中国药典（2005 年版）一部

清喉咽合剂

Qinghouyan Heji

【处方】地黄 180g　麦冬 160g
玄参 260g　连翘 315g
黄芩 315g

【制法】以上五味，粉碎成粗粉，用 57%乙醇作溶剂，浸渍 24 小时后，以每分钟约 1ml 的速度缓缓渗漉，收集漉液约 6000ml，减压回收乙醇并浓缩至约 1400ml，加水 800ml，煮沸 30 分钟，静置 48 小时，滤过，滤渣用少量水洗涤，洗液并入滤液中，减压浓缩至约 1000ml，加苯甲酸钠 3g，搅匀，静置 24 小时，滤过，取滤液，加水使成 1000ml，搅匀，即得。

【功能与主治】养阴清肺，利咽解毒。用于阴虚燥热、火毒内蕴所致的咽部肿痛、咽干少津、咽部白腐有苔膜、喉核肿大；局限性的咽白喉、轻度中毒型白喉、急性扁桃体炎、咽峡炎见上述证候者。

【用法与用量】口服。第一次 20ml，以后每次 10～15ml，一日 4 次；小儿酌减。

【规格】（1）每瓶装 100ml（2）每瓶装 150ml

【剂量推算】

处方	成药 日用量，ml	推算饮片 日生药量，g	《药典》饮片 日用量，g
地黄	40～65	7.20～11.70	鲜地黄 12～30； 生地黄 10～15
麦冬		6.40～10.40	6～12
玄参		10.40～16.90	9～15
连翘		12.60～20.48	6～15
黄芩		12.60～20.48	3～10

清膈丸

Qingge Wan

【处方】金银花 60g　连翘 60g
玄参 60g　射干 60g
山豆根 60g　黄连 30g
熟大黄 30g　龙胆 60g
石膏 30g　玄明粉 60g

桔梗 60g	麦冬 60g
薄荷 30g	地黄 45g
硼砂 30g	甘草 15g
人工牛黄 2.4g	冰片 6g
水牛角浓缩粉 6g	

【制法】 以上十九味，除水牛角浓缩粉、人工牛黄外，冰片研细，其余金银花等十六味粉碎成细粉，过筛，混匀，与上述水牛角浓缩粉等三味粉末配研，过筛，混匀，每 100g 粉末加炼蜜 110～120g，制成大蜜丸，即得。

【功能与主治】 清热利咽，消肿止痛。用于内蕴毒热引起的口渴咽干，咽喉肿痛、水浆难下、声哑失音、面赤腮肿、大便燥结。

【用法与用量】 口服。一次 1 丸，一日 2 次。

【注意】 孕妇及儿童慎用；忌食辛辣、油腻、厚味食物。

【规格】 每丸重 9g

【剂量推算】

处方	成药日用量，丸	推算饮片日生药量，g	《药典》饮片日用量，g
金银花	2	0.64～0.67	6～15
连翘		0.64～0.67	6～15
玄参		0.64～0.67	9～15
射干		0.64～0.67	3～10
山豆根		0.64～0.67	3～6
黄连		0.32～0.34	2～5
熟大黄		0.32～0.34	3～15
龙胆		0.64～0.67	3～6
石膏		0.32～0.34	15～60
玄明粉		0.64～0.67	3～9
桔梗		0.64～0.67	3～10
麦冬		0.64～0.67	6～12
薄荷		0.32～0.34	3～6
地黄		0.48～0.50	鲜地黄 12～30；生地黄 10～15
硼砂		0.32～0.34	1.5～3[1]
甘草		0.16～0.17	2～10
人工牛黄		0.026～0.027	0.15～0.35
冰片		0.064～0.067	0.15～0.3
水牛角浓缩粉		0.064～0.067	3～6[2]

参考标准：

［1］甘肃省中药材标准（2020 年版）

［2］中国药典（2005 年版）一部

清瘟解毒丸

Qingwen Jiedu Wan

【处方】

大青叶 100g	连翘 75g
玄参 100g	天花粉 100g
桔梗 75g	炒牛蒡子 100g
羌活 75g	防风 50g
葛根 100g	柴胡 50g
黄芩 100g	白芷 50g
川芎 50g	赤芍 50g
甘草 25g	淡竹叶 100g

【制法】 以上十六味，粉碎成细粉，过筛，混匀。每 100g 粉末加炼蜜 60～80g 及适量的水，制丸，干燥，制成水蜜丸；或加炼蜜 150～170g 制成小蜜丸或大蜜丸，即得。

【功能与主治】 清瘟解毒。用于外感时疫，憎寒壮热，头痛无汗，口渴咽干，痄腮，大头瘟。

【用法与用量】 口服。水蜜丸一次 12g；小蜜丸一次 18g（90 丸），大蜜丸一次 2 丸，一日 2 次；小儿酌减。

【规格】（1）水蜜丸 每 120 丸重 12g（2）小蜜丸 每 100 丸重 20g（3）大蜜丸 每丸重 9g

【剂量推算】

处方	成药日用量	推算饮片日生药量，g	《药典》饮片日用量，g
大青叶	水蜜丸：24g 小蜜丸：36g 大蜜丸：4 丸	1.11～1.25	9～15
连翘		0.83～0.94	6～15
玄参		1.11～1.25	9～15
天花粉		1.11～1.25	10～15
桔梗		0.83～0.94	3～10
炒牛蒡子		1.11～1.25	6～12
羌活		0.83～0.94	3～10
防风		0.56～0.63	5～10
葛根		1.11～1.25	10～15
柴胡		0.56～0.63	3～10
黄芩		1.11～1.25	3～10
白芷		0.56～0.63	3～10
川芎		0.56～0.63	3～10
赤芍		0.56～0.63	6～12
甘草		0.28～0.31	2～10
淡竹叶		1.11～1.25	6～10

寄生追风酒

Jisheng Zhuifeng Jiu

【处方】 独活 108g　白芍 92g
槲寄生 108g　熟地黄 92g
杜仲（炒） 108g　牛膝 92g
秦艽 92g　桂枝 77g
防风 92g　细辛 46g
党参 92g　甘草 46g
当归 92g　川芎 46g
茯苓 92g

【制法】 以上十五味，粉碎成粗粉，用白酒适量作溶剂，浸渍10～15天后，缓缓渗漉，收集漉液。另取蔗糖3877g制成糖浆，放至室温，加入上述漉液，搅匀，静置，滤过，制成10000ml，即得。

【功能与主治】 补肝肾，祛风湿，止痹痛。用于肝肾两亏，风寒湿痹，腰膝冷痛，屈伸不利；风湿性关节炎、腰肌劳损、跌打损伤后期见上述证候者。

【用法与用量】 口服。一次20～30ml，一日2～3次。

【注意】 湿热痹阻、关节红肿热痛者不宜。

【规格】 （1）每瓶装120ml（2）每瓶装180ml

【剂量推算】

处方	成药日用量，ml	推算饮片日生药量，g	《药典》饮片日用量，g
独活	40～90	0.43～0.97	3～10
白芍		0.37～0.83	6～15
槲寄生		0.43～0.97	9～15
熟地黄		0.37～0.83	9～15
杜仲（炒）		0.43～0.97	6～9[1]
牛膝		0.37～0.83	5～12
秦艽		0.37～0.83	3～10
桂枝		0.31～0.69	3～10
防风		0.37～0.83	5～10
细辛		0.18～0.41	1～3
党参		0.37～0.83	9～30
甘草		0.18～0.41	2～10
当归		0.37～0.83	6～12
川芎		0.18～0.41	3～10
茯苓		0.37～0.83	10～15

参考标准：

[1] 天津市中药饮片炮制规范（2005年版）

颈舒颗粒

Jingshu Keli

【处方】 三七 333g　当归 333g
川芎 333g　红花 333g
天麻 333g　肉桂 222g
人工牛黄 92.5g

【制法】 以上七味，当归、川芎、肉桂加水浸泡1小时，蒸馏提取挥发油，挥发油用倍他环糊精包合，备用；蒸馏后的水溶液另器保存；药渣备用。三七、天麻粉碎成最粗粉，加水浸泡1小时，煎煮1小时，滤过，滤液另器保存；药渣与当归等三味提油后的药渣及红花加水煎煮二次，第一次1小时，第二次0.5小时，煎液滤过，滤液与上述蒸馏后的水溶液、三七和天麻的水溶液合并，浓缩至相对密度为1.30（50～60℃），加入人工牛黄、挥发油包合物及适量糊精，制成颗粒，干燥，制成1000g，即得。

【功能与主治】 活血化瘀，温经通窍止痛。用于神经根型颈椎病瘀血阻络证，症见颈肩部僵硬、疼痛、患侧上肢窜痛。

【用法与用量】 温开水冲服。一次1袋，一日3次。1个月为一疗程。

【注意】 孕妇禁用。忌生冷、油腻食物。过敏体质者慎用。

【规格】 每袋装6g

【剂量推算】

处方	成药日用量，袋	推算饮片日生药量，g	《药典》饮片日用量，g
三七	3	5.99	3～9
当归		5.99	6～12
川芎		5.99	3～10
红花		5.99	3～10
天麻		5.99	3～10
肉桂		4.00	1～5
人工牛黄		1.67	0.15～0.35

颈痛颗粒

Jingtong Keli

【处方】 三七 250g　川芎 750g
延胡索 500g　羌活 1000g
白芍 750g　威灵仙 1000g
葛根 750g

【制法】 以上七味，三七粉碎成细粉；羌活、威灵仙提取挥发油，挥发油用倍他环糊精包结成包合物，于50℃减压干燥，粉碎，备用；蒸馏后的水溶液另器收集；药渣加水煎煮1小时，滤过，滤液备用；葛根、白芍加水煎煮二次，第一次1.5小时，第二次1小时，合并煎液，滤过，与上述滤液和蒸馏后的水溶液合并，浓缩至相对密度为1.10～1.15（50℃）的清膏，加乙醇使含醇量达60%，搅匀，冷藏，滤过，滤渣用60%乙醇洗涤一次，洗涤液滤过，与上述滤液合并，回收乙醇，浓缩至相对密度为1.25～1.30（50℃）的稠膏；川芎、延胡索用乙醇加热回流提取二次，第一次2小时，第二次1小时，合并提取液，静置，滤过，滤液回收乙醇，浓缩至相对密度为1.25～1.30（50℃）的稠膏；与上述稠膏合并，加入三七细粉、倍他环糊精包合物粉末和糊精适量，制成颗粒，干燥，制成1000g，即得。

【功能与主治】 活血化瘀、行气止痛。用于神经根型颈椎病属血瘀气滞、脉络闭阻证。症见颈、肩及上肢疼痛，发僵或窜麻、窜痛。

【用法与用量】 开水冲服。一次1袋，一日3次，饭后服用。2周为一疗程。

【注意】（1）孕妇忌服。（2）消化道溃疡及肝肾功能减退者慎用。（3）长期服用应向医师咨询，定期监测肝肾功能。（4）忌与茶同饮。（5）过敏体质患者在用药期间可能有皮疹、瘙痒出现，停药后会逐渐消失，一般不需要做特殊处理。

【规格】 每袋装4g

【剂量推算】

处方	成药 日用量，袋	推算饮片 日生药量，g	《药典》饮片 日用量，g
三七	3	3	研粉吞服，一次1～3
川芎		9	3～10
延胡索		6	3～10
羌活		12	3～10
白芍		9	6～15
威灵仙		12	6～10
葛根		9	10～15

维C银翘片

Wei C Yinqiao Pian

【处方】 山银花 180g　连翘 180g
荆芥 72g　淡豆豉 90g
淡竹叶 72g　牛蒡子 108g
芦根 108g　桔梗 108g
甘草 90g　马来酸氯苯那敏 1.05g
对乙酰氨基酚 105g　维生素C 49.5g
薄荷素油 1.08ml

【制法】 以上十三味，连翘、荆芥、山银花提取挥发油，药渣与淡竹叶、淡豆豉、芦根、桔梗、甘草加水煎煮二次，每次2小时，滤过，合并滤液；牛蒡子用60%乙醇加热回流提取二次，每次4小时，滤过，合并滤液，回收乙醇，加入石蜡使溶解，冷却至石蜡浮于液面，除去石蜡层。合并上述药液，浓缩至适量，干燥成干膏粉，与适量的辅料制成颗粒，加入上述挥发油及薄荷素油混匀；对乙酰氨基酚、马来酸氯苯那敏和维生素C与适量的辅料混匀，制成颗粒，与上述颗粒压制成1000片（双层片），包薄膜衣。或合并上述药液，浓缩成稠膏，加入适量的辅料，干燥，粉碎，干浸膏粉与对乙酰氨基酚和马来酸氯苯那敏混匀，制成颗粒，加入上述挥发油及薄荷素油，混匀，与维生素C压制成1000片（夹心片或多层片），包糖衣或薄膜衣；或干浸膏粉与对乙酰氨基酚和用辅料包膜制成的维生素C微粒混匀，制成颗粒，干燥，加入马来酸氯苯那敏，混匀，加入上述挥发油及薄荷素油，压制成1000片，包糖衣或薄膜衣，即得。

【功能与主治】 疏风解表，清热解毒。用于外感风热所致的流行性感冒，症见发热、头痛、咳嗽、口干、咽喉疼痛。

【用法与用量】 口服。一次2片，一日3次。

【注意】 用药期间不宜驾驶车辆、管理机器及高空作业等；肝肾功能不全者慎用，或遵医嘱。

【规格】 每片含维生素C 49.5mg、对乙酰氨基酚105mg、马来酸氯苯那敏1.05mg

【剂量推算】

处方	成药日用量，片	推算饮片日生药量	《药典》饮片日用量
山银花	6	1.08g	6～15g
连翘		1.08g	6～15g
荆芥		0.43g	5～10g
淡豆豉		0.54g	6～12g
淡竹叶		0.43g	6～10g
牛蒡子		0.65g	6～12g
芦根		0.65g	15～30g
桔梗		0.65g	3～10g
甘草		0.54g	2～10g
马来酸氯苯那敏		0.006g	0.012～0.024g[1]
对乙酰氨基酚		0.63g	1.2～2g[1]
维生素C		0.30g	0.05～0.6g[1]
薄荷素油		0.006ml	0.06～0.06ml[2]

参考标准：

[1] 中国药典·临床用药须知（2015年版）

[2] 中国药典（2005年版）一部

维血宁合剂

Weixuening Heji

【处方】虎杖 115g　炒白芍 71.8g
仙鹤草 143.8g　地黄 115g
鸡血藤 143.8g　熟地黄 115g
墨旱莲 43.2g　太子参 57.6g

【制法】以上八味，加水煎煮二次，每次2小时，滤过，合并滤液，滤液浓缩至相对密度为1.20～1.22（65℃）的稠膏，放冷后加入二倍量乙醇，搅匀，静置24小时，滤过，沉淀加二倍量60%乙醇，搅匀，静置，滤过，滤液与上述滤液合并，减压浓缩成相对密度为1.10～1.12（70℃）的清膏，加入炼蜜400g、苯甲酸钠0.2g及香精适量，搅匀，静置，滤过，制成760ml，即得。

【功能与主治】滋阴养血，清热凉血。用于阴虚血热所致的出血；血小板减少症见上述证候者。

【用法与用量】口服。一次25～30ml，一日3次，小儿酌减或遵医嘱。

【规格】（1）每瓶装25ml（2）每瓶装150ml（3）每瓶装180ml（4）每瓶装250ml

【剂量推算】

处方	成药日用量，ml	推算饮片日生药量，g	《药典》饮片日用量，g
虎杖	75～90	11.35～13.62	9～15
炒白芍		7.09～8.50	6～15
仙鹤草		14.19～17.03	6～12
地黄		11.35～13.62	鲜地黄 12～30；生地黄 10～15
鸡血藤		14.19～17.03	9～15
熟地黄		11.35～13.62	9～15
墨旱莲		4.26～5.12	6～12
太子参		5.68～6.82	9～30

维血宁颗粒

Weixuening Keli

【处方】虎杖 205.3g　炒白芍 128.3g
仙鹤草 256.7g　地黄 205.3g
鸡血藤 256.7g　熟地黄 205.3g
墨旱莲 77g　太子参 102.7g

【制法】以上八味，加水煎煮二次，每次2小时，滤过，合并滤液，浓缩至相对密度为1.10（80℃）的清膏，放冷，加乙醇使含醇量为70%，搅匀，静置24小时，滤过，滤液减压浓缩后加入适量蔗糖粉，制成颗粒，干燥，制成1000g；或加入适量的可溶性淀粉，制成颗粒，干燥，制成400g（无蔗糖），即得。

【功能与主治】滋阴养血，清热凉血。用于阴虚血热所致的出血；血小板减少症见上述证候者。

【用法与用量】开水冲服，一次1袋，一日3次。

【规格】（1）每袋装20g（2）每袋装8g（无蔗糖）

【剂量推算】

处方	成药日用量，袋	推算饮片日生药量，g	《药典》饮片日用量，g
虎杖	3	12.32	9～15
炒白芍		7.70	6～15
仙鹤草		15.40	6～12
地黄		12.32	鲜地黄 12～30；生地黄 10～15
鸡血藤		15.40	9～15
熟地黄		12.32	9～15
墨旱莲		4.62	6～12
太子参		6.16	9～30

琥珀还睛丸

Hupo Huanjing Wan

【处方】 琥珀 30g　菊花 45g
青葙子 45g　黄连 15g
黄柏 45g　知母 45g
石斛 40g　地黄 90g
麦冬 45g　天冬 45g
党参（去芦） 45g　麸炒枳壳 45g
茯苓 45g　炙甘草 20g
山药 45g　炒苦杏仁 45g
当归 45g　川芎 45g
熟地黄 45g　枸杞子 45g
沙苑子 60g　菟丝子 45g
酒肉苁蓉 45g　杜仲（炭） 45g
羚羊角粉 15g　水牛角浓缩粉 18g

【制法】 以上二十六味，除羚羊角粉、水牛角浓缩粉外，其余琥珀等二十四味粉碎成细粉，过筛，混匀，与上述羚羊角粉等二味细粉混匀，每 100g 粉末加炼蜜 100g 制成大蜜丸，即得。

【功能与主治】 补益肝肾，清热明目。用于肝肾两亏、虚火上炎所致的内外翳障、瞳孔散大、视力减退、夜盲昏花、目涩羞明、迎风流泪。

【用法与用量】 口服。一次 2 丸，一日 2 次。

【注意】 忌食辛辣油腻食物。

【规格】 每丸重 6g

【剂量推算】

处方	成药 日用量，丸	推算饮片 日生药量，g	《药典》饮片 日用量，g
琥珀	4	0.33	1～3[1-2] 1.5[3]
菊花		0.49	5～10
青葙子		0.49	9～15
黄连		0.16	2～5
黄柏		0.49	3～12
知母		0.49	6～12
石斛		0.44	6～12
地黄		0.98	鲜地黄 12～30； 生地黄 10～15
麦冬		0.49	6～12
天冬		0.49	6～12
党参（去芦）		0.49	9～30
麸炒枳壳		0.49	3～10
茯苓		0.49	10～15
炙甘草		0.22	2～10
山药		0.49	15～30
炒苦杏仁		0.49	5～10
当归		0.49	6～12
川芎		0.49	3～10
熟地黄		0.49	9～15
枸杞子		0.49	6～12
沙苑子		0.66	9～15
菟丝子		0.49	6～12
酒肉苁蓉		0.49	6～10
杜仲（炭）		0.49	6～9[4]
羚羊角粉		0.16	0.3～0.6
水牛角浓缩粉		0.20	3～6[5]

参考标准：

[1] 辽宁省中药材标准（第二册）(2019 年版)
[2] 安徽省中药饮片炮制规范（第三版）(2019 年版)
[3] 新疆维吾尔自治区中药维吾尔药饮片炮制规范（2020 年版）
[4] 广东省中药饮片炮制规范（第一册）
[5] 中国药典（2005 年版）一部

琥珀抱龙丸

Hupo Baolong Wan

【处方】 山药（炒） 256g　朱砂 80g
甘草 48g　琥珀 24g
天竺黄 24g　檀香 24g
枳壳（炒） 16g　茯苓 24g
胆南星 16g　枳实（炒） 16g
红参 24g

【制法】 以上十一味，琥珀研成极细粉，朱砂水飞成极细粉；其余檀香等九味粉碎成细粉，与上述粉末配研，过筛，混匀。每 100g 粉末加炼蜜 90～110g 制成小蜜丸或大蜜丸，即得。

【功能与主治】 清热化痰，镇静安神。用于饮食内伤所致的痰食型急惊风，症见发热抽搐、烦躁不安、痰喘气急、惊痫不安。

【用法与用量】 口服。小蜜丸一次1.8g（9丸），大蜜丸一次1丸，一日2次；婴儿小蜜丸每次0.6g（3丸），大蜜丸每次1/3丸，化服。

【注意】 慢惊及久病、气虚者忌服。

【规格】 （1）小蜜丸　每100丸20g（2）大蜜丸　每丸重1.8g

【剂量推算】

处方	成药 日用量	推算饮片 日生药量，g	《药典》饮片 日用量，g
山药（炒）	小蜜丸：1.2～3.6g 大蜜丸：2/3～2丸	0.27～0.88	15～30[1]
朱砂		0.083～0.27	0.1～0.5
甘草		0.050～0.17	2～10
琥珀		0.025～0.082	1～3[2-3] 1.5[4]
天竺黄		0.025～0.082	3～9
檀香		0.025～0.082	2～5
枳壳（炒）		0.017～0.055	3～10
茯苓		0.025～0.082	10～15
胆南星		0.017～0.055	3～6
枳实（炒）		0.017～0.055	3～9[5]
红参		0.025～0.082	3～9

参考标准：
［1］广东省中药饮片炮制规范（第一册）
［2］辽宁省中药材标准（第二册）（2019年版）
［3］安徽省中药饮片炮制规范（第三版）（2019年版）
［4］新疆维吾尔自治区中药维吾尔药饮片炮制规范（2020年版）
［5］福建省中药饮片炮制规范（2012年版）

斑秃丸

Bantu Wan

【处方】 地黄 74g　　熟地黄 74g
制何首乌 74g　　当归 49g
丹参 49g　　炒白芍 49g
五味子 49g　　羌活 25g
木瓜 25g

【制法】 以上九味，粉碎成细粉，过筛，混匀。每100g粉末加炼蜜40～50g与适量的水泛丸，制成水蜜丸，干燥；或加炼蜜120～130g制成大蜜丸，即得。

【功能与主治】 补益肝肾，养血生发。用于肝肾不足、血虚风盛所致的油风，症见毛发成片脱落、或至全部脱落，多伴有头晕失眠、目眩耳鸣、腰膝疲软；斑秃、全秃、普秃见上述证候者。

【用法与用量】 口服。水蜜丸一次5g；大蜜丸一次1丸，一日3次。

【注意】 本品不适用假发斑秃（患处头皮萎缩，不见毛囊口）及脂溢性皮炎；忌食辛辣食品。

【规格】 （1）水蜜丸　每10丸重1g（2）大蜜丸　每丸重9g

【剂量推算】

处方	成药 日用量	推算饮片 日生药量，g	《药典》饮片 日用量，g
地黄	水蜜丸：15g 大蜜丸：3丸	1.58～1.94	鲜地黄 12～30； 生地黄 10～15
熟地黄		1.58～1.94	9～15
制何首乌		1.58～1.94	6～12
当归		1.05～1.28	6～12
丹参		1.05～1.28	10～15
炒白芍		1.05～1.28	6～15
五味子		1.05～1.28	2～6
羌活		0.53～0.66	3～10
木瓜		0.53～0.66	6～9

越鞠二陈丸

Yueju Erchen Wan

【处方】 醋香附 100g　　麸炒苍术 100g
川芎 100g　　清半夏 100g
炒麦芽 100g　　六神曲（炒） 100g
茯苓 100g　　炒栀子 100g
陈皮 100g　　甘草 50g

【制法】 以上十味，粉碎成细粉，过筛，混匀，用水泛丸，干燥，即得。

【功能与主治】 理气解郁，化痰和中。用于胸腹闷胀，嗳气不断，吞酸呕吐，消化不良，咳嗽痰多。

【用法与用量】 口服。一次6～9g，一日2次。

【规格】 每10粒重0.5g

【剂量推算】

处方	成药日用量，g	推算饮片日生药量，g	《药典》饮片日用量，g
醋香附	12～18	1.26～1.89	6～10
麸炒苍术		1.26～1.89	3～9
川芎		1.26～1.89	3～10
清半夏		1.26～1.89	3～9
炒麦芽		1.26～1.89	10～15
六神曲（炒）		1.26～1.89	6～12[1]
茯苓		1.26～1.89	10～15
炒栀子		1.26～1.89	6～10
陈皮		1.26～1.89	3～10
甘草		0.63～0.95	2～10

参考标准：

［1］湖北省中药饮片炮制规范（2018年版）

越鞠丸

Yueju Wan

【处方】醋香附 200g　川芎 200g
炒栀子 200g　苍术（炒）200g
六神曲（炒）200g

【制法】以上五味，粉碎成细粉，过筛，混匀，用水泛丸，干燥，即得。

【功能与主治】理气解郁，宽中除满。用于胸脘痞闷，腹中胀满，饮食停滞，嗳气吞酸。

【用法与用量】口服。一次6～9g，一日2次。

【规格】无

【剂量推算】

处方	成药日用量，g	推算饮片日生药量，g	《药典》饮片日用量，g
醋香附	12～18	2.40～3.60	6～10
川芎		2.40～3.60	3～10
炒栀子		2.40～3.60	6～10
苍术（炒）		2.40～3.60	3～9
六神曲（炒）		2.40～3.60	6～12[1]

参考标准：

［1］湖北省中药饮片炮制规范（2018年版）

越鞠保和丸

Yueju Baohe Wan

【处方】栀子（姜制）120g　六神曲（麸炒）120g
醋香附 120g　苍术 120g
川芎 120g　槟榔 60g
木香 60g

【制法】以上七味，粉碎成细粉，过筛，混匀，用水泛丸，干燥，即得。

【功能与主治】舒肝解郁，开胃消食。用于气食郁滞所致的胃痛，症见脘腹胀痛、倒饱嘈杂、纳呆食少、大便不调；消化不良见上述证候者。

【用法与用量】口服。一次6g，一日1～2次。

【注意】孕妇慎用；忌生冷、硬黏难消化食物。

【规格】每袋装6g

【剂量推算】

处方	成药日用量，g	推算饮片日生药量，g	《药典》饮片日用量，g
栀子（姜制）	6～12	1～2	6～9[1]
六神曲（麸炒）		1～2	6～15[2]
醋香附		1～2	6～10
川芎		1～2	3～10
苍术		1～2	3～9
木香		0.5～1	3～6
槟榔		0.5～1	3～10

参考标准：

［1］福建省中药饮片炮制规范（2012年版）

［2］山东省中药饮片炮制规范（2012年版）

散结镇痛胶囊

Sanjie Zhentong Jiaonang

【处方】龙血竭 62g　三七 62g
浙贝母 100g　薏苡仁 176g

【制法】以上四味，粉碎成细粉，过筛，混匀，制粒，装入胶囊，制成1000粒，即得。

【功能与主治】软坚散结，化瘀定痛。用于痰瘀互结兼气滞所致的继发性痛经、月经不调、盆腔包块、不孕；子宫内膜异位症见上述证候者。

【用法与用量】口服。一次4粒，一日3次。于月经来潮第一天开始服药，连服3个月经周期为一疗程，或遵医嘱。

【规格】 每粒装0.4g

【剂量推算】

处方	成药日用量，粒	推算饮片日生药量，g	《药典》饮片日用量，g
龙血竭	12	0.74	3～6
三七		0.74	1～3
浙贝母		1.20	5～10
薏苡仁		2.11	9～30

葛根汤片

Gegentang Pian

【处方】 葛根 667g　麻黄 500g
白芍 334g　桂枝 334g
甘草 334g　大枣 1222g
生姜 500g

【制法】 以上七味，取葛根、麻黄加水温浸30分钟，与其余白芍等五味，加水煎煮二次，每次加水10倍量，煎煮30分钟，滤过，合并滤液，于70℃减压浓缩至相对密度为1.25～1.30（70℃），于70℃下减压干燥成干浸膏。取干浸膏粉碎成细粉，过筛，加入乳糖、微粉硅胶、硬脂酸镁适量，压制成1000片，包薄膜衣，即得。

【功能与主治】 发汗解表，升津舒经。用于风寒感冒，症见：发热恶寒，鼻塞流涕，咳嗽咽痒，咯痰稀白，无汗，头痛身疼，项背强急不舒，苔薄白或薄白润，脉浮或浮紧。

【用法与用量】 口服。一次6片，一日3次。

【注意】 偶见轻度恶心。服用本品前已服用其他降压药者，在服用本品时，不宜突然减少或停用其他降压药物。可根据血压情况逐渐调整其他药。

【规格】 每片重0.4g

【剂量推算】

处方	成药日用量，片	推算饮片日生药量，g	《药典》饮片日用量，g
葛根	18	12	10～15
麻黄		9	2～10
白芍		6	6～15
桂枝		6	3～10
甘草		6	2～10
大枣		22	6～15
生姜		9	3～10

葛根汤颗粒

Gegentang Keli

【处方】 葛根 667g　麻黄 500g
白芍 334g　桂枝 334g
甘草 334g　大枣 1222g
生姜 500g

【制法】 以上七味，取葛根、麻黄加水温浸30分钟，与其余白芍等五味，加水煎煮二次，每次30分钟，合并煎液，滤过，滤液于70℃减压浓缩至相对密度1.48～1.53（70℃），取浸膏，加糊精514g，搅拌均匀，制颗粒，干燥，粉碎成细粉，加甜菊素6.7g，混匀，加90%乙醇适量，制成颗粒，干燥，制成1000g，即得。

【功能与主治】 发汗解表，升津舒经。用于风寒感冒，症见：发热恶寒，鼻塞流涕，咳嗽咽痒，咯痰稀白，无汗，头痛身疼，项背强急不舒，苔薄白或薄白润，脉浮或浮紧。

【用法与用量】 开水冲服。一次1袋，一日3次。

【注意】 偶见轻度恶心。服用本品前已服用其他降压药者，在服用本品时，不宜突然减少或停用其他降压药物。可根据血压情况逐渐调整其他药物服用量。

【规格】 每袋装6g

【剂量推算】

处方	成药日用量，袋	推算饮片日生药量，g	《药典》饮片日用量，g
葛根	3	12	10～15
麻黄		9	2～10
白芍		6	6～15
桂枝		6	3～10
甘草		6	2～10
大枣		22	6～15
生姜		9	3～10

葛根芩连丸

Gegen Qinlian Wan

【处方】 葛根 1000g 黄芩 375g
黄连 375g 炙甘草 250g

【制法】 以上四味，取黄芩、黄连，分别用50%乙醇作溶剂，浸渍24小时后进行渗漉，收集漉液，回收乙醇，并适当浓缩；葛根加水先煎30分钟，再加入黄芩、黄连药渣及炙甘草，继续煎煮二次，每次1.5小时，合并煎液，滤过，滤液浓缩至适量，加入上述浓缩液，继续浓缩成稠膏，减压低温干燥，粉碎成最细粉，用乙醇为湿润剂，泛丸，制成300g，过筛，于60℃以下干燥，即得。

【功能与主治】 解肌透表，清热解毒，利湿止泻。用于湿热蕴结所致的泄泻腹痛、便黄而黏、肛门灼热；及风热感冒所致的发热恶风、头痛身痛。

【用法与用量】 口服。一次3袋；小儿一次1袋，一日3次；或遵医嘱。

【规格】 每袋装1g

【剂量推算】

处方	成药日用量，袋	推算饮片日生药量，g	《药典》饮片日用量，g
葛根	3～9	10～30	10～15
黄连		3.75～11.25	2～5；外用适量
黄芩		3.75～11.25	3～10
炙甘草		2.5～7.5	2～10

葛根芩连片

Gegen Qinlian Pian

【处方】 葛根 1000g 黄芩 375g
黄连 375g 炙甘草 250g

【制法】 以上四味，取葛根225g，粉碎成细粉，剩余的葛根与炙甘草加水煎煮二次，每次2小时，合并煎液，滤过，滤液浓缩至适量；黄芩、黄连分别用50%乙醇作溶剂，浸渍24小时后进行渗漉，收集渗漉液，回收乙醇，与上述浓缩液合并，浓缩成稠膏，加入葛根细粉和辅料适量，混匀，干燥，制成颗粒，干燥，压制成1000片，或包糖衣或薄膜衣，即得。

【功能与主治】 解肌清热，止泻止痢。用于湿热蕴结所致的泄泻、痢疾，症见身热烦渴、下痢臭秽、腹痛不适。

【用法与用量】 口服。一次3～4片，一日3次。

【规格】 （1）素片 每片重0.3g（2）素片 每片重0.5g（3）糖衣片（片心重0.3g）（4）薄膜衣片 每片重0.3g

【剂量推算】

处方	成药日用量，片	推算饮片日生药量，g	《药典》饮片日用量，g
葛根	9～12	9～12	10～15
黄芩		3.38～4.5	3～10
黄连		3.38～4.5	2～5
炙甘草		2.25～3	2～10

葶贝胶囊

Tingbei Jiaonang

【处方】 葶苈子 47.5g 蜜麻黄 9.6g
川贝母 28.5g 苦杏仁 38.1g
瓜蒌皮 28.5g 石膏 57g
黄芩 38.1g 鱼腥草 47.5g
旋覆花 19g 赭石 19g
白果 9.6g 蛤蚧 47.5g
桔梗 19.6g 甘草 19g

【制法】 以上十四味，石膏、赭石粉碎成细粉；葶苈子、苦杏仁加乙醇回流提取，滤过，滤液减压浓缩成清膏，药渣加50%乙醇回流提取，滤过，药渣再加水煎煮，滤过，合并滤液，减压浓缩成清膏，与上述乙醇提取的清膏合并，浓缩至适量，加入上述细粉混合制粒，65℃减压干燥，粉碎，过筛，其余蜜麻黄等十味粉碎成细粉，与上述粉末混匀，装入胶囊，制成1000粒，即得。

【功能与主治】 清肺化痰，止咳平喘。用于痰热壅肺所致的咳嗽、咯痰、喘息、胸闷、苔黄或黄腻；慢性支气管炎急性发作见上述证候者。

【用法与用量】 饭后服用。每次4粒，一日3次；7天为一疗程或遵医嘱。

【规格】 每粒装0.35g

【剂量推算】

处方	成药日用量，粒	推算饮片日生药量，g	《药典》饮片日用量，g
葶苈子	12	0.57	3～10

续表

处方	成药日用量，粒	推算饮片日生药量，g	《药典》饮片日用量，g
蜜麻黄	12	0.12	2～10
川贝母		0.34	研粉冲服，一次1～2
苦杏仁		4.57	5～10
瓜蒌皮		0.34	6～10
石膏		0.68	15～60
黄芩		0.46	3～10
鱼腥草		0.57	15～25
旋覆花		0.23	3～9
赭石		0.23	9～30
白果		0.12	5～10
蛤蚧		0.57	3～6
桔梗		0.24	3～10
甘草		0.23	2～10

雅叫哈顿散

Yajiao Hadun San

本品系傣族验方。

【处方】 小百部 100g　藤苦参 100g
苦冬瓜 100g　箭根薯 100g
羊耳菊根 100g　蔓荆子茎及叶 100g

【制法】 以上六味，粉碎成细粉，过筛，混匀，即得。

【功能与主治】 清热解毒，止痛止血。用于感冒发热，喉炎，胸腹胀痛，虚劳心悸，月经不调，产后流血。

【用法与用量】 口服。一次3～9g，一日3次。

【规格】 每袋装3g

【剂量推算】

处方	成药日用量，g	推算饮片日生药量，g	《药典》饮片日用量
小百部	9～27	1.5～4.5	3～9g[1]
藤苦参		1.5～4.5	磨服适量[2]
苦冬瓜		1.5～4.5	5～10g[2]
箭根薯		1.5～4.5	9～30g[3]
羊耳菊根		1.5～4.5	磨服适量[2]
蔓荆子茎及叶		1.5～4.5	1～3钱[1]

参考标准：

［1］中药大辞典（南京中医药大学编著，2006）
［2］云南省中药材标准（2005年版）（第三册·傣族药）
［3］云南省中药材标准（2005年版）（第一册）

紫龙金片

Zilongjin Pian

【处方】 黄芪 678g　当归 226g
白英 678g　龙葵 678g
丹参 226g　半枝莲 678g
蛇莓 339g　郁金 226g

【制法】 以上八味，除丹参外，其余黄芪等七味加水煎煮二次，第一次2小时，第二次1小时，滤过，合并滤液，减压浓缩至相对密度为1.24～1.30（60°C），干燥，得干膏粉；丹参提取三次，第一次加乙醇回流提取1.5小时，第二次加50%乙醇回流提取1.5小时，第三次加水煎煮2小时，滤过，滤液与醇提取液合并，减压浓缩至相对密度为1.24～1.30（60°C），减压干燥，得干膏粉。上述干膏粉合并，粉碎，过筛，加微晶纤维素适量，混匀，制粒，压制成1000片，包薄膜衣，即得。

【功能与主治】 益气养血，清热解毒，理气化瘀。用于气血两虚证原发性肺癌化疗者，症见神疲乏力、少气懒言、头昏眼花、食欲不振、气短自汗、咳嗽、疼痛。

【用法与用量】 口服。一次4片，一日3次，与化疗同时使用。每4周为1周期，2个周期为1疗程。

【注意】 孕妇禁用。

【规格】 每片重0.65g。

【剂量推算】

处方	成药日用量，片	推算饮片日生药量，g	《药典》饮片日用量，g
黄芪	12	8.14	9～30
当归		2.71	6～12
白英		8.14	9～15[1]
龙葵		8.14	15～30[2]
丹参		2.71	10～15
半枝莲		8.14	15～30
蛇莓		4.07	9～15[2]
郁金		2.71	3～10

参考标准：

[1] 广东省中药材标准（第三册）（2019年版）

[2] 辽宁省中药材标准（第二册）（2019年版）

紫地宁血散

Zidi Ningxue San

【处方】 大叶紫珠 2500g 地稔 2500g

【制法】 以上二味，加水煎煮二次，第一次1.5小时，第二次1小时，滤过，滤液合并，浓缩成稠膏，加入适量淀粉，混匀，干燥，粉碎，过筛，混匀，制成1000g，分装，即得。

【功能与主治】 清热凉血，收敛止血。用于胃中积热所致的吐血、便血；胃及十二指肠溃疡出血见上述证候者。

【用法与用量】 口服。一次8g，一日3～4次。

【规格】 每瓶装4g。

【剂量推算】

处方	成药日用量，g	推算饮片日生药量，g	《药典》饮片日用量，g
大叶紫珠	24～32	60～80	15～30
地稔		60～80	9～15[1]

参考标准：

[1] 湖南省中药材标准（2009年版）

紫金锭

Zijin Ding

【处方】 山慈菇 200g 红大戟 150g
千金子霜 100g 五倍子 100g
人工麝香 30g 朱砂 40g
雄黄 20g

【制法】 以上七味，朱砂、雄黄分别水飞成极细粉；山慈菇、五倍子、红大戟粉碎成细粉；将人工麝香研细，与上述粉末及千金子霜配研，过筛，混匀。另取糯米粉320g，加水做成团块，蒸熟，与上述粉末混匀，压制成锭，低温干燥，即得。

【功能与主治】 辟瘟解毒，消肿止痛。用于中暑，脘腹胀痛，恶心呕吐，痢疾泄泻，小儿痰厥；外治疔疮疖肿，痄腮，丹毒，喉风。

【用法与用呈】 口服。一次0.6～1.5g，一日2次。外用，醋磨调敷患处。

【注意】 孕妇忌服。

【规格】 每锭重（1）0.3g（2）3g

【剂量推算】

处方	成药日用量，g	推算饮片日生药量，g	《药典》饮片日用量，g
山慈菇	1.2～3	0.25～0.63	3～9
红大戟		0.19～0.47	1.5～3
千金子霜		0.13～0.31	0.5～1
五倍子		0.13～0.31	3～6
人工麝香		0.038～0.094	0.03～0.1
朱砂		0.050～0.13	0.1～0.5
雄黄		0.025～0.063	0.05～0.1

暑症片

Shuzheng Pian

【处方】 猪牙皂 80g 细辛 80g
薄荷 69g 广藿香 69g
木香 46g 白芷 23g
防风 46g 陈皮 46g
清半夏 46g 桔梗 46g
甘草 46g 贯众 46g
枯矾 23g 雄黄 57g
朱砂 57g

【制法】 以上十五味，朱砂、雄黄分别水飞成极细粉；猪牙皂、细辛、白芷、枯矾、木香粉碎成细粉；广藿香、薄荷、陈皮加水蒸馏提取挥发油，并滤取药液；其余桔梗等五味加水煎煮二次，每次2小时，煎液与上述药液合并，浓缩至适量，加淀粉成浆，加入上述粉末，制成颗粒，低温干燥，加入上述挥发油，混匀，压制成1000片，即得。

【功能与主治】 祛寒辟瘟，化浊开窍。用于夏令中恶昏厥，牙关紧闭，腹痛吐泻，四肢发麻。

【用法与用量】 口服。一次2片，一日2～3次；必要时将片研成细粉，取少许吹入鼻内取嚏。

【注意】 孕妇禁用。

【剂量推算】

处方	成药日用量，片	推算饮片日生药量，g	《药典》饮片日用量，g
猪牙皂	4～6	0.32～0.48	1～1.5
细辛		0.32～0.48	1～3
薄荷		0.28～0.41	3～6

续表

处方	成药 日用量，片	推算饮片 日生药量，g	《药典》饮片 日用量，g
广藿香	4～6	0.28～0.41	3～10
木香		0.18～0.28	3～6
白芷		0.092～0.138	3～10
防风		0.18～0.28	5～10
陈皮		0.18～0.28	3～10
清半夏		0.18～0.28	3～9
桔梗		0.18～0.28	3～10
甘草		0.18～0.28	2～10
贯众		0.18～0.28	4.5～9[1]
枯矾		0.092～0.138	0.6～1.5
雄黄		0.23～0.34	0.05～0.1
朱砂		0.23～0.34	0.1～0.5

参考标准：

［1］甘肃省中药材标准（2020年版）

暑湿感冒颗粒

Shushi Ganmao Keli

【处方】广藿香 194g　防风 130g
紫苏叶 194g　佩兰 194g
白芷 130g　苦杏仁 130g
大腹皮 130g　香薷 130g
陈皮 130g　生半夏 194g
茯苓 194g

【制法】以上十一味，广藿香、紫苏叶、白芷、佩兰提取挥发油，药渣与其余苦杏仁等七味，加水煎煮三次，第一次3小时，第二次2小时，第三次1小时，合并煎液与蒸馏后药液，滤过，滤液浓缩至相对密度为1.15～1.25（50℃）的清膏，喷雾干燥，加蔗糖550g，糊精适量，混匀，用70%乙醇制粒，干燥，喷入挥发油，混匀，制成1000g；或以上十一味，加工成2～3mm的颗粒或薄片加水于95℃±3℃动态提取2小时，同时收集挥发油，挥发油用倍他环状糊精包结。提取液高速离心，减压浓缩至相对密度1.10左右（60℃），喷雾干燥，加入辅料适量，和挥发油倍他环状糊精包结物混匀，干压制粒，制成400g（无蔗糖），即得。

【功能与主治】清暑祛湿，芳香化浊。用于暑湿感冒，症见胸闷呕吐，腹泻便溏，发热，汗出不畅。

【用法与用量】口服。一次1袋，一日3次，小儿酌减。

【规格】（1）每袋装8g（2）每袋装3g（无蔗糖）

【剂量推算】

处方	成药 日用量，袋	推算饮片 日生药量，g	《药典》饮片 日用量，g
广藿香	3	4.37～4.66	3～10
防风		2.93～3.12	5～10
紫苏叶		4.37～4.66	5～10
佩兰		4.37～4.66	3～10
白芷		2.93～3.12	3～10
苦杏仁		2.93～3.12	5～10
大腹皮		2.93～3.12	5～10
香薷		2.93～3.12	3～10
陈皮		2.93～3.12	3～10
生半夏		4.37～4.66	3～9（内服一般炮制后使用）
茯苓		4.37～4.66	10～15

跌打七厘片

Dieda Qili Pian

【处方】人工麝香 0.8g　三七 8g
血竭 16g　醋没药 32g
红花 48g　冰片 1.6g
朱砂 40g　醋乳香 32g
酒当归 80g　儿茶 40g

【制法】以上十味，朱砂水飞成极细粉；人工麝香、血竭、冰片分别研成细粉；其余三七等六味粉碎成细粉，与上述朱砂、血竭细粉混匀，过筛，制成颗粒，干燥，加入人工麝香、冰片细粉及滑石粉9g，混匀，压制成1000片，或包薄膜衣，即得。

【功能与主治】活血，散瘀，消肿，止痛。用于跌打损伤，外伤出血。

【用法与用量】口服。一次1～3片，一日3次；亦可用酒送服。

【注意】肝肾功能不全、造血系统疾病、孕妇及哺乳期妇女禁用；本品含朱砂，不宜长期服用；本品为处方药，须在医生指导下使用；服用本品应定期检查血、尿中汞离子浓度，检查肝、肾功能，如超过规定限度者立即停用。

【规格】（1）素片　每片重0.3g（2）薄膜衣片　每片重0.31g

【剂量推算】

处方	成药日用量，片	推算饮片日生药量，g	《药典》饮片日用量，g
人工麝香	3～9	0.0024～0.0072	0.03～0.1
三七		0.024～0.072	3～9
血竭		0.048～0.144	1～2
醋没药		0.096～0.288	3～5
红花		0.14～0.43	3～10
冰片		0.005～0.014	0.15～0.3
朱砂		0.12～0.36	0.1～0.5
醋乳香		0.096～0.288	3～5
酒当归		0.24～0.72	6～12
儿茶		0.12～0.36	1～3

跌打丸

Dieda Wan

【处方】三七 64g　当归 32g
白芍 48g　赤芍 64g
桃仁 32g　红花 48g
血竭 48g　北刘寄奴 32g
烫骨碎补 32g　续断 320g
苏木 48g　牡丹皮 32g
乳香（制） 48g　没药（制） 48g
姜黄 24g　醋三棱 48g
防风 32g　甜瓜子 32g
枳实（炒） 32g　桔梗 32g
甘草 48g　木通 32g
煅自然铜 32g　土鳖虫 32g

【制法】以上二十四味，粉碎成细粉，过筛，混匀。每100g粉末加炼蜜100～120g制成小蜜丸或大蜜丸，即得。

【功能与主治】活血散瘀，消肿止痛。用于跌打损伤，筋断骨折，瘀血肿痛，闪腰岔气。

【用法与用量】口服。小蜜丸一次3g，大蜜丸一次1丸，一日2次。

【注意】孕妇禁用。

【规格】（1）小蜜丸　每10丸重2g（2）大蜜丸　每丸重3g

【剂量推算】

处方	成药日用量	推算饮片日生药量，g	《药典》饮片日用量，g
三七	小蜜丸：6g 大蜜丸：2丸	0.14～0.15	3～9
当归		0.070～0.077	6～12
白芍		0.11～0.12	6～15
赤芍		0.14～0.15	6～12
桃仁		0.070～0.077	. 5～10
红花		0.11～0.12	3～10
血竭		0.11～0.12	1～2
北刘寄奴		0.070～0.077	6～9
烫骨碎补		0.070～0.077	3～9
续断		0.70～0.77	9～15
苏木		0.11～0.12	3～9
牡丹皮		0.070～0.077	6～12
乳香（制）		0.11～0.12	3～5[1]
没药（制）		0.11～0.12	3～5[1]
姜黄		0.053～0.058	3～10
醋三棱		0.11～0.12	5～10
防风		0.070～0.077	5～10
甜瓜子		0.070～0.077	9～30
枳实（炒）		0.070～0.077	3～9[2]
桔梗		0.070～0.077	3～10
甘草		0.11～0.12	2～10
木通		0.070～0.077	3～6
煅自然铜		0.070～0.077	3～9
土鳖虫		0.070～0.077	3～10

参考标准：

［1］上海市中药饮片炮制规范（2018年版）
［2］福建省中药饮片炮制规范（2012年版）

跌打活血散

Dieda Huoxue San

【处方】红花 120g　当归 60g
血竭 14g　三七 20g
烫骨碎补 60g　续断 60g
乳香（炒） 60g　没药（炒） 60g

儿茶 40g	大黄 40g
冰片 4g	土鳖虫 40g

【制法】以上十二味，除冰片外，三七粉碎成细粉；其余红花等十味粉碎成细粉；将冰片研细，与上述粉末配研，过筛，混匀，即得。

【功能与主治】舒筋活血，散瘀止痛。用于跌打损伤，瘀血疼痛，闪腰岔气。

【用法与用量】口服，温开水或黄酒送服，一次3g，一日2次。外用，以黄酒或醋调敷患处。

【注意】皮肤破伤处不宜敷；孕妇禁用。

【规格】每袋（瓶）装3g

【剂量推算】

处方	成药日用量，g	推算饮片日生药量，g	《药典》饮片日用量，g
红花	6	0.25	3～10
当归		0.75	6～12
血竭		0.18	1～2
三七		0.25	3～9
烫骨碎补		0.75	3～9
续断		0.75	9～15
乳香（炒）		0.75	3～5[1]
没药（炒）		0.75	3～5[1]
儿茶		0.5	1～3
大黄		0.5	3～15
冰片		0.05	0.15～0.3
土鳖虫		0.5	3～10

参考标准：
［1］湖北省中药饮片炮制规范（2018年版）

蛤蚧补肾胶囊

Gejie Bushen Jiaonang

【处方】

蛤蚧 13g	淫羊藿 80g
麻雀（干） 50g	当归 80g
黄芪 60g	牛膝 80g
枸杞子 80g	锁阳 80g
党参 100g	肉苁蓉 70g
熟地黄 120g	续断 80g
杜仲 120g	山药 100g
茯苓 100g	菟丝子 80g
胡芦巴 60g	狗鞭 40g
鹿茸 3.6g	

【制法】以上十九味，茯苓、胡芦巴、菟丝子、鹿茸、狗鞭与山药50g粉碎成细粉，其余蛤蚧等十三味与剩余的山药加水煎煮四次，第一次2小时，第二、三、四次各3小时，煎液滤过，滤液合并，浓缩至相对密度为1.30～1.40（75℃）的稠膏，加入上述粉末，干燥，粉碎，混匀，装入胶囊，制成1000粒，即得。

【功能与主治】壮阳益肾，填精补血。用于身体虚弱，真元不足，小便频数。

【用法与用量】口服。一次3～4粒，一日2～3次。

【规格】每粒装0.5g

【剂量推算】

处方	成药日用量，粒	推算饮片日生药量，g	《药典》饮片日用量，g
蛤蚧	6～12	0.078～0.16	3～6
淫羊藿		0.48～0.96	6～10
麻雀（干）		0.30～0.60	配方用[1]
当归		0.48～0.96	6～12
黄芪		0.36～0.72	9～30
牛膝		0.48～0.96	5～12
枸杞子		0.48～0.96	6～12
锁阳		0.48～0.96	5～10
党参		0.6～1.2	9～30
肉苁蓉		0.42～0.84	6～10
熟地黄		0.72～1.44	9～15
续断		0.48～0.96	9～15
杜仲		0.72～1.44	6～10
山药		0.6～1.2	15～30
茯苓		0.6～1.2	10～15
菟丝子		0.48～0.96	6～12
胡芦巴		0.36～0.72	5～10
狗鞭		0.24～0.48	5～15[2]
鹿茸		0.022～0.043	1～2

参考标准：
［1］青海省藏药炮制规范（2010年版）
［2］辽宁省中药材标准（第一册）（2009年版）

蛤蚧定喘丸

Gejie Dingchuan Wan

【处方】 蛤蚧 11g　瓜蒌子 50g
紫菀 75g　麻黄 45g
醋鳖甲 50g　黄芩 50g
甘草 50g　麦冬 50g
黄连 30g　百合 75g
炒紫苏子 25g　石膏 25g
炒苦杏仁 50g　煅石膏 25g

【制法】 以上十四味，粉碎成细粉，过筛，混匀。每100g粉末用炼蜜10～25g加适量的水泛丸，干燥，制成水蜜丸；或加炼蜜70～100g，制成小蜜丸或大蜜丸，即得。

【功能与主治】 滋阴清肺，止咳平喘。用于肺肾两虚，阴虚肺热所致的虚劳久咳、年老哮喘、气短烦热、胸满郁闷、自汗盗汗。

【用法与用量】 口服。水蜜丸一次5～6g，小蜜丸一次9g，大蜜丸一次1丸，一日2次。

【规格】（1）小蜜丸　每60丸重9g（2）大蜜丸　每丸重9g

【剂量推算】

处方	成药日用量	推算饮片日生药量，g	《药典》饮片日用量，g
蛤蚧	水蜜丸：10～12g 小蜜丸：18g 大蜜丸：2丸	0.14～0.20	3～6
瓜蒌子		0.65～0.89	9～15
紫菀		0.98～1.34	5～10
麻黄		0.59～0.8	2～10
醋鳖甲		0.65～0.89	9～24
黄芩		0.65～0.89	3～10
甘草		0.65～0.89	2～10
麦冬		0.65～0.89	6～12
黄连		0.39～0.54	2～5
百合		0.98～1.34	6～12
炒紫苏子		0.33～0.45	3～10
石膏		0.33～0.45	15～60
炒苦杏仁		0.65～0.89	5～10
煅石膏		0.33～0.45	无内服用量

蛤蚧定喘胶囊

Gejie Dingchuan Jiaonang

【处方】 蛤蚧 28.2g　炒紫苏子 64.1g
瓜蒌子 128.2g　炒苦杏仁 128.2g
麻黄 115.4g　石膏 64.1g
甘草 128.2g　紫菀 192.3g
醋鳖甲 128.2g　黄芩 128.2g
麦冬 128.2g　黄连 76.9g
百合 192.3g　煅石膏 64.1g

【制法】 以上十四味，取麻黄粉碎成细粉；蛤蚧19.7g、黄芩89.7g、黄连53.8g、煅石膏44.8g粉碎成细粉，剩余的蛤蚧、黄芩、黄连、煅石膏与其余甘草等九味加水煎煮二次，每次3小时，合并煎液，滤过，滤液合并，浓缩至相对密度为1.16～1.20（80℃）的清膏，干燥，粉碎，与上述细粉混匀，加入滑石粉、明胶及淀粉适量，制粒，干燥，装入胶囊，制成1000粒，即得。

【功能与主治】 滋阴清肺，止咳平喘。用于肺肾两虚、阴虚肺热所致的虚劳咳喘、气短胸满、自汗盗汗。

【用法与用量】 口服。一次3粒，一日2次，或遵医嘱。

【规格】 每粒装0.5g

【剂量推算】

处方	成药日用量，粒	推算饮片日生药量，g	《药典》饮片日用量，g
蛤蚧	6	0.17	3～6
炒紫苏子		0.38	3～10
瓜蒌子		0.77	9～15
炒苦杏仁		0.77	5～10
麻黄		0.69	2～10
石膏		0.38	15～60
甘草		0.77	2～10
紫菀		1.15	5～10
醋鳖甲		0.77	9～24
黄芩		0.77	3～10
麦冬		0.77	6～12
黄连		0.46	2～5
百合		1.15	6～12
煅石膏		0.38	无内服用量

喉咽清口服液

Houyanqing Koufuye

【处方】土牛膝 250g 马兰草 143g
车前草 71g 天名精 36g

【制法】以上四味，加水煎煮二次，滤过，滤液合并，滤液浓缩成清膏。取单糖浆，与上述清膏合并，搅匀，冷却，备用；另取薄荷脑、苯甲酸钠、香精适量，加于上述药液中，加水至1000ml，搅匀，静置，滤过，灌封，即得。

【功能与主治】清热解毒，利咽止痛。用于肺胃实热所致的咽部红肿、咽痛、发热、口渴、便秘；急性扁桃体炎、急性咽炎见上述证候者。

【用法与用量】口服。一次10～20ml，一日3次；小儿酌减或遵医嘱。

【注意】忌食辛辣、油腻、厚味食物。

【规格】每支装10ml

【剂量推算】

处方	成药日用量，ml	推算饮片日生药量，g	《药典》饮片日用量，g
土牛膝	30～60	7.5～15	10～15[1]
马兰草		4.29～8.58	9～18[2]
车前草		2.13～4.26	9～30
天名精		1.08～2.16	9～15[3]

参考标准：

[1] 湖南省中药材标准（2009年版）

[2] 四川省中药材标准（2010年版）

[3] 江苏省中药材标准（2016年版）

喉疾灵片

Houjiling Pian

【处方】人工牛黄 9.1g 板蓝根 150g
诃子肉 125g 桔梗 150g
猪牙皂 25g 连翘 125g
天花粉 250g 珍珠层粉 9.1g
广东土牛膝 150g 冰片 9.1g
山豆根 250g 了哥王 250g

【制法】以上十二味，冰片研细，人工牛黄及珍珠层粉分别过筛；诃子肉粉碎成细粉；其余板蓝根等八味加水煎煮二次，每次2小时，滤过，合并滤液，滤液浓缩成相对密度为1.15～1.18（85～95℃）的清膏，加乙醇使含醇量达63%，搅匀，静置过夜，滤过，滤渣用75%乙醇洗涤，滤过，合并滤液，回收乙醇并浓缩成稠膏，加入诃子肉细粉，混匀，干燥，粉碎，过筛，加入人工牛黄、珍珠层粉及羧甲淀粉钠、淀粉适量，混匀，制粒，干燥。加入冰片细粉，加硬脂酸镁及二氧化硅适量，混匀，压制成1000片，包糖衣或薄膜衣，即得。

【功能与主治】清热解毒，散肿止痛。用于热毒内蕴所致的两腮肿痛、咽部红肿、咽痛；腮腺炎、扁桃体炎、急性咽炎、慢性咽炎急性发作及一般喉痛见上述证候者。

【用法与用量】口服。一次2～3片，一日2～4次。

【注意】孕妇慎用。

【规格】（1）糖衣片（片心重0.30g）（2）薄膜衣片每片重0.32g

【剂量推算】

处方	成药日用量，片	推算饮片日生药量，g	《药典》饮片日用量，g
人工牛黄	4～12	0.036～0.11	0.15～0.35
板蓝根		0.6～1.8	9～15
诃子肉		0.5～1.5	3～10
桔梗		0.6～1.8	3～10
猪牙皂		0.1～0.3	1～1.5
连翘		0.5～1.5	6～15
天花粉		1～3	10～15
珍珠层粉		0.036～0.11	3～6[1] 3～30[2]
广东土牛膝		0.6～1.8	9～15[3]
冰片		0.04～0.11	0.15～0.3
山豆根		1～3	3～6
了哥王		1～3	根15～30， 根皮9～21[3]

参考标准：

[1] 湖南中药饮片炮制规范（2010年版）

[2] 福建省中药饮片炮制规范（2012年版）

[3] 广东省中药材标准（第一册）（2004年版）

喉疾灵胶囊

Houjiling Jiaonang

【处方】 人工牛黄 9.1g 板蓝根 150g
诃子肉 125g 桔梗 150g
猪牙皂 25g 连翘 125g
天花粉 250g 珍珠层粉 9.1g
广东土牛膝 150g 冰片 9.1g
山豆根 250g 了哥王 250g

【制法】 以上十二味，冰片研细，与人工牛黄及珍珠层粉混匀；诃子肉粉碎成细粉；其余板蓝根等八味加水煎煮二次，每次2小时，滤过，合并滤液，滤液浓缩至相对密度为1.15～1.18（85～95℃）的稠膏，加乙醇使含醇量为63%，搅匀，静置过夜，滤过，滤渣用75%乙醇洗涤，滤过，合并滤液，回收乙醇并浓缩至稠膏，加入诃子肉粉，混匀，干燥，粉碎，过筛，加入其余粉末，混匀，装入胶囊，制成1000粒，即得。

【功能与主治】 清热解毒，散肿止痛。用于热毒内蕴所致的两腮肿痛、咽部红肿、咽痛；腮腺炎、扁桃体炎、急性咽炎、慢性咽炎急性发作及一般喉痛见上述证候者。

【用法与用量】 口服。一次3～4粒，一日3次。

【注意】 孕妇慎服。

【规格】 每粒装0.25g

【剂量推算】

处方	成药日用量，粒	推算饮片日生药量，g	《药典》饮片日用量，g
人工牛黄	9～12	0.082～0.11	0.15～0.35
板蓝根		1.35～1.8	9～15
诃子肉		1.13～1.5	3～10
桔梗		1.35～1.8	3～10
猪牙皂		0.23～0.3	1～1.5
连翘		1.13～1.5	6～15
天花粉		2.25～3	10～15
珍珠层粉		0.082～0.11	1～2[1] 3～6[2] 3～30[3]
广东土牛膝		1.35～1.8	9～15[4]
冰片		0.082～0.11	0.15～0.3
山豆根		2.25～3	3～6
了哥王		2.25～3	根10～15， 根皮9～12[5]

参考标准：
［1］湖南中药饮片炮制规范（2010年版）
［2］福建省中药饮片炮制规范（2012年版）
［3］广东省中药材标准（第一册）（2004年版）

锁阳固精丸

Suoyang Gujing Wan

【处方】 锁阳 20g 肉苁蓉（蒸） 25g
制巴戟天 30g 补骨脂（盐炒） 25g
菟丝子 20g 杜仲（炭） 25g
八角茴香 25g 韭菜子 20g
芡实（炒） 20g 莲子 20g
莲须 25g 煅牡蛎 20g
龙骨（煅） 20g 鹿角霜 20g
熟地黄 56g 山茱萸（制） 17g
牡丹皮 11g 山药 56g
茯苓 11g 泽泻 11g
知母 4g 黄柏 4g
牛膝 20g 大青盐 25g

【制法】 以上二十四味，粉碎成细粉，过筛，混匀。每100g粉末用炼蜜30～40g加适量的水泛丸，干燥，用玉米朊包衣，晾干，制成水蜜丸；或加炼蜜110～130g制成小蜜丸或大蜜丸，即得。

【功能与主治】 温肾固精。用于肾阳不足所致的腰膝酸软、头晕耳鸣、遗精早泄。

【用法与用量】 口服。水蜜丸一次6g，小蜜丸一次9g，大蜜丸一次1丸，一日2次。

【规格】 （1）水蜜丸 每100丸重10g（2）小蜜丸 每100丸重20g（3）大蜜丸 每丸重9g

【剂量推算】

处方	成药日用量	推算饮片日生药量，g	《药典》饮片日用量，g
锁阳	水蜜丸：12g 小蜜丸：18g 大蜜丸：2丸	0.30～0.35	5～10
肉苁蓉（蒸）		0.37～0.44	6～10
制巴戟天		0.44～0.52	3～10
补骨脂（盐炒）		0.37～0.44	6～10
菟丝子		0.30～0.35	6～12
杜仲（炭）		0.37～0.44	6～9[1]
八角茴香		0.37～0.44	3～6
韭菜子		0.30～0.35	3～9

续表

处方	成药 日用量	推算饮片 日生药量，g	《药典》饮片 日用量，g
芡实（炒）	水蜜丸：12g 小蜜丸：18g 大蜜丸：2丸	0.30～0.35	9～15
莲子		0.30～0.35	6～15
莲须		0.37～0.44	3～5
煅牡蛎		0.30～0.35	9～30
龙骨（煅）		0.30～0.35	15～30[2]
鹿角霜		0.30～0.35	9～15
熟地黄		0.83～0.98	9～15
山茱萸（制）		0.25～0.3	6～12
牡丹皮		0.16～0.19	6～12
山药		0.83～0.98	15～30
茯苓		0.16～0.19	10～15
泽泻		0.16～0.19	6～10
知母		0.059～0.070	6～12
黄柏		0.059～0.070	3～12
牛膝		0.30～0.35	5～12
大青盐		0.37～0.44	1.2～2.5

参考标准：

［1］广东省中药饮片炮制规范（第一册）
［2］湖北省中药饮片炮制规范（2018年版）

舒心口服液

Shuxin Koufuye

【处方】 党参 225g　黄芪 225g
红花 150g　当归 150g
川芎 150g　三棱 150g
蒲黄 150g

【制法】 以上七味，取蒲黄置布袋内，同党参、黄芪、当归、川芎、三棱等五味，加水煎煮二次，第一次2小时，第二次1.5小时，再加入红花煎煮20分钟，合并煎液，滤过，滤液浓缩至相对密度为1.20～1.25（20℃），加乙醇使含醇量达70%，搅匀，静置24小时，滤过，滤液回收乙醇，减压浓缩至稠膏状，加水稀释，滤过，再加入蔗糖100g或甜菊素0.3g及苯甲酸钠3g，调节pH值至规定范围，加水至1000ml，搅匀，静置，滤过，灌封，灭菌，即得。

【功能与主治】 补益心气，活血化瘀。用于心气不足，瘀血内阻所致的胸痹，症见胸闷憋气、心前区刺痛、气短乏力；冠心病心绞痛见上述证候者。

【用法与用量】 口服。一次20ml，一日2次。

【注意】 孕妇慎用。

【规格】 每支装20ml

【剂量推算】

处方	成药 日用量，ml	推算饮片 日生药量，g	《药典》饮片 日用量，g
党参	40	9	9～30
黄芪		9	9～30
红花		6	3～10
当归		6	6～12
川芎		6	3～10
三棱		6	5～10
蒲黄		6	5～10

舒心糖浆

Shuxin Tangjiang

【处方】 党参 150g　黄芪 150g
红花 100g　当归 100g
川芎 100g　三棱 100g
蒲黄 100g

【制法】 以上七味，蒲黄装入布袋，与党参、黄芪、当归、川芎、三棱加水煎煮二次，第一次2小时，第二次1.5小时后加入红花煎煮30分钟，煎液滤过，滤液合并，浓缩至适量，加入蔗糖650g和苯甲酸钠3g，煮沸使溶解，滤过，加水至1000ml，搅匀，即得。

【功能与主治】 补益心气，活血化瘀。用于心气不足，瘀血内阻所致的胸痹，症见胸闷憋气、心前区刺痛、气短乏力；冠心病心绞痛见上述证候者。

【用法与用量】 口服。一次30～35ml，一日2次。

【注意】 孕妇慎用。

【规格】 每瓶装100ml

【剂量推算】

处方	成药 日用量，ml	推算饮片 日生药量，g	《药典》饮片 日用量，g
党参	60～70	9～10.5	9～30
黄芪		9～10.5	9～30
红花		6～7	3～10

续表

处方	成药 日用量，ml	推算饮片 日生药量，g	《药典》饮片 日用量，g
当归	60～70	6～7	6～12
川芎		6～7	3～10
三棱		6～7	5～10
蒲黄		6～7	5～10

舒尔经颗粒

Shu'erjing Keli

【处方】 当归 600g　白芍 400g　赤芍 400g　醋香附 400g　醋延胡索 300g　陈皮 333g　柴胡 100g　牡丹皮 200g　桃仁 300g　牛膝 333g　益母草 500g

【制法】 以上十一味，当归、醋香附、牡丹皮用水蒸气蒸馏法提取芳香水，备用；蒸馏后的水溶液另器收集，药渣与其余白芍等八味加水煎煮二次，合并煎液，滤过，滤液与当归等蒸馏后的水溶液合并，浓缩至适量，与上述芳香水合并，加糊精、甜菊素适量，混匀，喷雾干燥，制成颗粒，制成1000g，即得。

【功能与主治】 活血疏肝，止痛调经。用于痛经，症见月经将至前便觉性情急躁、胸乳胀痛或乳房有块、小腹两侧或一侧胀痛、经初行不畅、色暗或有血块。

【用法与用量】 开水冲服。一次1袋，一日3次；经前3日开始至月经行后2日止。

【注意】 忌辣及生冷，小腹冷痛者不宜服。

【规格】 每袋装10g

【剂量推算】

处方	成药 日用量，g	推算饮片 日生药量，g	《药典》饮片 日用量，g
当归	30	18	6～12
白芍		12	6～15
赤芍		12	6～12
醋香附		12	6～10
醋延胡索		9	3～10
陈皮		10	3～10
柴胡		3	3～10
牡丹皮		6	6～12

续表

处方	成药 日用量，g	推算饮片 日生药量，g	《药典》饮片 日用量，g
桃仁	30	9	5～10
牛膝		10	5～12
益母草		15	9～30

舒肝丸

Shugan Wan

【处方】 川楝子 150g　醋延胡索 100g　酒白芍 120g　片姜黄 100g　木香 80g　沉香 100g　豆蔻仁 60g　砂仁 80g　姜厚朴 60g　陈皮 80g　枳壳（炒） 100g　茯苓 100g　朱砂 27g

【制法】 以上十三味，朱砂水飞成极细粉，其余川楝子等十二味粉碎成细粉，与上述粉末配研，过筛，混匀。每100g粉末用炼蜜65～85g加适量的水泛丸，干燥，制成水蜜丸；或加炼蜜170～180g制成小蜜丸或大蜜丸；或用水（加入4%炼蜜）泛丸，干燥，制成水丸，即得。

【功能与主治】 舒肝和胃，理气止痛。用于肝郁气滞，胸胁胀满，胃脘疼痛，嘈杂呕吐，嗳气泛酸。

【用法与用量】 口服。水丸一次2.3g，水蜜丸一次4g，小蜜丸一次6g，大蜜丸一次1丸，一日2～3次。

【注意】 孕妇慎用。

【规格】 水丸　每20丸重2.3g；水蜜丸　每100丸重20g；小蜜丸　每100丸重20g；大蜜丸　每丸重6g

【剂量推算】

处方	成药 日用量，g	推算饮片 日生药量，g	《药典》饮片 日用量，g
川楝子	水丸：4.6～6.9 水蜜丸：8～12 小蜜丸、大蜜丸：12～18	0.56～0.94	5～10
醋延胡索		0.37～0.63	3～10
酒白芍		0.44～0.75	6～15
片姜黄		0.37～0.63	3～9
木香		0.3～0.5	3～6
沉香		0.37～0.63	1～5

续表

处方	成药日用量，g	推算饮片日生药量，g	《药典》饮片日用量，g
豆蔻仁	水丸：4.6～6.9 水蜜丸：8～12 小蜜丸、大蜜丸：12～18	0.22～0.38	3～6
砂仁		0.3～0.5	3～6
姜厚朴		0.22～0.38	3～10
陈皮		0.3～0.5	3～10
枳壳（炒）		0.37～0.63	3～10
茯苓		0.37～0.63	10～15
朱砂		0.1～0.17	0.1～0.5

舒肝丸（浓缩丸）

Shugan Wan

【处方】川楝子 150g　醋延胡索 100g
片姜黄 100g　沉香 100g
酒白芍 120g　麸炒枳壳 100g
豆蔻仁 60g　茯苓 100g
陈皮 80g　朱砂 27g
砂仁 80g　姜厚朴 60g
木香 80g

【制法】以上十三味，朱砂水飞成极细粉；沉香、豆蔻仁、砂仁粉碎成细粉，与朱砂粉末配研，混匀；取茯苓以45%乙醇为溶剂，其余川楝子等八味以70%乙醇为溶剂，照流浸膏剂与浸膏剂项下的渗漉法（通则0189），分别浸渍24小时后进行渗漉，收集并合并漉液，回收乙醇，减压浓缩成相对密度为1.30～1.35（20℃）的稠膏，与上述粉末混匀，制丸，干燥，打光，即得。

【功能与主治】舒肝和胃，理气止痛。用于肝郁气滞，胸胁胀满，胃脘疼痛，嘈杂呕吐，嗳气泛酸。

【用法与用量】口服。一次6丸，一日2～3次。

【注意】孕妇慎用。

【规格】每6丸相当于原药材2.182g

【剂量推算】

处方	成药日用量，丸	推算饮片日生药量，g	《药典》饮片日用量，g
川楝子	12～18	0.57～0.85	5～10
醋延胡索		0.38～0.57	3～10
片姜黄		0.38～0.57	3～9
沉香		0.38～0.57	1～5，后下
酒白芍		0.45～0.68	6～15

续表

处方	成药日用量，丸	推算饮片日生药量，g	《药典》饮片日用量，g
麸炒枳壳	12～18	0.38～0.57	3～10
豆蔻仁		0.23～0.34	3～6[1]
茯苓		0.38～0.57	10～15
陈皮		0.3～0.45	3～10
朱砂		0.1～0.15	0.1～0.5
砂仁		0.3～0.45	3～6
姜厚朴		0.23～0.34	3～10
木香		0.3～0.45	3～6

参考标准：

[1] 湖北省中药饮片炮制规范（2018年版）

舒肝平胃丸

Shugan Pingwei Wan

【处方】姜厚朴 30g　陈皮 30g
麸炒枳壳 30g　法半夏 30g
苍术 60g　炙甘草 30g
焦槟榔 15g

【制法】以上七味，粉碎成细粉，过筛，混匀，另取生姜9g压榨取汁，残渣与红枣9g，加水煎煮，滤过，滤液与生姜汁合并泛丸，干燥。每1000g丸用生赭石粉188g包衣，打光，即得。

【功能与主治】舒肝和胃，化湿导滞。用于肝胃不和、湿浊中阻所致的胸胁胀满、胃脘痞塞疼痛、嘈杂嗳气、呕吐酸水、大便不调。

【用法与用量】口服。一次4.5g，一日2次。

【注意】孕妇慎用。

【规格】每10粒重0.6g

【剂量推算】

处方	成药日用量，g	推算饮片日生药量，g	《药典》饮片日用量，g
姜厚朴	9	1	3～10
陈皮		1	3～10
麸炒枳壳		1	3～10
法半夏		1	3～9
苍术		2	3～9
炙甘草		1	2～10
焦槟榔		0.5	3～10

舒肝和胃丸

Shugan Hewei Wan

【处方】醋香附 45g　　白芍 45g
佛手 150g　　木香 45g
郁金 45g　　炒白术 60g
陈皮 75g　　柴胡 15g
广藿香 30g　　炙甘草 15g
莱菔子 45g　　焦槟榔 45g
乌药 45g

【制法】以上十三味，粉碎成细粉，过筛，混匀。用水泛丸，干燥，制成水丸；或每 100g 粉末用炼蜜 70～85g 加适量的水泛丸，干燥，制成水蜜丸；或加炼蜜 120～130g 制成小蜜丸或大蜜丸，即得。

【功能与主治】舒肝解郁，和胃止痛。用于肝胃不和，两胁胀满，胃脘疼痛，食欲不振，呃逆呕吐，大便失调。

【用法与用量】口服。水丸一次 6g，水蜜丸一次 9g，小蜜丸一次 12g（60 丸），大蜜丸一次 2 丸，一日 2 次。

【规格】（1）水蜜丸　每 100 丸重 20g（2）小蜜丸　每 100 丸重 20g（3）大蜜丸　每丸重 6g（4）水丸　每袋装 6g

【剂量推算】

处方	成药日用量，g	推算饮片日生药量，g	《药典》饮片日用量，g
醋香附	水丸：12 水蜜丸：18 小蜜丸：24 大蜜丸：24	0.66～0.82	6～10
白芍		0.66～0.82	6～15
佛手		2.21～2.73	3～10
木香		0.66～0.82	3～6
郁金		0.66～0.82	3～10
炒白术		0.88～1.09	6～12[1]
陈皮		1.11～1.36	3～10
柴胡		0.22～0.27	3～10
广藿香		0.44～0.55	3～10
炙甘草		0.22～0.27	2～10
莱菔子		0.66～0.82	5～12
焦槟榔		0.66～0.82	3～10
乌药		0.66～0.82	6～10

参考标准：

［1］陕西省中药饮片标准（第一册）

舒肝解郁胶囊

Shugan Jieyu Jiaonang

【处方】贯叶金丝桃 1800g
刺五加 1500g

【制法】以上两味，贯叶金丝桃加 70%乙醇回流提取二次，每次 1 小时，合并提取液，滤过，滤液减压浓缩至相对密度约为 1.10（70℃）的浸膏，喷雾干燥得干浸膏粉；刺五加加水煎煮三次，每次 2 小时，合并煎液，滤过，滤液浓缩至相对密度约为 1.18（70℃）的浸膏，喷雾干燥得干浸膏粉。取上述两种干浸膏粉，加入预胶化淀粉适量，滑石粉 18g，硬脂酸镁 2g，混匀，装入胶囊，制成 1000 粒，即得。

【功能与主治】舒肝解郁，健脾安神。用于轻、中度单相抑郁症属肝郁脾虚证者，症见情绪低落、兴趣下降、迟滞、失眠、多梦、紧张不安、急躁易怒、食少纳呆，胸闷，乏力，多汗，疼痛，舌苔白或腻，脉弦或细。

【用法与用量】口服。一次 2 粒，一日 2 次，早晚各 1 次。疗程为 6 周。

【注意】（1）偶见恶心呕吐、口干、头痛、头昏或晕厥、失眠、食欲减退或厌食、腹泻、便秘、视力模糊、皮疹、心慌、ALT 轻度升高。（2）肝功能不全的患者慎用。

【规格】每粒装 0.36g

【剂量推算】

处方	成药日用量，粒	推算饮片日生药量，g	《药典》饮片日用量，g
贯叶金丝桃	4	7.2	2～3
刺五加		6	9～27

舒泌通胶囊

Shumitong Jiaonang

【处方】川木通 2000g　　钩藤 1000g
野菊花 1000g　　金钱草 230g

【制法】以上四味，取金钱草粉碎成细粉，备用；钩藤等三味粉碎成粗粉，加水煎煮三次，第一次 2 小时，第二次1.5小时，第三次1小时，滤过，合并滤液，浓缩至相对密度1.35～1.40（50℃）的稠膏，干燥，粉碎成细粉，与上述细粉混匀，装入胶囊，制成1000粒，即得。

【功能与主治】 清热解毒，利尿通淋，软坚散结。用于湿热蕴结所致癃闭，小便量少，热赤不爽；前列腺肥大见上述证候者。

【用法与用量】 口服。一次2～4粒，一日3次。

【注意事项】 （1）服药期间忌食酸、冷和辛辣食品。（2）服药后腹泻者可适当减量。（3）孕妇慎服。

【规格】 每粒装0.35g

【剂量推算】

处方	成药日用量，粒	推算饮片日生药量，g	《药典》饮片日用量，g
川木通	6～12	12～24	3～6
钩藤		6～12	3～12
野菊花		6～12	9～15
金钱草		1.38～2.76	15～60

舒胆胶囊

Shudan Jiaonang

【处方】 大黄 172g　　金钱草 430g
枳实 215g　　柴胡 172g
栀子 215g　　延胡索 189g
黄芩 172g　　木香 215g
茵陈 215g　　薄荷脑 1g

【制法】 以上十味，薄荷脑研成细粉，取延胡索32g、大黄39g粉碎成细粉；取黄芩78g，粉碎成细粉。剩余的延胡索、黄芩、大黄与其余木香等六味加水煎煮二次，每次2小时，合并煎液，滤过，滤液浓缩至稠膏状，与延胡索、大黄细粉混匀，干燥，粉碎成细粉，加入黄芩细粉、薄荷脑细粉和淀粉适量，混匀，制粒，装入胶囊，制成1000粒，即得。

【功能与主治】 疏肝利胆止痛，清热解毒排石。用于胆囊炎、胆管炎、胆道术后感染及胆道结石属湿热蕴结、肝胆气滞证候者。

【用法与用量】 口服。一次4粒，一日4次。

【注意】 寒湿困脾、脾虚便溏者慎用。

【规格】 每粒装0.3g

【剂量推算】

处方	成药日用量，粒	推算饮片日生药量，g	《药典》饮片日用量，g
大黄	16	2.75	3～15
金钱草		6.88	15～60
枳实		3.44	3～10
柴胡		2.75	3～10
栀子		3.44	6～10
延胡索		3.02	3～10
黄芩		2.75	3～10
木香		3.44	3～6
茵陈		3.44	6～15
薄荷脑		0.02	0.02～0.1[1]

参考标准：

[1] 中国药典（2005年版）一部

舒胸片

Shuxiong Pian

【处方】 三七 100g　　红花 100g
川芎 200g

【制法】 以上三味，三七粉碎成细粉，过筛；川芎加水煎煮2小时，滤过，滤液另存，药渣与红花加水煎煮二次，每次1小时，合并三次煎液，滤过，滤液静置24小时，取上清液，滤过，滤液浓缩，干燥成干浸膏，粉碎成细粉，加入三七细粉，混匀，制成颗粒，干燥，压制成1000片，包糖衣或薄膜衣，即得。

【功能与主治】 活血化瘀，通络止痛。用于瘀血阻滞所致的胸痹，症见胸闷、心前区刺痛；冠心病心绞痛见上述证候者。

【用法与用量】 口服。一次5片，一日3次。

【注意】 孕妇慎用；热证所致瘀血忌用。

【规格】 （1）薄膜衣片　每片重0.25g
（2）薄膜衣片　每片重0.31g
（3）糖衣片（片心重0.25g）

【剂量推算】

处方	成药日用量，片	推算饮片日生药量，g	《药典》饮片日用量，g
三七	15	1.5	3～9
红花		1.5	3～10
川芎		3	3～10

舒胸胶囊

Shuxiong Jiaonang

【处方】 三七 166.7g　　红花 166.7g
川芎 333.3g

【制法】 以上三味，三七粉碎成细粉，过筛；川芎加水煎煮2小时，滤过，滤液备用；药渣与红花加水煎煮二次，每次1小时，合并三次煎液，滤过，滤液静置24小时，取上清液，滤过，滤液浓缩，制成干浸膏，粉碎成细粉，加入三七细粉，混匀，制成颗粒，干燥，装入胶囊，制成1000粒，即得。

【功能与主治】 活血化瘀，通络止痛。用于瘀血阻滞所致的胸痹，症见胸闷、心前区刺痛；冠心病心绞痛见上述证候者。

【用法与用量】 口服。一次3粒，一日3次。

【注意】 孕妇慎用；热证所致瘀血忌用。

【规格】 每粒装0.35g

【剂量推算】

处方	成药日用量，粒	推算饮片日生药量，g	《药典》饮片日用量，g
三七	9	1.5	3～9
红花		1.5	3～10
川芎		3	3～10

舒胸颗粒

Shuxiong Keli

【处方】 三七 166.7g　　红花 166.7g
川芎 333.3g

【制法】 以上三味，三七粉碎成最细粉，过筛；川芎加水煎煮2小时，滤过，滤液备用；药渣与红花加水煎煮二次，每次1小时，合并煎液，滤过，滤液与上述滤液合并，静置24小时，取上清液，滤过，滤液浓缩，干燥，制成干浸膏，粉碎成细粉，加入三七最细粉及糊精、乳糖适量，混匀，制成颗粒，干燥，制成333g〔规格（1）〕；或加入三七最细粉及羧甲基纤维素钠、甜菊素、糊精适量，混匀，制成颗粒，干燥，制成667g〔规格（2）〕；或加入三七最细粉及淀粉适量，混匀，制成颗粒，干燥，制成1000g〔规格（3）〕，即得。

【功能与主治】 活血化瘀，通络止痛。用于瘀血阻滞所致的胸痹，症见胸闷、心前区刺痛；冠心病心绞痛见上述证候者。

【用法与用量】 口服。一次1袋，一日3次。

【注意】 孕妇慎用；热证所致瘀血忌用。

【规格】 （1）每袋装1g（2）每袋装2g（3）每袋装3g

【剂量推算】

处方	成药日用量，袋	推算饮片日生药量，g	《药典》饮片日用量，g
三七	3	1.5	3～9
红花		1.5	3～10
川芎		3	3～10

舒筋丸

Shujin Wan

【处方】 马钱子粉 115g　　麻黄 80g
独活 6g　　羌活 6g
桂枝 6g　　甘草 6g
千年健 6g　　牛膝 6g
乳香（醋制） 6g　　木瓜 6g
没药（醋制） 6g　　防风 6g
杜仲（盐制） 3g　　地枫皮 6g
续断 3g

【制法】 以上十五味，除马钱子粉外，其余麻黄等十四味粉碎成细粉，与马钱子粉配研，混匀，过筛。每100g粉末加炼蜜150～170g制成大蜜丸，即得。

【功能与主治】 祛风除湿，舒筋活血。用于风寒湿痹，四肢麻木，筋骨疼痛，行步艰难。

【用法与用量】 口服。一次1丸，一日1次。

【注意】 孕妇忌服。

【规格】 每丸重3g

【剂量推算】

处方	成药日用量，g	推算饮片日生药量，g	《药典》饮片日用量，g
马钱子粉	3	0.48～0.52	0.3～0.6
麻黄		0.33～0.36	2～10
独活		0.025～0.027	3～10
羌活		0.025～0.027	3～10
桂枝		0.025～0.027	3～10

续表

处方	成药日用量，g	推算饮片日生药量，g	《药典》饮片日用量，g
甘草	3	0.025～0.027	2～10
千年健		0.025～0.027	5～10
牛膝		0.025～0.027	5～12
乳香（醋制）		0.025～0.027	3～5
木瓜		0.025～0.027	6～9
没药（醋制）		0.025～0.027	3～5
防风		0.025～0.027	5～10
杜仲（盐制）		0.012～0.013	6～10
地枫皮		0.025～0.027	6～9
续断		0.012～0.013	9～15

舒筋活血定痛散

Shujin Huoxue Dingtong San

【处方】乳香（醋炙）30g　没药（醋炙）30g
当归 30g　红花 30g
醋延胡索 30g　血竭 30g
醋香附 30g　煅自然铜 30g
骨碎补 30g

【制法】以上九味，粉碎成细粉，过筛，混匀，即得。

【功能与主治】舒筋活血，散瘀止痛。用于跌打损伤，闪腰岔气，伤筋动骨，血瘀肿痛。

【用法与用量】温黄酒或温开水冲服。一次 6g，一日 2 次；外用白酒调敷患处。

【注意】孕妇禁用；脾胃虚弱者慎用。

【规格】每袋装 12g

【剂量推算】

处方	成药日用量，g	推算饮片日生药量，g	《药典》饮片日用量，g
乳香（醋炙）	12	1.33	3～5
没药（醋炙）		1.33	3～5
当归		1.33	6～12
红花		1.33	3～10
醋延胡索		1.33	3～10
血竭		1.33	1～2
醋香附		1.33	6～10
煅自然铜		1.33	3～9
骨碎补		1.33	3～9

舒筋活络酒

Shujin Huoluo Jiu

【处方】木瓜 45g　桑寄生 75g
玉竹 240g　续断 30g
川牛膝 90g　当归 45g
川芎 60g　红花 45g
独活 30g　羌活 30g
防风 60g　白术 90g
蚕沙 60g　红曲 180g
甘草 30g

【制法】以上十五味，除红曲外，其余木瓜等十四味粉碎成粗粉，然后加入红曲；另取红糖 555g，溶解于白酒 11100g 中，用红糖酒作溶剂，浸渍 48 小时后，以每分钟 1～3ml 的速度缓缓渗漉，收集漉液，静置，滤过，即得。

【功能与主治】祛风除湿，活血通络，养阴生津。用于风湿阻络、血脉瘀阻兼有阴虚所致的痹病，症见关节疼痛、屈伸不利、四肢麻木。

【用法与用量】口服。一次 20～30ml，一日 2 次。

【注意】孕妇慎用。

【剂量推算】

处方	成药日用量，ml	推算饮片日生药量，g	《药典》饮片日用量，g
木瓜	40～60	0.15～0.23	6～9
桑寄生		0.26～0.39	9～15
玉竹		0.82～1.24	6～12
续断		0.1～0.15	9～15
川牛膝		0.31～0.46	5～10
当归		0.15～0.23	6～12
川芎		0.21～0.31	3～10
红花		0.15～0.23	3～10
独活		0.1～0.15	3～10
羌活		0.1～0.15	3～10
防风		0.21～0.31	5～10
白术		0.31～0.46	6～12
蚕沙		0.21～0.31	9～15[1]
红曲		0.62～0.93	6～12[2]
甘草		0.1～0.15	2～10

参考标准：
[1] 福建省中药材标准（2006 年版）
[2] 湖南省中药材标准（2009 年版）

舒筋通络颗粒

Shujin Tongluo Keli

【处方】 骨碎补 450g　　牛膝 450g
川芎 360g　　天麻 300g
黄芪 450g　　威灵仙 450g
地龙 360g　　葛根 360g
乳香 180g

【制法】 以上九味，乳香以水蒸气蒸馏法提取挥发油，收集挥发油，以倍他环糊精包合；其余骨碎补等八味，用 60%乙醇回流提取三次，第一次 2 小时，第二、三次各 1 小时，滤过，合并滤液，回收乙醇，浓缩至相对密度为 1.32～1.35（50℃）的稠膏，减压干燥，粉碎，过 100 目筛，加入挥发油包合物及糊精、矫味剂适量，混匀，以 80%乙醇制粒，60℃以下干燥，制成 1000g，即得。

【功能与主治】 补肝益肾，活血舒筋。用于颈椎病属肝肾阴虚，气滞血瘀证，症见头昏，头痛，胀痛或刺痛，耳聋，耳鸣，颈项僵直，颈、肩、背疼痛，肢体麻木，倦怠乏力，腰膝酸软，口唇色暗，舌质暗红或有瘀斑。

【用法与用量】 开水冲服。一次 1 袋，一日 3 次，1 个月为一疗程。

【注意】 （1）有胃部疾病者或出血倾向者慎用，或遵医嘱。（2）本品服用后偶见胃部不适，轻度恶心及腹胀，腹泻等症状，停药后自行消失。（3）孕妇禁用。

【规格】 每袋装 12g

【剂量推算】

处方	成药 日用量，袋	推算饮片 日生药量，g	《药典》饮片 日用量，g
骨碎补	3	16.20	3～9
牛膝		16.20	5～12
川芎		12.96	3～10
天麻		10.8	3～10
黄芪		16.20	9～30
威灵仙		16.20	6～10
地龙		12.96	5～10
葛根		12.96	10～15
乳香		6.48	3～5

脾胃舒丸

Piweishu Wan

【处方】 鳖甲（制） 50g　　炙黄芪 50g
陈皮 50g　　枳实 50g
白芍 50g　　麸炒白术 50g
醋香附 50g　　草果 50g
乌梅（炒） 50g　　川芎 50g
焦槟榔 50g　　厚朴 50g

【制法】 以上十二味，粉碎成细粉，过筛，混匀。每 100g 粉末加炼蜜 120～140g 制成大蜜丸，即得。

【功能与主治】 疏肝理气，健脾和胃，消积化食。用于消化不良，不思饮食，胃脘嘈杂，腹胀肠鸣，恶心呕吐，大便溏泻，胁肋胀痛，急躁易怒，头晕乏力，失眠多梦等症。对慢性胃炎，慢性肝炎，早期肝硬化出现上述证候者有效。

【用法与用量】 口服。一次 1 丸，一日 3 次。

【规格】 每丸重 9g

【剂量推算】

处方	成药 日用量，g	推算饮片 日生药量，g	《药典》饮片 日用量，g
鳖甲（制）	27	0.94～1.02	9～24，先煎
炙黄芪		0.94～1.02	9～30
陈皮		0.94～1.02	3～10
枳实		0.94～1.02	3～10
白芍		0.94～1.02	6～15
麸炒白术		0.94～1.02	6～12
醋香附		0.94～1.02	6～10
草果		0.94～1.02	3～6
乌梅（炒）		0.94～1.02	6～12[1]
川芎		0.94～1.02	3～10
焦槟榔		0.94～1.02	3～10
厚朴		0.94～1.02	3～10

参考标准：
［1］浙江省中药饮片炮制规范（2005 年版）

猴头健胃灵片

Houtou Jianweiling Pian

【处方】 猴头菌丝体 160g　　海螵蛸 80g

醋延胡索 40g　　酒白芍 40g
醋香附 40g　　甘草 40g

【制法】以上六味，取猴头菌丝体 80g，加水煎煮二次，每次 2 小时，滤过，合并滤液并减压浓缩至适量，加入剩余的猴头菌丝体，混匀，干燥，粉碎成细粉；其余海螵蛸等五味粉碎成细粉，过筛，灭菌，与上述细粉及适量的淀粉混匀，用 10%PVP 的 70%乙醇溶液制粒，加 0.5%硬脂酸镁，压制成 1000 片，包薄膜衣，即得。

【功能与主治】舒肝和胃，理气止痛。用于肝胃不和，胃脘胁肋胀痛，呕吐吞酸；慢性胃炎、胃及十二指肠溃疡见上述证候者。

【用法与用量】口服。一次 4 片，一日 3 次。

【规格】每片重 0.38g

【剂量推算】

处方	成药日用量，片	推算饮片日生药量，g	《药典》饮片日用量
猴头菌丝体	12	1.92	10～30（猴头菌）[1]
海螵蛸		0.96	5～10g
醋延胡索		0.48	3～10g
酒白芍		0.48	6～15g
醋香附		0.48	6～10g
甘草		0.48	2～10g

参考标准：

［1］安徽省中药饮片炮制规范（第三版）(2019 年版）

猴头健胃灵胶囊

Houtou Jianweiling Jiaonang

【处方】猴头菌丝体 160g　　海螵蛸 80g
醋延胡索 40g　　酒白芍 40g
醋香附 40g　　甘草 40g

【制法】以上六味，取猴头菌丝体 80g，加水煎煮二次，每次 2 小时，滤过，合并滤液并减压浓缩至适量，加入剩余的猴头菌丝体，混匀，干燥，粉碎成细粉；其余海螵蛸等五味粉碎成细粉，过筛，灭菌，与上述细粉及适量的淀粉混匀，装入胶囊，制成 1000 粒，即得。

【功能与主治】舒肝和胃，理气止痛。用于肝胃不和，胃脘胁肋胀痛，呕吐吞酸；慢性胃炎、胃及十二指肠溃疡见上述证候者。

【用法与用量】口服。一次 4 粒，一日 3 次；或遵医嘱。

【规格】每粒装 0.34g

【剂量推算】

处方	成药日用量，粒	推算饮片日生药量，g	《药典》饮片日用量
猴头菌丝体	12	1.92	10～30（猴头菌）[1]
海螵蛸		0.96	5～10g
醋延胡索		0.48	3～10g
酒白芍		0.48	6～15g
醋香附		0.48	6～10g
甘草		0.48	2～10g

参考标准：

［1］安徽省中药饮片炮制规范（第三版）(2019 年版）

猴耳环消炎片

Hou'erhuan Xiaoyan Pian

【处方】猴耳环浸膏 200g

【制法】取猴耳环浸膏，加淀粉适量，混匀，制粒，干燥，加滑石粉、硬脂酸镁各适量，混匀，压制成 1000 片，包糖衣或薄膜衣，即得。

【功能与主治】清热解毒，凉血消肿，止泻。用于上呼吸道感染，急性咽喉炎，急性扁桃体炎，急性肠胃炎，亦可用于细菌性痢疾。

【用法与用量】口服。一次 3～4 片，一日 3 次。

【规格】（1）薄膜衣片 每片重 0.24g（相当于猴耳环浸膏 0.2g）（2）糖衣片（片心重 0.23g，相当于猴耳环浸膏 0.2g）

【剂量推算】

处方	成药日用量，片	推算饮片日生药量，g	《药典》饮片日用量，g
猴耳环	9～12	3.6～12	6～9[1-2]

参考标准：

［1］根据药典制法，每 1g 猴耳环浸膏相当于原药材 2～5g，故处方用量推算以饮片计。

［2］湖南省中药材标准（2009 年版）

猴耳环消炎胶囊

Hou'erhuan Xiaoyan Jiaonang

【处方】 猴耳环浸膏 400g

【制法】 取猴耳环浸膏，加淀粉适量，混匀，制粒，干燥，加滑石粉、硬脂酸镁各适量，混匀，装入胶囊，制成2000粒〔规格（1）〕或1000粒〔规格（2）〕，即得。

【功能与主治】 清热解毒，凉血消肿，止泻。用于上呼吸道感染，急性咽喉炎，急性扁桃体炎，急性肠胃炎，亦可用于细菌性痢疾。

【用法与用量】 口服。一次4粒〔规格（1）〕或一次2粒〔规格（2）〕，一日3次。

【规格】 （1）每粒装0.23g（含猴耳环浸膏0.2g）（2）每粒装0.45g（含猴耳环浸膏0.4g）

【剂量推算】

处方	成药 日用量，粒	推算饮片 日生药量，g	《药典》饮片 日用量，g
猴耳环	规格（1）：12 规格（2）：6	12	6～9[1-2]

参考标准：

［1］根据药典制法，每1g猴耳环浸膏相当于原药材2～5g，故处方用量推算以饮片计。

［2］湖南省中药材标准（2009年版）

痢必灵片

Libiling Pian

【处方】 苦参277.8g　　白芍138.9g
木香83.3g

【制法】 以上三味，木香、白芍粉碎成细粉。苦参加水煎煮二次，第一次2小时，第二次1.5小时，合并煎液，滤过，滤液浓缩至稠膏状，与上述细粉混匀，制粒，低温干燥，压制成1000片，包糖衣；或压制成500片（小片）或375片（大片），包薄膜衣，即得。

【功能与主治】 清热，祛湿，止痢。用于大肠湿热所致的痢疾、泄泻，症见发热腹痛、大便脓血、里急后重。

【用法与用量】 口服。糖衣片：一次8片；薄膜衣片：小片一次4片或大片一次3片，一日3次；小儿酌减。

【规格】 （1）薄膜衣片　每片重0.44g（小片）。（2）薄膜衣片　每片重0.7g（大片）

【剂量推算】

处方	成药 日用量，片	推算饮片 日生药量，g	《药典》饮片 日用量，g
苦参	糖衣片：24 薄膜衣小片：12 薄膜衣大片：9	6.67	4.5～9
白芍		3.33	6～15
木香		2	3～6

痧药

Shayao

【处方】 丁香21g　　苍术110g
天麻126g　　麻黄126g
大黄210g　　甘草84g
冰片0.5g　　人工麝香10.5g
制蟾酥63g　　雄黄126g
朱砂126g

【制法】 以上十一味，除人工麝香、制蟾酥、冰片外，雄黄、朱砂分别水飞成极细粉；其余丁香等六味粉碎成细粉；将人工麝香、蟾酥、冰片研细，与上述粉末（朱砂除外）配研，过筛，混匀，用水泛丸，低温干燥，用朱砂包衣，打光，即得。

【功能与主治】 祛暑解毒，辟秽开窍。用于夏令贪凉饮冷，感受暑湿，症见猝然闷乱烦躁、腹痛吐泻、牙关紧闭、四肢逆冷。

【用法与用量】 口服。一次10～15丸，一日1次；小儿酌减，或遵医嘱。外用，研细吹鼻取嚏。

【注意】 按规定用量服用，不宜多服；孕妇禁用。

【规格】 每33丸重1g

【剂量推算】

处方	成药 日用量，丸	推算饮片 日生药量，g	《药典》饮片 日用量，g
丁香	10～15	0.0063～0.010	1～3
苍术		0.033～0.050	3～9
天麻		0.038～0.057	3～10
麻黄		0.038～0.057	2～10
大黄		0.063～0.095	3～15
甘草		0.025～0.038	2～10
冰片		0.00015～0.00023	0.15～0.3
人工麝香		0.0032～0.0048	0.03～0.1
制蟾酥		0.019～0.029	0.015～0.03
雄黄		0.038～0.057	0.05～0.1
朱砂		0.038～0.057	0.1～0.5

参考标准：
[1] 黑龙江省中药饮片炮制规范（2012年版）

痛风定片

Tongfengding Pian

【处方】秦艽 350g 黄柏 250g
延胡索 250g 赤芍 250g
川牛膝 250g 泽泻 250g
车前子 250g 土茯苓 150g

【制法】以上八味，土茯苓粉碎成细粉，备用。其余七味，加水浸泡12小时，煎煮二次，每次1小时，合并煎液，滤过，浓缩至相对密度约1.20（80℃），真空干燥，粉碎成细粉，与上述土茯苓细粉混匀，制粒，干燥，整粒，加入硬脂酸镁适量，混匀，压制成1000片，包薄膜衣，即得。

【功能与主治】清热祛湿，活血通络定痛。用于湿热瘀阻所致的痹病，症见关节红肿热痛，伴有发热、汗出不解、口渴心烦、小便黄、舌红苔黄腻、脉滑数；痛风见上述证候者。

【用法与用量】口服。一次4片，一日3次。

【注意】孕妇慎用；服药后不宜立即饮茶。

【规格】每片重0.4g

【剂量推算】

处方	成药日用量，片	推算饮片日生药量，g	《药典》饮片日用量，g
秦艽	12	4.2	3～10
黄柏		3	3～12
延胡索		3	3～10
赤芍		3	6～12
川牛膝		3	5～10
泽泻		3	6～10
车前子		3	9～15
土茯苓		1.8	15～60

痛风定胶囊

Tongfengding Jiaonang

【处方】秦艽 350g 黄柏 250g
延胡索 250g 赤芍 250g
川牛膝 250g 泽泻 250g
车前子 250g 土茯苓 150g

【制法】以上八味，土茯苓粉碎成细粉备用。其余七味，加水浸泡12小时，煎煮二次，合并煎液，滤过，滤液浓缩至适量，与上述细粉及适量淀粉混匀，制粒，干燥，粉碎，过筛，装入胶囊，制成1000粒，即得。

【功能与主治】清热祛湿，活血通络定痛。用于湿热瘀阻所致的痹病，症见关节红肿热痛，伴有发热、汗出不解、口渴心烦、小便黄、舌红苔黄腻、脉滑数；痛风见上述证候者。

【用法与用量】口服。一次4粒，一日3次。

【注意】孕妇慎用；服药后不宜立即饮茶。

【规格】每粒装0.4g

【剂量推算】

处方	成药日用量，粒	推算饮片日生药量，g	《药典》饮片日用量，g
秦艽	12	4.2	3～10
黄柏		3	3～12
延胡索		3	3～10
赤芍		3	6～12
川牛膝		3	5～10
泽泻		3	6～10
车前子		3	9～15
土茯苓		1.8	15～60

痛泻宁颗粒

Tongxiening Keli

【处方】白芍 800g 青皮 800g
薤白 500g 白术 500g

【制法】以上四味，青皮、薤白、白术粉碎成粗粉，加水蒸馏5小时，收集挥发油，滤过，水溶液和药渣备用；取挥发油用倍他环糊精包结，包结物低温干燥（40℃），备用。取白芍加水煎煮二次，每次1.5小时，药渣和上述蒸馏后的药渣混合，煎煮1.5小时，滤过，合并煎液，加入上述蒸馏后的水溶液，浓缩至相对密度约为1.10（50℃）的清膏，放冷，离心，上清液继续浓缩至相对密度为1.10～1.15（50℃）的清膏，喷雾干燥，药粉与倍他环糊精包结物混匀，加入糊精适量，蛋白糖30g，用适当浓度的乙醇制粒，干燥，制成1000g，即得。

【功能与主治】柔肝缓急，疏肝行气，理脾运湿。

用于肝气犯脾所致的腹痛、腹泻、腹胀、腹部不适等症，肠易激综合征（腹泻型）等见上述证候者。

【用法与用量】 开水冲服。一次 1～2 袋，一日 3 次。

【规格】 每袋装 5g

【剂量推算】

处方	成药日用量，袋	推算饮片日生药量，g	《药典》饮片日用量，g
白芍	3～6	12～24	6～15
青皮		12～24	3～10
薤白		7.5～15	5～10
白术		7.5～15	6～12

痛经丸

Tongjing Wan

【处方】 当归 138g　白芍 92g
川芎 69g　熟地黄 184g
醋香附 138g　木香 23g
青皮 23g　山楂（炭）138g
延胡索 92g　炮姜 23g
肉桂 23g　丹参 138g
茺蔚子 46g　红花 46g
益母草 551.7g　五灵脂（醋炒）92g

【制法】 以上十六味，益母草、茺蔚子、丹参及熟地黄 46g 加水煎煮二次，合并煎液，滤过，滤液浓缩至适量；其余红花等十二味及剩余熟地黄粉碎成细粉，过筛，混匀。用上述浓缩液（酌留部分包衣）与适量的水泛丸，用剩余的浓缩液包衣，干燥，打光，制成 1000g，即得。

【功能与主治】 温经活血，调经止痛。用于下焦寒凝血瘀所致的痛经、月经不调，症见经行错后、经量少有血块、行经小腹冷痛、喜暖。

【用法与用量】 口服。一次 6～9g，一日 1～2 次，临经时服用。

【注意】 孕妇禁用。

【规格】 每瓶装 60g

【剂量推算】

续表

处方	成药日用量，g	推算饮片日生药量，g	《药典》饮片日用量，g
当归	6～18	0.83～2.48	6～12
白芍		0.55～1.66	6～15
川芎		0.41～1.24	3～10
熟地黄		1.10～3.31	9～15
醋香附		0.83～2.48	6～10
木香		0.14～0.41	3～6
青皮		0.14～0.41	3～10
山楂（炭）		0.83～2.48	5～15[1]
延胡索		0.55～1.66	3～10
炮姜		0.14～0.41	3～9
肉桂		0.14～0.41	1～5
丹参		0.83～2.48	10～15
茺蔚子		0.28～0.83	5～10
红花		0.28～0.83	3～10
益母草		3.31～9.93	9～30
五灵脂（醋炒）		0.55～1.66	4.5～9[2]

参考标准：

［1］吉林省中药饮片炮制规范（2020 年版）
［2］陕西省药材标准（2015 年版）

痛经宝颗粒

Tongjingbao Keli

【处方】 红花 750g　当归 500g
肉桂 300g　三棱 500g
莪术 500g　丹参 750g
五灵脂 500g　木香 300g
延胡索（醋制）750g

【制法】 以上九味，肉桂、木香提取挥发油；药渣与其余红花等七味加水煎煮三次，第一次 1 小时，第二次、第三次各半小时，合并煎液，滤过，静置，取上清液，浓缩至相对密度为 1.10（80℃），放冷，加乙醇使含醇量达 70%，搅匀，静置，取上清液，回收乙醇并浓缩至适量，加蔗糖、糊精适量，制成颗粒，干燥，喷入上述挥发油的乙醇溶液，混匀，制成 1000g；或加辅料适量，制成无蔗糖颗粒，干燥，喷入上述挥发油的乙醇溶液，混匀，制成 400g，即得。

【功能与主治】 温经化瘀，理气止痛。用于寒凝气滞血瘀，妇女痛经，少腹冷痛，月经不调，经色暗淡。

【用法与用量】 温开水冲服。一次1袋，一日2次，于月经前一周开始，持续至月经来三天后停服，连续服用3个月经周期。

【规格】（1）每袋装10g（2）每袋装4g（无蔗糖）

【剂量推算】

处方	成药日用量，袋	推算饮片日生药量，g	《药典》饮片日用量
红花	2	15	3～10g
当归		10	6～12g
肉桂		6	1～5g
三棱		10	5～10g
莪术		10	6～9g
丹参		15	10～15g
五灵脂		10	4.5～9g[1]
木香		6	3～6g
延胡索（醋制）		15	3～10

参考标准：

[1] 陕西省药材标准（2015年版）

普乐安片

Pule'an Pian

【处方】 油菜花粉 500g

【制法】 取油菜花粉，粉碎成细粉，过筛，加入辅料适量，混匀，制粒，干燥，制成1000片，包薄膜衣，即得。

【功能与主治】 补肾固本。用于肾气不固所致腰膝痠软、排尿不畅、尿后余沥或失禁；慢性前列腺炎及前列腺增生症见上述证候者。

【用法与用量】 口服。一次3～4片，一日3次。1个月为一疗程。

【规格】（1）每片重0.57g（含油菜花粉0.5g）（2）每片重0.64g（含油菜花粉0.5g）

【剂量推算】

处方	成药日用量，片	推算饮片日生药量，g	《药典》饮片日用量，g
油菜花粉	9～12	4.5～6	1.5～2.0[1]

参考标准：

[1] 浙江省中药材标准（2017年版）（第一册）

普乐安胶囊

Pule'an Jiaonang

【处方】 油菜花粉 350g

【制法】 取油菜花粉，粉碎成细粉，过筛，加入糊精适量，混匀，用10%糖浆制粒，干燥，装入胶囊，制成1000粒，即得。

【功能与主治】 补肾固本。用于肾气不固所致腰膝痠软、排尿不畅、尿后余沥或失禁；慢性前列腺炎及前列腺增生症见上述证候者。

【用法与用量】 口服。一次4～6粒，一日3次。1个月为一疗程。

【规格】 每粒装0.375g

【剂量推算】

处方	成药日用量，粒	推算饮片日生药量，g	《药典》饮片日用量，g
油菜花粉	12～18	4.2～6.3	1.5～2.0[1]

参考标准：

[1] 浙江省中药材标准（2017年版）（第一册）

湿毒清片

Shiduqing Pian

【处方】 地黄 650g　当归 500g
丹参 300g　蝉蜕 200g
苦参 500g　白鲜皮 500g
甘草 200g　黄芩 125g
土茯苓 125g

【制法】 以上九味，黄芩、土茯苓粉碎成细粉，其余地黄等七味，加水煎煮二次，第一次3小时，第二次2小时，合并煎液，滤过，滤液浓缩至相对密度为1.10～1.15（75℃）的清膏，加入2倍量乙醇，充分搅拌，静置24小时，滤取上清液，回收乙醇，减压浓缩至相对密度为1.30～1.35（75℃）的稠膏，加入上述细粉和淀粉适量，混匀，制粒，干燥，加入羧甲淀粉钠40g和硬脂酸镁5g，混匀，压制成1000片，包薄膜衣，即得〔规格（1）〕；或加入上述细粉，混匀，干燥，制粒，压制成1000片，包薄膜衣，即得〔规格（2）〕。

【功能与主治】 养血润肤，祛风止痒。用于血虚风燥所致的风瘙痒，症见皮肤干燥、脱屑、瘙痒，伴有抓痕、血痂、色素沉着；皮肤瘙痒症见上述证候者。

【用法与用量】 口服。一次3～4片，一日3次。

【注意】 （1）孕妇及过敏体质者慎用。（2）忌食辛辣、海鲜之品。

【规格】 （1）每片重0.62g（2）每片重0.5g

【剂量推算】

处方	成药日用量，片	推算饮片日生药量，g	《药典》饮片日用量，g
地黄	9～12	5.85～7.8	鲜地黄12～30；生地黄10～15
当归		4.5～6	6～12
丹参		2.7～3.6	10～15
蝉蜕		1.8～2.4	3～6
苦参		4.5～6	4.5～9
白鲜皮		4.5～6	5～10
甘草		1.8～2.4	2～10
黄芩		1.13～1.5	3～10
土茯苓		1.13～1.5	15～60

湿毒清胶囊

Shiduqing Jiaonang

【处方】 地黄 650g　当归 500g
丹参 300g　蝉蜕 200g
苦参 500g　白鲜皮 500g
甘草 200g　黄芩 125g
土茯苓 125g

【制法】 以上九味，黄芩、土茯苓粉碎成细粉，其余地黄等七味，加水煎煮二次，合并煎液，滤过，滤液浓缩至适量，加2倍量乙醇，搅匀，静置，滤取上清液，回收乙醇，减压浓缩至适量，与上述粉末混匀，干燥，粉碎成细粉，装入胶囊，制成1000粒，即得。

【功能与主治】 养血润肤，祛风止痒。用于血虚风燥所致的风瘙痒，症见皮肤干燥、脱屑、瘙痒，伴有抓痕、血痂、色素沉着；皮肤瘙痒症见上述证候者。

【用法与用量】 口服。一次3～4粒，一日3次。

【注意】 （1）孕妇及过敏体质者慎用。（2）忌食辛辣、海鲜之品。

【规格】 每粒装0.5g

【剂量推算】

处方	成药日用量，粒	推算饮片日生药量，g	《药典》饮片日用量，g
地黄	9～12	5.85～7.8	鲜地黄12～30；生地黄10～15
当归		4.5～6	6～12
丹参		2.7～3.6	10～15
蝉蜕		1.8～2.4	3～6
苦参		4.5～6	4.5～9
白鲜皮		4.5～6	5～10
甘草		1.8～2.4	2～10
黄芩		1.13～1.5	3～10
土茯苓		1.13～1.5	15～60

湿热痹片

Shirebi Pian

【处方】 苍术 43.9g　忍冬藤 87.8g
地龙 43.9g　连翘 65.8g
黄柏 43.9g　薏苡仁 87.8g
防风 43.9g　威灵仙 52.6g
防己 65.8g　川牛膝 65.8g
粉萆薢 65.8g　桑枝 87.8g

【制法】 以上十二味，连翘、薏苡仁、防己粉碎成细粉，其余地龙等九味药加水煎煮二次，每次1.5小时，滤过，滤液合并，浓缩至稠膏，与上述细粉及适量辅料混匀，制成颗粒，压制成1000片，包糖衣，即得。

【功能与主治】 祛风除湿，清热消肿，通络定痛。用于湿热痹阻证，其症状为肌肉或关节红肿热痛，有沉重感，步履艰难，发热，口渴不欲饮，小便短赤。

【用法与用量】 口服。一次6片，一日3次。

【规格】 片心重0.25g

【剂量推算】

处方	成药日用量，片	推算饮片日生药量，g	《药典》饮片日用量，g
苍术	18	0.79	3～9
忍冬藤		1.58	9～30
地龙		0.79	5～10
连翘		1.18	6～15
黄柏		0.79	3～12
薏苡仁		1.58	9～30

续表

处方	成药日用量，片	推算饮片日生药量，g	《药典》饮片日用量，g
防风	18	0.79	5～10
威灵仙		0.95	6～10
防己		1.18	5～10
川牛膝		1.18	5～10
粉萆薢		1.18	9～15
桑枝		1.58	9～15

温胃舒胶囊

Wenweishu Jiaonang

【处方】

党参 183g　附片（黑顺片） 150g
炙黄芪 183g　肉桂 90g
山药 183g　肉苁蓉（酒蒸） 183g
白术（清炒） 183g　南山楂（炒） 225g
乌梅 225g　砂仁 60g
陈皮 150g　补骨脂 183g

【制法】 以上十二味，砂仁粉碎成细粉；其余党参等十一味加水煎煮二次，第一次1.5小时，第二次1小时，合并煎液，滤过，滤液静置，取上清液浓缩至相对密度为1.28～1.30（70℃）的清膏，加入砂仁细粉与适量滑石粉、淀粉及二氧化硅，混匀，制成颗粒，干燥，装入胶囊，制成1000粒，即得。

【功能与主治】 温中养胃，行气止痛。用于中焦虚寒所致的胃痛，症见胃脘冷痛、腹胀嗳气、纳差食少、畏寒无力；慢性萎缩性胃炎、浅表性胃炎见上述证候者。

【用法与用量】 口服。一次3粒，一日2次。

【注意】 胃大出血时禁用；忌食生冷，油腻及不易消化的食物。

【规格】 每粒装0.4g

【剂量推算】

处方	成药日用量，粒	推算饮片日生药量，g	《药典》饮片日用量，g
党参	6	1.1	9～30
附片（黑顺片）		0.9	3～15
炙黄芪		1.1	9～30
肉桂		0.54	1～5

续表

处方	成药日用量，粒	推算饮片日生药量，g	《药典》饮片日用量，g
山药	6	1.1	15～30
肉苁蓉（酒蒸）		1.1	6～10
白术（清炒）		1.1	6～12[1]
南山楂（炒）		1.35	9～12[2]
乌梅		1.35	6～12
砂仁		0.36	3～6
陈皮		0.9	3～10
补骨脂		1.1	6～10

参考标准：

［1］陕西省中药饮片标准（第一册）
［2］安徽省中药饮片炮制规范（第三版）（2019年版）

渴乐宁胶囊

Kelening Jiaonang

【处方】 黄芪 312.5g　黄精（酒炙） 312.5g
地黄 312.5g　太子参 312.5g
天花粉 312.5g

【制法】 以上五味，取太子参粉碎成细粉；其余黄芪等四味加水煎煮三次，滤过，合并滤液并浓缩至适量，加乙醇使含醇量达60%，静置，滤过，回收乙醇并浓缩至稠膏状，加入上述太子参细粉，混匀，干燥，粉碎成细粉，装入胶囊，制成胶囊1000粒，即得。

【功能与主治】 益气养阴，生津止渴。用于气阴两虚所致的消渴病，症见口渴多饮、五心烦热、乏力多汗、心慌气短；2型糖尿病见上述证候者。

【用法与用量】 口服。一次4粒，一日3次，3个月为一个疗程。

【规格】 每粒装0.45g

【剂量推算】

处方	成药日用量，粒	推算饮片日生药量，g	《药典》饮片日用量，g
黄芪	12	3.75	9～30
黄精（酒炙）		3.75	9～15
地黄		3.75	鲜地黄 12～30；生地黄 10～15
太子参		3.75	9～30
天花粉		3.75	10～15

溃疡散胶囊

Kuiyangsan Jiaonang

【处方】 甘草 313g　　白及 47g
延胡索 94g　　泽泻 31g
海螵蛸 47g　　薏苡仁 47g
黄芩 94g　　天仙子 1.25g

【制法】 以上八味，甘草用氨水（1→100）渗漉，渗漉液浓缩成稠膏。其余延胡索等七味粉碎成细粉，与上述稠膏混匀，用60%乙醇制粒，干燥，装入胶囊，制成1000粒，即得。

【功能与主治】 理气和胃，制酸止痛。用于脾胃湿热，胃脘胀痛，胃酸过多；溃疡病，慢性胃炎见上述证候者。

【用法与用量】 口服。一次5粒，一日3次。

【规格】 每粒装0.4g

【剂量推算】

处方	成药 日用量，粒	推算饮片 日生药量，g	《药典》饮片 日用量，g
甘草	15	4.7	2～10
白及		0.71	6～15
延胡索		1.41	3～10
泽泻		0.47	6～10
海螵蛸		0.71	5～10
薏苡仁		0.71	9～30
黄芩		1.41	3～10
天仙子		0.02	0.06～0.6

滑膜炎片

Huamoyan Pian

【处方】 夏枯草 800g　　女贞子 400g
枸骨叶 400g　　黄芪 532g
防己 532g　　薏苡仁 800g
土茯苓 532g　　丝瓜络 400g
泽兰 240g　　丹参 400g
当归 268g　　川牛膝 268g
豨莶草 400g

【制法】 以上十三味，加水煎煮二次，每次2小时，滤过，合并滤液，浓缩至相对密度为1.05～1.14（66℃）的清膏，放冷，加乙醇使含醇量达50%，搅匀，静置24小时以上，滤过，滤液回收乙醇，浓缩至相对密度为1.34～1.36（66℃）的稠膏，减压干燥，粉碎成细粉，加入辅料适量，混匀，制粒；或取稠膏，加入淀粉、糊精适量，混匀，制粒，干燥，加入硬脂酸镁适量，压制成1000片，包薄膜衣，即得。

【功能与主治】 清热祛湿，活血通络。用于湿热闭阻、瘀血阻络所致的痹病，症见关节肿胀疼痛、痛有定处、屈伸不利；急、慢性滑膜炎及膝关节术后见上述证候者。

【用法与用量】 口服。一次3片，一日3次。

【注意】 孕妇慎用。

【规格】 （1）薄膜衣片　每片重0.5g（2）薄膜衣片　每片重0.6g

【剂量推算】

处方	成药 日用量，片	推算饮片 日生药量，g	《药典》饮片 日用量，g
夏枯草	9	7.2	9～15
女贞子		3.6	6～12
枸骨叶		3.6	9～15
黄芪		4.79	9～30
防己		4.79	5～10
薏苡仁		7.2	9～30
土茯苓		4.79	15～60
丝瓜络		3.6	5～12
泽兰		2.16	6～12
丹参		3.6	10～15
当归		2.41	6～12
川牛膝		2.41	5～10
豨莶草		3.6	9～12

滑膜炎胶囊

Huamoyan Jiaonang

【处方】 夏枯草 800g　　女贞子 400g
枸骨叶 400g　　黄芪 532g
防己 532g　　薏苡仁 800g
土茯苓 532g　　丝瓜络 400g
泽兰 240g　　丹参 400g
当归 268g　　川牛膝 268g
豨莶草 400g

【制法】 以上十三味，加水煎煮二次，每次2小时，滤过，合并滤液，浓缩至相对密度为1.05～1.14（66℃）的清膏，放冷，加乙醇使含醇量达50%，搅匀，静置24小时以上，滤过，滤液回收乙醇并浓缩至适量，加入糊精适量，制粒，干燥，加硬脂酸镁适量混匀，装入胶囊，制成1000粒，即得。

【功能与主治】 清热祛湿，活血通络。用于湿热闭阻、瘀血阻络所致的痹病，症见关节肿胀疼痛、痛有定处、屈伸不利；急、慢性滑膜炎及膝关节术后见上述证候者。

【用法与用量】 口服。一次3粒，一日3次。

【注意】 孕妇慎用。

【规格】 每粒装0.5g

【剂量推算】

处方	成药日用量，粒	推算饮片日生药量，g	《药典》饮片日用量，g
夏枯草	9	7.2	9～15
女贞子		3.6	6～12
枸骨叶		3.6	9～15
黄芪		4.79	9～30
防己		4.79	5～10
薏苡仁		7.2	9～30
土茯苓		4.79	15～60
丝瓜络		3.6	5～12
泽兰		2.16	6～12
丹参		3.6	10～15
当归		2.41	6～12
川牛膝		2.41	5～10
豨莶草		3.6	9～12

滑膜炎颗粒

Huamoyan Keli

【处方】 夏枯草 200g　女贞子 100g
枸骨叶 100g　黄芪 133g
防己 133g　薏苡仁 200g
土茯苓 133g　丝瓜络 100g
泽兰 60g　丹参 100g
当归 67g　川牛膝 67g
豨莶草 100g

【制法】 以上十三味，加水煎煮二次，每次2小时，滤过，合并滤液，浓缩至相对密度为1.05～1.14（66℃）的清膏，放冷，加乙醇使含醇量达50%，搅匀，静置24小时以上，滤过，滤液回收乙醇并浓缩至适量，加入蔗糖粉和糊精适量，制成颗粒，干燥，混匀，制成1000g，即得。

【功能与主治】 清热祛湿，活血通络。用于湿热闭阻、瘀血阻络所致的痹病，症见关节肿胀疼痛、痛有定处、屈伸不利；急、慢性滑膜炎及膝关节术后见上述证候者。

【用法与用量】 口服。一次1袋，一日3次。

【注意】 糖尿病患者忌服。孕妇慎用。

【规格】 每袋装12g

【剂量推算】

处方	成药日用量，g	推算饮片日生药量，g	《药典》饮片日用量，g
夏枯草	36	7.2	9～15
女贞子		3.6	6～12
枸骨叶		3.6	9～15
黄芪		4.79	9～30
防己		4.79	5～10
薏苡仁		7.2	9～30
土茯苓		2.16	15～60
丝瓜络		3.6	5～12
泽兰		2.16	6～12
丹参		3.6	10～15
当归		2.41	6～12
川牛膝		2.41	5～10
豨莶草		3.6	9～12

滋心阴胶囊

Zixinyin Jiaonang

【处方】 麦冬 2500g　赤芍 2000g
北沙参 1000g　三七 500g

【制法】 以上四味，麦冬、北沙参加水煎煮三次，滤过，合并滤液，滤液浓缩至适量，加乙醇，静置，滤过，滤液备用；三七粉碎成粗粉，用75%乙醇加热回流提取三次，滤过，合并滤液，滤液回收乙醇，备用；药渣加水煎煮三次，滤过，合并滤液，滤液浓缩至适量，加乙醇，静置，滤过，滤液与上述麦冬、北沙参的滤液合并，回收乙醇，药液备用；赤芍加水煎煮三次，滤过，合并滤液，滤液浓缩至适量，用1%氢氧化钠溶液调节pH值，加明胶溶液适量，使沉淀完全，滤过，滤液浓缩至适量，加乙醇，静置，滤过，滤液再加乙醇，静置，滤过，滤液回收乙醇，浓缩至适量，与上述各备用药液合并，冷藏，滤过，滤液浓缩至适量，喷雾干燥，粉碎成细粉，制粒，干燥，装入胶囊，制成1000粒，即得。

【功能与主治】 滋养心阴，活血止痛。用于阴虚血瘀所致的胸痹，症见胸闷胸痛、心悸怔忡、五心烦热、夜眠不安、舌红少苔；冠心病心绞痛见上述证候者。

【用法与用量】 口服。一次2粒，一日3次。

【规格】 每粒装0.35g

【剂量推算】

处方	成药日用量，粒	推算饮片日生药量，g	《药典》饮片日用量，g
麦冬	6	15	6～12
赤芍		12	6～12
北沙参		6	5～12
三七		3	3～9

滋心阴颗粒

Zixinyin Keli

【处方】 麦冬833.3g　赤芍666.7g　北沙参333.3g　三七166.7g

【制法】 以上四种，麦冬、北沙参加水煎煮三次，滤过，合并滤液，滤液浓缩至适量，加乙醇，静置，滤过，滤液备用；三七粉碎成粗粉，用75%乙醇加热回流提取三次，滤过，合并滤液，滤液回收乙醇，药液备用；药渣加水煎煮三次，滤过，合并滤液，滤液浓缩至适量，加乙醇，静置，滤过，滤液与上述麦冬、北沙参的滤液合并，回收乙醇，药液备用；赤芍加水煎煮三次，滤过，合并滤液，滤液浓缩至适量，用1%氢氧化钠溶液调节pH值，加明胶溶液适量，使沉淀完全，滤过，滤液浓缩至适量，加乙醇，静置，滤过，滤液再加乙醇，静置，滤过，滤液回收乙醇，浓缩至适量，与上述各备用药液合并，冷藏，滤过，滤液浓缩至稠膏，取稠膏，加糊精及乙醇适量，制粒，干燥，制成颗粒1000g，即得。

【功能与主治】 滋养心阴，活血止痛。用于阴虚血瘀所致的胸痹，症见胸闷胸痛、心悸怔忡、五心烦热、夜眠不安、舌红少苔；冠心病心绞痛见上述证候者。

【用法与用量】 口服。一次1袋，一日3次。

【规格】 每袋装6g

【剂量推算】

处方	成药日用量，g	推算饮片日生药量，g	《药典》饮片日用量，g
麦冬	18	15	6～12
赤芍		12	6～12
北沙参		6	5～12
三七		3	3～9

滋补生发片

Zibu Shengfa Pian

【处方】 当归60g　地黄45g　川芎30g　桑椹45g　黄芪60g　黑芝麻90g　桑叶30g　制何首乌90g　菟丝子45g　枸杞子45g　侧柏叶45g　熟地黄75g　女贞子60g　墨旱莲60g　鸡血藤45g

【制法】 以上十五味，取制何首乌30g、当归、侧柏叶、川芎粉碎成细粉；其余地黄等十一味与剩余何首乌，加水煎煮二次，每次3小时，合并煎液，滤过。滤液浓缩至相对密度为1.30～1.34（80℃）的稠膏，加入制何首乌等细粉及辅料适量，混匀，制成颗粒，干燥，压制成1000片，包糖衣或薄膜衣，即得。

【功能与主治】 滋补肝肾，益气养荣，活络生发。用于脱发症。

【用法与用量】 口服。一次6～8片，一日3次，小儿酌减。

【注意】 孕妇及合并其他疾病者遵医嘱。

【规格】 （1）糖衣片　片心重0.30g
（2）糖衣片　片心重0.38g
（3）薄膜衣片　每片重0.31g
（4）薄膜衣片　每片重0.38g

【剂量推算】

处方	成药日用量，片	推算饮片日生药量，g	《药典》饮片日用量，g
当归	18～24	1.08～1.44	6～12
地黄		0.81～1.08	鲜地黄12～30；生地黄10～15

续表

处方	成药日用量，片	推算饮片日生药量，g	《药典》饮片日用量，g
川芎	18～24	0.54～0.72	3～10
桑椹		0.81～1.08	9～15
黄芪		1.08～1.44	9～30
黑芝麻		1.62～2.16	9～15
桑叶		0.54～0.72	5～10
制何首乌		1.62～2.16	6～12
菟丝子		0.81～1.08	6～12
枸杞子		0.81～1.08	6～12
侧柏叶		0.81～1.08	6～12
熟地黄		1.35～1.8	9～15
女贞子		1.08～1.44	6～12
墨旱莲		1.08～1.44	6～12
鸡血藤		0.81～1.08	9～15

滋肾健脑颗粒

Zishen Jiannao Keli

【处方】 龟甲 60g　鹿角 240g
楮实子 75g　枸杞子 45g
人参 22.5g　茯苓 20g

【制法】 以上六味，龟甲、鹿角加水煎煮二次，每次12小时，合并煎液，滤过，滤液备用。其余楮实子等四味，加水煎煮二次，第一次2小时，第二次1.5小时，合并煎液，滤过，滤液与上述滤液合并，浓缩至相对密度为1.24～1.26（80℃）的稠膏，加适量糖粉，制成颗粒，干燥，制成1000g，即得。

【功能与主治】 补气养血，填精益髓。用于健忘症，精神衰弱，腰膝酸软，神疲乏力。

【用法与用量】 开水冲服。一次20g，一日2次。

【规格】 每袋装20g

【剂量推算】

处方	成药日用量，g	推算饮片日生药量，g	《药典》饮片日用量，g
龟甲	40	2.4	9～24
鹿角		9.6	6～15
楮实子		3	6～12
枸杞子		1.8	6～12
人参		0.9	3～9
茯苓		0.8	10～15

强力天麻杜仲丸

Qiangli Tianma Duzhong Wan

【处方】 天麻 73.08g　盐杜仲 77.59g
制草乌 9.13g　炮附片 9.13g
独活 45.57g　藁本 53.87g
玄参 53.87g　当归 91.35g
地黄 146.05g　川牛膝 53.87g
槲寄生 53.87g　羌活 91.35g

【制法】 以上十二味，粉碎成细粉，过筛，混匀。每100g粉末加炼蜜30～50g与适量的水，泛丸，干燥，制成水蜜丸，即得。

【功能与主治】 散风活血，舒筋止痛。用于中风引起的筋脉掣痛，肢体麻木，行走不便，腰腿酸痛，头痛头昏。

【用法与用量】 口服。一次12丸，一日2～3次。

【规格】 每丸重0.25g

【剂量推算】

处方	成药日用量，g	推算饮片日生药量，g	《药典》饮片日用量，g
天麻	6～9	0.39～0.67	3～10
盐杜仲		0.41～0.71	6～10
制草乌		0.048～0.083	1.5～3
炮附片		0.048～0.083	3～15
独活		0.24～0.42	3～10
藁本		0.28～0.49	3～10
玄参		0.28～0.49	9～15
当归		0.48～0.83	6～12
地黄		0.77～1.33	鲜地黄 12～30；生地黄 10～15
川牛膝		0.28～0.49	5～10
槲寄生		0.28～0.49	9～15
羌活		0.48～0.83	3～10

强力枇杷胶囊

Qiangli Pipa Jiaonang

【处方】 枇杷叶 517.5g　罂粟壳 375g
百部 112.5g　白前 67.5g
桑白皮 45g　桔梗 45g
薄荷脑 1.125g

【制法】 以上七味，除薄荷脑外，其余枇杷叶等六味加水煎煮二次，每次2小时，合并煎液，滤过，滤液浓缩至相对密度约为1.30（80℃）的稠膏，加淀粉约为稠膏的1/2量，混匀，60～70℃干燥，粉碎成粗粉；薄荷脑用适量乙醇溶解，喷洒在粗粉上，混匀，装入胶囊，制成1000粒，即得。

【功能与主治】 养阴敛肺，镇咳祛痰。用于久咳痨嗽，支气管炎。

【用法与用量】 口服。一次2粒，一日3次。

【注意】 本品含罂粟壳，不宜长期使用；孕妇、哺乳期妇女及儿童慎用。

【规格】 每粒装0.3g

【剂量推算】

处方	成药日用量，粒	推算饮片日生药量，g	《药典》饮片日用量，g
枇杷叶	6	3.11	6～10
罂粟壳		2.25	3～6
百部		0.68	3～9
白前		0.41	3～10
桑白皮		0.27	6～12
桔梗		0.27	3～10
薄荷脑		0.01	0.02～0.1[1]

参考标准：

[1] 中国药典（2005年版）一部

强力枇杷膏（蜜炼）

Qiangli Pipa Gao

【处方】 枇杷叶 69g　罂粟壳 50g
百部 15g　白前 9g
桑白皮 6g　桔梗 6g
薄荷脑 0.15g

【制法】 以上七味，除薄荷脑外，其余枇杷叶等六味加水煎煮二次，每次2小时，合并煎液，滤过，滤液浓缩至约100ml，加苯甲酸钠2.5g，搅拌使溶解，加炼蜜约100ml、饴糖750ml，继续加热至沸，保持60分钟，稍冷，加入枸橼酸0.5g、用乙醇溶解的枇杷香精适量及薄荷脑，搅拌，混匀，加炼蜜至1000ml，混匀，即得。

【功能与主治】 养阴敛肺，镇咳祛痰。用于久咳劳嗽、支气管炎。

【用法与用量】 口服。一次20g，一日3次，小儿酌减。

【规格】 （1）每瓶装180g（2）每瓶装240g（3）每瓶装300g

【剂量推算】

处方	成药日用量，g	推算饮片日生药量，g	《药典》饮片日用量，g
枇杷叶	60	3.18	6～10
罂粟壳		2.31	3～6
百部		0.69	3～9
白前		0.42	3～10
桑白皮		0.28	6～12
桔梗		0.28	3～10
薄荷脑		0.01	0.02～0.1[1]

注：根据相对密度1.3，计算成药日用量60g体积为46.15ml。

参考标准：

[1] 中国药典（2005年版）一部

强力枇杷露

Qiangli Pipa Lu

【处方】 枇杷叶 69g　罂粟壳 50g
百部 15g　白前 9g
桑白皮 6g　桔梗 6g
薄荷脑 0.15g

【制法】 以上七味，除薄荷脑外，其余枇杷叶等六味加水煎煮二次，每次2小时，合并煎液，滤过，滤液浓缩至适量，加苯甲酸钠2.5g，搅拌使溶解，加蔗糖600g，继续加热至沸，保持20分钟，静置，滤过，加入枸橼酸适量、用乙醇溶解的香精适量及薄荷脑，搅拌，混匀，静置，滤过，加水至1000ml，混匀，即得。

【功能与主治】 养阴敛肺，镇咳祛痰。用于久咳劳嗽、支气管炎。

【用法与用量】 口服。一次15ml，一日3次，小儿酌减。

【注意】 （1）儿童、孕妇、哺乳期妇女禁用。（2）糖尿病患者慎用。（3）本品含罂粟壳，不宜久服。

【规格】 每瓶装（1）100ml（2）120ml（3）150ml（4）180g

【剂量推算】

处方	成药日用量，ml	推算饮片日生药量，g	《药典》饮片日用量，g
枇杷叶	45	3.11	6～10
罂粟壳		2.25	3～6
百部		0.68	3～9
白前		0.41	3～10
桑白皮		0.27	6～12
桔梗		0.27	3～10
薄荷脑		0.01	0.02～0.1[1]

参考标准：

[1] 中国药典（2005年版）一部

强力定眩胶囊

Qiangli Dingxuan Jiaonang

【处方】天麻 273g　盐杜仲 273g
野菊花 670g　杜仲叶 839g
川芎 335g

【制法】以上5味，取天麻137g，粉碎成细粉，过筛，灭菌，备用；另取剩余天麻粉碎成粗粉，用60%乙醇回流提取二次，第一次2小时，第二次1.5小时，合并提取液，回收乙醇并浓缩成相对密度为1.35～1.40（60℃）的稠膏，备用；天麻药渣与盐杜仲、杜仲叶加水煎煮三次，第一次2小时，第二次1.5小时，第三次1小时，川芎、野菊花加水煎煮二次，第一次1.5小时，第二次1小时，合并煎液，滤过，滤液浓缩至相对密度为1.35～1.40（60℃）的稠膏；合并上述稠膏，减压干燥成干膏，粉碎成细粉，加入天麻细粉及淀粉适量，混匀，制粒（或制粒，包薄膜衣），装入胶囊，制成1000粒，即得。

【功能与主治】降压、降脂、定眩。用于高血压、动脉硬化、高脂血症以及上述诸病引起的头痛、头晕、目眩、耳鸣、失眠。

【用法与用量】口服。一次4～6粒，一日3次。

【规格】每粒装（1）0.35g（2）0.4g

【剂量推算】

处方	成药日用量，粒	推算饮片日生药量，g	《药典》饮片日用量，g
天麻	12～18	3.28～4.91	3～10
盐杜仲		3.28～4.91	6～10
野菊花		8.04～12.06	9～15
杜仲叶		10.07～15.1	10～15
川芎		4.02～6.03	3～10

强阳保肾丸

Qiangyang Baoshen Wan

【处方】炙淫羊藿 36g　阳起石（煅，酒淬）36g
酒肉苁蓉 36g　盐胡芦巴 48g
盐补骨脂 48g　醋五味子 42g
沙苑子 36g　蛇床子 36g
覆盆子 48g　韭菜子 42g
麸炒芡实 60g　肉桂 24g
盐小茴香 30g　茯苓 36g
制远志 36g

【制法】以上十五味，粉碎成细粉，过筛，混匀，用水泛丸，干燥。每1000g用滑石粉111g包内衣，再用朱砂粉末28g、滑石粉111g配研均匀，包外衣，打光，干燥，即得。

【功能与主治】补肾助阳。用于肾阳不足所致的腰酸腿软、精神倦怠、阳痿遗精。

【用法与用量】口服。一次6g，一日2次。

【规格】每100丸重6g

【剂量推算】

处方	成药日用量，g	推算饮片日生药量，g	《药典》饮片日用量，g
炙淫羊藿	12	0.58	6～10
阳起石（煅，酒淬）		0.58	4.5～9[1]
酒肉苁蓉		0.58	6～10
盐胡芦巴		0.78	5～10
盐补骨脂		0.78	6～10
醋五味子		0.68	2～6
沙苑子		0.58	9～15
蛇床子		0.58	3～10
覆盆子		0.78	6～12
韭菜子		0.68	3～9
麸炒芡实		0.97	9～15

续表

处方	成药日用量，g	推算饮片日生药量，g	《药典》饮片日用量，g
肉桂	12	0.39	1～5
盐小茴香		0.48	3～6
茯苓		0.58	10～15
制远志		0.58	3～10
朱砂		0.27	0.1～0.5

参考标准：

［1］卫生部药品标准（中药材第一册）（1992年版）

强肾片

Qiangshen Pian

【处方】 鹿茸 12.5g　山药 125g
山茱萸 62.5g　熟地黄 125g
枸杞子 62.5g　丹参 125g
补骨脂 62.5g　牡丹皮 62.5g
桑椹 62.5g　益母草 125g
茯苓 125g　泽泻 62.5g
盐杜仲 62.5g　人参茎叶总皂苷 3.75g

【制法】 以上十四味，鹿茸、牡丹皮和山药适量粉碎成细粉，与人参茎叶总皂苷混匀。丹参粉碎成粗粉，用70%乙醇作溶剂，浸渍，渗漉，收集渗漉液，减压回收乙醇并浓缩至成稠膏。其余山茱萸等九味药与剩余的山药加水煎煮二次，滤过，合并滤液，静置；取上清液减压浓缩至成稠膏，与上述稠膏、药粉及辅料适量混匀，制成颗粒，干燥，压制成1000片，包糖衣或薄膜衣；或压制成500片，包薄膜衣，即得。

【功能与主治】 补肾填精，益气壮阳。用于阴阳两虚所致的肾虚水肿、腰痛、遗精、阳痿、早泄、夜尿频数；慢性肾炎和久治不愈的肾盂肾炎见上述证候者。

【用法与用量】 口服。一次4～6片〔规格（1）、规格（3）〕或一次2～3片〔规格（2）〕，一日3次，小儿酌减。

【注意】 孕妇慎用。

【规格】 （1）薄膜衣片　每片重0.31g（2）薄膜衣片　每片重0.63g（3）糖衣片（片心重0.30g）

【剂量推算】

处方	成药日用量，片	推算饮片日生药量，g	《药典》饮片日用量，g
鹿茸	规格（1）：12～18 规格（2）：6～9 规格（3）：12～18	0.15～0.23	1～2
山药		1.5～2.25	15～30
山茱萸		0.75～1.13	6～12
熟地黄		1.5～2.25	9～15
枸杞子		0.75～1.13	6～12
丹参		1.5～2.25	10～15
补骨脂		0.75～1.13	6～10
牡丹皮		0.75～1.13	6～12
桑椹		0.75～1.13	9～15
益母草		1.5～2.25	9～30
茯苓		1.5～2.25	10～15
泽泻		0.75～1.13	6～10
盐杜仲		0.75～1.13	6～10
人参茎叶总皂苷		0.05～0.07	—

疏风定痛丸

Shufeng Dingtong Wan

【处方】 马钱子粉 200g　麻黄 300g
乳香（醋制）100g　没药（醋制）100g
千年健 30g　自然铜（煅）30g
地枫皮 30g　桂枝 30g
牛膝 30g　木瓜 30g
甘草 30g　杜仲（盐炙）30g
防风 30g　羌活 30g
独活 30g

【制法】 以上十五味，除马钱子粉外，其余麻黄等十四味粉碎成细粉，过筛，与马钱子粉配研，混匀。每100g粉末用炼蜜60～80g和适量水泛丸，干燥，制成水蜜丸；或加炼蜜140～160g制成小蜜丸或大蜜丸，即得。

【功能与主治】 祛风散寒，活血止痛。用于风寒湿闭阻、瘀血阻络所致的痹病，症见关节疼痛、冷痛、刺痛或疼痛致甚，屈伸不利、局部恶寒、腰腿疼痛、四肢麻木及跌打损伤所致的局部肿痛。

【用法与用昼】 口服。水蜜丸一次4g（20丸），小蜜丸一次6g，大蜜丸一次1丸，一日2次。

【注意】按规定量服用，不宜多服；体弱者慎服；孕妇忌服。

【规格】（1）水蜜丸　每100丸重20g（2）小蜜丸　每100丸重20g（3）大蜜丸　每丸重6g

【剂量推算】

处方	成药日用量	推算饮片日生药量，g	《药典》饮片日用量，g
马钱子粉	水蜜丸：8g（40丸） 小蜜丸：12g 大蜜丸：2丸	0.86～0.97	0.3～0.6
乳香（醋制）		0.43～0.49	3～5
千年健		0.13～0.15	5～10
地枫皮		0.13～0.15	6～9
牛膝		0.13～0.15	5～12
甘草		0.13～0.15	2～10
防风		0.13～0.15	5～10
独活		0.13～0.15	3～10
麻黄		1.29～1.46	2～10
没药（醋制）		0.43～0.49	3～5
自然铜（煅）		0.13～0.15	3～9
桂枝		0.13～0.15	3～10
木瓜		0.13～0.15	6～9
杜仲（盐炙）		0.13～0.15	6～10
羌活		0.13～0.15	3～10

疏风活络丸

Shufenghuoluo Wan

【处方】制马钱子 375g　秦艽 188g
麻黄 625g　木瓜 313g
虎杖 313g　甘草 188g
菝葜 313g　防风 188g
桂枝 313g　桑寄生 188g

【制法】以上十味，粉碎成细粉，过筛，混匀。每100g粉末加炼蜜135～145g制成大蜜丸，即得。

【功能与主治】祛风散寒，除湿通络。用于风寒湿闭阻所致的痹病，症见关节疼痛、局部畏恶风寒、四肢麻木、腰背疼痛。

【用法与用量】口服。一次半丸，一日2次，或于睡前服1丸。

【注意】（1）高血压患者及孕妇慎用。（2）不得超量服用。

【规格】每丸重7.8g

【剂量推算】

处方	成药日用量，g	推算饮片日生药量，g	《药典》饮片日用量，g
制马钱子	7.8	0.40～0.41	0.3～0.6
秦艽		0.20～0.21	3～10
麻黄		0.66～0.69	2～10
木瓜		0.33～0.35	6～9
虎杖		0.33～0.35	9～15
甘草		0.20～0.21	2～10
菝葜		0.33～0.35	10～15
防风		0.20～0.21	5～10
桂枝		0.33～0.35	3～10
桑寄生		0.20～0.21	9～15

疏风解毒胶囊

Shufeng Jiedu Jiaonang

【处方】虎杖 450g　连翘 360g
板蓝根 360g　柴胡 360g
败酱草 360g　马鞭草 360g
芦根 270g　甘草 180g

【制法】以上八味，虎杖、板蓝根粉碎成粗颗粒，加5倍量70%乙醇加热回流2小时，滤过；药渣再加3倍量70%乙醇加热回流1小时，滤过，滤液合并，回收乙醇并减压浓缩至相对密度为1.35～1.40（60℃）的稠膏，备用。连翘、柴胡加水，提取挥发油4小时，分取挥发油，备用。滤过，滤液和药渣备用。其余败酱草等四味与柴胡、连翘提取挥发油后药渣合并，加水煎煮二次，第一次2小时，第二次1小时，滤过，滤液与上述备用滤液合并，减压浓缩至相对密度为1.35～1.40（60℃）的稠膏，备用。取糊精、微粉硅胶各50g，混匀，加入上述醇提与水提稠膏中，搅匀，真空干燥，粉碎，加入适量糊精调整重量至520g，喷入挥发油（用适量无水乙醇稀释），过筛，混匀，装入胶囊，制成1000粒，即得。

【功能与主治】疏风清热，解毒利咽。用于急性上呼吸道感染属风热证，症见发热，恶风，咽痛，头痛，鼻塞，流浊涕，咳嗽。

【用法与用量】口服。一次4粒，一日3次。

【规格】每粒装0.52g（相当于饮片2.7g）

【剂量推算】

处方	成药 日用量，粒	推算饮片 日生药量，g	《药典》饮片 日用量，g
虎杖	12	5.4	9～15
连翘		4.32	6～15
板蓝根		4.32	9～15
柴胡		4.32	3～10
败酱草		4.32	9～15[1]
马鞭草		4.32	5～10
芦根		3.24	15～30
甘草		2.16	2～10

参考标准：

［1］四川省中药材标准（2010年版）

蒲元和胃胶囊

Puyuan Hewei Jiaonang

【处方】延胡索 66g　　香附 43g
醋乳香 22g　　蒲公英 132g
枯矾 22g　　甘草 65g

【制法】以上六味，延胡索、醋乳香、枯矾粉碎成细粉；香附用水蒸气蒸馏提取挥发油，用倍他环糊精按 1:10（*V*/*W*）比例包结，干燥，粉碎，备用。蒸馏后的药液另器收集。药渣与蒲公英、甘草加水煎煮二次，每次2小时，合并煎液和上述药液，减压浓缩成相对密度为1.20～1.25（55℃）的清膏，加入上述细粉中，加淀粉适量，混匀，制成颗粒，70℃干燥，加入倍他环糊精包结物，混匀，装入胶囊，制成1000粒，即得。

【功能与主治】行气和胃止痛。用于胃脘胀痛、嗳气反酸、烦躁易怒、胁胀；胃及十二指肠溃疡属气滞证者。

【用法与用量】口服。饭后半小时服用，一次4粒，一日3次。疗程6周。

【规格】每粒装0.25g

【剂量推算】

处方	成药 日用量，粒	推算饮片 日生药量，g	《药典》饮片 日用量，g
延胡索	12	0.79	3～10
香附		0.52	6～10
醋乳香		0.26	3～5
蒲公英		0.38	10～15
枯矾		0.26	0.6～1.5
甘草		0.78	2～10

蒲地蓝消炎口服液

Pudilan Xiaoyan Koufuye

【处方】蒲公英 500g　　板蓝根 188g
苦地丁 125g　　黄芩 188g

【制法】以上四味，蒲公英、板蓝根、苦地丁加水煎煮二次，每次1小时，滤过，合并滤液，浓缩至相对密度为1.13～1.15（60～70℃）的清膏，加乙醇使含醇量为75%，放置48小时，滤过，滤液回收乙醇，加水至500ml，放置48小时，滤过，滤液用10%氢氧化钠溶液调节pH值至6.5，备用。黄芩投入沸水中，煎煮二次，每次先煎煮10分钟，用10%氢氧化钠溶液调节pH值至6.5，再煎煮1小时，滤过，合并滤液，浓缩至相对密度为1.08～1.11（60～70℃）的清膏，调节pH值至6.5，加乙醇使含醇量达50%，放置24小时，过滤，滤液回收乙醇，加一倍量的水，混匀，滤过，滤液于80℃保温，用盐酸调节pH值至1.5，保温0.5小时，放置24小时，滤过，沉淀物用70%乙醇洗至中性，得黄芩苷粗品；加水500ml，80℃保温，溶解，同时用10%氢氧化钠溶液调节pH值至6.5，与上述备用药液合并，加入0.5%的甜菊糖苷，加水至1000ml，分装，灭菌30分钟，即得。

【功能与主治】清热解毒，消肿利咽。用于疖肿、腮腺炎、咽炎、扁桃体炎。

【用法与用量】口服。一次10ml，一日3次，小儿酌减。如有沉淀，摇匀后服用。

【规格】每支装10ml

【剂量推算】

处方	成药 日用量，ml	推算饮片 日生药量，g	《药典》饮片 日用量，g
蒲公英	30	15	10～15
板蓝根		5.64	9～15
苦地丁		3.75	9～15
黄芩		5.64	3～10

蒲地蓝消炎胶囊

Pudilan Xiaoyan Jiaonang

【处方】黄芩 271g　蒲公英 722g
苦地丁 180g　板蓝根 271g

【制法】以上四味，取黄芩 150g 粉碎成细粉，过筛，备用。其余黄芩粉碎成最粗粉，加 60%乙醇回流提取三次，每次 3 小时，合并提取液，滤过；或其余黄芩加 60%乙醇提取二次，第一次 3 小时，第二次 2 小时，滤过，合并二次滤液；滤液减压回收乙醇，浓缩成稠膏。蒲公英、苦地丁加水煎煮二次，每次 1 小时，合并煎液，滤过。取板蓝根加水煮沸后温浸（80～90℃）二次，每次 1 小时，滤过，合并滤液，加入上述水煎液，浓缩成相对密度为 1.28～1.34（50℃）的稠膏；加入上述乙醇浓缩膏，60℃减压干燥，粉碎成细粉，加入黄芩细粉及淀粉适量，用乙醇制粒，60℃干燥；或加入上述醇提取浓缩膏、黄芩细粉，减压干燥，粉碎，混匀；装入胶囊，制成 1000 粒，即得。

【功能与主治】清热解毒，消肿利咽。用于疖肿、腮腺炎、咽炎、扁桃体炎。

【用法与用量】口服。一次 3～5 粒，一日 4 次。小儿酌减。

【规格】每粒装 0.4g

【剂量推算】

处方	成药 日用量，粒	推算饮片 日生药量，g	《药典》饮片 日用量，g
黄芩	12～20	3.25～5.42	3～10
蒲公英		8.66～14.44	10～15
苦地丁		2.16～3.6	9～15
板蓝根		3.25～5.42	9～15

槐角丸

Huaijiao Wan

【处方】槐角（清炒）200g　地榆炭 100g
黄芩 100g　麸炒枳壳 100g
当归 100g　防风 100g

【制法】以上六味，粉碎成细粉，过筛，混匀。每 100g 粉末用炼蜜 45～55g 加适量的水泛丸，干燥，制成水蜜丸；或加炼蜜 130～150g 制成小蜜丸或大蜜丸，即得。

【功能与主治】清肠疏风，凉血止血。用于血热所致的肠风便血、痔疮肿痛。

【用法与用量】口服。水蜜丸一次 6g，小蜜丸一次 9g，大蜜丸一次 1 丸，一日 2 次。

【规格】大蜜丸　每丸重 9g

【剂量推算】

处方	成药 日用量，g	推算饮片 日生药量，g	《药典》饮片 日用量，g
槐角（清炒）	水蜜丸：12 小蜜丸、大蜜丸：18	2.06～2.36	6～9[1]
地榆炭		1.03～1.18	9～15
黄芩		1.03～1.18	3～10
麸炒枳壳		1.03～1.18	3～10
当归		1.03～1.18	6～12
防风		1.03～1.18	5～10

参考标准：

［1］湖北省中药饮片炮制规范（2018 年版）

感冒止咳颗粒

Ganmao Zhike Keli

【处方】柴胡 100g　山银花 75g
葛根 100g　青蒿 75g
连翘 75g　黄芩 75g
桔梗 50g　苦杏仁 50g
薄荷脑 0.15g

【制法】以上九味，除薄荷脑外，其余柴胡等八味，加水煎煮二次，每次 4 小时，煎液滤过，滤液合并，浓缩至适量，加入蔗糖和糊精，制成颗粒，干燥，薄荷脑加乙醇适量溶解后，喷入颗粒中，混匀，制成 1000g；或将浓缩液喷雾干燥成细粉，加糊精适量及薄荷脑（用倍他环糊精适量包结），混匀，干法制粒，制成 300g（无蔗糖），即得。

【功能与主治】清热解表，止咳化痰。用于外感风热所致的感冒，症见发热恶风、头痛鼻塞、咽喉肿痛、咳嗽、周身不适。

【用法与用量】开水冲服。一次 1 袋，一日 3 次。

【规格】（1）每袋装 10g（2）每袋装 3g（无蔗糖）

【剂量推算】

处方	成药 日用量，袋	推算饮片 日生药量，g	《药典》饮片 日用量，g
柴胡	3	3	3～10
山银花		2.25	6～15

续表

处方	成药 日用量，袋	推算饮片 日生药量，g	《药典》饮片 日用量，g
葛根	3	3	10～15
青蒿		2.25	6～12
连翘		2.25	6～15
黄芩		2.25	3～10
桔梗		1.5	3～10
苦杏仁		1.5	5～10
薄荷脑		0.005	0.02～0.1[1]

参考标准：

［1］中国药典（2005 年版）一部

感冒止咳糖浆

Ganmao Zhike Tangjiang

【处方】柴胡 100g　山银花 75g
葛根 100g　青蒿 75g
连翘 75g　黄芩 75g
桔梗 50g　苦杏仁 50g
薄荷脑 0.15g

【制法】以上九味，除薄荷脑用适量乙醇溶解外，其余柴胡等八味加水煎煮二次，每次 4 小时，煎液滤过，滤液合并，浓缩至适量，加入蔗糖 450g，煮沸溶解，滤过，放冷；加入薄荷脑乙醇溶液及苯甲酸 2.5g、羟苯乙酯 0.1g，加水至 1000ml，搅匀，即得。

【功能与主治】清热解表，止咳化痰。用于外感风热所致的感冒，症见发热恶风、头痛鼻塞、咽喉肿痛、咳嗽、周身不适。

【用法与用量】口服。一次 10ml，一日 3 次。

【剂量推算】

处方	成药 日用量，ml	推算饮片 日生药量，g	《药典》饮片 日用量，g
柴胡	30	3	3～10
山银花		2.25	6～15
葛根		3	10～15
青蒿		2.25	6～12
连翘		2.25	6～15
黄芩		2.25	3～10
桔梗		1.5	3～10
苦杏仁		1.5	5～10
薄荷脑		0.005	0.02～0.1[1]

参考标准：

［1］中国药典（2005 年版）一部

感冒退热颗粒

Ganmao Tuire Keli

【处方】大青叶 435g　板蓝根 435g
连翘 217g　拳参 217g

【制法】以上四味，加水煎煮二次，每次 1.5 小时，合并煎液，滤过，滤液浓缩至相对密度约为 1.08（90～95℃）的清膏，待冷至室温，加等量的乙醇使沉淀，静置，取上清液浓缩至相对密度为 1.20（60℃）的清膏，加等量的水，搅拌，静置 8 小时。取上清液浓缩成相对密度为 1.38～1.40（60℃）的稠膏，加蔗糖粉、糊精及乙醇适量，制成颗粒，干燥，制成 1000g；或取上清液浓缩成相对密度为 1.09～1.11（60℃）的清膏，加糊精、矫味剂适量，混匀，喷雾干燥，制成 250g（无蔗糖），即得。

【功能与主治】清热解毒，疏风解表。用于上呼吸道感染、急性扁桃体炎、咽喉炎属外感风热、热毒壅盛证，症见发热、咽喉肿痛。

【用法与用量】开水冲服。一次 1～2 袋，一日 3 次。

【规格】每袋装（1）18g（2）4.5g（无蔗糖）

【剂量推算】

处方	成药 日用量，袋	推算饮片 日生药量，g	《药典》饮片 日用量，g
大青叶	3～6	23.49～46.98	9～15
板蓝根		23.49～46.98	9～15
连翘		11.72～23.44	6～15
拳参		11.72～23.44	5～10

感冒清热口服液

Ganmao Qingre Koufuye

【处方】荆芥穗 250g　薄荷 75g
防风 125g　柴胡 125g
紫苏叶 75g　葛根 125g
桔梗 75g　苦杏仁 100g
白芷 75g　苦地丁 250g
芦根 200g

【制法】 以上十一味，取荆芥穗、薄荷、紫苏叶提取挥发油，蒸馏后的水溶液另器收集；药渣与其余防风等八味加水煎煮二次，每次1.5小时，合并煎液，滤过，滤液与上述蒸馏后的水溶液合并，浓缩至相对密度为1.18～1.20（70℃）的清膏，冷藏，滤过。加蔗糖150g，搅拌使溶解。取上述挥发油加聚山梨酯80 10g，充分混匀，加入上述清膏，再加山梨酸钾3g，加水至1000ml，搅匀，离心，滤过，灌装，灭菌，即得。

【功能与主治】 疏风散寒，解表清热。用于风寒感冒，头痛发热，恶寒身痛，鼻流清涕，咳嗽，咽干。

【用法与用量】 口服。一次10ml，一日2次。

【规格】 每支装10ml

【剂量推算】

处方	成药日用量，ml	推算饮片日生药量，g	《药典》饮片日用量，g
荆芥穗	20	5	5～10
薄荷		1.5	3～6
防风		2.5	5～10
柴胡		2.5	3～10
紫苏叶		1.5	5～10
葛根		2.5	10～15
桔梗		1.5	3～10
苦杏仁		2	5～10
白芷		1.5	3～10
苦地丁		5	9～15
芦根		4	15～30

感冒清热咀嚼片

Ganmao Qingre Jujuepian

【处方】 荆芥穗 750g　薄荷 225g
防风 375g　柴胡 375g
紫苏叶 225g　葛根 375g
桔梗 225g　苦杏仁 300g
白芷 225g　苦地丁 750g
芦根 600g

【制法】 以上十一味，荆芥穗、薄荷、紫苏叶混合后加水浸泡2小时，水蒸气蒸馏6小时，提取挥发油，蒸馏后的水溶液另器收集，药渣备用；挥发油用倍他环糊精包合，冷藏过夜，滤过，包结物低温（40℃）干燥，粉碎成细粉。药渣与其余防风等八味加水煎煮二次，每次1.5小时，合并煎液，滤过，滤液与上述水溶液合并，浓缩至相对密度为1.25～1.30（60℃）的稠膏，减压干燥，粉碎成细粉，和上述挥发油包合物细粉混合，加入阿司帕坦37.5g及甘露醇适量，混匀，制粒，干燥，压制成1000片，即得。

【功能与主治】 疏风散寒、解表清热。用于风寒感冒，头痛发热，恶寒身痛，鼻流清涕，咳嗽咽干。

【用法与用量】 咀嚼溶化后吞服。一次2片，一日2次。

【规格】 每片重1.5g

【剂量推算】

处方	成药日用量，片	推算饮片日生药量，g	《药典》饮片日用量，g
荆芥穗	4	3	5～10
薄荷		0.9	3～6
防风		1.5	5～10
柴胡		1.5	3～10
紫苏叶		0.9	5～10
葛根		1.5	10～15
桔梗		0.9	3～10
苦杏仁		1.2	5～10
白芷		0.9	3～10
苦地丁		3	9～15
芦根		2.4	15～30

感冒清热胶囊

Ganmao Qingre Jiaonang

【处方】 荆芥穗 500g　薄荷 150g
防风 250g　柴胡 250g
紫苏叶 150g　葛根 250g
桔梗 150g　苦杏仁 200g
白芷 150g　苦地丁 500g
芦根 400g

【制法】 以上十一味，取荆芥穗、薄荷、紫苏叶提取挥发油，蒸馏后的水溶液另器收集；药渣与其余防风等八味加水煎煮二次，合并煎液，滤过，滤液与上述水溶液合并，浓缩成稠膏，干燥，粉碎成细粉，过筛，加入上述荆芥穗等挥发油，混匀，装入胶囊，制成1000粒，即得。

【功能与主治】 疏风散寒，解表清热。用于风寒感冒，头痛发热，恶寒身痛，鼻流清涕，咳嗽咽干。

【用法与用量】 口服。一次 3 粒，一日 2 次。

【规格】 每粒装 0.45g

【剂量推算】

处方	成药 日用量，粒	推算饮片 日生药量，g	《药典》饮片 日用量，g
荆芥穗	6	3	5～10
薄荷		0.9	3～6
防风		1.5	5～10
柴胡		1.5	3～10
紫苏叶		0.9	5～10
葛根		1.5	10～15
桔梗		0.9	3～10
苦杏仁		1.2	5～10
白芷		0.9	3～10
苦地丁		3	9～15
芦根		2.4	15～30

感冒清热颗粒

GanmaoQingre Keli

【处方】 荆芥穗 200g　薄荷 60g
防风 100g　柴胡 100g
紫苏叶 60g　葛根 100g
桔梗 60g　苦杏仁 80g
白芷 60g　苦地丁 200g
芦根 160g

【制法】 以上十一味，取荆芥穗、薄荷、紫苏叶提取挥发油，蒸馏后的水溶液另器收集；药渣与其余防风等八味加水煎煮二次，合并煎液，滤过，滤液与上述水溶液合并。合并液浓缩成相对密度为 1.32～1.35（50℃）的清膏，取清膏，加蔗糖、糊精及乙醇适量，制成颗粒，干燥，加入上述挥发油，混匀，制成 1600g〔规格（1）〕；或加入辅料适量，混匀，干燥，加入上述挥发油，混匀，制成 800g〔规格（2）〕或 533g〔规格（3）〕（无蔗糖）；或将合并液减压浓缩至相对密度为 1.08～1.10（55℃）的药液，喷雾干燥，制成干膏粉，取干膏粉，加乳糖适量，混合，加入上述挥发油，混匀，制成颗粒 400g〔规格（4）〕，即得（含乳糖）。

【功能与主治】 疏风散寒，解表清热。用于风寒感冒，头痛发热，恶寒身痛，鼻流清涕，咳嗽咽干。

【用法与用量】 开水冲服。一次 1 袋，一日 2 次。

【规格】 每袋装（1）12g（2）6g（无蔗糖）（3）4g（无蔗糖）（4）3g（含乳糖）

【剂量推算】

处方	成药 日用量，袋	推算饮片 日生药量，g	《药典》饮片 日用量，g
荆芥穗	2	3	5～10
薄荷		0.9	3～6
防风		1.5	5～10
柴胡		1.5	3～10
紫苏叶		0.9	5～10
葛根		1.5	10～15
桔梗		0.9	3～10
苦杏仁		1.2	5～10
白芷		0.9	3～10
苦地丁		3	9～15
芦根		2.4	15～30

感冒舒颗粒

Ganmaoshu Keli

【处方】 大青叶 278g　连翘 417g
荆芥 167g　防风 167g
薄荷 167g　牛蒡子 167g
桔梗 167g　白芷 167g
甘草 83g

【制法】 以上九味，取连翘、荆芥、薄荷各 1/3 量提取挥发油，蒸馏后的水溶液另器收集；药渣与剩余部分及其余大青叶等六味加水煎煮二次，每次 1.5 小时，合并煎液，滤过，滤液浓缩至相对密度为 1.20～1.25（90℃）的清膏，加乙醇使含醇量达 60%，静置 24 小时，分取上清液，减压回收乙醇至无醇味，并继续浓缩至相对密度为 1.33（65℃）的稠膏，加蔗糖、糊精适量，混匀，制成颗粒，干燥，喷加挥发油，混匀，制成 1000g，即得。

【功能与主治】 疏风清热，发表宣肺。用于风热感冒，头痛体困，发热恶寒，鼻塞流涕，咳嗽咽痛。

【用法与用量】 开水冲服。一次 1 袋，一日 3 次；

病情较重者，首次可加倍。

【规格】 每袋装15g

【剂量推算】

处方	成药 日用量，袋	推算饮片 日生药量，g	《药典》饮片 日用量，g
大青叶	3	12.51	9～15
连翘		18.77	6～15
荆芥		7.52	5～10
防风		7.52	5～10
薄荷		7.52	3～6
牛蒡子		7.52	6～12
桔梗		7.52	3～10
白芷		7.52	3～10
甘草		3.74	2～10

催汤丸

Cuitang Wan

本品系藏族验方。

【处方】 藏木香膏 30g　螃蟹甲 60g　悬钩子茎（去皮、心） 90g　藏木香 20g　宽筋藤（去皮） 50g　干姜 20g　诃子肉 36g　余甘子 40g　毛诃子（去核） 20g

【制法】 以上九味，除藏木香膏外，其余藏木香等八味粉碎成粗粉，过筛，混匀，用藏木香膏与水制丸，干燥，即得。

【功能与主治】 清热解表，止咳止痛。用于感冒初起，咳嗽头痛，关节酸痛；防治流行性感冒。

【用法与用量】 水煎服，用冷水约400ml浸泡1～2小时后，煎至约300ml，趁热服汤。一次1～2丸，一日3次。

【注意】 肾病患者慎用。

【规格】 每丸重4g

【剂量推算】

处方	成药 日用量，丸	推算饮片 日生药量，g	《药典》饮片 日用量，g
藏木香膏	3～6	0.98～1.97	—
藏木香		0.66～1.31	3～9[1]
悬钩子茎（去皮、心）		2.95～5.9	6～9（悬钩子木）[2]
宽筋藤（去皮）		1.64～3.28	2～6（宽筋藤）[1]
干姜		0.66～1.31	3～10
诃子肉		1.18～2.36	3～10
余甘子		1.31～2.62	3～9
毛诃子（去核）		0.66～1.31	3～9[3]
螃蟹甲		1.97～3.93	3～9[1]

参考标准：

［1］藏药标准（西藏、青海、四川、甘肃、云南、新疆六局合编）

［2］卫生部药品标准（蒙药分册）

［3］重庆市中药饮片炮制规范（2006年版）

微达康口服液

Weidakang Koufuye

【处方】 刺五加 150g　黄芪 150g　陈皮 90g　熟地黄 180g　女贞子 150g　附子（制） 45g　淫羊藿 150g

【制法】 以上七味，取刺五加粗粉，加7倍量的75%乙醇，连续回流提取12小时，滤过，滤液回收乙醇，浓缩成浸膏；其余黄芪等六味加水煎煮三次，第一次4小时，第二、三次各2小时，煎液合并，滤过，滤液静止24小时，取上清液减压浓缩至相对密度为1.05～1.08（20℃测）的清膏，与上述刺五加浸膏合并。另取苯甲酸钠2g，用少量水溶解，加入蜂蜜550g中，煮沸20分钟，趁热滤过，与上述清膏合并，放至室温，加乙醇使含醇量达5%，加水调整总量至1000ml，搅匀，滤过，灌封，即得。

【功能与主治】 扶正固本，补肾安神。用于肾虚所致体虚乏力、失眠多梦，食欲不振；肿瘤放疗、化疗引起的白细胞、血小板减少，免疫功能降低下见上述证候者。

【用法与用量】 口服。用于肿瘤放疗、化疗及射线损伤：一次40ml，一日3次；一周后，一次20ml，一日3次。用于微波损伤：一次20ml，一日2次。

【规格】 每支装10ml

【剂量推算】

处方	成药 日用量，ml	推算饮片 日生药量，g	《药典》饮片 日用量，g
刺五加	40～120	6～18	9～27
黄芪		6～18	9～30
陈皮		3.6～10.8	3～10
熟地黄		7.2～21.6	9～15
女贞子		6～18	6～12
附子（制）		1.8～5.4	3～15
淫羊藿		6～18	6～10

愈风宁心片

Yufeng Ningxin Pian

【处方】 葛根 1000g

【制法】 取葛根150g，粉碎成细粉，剩余葛根，用80%～90%乙醇加热回流三次，第一次4小时，第二次、第三次各3小时，滤过，合并滤液，回收乙醇，减压浓缩至相对密度为1.40（50℃）的稠膏。取稠膏，与葛根细粉混匀，干燥，粉碎，制成颗粒，干燥，压制成1000片，包糖衣或薄膜衣，即得。

【功能与主治】 解痉止痛，增强脑及冠脉血流量。用于高血压头晕，头痛，颈项疼痛，冠心病，心绞痛，神经性头痛，早期突发性耳聋。

【用法与用量】 口服。一次5片，一日3次。

【规格】 薄膜衣片 每片重0.25g

【剂量推算】

处方	成药 日用量，片	推算饮片 日生药量，g	《药典》饮片 日用量，g
葛根	15	15	10～15

愈风宁心胶囊

Yufeng Ningxin Jiaonang

【处方】 葛根 1250g

【制法】 取葛根187.5g，粉碎成细粉，剩余葛根，用80%～90%乙醇加热回流三次，第一次4小时，第二、三次各3小时，滤过，合并滤液，回收乙醇，减压浓缩至相对密度为1.40（50℃）的稠膏；取稠膏与葛根细粉混匀，干燥，粉碎，过筛，装入胶囊，制成1000粒，即得。

【功能与主治】 解痉止痛，增强脑及冠脉血流量。用于高血压头晕，头痛，颈项疼痛，冠心病，心绞痛，神经性头痛，早期突发性耳聋。

【用法与用量】 口服。一次4粒，一日3次。

【规格】 每粒装0.4g

【剂量推算】

处方	成药 日用量，粒	推算饮片 日生药量，g	《药典》饮片 日用量，g
葛根	12	15	10～15

腰痛丸

Yaotong Wan

【处方】 杜仲叶（盐炒）100g　盐补骨脂 75g
狗脊（制） 75g　续断 75g
当归 100g　赤芍 40g
炒白术 75g　牛膝 75g
泽泻 50g　肉桂 25g
乳香（制） 25g　土鳖虫（酒炒）40g

【制法】 以上十二味，粉碎成细粉，过筛，混匀。每100g粉末用炼蜜15g与适量的水制成水蜜丸，干燥，即得。

【功能与主治】 补肾活血，强筋止痛。用于肾阳不足、瘀血阻络所致的腰痛及腰肌劳损。

【用法与用量】 用盐水送服。一次9g，一日2次。

【注意】 孕妇禁用；阴虚火旺及实热者慎用。

【规格】 （1）每10粒重0.75g （2）每10粒重1g

【剂量推算】

处方	成药 日用量，g	推算饮片 日生药量，g	《药典》饮片 日用量，g
杜仲叶（盐炒）	18	2.07	10～15[1]
盐补骨脂		1.55	6～10
狗脊（制）		1.55	6～12[1]
续断		1.55	9～15
当归		2.07	6～12
赤芍		0.83	6～12
炒白术		1.55	6～12
牛膝		1.55	5～12
泽泻		1.04	6～10
肉桂		0.52	1～5

续表

处方	成药日用量，g	推算饮片日生药量，g	《药典》饮片日用量，g
乳香（制）	18	0.52	3～5[2]
土鳖虫（酒炒）		0.83	3～9[3]

参考标准：

[1] 湖北省中药饮片炮制规范（2018年版）

[2] 上海市中药饮片炮制规范（2018年版）

[3] 河北省中药饮片炮制规范（2003年版）

腰痛片

Yaotong Pian

【处方】

杜仲叶（盐炒） 108g　　盐补骨脂 81g

续断 81g　　当归 108g

炒白术 81g　　牛膝 81g

肉桂 27g　　乳香（制） 27g

狗脊（制） 81g　　赤芍 43g

泽泻 54g　　土鳖虫（酒炒） 43g

【制法】 以上十二味，取泽泻、赤芍、肉桂与当归43g、续断27g，粉碎成细粉，过筛，混匀。剩余的当归粉碎成粗粉，用60%乙醇作溶剂，进行渗漉，乳香用90%乙醇作溶剂，进行渗漉，分别收集渗漉液，回收乙醇，浓缩成稠膏，混匀；将剩余的续断与其余杜仲叶（盐炒）等七味加水煎煮二次，每次2小时，滤过，合并滤液，浓缩成稠膏。上述稠膏与粉末混匀，加入淀粉适量，混匀，制粒，干燥，压制成1000片，包薄膜衣或糖衣，即得。

【功能与主治】 补肾活血，强筋止痛。用于肾阳不足、瘀血阻络所致的腰痛及腰肌劳损。

【用法与用量】 用盐水送服。一次6片，一日3次。

【注意】 孕妇禁用；阴虚火旺及有实热者慎用。

【规格】 （1）薄膜衣片　每片重0.35g

（2）糖衣片（片心重0.35g）

【剂量推算】

处方	成药日用量，片	推算饮片日生药量，g	《药典》饮片日用量，g
杜仲叶（盐炒）	18	1.94	10～15[1]
盐补骨脂		1.46	6～10
续断		1.46	9～15
当归		1.94	6～12
炒白术		1.46	6～12
牛膝		1.46	5～12
肉桂		0.49	1～5
乳香（制）		0.49	3～5[2]
狗脊（制）		1.46	6～12
赤芍		0.77	6～12
泽泻		0.97	6～10
土鳖虫（酒炒）		0.77	3～9[3]

参考标准：

[1] 湖北省中药饮片炮制规范（2018年版）

[2] 上海市中药饮片炮制规范（2018年版）

[3] 河北省中药饮片炮制规范（2003年版）

腰痛宁胶囊

Yaotongning Jiaonang

【处方】

马钱子粉（调制） 120g　　土鳖虫 21g

川牛膝 21g　　甘草 21g

麻黄 21g　　乳香（醋制） 21g

没药（醋制） 21g　　全蝎 21g

僵蚕（麸炒） 21g　　麸炒苍术 21g

【制法】 以上十味，除马钱子粉（调制）外，其余土鳖虫等九味粉碎成细分，与马钱子粉（调制）配研，过筛，混匀，装胶囊，即得。

【功能与主治】 消肿止痛，疏散寒邪，温经通络。用于寒湿瘀阻经络所致的腰椎间盘突出症、坐骨神经痛、腰肌劳损、腰肌纤维炎、风湿性关节痛，症见腰腿痛、关节痛及肢体活动受限者。

【用法与用量】 黄酒兑少量温开水送服。一次4～6粒，一日1次。睡前半小时服或遵医嘱。

【注意】 孕妇及儿童禁用；心脏病、高血压及脾胃虚寒者慎用；不可过量久服。

【规格】 每粒装0.3g

【剂量推算】

处方	成药日用量，粒	推算饮片日生药量，g	《药典》饮片日用量，g
马钱子粉（调制）	4～6	0.47～0.70	0.3～0.6
土鳖虫		0.082～0.12	3～10

续表

处方	成药 日用量，粒	推算饮片 日生药量，g	《药典》饮片 日用量，g
川牛膝	4～6	0.082～0.12	5～10
甘草		0.082～0.12	2～10
麻黄		0.082～0.12	2～10
乳香（醋制）		0.082～0.12	3～5
没药（醋制）		0.082～0.12	3～5
全蝎		0.082～0.12	3～6
僵蚕（麸炒）		0.082～0.12	5～10
麸炒苍术		0.082～0.12	3～10

腰痹通胶囊

Yaobitong Jiaonang

【处方】 三七 335g　　川芎 445g
延胡索 445g　　白芍 445g
牛膝 445g　　狗脊 335g
熟大黄 335g　　独活 335g

【制法】 以上八味，取三七半量粉碎成细粉；剩余三七与延胡索、川芎、独活粉碎成粗粉，用75%乙醇作溶剂渗漉，渗漉液回收乙醇并浓缩成清膏；其余白芍等四味加水浸透后煎煮，滤过，滤液浓缩至适量，加入乙醇使含醇量达60%，静置，滤过，滤液回收乙醇并浓缩至适量，加入乙醇使含醇量达80%，静置，滤过，滤液回收乙醇并浓缩成清膏，将上述清膏合并，加入三七细粉和适量的糊精，喷雾干燥，加入适量糊精，混匀，制成颗粒，装入胶囊，制成1000粒，即得。

【功能与主治】 活血化瘀，祛风除湿，行气止痛。用于血瘀气滞、脉络闭阻所致腰痛，症见腰腿疼痛、痛有定处、痛处拒按、轻者俯仰不便、重者剧痛不能转侧；腰椎间盘突出症见上述证候者。

【用法与用量】 口服。一次3粒，一日3次，宜饭后服用。30天为一疗程。

【注意】 孕妇忌服；消化性溃疡患者慎服或遵医嘱。

【规格】 每粒装0.42g

【剂量推算】

处方	成药 日用量，粒	推算饮片 日生药量，g	《药典》饮片 日用量，g
三七	9	3.02	3～9
川芎		4.01	3～10

续表

处方	成药 日用量，粒	推算饮片 日生药量，g	《药典》饮片 日用量，g
延胡索	9	4.01	3～10
白芍		4.01	6～15
牛膝		4.01	5～12
狗脊		3.02	6～12
熟大黄		3.02	3～15
独活		3.02	3～10

解肌宁嗽丸

Jieji Ningsou Wan

【处方】 紫苏叶 48g　　前胡 80g
葛根 80g　　苦杏仁 80g
桔梗 80g　　半夏（制） 80g
陈皮 80g　　浙贝母 80g
天花粉 80g　　枳壳 80g
茯苓 64g　　木香 24g
玄参 80g　　甘草 64g

【制法】 以上十四味，粉碎成细粉，过筛，混匀。每100g粉末加炼蜜100～120g制成大蜜丸，即得。

【功能与主治】 解表宣肺，止咳化痰。用于外感风寒、痰浊阻肺所致的小儿感冒发热、咳嗽痰多。

【用法与用量】 口服。小儿周岁一次半丸，二至三岁一次1丸，一日2次。

【规格】 每丸重3g

【剂量推算】

处方	成药 日用量，丸	推算饮片 日生药量，g	《药典》饮片 日用量，g
紫苏叶	1～2	0.065～0.14	5～10
前胡		0.11～0.24	3～10
葛根		0.11～0.24	10～15
苦杏仁		0.11～0.24	5～10
桔梗		0.11～0.24	3～10
半夏（制）		0.11～0.24	3～9
陈皮		0.11～0.24	3～10
浙贝母		0.11～0.24	5～10
天花粉		0.11～0.24	10～15
枳壳		0.11～0.24	3～10

续表

处方	成药日用量，丸	推算饮片日生药量，g	《药典》饮片日用量，g
茯苓	1～2	0.087～0.19	10～15
木香		0.033～0.072	3～6
玄参		0.11～0.24	9～15
甘草		0.087～0.19	2～10

解郁安神颗粒

Jieyu Anshen Keli

【处方】 柴胡 80g　大枣 60g
石菖蒲 80g　姜半夏 60g
炒白术 60g　浮小麦 200
制远志 80g　炙甘草 60g
炒栀子 80g　百合 200g
胆南星 80g　郁金 80g
龙齿 200g　炒酸枣仁 100g
茯苓 100g　当归 60g

【制法】 以上十六味，加水煎煮三次，第一次3小时，第二、三次各2小时，煎液滤过，滤液合并，浓缩至干，粉碎，加入蔗糖粉适量，制颗粒，干燥，制成1000g；或加入糊精、阿司帕坦适量，制颗粒，干燥，制成400g（无蔗糖），即得。

【功能与主治】 舒肝解郁，安神定志。用于情志不畅、肝郁气滞所致的失眠、心烦、焦虑、健忘；神经官能症、更年期综合征见上述证候者。

【用法与用量】 开水冲服。一次1袋，一日2次。

【规格】 （1）每袋装5g（2）每袋装2g（无蔗糖）

【剂量推算】

处方	成药日用量，袋	推算饮片日生药量，g	《药典》饮片日用量，g
柴胡	2	0.8	3～10
大枣		0.6	6～15
石菖蒲		0.8	3～10
姜半夏		0.6	3～9
炒白术		0.6	6～12
浮小麦		2	15～30[1]
制远志		0.8	3～10
炙甘草		0.6	2～10
炒栀子		0.8	6～10
百合		2	6～12
胆南星		0.8	3～6
郁金		0.8	3～10
龙齿		2	10～20[2]
炒酸枣仁		1	10～15
茯苓		1	10～15
当归		0.6	6～12

参考标准：

［1］江苏省中药材标准（2016年版）
［2］广东省中药材标准（2011年版）

痹祺胶囊

Biqi Jiaonang

【处方】 马钱子粉 24.84g　地龙 2.48g
党参 37.27g　茯苓 37.27g
白术 37.27g　川芎 49.69g
丹参 24.84g　三七 24.84g
牛膝 24.84g　甘草 37.27g

【制法】 以上十味，除马钱子粉外，其余九味粉碎成细粉，混匀，与马钱子粉套研，装入胶囊，制成1000粒，即得。

【功能与主治】 益气养血，祛风除湿，活血止痛。用于气血不足，风湿瘀阻，肌肉关节酸痛，关节肿大、僵硬变形或肌肉萎缩，气短乏力；风湿、类风湿性关节炎，腰肌劳损，软组织损伤属上述证候者。

【用法与用量】 口服。一次4粒，一日2～3次。

【注意】 孕妇禁服。

【规格】 每粒装0.3g

【剂量推算】

处方	成药日用量，粒	推算饮片日生药量，g	《药典》饮片日用量，g
马钱子粉	8～12	0.2～0.3	0.3～0.6
地龙		0.02～0.03	5～10
党参		0.3～0.45	9～30
茯苓		0.3～0.45	10～15

续表

处方	成药 日用量，粒	推算饮片 日生药量，g	《药典》饮片 日用量，g
白术	8～12	0.3～0.45	6～12
川芎		0.4～0.6	3～10
丹参		0.2～0.3	10～15
三七		0.2～0.3	3～9
牛膝		0.2～0.3	5～12
甘草		0.3～0.45	2～10

瘀血痹胶囊

Yuxuebi Jiaonang

【处方】乳香（制）60g 没药（制）60g
红花 100g 威灵仙 150g
川牛膝 150g 香附（制）120g
姜黄 100g 当归 100g
丹参 200g 川芎 150g
炙黄芪 150g

【制法】取川牛膝和半量的丹参、炙黄芪粉碎，过 100 目筛备用；取丹参、炙黄芪各半量及其余药材加水煎煮两次，第一次 2 小时，第二次 1.5 小时，合并药液，滤过，静置 12 小时，取上清液浓缩至相对密度为 1.25～1.30（50℃）的稠膏备用；将稠膏和药粉混匀，制粒、干燥、整粒、过筛，分装成 1000 粒，即得。

【功能与主治】活血化瘀，通络止痛。用于瘀血阻络所致的痹病，症见肌肉关节剧痛、痛处拒按、固定不移、可有硬节或瘀斑。

【用法与用量】口服。一次 6 粒，一日 3 次；或遵医嘱。

【注意】孕妇禁用；脾胃虚弱者慎用。

【规格】每粒装 0.4g

【剂量推算】

处方	成药 日用量，粒	推算饮片 日生药量，g	《药典》饮片 日用量，g
乳香（制）	18	1.08	3～5[1]
没药（制）		1.08	3～5[1]
红花		1.80	3～10
威灵仙		2.70	6～10
川牛膝		2.70	5～10

续表

处方	成药 日用量，粒	推算饮片 日生药量，g	《药典》饮片 日用量，g
香附（制）	18	2.16	6～9[1]
姜黄		1.80	3～10
当归		1.80	6～12
丹参		3.60	10～15
川芎		2.70	3～10
炙黄芪		2.70	9～30

参考标准：

[1] 上海市中药饮片炮制规范（2018 年版）

瘀血痹颗粒

Yuxuebi Keli

【处方】乳香（制）120g 没药（制）120g
红花 200g 威灵仙 300g
川牛膝 300g 香附（制）240g
姜黄 200g 当归 200g
丹参 400g 川芎 300g
炙黄芪 300g

【制法】以上十一味，除红花外，川芎、香附（制）、姜黄提取挥发油，剩余药液备用；其余乳香（制）等七味加水煎煮两次，第一次 2 小时，第二次 1 小时，第二次煎煮前加入红花，合并煎液和提取挥发油的剩余药液，滤过，滤液浓缩至相对密度为 1.10～1.15（50℃）的清膏，加入三倍量乙醇，静置 12 小时，取上清液，回收乙醇，浓缩至相对密度为 1.20～1.30（50℃）稠膏；取稠膏加蔗糖粉制粒，混匀，干燥，制成 1000g，喷入挥发油，混匀，分装即得。

【功能与主治】活血化瘀，通络止痛。用于瘀血阻络所致的痹病，症见肌肉关节剧痛、痛处拒按、固定不移、可有硬节或瘀斑。

【用法与用量】开水冲服。一次1袋，一日 3 次。

【注意】孕妇禁用；脾胃虚弱者慎用。

【规格】每袋装 10g

【剂量推算】

处方	成药 日用量，袋	推算饮片 日生药量，g	《药典》饮片 日用量，g
乳香（制）	3	3.6	3～5[1]
没药（制）		3.6	3～5[1]
红花		6	3～10

续表

处方	成药日用量，袋	推算饮片日生药量，g	《药典》饮片日用量，g
威灵仙	3	9	6～10
川牛膝		9	5～10
香附（制）		7.2	6～9[1]
姜黄		6	3～10
当归		6	6～12
丹参		12	10～15
川芎		9	3～10
炙黄芪		9	9～30

参考标准：

[1] 上海市中药饮片炮制规范（2018年版）

痰饮丸

Tanyin Wan

【处方】肉桂 167g　淡附片 250g
苍术 500g　麸炒白术 500g
炒紫苏子 333g　炒莱菔子 500g
干姜 167g　炒白芥子 250g
炙甘草 167g

【制法】以上九味，白术、肉桂粉碎成细粉；炒紫苏子、炒莱菔子、炒白芥子压榨，取脂肪油，药渣另器收集；苍术、干姜分别用水蒸气蒸馏提取挥发油，药渣另器收集；将淡附片、炙甘草及上述各药渣加水煎煮三次，第一次2小时，第二、三次各1.5小时，煎液滤过，滤液合并，浓缩成稠膏。将上述药粉、脂肪油、挥发油及稠膏混合均匀，制丸，低温干燥，打光，制成1000g，即得。

【功能与主治】温补脾肾，助阳化饮。用于脾肾阳虚、痰饮阻肺所致的咳嗽、气促发喘、咯吐白痰、畏寒肢冷、腰痠背冷、腹胀食少。

【用法与用量】口服。一次14丸，一日2次，儿童酌减。

【注意】孕妇禁服。心脏病、高血压患者慎用。

【规格】每丸重0.18g。

【剂量推算】

处方	成药日用量，丸	推算饮片日生药量，g	《药典》饮片日用量，g
肉桂	28	0.84	1～5
淡附片		1.26	3～15

续表

处方	成药日用量，丸	推算饮片日生药量，g	《药典》饮片日用量，g
苍术	28	2.52	3～9
麸炒白术		2.52	6～12
炒紫苏子		1.68	3～10
炒莱菔子		2.52	5～12
干姜		0.84	3～10
炒白芥子		1.26	3～9
炙甘草		0.84	2～10

新血宝胶囊

Xinxuebao Jiaonang

【处方】鸡血藤 373g　黄芪 227g
大枣 63g　当归 45g
白术 73g　陈皮 20g
硫酸亚铁 57g

【制法】以上七味，当归、白术、陈皮粉碎成粗粉；硫酸亚铁干燥，粉碎成细粉；鸡血藤加水煎煮二次，滤过，滤液合并，浓缩成稠膏，干燥，粉碎成细粉；黄芪、大枣加水煎煮二次，滤过，滤液合并，浓缩成稠膏，加入当归等三味的粗粉，混匀，干燥，粉碎成细粉，加入鸡血藤干膏粉、硫酸亚铁细粉和适量的淀粉及硬脂酸镁，混匀，装入胶囊，制成1000粒，即得。

【功能与主治】补血益气，健脾和胃。用于缺铁性贫血所致的气血两虚证。

【用法与用量】口服。一次2粒，一日3次。10～20天为一疗程。

【注意】饭后服；忌与茶、咖啡及含鞣酸类药物合用。

【规格】每粒装0.25g

【剂量推算】

处方	成药日用量，粒	推算饮片日生药量，g	《药典》饮片日用量，g
鸡血藤	6	2.24	9～15
黄芪		1.36	9～30
大枣		0.38	6～15
当归		0.27	6～12
白术		0.44	6～12
陈皮		0.12	3～10
硫酸亚铁		0.34	0.9（成人）[1]

参考标准：

［1］中国药典·临床用药须知（2015年版）

新雪颗粒

Xinxue Keli

【处方】 磁石 516g　石膏 258g
滑石 258g　南寒水石 258g
硝石 516g　芒硝 516g
栀子 132g　竹心 1320g
广升麻 258g　穿心莲 1320g
珍珠层粉 54g　沉香 78g
人工牛黄 54g　冰片 13.8g

【制法】 以上十四味，人工牛黄研成细粉；取穿心莲中的叶 60g，粉碎成细粉；磁石、石膏、南寒水石、滑石加水煎煮二次，每次 3 小时，滤过，滤液合并，加入剩余的穿心莲、竹心、栀子、沉香（单包）及广升麻（单包），加水煎煮二次，第一次 3 小时，第二次 2 小时，滤过，滤液合并，滤液浓缩至稠膏，加入芒硝和硝石，加热混匀；取适量广升麻和沉香的药渣，在 100℃以下干燥，粉碎成细粉。取上述稠膏，加入穿心莲细粉、珍珠层粉、人工牛黄细粉、适量淀粉及广升麻和沉香的药渣细粉，混匀，制成颗粒，干燥，用适量红氧化铁上色或上色后包薄膜衣；用适量乙醇溶解冰片，喷入颗粒中，制成 1000 袋（瓶），即得。

【功能与主治】 清热解毒。用于外感热病、热毒壅盛证，症见高热、烦躁；扁桃体炎、上呼吸道感染、气管炎、感冒见上述证候者。

【用法与用量】 口服。一次 1 袋（瓶），一日 2 次。

【规格】 每袋（瓶）装（1）1.5g（2）1.53g（薄膜衣颗粒）

【剂量推算】

处方	成药日用量，袋（瓶）	推算饮片日生药量，g	《药典》饮片日用量，g
磁石	2	1.03	9～30
石膏		0.52	15～60
滑石		0.52	10～20
南寒水石		0.52	9～15[1]
硝石		1.03	1.5～3[2]
芒硝		1.03	6～12
栀子		0.26	6～10
竹心		2.64	2～4[3]
广升麻		0.52	3～10[4]
穿心莲		2.64	6～9
珍珠层粉		0.11	3～6[5] 3～30[6]
沉香		0.16	1～5
人工牛黄		0.11	0.15～0.35
冰片		0.030	0.15～0.3

参考标准：

［1］江苏省中药材标准（2016年版）
［2］湖北省中药材质量标准（2018年版）
［3］广西省中药材标准（1990年版）
［4］广东省中药材标准（第三册）（2019年版）
［5］湖南中药饮片炮制规范（2010年版）
［6］福建省中药饮片炮制规范（2012年版）

新清宁片

Xinqingning Pian

【处方】 熟大黄 300g

【制法】 取熟大黄粉碎成细粉，加乙醇适量，制成颗粒，干燥，加淀粉及硬脂酸镁适量，混匀，压制成 1000 片，包糖衣或薄膜衣，即得。

【功能与主治】 清热解毒，泻火通便。用于内结实热所致的喉肿、牙痛、目赤、便秘、下痢、发热；感染性炎症见上述证候者。

【用法与用量】 口服。一次 3～5 片，一日 3 次；必要时可适当增量；学龄前儿童酌减或遵医嘱；用于便秘，临睡前服 5 片。

【规格】 薄膜衣片每片重 0.31g。

【剂量推算】

处方	成药日用量，片	推算饮片日生药量，g	《药典》饮片日用量，g
熟大黄	9～15	2.7～4.5	3～15

满山红油胶丸

Manshanhongyou Jiaowan

【处方】 满山红油 50g

【制法】 取满山红油，加入大豆油适量，混匀，制成软胶囊1000粒或500粒，即得。

【功能与主治】 止咳祛痰。用于寒痰犯肺所致的咳嗽、咳痰色白；急、慢性支气管炎见上述证候者。

【用法与用量】 口服。一次0.05～0.1g，一日2～3次。

【规格】 （1）每丸含满山红油0.05g（2）每丸含满山红油0.1g

【剂量推算】

处方	成药 日用量，g	推算饮片 日生药量，g	《药典》饮片 日用量，g
满山红油	0.1～0.3	0.05～0.3	0.1～0.3[1]

参考标准：

[1] 中国药典（2005年版）一部

裸花紫珠片

Luohuazizhu Pian

【处方】 裸花紫珠干浸膏 500g

【制法】 取裸花紫珠干浸膏，加辅料适量，制成颗粒，压制成1000片，包薄膜衣，即得。

【功能与主治】 清热解毒，收敛止血。用于血热毒盛所致的呼吸道、消化道出血及细菌感染性炎症。

【用法与用量】 口服。一次2片，一日3次。

【规格】 每片含干浸膏0.5g

【剂量推算】

处方	成药 日用量，片	推算饮片 日生药量，g	《药典》饮片 日用量，g
裸花紫珠*	6	15	9～30

注：*根据药典制法，每1g裸花紫珠干浸膏相当于原药材5g，故处方用量推算以饮片计。

裸花紫珠胶囊

Luohuazizhu Jiaonang

【处方】 裸花紫珠干浸膏 200g

【制法】 取裸花紫珠干浸膏，加淀粉适量，制粒，干燥，装入胶囊，制成1000粒〔规格（1）〕或667粒〔规格（2）〕或606粒〔规格（3）〕即得。

【功能与主治】 清热解毒，收敛止血。用于血热毒盛所致的呼吸道、消化道出血及细菌感染性炎症。

【用法与用量】 口服。一次3～5粒〔规格（1）〕、一次2～3粒〔规格（2）〕，一日3～4次或一次3粒〔规格（3）〕，一日3次。

【规格】 （1）每粒装0.3g（含干浸膏0.2g）（2）每粒装0.4g（含干浸膏0.3g）（3）每粒装0.33g（含干浸膏0.33g）

【剂量推算】

处方	成药 日用量，粒	推算饮片 日生药量，g	《药典》饮片 日用量，g
裸花紫珠*	规格（1）：9～20 规格（2）：6～12 规格（3）：9	9～20	9～30

注：*根据药典制法，每1g裸花紫珠干浸膏相当于原药材5g，故处方用量推算以饮片计。

障眼明片

Zhangyanming Pian

【处方】 石菖蒲 22g　决明子 30g
肉苁蓉 37g　葛根 37g
青葙子 30g　党参 48g
蔓荆子 30g　枸杞子 48g
车前子 37g　白芍 45g
山茱萸 24g　甘草 22g
菟丝子 61g　升麻 7g
蕤仁（去内果皮） 37g　菊花 37g
密蒙花 37g　川芎 30g
酒黄精 37g　熟地黄 61g
关黄柏 30g　黄芪 48g

【制法】 以上二十二味，决明子、蔓荆子、菟丝子、青葙子、车前子加沸水浸渍，再加入其余石菖蒲等十七味加水煎煮二次，滤过，合并滤液，浓缩成稠膏，加淀粉、糊精适量，混匀，干燥，粉碎，加羧甲淀粉钠适量，混合均匀，用乙醇制粒，混合均匀，压制成1000片包糖衣或薄膜衣，或压制成500片，包薄膜衣，即得。

【功能与主治】 补益肝肾，退翳明目。用于肝肾不足所致的干涩不舒、单眼复视、腰膝痠软、或轻度视力下降；早、中期老年性白内障见上述证候者。

【用法与用量】 口服。一次4片〔规格（1）、规格（3）〕或一次2片〔规格（2）〕，一日3次。

【注意】 忌食辛辣食物。

【规格】 （1）薄膜衣片 每片重0.21g（2）薄膜衣片 每片重0.42g（3）糖衣片（片心重0.21g）

【剂量推算】

处方	成药日用量，片	推算饮片日生药量，g	《药典》饮片日用量，g
石菖蒲	规格（1）：12 规格（2）：6 规格（3）：12	0.26	3～10
决明子		0.36	9～15
肉苁蓉		0.44	6～10
葛根		0.44	10～15
青葙子		0.36	9～15
党参		0.58	9～30
蔓荆子		0.36	5～10
枸杞子		0.58	6～12
车前子		0.44	9～15
白芍		0.54	6～15
山茱萸		0.29	6～12
甘草		0.26	2～10
菟丝子		0.73	6～12
升麻		0.084	3～10
蕤仁（去内果皮）		0.44	5～9
菊花		0.44	5～10
密蒙花		0.44	3～9
川芎		0.36	3～10
酒黄精		0.44	9～15
熟地黄		0.73	9～15
关黄柏		0.36	3～12
黄芪		0.58	9～30

槟榔四消丸（大蜜丸）

Binglang Sixiao Wan

【处方】 槟榔 200g 酒大黄 400g
炒牵牛子 400g 猪牙皂（炒） 50g
醋香附 200g 五灵脂（醋炙） 200g

【制法】 以上六味，粉碎成细粉，过筛，混匀。每100g粉末加炼蜜110～130g制成大蜜丸，即得。

【功能与主治】 消食导滞，行气泻水。用于食积痰饮，消化不良，脘腹胀满，嗳气吞酸，大便秘结。

【用法与用量】 口服。一次1丸，一日2次。

【注意】 孕妇忌服。

【规格】 每丸重9g

【剂量推算】

处方	成药日用量，丸	推算饮片日生药量，g	《药典》饮片日用量，g
槟榔	2	1.08～1.18	3～10
酒大黄		2.16～2.36	3～15
炒牵牛子		2.16～2.36	3～6
猪牙皂（炒）		0.27～0.30	1～1.5[1]
醋香附		1.08～1.18	6～10
五灵脂（醋炙）		1.08～1.18	4.5～9[2]

参考标准：

［1］山东省中药饮片炮制规范（2012年版）
［2］陕西省药材标准（2015年版）

槟榔四消丸（水丸）

Binglang Sixiao Wan

【处方】 槟榔 200g 酒大黄 400g
炒牵牛子 400g 猪牙皂（炒） 50g
醋香附 200g 五灵脂（醋炙） 200g

【制法】 以上六味，粉碎成细粉，过筛，混匀，用水泛丸，干燥，即得。

【功能与主治】 消食导滞，行气泻水。用于食积痰饮，消化不良，脘腹胀满，嗳气吞酸，大便秘结。

【用法与用量】 口服。一次6g，一日2次。

【注意】 孕妇忌服。

【剂量推算】

处方	成药日用量，g	推算饮片日生药量，g	《药典》饮片日用量，g
槟榔	12	1.66	3～10
酒大黄		3.31	3～15
炒牵牛子		3.31	3～6
猪牙皂（炒）		0.41	1～1.5[1]
醋香附		1.66	6～10
五灵脂（醋炙）		1.66	4.5～9[2]

参考标准：

［1］山东省中药饮片炮制规范（2012年版）

［2］陕西省药材标准（2015年版）

豨红通络口服液

Xihong Tongluo Koufuye

【处方】酒豨莶草 600g　红花 50g
川牛膝 50g

【制法】以上三味，加水煎煮二次，每次30分钟，合并煎液，滤过，滤液浓缩至相对密度为1.10～1.12（50℃）的清膏，放冷，加入甜菊素3g和药用黄酒100ml，搅匀，加水至1000ml，混匀，滤过，分装，即得。

【功能与主治】祛风活血，通络止痛。用于瘀血阻络所致的中风病，症见偏瘫，肢体麻木，语言不利。

【用法与用量】口服。一次10ml，一日3次；或遵医嘱。

【注意】孕妇禁用。

【规格】每支装10ml

【剂量推算】

处方	成药日用量，ml	推算饮片日生药量，g	《药典》饮片日用量，g
酒豨莶草	30	18	9～12
红花		1.5	3～10
川牛膝		1.5	5～10

豨莶丸

Xixian Wan

【处方】豨莶草 1000g

【制法】取豨莶草，切碎，取出粗茎500g，加水煎煮二次，每次2小时，煎液滤过，滤液合并，浓缩成稠膏；剩余豨莶草用黄酒1000g浸拌，置罐中，加盖密闭，隔水加热至酒被吸尽，与上述稠膏混合，干燥，粉碎成细粉，过筛，混匀。每100g粉末加炼蜜170～200g制成大蜜丸，即得。

【功能与主治】清热祛湿，散风止痛。用于风湿热阻络所致的痹病，症见肢体麻木、腰膝痠软、筋骨无力、关节疼痛。亦用于半身不遂，风疹湿疮。

【用法与用量】口服。一次1丸，一日2～3次。

【规格】每丸重9g

【剂量推算】

处方	成药日用量，丸	推算饮片日生药量，g	《药典》饮片日用量，g
豨莶草	2～3	6～10	9～12

豨莶通栓丸

Xixian Tongshuan Wan

【处方】豨莶草（蜜酒炙）400g　胆南星 160g
清半夏 160g　酒当归 160g
天麻 120g　秦艽 120g
川芎 120g　三七 120g
桃仁 80g　水蛭 120g
红花 120g　冰片 8g
人工麝香 8g

【制法】以上十三味，除人工麝香、冰片外，其余豨莶草（蜜酒炙）等十一味粉碎成细粉；人工麝香、冰片分别研细，过筛，与其他十一味混匀。每100g粉末加炼蜜90～110g制成大蜜丸，即得。

【功能与主治】活血化瘀，祛风化痰，舒筋活络，醒脑开窍。用于缺血性中风风痰痹阻脉络引起的中经络，症见半身不遂、偏身麻木、口舌歪斜、语言謇涩。

【用法与用量】口服。一次1丸，一日3次。

【注意】服用本品后，极个别病例可能出现嗜睡，面部发热，头痛等症状，继续用药可逐渐消失。孕妇及出血性中风（脑溢血）急性期禁用。

【规格】每丸重9g

处方	成药日用量，丸	推算饮片日生药量，g	《药典》饮片日用量，g
豨莶草（蜜酒炙）	3	3.03～3.35	9～12（制豨莶草（蜜）/酒豨莶草）[1]
胆南星		1.21～1.34	3～6

续表

处方	成药日用量，丸	推算饮片日生药量，g	《药典》饮片日用量，g
清半夏	3	1.21～1.34	3～9
酒当归		1.21～1.34	6～12
天麻		0.91～1.01	3～10
秦艽		0.91～1.01	3～10
川芎		0.91～1.01	3～10
三七		0.91～1.01	3～9
桃仁		0.61～0.67	5～10
水蛭		0.91～1.01	1～3
红花		0.91～1.01	3～10
冰片		0.061～0.067	0.15～0.3
人工麝香		0.061～0.067	0.03～0.1

参考标准：

［1］浙江省中药炮制规范（2005年版）

豨莶通栓胶囊

Xixian Tongshuan Jiaonang

【处方】 豨莶草（蜜酒炙） 400g 胆南星 160g
清半夏 160g 酒当归 160g
天麻 120g 秦艽 120g
川芎 120g 三七 120g
桃仁 80g 水蛭 120g
红花 120g 冰片 8g
人工麝香 8g

【制法】 以上十三味，天麻、三七粉碎成细粉；豨莶草（蜜酒炙）、胆南星、水蛭加水煎煮三次，每次1.5小时，合并煎液，滤过，滤液浓缩至相对密度为1.30（50℃）的稠膏。酒当归、川芎、秦艽水蒸气蒸馏提取挥发油4小时，挥发油以倍他环糊精包合，冷藏，抽滤，吹干，粉碎，制成包合物细粉；蒸馏后的水溶液另器收集，药渣加水煎煮二次，每次1.5小时，合并煎液，滤过，滤液与上述水溶液合并，浓缩至相对密度至1.30（50℃）的稠膏。桃仁、红花、清半夏加80%乙醇回流提取2次，第一次2小时，第二次1小时，合并提取液，回收乙醇，并浓缩至相对密度为1.30（50℃）的稠膏。合并上述三种清膏，加入天麻和三七细粉，干燥，加入冰片和人工麝香，粉碎成细粉，与挥发油包合物细粉充分混匀，装入胶囊，制成1000粒，即得。

【功能与主治】 活血化瘀，祛风化痰，舒筋活络，醒脑开窍。用于缺血性中风风痰痹阻脉络证引起的半身不遂、偏身麻木、口舌歪斜，语言謇涩。

【用法与用量】 口服。一次3粒，一日3次，4周为一疗程。

【注意】 服用本品后，极个别病例可能出现嗜睡，面部发热，头痛等症状，继续用药可逐渐消失。孕妇及出血性中风（脑溢血）急性期禁用。

【规格】 每粒装0.37g

【剂量推算】

处方	成药日用量，粒	推算饮片日生药量，g	《药典》饮片日用量，g
豨莶草（蜜酒炙）	9	3.60	9～12（制豨莶草（蜜）/酒豨莶草）[1]
胆南星		1.44	3～6
清半夏		1.44	3～9
酒当归		1.44	6～12
天麻		1.08	3～10
秦艽		1.08	3～10
川芎		1.08	3～10
三七		1.08	3～9
桃仁		0.72	5～10
水蛭		1.08	1～3
红花		1.08	3～10
冰片		0.072	0.15～0.3
人工麝香		0.072	0.03～0.1

参考标准：

［1］浙江省中药炮制规范（2005年版）

豨桐胶囊

Xitong Jiaonang

【处方】 豨莶草 790g 臭梧桐叶 1580g

【制法】 以上二味，加水煎煮二次，每次2小时，合并煎液，滤过，浓缩成稠膏，干燥，粉碎，或加入淀粉适量，装入胶囊，制成1000粒，即得。

【功能与主治】 清热祛湿，散风止痛。用于风湿热痹，症见关节红肿热痛；风湿性关节炎见上述证候者。

【用法与用量】 口服。一次2～3粒，一日3次。

【注意】 寒湿痹病者慎用；忌食辛辣油腻食物。

【规格】 （1）每粒装0.25g（2）每粒装0.4g

【剂量推算】

处方	成药日用量，粒	推算饮片日生药量，g	《药典》饮片日用量，g
豨莶草	6～9	4.74～7.11	9～12
臭梧桐叶		9.48～14.22	9～15[1]

参考标准：

［1］上海市中药饮片炮制规范（2018年版）

稳心片

Wenxin Pian

【处方】 党参 675g　黄精 900g　三七 135g　琥珀 90g　甘松 450g

【制法】 以上五味，琥珀粉碎成细粉，备用；甘松水蒸气蒸馏提取挥发油，用倍他环糊精包合，滤液及药渣分别另器收集；三七粉碎成粗粉，用乙醇回流提取二次，滤液合并，减压浓缩至相对密度为1.32～1.35（60℃）的清膏；另取党参、黄精与三七、甘松药渣一起加水煎煮二次，合并煎液，与甘松蒸馏后的滤液合并浓缩至相对密度为1.15～1.20（60℃）的清膏，放置至室温，搅拌下加乙醇使含醇量达65%，冷藏48小时，滤取上清液，减压浓缩至相对密度为1.32～1.35（60℃）的清膏，与三七清膏合并，混匀，加入羟丙甲基纤维素25g、微晶纤维素适量及琥珀细粉，混匀，用乙醇制粒，40℃干燥，整粒，加入甘松挥发油倍他环糊精包合物及硬脂酸镁，混匀，压制成1000片，包薄膜衣，即得。

【功能与主治】 益气养阴，活血化瘀。用于气阴两虚，心脉瘀阻所致的心悸不宁、气短乏力、胸闷胸痛；室性早搏、房性早搏见上述证候者。

【用法与用量】 口服。一次4片，一日3次，或遵医嘱。

【注意】 孕妇慎用。缓慢性心律失常禁用。

【规格】 每片重0.5g

【剂量推算】

处方	成药日用量，片	推算饮片日生药量，g	《药典》饮片日用量，g
党参	12	8.1	9～30
黄精		10.8	9～15
三七		1.62	3～9
琥珀		1.08	1～3[1-2] 1.5[3]
甘松		5.4	3～6

参考标准：

［1］辽宁省中药材标准（第二册）（2019年版）

［2］安徽省中药饮片炮制规范（第三版）（2019年版）

［3］新疆维吾尔自治区中药维吾尔药饮片炮制规范（2020年版）

稳心胶囊

Wenxin Jiaonang

【处方】 党参 675g　黄精 900g　三七 135g　琥珀 90g　甘松 450g

【制法】 以上五味，琥珀粉碎成细粉，备用；甘松水蒸气蒸溜提取挥发油，用倍他环糊精包合，滤液及药渣分别另器收集；三七粉碎成粗粉，用乙醇回流提取二次，滤液合并，减压浓缩至相对密度为1.32～1.35（60℃）的清膏；另取党参、黄精与三七、甘松药渣一起加水煎煮二次，合并煎液，与甘松蒸馏后的滤液合并浓缩至相对密度为1.15～1.20（60℃）的清膏，放置至室温，搅拌下加乙醇使含醇量达65%，冷藏48小时，滤取上清液，减压浓缩至相对密度为1.32～1.35（60℃）的清膏，与三七清膏合并，混匀，70℃干燥，粉碎成细粉，与琥珀细粉混匀，用适量乙醇制粒，40℃干燥，整粒，加入甘松挥发油倍他环糊精包合物配研混匀，装入胶囊，制成1000粒，即得。

【功能与主治】 益气养阴，活血化瘀。用于气阴两虚，心脉瘀阻所致的心悸不宁、气短乏力、胸闷胸痛；室性早搏、房性早搏见上述证候者。

【用法与用量】 口服。一次4粒，一日3次，或遵医嘱。

【注意】 孕妇慎用。缓慢性心律失常禁用。

【规格】 每粒装0.45g

【剂量推算】

处方	成药日用量，粒	推算饮片日生药量，g	《药典》饮片日用量，g
党参	12	8.1	9～30
黄精		10.8	9～15
三七		1.62	3～9
琥珀		1.08	1～3[1-2] 1.5[3]
甘松		5.4	3～6

参考标准：

[1] 辽宁省中药材标准（第二册）(2019年版)

[2] 安徽省中药饮片炮制规范（第三版）(2019年版)

[3] 新疆维吾尔自治区中药维吾尔药饮片炮制规范（2020年版）

稳心颗粒

Wenxin Keli

【处方】 党参 300g　　黄精 400g

三七 60g　　琥珀 40g

甘松 200g

【制法】 以上五味，琥珀粉碎成细粉，甘松提取挥发油，提取后的水溶液另器收集；三七粉碎成粗粉，用80%乙醇回流提取二次，每次2小时，滤过，滤液合并，减压浓缩至适宜的清膏，药渣加水煎煮二次，第一次2小时，第二次1.5小时，煎液合并；党参、黄精加水煎煮二次，第一次2小时，第二次1.5小时，煎液与上述煎液合并，滤过；滤液浓缩至相对密度为1.20～1.30（60℃）的清膏，加乙醇使含醇盐达65%，搅拌，静置24小时，滤过，滤液减压浓缩至适宜的稠膏，与三七清膏合并，混匀。加入上述琥珀细粉、蔗糖518g、倍他环糊精100g、阿司帕坦2.47g、糊精适量，混匀，制粒，干燥，喷入甘松挥发油，混匀，制成颗粒1000g；或加入上述琥珀细粉、阿司帕坦、糊精与可溶性淀粉适量，混匀，制粒，干燥，喷入甘松挥发油，混匀，制成颗粒556g（无蔗糖），分装，即得。

【功能与主治】 益气养阴，活血化瘀。用于气阴两虚，心脉瘀阻所致的心悸不宁、气短乏力、胸闷胸痛；室性早搏、房性早搏见上述证候者。

【用法与用量】 开水冲服。一次1袋，一日3次，或遵医嘱。

【注意】 孕妇慎用。缓慢性心律失常禁用。

【规格】 (1) 每袋装9g (2) 每袋装5g（无蔗糖）

【剂量推算】

处方	成药日用量，袋	推算饮片日生药量，g	《药典》饮片日用量，g
党参	3	8.1	9～30
黄精		10.8	9～15
三七		1.62	3～9
琥珀		1.08	1～3[1-2] 1.5[3]
甘松		5.4	3～6

参考标准：

[1] 辽宁省中药材标准（第二册）(2019年版)

[2] 安徽省中药饮片炮制规范（第三版）(2019年版)

[3] 新疆维吾尔自治区中药维吾尔药饮片炮制规范（2020年版）

慢支固本颗粒

Manzhi Guben Keli

【处方】 黄芪 750g　　白术 500g

当归 500g　　防风 250g

【制法】 以上四味，加水煎煮二次，每次1.5小时，同时收集蒸馏液1000ml，备用；滤过，合并滤液，离心，取上清液减压浓缩至相对密度为1.20（80℃）的清膏，加入上述蒸馏液及糊精适量，混匀，制粒，干燥，制成颗粒1000g，即得。

【功能与主治】 补肺健脾，固表和营。用于慢性支气管炎缓解期之肺脾气虚证，症见乏力，自汗，恶风寒，咳嗽、咯痰，易感冒，食欲不振。

【用法与用量】 开水冲服。一次1袋，一日2次。

【规格】 每袋装10g

【剂量推算】

处方	成药日用量，袋	推算饮片日生药量，g	《药典》饮片日用量，g
黄芪	2	15	9～30
白术		10	6～12
当归		10	6～12
防风		5	5～10

慢肝解郁胶囊

Mangan Jieyu Jiaonang

【处方】当归 31g　白芍 41g
三棱 10g　柴胡 31g
茯苓 31g　白术 20g
甘草 20g　薄荷 20g
丹参 85g　麦芽 136g
香橼 68g　川楝子 17g
延胡索 34g

【制法】以上十三味，当归、柴胡、薄荷、三棱、茯苓、丹参、延胡索粉碎成细粉；其余白芍等六味，加水煎煮二次，第一次3小时，第二次2小时，合并煎液，滤过，滤液浓缩成浸膏，加当归等细粉，混匀，于80℃以下干燥，粉碎，过筛，混匀，装入胶囊，制成1000粒，即得。

【功能与主治】疏肝解郁，健脾养血。用于肝郁脾虚所致的肝区胀痛，胸闷不舒，食欲不振，腹胀便溏者；迁延性肝炎或慢性肝炎见上述证候者。

【用法与用量】口服。一次4粒，一日3次。

【规格】每粒装0.25g

【剂量推算】

处方	成药日用量，粒	推算饮片日生药量，g	《药典》饮片日用量，g
当归	12	0.37	6～12
白芍		0.49	6～15
三棱		0.12	5～10
柴胡		0.37	3～10
茯苓		0.37	10～15
白术		0.24	6～12
甘草		0.24	2～10
薄荷		0.24	3～6
丹参		1.02	10～15
麦芽		1.63	10～15
香橼		0.82	3～10
川楝子		0.20	5～10
延胡索		0.41	3～10

鼻炎片

Biyan Pian

【处方】苍耳子 520g　辛夷 52g
防风 52g　连翘 104g
野菊花 52g　五味子 52g
桔梗 52g　白芷 52g
知母 52g　荆芥 52g
甘草 104g　黄柏 52g
麻黄 26g　细辛 26g

【制法】以上十四味，取白芷、桔梗和部分黄柏粉碎成细粉；辛夷、野菊花、细辛、荆芥用蒸馏法提取挥发油，蒸馏后的水溶液另器收集；麻黄、知母、五味子粉碎成粗粉，用60%乙醇为溶剂进行渗漉，收集漉液，回收乙醇；剩余黄柏及其余苍耳子等四味加水煎煮二次，每次2小时，合并煎液，加入上述蒸馏后的水溶液及漉液，浓缩至相对密度约为1.25，喷雾干燥成细粉，加入上述白芷等细粉，混匀，制成颗粒，干燥，喷加上述挥发油，压制成小片1000片，包糖衣；压制成大片600片，包薄膜衣，即得。

【功能与主治】祛风宣肺，清热解毒。用于急、慢性鼻炎风热蕴肺证，症见鼻塞、流涕、发热、头痛。

【用法与用量】口服。一次3～4片（糖衣片）或一次2片（薄膜衣片），一日3次。

【规格】薄膜衣片　每片重0.5g

【剂量推算】

处方	成药日用量，片	推算饮片日生药量，g	《药典》饮片日用量，g
苍耳子	糖衣片：9～12 薄膜衣片：6	4.68～6.24	3～10
辛夷		0.47～0.62	3～10
防风		0.47～0.62	5～10
连翘		0.94～1.25	6～15
野菊花		0.47～0.62	9～15
五味子		0.47～0.62	2～6
桔梗		0.47～0.62	3～10
白芷		0.47～0.62	3～10
知母		0.47～0.62	6～12
荆芥		0.47～0.62	5～10
甘草		0.94～1.25	2～10
黄柏		0.47～0.62	3～12
麻黄		0.23～0.31	2～10
细辛		0.23～0.31	1～3

鼻炎灵片

Biyanling Pian

【处方】 炒苍耳子 310g 辛夷 230g
白芷 46g 细辛 46g
黄芩 46g 川贝母 62g
淡豆豉 62g 薄荷脑 4.9g

【制法】 以上八味，除薄荷脑外，炒苍耳子粉碎成粗粉，加70%乙醇加热回流5小时，滤过，回收乙醇，减压浓缩成稠膏。药渣加水煎煮2.5小时，取上清液与上述稠膏合并，浓缩成清膏，辛夷、细辛分别提取挥发油；黄芩、川贝母、白芷、淡豆豉粉碎成细粉。将上述细粉、清膏与轻质氧化镁20g及适量辅料混匀，制成颗粒，低温干燥，放冷，加薄荷脑及上述挥发油，混匀，压制成1000片，包糖衣或薄膜衣，即得。

【功能与主治】 通窍消肿，祛风退热。用于慢性鼻窦炎、鼻炎及鼻塞头痛，浊涕臭气，嗅觉失灵。

【用法与用量】 饭后温开水送服。一次2～4片，一日3次，2周为一疗程。

【注意】 服药期间，忌辛辣食物。

【规格】 （1）糖衣片（片心重0.3g）（2）薄膜衣片 每片重0.3g（3）薄膜衣片 每片重0.31g

【剂量推算】

处方	成药日用量，片	推算饮片日生药量，g	《药典》饮片日用量，g
炒苍耳子	6～12	1.86～3.72	3～10
辛夷		1.38～2.76	3～10
白芷		0.28～0.55	3～10
细辛		0.28～0.55	1～3
黄芩		0.28～0.55	3～10
川贝母		0.37～0.74	3～10
淡豆豉		0.37～0.74	6～12
薄荷脑		0.029～0.059	0.02～0.1[1]

参考标准：

[1] 中国药典（2005年版）一部

鼻炎康片

Biyankang Pian

【处方】 广藿香 206g 苍耳子 257g
鹅不食草 257g 麻黄 129g
野菊花 129g 当归 166g
黄芩 109g 猪胆粉 13g
薄荷油 0.92g 马来酸氯苯那敏 1g

【制法】 以上十味，广藿香、苍耳子、鹅不食草、麻黄、野菊花加水煎煮二次，煎液滤过，滤液合并，浓缩至适量，干燥成干膏粉，备用；当归加60%乙醇，加热回流提取二次，滤过，滤液回收乙醇并浓缩至适量，加入辅料适量，干燥成干膏粉，备用；黄芩加水煎煮二次，煎液滤过，滤液合并，浓缩至适量，干燥成干膏粉，备用。取上述各干膏粉，加入猪胆粉、马来酸氯苯那敏及适量的辅料，混匀，制成颗粒，加入薄荷油，混匀，压制成1000片，包薄膜衣，即得。

【功能与主治】 清热解毒，宣肺通窍，消肿止痛。用于风邪蕴肺所致的急、慢性鼻炎，过敏性鼻炎。

【用法与用量】 口服。一次4片，一日3次。

【注意】 孕妇及高血压患者慎用，用药期间不宜驾驶车辆、管理机器及高空作业等。忌食辛辣食物；不宜过量、久服。

【规格】 每片重0.37g（含马来酸氯苯那敏1mg）

【剂量推算】

处方	成药日用量，片	推算饮片日生药量，g	《药典》饮片日用量
广藿香	12	2.47	3～10g
苍耳子		3.08	3～10g
鹅不食草		3.08	6～9g
麻黄		1.55	2～10g
野菊花		1.55	9～15g
当归		1.99	6～12g
黄芩		1.31	3～10g
猪胆粉		0.16	0.3～0.6g
薄荷油		0.011	0.06～0.6ml[1]
马来酸氯苯那敏		0.012	0.012～0.024g[2]

参考标准：

[1] 中国药典（2005年版）一部
[2] 中国药典·临床用药须知（2015年版）

鼻咽灵片

Biyanling Pian

【处方】山豆根 203g　茯苓 102g
天花粉 102g　茅莓根 203g
麦冬 102g　半枝莲 203g
玄参 203g　石上柏 407g
党参 162g　白花蛇舌草 203g

【制法】以上十味，山豆根粉碎成细粉，其余茯苓等九味加水煎煮4小时，煎液滤过，滤液浓缩至适量，与山豆根粉混匀，干燥，粉碎成细粉，加入适量辅料制粒，再加入适量辅料混匀，压制成1000片，包糖衣或薄膜衣，即得。

【功能与主治】解毒消肿，益气养阴。用于火毒蕴结，耗气伤津所致的口干、咽痛、咽喉干燥灼热、声嘶、头痛、鼻塞、流脓涕或涕中带血；急慢性咽炎、口腔炎、鼻咽炎见上述证候者。亦用于鼻咽癌放疗、化疗辅助治疗。

【用法与用量】口服。一次5片，一日3次。

【注意】孕妇及儿童慎用；忌食辛辣等刺激性食物及油炸食物。

【规格】（1）糖衣片（片心重0.38g）（2）薄膜衣片　每片重0.39g

【剂量推算】

处方	成药日用量，片	推算饮片日生药量，g	《药典》饮片日用量，g
山豆根	15	3.05	3～6
茯苓		1.53	10～15
天花粉		1.53	6～12
茅莓根		3.05	6～15[1]
麦冬		1.53	6～15
半枝莲		3.05	15～30
玄参		3.05	9～15
石上柏		6.11	10～30[2]
党参		2.43	9～30
白花蛇舌草		3.05	15～30（～60）[3] 15～60[4] 15～30[5] 30～60[6] 9～15[7-8]

参考标准：

［1］广东省中药材标准（第三册）（2019年版）

［2］宁夏中药材标准（2018年版）

［3］江苏省中药饮片炮制规范（2019年版）（第一册）

［4］吉林省中药饮片炮制规范（2020年版）

［5］安徽省中药饮片炮制规范（第三版）（2019年版）

［6］宁夏中药饮片炮制规范（2017年版）

［7］天津市中药饮片炮制规范（2018年版）

［8］上海市中药饮片炮制规范（2018年版）

鼻咽清毒颗粒

Biyan Qingdu Keli

【处方】野菊花 390g　苍耳子 390g
重楼 390g　茅莓根 390g
两面针 195g　夏枯草 195g
龙胆 117g　党参 117g

【制法】以上八味，加水煎煮二次，第一次2小时，第二次1小时，合并煎液，滤过，滤液浓缩至适量，加入乙醇使含醇量为60%，放置，滤过，滤液回收乙醇，静置，滤过，滤液浓缩至稠膏状，加入蔗糖粉适量，混匀，制成颗粒，干燥，制成1000g，即得。

【功能与主治】清热解毒，化痰散结。用于痰热毒瘀蕴结所致的鼻咽部慢性炎症，鼻咽癌放射治疗后分泌物增多。

【用法与用量】口服。一次20g，一日2次，30天为一疗程。

【注意】孕妇及儿童慎用；忌食辛辣食物。

【规格】（1）每袋装10g（2）每瓶装120g

【剂量推算】

处方	成药日用量，g	推算饮片日生药量，g	《药典》饮片日用量，g
野菊花	40	15.6	9～15
苍耳子		15.6	3～10
重楼		15.6	3～9
茅莓根		15.6	6～15[1]
两面针		7.80	5～10
夏枯草		7.80	9～15
龙胆		4.68	3～6
党参		4.68	9～30

参考标准：

［1］广东省中药材标准（第三册）（2019年版）

鼻渊丸

Biyuan Wan

【处方】苍耳子 672g　　辛夷 126g
金银花 42g　　茜草 42g
野菊花 42g

【制法】以上五味，辛夷、金银花、野菊花提取挥发油，备用；药渣与苍耳子加水煎煮二次，每次 3 小时，合并煎液，滤过，滤液浓缩至相对密度为 1.10～1.20（60℃）的清膏，加乙醇使含醇量为 60%，搅拌，静置，滤过，沉淀用 60%乙醇洗涤，洗液并入滤液中，滤液备用；茜草用 70%乙醇作溶剂，缓缓渗漉，收集渗漉液 175～200ml，漉液与上述滤液合并，回收乙醇并浓缩成稠膏状，加入淀粉适量，混匀，于 70℃干燥，粉碎成细粉，过筛。加入上述辛夷等挥发油、炼蜜与水适量，泛制成 1000 丸，低温干燥，打光，即得。

【功能与主治】祛风宣肺，清热解毒，通窍止痛。用于鼻塞鼻渊，通气不畅，流涕黄浊，嗅觉不灵，头痛，眉棱骨痛。

【用法与用量】口服。一次 12 丸，一日 3 次。

【规格】每 10 丸重 2g

【剂量推算】

处方	成药 日用量，丸	推算饮片 日生药量，g	《药典》饮片 日用量，g
苍耳子	36	24.19	3～10
辛夷		4.54	3～10
金银花		1.51	6～15
茜草		1.51	6～10
野菊花		1.51	9～15

鼻渊片

Biyuan Pian

【处方】苍耳子 672g　　辛夷 126g
金银花 42g　　茜草 42g
野菊花 42g

【制法】以上五味，金银花、辛夷、野菊花提取挥发油，蒸馏后的水溶液另器收集；药渣与苍耳子加水煎煮二次，每次 3 小时，合并煎液，滤过，滤液和蒸馏后的水溶液合并，浓缩至相对密度为 1.10～1.20（80℃）的清膏，加乙醇使含醇量达 60%，搅拌，静置，滤过；沉淀用 60%乙醇洗涤，洗涤液并入滤器中。另取茜草粉碎成粗粉，用 70%乙醇作溶剂，浸渍 24 小时后，缓缓渗漉，收集渗漉液约 250ml，渗漉液与上述滤液合并，回收乙醇，浓缩成稠膏，加入淀粉适量，混匀，于 70℃干燥，粉碎成细粉，制成颗粒，喷入挥发油，混匀，压制成 1000 片，包糖衣〔规格（1）〕，或包薄膜衣〔规格（2）〕；或压制成 500 片，包薄膜衣〔规格（3）〕，即得。

【功能与主治】祛风宣肺，清热解毒，通窍止痛。用于鼻塞鼻渊，通气不畅，流涕黄浊，嗅觉不灵，头痛，眉棱骨痛。

【用法与用量】口服。一次 6～8 片〔规格（1）、规格（2）〕或一次 3～4 片〔规格（3）〕，一日 3 次。

【规格】（1）糖衣片（片心重 0.32g，0.1g）（2）薄膜衣片每片重 0.36g（3）薄膜衣片　每片重 0.515g

【剂量推算】

处方	成药 日用量，片	推算饮片 日生药量，g	《药典》饮片 日用量，g
苍耳子	糖衣片：18～24 薄膜衣片：9～24	12.10～16.13	3～10
辛夷		2.27～3.02	3～10
金银花		0.76～1.01	6～15
茜草		0.76～1.01	6～10.
野菊花		0.76～1.01	9～15

鼻渊通窍颗粒

Biyuan Tongqiao Keli

【处方】辛夷 20g　　炒苍耳子 60g
麻黄 40g　　白芷 60g
薄荷 20g　　藁本 10g
黄芩 40g　　连翘 40g
野菊花 40g　　天花粉 40g
地黄 60g　　丹参 40g
茯苓 80g　　甘草 10g

【制法】以上十四味，取辛夷、薄荷、藁本、野菊花提取挥发油，蒸馏后的水溶液另器收集；其余炒苍耳子等十味加水煎煮 2 小时，滤过，药渣加入上述辛夷等四味提取挥发油后的药渣，再加水煎煮二次，每次 1 小时，滤过，滤液合并，加入上述辛夷等四味蒸馏后的水溶液，浓缩至相对密度为 1.35～1.40（60℃）的稠膏，加蔗糖粉 590g、糊精适量，混匀，制成颗粒，干燥，放冷，喷加上述辛夷等挥发油，混匀，制成1000g，即得。

【功能与主治】 疏风清热，宣肺通窍。用于急鼻渊（急性鼻窦炎）属外邪犯肺证，症见前额或颧骨部压痛，鼻塞时作，流涕黏白或黏黄，或头痛，或发热，苔薄黄或白，脉浮。

【用法与用量】 开水冲服。一次1袋，一日3次。

【注意】 偶见腹泻。

【规格】 每袋装15g

【剂量推算】

处方	成药 日用量，袋	推算饮片 日生药量，g	《药典》饮片 日用量，g
辛夷	3	0.9	3～10
炒苍耳子		2.7	3～10
麻黄		1.8	2～10
白芷		2.7	3～10
薄荷		0.9	3～6
藁本		0.45	3～10
黄芩		1.8	3～10
连翘		1.8	6～15
野菊花		1.8	9～15
天花粉		1.8	10～15
地黄		2.7	鲜地黄12～30； 生地黄10～15
丹参		1.8	10～15
茯苓		3.6	10～15
甘草		0.45	2～10

鼻渊舒口服液

Biyuanshu Koufuye

【处方】 苍耳子 218g　辛夷 182g
薄荷 273g　白芷 218g
黄芩 182g　栀子 218g
柴胡 182g　细辛 54.5g
川芎 218g　黄芪 454.5g
川木通 182g　桔梗 182g
茯苓 273g

【制法】 以上十三味，除黄芩外，其余苍耳子等十二味加水适量，搅拌蒸馏，收集初馏液适量，再重蒸馏，收集重蒸馏液适量，冷藏备用。药渣加热水动态提取0.5小时，离心过滤，滤液浓缩至适量，放冷，加乙醇，使含醇量达70%，搅拌，静置20小时以上，取上清液，回收乙醇，浓缩至适量，冷藏备用。黄芩加水动态提取2小时，离心过滤，浓缩，加酸沉淀，取沉淀物，加入上述两种冷藏备用液，搅匀，加入9ml聚山梨酯80与单糖浆适量，或加环拉酸钠适量（无蔗糖），加水至1000ml，用氢氧化钠溶液调节pH值至7.0～8.0，搅匀，冷藏，滤过，即得。

【功能与主治】 疏风清热，祛湿通窍。用于鼻炎、鼻窦炎属肺经风热及胆腑郁热证者。

【用法与用量】 口服。一次10ml，一日2～3次，7天为一疗程。

【规格】 每支装10ml

【剂量推算】

处方	成药 日用量，ml	推算饮片 日生药量，g	《药典》饮片 日用量，g
苍耳子	20～30	4.36～6.54	3～10
辛夷		3.64～5.46	3～10
薄荷		5.46～8.19	3～6
白芷		4.36～6.54	3～10
黄芩		3.64～5.46	3～10
栀子		4.36～6.54	6～10
柴胡		3.64～5.5	3～10
细辛		1.09～1.64	1～3
川芎		4.36～6.54	3～10
黄芪		9.09～13.64	9～30
川木通		3.64～5.46	3～6
桔梗		3.64～5.46	3～10
茯苓		5.46～8.19	10～15

鼻渊舒胶囊

Biyuanshu Jiaonang

【处方】 苍耳子 339g　辛夷 283 g
薄荷 424g　白芷 339g
黄芩 283g　栀子 339g
柴胡 283g　细辛 85g
川芎 339g　黄芪 706g
川木通 283g　桔梗 283g
茯苓 424g

【制法】 以上十三味，除黄芩外，其余辛夷等十二味加水蒸馏，收集挥发油，备用。药渣加水煎煮2

次，煎液滤过，滤液合并，浓缩成清膏，分取二分之一量，醇沉，搅匀，静置 24 小时，取上清液回收乙醇，并浓缩至适量，与上述剩余浓缩液合并，混匀，喷雾干燥，得细粉，备用；黄芩加水煎煮 3 次，煎液滤过滤液合并，浓缩至适量，放冷，用盐酸调节 pH 值至 1～2，静置 24 小时，分取沉淀，80℃以下干燥，粉碎；与上述细粉、挥发油混匀，制成颗粒，加入硬脂酸镁适量，混匀，装入胶囊，制成 1000 粒，即得。

【功能与主治】 疏风清热，祛湿通窍。用于鼻炎、鼻窦炎属肺经风热及胆腑郁热证者

【用法与用量】 口服。一次 3 粒，一日 3 次。7 天为一疗程或遵医嘱。

【规格】 每粒装 0.3g

【剂量推算】

处方	成药 日用量，粒	推算饮片 日生药量，g	《药典》饮片 日用量，g
苍耳子	9	3.05	3～10
辛夷		2.55	3～10
薄荷		3.82	3～6
白芷		3.05	3～10
黄芩		2.55	3～10
栀子		3.05	6～10
柴胡		2.55	3～10
细辛		0.77	1～3
川芎		3.05	3～10
黄芪		6.35	9～30
川木通		2.55	3～6
桔梗		2.55	3～10
茯苓		3.82	10～15

鼻窦炎口服液

Bidouyan Koufuye

【处方】 辛夷 148g 荆芥 148g
薄荷 148g 桔梗 148g
竹叶柴胡 126g 苍耳子 126g
白芷 126g 川芎 126g
黄芩 112g 栀子 112g
茯苓 186g 川木通 126g
黄芪 304g 龙胆草 34g

【制法】 以上十四味，辛夷、荆芥、薄荷、竹叶柴胡用水蒸气蒸馏提取芳香水，蒸馏后的药渣与其余桔梗等十味加水煎煮三次，每次 1 小时，合并煎液，滤过，滤液浓缩至适量，静置，取上清液，滤过，滤液中加入上述芳香水与适量防腐剂，混匀，加水至 1000ml，搅匀，滤过，灌封，灭菌，即得。

【功能与主治】 疏散风热，清热利湿，宣通鼻窍。用于风热犯肺、湿热内蕴所致的鼻塞不通、流黄稠涕；急慢性鼻炎、鼻窦炎见上述证候者。

【用法与用量】 口服。一次 10ml，一日 3 次；20 天为一疗程。

【规格】 每支装 10ml

【剂量推算】

处方	成药 日用量，ml	推算饮片 日生药量，g	《药典》饮片 日用量，g
辛夷	30	4.44	3～10
荆芥		4.44	5～10
薄荷		4.44	3～6
桔梗		4.44	3～10
竹叶柴胡		3.78	3～10[1]
苍耳子		3.78	3～10
白芷		3.78	3～10
川芎		3.78	3～10
黄芩		3.36	3～10
栀子		3.36	6～10
茯苓		5.58	10～15
川木通		3.78	3～6
黄芪		9.12	9～30
龙胆草		1.02	3～9[2]

参考标准：

［1］甘肃省中药材标准（2020 年版）

［2］四川省中药材标准（2010 年版）

鲜益母草胶囊

Xian Yimucao Jiaonang

【处方】 鲜益母草 6200g

【制法】 鲜益母草匀浆，离心，滤过，滤液减压浓缩至适量，干燥，加糊精适量，制粒，干燥，加入硬脂酸镁适量，混匀，装入胶囊，制成 1000 粒，

即得。

【功能与主治】 活血调经。用于血瘀所致的月经不调、产后恶露不绝，症见经水量少、淋漓不净、产后出血时间过长；产后子宫复旧不全见上述证候者。

【用法与用量】 口服。一次2～4粒，一日3次。

【注意】 孕妇禁用。

【规格】 每粒装0.4g

【剂量推算】

处方	成药日用量，粒	推算饮片日生药量，g	《药典》饮片日用量，g
鲜益母草	6～12	37.2～74.4	12～40

精制冠心口服液

Jingzhi Guanxin Koufuye

【处方】 丹参 456g　　赤芍 228g
川芎 228g　　红花 228g
降香 152g

【制法】 以上五味，除红花外，其余丹参等四味加水煎煮三次，第一次2小时，第二次1.5小时，第三次1小时，滤过，滤液合并；红花加水适量，80℃温浸二次，第一次2小时，第二次1小时，滤过，与上述滤液合并，浓缩至适量。另取蔗糖100g及苯甲酸钠2g，加水适量，煮沸使溶解，滤过，滤液与上述浓缩液混匀，加水至1000ml，搅匀，滤过，灌封，即得。

【功能与主治】 活血化瘀。用于瘀血内停所致的胸痹，症见胸闷、心前区刺痛；冠心病心绞痛见上述证候者。

【用法与用量】 口服。一次10ml，一日2～3次。

【规格】 每支装10ml

【剂量推算】

处方	成药日用量，ml	推算饮片日生药量，g	《药典》饮片日用量，g
丹参	20～30	9.12～13.68	10～15
赤芍		4.56～6.84	6～12
川芎		4.56～6.84	3～10
红花		4.56～6.84	3～10
降香		3.04～4.56	9～15

精制冠心片

Jingzhi Guanxin Pian

【处方】 丹参 375g　　赤芍 187.5g
川芎 187.5g　　红花 187.5g
降香 125g

【制法】 以上五味，降香提取挥发油，蒸馏后的水溶液另器收集；其余赤芍等四味用85%乙醇加热回流二次，第一次3小时，第二次2小时，滤过，合并滤液，回收乙醇，与上述水溶液合并，减压浓缩至相对密度为1.35～1.40（50℃）的稠膏，加辅料适量，制成颗粒，干燥，加入降香挥发油，混匀，压制成1000片，包糖衣或薄膜衣，即得。

【功能与主治】 活血化瘀。用于瘀血内停所致的胸痹，症见胸闷、心前区刺痛；冠心病心绞痛见上述证候者。

【用法与用量】 口服。一次6～8片，一日3次。

【规格】 薄膜衣片（1）每片重0.32g（2）每片重0.35g（3）每片重0.38g

【剂量推算】

处方	成药日用量，片	推算饮片日生药量，g	《药典》饮片日用量，g
丹参	18～24	6.75～9	10～15
赤芍		3.38～4.5	6～12
川芎		3.38～4.5	3～10
红花		3.38～4.5	3～10
降香		2.25～3	9～15

精制冠心软胶囊

Jingzhi Guanxin Ruanjiaonang

【处方】 丹参 562.5g　　赤芍 281.3g
川芎 281.3g　　红花 281.3g
降香 187.5g

【制法】 以上五味，降香提取挥发油，蒸馏后的水溶液另器收集；其余赤芍等四味用85%乙醇加热回流提取二次，第一次3小时，第二次2小时，滤过，滤液合并，回收乙醇，与上述水溶液合并，减压浓缩至相对密度为1.35～1.40（50℃）的稠膏，加入降香挥发油，混匀，加入玉米油或大豆油基质至500g，用胶体磨研匀，球磨机研细，过筛，制成1000粒，即得。

【功能与主治】 活血化瘀。用于瘀血内停所致的胸痹，症见胸闷、心前区刺痛；冠心病心绞痛见上述证候者。

【用法与用量】 口服。一次4～5粒，一日3次。

【规格】 每粒装0.5g

【剂量推算】

处方	成药日用量，粒	推算饮片日生药量，g	《药典》饮片日用量，g
丹参	12～15	6.75～8.44	10～15
赤芍		3.38～4.22	6～12
川芎		3.38～4.22	3～10
红花		3.38～4.22	3～10
降香		2.25～2.81	9～15

精制冠心颗粒

Jingzhi Guanxin Keli

【处方】 丹参 351g　赤芍 175g　川芎 175g　红花 175g　降香 117g

【制法】 以上五味，除红花外，其余丹参等四味加水煎煮三次，第一次2小时，第二次1.5小时，第三次1小时，合并煎液，滤过；红花加水适量，80℃温浸二次，第一次2小时，第二次1小时，合并浸液，滤过，与上述滤液合并，浓缩至稠膏状，在80℃干燥，粉碎成细粉，加入蔗糖和糊精适量，混匀，制成颗粒，干燥，制成1000g，即得。

【功能与主治】 活血化瘀。用于瘀血内停所致的胸痹，症见胸闷、心前区刺痛；冠心病心绞痛见上述证候者。

【用法与用量】 开水冲服。一次1袋，一日2～3次。

【规格】 每袋装13g

【剂量推算】

处方	成药日用量，袋	推算饮片日生药量，g	《药典》饮片日用量，g
丹参	2～3	9.13～13.69	10～15
赤芍		4.55～6.83	6～12
川芎		4.55～6.83	3～10
红花		4.55～6.83	3～10
降香		3.04～4.56	9～15

熊胆胶囊

Xiongdan Jiaonang

【处方】 熊胆粉 50g

【制法】 取熊胆粉，研细，干燥，装入胶囊，制成250粒；或加淀粉等辅料适量，混匀，干燥，装入胶囊，制成1000粒，即得。

【功能与主治】 清热，平肝，明目。用于惊风抽搐，咽喉肿痛。

【用法与用量】 口服，一次1粒〔规格（1）〕或一次2～3粒〔规格（2）〕，一日3次。

【规格】 （1）每粒装0.2g（含熊胆粉0.2g）（2）每粒装0.25g（含熊胆粉50mg）

【剂量推算】

处方	成药日用量，粒	推算饮片日生药量，g	《药典》饮片日用量，g
熊胆粉	3～9	0.3～0.45	0.6～0.9[1] 1～2.5[2]

参考标准：

［1］云南省中药材标准补充

［2］湖南省中药饮片炮制规范（2010年版）

熊胆救心丸

Xiongdan Jiuxin Wan

【处方】 熊胆粉 0.2g　蟾酥 1.67g　冰片 2g　人工麝香 0.2g　人参 6.7g　珍珠 3.4g　人工牛黄 0.5g　猪胆粉 1.5g　水牛角浓缩粉 1.67g

【制法】 以上九味，除熊胆粉、蟾酥、冰片、人工麝香、人工牛黄分别研成极细粉外，其余珍珠等四味粉碎成细粉，熊胆粉等五味极细粉与珍珠等四味的细粉及淀粉等辅料配研，过筛，混匀，以水泛丸，低温干燥，制成1000粒，用百草霜包衣，即得。

【功能与主治】 强心益气，芳香开窍。用于心气不足所致的胸痹，症见胸闷、心痛、气短、心悸。

【用法与用量】 口服。一次2粒，一日3次。

【注意】 小儿及孕妇禁用。

【规格】 每10粒重0.25g

【剂量推算】

处方	成药 日用量，粒	推算饮片 日生药量，g	《药典》饮片 日用量，g
熊胆粉	6	0.0012	0.6～0.9[1] 1～2.5[2]
蟾酥		0.01	0.015～0.03
冰片		0.012	0.15～0.3
人工麝香		0.0012	0.03～0.1
人参		0.04	3～9
珍珠		0.02	0.1～0.3
人工牛黄		0.003	0.15～0.35
猪胆粉		0.009	0.3～0.6
水牛角浓缩粉		0.01	3～6[3]

参考标准：

[1] 云南省中药材标准补充

[2] 湖南省中药饮片炮制规范（2010年版）

[3] 中国药典（2005年版）一部

缩泉丸

Suoquan Wan

【处方】 山药 300g　　益智仁（盐炒） 300g
乌药 300g

【制法】 以上三味，粉碎成细粉，过筛，混匀，用水泛丸，干燥，即得。

【功能与主治】 补肾缩尿。用于肾虚所致的小便频数、夜间遗尿。

【用法与用量】 口服。一次3～6g，一日3次。

【规格】 每20粒重1g。

【剂量推算】

处方	成药 日用量，g	推算饮片 日生药量，g	《药典》饮片 日用量，g
山药	9～18	3～6	15～30
益智仁（盐炒）		3～6	3～10
乌药		3～6	6～10

缩泉胶囊

Suoquan Jiaonang

【处方】 山药 343g　　益智仁 343g
乌药 343g

【制法】 以上三味，取山药103g粉碎成细粉，备用；益智仁、乌药及剩余的山药加乙醇回流提取二次，每次1小时，滤过，滤液合并，减压浓缩至相对密度为1.30～1.65（60℃）的清膏，备用；药渣加水煎煮二次，每次1小时，滤过，滤液合并，减压浓缩至相对密度为1.12～1.20（60℃）的清膏，备用；两种清膏分别于65～75℃干燥成干浸膏，干浸膏与山药细粉混合粉碎，加入淀粉适量，混匀，制粒，装胶囊，制成1000粒，即得。

【功能与主治】 补肾缩尿。用于肾虚所致的小便频数、夜间遗尿。

【用法与用量】 口服。成人一次6粒，五岁以上儿童一次3粒，一日3次。

【规格】 每粒装0.3g

【剂量推算】

处方	成药 日用量，粒	推算饮片 日生药量，g （成人）	《药典》饮片 日用量，g
山药	9～18	3.09～6.17	15～30
益智仁		3.09～6.17	3～10
乌药		3.09～6.17	6～10

增液颗粒

Zengye Keli

【处方】 玄参 270g　　地黄 216g
麦冬 216g

【制法】 以上三味，加温水浸泡2～4小时，煎煮1.5小时，滤过，滤液浓缩至相对密度为1.18～1.22（60℃）的清膏，放冷，加2倍量乙醇使沉淀，静置20小时，滤过，滤液回收乙醇，浓缩至适量，加蔗糖粉和糊精适量，制成颗粒，干燥，制成1000g，即得。

【功能与主治】 养阴生津，清热润燥。用于热邪伤阴、津液不足所引起的阴虚内热，口干咽燥，大便燥结；亦可用于感染性疾患高热所致体液耗损的辅助用药。

【用法与用量】 开水冲服。一次1袋，一日3次。

【规格】 每袋装20g

【剂量推算】

处方	成药 日用量，袋	推算饮片 日生药量，g	《药典》饮片 日用量，g
玄参	3	16.20	9～15
地黄		12.96	鲜地黄 12～30； 生地黄 10～15
麦冬		12.96	6～12

镇心痛口服液

Zhenxintong Koufuye

【处方】党参 333g 三七 99g
醋延胡索 166g 地龙 222g
薤白 222g 炒葶苈子 222g
肉桂 33g 冰片 2g
薄荷脑 0.5g

【制法】以上九味，肉桂提取挥发油（挥发油加入0.3ml聚山梨醋80，搅匀），药渣备用；三七、醋延胡索用75%乙醇回流提取二次，每次3小时，药渣备用，药液滤过，回收乙醇，并浓缩至相对密度为1.08～1.10（25℃），加水适量搅匀，调节pH值至3.8，冷藏48小时以上，滤过，滤液、沉淀物分别另器保存备用；上述药渣与党参、地龙、薤白、炒葶苈子混合，加水煎煮二次，第一次2小时，第二次1.5小时，滤过，合并滤液，滤液浓缩至相对密度为1.16～1.18（25℃），加乙醇使含醇量达70%，搅拌，静置，滤过，滤液备用，沉淀与上述沉淀合并，用含1%盐酸的70%乙醇洗涤，洗液滤过，滤液与上述滤液合并，回收乙醇至无醇味，加入冰片、薄荷脑溶液（将冰片、薄荷脑加4倍量95%乙醇溶解，缓慢加入到约13ml含有10%聚山梨酯80的热水溶液中，搅匀）及上述挥发油溶液，加入蔗糖83g、甜菊素0.5g，搅匀，调节pH值至规定范围，加水调整总量至1000ml，搅匀，滤过，灌封，即得。

【功能与主治】益气活血，通络化痰。用于气虚血瘀、痰阻脉络、心阳失展所致的胸痹，症见胸痛、胸闷、心悸、气短、乏力肢冷；冠心病心绞痛见上述证候者。

【用法与用量】口服。一次20ml，一日3次；或遵医嘱。

【注意】孕妇慎用；本品久存后可出现轻微沉淀，请振摇均匀后服用，不影响功效。

【规格】（1）每支装10ml（2）每支装20ml

【剂量推算】

处方	成药 日用量，ml	推算饮片 日生药量，g	《药典》饮片 日用量，g
党参	60	19.98	9～30
三七		5.94	3～9
醋延胡索		9.96	3～10
地龙		13.32	5～10
薤白		13.32	5～10
炒葶苈子		13.32	3～10
肉桂		1.98	1～5
冰片		0.12	0.15～0.3
薄荷脑		0.03	0.02～0.1[1]

参考标准：

[1] 中国药典（2005年版）一部

镇咳宁口服液

Zhenkening Koufuye

【处方】甘草流浸膏 40ml 桔梗 80g
盐酸麻黄碱 0.8g 桑白皮 20g

【制法】以上四味，桔梗、桑白皮分别用40%乙醇作溶剂，浸渍，渗漉，收集桔梗渗漉液240ml、桑白皮渗漉液60ml，合并上述两种渗漉液，加入甘草流浸膏、盐酸麻黄碱和酒石酸锑钾0.1g，混匀，加水至约900ml，加聚山梨酯807.0g、山梨酸1.5g、甜菊糖0.5g，加水至1000ml，混匀，滤过，灌装，灭菌，即得。

【功能与主治】止咳，平喘，祛痰。用于风寒束肺所致的咳嗽、气喘、咯痰；支气管炎、支气管哮喘见上述证候者。

【用法与用量】口服。一次10ml，一日3次。

【注意】（1）在医生指导下用药。（2）冠心病、心绞痛及甲状腺功能亢进患者及运动员慎用。

【规格】每支装10ml

【剂量推算】

处方	成药 日用量，ml	推算饮片 日生药量，g	《药典》饮片 日用量，g
甘草	30	1.2	2～10[1]
桔梗		2.4	3～10
盐酸麻黄碱		0.02	0.045～0.15[2]
桑白皮		0.6	6～12

参考标准：

[1] 根据药典制法，1ml甘草流浸膏相当于原药材1g，故处方用量推算以饮片计。
[2] 盐酸麻黄碱片说明书

镇咳宁颗粒

Zhenkening Keli

【处方】 甘草流浸膏 100ml　　桔梗 200g
盐酸麻黄碱 2g　　桑白皮 50g

【制法】 以上四味，桔梗、桑白皮分别用 40%乙醇作溶剂，浸渍，渗漉，收集桔梗渗漉液 600ml、桑白皮渗漉液 150ml；合并上述两种渗漉液，加入甘草流浸膏，回收乙醇，减压浓缩至相对密度 1.18～1.20（70℃）的清膏，加入盐酸麻黄碱及适量可溶性淀粉、蔗糖粉，混匀，制成颗粒，干燥，制成 1000g，即得。

【功能与主治】 止咳，平喘，祛痰。用于风寒束肺所致的咳嗽、气喘、咯痰；支气管炎、支气管哮喘见上述证候者。

【用法与用量】 口服。一次 2～4g，一日 3 次。

【注意】（1）在医生指导下用药。（2）冠心病、心绞痛及甲状腺功能亢进患者及运动员慎用。

【规格】 每袋装 2g

【剂量推算】

处方	成药日用量，g	推算饮片日生药量，g	《药典》饮片日用量，g
甘草	6～12	0.6～1.2	2～10[1]
桔梗		1.2～2.4	3～10
盐酸麻黄碱		0.01～0.02	0.045～0.15[2]
桑白皮		0.3～0.6	6～12

参考标准：

[1] 根据药典制法，1ml 甘草流浸膏相当于原药材 1g，故处方用量推算以饮片计。

[2] 盐酸麻黄碱片说明书

镇咳宁糖浆

Zhenkening Tangjiang

【处方】 甘草流浸膏 40ml　　桔梗 80g
盐酸麻黄碱 0.8g　　桑白皮 20g

【制法】 以上四味，桔梗、桑白皮分别用 40%乙醇作溶剂，浸渍，渗漉，收集桔梗渗漉液 240ml、桑白皮渗漉液 60ml。另取蔗糖 600g 制成单糖浆，待糖浆温度降至 60℃以下，加入甘草流浸膏、桔梗渗漉液、桑白皮渗漉液、盐酸麻黄碱与羟苯乙酯 0.1g、香草香精 2ml，搅匀，加水使成 1000ml，混匀，滤过，即得。

【功能与主治】 止咳，平喘，祛痰。用于风寒束肺所致的咳嗽、气喘、咯痰；支气管炎、支气管哮喘见上述证候者。

【用法与用量】 口服。一次 5～10ml，一日 3 次。

【注意】（1）在医生指导下用药。（2）冠心病、心绞痛及甲状腺功能亢进患者及运动员慎用。

【剂量推算】

处方	成药日用量，ml	推算饮片日生药量，g	《药典》饮片日用量，g
甘草	15～30	0.6～1.2	2～10[1]
桔梗		1.2～2.4	3～10
盐酸麻黄碱		0.01～0.02	0.045～0.15[2]
桑白皮		0.3～0.6	6～12

参考标准：

[1] 根据药典制法，1ml 甘草流浸膏相当于原药材 1g，故处方用量推算以饮片计。

[2] 盐酸麻黄碱片说明书

镇脑宁胶囊

Zhennaoning Jiaonang

【处方】 猪脑粉 16.79g　　细辛 37.31g
丹参 52.24g　　水牛角浓缩粉 7.46g
川芎 52.24g　　天麻 7.46g
葛根 52.24g　　藁本 37.31g
白芷 52.24g

【制法】 以上九味，除猪脑粉、水牛角浓缩粉外，其余细辛等七味粉碎成细粉，过筛，加入猪脑粉、水牛角浓缩粉，混匀，装入胶囊，制成 1000 粒，即得。

【功能与主治】 熄风通络。用于风邪上扰所致的头痛头昏、恶心呕吐、视物不清、肢体麻木、耳鸣；血管神经性头痛、高血压、动脉硬化见上述证候者。

【用法与用量】 口服。一次 4～5 粒，一日 3 次。

【规格】 每粒装 0.3g

【剂量推算】

处方	成药日用量，粒	推算饮片日生药量，g	《药典》饮片日用量，g
猪脑粉	12～15	0.20～0.25	5～10[1]
细辛		0.45～0.56	1～3
丹参		0.63～0.78	10～15
水牛角浓缩粉		0.09～0.11	3～6[2]

续表

处方	成药日用量，粒	推算饮片日生药量，g	《药典》饮片日用量，g
川芎	12～15	0.63～0.78	3～10
天麻		0.09～0.11	3～10
葛根		0.63～0.78	10～15
藁本		0.45～0.56	3～10
白芷		0.63～0.78	3～10

参考标准：

［1］广东省中药材标准（第二册）（2011年版）
［2］中国药典（2005年版）一部

澳泰乐颗粒

Aotaile Keli

【处方】 返魂草 1000g　郁金 50g　黄精 50g　白芍 15g　麦芽 100g

【制法】 以上五味，酌予碎断，加水煎煮三次，煎液滤过，滤液合并，浓缩至适量，加蔗糖适量，混合，制成颗粒，干燥，整粒，制成1500g；或加蔗糖、糊精适量，混合，制成颗粒，干燥，整粒，制成500g，即得。

【功能与主治】 舒肝理气、清热解毒。用于肝郁毒蕴所致的胁肋胀痛、口苦纳呆、乏力；慢性肝炎见上述证候者。

【用法与用量】 口服。一次1袋，一日3次。

【注意】 忌酒及辛辣油腻食物。

【规格】 （1）每袋装15g（2）每袋装5g

【剂量推算】

处方	成药日用量，袋	推算饮片日生药量，g	《药典》饮片日用量，g
返魂草	3	30	5～15[1]
郁金		1.5	3～10
黄精		1.5	9～15
白芍		0.45	6～15
麦芽		3	10～15

参考标准：

［1］吉林省中药材标准（第一册）（2019年版）

颠茄片

Dianqie Pian

【处方】 颠茄浸膏 10g

【制法】 取颠茄浸膏，加辅料适量，压制成1000片，即得。

【适应证】 抗胆碱药，解除平滑肌痉挛，抑制腺体分泌。用于胃及十二指肠溃疡，胃肠道、肾、胆绞痛等。

【用法与用量】 口服。一次10～30mg，一日30～90mg；极量：一次50mg，一日150mg。

【注意】 青光眼患者忌服。

【规格】 每片含颠茄浸膏10mg

【剂量推算】

处方	成药日用量，mg	推算饮片日生药量，g	《药典》饮片日用量，g
颠茄浸膏	30～150	0.03～0.15	0.03～0.15[1]

参考标准：

［1］中国药典（2005年版）一部

橘红丸

Juhong Wan

【处方】 化橘红 75g　陈皮 50g　半夏（制） 37.5g　茯苓 50g　甘草 25g　桔梗 37.5g　苦杏仁 50g　炒紫苏子 37.5g　紫菀 37.5g　款冬花 25g　瓜蒌皮 50g　浙贝母 50g　地黄 50g　麦冬 50g　石膏 50g

【制法】 以上十五味，粉碎成细粉，过筛，混匀。每100g粉末用炼蜜20～30g加适量的水泛丸，干燥，制成水蜜丸；或加炼蜜 90～110g 制成小蜜丸或大蜜丸，即得。

【功能与主治】 清肺，化痰，止咳。用于痰热咳嗽，痰多，色黄黏稠，胸闷口干。

【用法与用量】 口服。水蜜丸一次7.2g，小蜜丸一次12g，大蜜丸一次2丸（每丸重6g）或4丸（每丸重3g），一日2次。

【规格】 水蜜丸　每100丸重10g；大蜜丸　每丸重（1）3g（2）6g

【剂量推算】

处方	成药日用量，g	推算饮片日生药量，g	《药典》饮片日用量，g
化橘红	水蜜丸：14.4 小蜜丸：24 大蜜丸：24	1.23～1.40	3～6
陈皮		0.82～0.94	3～10
半夏（制）		0.62～0.70	3～9
茯苓		0.82～0.94	10～15
甘草		0.41～0.47	2～10
桔梗		0.62～0.70	3～10
苦杏仁		0.82～0.94	5～10
炒紫苏子		0.62～0.70	3～10
紫菀		0.62～0.70	5～10
款冬花		0.41～0.47	5～10
瓜蒌皮		0.82～0.94	6～10
浙贝母		0.82～0.94	5～10
地黄		0.82～0.94	鲜地黄12～30； 生地黄10～15
麦冬		0.82～0.94	6～12
石膏		0.82～0.94	15～60

橘红片

Juhong Pian

【处方】 化橘红 174.4g　陈皮 116.3g
法半夏 87.2g　茯苓 116.3g
甘草 58.1g　桔梗 87.2g
苦杏仁 116.3g　炒紫苏子 87.2g
紫菀 87.2g　款冬花 58.1g
瓜蒌皮 116.3　浙贝母 116.3g
地黄 116.3g　麦冬 116.3g
石膏 116.3

【制法】 以上十五味，化橘红、陈皮蒸馏提取挥发油，收集挥发油；蒸馏后的水溶液另器收集；法半夏、茯苓、浙贝母、桔梗、石膏粉碎成细粉；甘草、紫苏子、紫菀、麦冬加水煎煮二次，第一次3小时，第二次1小时，煎液滤过，滤液合并；款冬花加水热浸二次，第一次2小时，第二次1小时，浸渍液滤过，滤液合并；瓜蒌皮、地黄用48%乙醇作溶剂；苦杏仁用80%乙醇作溶剂，分别加热回流提取二次，第一次3小时，第二次2小时，提取液滤过，滤液合并，回收乙醇，与上述蒸馏后的水溶液、滤液合并，减压浓缩至相对密度为1.35～1.40（50℃），加入法半夏等五味的细粉，混匀，干燥，粉碎成细粉，制颗粒，干燥，喷加化橘红和陈皮的挥发油，混匀，压制成1000片，即得。

【功能与主治】 清肺，化痰，止咳。用于痰热咳嗽，痰多，色黄黏稠，胸闷口干。

【用法与用量】 口服。一次6片，一日2次。

【规格】 每片重0.6g

【剂量推算】

处方	成药日用量，片	推算饮片日生药量，g	《药典》饮片日用量，g
化橘红	12	2.09	3～6
陈皮		1.40	3～10
法半夏		1.05	3～9
茯苓		1.40	10～15
甘草		0.70	2～10
桔梗		1.05	3～10
苦杏仁		1.40	5～10
炒紫苏子		1.05	3～10
紫菀		1.05	5～10
款冬花		0.70	5～10
瓜蒌皮		1.40	6～10
浙贝母		1.40	5～10
地黄		1.40	鲜地黄12～30； 生地黄10～15
麦冬		1.40	6～12
石膏		1.40	15～60

橘红胶囊

Juhong Jiaonang

【处方】 化橘红 166.7g　陈皮 111g
法半夏 83g　茯苓 111g
甘草 55.5g　桔梗 83g
苦杏仁 111g　炒紫苏子 83g
紫菀 83g　款冬花 55.5g
瓜蒌皮 111g　浙贝母 111g
地黄 111g　麦冬 111g
石膏 111g

【制法】 以上十五味，陈皮粉碎成细粉；其余化橘红等十四味加水煎煮二次，每次2小时，煎液滤过，滤液浓缩至相对密度为1.25～1.30（50℃），加入陈皮细粉，混匀，减压干燥，粉碎成细粉，加淀粉适量，混匀，喷雾制粒，干燥，加硬脂酸镁、微粉硅胶适量，混匀，装入胶囊，制成1000粒，即得。

【功能与主治】 清肺，化痰，止咳。用于痰热咳嗽，痰多，色黄黏稠，胸闷口干。

【用法与用量】 口服。一次5粒，一日2次。

【规格】 每粒装0.5g

【剂量推算】

处方	成药日用量，粒	推算饮片日生药量，g	《药典》饮片日用量，g
化橘红	10	1.67	3～6
陈皮		1.11	3～10
法半夏		0.83	3～9
茯苓		1.11	10～15
甘草		0.56	2～10
桔梗		0.83	3～10
苦杏仁		1.11	5～10
炒紫苏子		0.83	3～10
紫菀		0.83	5～10
款冬花		0.56	5～10
瓜蒌皮		1.11	6～10
浙贝母		1.11	5～10
地黄		1.11	鲜地黄12～30；生地黄10～15
麦冬		1.11	6～12
石膏		1.11	15～60

橘红颗粒

Juhong Keli

【处方】 化橘红 70.8g　陈皮 47.2g
法半夏 35.4g　茯苓 47.2g
甘草 23.6g　桔梗 35.4g
苦杏仁 47.2g　炒紫苏子 35.4g
紫菀 35.4g　款冬花 23.6g
瓜蒌皮 47.2g　浙贝母 47.2g
地黄 47.2g　麦冬 47.2g
石膏 47.2g

【制法】 以上十五味，加水煎煮二次，每次2小时，合并煎液，静置，滤过，滤液浓缩至相对密度为1.32～1.34（70～75℃）的稠膏，取稠膏1份，加蔗糖粉3份，糊精1份及乙醇适量，制粒，干燥，制成颗粒1000g，即得。

【功能与主治】 清肺，化痰，止咳。用于痰热咳嗽，痰多，色黄黏稠，胸闷口干。

【用法与用量】 开水冲服。一次1袋，一日2次。

【规格】 每袋装11g

【剂量推算】

处方	成药日用量，袋	推算饮片日生药量，g	《药典》饮片日用量，g
化橘红	2	1.56	3～6
陈皮		1.04	3～10
法半夏		0.78	3～9
茯苓		1.04	10～15
甘草		0.52	2～10
桔梗		0.78	3～10
苦杏仁		1.04	5～10
炒紫苏子		0.78	3～10
紫菀		0.78	5～10
款冬花		0.52	5～10
瓜蒌皮		1.04	6～10
浙贝母		1.04	5～10
地黄		1.04	鲜地黄12～30；生地黄10～15
麦冬		1.04	6～12
石膏		1.04	15～60

橘红化痰丸

Juhong Huatan Wan

【处方】 化橘红 75g　锦灯笼 100g
川贝母 75g　炒苦杏仁 100g
罂粟壳 75g　五味子 75g
白矾 75g　甘草 75g

【制法】 以上八味，粉碎成细粉，过筛，混匀。每100g粉末加炼蜜100～120g制成大蜜丸，即得。

【功能与主治】 敛肺化痰，止咳平喘。用于肺气不敛，痰浊内阻，咳嗽，咯痰，喘促，胸膈满闷。

【用法与用量】 口服。一次1丸，一日2次。

【注意】不宜久服。

【规格】每丸重9g

【剂量推算】

处方	成药 日用量，丸	推算饮片 日生药量，g	《药典》饮片 日用量，g
化橘红	2	0.94～1.04	3～6
锦灯笼		1.26～1.38	5～9
川贝母		0.94～1.04	3～10
炒苦杏仁		1.26～1.38	5～10
罂粟壳		0.94～1.04	3～6
五味子		0.94～1.04	2～6
白矾		0.94～1.04	0.6～1.5
甘草		0.94～1.04	2～10

橘红痰咳液

Juhong Tanke Ye

【处方】化橘红 300g　蜜百部 30g
茯苓 30g　半夏（制） 30g
白前 50g　甘草 10g
苦杏仁 100g　五味子 20g

【制法】以上八味，化橘红、苦杏仁用水蒸气蒸馏，收集蒸馏液80ml，药渣与其余蜜百部等六味，加水煎煮二次，每次2小时，合并煎液，滤过，滤液浓缩至相对密度为1.25～1.35（80℃）的清膏，加乙醇使含醇量为75%～80%，静置24小时，取上清液，回收乙醇并浓缩至相对密度为1.18～1.20（80℃）的清膏，加蔗糖400g、蜂蜜100g、苯甲酸钠3g、羟苯乙酯0.3g，搅拌使溶解，加入上述蒸馏液，混匀，滤过，放冷，加香精和薄荷脑适量，加水至1000ml，搅匀，即得。

【功能与主治】理气化痰，润肺止咳。用于痰浊阻肺所致的咳嗽、气喘、痰多；感冒、支气管炎、咽喉炎见上述证候者。

【用法与用量】口服。一次10～20ml，一日3次。

【注意】风热者忌用。

【规格】每支装10ml

【剂量推算】

处方	成药 日用量，ml	推算饮片 日生药量，g	《药典》饮片 日用量，g
化橘红	30～60	9～18	3～6
蜜百部		0.9～1.8	3～9
茯苓		0.9～1.8	10～15
半夏（制）		0.9～1.8	3～9
白前		1.5～3	3～10
甘草		0.3～0.6	2～10
苦杏仁		3～6	5～10
五味子		0.6～1.2	2～6

续表

醒脑再造胶囊

Xingnao Zaizao Jiaonang

【处方】黄芪 162.2g　淫羊藿 94.6g
石菖蒲 40.5g　红参 33.8g
三七 27g　地龙 27g
当归 33.8　红花 27g
粉防己 27g　赤芍 27g
炒桃仁 27g　石决明 27g
天麻 27g　仙鹤草 27g
炒槐花 27g　炒白术 27g
胆南星 27g　葛根 27g
玄参 27g　黄连 27g
连翘 27g　泽泻 27g
川芎 27g　枸杞子 27g
全蝎（去钩） 6.8g　制何首乌 40.5g
决明子 27g　沉香 13.5g
制白附子 13.5g　细辛 13.5g
木香 13.5g　炒僵蚕 6.8g
猪牙皂 13.5g　冰片 13.5g
珍珠（豆腐制） 20.3g　大黄 13.5g

【制法】以上三十六味，珍珠和冰片分别研成细粉，猪牙皂、炒僵蚕、细辛、沉香、全蝎（去钩）、黄连、天麻、三七、红参粉碎成细粉，其余黄芪等二十五味加水煎煮两次，第一次3小时，第二次2小时，合并煎液，滤过，滤液浓缩至相对密度为1.20～1.25（80℃）的清膏，加入猪牙皂等细粉，混匀，干燥，粉碎，制粒，再加入珍珠和冰片粉末，混匀，装入胶囊，制成1000粒，即得。

【功能与主治】化痰醒脑，祛风活络。用于风痰闭阻清窍所致的神志不清、言语謇涩、口角流涎、筋骨痠痛、手足拘挛、半身不遂；脑血栓恢复期及后遗症见上述证候者。

【用法与用量】 口服。一次4粒，一日2次。

【注意】 孕妇禁用。

【规格】 每粒装0.35g

【剂量推算】

处方	成药日用量，粒	推算饮片日生药量，g	《药典》饮片日用量，g
黄芪	8	1.30	9～30
淫羊藿		0.76	6～10
石菖蒲		0.32	3～10
红参		0.27	3～9
三七		0.22	3～9
地龙		0.22	5～10
当归		0.27	6～12
红花		0.22	3～10
粉防己		0.22	5～10
赤芍		0.22	6～12
炒桃仁		0.22	5～10
石决明		0.22	6～20
天麻		0.22	3～10
仙鹤草		0.22	6～12
炒槐花		0.22	5～10
炒白术		0.22	6～12
胆南星		0.22	3～6
葛根		0.22	10～15
玄参		0.22	9～15
黄连		0.22	2～5
连翘		0.22	6～15
泽泻		0.22	6～10
川芎		0.22	3～10
枸杞子		0.22	6～12
全蝎（去钩）		0.05	3～6
制何首乌		0.32	6～12
决明子		0.22	9～15
沉香		0.11	1～5
制白附子		0.11	3～6
细辛		0.11	1～3
木香		0.11	3～6
炒僵蚕		0.05	5～10
猪牙皂		0.11	1～1.5

续表

处方	成药日用量，粒	推算饮片日生药量，g	《药典》饮片日用量，g
冰片	8	0.11	0.15～0.3
珍珠（豆腐制）		0.16	0.1～0.3[2]
大黄		0.11	3～15

参考标准：

［1］安徽省中药饮片炮制规范（2005年版）

癃闭舒胶囊

Longbishu Jiaonang

【处方】 补骨脂 300g 益母草 480g
金钱草 300g 海金沙 300g
琥珀 30g 山慈菇 240g

【制法】 以上六味，琥珀粉碎成细粉，其余补骨脂等五味加水煎煮二次，滤过，合并滤液并减压浓缩成清膏，喷雾干燥，与琥珀细粉及适量淀粉混合均匀，装入胶囊，制成1000粒〔规格（1）〕或667粒〔规格（2）〕即得。

【功能与主治】 益肾活血，清热通淋。用于肾气不足、湿热瘀阻所致的癃闭，症见腰膝疲软、尿频、尿急、尿痛、尿线细，伴小腹拘急疼痛；前列腺增生症见上述证候者。

【用法与用量】 口服。一次3粒〔规格（1）〕或一次2粒〔规格（2）〕，一日2次。

【规格】 （1）每粒装0.3g（2）每粒装0.45g

【剂量推算】

处方	成药日用量，粒	推算饮片日生药量，g	《药典》饮片日用量，g
补骨脂	4～6	1.8	6～10
益母草		2.88	9～30
金钱草		1.8	15～60
海金沙		1.8	6～15
琥珀		0.18	1～3[1-2] 1.5[3]
山慈菇		1.44	3～9

参考标准：

［1］辽宁省中药材标准（第二册）（2019年版）

［2］安徽省中药饮片炮制规范（第三版）（2019年版）

［3］新疆维吾尔自治区中药维吾尔药饮片炮制规

范（2020年版）

癃清片

Longqing Pian

【处方】泽泻 174g　车前子 35g
败酱草 348g　金银花 174g
牡丹皮 174g　白花蛇舌草 348g
赤芍 174g　仙鹤草 174g
黄连 174g　黄柏 174g

【制法】以上十味，泽泻粉碎成细粉，过筛，备用；白花蛇舌草、仙鹤草、金银花、败酱草加水煎煮二次，每次1小时，滤过，合并滤液，滤液浓缩成相对密度为1.25～1.30（50℃）的清膏；其余车前子等五味用60%乙醇加热回流三次，第一次3小时，第二次2小时，第三次1小时，滤过，合并滤液，回收乙醇，浓缩成相对密度为1.25～1.30（50℃）的清膏。与上述清膏合并，加入泽泻细粉及辅料适量，混匀，制粒，干燥，压制成1000片，或包薄膜衣，即得。

【功能与主治】清热解毒，凉血通淋。用于下焦湿热所致的热淋，症见尿频、尿急、尿痛、腰痛、小腹坠胀；亦用于慢性前列腺炎湿热蕴结兼瘀血证，症见小便频急，尿后余沥不尽，尿道灼热，会阴少腹腰骶部疼痛或不适等。

【用法与用量】口服。一次6片，一日2次；重症：一次8片，一日3次。

【注意】体虚胃寒者不宜服用。

【规格】每片重0.6g

【剂量推算】

处方	成药日用量，片	推算饮片日生药量，g	《药典》饮片日用量，g
泽泻	12～24	2.09～4.18	6～10
车前子		0.42～0.84	9～15
败酱草		4.18～8.35	9～15[1]
金银花		2.09～4.18	6～15
牡丹皮		2.09～4.18	6～12
白花蛇舌草		4.18～8.35	15～30（～60）[2] 15～60[3] 15～30[4] 30～60[5] 9～15[6-7]
赤芍		2.09～4.18	6～12
仙鹤草		2.09～4.18	6～12
黄连		2.09～4.18	2～5
黄柏		2.09～4.18	3～12

续表

参考标准：

［1］四川省中药材标准（2010年版）
［2］江苏省中药饮片炮制规范（2019 年版）（第一册）
［3］吉林省中药饮片炮制规范（2020年版）
［4］安徽省中药饮片炮制规范（第三版）（2019年版）
［5］宁夏中药饮片炮制规范（2017年版）
［6］天津市中药饮片炮制规范（2018年版）
［7］上海市中药饮片炮制规范（2018年版）

癃清胶囊

Longqing Jiaonang

【处方】泽泻 261g　车前子 52.5g
败酱草 522g　金银花 261g
牡丹皮 261g　白花蛇舌草 522g
赤芍 261g　仙鹤草 261g
黄连 261g　黄柏 261g

【制法】以上十味，泽泻粉碎成细粉，过筛，备用；金银花、败酱草、白花蛇舌草、仙鹤草加水煎煮二次，每次1小时，合并煎液，滤过，滤液浓缩至相对密度为1.25～1.30（50℃）的清膏；其余车前子等五味用60%乙醇加热回流提取三次，第一次3小时，第二次2小时，第三次1小时，合并提取液，滤过，滤液回收乙醇，并浓缩至相对密度为1.25～1.30（50℃）的清膏。合并上述清膏，加入泽泻细粉，混匀，低温减压干燥（65℃），粉碎成细粉，加入淀粉适量，混匀，加入85%乙醇适量，制粒，干燥，整粒，加入微粉硅胶适量，混匀，装入胶囊，制成1500粒〔规格（1）〕；或合并上述清膏，加入泽泻细粉，混匀，干燥，制成颗粒，干燥，装入胶囊，制成1000粒〔规格（2）〕，即得。

【功能与主治】清热解毒，凉血通淋。用于下焦湿热所致的热淋，症见尿频、尿急、尿痛、尿短、腰痛、小腹坠胀。

【用法与用量】口服。〔规格（1）〕一次6粒，一日2次，重症一次8粒，一日3次〔规格（2）〕一次

4粒，一日2次，重症一次5～6粒，一日3次。

【注意】 体虚胃寒者不宜服用。

【规格】（1）每粒装0.4g（2）每粒装0.5g

【剂量推算】

处方	成药 日用量，粒	推算饮片 日生药量，g	《药典》饮片 日用量，g
泽泻	规格（1）：12～24 规格（2）：8～18	2.09～4.7	6～10
车前子		0.42～0.95	9～15
败酱草		4.18～9.4	9～15[1]
金银花		2.09～4.7	6～15
牡丹皮		2.09～4.7	6～12
白花蛇舌草		4.18～9.4	15～30（～60）[2] 15～60[3] 15～30[4] 30～60[5] 9～15[6-7]
赤芍		2.09～4.7	6～12
仙鹤草		2.09～4.7	6～12
黄连		2.09～4.7	2～5
黄柏		2.09～4.7	3～12

参考标准：

［1］四川省中药材标准（2010年版）

［2］江苏省中药饮片炮制规范（2019年版）（第一册）

［3］吉林省中药饮片炮制规范（2020年版）

［4］安徽省中药饮片炮制规范（第三版）（2019年版）

［5］宁夏中药饮片炮制规范（2017年版）

［6］天津市中药饮片炮制规范（2018年版）

［7］上海市中药饮片炮制规范（2018年版）

糖尿乐胶囊

Tangniaole Jiaonang

【处方】 天花粉 208.6g　山药 208.6g

黄芪 52g　红参 31.3g

地黄 52g　枸杞子 31.3g

知母 31.3g　天冬 15.6g

茯苓 21g　山茱萸 21g

五味子 15.6g　葛根 21g

炒鸡内金 21g

【制法】 以上十三味，除红参外，取山药104.3g、天花粉104.3g、炒鸡内金，粉碎成粗粉；剩余山药和天花粉与其余地黄等九味加水煎煮二次，每次2小时，合并煎液，滤过，滤液浓缩成相对密度为1.10～1.30（50～60℃测）的稠膏；加入山药、天花粉，炒鸡内金粗粉，干燥，与红参一同粉碎成细粉，混匀，装入胶囊，制成1000粒，即得。

【功能与主治】 益气养阴，生津止渴。用于气阴两虚所致的消渴病，症见多食、多饮、多尿、消瘦、四肢无力。

【用法与用量】 口服。一次3～4粒，一日3次。

【注意】 严忌含糖食物，烟酒。

【规格】 每粒装0.3g

【剂量推算】

处方	成药 日用量，粒	推算饮片 日生药量，g	《药典》饮片 日用量，g
天花粉	9～12	1.88～2.50	10～15
山药		1.88～2.50	15～30
黄芪		0.47～0.62	9～30
红参		0.28～0.38	3～9
地黄		0.47～0.62	鲜地黄 12～30； 生地黄 10～15
枸杞子		0.28～0.38	6～12
知母		0.28～0.38	6～12
天冬		0.14～0.19	6～12
茯苓		0.19～0.25	10～15
山茱萸		0.19～0.25	6～12
五味子		0.14～0.19	2～6
葛根		0.19～0.25	10～15
炒鸡内金		0.19～0.25	3～10

糖脉康片

Tangmaikang Pian

【处方】 黄芪 240g　地黄 260g

赤芍 260g　丹参 240g

牛膝 150g　麦冬 150g

葛根 150g　桑叶 150g

黄连 50g　黄精 150g

淫羊藿 200g

【制法】 以上十一味，加水煎煮二次，温度控制在90℃±5℃，第一次1.5小时，第二次1小时，合并煎液，滤过，滤液浓缩至相对密度为1.20～1.25（80℃）的清膏，取清膏加入微粉硅胶200g，制粒，干燥，加入0.5%硬脂酸镁混匀，压制1000片，包薄膜衣，即得。

【功能与主治】 养阴清热，活血化瘀，益气固肾。用于糖尿病气阴两虚兼血瘀所致的倦怠乏力、气短懒言、自汗、盗汗、五心烦热、口渴喜饮、胸中闷痛、肢体麻木或刺痛、便秘、舌质红少津、舌体胖大、苔薄或花剥、或舌暗有瘀斑、脉弦细或细数，或沉涩等症及2型糖尿病并发症见上述证候者。

【用法与用量】 口服。一次5片，一日3次。

【注意】 孕妇慎服或遵医嘱。

【规格】 每片重0.6g

【剂量推算】

处方	成药日用量，片	推算饮片日生药量，g	《药典》饮片日用量，g
黄芪	15	3.6	9～30
地黄		3.9	鲜地黄12～30；生地黄10～15
赤芍		3.9	6～12
丹参		3.6	10～15
牛膝		2.25	5～12
麦冬		2.25	6～12
葛根		2.25	10～15
桑叶		2.25	5～10
黄连		0.75	2～5
黄精		2.25	9～15
淫羊藿		3	6～10

糖脉康胶囊

Tangmaikang Jiaonang

【处方】 黄芪 200g　地黄 216.7g
赤芍 216.7g　丹参 200g
牛膝 125g　麦冬 125g
葛根 125g　桑叶 125g
黄连 41.7g　黄精 125g
淫羊藿 166.7g

【制法】 以上十一味，加水煎煮二次，温度控制在90℃±5℃，第一次1.5小时，第二次1小时，合并煎液，滤过，滤液浓缩至相对密度为1.20～1.25（80℃）的清膏。取清膏加入约167g微粉硅胶，制粒，干燥，装入胶囊，制成1000粒，即得。

【功能与主治】 养阴清热，活血化瘀，益气固肾。用于糖尿病气阴两虚兼血瘀所致的倦怠乏力、气短懒言、自汗、盗汗、五心烦热、口渴喜饮、胸中闷痛、肢体麻木或刺痛、便秘、舌质红少津、舌体胖大、苔薄或花剥、或舌暗有瘀斑、脉弦细或细数，或沉涩等症及2型糖尿病并发症见上述证候者。

【用法与用量】 口服。一次6粒，一日3次。

【注意】 孕妇慎服或遵医嘱。

【规格】 每粒装0.5g

【剂量推算】

处方	成药日用量，粒	推算饮片日生药量，g	《药典》饮片日用量，g
黄芪	18	3.6	9～30
地黄		3.9	鲜地黄12～30；生地黄10～15
赤芍		3.9	6～12
丹参		3.6	10～15
牛膝		2.25	5～12
麦冬		2.25	6～12
葛根		2.25	10～15.
桑叶		2.25	5～10
黄精		2.25	9～15
黄连		0.75	2～5
淫羊藿		3	6～10

避瘟散

Biwen San

【处方】 檀香 156g　零陵香 18g
白芷 42g　香排草 180g
姜黄 18g　玫瑰花 42g
甘松 18g　丁香 42g
木香 36g　人工麝香 1.4g
冰片 138g　朱砂 662g
薄荷脑 138g

【制法】 以上十三味，除人工麝香、冰片、薄荷脑外，朱砂水飞成极细粉；其余檀香等九味粉碎成细粉，过筛，混匀；将冰片、薄荷脑同研至液化，另加入甘油276g，搅匀。将人工麝香研细，与上述粉末配研，过筛，混匀，与液化的冰片和薄荷脑研匀，即得。

【功能与主治】 祛暑避秽，开窍止痛。用于夏季暑邪引起的头目眩晕、头痛鼻塞、恶心、呕吐、晕车晕船。

【用法与用量】 口服。一次 0.6g。外用适量，吸入鼻孔。

【规格】 每盒装 0.6g

【剂量推算】

处方	成药 日用量，g	推算饮片 日生药量，g	《药典》饮片 日用量，g
檀香	0.6	0.053	2～5
零陵香		0.0061	4.5～9[1]
白芷		0.014	3～10
香排草		0.061	9～15[2]
姜黄		0.0061	3～10
玫瑰花		0.014	3～6
甘松		0.0061	3～6
丁香		0.014	1～3
木香		0.012	3～6
人工麝香		0.00048	0.03～0.1
冰片		0.047	0.15～0.3
朱砂		0.22	0.1～0.5
薄荷脑		0.047	0.02～0.1[3]

参考标准：

［1］湖北省中药材质量标准（2018 年版）
［2］贵州省中药材民族药材质量标准（2003 年版）
［3］中国药典（2005 年版）一部

黛蛤散

Daige San

【处方】 青黛 30g　　蛤壳 300g

【制法】 以上二味，粉碎成细粉，过筛，混匀，即得。

【功能与主治】 清肝利肺，降逆除烦。用于肝火犯肺所致的头晕耳鸣、咳嗽吐衄、痰多黄稠、咽膈不利、口渴心烦。

【用法与用量】 口服。一次 6g，一日 1 次，随处方入煎剂。

【剂量推算】

处方	成药 日用量，g	推算饮片 日生药量，g	《药典》饮片 日用量，g
青黛	6	0.55	1～3
蛤壳		5.45	6～15

藤丹胶囊

Tengdan Jiaonang

【处方】 钩藤 431g　　夏枯草 340g
猪胆膏 46g　　桑寄生 366g
丹参 303g　　车前子 229g
川芎 200g　　三七 46g
防己 300g　　黄芪 300g

【制法】 以上十味，取猪胆膏和三七粉碎成细粉，备用。丹参用 75%乙醇加热回流二次，第一次回流 2 小时，第二次回流 1.5 小时，合并提取液，滤过，滤液回收乙醇，备用。川芎加水，蒸馏 6 小时，收集挥发油，备用；蒸馏后的水液另器收集。以上两味药渣与其余六味（车前子袋装，钩藤后下）加水煎煮三次，第一次浸泡 30 分钟，煎煮 2 小时，第二次同时加入钩藤煎煮 1.5 小时；第三次煎煮 1 小时，合并三次煎液与上述川芎的水液，滤过，滤液薄膜减压浓缩至相对密度为 1.38（60℃）的稠膏，加入上述丹参醇提物，搅匀，干燥，粉碎成细粉，加入上述猪胆膏和三七的细粉，混匀，制粒，干燥，喷入川芎挥发油，密闭，装入胶囊，制成 1000 粒，即得。

【功能与主治】 平肝息风，泻火养阴，舒脉通络。用于高血压病Ⅰ、Ⅱ级肝阳上亢、阴血不足证，症见头痛、眩晕、耳鸣、烦躁、失眠、心悸、腰膝酸软、口咽干燥、舌红或有瘀斑、苔黄或少苔、脉弦数或细而数者。

【用法与用量】 口服。高血压病Ⅰ级，一次 3 粒，一日 3 次；高血压病Ⅱ级，一次 5 粒，一日 3 次，饭后服用。疗程 4 周。

【禁忌】 （1）妊娠或哺乳妇女禁用。（2）对本药过敏者、合并有肝肾和造血系统等严重原发性疾病者忌用。

【规格】 每粒装 0.4g

【剂量推算】

处方	成药 日用量，粒	推算饮片 日生药量，g	《药典》饮片 日用量，g
钩藤	9～15	3.88～6.47	3～12
夏枯草		3.06～5.1	9～15
猪胆膏		0.41～0.69	0.3～0.6[1]
桑寄生		3.29～5.49	9～15
丹参		2.73～4.55	10～15
车前子		2.06～3.44	9～15
川芎		1.80～3.00	3～10
三七		0.41～0.69	3～9
防己		2.70～4.50	5～10
黄芪		2.70～4.50	9～30

参考标准：

［1］上海市中药饮片炮制规范（2018年版）

礞石滚痰丸

Mengshi Guntan Wan

【处方】金礞石（煅）40g　沉香 20g
黄芩 320g　熟大黄 320g

【制法】以上四味，粉碎成细粉，过筛，混匀，用水泛丸，干燥，即得。

【功能与主治】逐痰降火。用于痰火扰心所致的癫狂惊悸，或喘咳痰稠、大便秘结。

【用法与用量】口服。一次6～12g，一日1次。

【注意】孕妇忌服。

【规格】每袋（瓶）装6g

【剂量推算】

处方	成药 日用量，g	推算饮片 日生药量，g	《药典》饮片 日用量，g
金礞石（煅）	6～12	0.34～0.69	3～6
沉香		0.17～0.34	1～5
黄芩		2.74～5.49	3～10
熟大黄		2.74～5.49	3～15

鹭鸶咯丸

Lusika Wan

【处方】麻黄 12g　苦杏仁 60g
石膏 60g　甘草 12g
细辛 6g　炒紫苏子 60g
炒芥子 12g　炒牛蒡子 30g
瓜蒌皮 60g　射干 30g
青黛 30g　蛤壳 60g
天花粉 60g　栀子（姜炙） 60g
人工牛黄 5g

【制法】以上十五味，除人工牛黄外，其余麻黄等十四味粉碎成细粉；将人工牛黄研细，与上述粉末配研，过筛，混匀。每100g粉末加炼90～100g制成大蜜丸，即得。

【功能与主治】宣肺、化痰、止咳。用于痰浊阻肺所致的顿咳、咳嗽，症见咳嗽阵作、痰鸣气促、咽干声哑；百日咳见上述证候者。

【用法与用量】梨汤或温开水送服。一次1丸，一日2次。

【规格】每丸重1.5g

【剂量推算】

处方	成药 日用量，丸	推算饮片 日生药量，g	《药典》饮片 日用量，g
麻黄	2	0.032～0.034	2～10
苦杏仁		0.16～0.17	5～10
石膏		0.16～0.17	15～60
甘草		0.032～0.034	2～10
细辛		0.016～0.017	1～3
炒紫苏子		0.16～0.17	3～10
炒芥子		0.032～0.034	3～9
炒牛蒡子		0.081～0.085	6～12
瓜蒌皮		0.16～0.17	6～10
射干		0.081～0.085	3～10
青黛		0.081～0.085	1～3
蛤壳		0.16～0.17	6～15
天花粉		0.16～0.17	10～15
栀子（姜炙）		0.16～0.17	6～9[1]
人工牛黄		0.013～0.014	0.15～0.35

参考标准：

［1］福建省中药饮片炮制规范（2012年版）

藿香正气口服液

Huoxiang Zhengqi Koufuye

【处方】 苍术 80g　　陈皮 80g
厚朴（姜制） 80g　　白芷 120g
茯苓 120g　　大腹皮 120g
生半夏 80g　　甘草浸膏 10g
广藿香油 0.8ml　　紫苏叶油 0.4ml

【制法】 以上十味，厚朴（姜制）加 60%乙醇加热回流 1 小时，取乙醇液备用；苍术、陈皮、白芷加水蒸馏，收集蒸馏液，蒸馏后的水溶液滤过，备用；大腹皮加水煎煮二次，滤过；茯苓加水煮沸后于 80℃温浸二次，滤过；生半夏用水泡至透心后，另加干姜 6.8g，加水煎煮二次，滤过。合并上述各滤液，浓缩至相对密度为 1.10～1.20（50℃）的清膏，加入甘草浸膏，混匀，加入 2 倍量乙醇使沉淀，滤过，滤液与厚朴乙醇提取液合并，回收乙醇，加入吐温 80 与广藿香油、紫苏叶油的混合液及上述蒸馏液，混匀，加水使全量成 1025ml，用氢氧化钠溶液调节 pH 值至 5.8～6.2，静置，滤过，灌装，灭菌，即得。

【功能与主治】 解表化湿，理气和中。用于外感风寒、内伤湿滞或夏伤暑湿所致的感冒，症见头痛昏重、胸膈痞闷、脘腹胀痛、呕吐泄泻；胃肠型感冒见上述证候者。

【用法与用量】 口服。一次 5～10ml，一日 2 次，用时摇匀。

【规格】 每支装 10ml

【剂量推算】

处方	成药日用量，ml	推算饮片日生药量	《药典》饮片日用量，g
苍术	10～20	0.78～1.56g	3～9
陈皮		0.78～1.56g	3～10
厚朴（姜制）		0.78～1.56g	3～10
白芷		1.17～2.34g	3～10
茯苓		1.17～2.34g	10～15
大腹皮		1.17～2.34g	5～10
生半夏		0.78～1.56g	3～9
甘草		0.20～0.98g	2～10[1]
广藿香油		0.0078～0.016ml	—
紫苏叶油		0.0039～0.0078ml	—

参考标准：

［1］根据药典制法，1g 甘草浸膏相当于原药材 2～5g，故处方用量推算以饮片计。

藿香正气水

Huoxiang Zhengqi Shui

【处方】 苍术 160g　　陈皮 160g
厚朴（姜制） 160g　　白芷 240g
茯苓 240g　　大腹皮 240g
生半夏 160g　　甘草浸膏 20g
广藿香油 1.6ml　　紫苏叶油 0.8ml

【制法】 以上十味，苍术、陈皮、厚朴（姜制）、白芷分别用 60%乙醇作溶剂，浸渍 24 小时后进行渗漉，前三种各收集初漉液 400ml，后一种收集初漉液 500ml，备用；继续渗漉，收集续漉液，浓缩后并入初漉液中。茯苓加水煮沸后，80℃温浸二次，第一次 3 小时，第二次 2 小时，取汁；生半夏用冷水浸泡，每 8 小时换水一次，泡至透心后，另加干姜 13.5g，加水煎煮二次，第一次 3 小时，第二次 2 小时；大腹皮加水煎煮 3 小时，甘草浸膏打碎后水煮化开；合并上述提取液，滤过，滤液浓缩至适量。广藿香油、紫苏叶油用乙醇适量溶解。合并以上溶液，混匀，用乙醇与水适量调整乙醇含量，并使全量成 2050ml，静置，滤过，灌装，即得。

【功能与主治】 解表化湿，理气和中。用于外感风寒、内伤湿滞或夏伤暑湿所致的感冒，症见头痛昏重、胸膈痞闷、脘腹胀痛、呕吐泄泻；胃肠型感冒见上述证候者。

【用法与用量】 口服。一次 5～10ml，一日 2 次，用时摇匀。

【规格】 每支装 10ml

【剂量推算】

处方	成药日用量，ml	推算饮片日生药量	《药典》饮片日用量，g
苍术	10～20	0.78～1.56g	3～9
陈皮		0.78～1.56g	3～10
厚朴（姜制）		0.78～1.56g	3～10
白芷	10～20	1.17～2.34g	3～10
茯苓		1.17～2.34g	10～15
大腹皮		1.17～2.34g	5～10

续表

处方	成药日用量，ml	推算饮片日生药量	《药典》饮片日用量，g
生半夏		0.78～1.56g	3～9
甘草		0.20～0.98g	2～10[1]
广藿香油		0.0078～0.016ml	—
紫苏叶油		0.0039～0.0078ml	—

参考标准：

[1]根据药典制法，1g甘草浸膏相当于原药材2～5g，故处方用量推算以饮片计。

藿香正气软胶囊

Huoxiang Zhengqi Ruanjiaonang

【处方】 苍术 195g　陈皮 195g
厚朴（姜制） 195g　白芷 293g
茯苓 293g　大腹皮 293g
生半夏 195g　甘草浸膏 24.4g
广藿香油 1.95ml　紫苏叶油 0.98ml

【制法】 以上十味，苍术、陈皮、厚朴（姜制）、白芷用乙醇提取二次，合并乙醇提取液，浓缩成清膏；茯苓、大腹皮加水煎煮二次，煎液滤过，滤液合并；生半夏用冷水浸泡，每8小时换水一次，泡至透心后，另加干姜16.5g，加水煎煮二次，煎液滤过，滤液合并；合并二次滤液，浓缩后醇沉，取上清液浓缩成清膏；甘草浸膏打碎后水煮化开，醇沉，取上清液浓缩制成清膏；将上述各清膏合并，加入广藿香油、紫苏叶油与适量辅料，混匀，制成软胶囊1000粒，即得。

【功能与主治】 解表化湿，理气和中。用于外感风寒、内伤湿滞或夏伤暑湿所致的感冒，症见头痛昏重、胸膈痞闷、脘腹胀痛、呕吐泄泻；胃肠型感冒见上述证候者。

【用法与用量】 口服。一次2～4粒，一日2次。

【规格】 每粒装0.45g

【剂量推算】

处方	成药日用量，粒	推算饮片日生药量	《药典》饮片日用量，g
苍术	4～8	0.78～1.56g	3～9
陈皮		0.78～1.56g	3～10
厚朴（姜制）		0.78～1.56g	3～10

续表

处方	成药日用量，粒	推算饮片日生药量	《药典》饮片日用量，g
白芷	4～8	1.17～2.34g	3～10
茯苓		1.17～2.34g	10～15
大腹皮		1.17～2.34g	5～10
生半夏		0.78～1.56g	3～9
甘草		0.20～0.98g	2～10[1]
广藿香油		0.0078～0.016ml	—
紫苏叶油		0.0039～0.0078ml	—

参考标准：

[1]根据药典制法，1g甘草浸膏相当于原药材2～5g，故处方用量推算以饮片计。

藿香正气滴丸

Huoxiang Zhengqi Diwan

【处方】 苍术 160g　陈皮 160g
姜厚朴 160g　白芷 240g
茯苓 240g　大腹皮 240g
生半夏 160g　甘草浸膏 20g
广藿香油 1.6ml　紫苏叶油 0.8ml

【制法】 以上十味，苍术、陈皮、白芷、姜厚朴加70%乙醇回流提取二次，第一次2小时，第二次1小时，滤过，滤液减压回收乙醇，浓缩至相对密度为1.15～1.20（75℃±1℃），备用；茯苓、大腹皮加水煎煮二次，第一次2小时，第二次1小时，煎液滤过，滤液减压浓缩至相对密度为1.05～1.15（75℃±1℃），加入甘草浸膏，混合备用；生半夏加水浸泡，每8小时换水一次，泡至透心后，另加干姜13.5g，加水煎煮二次，第一次3小时，第二次2小时，煎液滤过，滤液浓缩至相对密度为1.02～1.04（75℃±1℃），加入乙醇使含醇量达60%～65%，静置，取上清液，回收乙醇，药液与上述浓缩液合并，浓缩至相对密度为1.30～1.35（75℃±1℃）的稠膏。取适量的聚乙二醇6000，加热使熔融（65～85℃），加入广藿香油、紫苏叶油及上述稠膏，混匀，滴制成丸，包薄膜衣，制成约1066g，即得。

【功能与主治】 解表化湿，理气和中。用于外感风寒、内伤湿滞或夏伤暑湿所致的感冒，症见头痛昏重、胸膈痞闷、脘腹胀痛、呕吐泄泻；胃肠型感冒见上述证候者。

【用法与用量】 口服。一次1～2袋，一日2次。

【规格】 每袋装2.6g

【剂量推算】

处方	成药日用量，袋	推算饮片日生药量	《药典》饮片日用量，g
苍术	2～4	0.78～1.56g	3～9
陈皮		0.78～1.56g	3～10
姜厚朴		0.78～1.56g	3～10
白芷		1.17～2.34g	3～10
茯苓		1.17～2.34g	10～15
大腹皮		1.17～2.34g	5～10
生半夏		0.78～1.56g	3～9
甘草		0.20～0.98g	2～10[1]
广藿香油		0.0078～0.016ml	—
紫苏叶油		0.0039～0.0078ml	—

参考标准：

[1]根据药典制法，1g甘草浸膏相当于原药材2～5g，故处方用量推算以饮片计。

藿胆丸

Huodan Wan

【处方】 广藿香叶 4000g　　猪胆粉 315g

【制法】 取广霍香叶粉碎成细粉，过筛；取猪胆粉用乙醇加热回流，滤过，滤液回收乙醇，减压干燥，磨成细粉，与广藿香叶细粉混匀，用水泛丸，干燥，以滑石粉-黑氧化铁（1:1）包衣，干燥，即得。

【功能与主治】 芳香化浊，清热通窍。用于湿浊内蕴、胆经郁火所致的鼻塞、流清涕或浊涕、前额头痛。

【用法与用量】 口服。一次3～6g，一日2次。

【剂量推算】

处方	成药日用量，g	推算饮片日生药量，g	《药典》饮片日用量，g
广藿香叶	6～12	5.56～11.12	3～9[1]
猪胆粉		0.44～0.88	0.3～0.6

参考标准：

[1]广东省中药材标准（第三册）（2019年版）

藿胆片

Huodan Pian

【处方】 广藿香叶提取物 62.5g

猪胆粉 93.75g

【制法】 以上二味，加淀粉、糊精各20g，制成颗粒，于50～55℃干燥，加硬脂酸镁适量，混匀，压制成1000片，包糖衣，即得。

【功能与主治】 芳香化浊，清热通窍，用于湿浊内蕴、胆经郁火所致的鼻塞、流清涕或浊涕、前额头痛。

【用法与用量】 口服。一次3～5片，一日2～3次；儿童酌减或饭后服用，遵医嘱。

【规格】 片心重0.2g

【剂量推算】

处方	成药日用量，片	推算饮片日生药量，g	《药典》饮片日用量，g
广藿香叶提取物	6～15	0.38～0.94	—
猪胆粉		0.56～1.41	0.3～0.6

癫痫平片

Dianxianping Pian

【处方】 石菖蒲 214g　　僵蚕 54g

全蝎 54g　　蜈蚣 36g

石膏 714g　　白芍 214g

煅磁石 300g　　煅牡蛎 107g

猪牙皂 107g　　柴胡 214g

硼砂 70g

【制法】 以上十一味，石菖蒲低温（60℃）干燥16小时，粉碎，过筛，取细粉150g，备用；余下石菖蒲粗粉与其余僵蚕等十味加水煎煮二次，每次1小时，合并煎液，滤过，滤液静置12小时，取上清液，减压浓缩至相对密度为1.20～1.30（60℃）的清膏。加入上述石菖蒲细粉与蔗糖适量、碳酸钙8g，混匀，制成颗粒，压制成1000片，或包薄膜衣，即得。

【功能与主治】 豁痰开窍，平肝清热，熄风定痫。用于风痰闭阻所致癫痫。

【用法与用量】 口服。一次5～7片，一日2次，小儿酌减或遵医嘱。

【禁忌】孕妇忌服。

【规格】每片重0.3g

【剂量推算】

处方	成药日用量，片	推算饮片日生药量，g	《药典》饮片日用量，g
石菖蒲	10～14	2.14～3.00	3～10
僵蚕		0.54～0.76	5～10
全蝎		0.54～0.76	3～6
蜈蚣		0.36～0.50	3～5
石膏		7.14～10.00	15～60
白芍		2.14～3.00	6～15
煅磁石		3.00～4.20	9～30
煅牡蛎		1.07～1.50	9～30
猪牙皂		1.07～1.50	1～1.5
柴胡		2.14～3.00	3～10
硼砂		0.70～0.98	1.5～3[1]

参考标准：

［1］甘肃省中药材标准（2020年版）

癫痫康胶囊

Dianxiankang Jiaonang

【处方】天麻 66.67g　石菖蒲 166.67g
僵蚕 100g　胆南星 100g
川贝母 33.33g　丹参 111.11g
远志 100g　全蝎 66.67g
麦冬 100g　淡竹叶 66.67g
生姜 66.67g　琥珀 33.33g
人参 33.33g　冰片 11.11g
人工牛黄 16.67g

【制法】以上十五味，除人工牛黄、冰片外，琥珀、全蝎、人参、僵蚕粉碎成细粉；其余天麻等九味加水煎煮二次，煎液滤过，滤液合并，浓缩至适量，加入上述细粉，混匀，干燥，粉碎成细粉，过筛，再与人工牛黄、冰片配研，混匀，过筛，装入胶囊，制成1000粒即得。

【功能与主治】镇惊熄风，化痰开窍。用于癫痫风痰闭阻，痰火扰心，神昏抽搐，口吐涎沫者。

【用法与用量】口服。一次3粒，一日3次。

【规格】每粒装0.3g

【剂量推算】

处方	成药日用量，粒	推算饮片日生药量，g	《药典》饮片日用量，g
天麻	9	0.6	3～10
石菖蒲		1.5	3～10
僵蚕		0.9	5～10
胆南星		0.9	3～6
川贝母		0.3	3～10
丹参		1	10～15
远志		0.9	3～10
全蝎		0.6	3～6
麦冬		0.9	6～12
淡竹叶		0.6	6～10
生姜		0.6	3～10
琥珀		0.3	1～3[1-2] 1.5[3]
人参		0.3	3～9
冰片		0.1	0.15～0.3
人工牛黄		0.15	0.15～0.35

参考标准：

［1］辽宁省中药材标准（第二册）（2019年版）

［2］安徽省中药饮片炮制规范（第三版）（2019年版）

［3］新疆维吾尔自治区中药维吾尔药饮片炮制规范（2020年版）

麝香风湿胶囊

Shexiang Fengshi Jiaonang

【处方】制川乌 15g　全蝎 10g
地龙（酒洗） 25g　黑豆（炒） 25g
蜂房（酒洗） 30g　人工麝香 0.5g
乌梢蛇（去头酒浸）200g

【制法】以上七味，除人工麝香外，其余制川乌等六味粉碎成细粉，人工麝香研细，与上述粉末配研，过筛，混匀，装入胶囊，制成1000粒，即得。

【功能与主治】祛风散寒，除湿活络。用于风寒湿闭阻所致的痹病，症见关节疼痛、局部畏恶风寒、屈伸不利、手足拘挛。

【用法与用量】口服。一次4～5粒，一日3次。

【注意】 孕妇儿童禁用；不可过量、久服；忌食生冷。

【规格】 每粒装0.3g

【剂量推算】

处方	成药日用量，粒	推算饮片日生药量，g	《药典》饮片日用量，g
制川乌	12～15	0.18～0.23	1.5～3
全蝎		0.12～0.15	3～6
地龙（酒洗）		0.30～0.38	4.5～9[1]
黑豆（炒）		0.30～0.38	9～30[2] 3～9[3]
蜂房（酒洗）		0.36～0.45	3～5（蜂房）
人工麝香		0.0060～0.0075	0.03～0.1
乌梢蛇（去头酒浸）		2.40～3.00	6～12

参考标准：

[1] 河北省中药饮片炮制规范（2003年版）

[2] 四川省中药饮片炮制规范（2015年版）

[3] 甘肃省中藏药材炮制规范（2020年版）

麝香抗栓胶囊

Shexiang Kangshuan Jiaonang

【处方】 人工麝香 1.362g　羚羊角 3.4g
全蝎 6.8g　乌梢蛇 34.1g
三七 17g　僵蚕 17g
水蛭（制） 17g　川芎 17g
天麻 17g　大黄 17g
红花 34.1g　胆南星 17g
鸡血藤 68.1g　赤芍 34.1g
粉葛 34.1g　地黄 34.1g
黄芪 68.1g　忍冬藤 68.1g
当归 34.1g　络石藤 68.1g
地龙 34.1g　豨莶草 68.1g

【制法】 以上二十二味，人工麝香研成细粉；羚羊角粉碎成细粉；天麻、三七、乌梢蛇、大黄、川芎、水蛭（制）、红花、全蝎、胆南星、僵蚕粉碎成细粉；其余忍冬藤等十味，加水煎煮二次，合并煎液，滤过，滤液浓缩至适量，与上述天麻等十味的粉末混匀，干燥，粉碎；将人工麝香细粉和羚羊角细粉与上述粉末配研，加入适量的淀粉，混匀，装入胶囊，制成1000粒，即得。

【功能与主治】 通络活血，醒脑散瘀。用于中风气虚血瘀症，症见半身不遂、言语不清、头昏目眩。

【用法与用量】 口服。一次4粒，一日3次。

【注意】 孕妇禁用。

【规格】 每粒装0.25g

【剂量推算】

处方	成药日用量，粒	推算饮片日生药量	《药典》饮片日用量
人工麝香	12	0.016	0.03～0.1
羚羊角		0.041	1～3
全蝎		0.082	3～6
乌梢蛇		0.41	6～12
三七		0.20	3～9
僵蚕		0.20	5～10
水蛭（制）		0.20	1～3
川芎		0.20	3～10
天麻		0.20	3～10
大黄		0.20	3～15
红花		0.41	3～10
胆南星		0.20	3～6
鸡血藤		0.82	9～15
赤芍		0.41	6～12
粉葛		0.41	10～15
地黄		0.41	鲜地黄 12～30； 生地黄 10～15
黄芪		0.82	9～30
忍冬藤		0.82	9～30
当归		0.41	6～12
络石藤		0.82	6～12
地龙		0.41	5～10
豨莶草		0.82	9～12

麝香脑脉康胶囊

Shexiangnaomaikang Jiaonang

【处方】 山羊角 240g　天麻 100g
水牛角浓缩粉 50g　大黄 20g
桃仁 50g　三七 60g
丹参 150g　地龙 140g
穿山甲 25g　川芎 100g

莱菔子 30g　　人工麝香 0.02g

【制法】 以上十二味，水牛角浓缩粉备用；人工麝香研细；三七、穿山甲、山羊角、大黄粉碎成细粉；其余丹参等六味酌予碎断，加7倍量80%乙醇，加热回流提取两次，每次1.5小时，滤过，滤液回收乙醇并浓缩至相对密度1.18～1.22（85℃）的清膏，药渣加8倍量水煎煮1小时，滤过，滤液浓缩至相对密度1.30～1.40（85℃）的稠膏，与上述清膏合并，干燥，粉碎成细粉，与水牛角浓缩粉、人工麝香细粉和三七等细粉合并，加入硬脂酸镁适量，混匀，装入胶囊，制成1000粒，即得。

【功能与主治】 具有平肝熄风，化瘀通络，豁痰开窍的功效。用于风痰瘀血、痹阻脉络证的缺血性中风中经络（脑梗塞恢复期）。症见半身不遂，偏身麻木，口舌歪斜，语言謇涩。

【用法与用量】 口服。一次4粒，一日3次。15天为一疗程。

【规格】 每粒装0.51g

【剂量推算】

处方	成药日用量，粒	推算饮片日生药量，g	《药典》饮片日用量，g
山羊角	12	2.88	30～50；或磨粉，或烧焦研末，3～6[1]
天麻		1.2	3～10
水牛角浓缩粉		0.6	3～6[2]
大黄		0.24	3～15
桃仁		0.6	5～10
三七		0.72	3～9
丹参		1.8	10～15
地龙		1.68	5～10
穿山甲		0.3	5～10
川芎		1.2	3～10
莱菔子		0.36	5～12
人工麝香		0.00024	0.03～0.1

参考标准：

［1］广东省中药材标准（第三册）（2019年版）

［2］中国药典（2005年版）一部

蠲哮片

Juanxiao Pian

【处方】 葶苈子 418g　　青皮 418g

陈皮 418g　　黄荆子 625g

槟榔 418g　　大黄 125g

生姜 100g

【制法】 以上七味，生姜榨汁，大黄粉碎成细粉；陈皮、青皮、黄荆子、槟榔、葶苈子（用棉布包扎）用水蒸气蒸馏，收集蒸馏液；蒸馏后的水溶液滤过，备用；残渣再加水煎煮一次，滤过，与上述滤液合并，浓缩至相对密度为1.08～1.15（80℃）的清膏，加入乙醇使含醇量为65%，静置24小时，滤过，滤液回收乙醇，浓缩至相对密度为1.25～1.30（80℃）的稠膏，加入大黄细粉，干燥，粉碎成细粉，加入淀粉和乙醇适量，制成颗粒，干燥，喷入姜汁及蒸馏液，混匀，加入淀粉适量，压制成1000片，包薄膜衣，即得。

【功能与主治】 泻肺除壅，涤痰祛瘀，利气平喘。用于支气管哮喘急性发作期热哮痰瘀伏肺证，症见气粗痰涌、痰鸣如吼、咳呛阵作、痰黄稠厚。

【用法与用量】 口服。一次8片，一日3次，饭后服用。7天为一疗程。

【注意】 （1）孕妇及久病体虚、脾胃虚弱便溏者禁用。（2）服药后如出现大便偏稀、轻度腹痛，属正常现象，可继续用药或减少用量。

【规格】 每片重0.3g

【剂量推算】

处方	成药日用量，片	推算饮片日生药量，g	《药典》饮片日用量，g
葶苈子	24	10	3～10
青皮		10	3～10
陈皮		10	3～10
黄荆子		15	5～10[1]
槟榔		10	3～10
大黄		3	3～15
生姜		2.4	3～10

参考标准：

［1］贵州省中药、民族药药材标准（2019年版）（第一册）

附 录

一、未推算饮片日生药量的中成药品种（共231个品种）

1. 保密品种（39种）

二十五味珍珠丸
七十味珍珠丸
云南白药
云南白药胶囊
牛黄降压丸
牛黄降压片
牛黄降压胶囊
仁青芒觉
仁青常觉
片仔癀
片仔癀胶囊
六应丸
心元胶囊
古汉养生精口服液
古汉养生精片
古汉养生精颗粒
华山参片
华佗再造丸
血脂康片
血脂康胶囊
妇科千金片
妇科千金胶囊
龟龄集
国公酒
季德胜蛇药片
定坤丹
参松养心胶囊
复方皂矾丸
复方阿胶浆
速效救心丸
益母草片
消痛贴膏
诺迪康胶囊
通心络胶囊
黄氏响声丸
颈复康颗粒
新癀片
麝香保心丸
麝香通心滴丸

2. 外用品种（95种）

七味姜黄搽剂
九一散
九圣散
万灵五香膏
口腔溃疡散
小儿敷脐止泻散
马应龙八宝眼膏
马应龙麝香痔疮膏
天和追风膏
无烟灸条
牙痛一粒丸
少林风湿跌打膏
化痔栓
双黄连栓
双黄连滴眼液
正金油软膏
正骨水
四味珍层冰硼滴眼液
生发搽剂
代温灸膏
外伤如意膏
冯了性风湿跌打药酒
老鹳草软膏
伤疖膏
伤湿止痛膏
冰黄肤乐软膏
冰硼散
关节止痛膏
安阳精制膏
阳和解凝膏
如意金黄散
妇必舒阴道泡腾片
妇宁栓
红色正金软膏
红药贴膏
坎离砂
克伤痛搽剂
肛泰软膏
阿魏化痞膏
苦参软膏
拔毒膏
鱼腥草滴眼液
狗皮膏
京万红软膏
治糜康栓
定喘膏
药艾条
按摩软膏
骨友灵搽剂
骨质宁搽剂
骨痛灵酊
复方丹参喷雾剂
复方珍珠散
复方牵正膏
复方黄柏液涂剂
复方熊胆滴眼液
保妇康栓
活血止痛膏
祛伤消肿酊
珠黄吹喉散
珠黄散
桂林西瓜霜
夏天无滴眼液
烧伤灵酊
宽胸气雾剂
消炎止痛膏
消痔软膏
消糜栓
烫伤油
通关散
通络祛痛膏
野菊花栓
银翘双解栓
康妇软膏
康妇消炎栓
紫花烧伤软膏
紫草软膏
跌打镇痛膏
筋痛消酊
舒康贴膏
疏痛安涂膜剂
暖脐膏
障翳散
鼻炎通喷雾剂
熊胆痔灵栓
熊胆痔灵膏
癣宁搽剂
癣湿药水
獾油搽剂
麝香祛痛气雾剂
麝香祛痛搽剂
麝香痔疮栓
麝香跌打风湿膏
麝香舒活搽剂
麝香镇痛膏

3. 注射剂（5种）

止喘灵注射液　灯盏细辛注射液　注射用双黄连（冻干）　注射用灯盏花素
清开灵注射液

4. 处方为单味药或提取物，未查阅到药品标准（44种）

七叶神安片
三七通舒胶囊
心血宁片
心血宁胶囊
心悦胶囊
心脑健片
心脑健胶囊
正清风痛宁片
艽龙胶囊
北豆根片
北豆根胶囊
地奥心血康胶囊
百令胶囊
血栓通胶囊
血塞通片
血塞通胶囊
血塞通颗粒
灯盏花素片
金水宝片
金水宝胶囊
茵栀黄口服液
茵栀黄软胶囊
茵栀黄泡腾片
茵栀黄胶囊
茵栀黄颗粒
胡蜂酒
穿心莲内酯滴丸
积雪苷片
脑心清片
益心酮片
益心酮分散片
益心酮滴丸
黄杨宁片
黄藤素片
银杏叶口服液
银杏叶片
银杏叶软胶囊
银杏叶胶囊
银杏叶滴丸
银黄口服液
银黄丸
银黄片
银黄颗粒
康莱特软胶囊

5. 药品制法中重量、体积或规格等不明确无法推算饮片日生药量的品种（48种）

二冬膏
二至丸
七制香附丸
八珍丸（浓缩丸）
人参养荣丸
九味羌活颗粒
三两半药酒
大山楂丸
川贝雪梨膏
小儿肝炎颗粒
小儿金丹片
小儿感冒颗粒
小儿解表颗粒
马钱子散
天王补心丸（浓缩丸）
木瓜丸
止嗽定喘口服液
中风回春丸
正柴胡饮颗粒
四物益母丸
西瓜霜润喉片
妇科养荣丸
抗骨增生丸
抗栓再造丸
肝炎康复丸
龟鹿二仙膏
灵宝护心丹
枇杷叶膏
金花明目丸
金佛止痛丸
乳疾灵颗粒
胃疡宁丸
复方丹参滴丸
养阴清肺膏
首乌丸
活血壮筋丸
逍遥丸（浓缩丸）
益母草膏
益肺清化膏
桑菊感冒丸
银翘解毒丸（浓缩蜜丸）
清宁丸
添精补肾膏
紫雪散
滋心阴口服液
稀桐丸
颠茄酊
糖脉康颗粒

二、《中国药典》(2020年版)一部未收载的中药饮片品种及参考标准

饮片	日用量	标准	药品名称
艾叶(醋制)	3～9g	湖北省中药饮片炮制规范(2018年版)	参茸保胎丸
艾叶(醋炙)	3～9g	湖北省中药饮片炮制规范(2018年版)	天紫红女金胶囊
艾叶(炭)	5～10g	吉林省中药饮片炮制规范(2020年版)	妇科通经丸
安神膏	未载具体用量	中国药典(2020年版)一部	安神补心颗粒、安神补心丸
安痛藤	6～15g	江西省中药材标准(1996年版)	复方夏天无片
桉油	未载具体用量	中国药典(2020年版)一部	十滴水、十滴水软胶囊
八角枫	3～6g	湖南省中药材标准(2009年版)	风湿定片
八角茴香油	0.06～0.6ml	中国药典(2005年版)一部	前列通片
巴夏嘎	1～2g	甘肃省中药材标准(2020年版)	十三味榜嘎散
百草霜	3～9g	湖北省中药材质量标准(2018年版)	胃康胶囊
白背叶根	15～30g	湖南省中药饮片炮制规范(2010年版)	花红胶囊、花红颗粒、花红片
白花蛇舌草	15～30(～60)g	江苏省中药饮片炮制规范(2019年版)(第一册)	鼻咽灵片、复方瓜子金颗粒、花红胶囊、花红颗粒、花红片、金蒲胶囊、抗骨髓炎片、癃清胶囊、癃清片、男康片、肾炎康复片、双虎清肝颗粒、炎宁糖浆、养正消积胶囊、乙肝宁颗粒、茵芪肝复颗粒
	15～60g	吉林省中药饮片炮制规范(2020年版)	
	15～30g	安徽省中药饮片炮制规范(第三版)(2019年版)	
	30～60g	宁夏中药饮片炮制规范(2017年版)	
	9～15g	天津市中药饮片炮制规范(2018年版)、上海市中药饮片炮制规范(2018年版)	
白酒曲	1～3g	北京市中药炮制规范(1986年版)	清胃保安丸
白葡萄干	1.5～3g	卫生部药品标准蒙药分册	八味檀香散、七味葡萄散、十六味冬青丸、五味沙棘散
白术(清炒)	6～12g	陕西省中药饮片标准(第一册)	温胃舒胶囊
白术(土炒)	6～12g	山东省中药饮片炮制规范(2012年版)	补脾益肠丸、香砂和中丸
白术(焦)	6～12g	吉林省中药饮片炮制规范(2020年版)	孕康合剂(孕康口服液)、孕康颗粒
白苏子	3～9g	上海市中药饮片炮制规范(2018年版)	清肺化痰丸
白英	9～15g	广东省中药材标准(第三册)(2019年版)	养正消积胶囊、紫龙金片
百药煎	3～9g	北京市中药材标准(1998年版)	清音丸
柏子仁(炒)	3～9g	浙江省中药炮制规范(2015年版)	健脑胶囊、健脑丸
败酱	9～15g	四川省中药材标准(2010年版)	尿塞通片
败酱草	9～15g	四川省中药材标准(2010年版)	癃清胶囊、癃清片、男康片、前列欣胶囊、疏风解毒胶囊
板栗壳	30～60g	广东省中药材标准(第三册)(2019年版)	清热镇咳糖浆
半夏曲	6～12g	湖北省中药饮片炮制规范(2018年版)	柏子养心片、柏子养心丸
榜嘎	0.6～1.2g	藏药标准(西藏、青海、四川、甘肃、云南、新疆六局合编)	九味石灰华散、十二味翼首散、十三味榜嘎散
榜那	—	无	二十五味珊瑚丸

续表

饮片	日用量	标准	药品名称
薄荷脑	0.02～0.1g	中国药典（2005 年版）一部	安脑丸、安脑片、鼻炎灵片、避瘟散、川贝枇杷糖浆、川贝止咳露、唇齿清胃丸、复方草珊瑚含片、感冒止咳颗粒、健民咽喉片、龙泽熊胆胶囊、明目上清片、脑立清胶囊、脑立清丸、枇杷止咳胶囊、枇杷止咳颗粒、枇杷止咳软胶囊、强力枇杷膏（蜜炼）、强力枇杷胶囊、强力枇杷露、清喉利咽颗粒、清降片、舒胆胶囊、消肿止痛酊、云香祛风止痛酊、镇心痛口服液、治咳川贝枇杷滴丸、治咳川贝枇杷露
薄荷素油	0.06～0.6ml	中国药典（2005 年版）一部	胆康胶囊、复方草珊瑚含片、复方鲜竹沥液、健民咽喉片、金果饮、金果饮咽喉片、金莲花润喉片、羚羊感冒片、桑菊感冒片、维 C 银翘片、珍黄胶囊、止咳宝片
薄荷油	0.06～0.6ml	中国药典（2005 年版）一部	鼻炎康片、栀芩清热合剂
豹骨（油炙）	3～6g	河南省中药饮片炮制规范（2005 年版）	再造丸
豹骨（制）	3～6g	广西壮族自治区中药饮片炮制规范（2007 年版）	健步丸、人参再造丸
北败酱	9～15g	甘肃省中药材标准（2020 年版）	热炎宁合剂、热炎宁颗粒、热炎宁片、止痛化徵胶囊、止痛化癥片
北寒水石	9～15g	天津市中药饮片炮制规范（2018 年版）	瓜霜退热灵胶囊、清咽丸、小儿肺热平胶囊
北寒水石（煅）	9～15g	天津市中药饮片炮制规范（2018 年版）	六味安消胶囊、六味安消散
北寒水石（奶制）	9～15g（北寒水石）	天津市中药饮片炮制规范（2018 年版）	七味铁屑丸
北寒水石（制）	9～15g（煅寒水石）	天津市中药饮片炮制规范（2018 年版）	十一味能消丸
鳖甲胶	3.1～18.8g	卫生部药品标准中药材（第一册）（1992 年版）	化癥回生片
波棱瓜子	3～6g	卫生部药品标准（藏药分册）	十三味榜嘎散
蚕蛾	3～9g	山东省中药材标准（2012 年版）	甜梦胶囊、甜梦口服液（甜梦合剂）
蚕沙	9～15g	福建省中药材标准（2006 年版）	清降片、舒筋活络酒
苍术（炒）	3～9g	云南省中药饮片标准（2005 年版）（第二册）	当归拈痛丸、木香顺气丸、泻痢消胶囊
苍术（米泔炒）	3～9g	江苏省中药饮片炮制规范（2020 年版）（第二册）（第一批征求意见稿）	小儿香橘丸
	5～10g	吉林省中药饮片炮制规范（2020 年版）公示	小儿香橘丸
苍术（米泔水润炒）	3～9g	江苏省中药饮片炮制规范（2020 年版）（第二册）（第一批征求意见稿）	庆余辟瘟丹
	5～10g	吉林省中药饮片炮制规范（2020 年版）公示	庆余辟瘟丹
苍术（米泔炙）	3～9g	江苏省中药饮片炮制规范（2020 年版）（第二册）（第一批征求意见稿）	半夏天麻丸、和中理脾丸、清暑益气丸
	5～10g	吉林省中药饮片炮制规范（2020 年版）公示	
苍术（泡）	3～9g	广东省中药炮制规范（1984 年版）	白蚀丸、调胃消滞丸、乌蛇止痒丸
苍术（土炒）	3～9g	福建省中药饮片炮制规范（2012 年版）	香砂和中丸
藏木香	3～9g	藏药标准（西藏、青海、四川、甘肃、云南、新疆六局合编）	催汤丸、六味安消胶囊、六味安消散、七味铁屑丸、十五味沉香丸、十一味能消丸
藏木香膏	—	无	催汤丸
茶叶	3～10g	江苏省中药材标准（2016 年版）	通天口服液、小儿咳喘颗粒

续表

饮片	日用量	标准	药品名称
蟾酥（制）	0.015～0.03g	黑龙江省中药饮片炮制规范（2012 年版）	梅花点舌丸、如意定喘丸、痧药
炒黄瓜子	10～20g	吉林省中药饮片炮制规范（2020 年版）	骨折挫伤胶囊
炒莲子	6～15g	黑龙江省中药饮片炮制规范（2012 年版）	启脾口服液、启脾丸
炒六神曲	6～12g	湖北省中药饮片炮制规范（2018 年版）	启脾口服液、启脾丸
炒没药	3～5g	湖北省中药饮片炮制规范（2018 年版）	通痹胶囊、通痹片
炒天南星	3～9g（制天南星）	广东省中药炮制规范（1984 年版）	百咳静糖浆
车前子（炒）	9～15g	湖北省中药饮片炮制规范（2018 年版）	除湿白带丸
陈皮（盐炙）	3～6g	甘肃省中药饮片炮制规范（1980 年版）	健步丸
陈皮（蒸）	3～10g	四川省中药饮片炮制规范（2015 年版）	调胃消滞丸、龟鹿补肾丸、蛇胆陈皮胶囊、蛇胆陈皮散
橙皮酊	6～15ml	卫生部药品标准中药成方制剂（第十一册）	小儿止咳糖浆
赤豆	未载具体用量	上海市中药饮片炮制规范（1962 年版）	庆余辟瘟丹
臭梧桐叶	9～15g	上海市中药饮片炮制规范（2018 年版）	豨桐胶囊
川西獐牙菜	3～5g	卫生部药品标准（藏药分册）	金黄利胆胶囊
川芎（白酒蒸）	3～10g	四川省中药饮片炮制规范（2015 年版）	调胃消滞丸
川芎（酒）	3～10g	湖北省中药饮片炮制规范（2018 年版）	妇科养坤丸
川芎（酒炒）	3～10g	湖北省中药饮片炮制规范（2018 年版）	全鹿丸
川芎（酒制）	3～10g	湖北省中药饮片炮制规范（2018 年版）	参茸白凤丸、参茸保胎丸
川芎（酒炙）	3～10g	湖北省中药饮片炮制规范（2018 年版）	安胎丸、乳癖散结胶囊
川芎（酒蒸）	3～10g	湖北省中药饮片炮制规范（2018 年版）	抱龙丸
穿破石	15～30g	广西中药饮片炮制规范（2007 年版）	宫炎平滴丸、中华跌打丸
	6～15g	贵州省中药、民族药药材标准（2019 年版）（第一册）	宫炎平滴丸
穿山甲（烫）	5～10g	中国药典（2015 年版）一部	通乳颗粒
船形乌头	—	无	二十五味松石丸
椿皮（炒）	6～9g	陕西省中药饮片标准（第一册）	千金止带丸（大蜜丸）、千金止带丸（水丸）
雌黄	0.15～0.3g	山东省中药材标准（2012 年版）	庆余辟瘟丹
刺玫果	9～15g	广东省中药材标准（第一册）（2004 年版）	山玫胶囊
刺猬皮（制）	6～10g	湖南省中药材标准（2009 年版）	痔宁片
刺五加浸膏	0.9～1.35g	中国药典（2005 年版）一部	北芪五加片、刺五加胶囊、刺五加颗粒、刺五加脑灵合剂、刺五加片、利肝隆颗粒、五加生化胶囊
醋山甲	5～10g	中国药典（2015 年版）一部	再造丸
醋五灵脂	4.5～9g	陕西省药材标准（2015 年版）	小金胶囊、小金片、小金丸
打箭菊	3～10g	卫生部药品标准（维药分册）	二十五味珊瑚丸
	3～15g	藏药标准（西藏、青海、四川、甘肃、云南、新疆六局合编）	
大半边莲	9～15g	广西中药材标准（1990 年版）、广西壮族自治区壮药质量标准（第二卷）	中华跌打丸
大果木姜子	3～9g	贵州省中药材民族药材质量标准（2003 年版）	心脑宁胶囊

续表

饮片	日用量	标准	药品名称
大红袍	15～45g	湖南省中药材标准（2009年版）	调经止痛片
大罗伞	—	无	消肿止痛酊
玳瑁	3～6g	湖南省中药材标准（2009年版）	局方至宝散、庆余辟瘟丹
胆南星（酒炙）	3～6g	北京市中药饮片炮制规范（2008年版）	平肝舒络丸
胆南星（砂炒）	3～6g（胆南星）	参考胆南星药典标准	清肺化痰丸
胆酸	0.3～1.0g	北京市中药材标准（1998年版）	清开灵胶囊、清开灵颗粒、清开灵口服液、清开灵泡腾片、请开灵片
当归（炒）	6～12g	广东省中药饮片炮制规范（第一册）	四制香附丸
党参（炙）	9～30g	湖北省中药饮片炮制规范（2018年版）	参茸白凤丸
地胆草	15～30g	广东省中药材标准（第三册）（2019年版）	妇炎净胶囊
地耳草	9～15g	卫生部药品标准中药材（第一册）（1992年版）	中华跌打丸
地黄（炭）	9～15g	广东省中药饮片炮制规范（第一册）	荷叶丸
地龙（酒洗）	4.5～9g（酒地龙）	河北省中药饮片炮制规范（2003年版）	麝香风湿胶囊
地龙（炒）	5～10g	山东省中药饮片炮制规范（2012年版）	中风回春丸
地稔	9～15g	湖南省中药材标准（2009年版）	宫炎平滴丸、宫炎平片、紫地宁血散
地桃花	15～30g	湖南省中药饮片炮制规范（2010年版）	花红胶囊、花红颗粒、花红片
地榆（醋炙）	9～15g	重庆市中药饮片炮制规范（2018年版）	天紫红女金胶囊
灯台叶	6～9g	中国药典（1977年版）一部	灯台叶颗粒
滇柴胡	6～12g	云南省中药饮片标准（2005年版）（第一册）	黄疸肝炎丸、小儿宝泰康颗粒
滇鸡血藤膏粉	—	无	复方滇鸡血藤膏
滇紫草	3～9g	云南省中药饮片标准（2005年版）（第一册）	小儿宝泰康颗粒
颠茄浸膏	0.03～0.15g	中国药典（2005年版）一部	颠茄片、胃康灵胶囊、胃康灵颗粒、胃康灵片
颠茄流浸膏	0.03～0.2ml	中国药典（2005年版）一部	复方苦参肠炎康片
丁茄根	6～9g	广西中药材标准（1990年版）、广西壮族自治区壮药质量标准（第二卷）	中华跌打丸
丢了棒	12～18g	湖南省中药饮片炮制规范（2010年版）	中华跌打丸
冬青叶	3～5g	中华本草（蒙药卷）（国家中药管理局编委会，1999）	十六味冬青丸
豆豉姜	10～15g	广东省中药材标准（第一册）（2004年版）	云香祛风止痛酊、珍珠胃安丸
豆蔻仁	3～6g	湖北省中药饮片炮制规范（2018年版）	舒肝丸（浓缩丸）
杜仲（炒）	6～9g	天津市中药饮片炮制规范（2005年版）	当归养血丸、寄生追风酒、孕康合剂（孕康口服液）、孕康颗粒
杜仲（炒炭）	6～9g	广东省中药饮片炮制规范（第一册）	二十七味定坤丸、伸筋活络丸
杜仲（炭）	6～9g	广东省中药饮片炮制规范（第一册）	参茸固本片、琥珀还睛丸、锁阳固精丸
杜仲炭	6～9g	广东省中药饮片炮制规范（第一册）	健脑补肾丸、培坤丸
杜仲叶（盐炒）	10～15g	湖北省中药饮片炮制规范（2018年版）	腰痛丸
莪大夏	0.3～0.45g	藏药标准（西藏、青海、四川、甘肃、云南、新疆六局合编）	十二味翼首散
鹅胆粉	0.3～0.6g	广东省中药材标准（第一册）（2004年）	胆石通胶囊

续表

饮片	日用量	标准	药品名称
发酵虫草菌粉（Cs-4）	—	无	金水宝胶囊、金水宝片
法半夏（砂炒）	3～9g（法半夏）	未找到其他规范，暂按药典标准	清肺化痰丸
返魂草	5～15g	吉林省中药材标准（第一册）（2019年版）	澳泰乐颗粒
方海	5～15g	辽宁省中药材标准（第一册）（2009年版）	三味蒺藜散、十六味冬青丸、十一味能消丸
丰城鸡血藤	9～15g	江西省中药材标准（1996年版）	钻山风糖浆
枫荷桂	10～30g	广西壮族自治区瑶药材质量标准（第一卷）	云香祛风止痛酊
	15～30g	广西中药材标准（第二册）	
枫香树叶	15～30g	江西省中药饮片炮制规范（2008年版）	肠炎宁片、肠炎宁糖浆
凤凰衣	3～9g	广东省中药材标准（第三册）（2019年版）	铁笛口服液、铁笛丸
凤尾草	15～30g	贵州省中药材民族药材质量标准（2003年版）	肠胃适胶囊、尿感宁颗粒
麸炒麦芽	10～15g	广东省中药饮片炮制规范（第一册）	利膈丸
扶芳藤	15～30g	浙江省中药材标准（2017年版）（第一册）	复方扶芳藤合剂
茯神	6～12g	甘肃省中药材标准（2020年版）	天智颗粒
浮海石	9～15g	天津市中药饮片炮制规范（2012年版）	清热镇咳糖浆
浮小麦	15～30g	江苏省中药材标准（2016年版）	更年安胶囊、更年安片、更年安丸、解郁安神颗粒、夜宁糖浆
甘青青蓝	9～15g	藏药标准（西藏、青海、四川、甘肃、云南、新疆六局合编）	七味铁屑丸
甘遂（制）	0.5～1.5g	天津市中药饮片炮制规范（2018年版）	庆余辟瘟丹
干蟾	1～3g	卫生部药品标准中药材（第一册）（1992年版） 天津市中药饮片炮制规范（2018年版）	复方蛤青片
干漆（煅）	2.4～24.5g	北京市中药饮片炮制规范（2008年版）	大黄䗪虫丸
干漆（制）	干漆炭2～5g 炒干漆2.4～4.5g	浙江省中药饮片炮制规范（2005年版）	平消胶囊、平消片
岗梅	15～30g	广西壮族自治区瑶药材质量标准（第一卷）	中华跌打丸
葛根（煨）	9～15g	全国中药炮制规范（1988年版）	儿宝颗粒
狗鞭	5～15g	辽宁省中药材标准（第一册）（2009年版）	蛤蚧补肾胶囊、健脑补肾丸
狗骨	1.5～3g	吉林省中药材标准（第二册）（2019年版）	壮骨伸筋胶囊
狗脊（盐蒸）	6～12g（蒸狗脊）	贵州省中药饮片炮制规范（2005版） 广西壮族自治区中药饮片炮制规范（2007年版）	龟鹿补肾丸
狗脊（盐制）	4.5～9g	广东省中药炮制规范（1984年版）	抗骨增生胶囊
狗脊（制）	6～12g	湖北省中药饮片炮制规范（2018年版）	腰痛丸
枸杞子（盐水炒）	6～10g（盐枸杞子）	浙江省中药饮片炮制规范（2015年版）	全鹿丸
瓜蒌仁霜	5～9g（瓜蒌子霜）	山东省中药饮片炮制规范（2012年版）	清气化痰丸
瓜蒌子（蜜炙）	5～9g	吉林省中药饮片炮制规范（2020年版）	润肺止嗽丸
贯众	4.5～9g	甘肃省中药材标准（2020年版）	暑症片
光慈姑	3～6g	安徽省中药饮片炮制规范（第三版）（2019年版）	乳核散结片
广东神曲	30g	卫生部药品标准中药成方制剂第十九册	保济口服液、保济丸、调胃消滞丸

续表

饮片	日用量	标准	药品名称
广东土牛膝	9～15g	广东省中药材标准（第一册）（2004年版）	喉疾灵胶囊、喉疾灵片
广东王不留行	9～15g	广东省中药材标准（第三册）（2019年版）	前列通片
广藿香叶	3～10g	广东省中药材标准（第三册）（2019年版）	藿胆丸
广藿香叶提取物	—	无	藿胆片
广藿香油	未载具体用量	中国药典（2020年版）一部	藿香正气滴丸、藿香正气口服液、藿香正气软胶囊、藿香正气水、正气片
广山楂	9～12g	广西壮族自治区壮药质量标准（第二卷）	复方消食茶
广升麻	3～10g	广东省中药材标准（第三册）（2019年版）	新雪颗粒
广西海风藤	9～15g	广西壮族自治区瑶药材质量标准（第一卷）	云香祛风止痛酊
鬼画符	15～30g	广西中药材标准（1990年版）	中华跌打丸
鬼箭羽	4.5～9g	宁夏中药材标准（2018年版）	庆余辟瘟丹
过岗龙	9～15g	广西壮族自治区瑶药材质量标准（第一卷）	云香祛风止痛酊、中华跌打丸
海浮石	9～15g	黑龙江省中药饮片炮制规范（2012年版）	荡石胶囊
海金沙藤	15～30g	四川省中药材标准（2010年版）	尿感宁颗粒
海桐皮	6～12g	四川省中药材标准（2010年版）	风痛安胶囊
寒食曲	—	无	七珍丸
寒水石（酒制）	4.5～9g（寒水石）	藏药标准（西藏、青海、四川、甘肃、云南、新疆六局合编）	帕朱丸
汉桃叶	9～15g	湖南省中药材标准（2009年版）	汉桃叶片
诃子（煨）	3～10g	湖北省中药饮片炮制规范（2018年版）	洁白丸
何首乌（黑豆酒炙）	6～12g	北京市中药饮片炮制规范（2008年版）	平肝舒络丸
黑草乌	未载具体用量	宁夏中药材标准（2018年版）	五味麝香丸
黑豆（炒）	3～9g	甘肃省中药材标准（2020年版）	麝香风湿胶囊
	9～30g	四川省中药饮片炮制规范（2015年版）	
黑老虎根	9～18g	安徽省中药饮片炮制规范（第三版）（2019年版）	中华跌打丸
黑木耳	3～9g	甘肃省中药炮制规范（2009年版）	产复康颗粒
黑木耳（醋制）	3～9g	甘肃省中药炮制规范（2009年版）	妙济丸
黑紫藜芦	—	无	三七血伤宁胶囊
黑紫藜芦（保险子）	—	无	三七血伤宁胶囊
横经席	15～30g	广西壮族自治区瑶族药材质量标准（第一卷）	妇炎净胶囊
红参须	3～9g	山东省中药材标准（2012年版）	乌蛇止痒丸
红茶	5～15g	山东省中药材标准（2012年版）	午时茶胶囊、午时茶颗粒
红大戟（醋制）	1.5～3g	山东省中药饮片炮制规范（2012年版）	周氏回生丸
红杜仲	6～9g	广西省中药材标准（1990年版）、广西壮族自治区瑶药材质量标准（第一卷）、广西壮族自治区壮药质量标准（第二卷）	消肿止痛酊、中华跌打丸
红曲	6～12g	湖南省中药材标准（2009年版）	舒筋活络酒、再造丸
猴头菌丝体	10～30g（猴头菌）	安徽省中药饮片炮制规范（第三版）（2019年版）	猴头健胃灵胶囊、猴头健胃灵片
猴耳环	6～9g	湖南省中药材标准（2009年版）	猴耳环消炎片、猴耳环消炎胶囊

续表

饮片	日用量	标准	药品名称
胡芦巴（酒炒）	5～15g	吉林省中药饮片炮制规范（2020年版）	全鹿丸
胡颓子叶	9～15g	安徽省中药饮片炮制规范（第三版）（2019年版）	消炎止咳片
葫芦	15～60g	藏药标准（西藏、青海、四川、甘肃、云南、新疆六局合编）	二十五味珊瑚丸
槲叶	10～15g	辽宁省中药材标准（第一册）（2009年版）	泌石通胶囊
琥珀	1.5g	新疆维吾尔自治区中药维吾尔药饮片炮制规范（2020年版）	八宝坤顺丸、癫痫康胶囊、二十七味定坤丸、琥珀抱龙丸、琥珀还睛丸、健脑胶囊、健脑丸、局方至宝散、癃闭舒胶囊、牛黄抱龙丸、牛黄镇惊丸、前列通片、庆余辟瘟丹、人参再造丸、十香返生丸、稳心胶囊、稳心颗粒、稳心片、小儿解热丸、小儿抗痫胶囊、小儿至宝丸、益脑宁片
	1～3g	辽宁省中药材标准（第二册）（2019年版）、安徽省中药饮片炮制规范（第三版）（2019年版）	
槐角（清炒）	6～9g	湖北省中药饮片炮制规范（2018年版）	槐角丸
黄柏（炒）	3～12g	上海市中药饮片炮制规范（2008年版）	二妙丸、三妙丸、益气聪明丸
黄柏（酒炒）	3～12g	山东省中药饮片炮制规范（2012年版）	黄连上清丸
黄柏（酒炙）	3～12g	山东省中药饮片炮制规范（2012年版）	黄连上清胶囊、黄连上清颗粒、加味香连丸
黄瓜子	15～25g	安徽省中药饮片炮制规范（第三版）（2019年版）	骨疏康胶囊、骨疏康颗粒
黄荆子	5～10g	贵州省中药、民族药药材标准（2019年版）（第一册）	蠲哮片、消炎止咳片
黄精（蒸）	9～15g	湖南中药饮片炮制规范（2010年版）	乙肝养阴活血颗粒
黄连须	10～25g	广东省中药材标准（第二册）（2011年版）	肠胃适胶囊
黄米	未载具体用量	卫生部药品标准中药成方制剂（第六册）	西黄丸
黄芩（炒炭）	3～10g	山东省中药饮片炮制规范（2012年版）	和血明目片
黄芩苷	0.24～0.80g	黄芩片《药典》日用量3～10g，含黄芩苷不得少于8.0%，相当于黄芩苷日用量0.24～0.80g	清开灵胶囊、清开灵颗粒、清开灵口服液、清开灵泡腾片
黄芩炭	3～10g	湖北省中药饮片炮制规范（2018年版）	荷叶丸
黄鳝藤	5～10g	江西省中药饮片炮制规范（2008年版）	钻山风糖浆
黄药子	5～9g	四川省中药饮片炮制规范（2015年版）	白蚀丸
火炭母	15～30g	广东省中药材标准（第三册）（2019年版）	消眩止晕片
藿香	6～12g	甘肃省中药材标准（2020年版）	甘露消毒丸、庆余辟瘟丹
鸡蛋壳（炒）	1～9g	辽宁省中药材标准（第二册）（2019年版）	胃药胶囊
鸡蛋壳（炒焦）	1～9g	辽宁省中药材标准（第二册）（2019年版）	胃康胶囊
鸡骨香	9～15g	贵州省中药、民族药药材标准（2019年版）（第一册）	肠胃适胶囊
鸡矢藤	30～60g	广东省中药材标准（第三册）（2019年版）	达利通颗粒、消眩止晕片
急性子	3～4.5g	广西壮族自治区中药饮片炮制规范（2007年版）	中华跌打丸
蒺藜（去刺盐炙）	6～9g	广东省中药饮片炮制规范（第一册）	泻肝安神丸
蒺藜（盐炙）	6～10g	湖北省中药饮片炮制规范（2018年版）	拨云退翳丸
假蒟	15～30g	广西壮族自治区壮药质量标准（第二卷）	中华跌打丸
碱花	0.6～1.8g	卫生部药品标准（藏药分册）	六味安消胶囊、六味安消散

续表

饮片	日用量	标准	药品名称
碱花（制）	0.6～1.8g	藏药标准（西藏、青海、四川、甘肃、云南、新疆六局合编）	十一味能消丸
建曲	6～15g	湖北省中药饮片炮制规范（2018年版）	复方青黛丸、再造丸
建栀	多做外用，适量	上海市中药饮片炮制规范（2018年版）	中华跌打丸
箭根薯	9～30g	云南省中药材标准（2005年版）（第一册）	雅叫哈顿散
姜皮	2.5～7.5g	辽宁省中药材标准（第二册）（2019年版）	肾炎消肿片
僵蚕（姜制）	5～9g	广东省中药饮片炮制规范（第一册）	克感利咽服液
僵蚕（姜炙）	5～9g	广东省中药饮片炮制规范（第一册）	抱龙丸
降香油	0.09～0.15ml	广东省中药材标准（第二册）（2011年版），降香油相对密度0.859～0.941 降香《药典》日用量9～15g，含挥发油不得少于1.0%（ml/g），相当于不得少于0.09～0.15ml	冠心丹参胶囊、冠心丹参片、芪参益气滴丸
绞股蓝	6～10g	湖北省中药材质量标准（2018年版）	养正消积胶囊、银丹心脑通软胶囊
接骨木	15～30g	辽宁省中药材标准（第二册）（2019年版）	三七伤药胶囊、三七伤药颗粒、三七上药片
节裂角茴香	—	无	十二味翼首散、十三味榜嘎散
金莲花	10～15g	山西省中药材标准（2014年版）	金莲花胶囊、金莲花颗粒、金莲花口服液、金莲花片、金莲花润喉片、金莲清热颗粒
	3～6g	湖北省中药材质量标准（2018年版）	
金毛耳草	50～160	江西省中药饮片炮制规范（2008年版）	肠炎宁片、肠炎宁糖浆
金牛草	9～15g	湖北省中药材质量标准（2018年版）	健脑补肾丸
金沙藤	15～30g	广东省中药材标准（第二册）（2011年版）	三金片
金腰草	12～15g	卫生部药品标准（藏药分册）	十三味榜嘎散
金樱根	5～15g	湖南省中药材标准（2009年版）	三金片
荆芥（醋炙）	5～10g	云南省中药饮片标准（2005年版）（第一册）	天紫红女金胶囊
荆芥油	—	无	明目上清片
九节菖蒲	2～6g	安徽省中药饮片炮制规范（第三版）（2019年版）	耳聋丸、健脑胶囊、健脑丸、利脑心胶囊、小儿抗痫胶囊、心脑康胶囊、心脑康片
酒南五味子	2～6g	天津市中药饮片炮制规范（2018年版）	如意定喘片
酒曲	10～15g	湖北省中药饮片炮制规范（2018年版）	脑立清胶囊、脑立清丸
酒曲（炒）	10～15g	湖北省中药饮片炮制规范（2018年版）	脑立清丸
酒香附	6～10g	山东省中药饮片炮制规范（2012年版）	通痹片
橘叶	6～15g	江苏省中药材标准（2016年版）	乳块消胶囊、乳块消颗粒、乳块消片、乙肝益气解郁颗粒
苦冬瓜	5～10g	云南省中药材标准（2005年版）（第三册·傣族药）	雅叫哈顿散
苦荬菜	3～5g	藏药标准（西藏、青海、四川、甘肃、云南、新疆六局合编）	十三味榜嘎散
宽筋藤（去皮）	2～6g	藏药标准（西藏、青海、四川、甘肃、云南、新疆六局合编）	催汤丸、十五味沉香丸
昆明山海棠	6～15g	湖南省中药材标准（2009年版）	昆明山海棠片
了哥王	根15～30g， 根皮9～21g	广东省中药材标准（第一册）（2004年版）	喉疾灵胶囊、喉疾灵片

续表

饮片	日用量	标准	药品名称
两头尖（醋制）	1～3g	吉林省中药饮片炮制规范（2020年版）	再造丸
零陵香	4.5～9g	湖北省中药材质量标准（2018年版）	避瘟散、十香止痛丸
刘寄奴	4.5～15g	广西壮族自治区壮药质量标准（第二卷）	中华跌打丸
六神曲	6～12g	甘肃省中药材标准（2020年版）	山楂化滞丸
六神曲（炒）	6～12g	湖北省中药饮片炮制规范（2018年版）	牛黄清心丸（局方）、小儿消食片、小儿至宝丸、保赤散、保和颗粒、保和片、保和丸、保和丸（水丸）、柴胡舒肝丸、沉香化气丸、达利通颗粒、肥儿丸、健胃片、金嗓利咽丸、开胃健脾丸、开胃山楂丸、利膈丸、六合定中丸、午时茶胶囊、午时茶颗粒、香砂和中丸、香苏正胃丸、越鞠二陈丸、越鞠丸、枳实导滞丸
六神曲（麸炒）	6～15g	山东省中药饮片炮制规范（2012年版）	和中理脾丸、清暑益气丸、清胃保安丸、人参再造丸、四正丸、胃立康片、香苏调胃片、小儿百寿丸、小儿抗痫胶囊、小儿香橘丸、越鞠保和丸、周氏回生丸
六神曲（焦）	6～12g	甘肃省中药材标准（2009年版）	儿童清热导滞丸、小儿感冒宁糖浆
龙齿	10～20g	广东省中药材标准（第二册）（2011年版）	解郁安神颗粒
龙齿（煅）	9～15g	湖北省中药饮片炮制规范（2018年版）	健脑胶囊、健脑丸
龙胆（酒炙）	3～6g	浙江省中药饮片炮制规范（2005年版）	当归龙荟丸
龙胆草	3～9g	四川省中药材标准（2010年版）	鼻窦炎口服液
龙骨	10～15g	安徽省中药饮片炮制规范（第三版）（2019年版）	二十五味珊瑚丸、桂龙咳喘宁胶囊、桂龙咳喘宁颗粒、健脾生血颗粒、健脾生血片、龙牡壮骨颗粒、泻肝安神丸、益脑片
	15～30g	天津市中药饮片炮制规范（2018年版）	
龙骨（煅）	15～30g	湖北省中药饮片炮制规范（2018年版）	健脑补肾丸、锁阳固精丸、致康胶囊
龙骨（粉）	10～15g	安徽省中药饮片炮制规范（第三版）（2019年版）	参乌健脑胶囊
	15～30g	天津市中药饮片炮制规范（2018年版）	
龙葵	15～30g	辽宁省中药材标准（第二册）（2019年版）	金蒲胶囊、紫龙金片
鹿茸草	10～15g	湖南省中药材标准（2009年版）	炎宁糖浆
鹿茸血	1～2g	北京市中药炮制规范（1986年版）	参茸固本片
鹿心粉	0.5～1g	吉林省中药材标准（第一册）（2019年版）	心脑康胶囊、心脑康片
绿茶叶	3～9g	安徽省中药饮片炮制规范（第三版）（2019年版）	清热银花糖浆
绿豆	15～30g	吉林省中药材标准（第二册）（2019年版）	护肝胶囊、护肝颗粒、护肝片、护肝丸、消络痛胶囊、消络痛片
绿绒蒿	3～6g	卫生部药品标准（藏药分册）、藏药标准（西藏、青海、四川、甘肃、云南、新疆六局合编）	二十五味松石丸
葎草	10～20g	吉林省中药材标准（第一册）（2019年版）	尿感宁颗粒
麻黄浸膏	—	无	复方川贝精片
麻雀（干）	配方用	青海省藏药炮制规范（2010年版）	蛤蚧补肾胶囊
马槟榔	3～9g	贵州省中药材民族药材质量标准（2003年版）	口咽清丸
马兜铃（制）	3～9g	中国药典（2015年版）一部	止嗽化痰丸
马兰草	9～18g	四川省中药材标准（2010年版）	喉咽清口服液

续表

饮片	日用量	标准	药品名称
买麻藤	10～30g	广西中药材标准（第二册）	云香祛风止痛酊
	15～30g	广西壮族自治区瑶药材质量标准（第一卷）	
满山红油	0.1～0.3g	中国药典（2005年版）一部	满山红油胶丸
蔓荆子茎及叶	1～3钱	中药大辞典（南京中医药大学编著，2006）	雅叫哈顿散
蔓荆子叶	1～3钱	中药大辞典（南京中医药大学编著，2006）	七味榼藤子丸
毛冬青	30～90g	广东省中药材标准（第二册）（2011年版）	心舒宁片、血栓心脉宁胶囊、血栓心脉宁片
毛诃子（去核）	3～9g	重庆市中药饮片炮制规范（2006年版）	催汤丸
毛两面针	6～10g	广西壮族自治区中药饮片炮制规范（2007年版）	中华跌打丸
毛叶巴豆茎及叶	3～6g	中药大辞典（南京中医药大学编著，2006）	七味榼藤子丸
茅根炭	9～30g	北京市中药饮片炮制规范（2008年版）	荷叶丸
茅莓根	6～15g	广东省中药材标准（第三册）（2019年版）	鼻咽灵片、鼻咽清毒颗粒
没药（炒）	3～5g	湖北省中药饮片炮制规范（2018年版）	跌打活血散、风寒双离拐片、风湿马钱片、冠脉宁胶囊、前列欣胶囊、少腹逐瘀丸
没药（制）	3～5g	上海市中药饮片炮制规范（2018年版）	大七厘散、跌打丸、金蒲胶囊、九分散、梅花点舌丸、女金丸、平肝舒络丸、七厘胶囊、七厘散、小儿化毒散、小活络丸、瘀血痹胶囊、瘀血痹颗粒、再造丸、止痛紫金丸、追风透骨丸
虻虫	1～1.5g	卫生部药品标准中药材（第一册）（1992年版）	化癥回生片
虻虫（去翅足，炒）	1～1.5g	卫生部药品标准中药材（第一册）（1992年版）	大黄䗪虫丸
牡荆油	0.06～0.12g	中国药典（2010年版）一部	牡荆油胶丸
木鳖子	0.9～1.2g	广西壮族自治区壮药质量标准（第二卷）	中华跌打丸
木耳	15～50g	安徽省中药饮片炮制规范（第三版）（2019年版）	风寒双离拐片、骨疏康胶囊、骨疏康颗粒
木香马兜铃	3～5g	藏药标准（西藏、青海、四川、甘肃、云南、新疆六局合编）	二十五味松石丸
南寒水石	9～15g	江苏省中药材标准（2016年版）	洁白丸、新雪颗粒
南山楂	9～12g	安徽省中药饮片炮制规范（第三版）（2019年版）	和中理脾丸
南山楂（炒）	9～12g	安徽省中药饮片炮制规范（第三版）（2019年版）	温胃舒胶囊
南五味子（酒蒸）	2～6g	天津市中药饮片炮制规范（2018年版）	复方青黛丸
硇砂	0.3～1g	甘肃省中药材标准（2009年版）	十一味能消丸
硇砂（醋制）	0.3～1g	甘肃省中药材标准（2009年版）	妇科通经丸
脑石	—	无	二十五味珊瑚丸
牛白藤	15～30g	广西中药材标准（1990年版）、广西壮族自治区瑶药材质量标准（第一卷）	中华跌打丸
牛胆粉	0.3～0.9g	山东省中药材标准（2002年版）	小儿肺热平胶囊
牛胆汁	0.3～0.9g	辽宁省中药材标准（第二册）（2019年版）	万应锭、万应胶囊
牛角尖粉	3～15g	广东省中药材标准（第二册）（2011年版）	益心丸
牛尾菜	9～15g	广西中药材标准（第二册）	中华跌打丸
牛膝（盐制）	4.5～9g	广东省中药饮片炮制规范（第一册）	补肾养血丸

续表

饮片	日用量	标准	药品名称
牛心粉	1.5～2g（野牛心）	藏药标准（西藏、青海、四川、甘肃、云南、新疆六局合编）	七味广枣丸
牛至	3～9g	湖南省中药材标准（2009年版）	乌军治胆片
女贞子（盐制）	9～15g	广东省中药炮制规范（1984年版）	抗骨增生胶囊
螃蟹甲	3～9g	藏药标准（西藏、青海、四川、甘肃、云南、新疆六局合编）	催汤丸
炮山甲	5～9g	中国药典（2015年版）一部	通痹胶囊、通痹片
硼砂	1.5～3g	甘肃省中药材标准（2020年版）	纯阳正气丸、癫痫平片、红灵散、口咽清丸、梅花点舌丸、清膈丸
硼砂（炒）	1～3g	上海市中药饮片炮制规范（2018年版）	贝羚胶囊
硼砂（煅）	1.5～3g	吉林省中药饮片炮制规范（2020年版）	大七厘散、清咽丸
蒲黄（炒）	5～10g	山东省中药饮片炮制规范（2012年版）	牛黄清心丸（局方）
普洱茶	3～6g	北京市中药炮制规范（1986年版）	脂脉康胶囊
蛴螬（炒）	2～5g	湖南省中药材标准（2009年版）	大黄䗪虫丸
千斤拔	15～30g	广东省中药材标准（第三册）（2019年版）	钻山风糖浆、云香祛风止痛酊
芡实（炒）	9～15g	湖北省中药饮片炮制规范（2018年版）	乌鸡白凤丸、乌鸡白凤片、乌鸡白凤颗粒
茄根	9～18g	广东省中药材标准（第三册）（2019年版）	祛风舒筋丸
秦艽花	5～9g	卫生部药品标准（藏药分册）	十三味榜嘎散
青金石	1～3g	卫生部药品标准（维药分册）	二十五味珊瑚丸
青皮（炒）	3～10g	湖北省中药饮片炮制规范（2018年版）	金嗓利咽丸、木香顺气丸
全鹿干	未载具体用量	浙江省中药材标准（2017年版）（第一册）	全鹿丸
人参茎叶总皂苷	未载具体用量	中国药典（2020年版）一部	参芪降糖胶囊、参芪降糖片、参芍胶囊、参芍片、强肾片、血栓心脉宁胶囊、血栓心脉宁片、益心宁神片
人工天竺黄（飞）	5～10g	上海市中药饮片炮制规范（2018年版）	贝羚胶囊
肉苁蓉（盐制）	3～9g	江西省中药饮片炮制规范（2008年版）	健脑胶囊
肉苁蓉（盐炙）	3～9g	江西省中药饮片炮制规范（2008年版）	健脑丸
肉桂油	0.06～0.6ml	中国药典（2005年版）一部	前列通片
乳香（炒）	3～5g	湖北省中药饮片炮制规范（2018年版）	跌打活血散、风寒双离拐片、风湿马钱片、冠脉宁胶囊、九香止痛丸
乳香（制）	3～5g	上海市中药饮片炮制规范（2018年版）	复方夏天无片、茴香橘核丸、梅花点舌丸、神香苏合丸、腰痛片、腰痛丸、追风透骨丸
三叉苦	15～30g	广东省中药材标准（第三册）（2019年版）	三九胃泰胶囊、三九胃泰颗粒、辛夷鼻炎丸
伞梗虎耳草	3～9g	中药大辞典（南京中医药大学编著，2006）	二十五味松石丸
桑寄生（蒸）	9～15g	福建省中药饮片炮制规范（2012年版）	参茸白凤丸
沙棘膏	2～3g	甘肃省中药材标准（2020年版）	十一味能消丸、五味沙棘散
沙棘鲜浆	15～45g（新鲜沙棘果）	河北省中药饮片炮制规范（2003年版）	心脑欣胶囊、心脑欣丸
山白芷	15～30g	广东省中药材标准（第一册）（2004年版）	辛夷鼻炎丸

续表

饮片	日用量	标准	药品名称
山姜	3～6g	湖南省中药材标准（2009年版）	钻山风糖浆
	5～10g	湖北省中药材质量标准（2018年版）	
山桔叶	6～15g	广西中药材标准（1990年版）	中华跌打丸
山绿茶	6～9g	广西中药材标准（1990年版）	山绿茶降压片
山香	6～15g	广西中药材标准（第二册）	中华跌打丸
山羊角	30～50g；或磨粉，或烧焦研末，3～6g	广东省中药材标准（第三册）（2019年版）	复方羊角片、复方珍珠暗疮片、金振口服液、麝香脑脉康胶囊、石斛夜光丸
山药（炒）	15～30g	广东省中药饮片炮制规范（第一册）	补肾益脑片、参茸固本片、龟鹿补肾丸、琥珀抱龙丸
山楂（炭）	5～15g	吉林省中药饮片炮制规范（2020年版）	痛经丸、胃脘舒颗粒
山茱萸（蒸）	6～12g	福建省中药饮片炮制规范（2012年版）	无比山药丸
山茱萸（制）	6～12g	安徽省中药饮片炮制规范（第三版）（2019年版）	耳聋左慈丸
珊瑚	0.3～0.6g	山东省中药材标准（2002年版）	二十五味珊瑚丸、二十五味松石丸
蛇胆汁	0.5～1g	广东省中药材标准（第二册）（2011年版）	牛黄蛇胆川贝液、蛇胆陈皮胶囊、蛇胆陈皮片、蛇胆陈皮散、蛇胆川贝胶囊、蛇胆川贝软胶囊、蛇胆川贝散、乌蛇止痒丸
蛇莓	9～15g	辽宁省中药材标准（第二册）（2019年版）	养正消积胶囊、紫龙金片
蛇肉（制）	—	无	十一味能消丸
生关白附	1.5～4.5g	卫生部药品标准中药材（第一册）（1992年版）	治伤胶囊
生天南星	生品无内服用量	《药典》用法为外用生品适量，无内服用量，生品内服宜慎	玉真散
石灰华	3～9g	卫生部药品标准（藏药分册）	八味沉香散、二十五味松石丸、洁白丸、九味石灰华散、十五味沉香丸
	3g	藏药标准（西藏、青海、四川、甘肃、云南、新疆六局合编）	
石榴	6～9g	卫生部药品标准（维药分册）	六味木香散、七味葡萄散、十六味冬青丸、五味清浊散
石榴子	5～12g	卫生部药品标准（藏药分册）	洁白丸、石榴健胃散
	6～9g	藏药标准（西藏、青海、四川、甘肃、云南、新疆六局合编）	
石上柏	10～30g	宁夏中药材标准（2018年版）	鼻咽灵片
石燕（煅）	3～9g	山东省中药饮片炮制规范（2012年版）	疳积散
柿霜	3～9g	山东省中药材标准（2012年版）	四方胃胶囊、四方胃片
柿叶	3～9g	辽宁省中药材标准（第二册）（2019年版）	妇炎净胶囊、心舒宁片
手参	3～9g	甘肃省中药材标准（2009年版）	大黄利胆胶囊
	9～15g	湖北省中药材质量标准（2018年版）	
熟酒曲	10～15g	湖北省中药饮片炮制规范（2018年版）	脑立清胶囊
水半夏	6～15g	安徽省中药饮片炮制规范（2019年版）	治咳川贝枇杷滴丸、止咳川贝枇杷露
水半夏（制）	6～15g	广西壮族自治区壮药质量标准（第二卷）	小儿抗痫胶囊
水飞蓟	9～15g	湖南省中药饮片炮制规范（2010年版）	当飞利肝宁胶囊
水飞蓟素	未载具体用量	贵州省中药材民族药材质量标准（2003年版）	复方益肝灵胶囊

续表

饮片	日用量	标准	药品名称
水牛角浓缩粉	3～6g	中国药典（2005 年版）一部	安宫降压丸、安宫牛黄散、安宫牛黄丸、安脑片、安脑丸、复方牛黄消炎胶囊、复方珍珠暗疮片、瓜霜退热灵胶囊、琥珀还睛丸、局方至宝散、妙灵丸、牛黄清宫丸、牛黄清心丸（局方）、清膈丸、清眩治瘫丸、清咽润喉丸、庆余辟瘟丹、人参再造丸、麝香脑脉康胶囊、神香苏合丸、苏合香丸、速效牛黄丸、五福化毒片、五福化毒丸、消食退热糖浆、熊胆救心丸、再造丸、镇脑宁胶囊
水线草	15～30g	广东省中药材标准（第一册）（2004 年）	胆石通胶囊
四块瓦	3～9g	江西省中药材标准（1996 年版）	钻山风糖浆
松石	3～6g	卫生部药品标准（藏药分册）	二十五味松石丸
锁阳（酒炒）	5～10g	吉林省中药饮片炮制规范（2020 年版）	全鹿丸
唐古特乌头	0.6～1.2g	卫生部药品标准（藏药分册）	安儿宁颗粒
桃金娘根	15～30g	浙江省中药饮片炮制规范（2015 年版）	花红胶囊、花红颗粒、花红片
桃仁霜	未载具体用量	上海市中药饮片炮制规范（1962 年版）	庆余辟瘟丹
藤合欢	15～25g	吉林省中药材标准（第一册）（2019 年版）	安神宝颗粒、心舒胶囊、益心宁神片
藤苦参	磨服适量	云南省中药材标准（2005 年版）（第三册・傣族药）	雅叫哈顿散
天麻（姜汁制）	3～9	广东省中药饮片炮制规范（第一册）	天麻祛风补片
天名精	9～15g	江苏省中药材标准（2016 年版）	喉咽清口服液
甜地丁	9～15g	甘肃省中药材标准（2009 年版）	清热解毒口服液、清热解毒片
甜叶菊	3～10g	湖南省中药材标准(2009 年版)	健儿乐颗粒
铁棒锤叶	—	无	十二味翼首散
铁丝威灵仙	6～9g	陕西省药材标准（2015 年版）	清眩治瘫丸、心脑静片
铁丝威灵仙（酒制）	6～10g	湖北省中药饮片炮制规范（2018 年版）	平肝舒络丸
铁丝威灵仙（酒炙）	6～10g	湖北省中药饮片炮制规范（2018 年版）	养血荣筋丸
铁苋菜	10～15g	贵州省中药材民族药材质量标准（2003 年版）	和胃止泻胶囊
铁屑（诃子制）	配方用	藏药标准（西藏、青海、四川、甘肃、云南、新疆六局合编）	二十五味松石丸、七味铁屑丸
铜石龙子	1～2g	藏药标准（西藏、青海、四川、甘肃、云南、新疆六局合编）	庆余辟瘟丹
头花蓼	15～30g	湖南省中药材标准（2009 年版）	热淋清颗粒
透骨草	9～15g	陕西省药材标准（2015 年版）	养血荣筋丸
土白术	6～12g	吉林省中药饮片炮制规范（2020 年版）公示	理中丸
土鳖虫（炒）	3～10g	吉林省中药饮片炮制规范（2020 年版）	大七厘散、大黄蛰虫丸、中风回春丸
土鳖虫（酒炒）	3～9g	河北省中药饮片炮制规范（2003 年版）	腰痛片、腰痛丸
土牛膝	10～15g	湖南省中药材标准（2009 年版）	喉咽清口服液
菟丝子（酒炒）	6～12g	云南省中药饮片标准（2005 年版）（第二册）	补肾益精丸、苁蓉益肾颗粒
菟丝子（酒制）	6～12g	云南省中药饮片标准（2005 年版）（第二册）	参茸固本片、再造生血胶囊、再造生血片
菟丝子（酒炙）	6～12g	云南省中药饮片标准（2005 年版）（第二册）	保胎丸
威灵仙（酒炒）	6～10g	湖北省中药饮片炮制规范（2018 年版）	再造丸

续表

饮片	日用量	标准	药品名称
威灵仙（酒制）	6～10g	湖北省中药饮片炮制规范（2018年版）	中风回春片
煨肉豆蔻	3～10g	天津市中药饮片炮制规范（2018年版）	肥儿丸
乌鸡（去毛爪肠）	煮食，适量	辽宁省中药材标准（第二册）（2019年版）	乌鸡白凤颗粒、乌鸡白凤片、乌鸡白凤丸
乌灵菌粉	3g	新药转正标准32	灵莲花颗粒、灵泽片、乌灵胶囊
乌梅（炒）	6～12g	浙江省中药饮片炮制规范（2005年版）	脾胃舒丸
乌药（醋蒸）	3～9g（醋乌药）	河南省中药饮片炮制规范（2005年版）	调胃消滞丸
吴茱萸（盐水制）	1.5～4.5g	重庆市中药饮片炮制规范及标准（2006年版）	四方胃胶囊、四方胃片
吴茱萸（盐炙）	2～5g	吉林省中药饮片炮制规范（2020年版）	泻痢消胶囊
五灵脂	4.5～9g	陕西省药材标准（2015年版）	平消胶囊、平消片、痛经宝颗粒
五灵脂（醋炒）	4.5～9g	陕西省药材标准（2015年版）	九气拈痛丸、少腹逐瘀丸、痛经丸
五灵脂（醋炙）	4.5～9g	陕西省药材标准（2015年版）	槟榔四消丸（大蜜丸）、槟榔四消丸（水丸）、化癥回生片、十香止痛丸
五灵脂膏	—	无	二十五味松石丸、洁白丸、七味铁屑丸、十二味翼首散
五味藤	6～10g	广西中药材标准（第二册）	云香祛风止痛酊
五味子（酒蒸）	2～6g	天津市中药饮片炮制规范（2018年版）	春血安胶囊、健脑丸
五味子（酒制）	2～6g	天津市中药饮片炮制规范（2018年版）	健脑胶囊、苁蓉益肾颗粒
五味子（蒸）	1.5～6g	浙江省中药饮片炮制规范（2015年版）	安神补心颗粒、安神补心丸、全鹿丸、培坤丸、复芪止汗颗粒、无比山药丸、五子衍宗丸、五子衍宗片
五指毛桃	15～30g	湖南省中药材标准（2009年版）	妇炎净胶囊、宫炎平滴丸、宫炎平片
溪黄草	15～30g	广东省中药材标准（第二册）（2011年版）	胆石通胶囊、消炎利胆片
豨莶草（蜜酒炙）	9～12g（制豨莶草（蜜）/酒豨莶草）	浙江省中药炮制规范（2005年版）	豨莶通栓胶囊、豨莶通栓丸
细梗胡枝子	15～30g	湖北省中药材质量标准（2018年版）	肾炎四味片
夏天无总碱	未载具体用量	中国药典（2020年版）一部	复方夏天无片
鲜垂盆草	适量	安徽省中药饮片炮制规范（第三版）（2019年版）	垂盆草颗粒
鲜松叶	4.5～9g	四川省藏药材标准（2014年版）	松龄血脉康胶囊
鲜竹沥	30～60ml	上海市中药饮片炮制规范（2018年版）	复方鲜竹沥液、祛痰灵口服液、竹沥达痰丸
香茶菜	10～15g	安徽省中药饮片炮制规范（第三版）（2019年版）	胃复春片
香附（四制）	6～10g	湖北省中药饮片炮制规范（2018）	调胃消滞丸
香附（四炙）	6～10g	湖北省中药饮片炮制规范（2018）	独圣活血片
香附（制）	6～9g	上海市中药饮片炮制规范（2018年版）	参茸白凤丸、当归养血丸、调经养血丸、瘀血痹胶囊、瘀血痹颗粒、追风透骨丸
香附（酒制）	6～10g	山东省中药饮片炮制规范（2012年版）	通痹胶囊
香附（炒）	6～10g（香附）	参考香附药典标准	调经止痛片
香墨	3～9g	天津市中药饮片炮制规范（2018年版）	比拜克胶囊、荷叶丸、万应锭、万应胶囊、小金胶囊、小金片、小金丸
香排草	9～15g	贵州省中药材民族药材质量标准（2003版）	避瘟散、十香止痛丸
香樟	10～15g	广西中药材标准（第二册）	云香祛风止痛酊

续表

饮片	日用量	标准	药品名称
硝石	1.5～3g	湖北省中药材质量标准（2018年版）	纯阳正气丸、克痢痧胶囊、平消胶囊、平消片、新雪颗粒、竹沥达痰丸
硝石（精制）	1.5～3g	湖北省中药材质量标准（2018年版）	红灵散
小百部	3～9g	中药大辞典（南京中医药大学编著，2006）	雅叫哈顿散
小檗皮	3～5g	藏药标准（西藏、青海、四川、甘肃、云南、新疆六局合编）	十三味榜嘎散
小槐花	9～30g	四川省中药饮片炮制规范（2015年版）	复方消食茶
小茴香（酒炒）	5～10g	吉林省中药饮片炮制规范（2020年版）	全鹿丸
小罗伞	9～15g	广东省中药材标准（第二册）（2011年版）	消肿止痛酊
小麦	50～100g	宁夏中药材标准（2018年版）	脑乐静
小叶黄杨	9～15g	贵州省中药材民族药材质量标准（2003年版）	心脑宁胶囊
小叶榕	9～15g	广东省中药材标准（第三册）（2019年版）	咳特灵胶囊、咳特灵片
新阿胶	—	无	升血颗粒
杏香兔耳风	15～30g	江西省中药材标准（1996年版）	复方杏香兔耳风颗粒
	9～15g	福建省中药饮片炮制规范（2012年版）	
雄蚕蛾（制）	3～9g	陕西省药材标准（2015年版）	蚕蛾公补片
熊胆粉	0.6～0.9g	云南省中药材标准补充	比拜克胶囊、风热清口服液、龙泽熊胆胶囊、梅花点舌丸、万应锭、万应胶囊、熊胆胶囊、熊胆救心丸
	1～2.5g	湖南省中药饮片炮制规范（2010年版）	
玄精石	9～15g	四川省中药材标准（2010年版）	庆余辟瘟丹
悬钩子茎（去皮、心）	6～9g（悬钩子木）	卫生部药品标准（蒙药分册）	催汤丸、十五味沉香丸
悬钩子木（去粗皮、心）	6～9g	卫生部药品标准（蒙药分册）	四味土木香散
雪上一枝蒿	0.025～0.050g	湖南省中药材标准（2009年版）	三七伤药胶囊、三七伤药颗粒、三七上药片
鸭嘴花	2～4g	中华本草（藏药卷）（国家中药管理局编委会，1999）	二十五味松石丸
一枝蒿	6～20g	卫生部药品标准中药材（第一册）（1992年版）	银黄清肺胶囊
芫花条	1.5～3g	山东省中药材标准（2012年版）	消络痛胶囊、消络痛片
羊胆干膏	—	无	羊胆丸
羊耳菊	15～30g	广西中药材标准（1990年版）、广西壮族自治区瑶药材质量标准（第一卷）	云香祛风止痛酊、中华跌打丸
羊耳菊根	磨服适量	云南省中药材标准（2005年版）（第三册・傣族药）	雅叫哈顿散
羊骨	未载具体用量	辽宁省中药材标准（第二册）（2019年版）	尪痹颗粒、尪痹片
羊红膻	3～15g	陕西省药材标准（2015年版）	正心降脂片
羊开口	9～15g	湖南省中药材标准（2009年版）	三金片
羊肉	120～250g	湖南省中药材标准（2009年版）	健步丸
阳起石（煅，酒淬）	4.5～9g	卫生部药品标准中药材（第一册）（1992年版）	强阳保肾丸
一点红	6～15g	福建省中药饮片炮制规范（2012年版）	花红胶囊、花红颗粒、花红片
益母草（酒制）	9～30g	吉林省中药饮片炮制规范（2020年版）	参茸白凤丸
益母草（酒制）	9～30g	陕西省中药饮片标准（第一册）	参茸白凤丸

续表

饮片	日用量	标准	药品名称
印度獐牙菜	6～9g	卫生部药品标准（藏药分册）	十三味榜嘎散
罂粟壳浸膏	—	无	止咳宝片
油菜花粉	1.5～2.0g	浙江省中药材标准（2017年版）（第一册）	普乐安胶囊、普乐安片
禹粮土	1.5～3g	藏药标准（西藏、青海、四川、甘肃、云南、新疆六局合编）	二十五味珊瑚丸
玉米须	15～30g	广东省中药材标准（第三册）（2019年版）	复方金钱草颗粒、消渴丸
郁金（醋炙）	3～9g	云南省中药饮片标准（2005年版）（第二册）	黄疸肝炎丸、郁金银屑片
远志（蜜炙）	3～10g	山东省中药饮片炮制规范（2012年版）	补肾益脑片、心脑康胶囊、心脑康片
皂角子	4.5～9g	山东省中药材标准（2012年版）	清降片
獐牙菜	10～15g	湖北省中药材标准（2009年版）	二十五味珊瑚丸
樟脑	0.3～0.6g	广西壮族自治区中药饮片炮制规范（2007年版）	十滴水、十滴水软胶囊、消肿止痛酊、云香祛风止痛酊、中华跌打丸
樟树根	10～20g	江西省中药饮片炮制规范（2008年版）	肠炎宁片、肠炎宁糖浆
柘木	5～15g	广东省中药材标准（第二册）（2011年版）	宫炎平片
珍珠（豆腐制）	0.1～0.3g	安徽省中药饮片炮制规范（2005年版）	醒脑再造胶囊
珍珠层粉	3～30g	福建省中药饮片炮制规范（2012年版）	复方珍珠暗疮片、喉疾灵胶囊、喉疾灵片、健胃愈疡颗粒、健胃愈疡片、松龄血脉康胶囊、胃乃安胶囊、新雪颗粒、珍珠胃安丸
	3～6g	湖南中药饮片炮制规范（2010年版）	
珍珠透骨草	6～9g	甘肃省中药材标准（2020年版）	伸筋活络丸
芝麻	9～15g（黑芝麻）	中国药典（2020年版）一部	二十五味珊瑚丸
栀子（姜炒）	6～10g	天津市中药饮片炮制规范（2018年版）	导赤丸
栀子（姜制）	6～9g	福建省中药饮片炮制规范（2012年版）	黄连上清胶囊、黄连上清颗粒、黄连上清丸、越鞠保和丸
栀子（姜炙）	6～9g	福建省中药饮片炮制规范（2012年版）	复方牛黄清胃丸、加味逍遥口服液（合剂）、加味逍遥丸、鹭鸶咯丸、清咽润喉丸、通窍耳聋丸、小儿清肺止咳片、泻肝安神丸
止泻木子	6～9g	卫生部药品标准（藏药分册）	十三味榜嘎散
枳壳（炒）	3～9g	福建省中药饮片炮制规范（2012年版）	参苏丸、六合定中丸、木香槟榔丸、木香顺气丸、清眩治瘫丸、通宣理肺胶囊、通宣理肺丸、胃安胶囊、小儿百部止咳糖浆、泻痢消胶囊、止嗽化痰丸
枳实（炒）	3～9g	福建省中药饮片炮制规范（2012年版）	跌打丸、琥珀抱龙丸、健脾糖浆、健脾丸、金嗓利咽丸、麻仁丸、枳实导滞丸、枳术丸
炙海星	5g	辽宁省中药材标准（第二册）（2019年版）	伤科接骨片
炙鸡骨	5～10g	辽宁省中药炮制规范（1986年版）	伤科接骨片
炙没药	3～5g	上海市中药饮片炮制规范（2018年版）	伤科接骨片
炙乳香	3～5g	上海市中药饮片炮制规范（2018年版）	伤科接骨片
炙淫羊藿	6～10g	陕西省中药饮片标准（第一册）	津力达颗粒
猪大肠	煮食适量，或入丸、散剂	甘肃省中药材标准（2009年版）	脏连丸
猪胆膏	0.3～0.6g	上海市中药饮片炮制规范（2018年版）	牛黄净脑片、藤丹胶囊

续表

饮片	日用量	标准	药品名称
猪胆汁	3～6g	湖北省中药材质量标准（2018年版）	脑立清胶囊、脑立清丸
猪胆汁酸	未载具体用量	中国药典（2020年版）一部	胆乐胶囊
猪骨	未载具体用量	吉林省中药材标准（第二册）（2019年版）	骨折挫伤胶囊
猪脊髓	10～30g	山东省中药材标准（2012年版）	大补阴丸
猪脑粉	5～10g	广东省中药材标准（第二册）（2011年版）	镇脑宁胶囊
猪蹄甲	3～9g	甘肃省中药材标准（2009年版）	血美安胶囊
猪血提取物	—	无	益气维血颗粒
猪牙皂（炒）	1～1.5g	山东省中药饮片炮制规范（2012年版）	槟榔四消丸（大蜜丸）、槟榔四消丸（水丸）
竹心	2～4g	广西中药材标准（1990年版）	健儿乐颗粒、新雪颗粒
竹叶柴胡	3～10g	甘肃省中药材标准（2020年版）	鼻窦炎口服液、耳聋左慈丸
苎麻根	10～30g	山东省中药饮片炮制规范（2012年版）	孕康合剂（孕康口服液）、孕康颗粒
紫荆皮	4.5～9g	山东省中药材标准（2012年版）	凉解感冒合剂
紫苏叶油	—	无	藿香正气滴丸、藿香正气口服液、藿香正气软胶囊、藿香正气水、小儿止嗽糖浆、正气片
紫檀香	0.5～1g	卫生部药品标准（藏药分册）、藏药标准（西藏、青海、四川、甘肃、云南、新疆六局合编）	八味清心沉香散、十五味沉香丸
紫菀花	3～5g	中华本草（蒙药卷）（国家中药管理局编委会，1999）	二十五味珊瑚丸
祖师麻	5～10g	甘肃省中药材标准（2009年版）	祖师麻片
钻地风	9～15g	四川省中药材标准（2010年版）	恒古骨伤愈合剂
钻山风	15～30g	湖南省中药材标准（2009年版）	钻山风糖浆

三、含西药成分的中成药

西药成分	日用量	标准	药品名称
对乙酰氨基酚	1.2～2g	中国药典·临床用药须知（2015年版）	维C银翘片
格列本脲	5～15mg		消渴丸
硫酸亚铁	0.9g（成人）		新血宝胶囊、健脾生血颗粒、健脾生血片
马来酸氯苯那敏	0.012～0.024g		鼻炎康片、咳特灵胶囊、咳特灵片、维C银翘片
葡萄糖酸钙	1.5～6g		龙牡壮骨颗粒
氢氧化铝	1.5～3g		复方陈香胃片
乳酸钙	0.6～1.8g		龙牡壮骨颗粒
碳酸钙	0.6～1.0g		妇科十味片
碳酸氢钠	0.75～6g		复方陈香胃片
维生素 B_1	0.015～0.3g		安神补脑液
维生素C	0.05～0.6g		维C银翘片
维生素 D_2	0.01～1.25mg		龙牡壮骨颗粒
维生素E	0.02～0.2g		参乌健脑胶囊
盐酸小檗碱	0.3～0.9g		三黄片、六味香连胶囊、肠康片、复方黄连素片、连蒲双清片
氯化铵	0.9～1.8g（成人）；40～60mg/kg（儿童）		小儿止咳糖浆、止咳宝片
盐酸麻黄碱	0.045～0.15g	盐酸麻黄碱片说明书	镇咳宁颗粒、镇咳宁口服液、镇咳宁糖浆
猪去氧胆酸	0.45～0.9g	猪脱氧胆酸片说明书	贝羚胶囊、清开灵胶囊、清开灵颗粒、清开灵口服液、清开灵泡腾片、清开灵片、清开灵软胶囊
卵磷脂	0.9～1.5g	卵磷脂片说明书	参乌健脑胶囊
重质碳酸镁	—	无	复方陈香胃片